U0211319

中国医药学术原创精品图书出版工程

难　　产

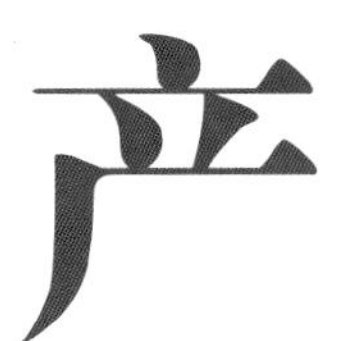

DYSTOCIA

第2版

主　编

刘兴会　漆洪波

副主编

段　涛　杨慧霞

王晓东　徐先明

人民卫生出版社

·北　京·

图书在版编目（CIP）数据

难产 / 刘兴会，漆洪波主编．—2 版．—北京：
人民卫生出版社，2021.6 （2021.8 重印）
ISBN 978-7-117-31509-8

Ⅰ. ①难… Ⅱ. ①刘… ②漆… Ⅲ. ①难产－诊疗
Ⅳ. ①R714.4

中国版本图书馆 CIP 数据核字（2021）第 076425 号

难 产
Nanchan
第 2 版

主　　编　刘兴会　漆洪波
出版发行　人民卫生出版社（中继线 010-59780011）
地　　址　北京市朝阳区潘家园南里 19 号
邮　　编　100021
印　　刷　北京盛通印刷股份有限公司
经　　销　新华书店
开　　本　889 × 1194　1/16　　印张：47
字　　数　1295 千字
版　　次　2015 年 8 月第 1 版　　2021 年 6 月第 2 版
印　　次　2021 年 8 月第 2 次印刷
标准书号　ISBN 978-7-117-31509-8
定　　价　328.00 元

E - mail　pmph @ pmph.com
购书热线　010-59787592　010-59787584　010-65264830
打击盗版举报电话：010-59787491　　E- mail：WQ @ pmph.com
质量问题联系电话：010-59787234　　E- mail：zhiliang @ pmph.com

编 委 名 单

（以姓氏笔画为序）

陈　叙　天津市中心妇产科医院
陈　超　上海复旦大学附属儿科医院
陈敦金　广州医科大学附属第三医院
邵　勇　重庆医科大学附属第一医院
范　玲　首都医科大学附属北京妇产医院
范建霞　上海交通大学医学院附属国际和平妇幼保健院
罗碧如　四川大学华西第二医院
周　玮　重庆市妇幼保健院
周　容　四川大学华西第二医院
赵扬玉　北京大学第三医院
赵延华　中南大学湘雅医院
胡雅毅　四川大学华西第二医院
钟　梅　南方医科大学南方医院
段　涛　同济大学附属第一妇婴保健院
姚　强　四川大学华西第二医院
贺　晶　浙江大学医学院附属妇产科医院
徐先明　上海交通大学附属第一人民医院
高劲松　中国医学科学院北京协和医院
唐　军　四川大学华西第二医院
梅　劼　四川省人民医院
曹引丽　西北妇女儿童医院
常　青　陆军军医大学西南医院
董晓静　重庆医科大学附属第二医院
程蔚蔚　上海交通大学医学院附属国际和平妇幼保健院
谢　兰　四川省人民医院
谢红宁　中山大学附属第一医院
蔡　雁　哈尔滨医科大学附属第四医院
蔺　莉　北京大学国际医院
漆洪波　重庆医科大学附属第一医院
颜建英　福建省妇幼保健院

编 者 名 单

（以姓氏笔画为序）

丁　政　上海交通大学医学院附属国际和平妇幼保健院

丁　新　首都医科大学附属北京妇产医院

王　颖　北京大学第三医院

王国玉　四川大学华西第二医院

王琪琳　四川大学华西第二医院

王琳琳　山东大学齐鲁医院

方小波　广州医科大学附属第三医院

石　琪　川北医学院附属医院

申　南　首都医科大学附属北京妇产医院

朱晓丹　山东大学齐鲁医院

任建华　四川大学华西第二医院

华人意　上海交通大学医学院附属国际和平妇幼保健院

全　俊　中南大学湘雅医院

孙　雯　广州医科大学附属第三医院

孙微微　四川大学华西第二医院

严晓玲　上海市第一妇婴保健院

李开明　四川大学华西第二医院

杨晓畅　重庆医科大学附属第一医院

连　岩　山东第一医科大学附属省立医院

余昕烊　重庆医科大学附属第一医院

邹丽颖　首都医科大学附属北京妇产医院

冷冬梅　四川大学华西第二医院

张　珂　浙江大学医学院附属妇产科医院

张　燕　中南大学湘雅二医院

张丽文　复旦大学附属上海市第五人民医院

张雪芹　厦门市妇幼保健院

张雪梅　重庆医科大学附属第一医院

张婧怡　华中科技大学同济医学院附属同济医院

张勤建　福建省妇幼保健院

陈　焱　上海交通大学医学院附属国际和平妇幼保健院

陈　锰　四川大学华西第二医院

陈正琼　陆军军医大学新桥医院

苑　媛　哈尔滨医科大学附属第四医院

罗金凤　四川大学华西第二医院

周　莉　首都医科大学附属北京妇产医院

郑秀惠　陆军军医大学大坪医院

单　丹　四川大学华西第二医院

赵　茵　华中科技大学同济医学院附属协和医院

赵福敏　四川大学华西第二医院

钟序素　陆军军医大学新桥医院

祝丽琼　中山大学孙逸仙纪念医院

贺同强　西北妇女儿童医院

贺梦雅　山东大学齐鲁医院

原鹏波　北京大学第三医院

徐　亮　上海交通大学医学院附属国际和平妇幼保健院

黄　静　河北医科大学第二医院

黄启涛　南方医科大学南方医院

龚云辉　四川大学华西第二医院

崔　红　中国医科大学附属盛京医院

梁　琤　浙江大学医学院附属妇产科医院

滑心恬　四川大学华西第二医院

詹雁峰　中山大学附属第一医院

谭林湘　中南大学

魏玉梅　北京大学第一医院

瞿　琳　南京医科大学第一附属医院

学术秘书

张　华　重庆医科大学附属第一医院

何国琳　四川大学华西第二医院

张倩雯　四川大学华西第二医院

主 编 简 介

——

……

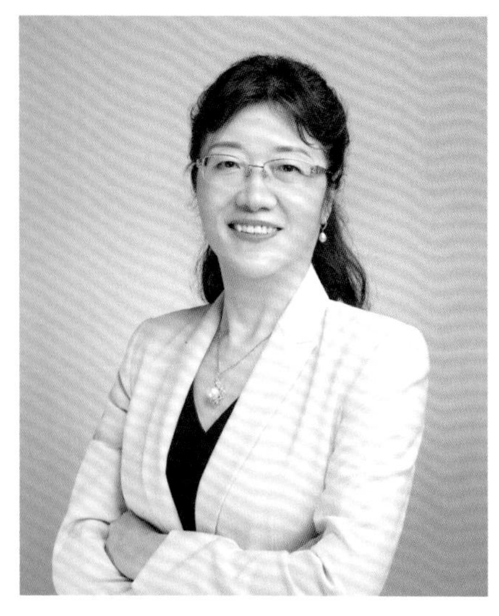

刘兴会　教授

博士研究生导师，四川大学华西第二医院产科主任。中华医学会围产医学分会主任委员、中国女医师协会母胎医学专业委员会副主任委员、中国妇幼保健协会高危妊娠管理专业委员会副主任委员、中华医学会妇产科学分会产科学组副组长及妊娠期高血压疾病学组委员、中华预防医学会出生缺陷预防与控制专业委员会常务委员、中国医师协会循证医学专业委员会常务委员、四川省医学会围产医学专业委员会主任委员、四川省医学会妇产科专业委员会候任主任委员。为四川省学术和技术带头人、四川省卫生计生领军人才、四川省有突出贡献的优秀专家。被授予全国"三八红旗手""国之名医·卓越建树"等荣誉称号。享受国务院政府特殊津贴。

兼任《实用妇产科杂志》《中华妇幼临床医学杂志》(电子版)、《妇产与遗传》(电子版)副主编；《中华妇产科杂志》《中国实用妇科与产科杂志》《中华围产医学杂志》等多本杂志常务编委、编委。

从事产科工作三十多年，具有丰富的临床经验，对产科危重症及胎儿发育状况、孕期营养和体重管理等有深入、系统的研究。执笔撰写并发表了中国《产后出血预防与处理指南(草案)》(2009)、《产后出血预防与处理指南(2014)》《正常分娩指南》《孕前和孕期保健指南(第1版)》《妊娠期铁缺乏和缺铁性贫血诊治指南》《妊娠和产后甲状腺疾病诊治指南(第2版)》《妊娠期肝内胆汁淤积症诊疗指南(2015)》《乙型肝炎病毒母婴传播预防临床指南(第1版)》《乙型肝炎病毒母婴传播预防临床指南(2020)》等指南，并参与撰写其他产科指南、专家共识及国家卫生健康委员会行业规范共40项。

主持国家"十五"科技攻关子课题、国家自然科学基金等国家级及省部级课题三十余项，在国内外学术期刊发表论文近400篇，获全国妇幼健康科学技术奖1项、中华预防医学会科学技术奖二等奖1项、四川省科学技术进步奖3项及成都市科学技术进步奖2项。主编《实用产科手术学》(第1版、第2版)、《难产》《助产》《助产理论与实践》《产科临床诊疗流程》《产科临床热点》《妇女常见病防治与孕产保健》等专著三十余部。担任《中华围产医学》副主编、《妊娠期和哺乳期用药》副主译。

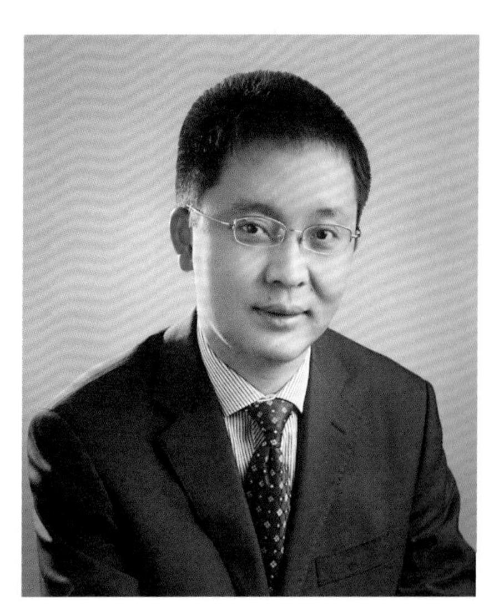

漆洪波　教授

博士生研究生导师，重庆医科大学附属第一医院妇产科主任，国家临床重点专科、重庆市高危妊娠诊治中心、重庆市产前诊断中心和重庆市胎儿医学中心主任，教育部生殖与发育国际合作联合实验室及母胎医学重庆市重点实验室主任。担任中华医学会围产医学分会副主任委员、中华医学会妇产科学分会委员、中国医师协会妇产科医师分会母胎医师专业委员会副主任委员、中华医学会围产医学分会胎儿医学学组副组长、重庆市医学会围产医学专业委员会主任委员、重庆市医师协会围产医师分会会长。为国家“百千万人才工程”人选、国家卫生计生突出贡献中青年专家、重庆市专家工作室领衔专家、重庆市首席医学专家、重庆市医学领军人才、重庆市“百千万工程”领军人才、重庆市学术技术带头人。被授予“国之名医·优秀风范”等荣誉称号。享受国务院政府特殊津贴。

担任国家卫生健康委员会“十三五”规划教材《妇产科学》(第9版)副主编，全国高等学校医学专业研究生国家级规划教材《妇产科学》(第3版)副主编，国家卫生和计划生育委员会住院医师规范化培训规划教材《妇产科学》副主编，全国高等学历继续教育“十三五”(临床专升本)规划教材《妇产科学》第3版、第4版主编，全国高等学校教材(8年制)《妇产科学》(第3版)编委；参与主编《难产》《助产》等著作三十余部。获国家重点研发计划、国家自然科学基金项目重点项目、面上项目等资助三十余项，发表论文三百二十余篇(SCI七十余篇)。

第2版　前　言

……

2015年人民卫生出版社出版的第一版《难产》，体现了对1990年凌萝达教授主编的《头位难产》的传承、发扬和创新，使得难产的理论体系进一步完善，同时也对临床处理难产产生了积极的影响。第一版《难产》出版到现在已经有6年了，这6年里围产医学取得了长足的进步，中国孕产妇和婴儿死亡率显著下降(2020年分别为16.9/10万和5.4‰)。第一版《难产》深受读者喜爱，数次印刷，销量达数万册，已成为广大妇产科医师案头必备的参考书。

近6年来科学技术发展快速，很多观念不断更新，例如新产程图已经在临床上广泛使用；新问题不断涌现，例如凶险性前置胎盘、复杂性双胎以及妊娠合并症分娩期处理明显增多；全球对于正常分娩和难产的处理又有了新的理念，例如2018年世界卫生组织(World Health Organization，WHO)发布的"产时管理改进分娩体验"(*Intrapartum Care For A Positive Childbirth Experience*)的推荐建议，中华医学会妇产科学分会产科学组2020年发布的《正常分娩指南》等。然而因难产而中转剖宫产的情况在临床仍占相当大的比例，难产导致的母婴预后不良的问题仍没很好地解决；同时，为更新一些概念上的混乱，进一步分享处理难产的技术细节上的经验，全面考虑到《难产》这本深受产科医务工作者喜爱的专著需要与时俱进，编委会决定再版《难产》。

在充分征求读者建议的基础上，本次再版保留了第一版时的编排格式，继续保持内容与世界最新知识相接轨的特点。由于产房及手术室仍是难产发生的重要场所，为了让读者方便、快捷地查阅到最新的处理难产的技术、学习到最新的处理难产的经验与技巧，本次再版特别新增了难产处理的历史、改善分娩结局的措施、单叶产钳术、外倒转术、产时子痫的急救、中枢神经系统疾病的急救、脐带脱垂的紧急处理及产房人性化服务等章节及内容，使其更为丰富。其中"产房人性化服务"更是本次再版的点睛之笔。部分手术操作在文后都有视频二维码，读者只需按照操作步骤说明扫码即可观看精彩手术视频。

2021年恰逢中国共产党成立100周年，如果《难产》(第2版)能够为广大围产工作者在其保障母婴健康的临床、教学以及科研方面提供帮助，为进一步降低我国孕产妇和围产儿死亡率贡献绵薄之力，也就达到了编委们"不忘初心，砥砺前行"的初衷。

感谢本书所有编委、编者在繁忙的临床工作之余不辞劳苦，为本书的编写工作付出的辛勤汗水和做出的积极贡献。同时向重庆医科大学附属第一医院张华教授，四川大学华西第二医院何国琳、张倩雯、陈瑞欣和曾帅等同仁们对书稿整理工作的大力支持和帮助，致以衷心的感谢。

尽管所有编者从临床实践出发，竭尽全力编写，但难免存在瑕疵。本书出版之际，希望广大读者在阅读过程中不吝赐教，如有疑问欢迎发送邮件至邮箱 renweifuer@pmph.com，或扫描封底二维码，关注"人卫妇产科学"，对我们的编写工作予以批评指正，以期再版修订时进一步完善，更好地回馈喜爱本书的读者。

刘兴会　漆洪波

二〇二一年五月

第 1 版　序　一

——

……

我们高兴地看到刘兴会、漆洪波两位教授主编的《难产》鸿篇。我们也难忘 25 年前凌萝达、顾美礼两位前辈出版的《头位难产》巨著！

我清楚地记得《头位难产》是当年作为重庆出版社"出版基金"重点支持项目，作为"基金专家组"成员中唯一的妇产科医师，我为该书的撰写和内容所震撼，学习收益颇多。后来又再版、易名，使我们感到其中观念之可贵、传承之力量。

产科学是妇产科学之基础，而难产的处理又涉及广泛，内涵丰富。使我念记林巧稚大夫的两句名言：一曰"妊娠不是病，妊娠要防病"。可以认为这是围产保健的理论基础。对于妊娠期，特别是围产期的理论与实践，都应以此作为我们的行医准则。二曰"让一位孕产妇有了问题才找到自己，其产科医师的职责已经丢掉了一大半"。可以说是前一句话的深入，或者说是产科医师的警示格言！让人欣慰的是，这些观念和其实践在本书中都得到了全面而细腻的体现。从《头位难产》到《难产》，产科学问题发生了不少改变，产科学技术得到了很大发展，甚至妊娠、分娩有些观念也发生了一些分歧与争议，但可以中肯地说，上述的基本观念并没有改变，依然不可悖离。刘、漆两位教授等，结合这些变化和问题，密切联系当今医学发展、医疗环境、卫生改革，突出人文关怀、突出哲学理念、突出循证转化，使对难产的发生、诊断和处理，对骨盆、产力、胎儿三要素的辩证关系等，都上升到新的层次和阶段，将成为产科学之现代指导策略。

孕、产期问题是最富于变化的，要求产科医师高度负责、严密观察、审慎处理。"我们可以生二胎了，但只能被生一次。"近乎调侃，却极具挑战！我们要既强调规范化，又要善于个体化；既遵循医道，又关乎人情；既发挥专家作用，又注重团队精神……

这就是我读了本书的些微体会，赘言如上，权作为序。

郎景和

中国工程院院士

中国医学科学院　北京协和医学院

北京协和医院妇产科主任　教授

中华医学会妇产科学分会　主任委员

《中华妇产科杂志》总编辑

中国医师协会妇产科分会会长

二〇一五年夏

第1版 序 二

难产是每一位妇产科医师、助产士都会遇到的难题，处理不当会危及两条生命，甚至造成严重的后果。我于1990年和顾美礼等同事总结50年来有关难产的临床经验和科研成果，出版《头位难产》一书，吸纳当时国内外最新资料，整合出一套完整的难产理论体系，受到大家的欢迎。2000年再版时我们将《头位难产》更名为《难产》，这次再版不但还其本来面目命名为《难产》，而更重要的是整合出一套崭新的、完整的难产理论体系，将三大分娩因素异常作为难产的发病原因，而将头位难产、臀位、横位、复合先露与胎儿性难产作为难产的临床分类，这样，一切关系都理顺了。这两本书是产科工作者的重要参考书籍，相信多年来为产科临床医师对难产的处理带来了很多帮助。

但是，近十多年来科学技术快速发展，数据收集、数据处理也更加容易，新的证据也在不断呈现，很多观念不断更新，新问题也在不断涌现，也需要新的解决方案。非常高兴地看到刘兴会、漆洪波两位教授来主持编写《难产》一书，他们在传承原有难产理论及实践体系的基础上，继续发扬光大，并针对新形势下出现的新问题提出了解决方案，有较多的创新。

本书对原有经典的头位难产体系进行了传承，如难产的分娩基础（骨盆、胎儿、产力三大因素的评估）、难产的发病因素、分娩监护以及解决难产的手术等；在此基础上，也融入了现代大数据下的新证据、新观念及新问题的解决方案，这也丰富了难产的理论体系。其较为特色的创新点如下：

1. 对产程时限的划分与既往已有不同，尤其是对潜伏期与第二产程的时限划分，新产程图定义潜伏期延长为初产妇潜伏期超过20小时，经产妇潜伏期超过14小时；第二产程延长定义为初产妇超过3小时，这些都是在大数据下的新证据，其目的是尽量减少对产程的过度干预，我也非常赞同。

2. 为适应现代产科临床实践中疾病谱的变化，本书增加了较多内容，如胎盘相关问题、辅助生育技术、复杂性双胎、早产以及瘢痕子宫阴道分娩、妊娠合并症及并发症分娩等问题，尤其是近年来凶险性前置胎盘大量增加，在分娩过程中的挑战性更大，本书对此进行了详尽的阐述并提出了解决之道。此外，对复杂性双胎的处理，本书在传承既往难产的基础上，结合新的研究成果，对双胎的分娩时机、分娩方式、双胎一死一活、双胎一胎合并畸形、双胎之一分娩另一胎延迟分娩等难产问题进行了补充，其处理方法与国内外指南接轨。

3. 本书在人文关怀与难产的关系方面也进行了更多的探讨，如对导乐分娩、水中分娩、分娩体位的多变化、分娩镇痛、减少会阴侧切等相关研究进展和指导方法也进行了详细的阐述及经验分享，这对减少难产的发生起到了一定的作用。

相信本书对临床妇产科医师、助产士在难产处理过程中会有较大的帮助，也是医学院校医学生除教科书外的临床实践参考书。

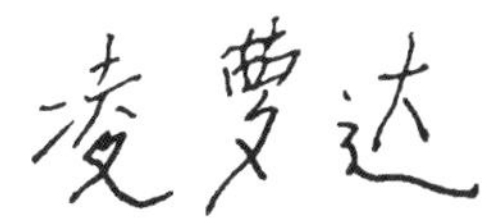

重庆医科大学附属第二医院　妇产科教授、博士研究生导师

二〇一五年七月

第1版 前 言

……

目前,我国的剖宫产率远高于世界卫生组织所制定的剖宫产率,提高自然分娩率、降低剖宫产率是当前我国围产工作的重中之重。而在自然分娩过程中每一位妇产科医师、助产士都会遇到难产,处理不当对母儿均可造成严重的后果,甚至危及两条生命。因此,正确、及时地处理难产是提高自然分娩率的主要措施之一,也是降低孕产妇死亡率、新生儿窒息率及死亡率的关键点。然而,难产的特点是危、急、重,发生突然、情况复杂多变,需要妇产科医师、助产士具有很强的应变能力、综合判断能力、临床处理及掌握手术技巧的能力。我们深刻体会到"不会处理难产的产科医师,不是一名好医师"。本书结合广大产科临床医师的迫切需求,重点就产科难产相关问题的早期识别、诊断、处理,结合国内外循证医学证据及各位专家的经验进行了系统、全面的阐述。

凌萝达等教授曾主编《头位难产》一书并于 1990 年出版,2000 年再版时更名为《难产》,这两部专著曾对产科界有重大的影响,其整合的一套完整的难产理论体系,对临床有极大的帮助,为产科界做出了巨大的贡献。

但是,近十多年来科学技术发展快速,数据收集、数据处理更加容易,新的证据也在不断呈现,很多观念不断更新,新问题也在不断涌现,也需要新的解决方案。如新产程图在国际国内的广泛使用,以及国内外规范和专家共识,使得大家对难产的定义已有较大改变。近年来对于凶险性前置胎盘、复杂性双胎的处理,以及妊娠合并症分娩处理等临床棘手问题,迫切需要新的解决方法。基于此,人民卫生出版社委托我们编写新版《难产》一书。本书云集了国内产科学界从事临床一线工作数十载有着丰富临床经验的产科临床专家进行撰写,对原有经典的头位难产体系进行了传承,在此基础上,也融入了现代大数据下的新证据、新观念及新问题的解决方案,这也丰富了难产的理论体系。

本书的特色之一是,采用"导读""技术难点""处理技巧""经验分享""关键点"等栏目,系统地对难产的相关问题以及解决难产的手术及技巧进行了详尽的阐述,也在多处提出了一些新观点和国内外处理难产的技术和指南以及专家共识,目的是让大家在阅读时能更清晰、快速地掌握要点。各位编者结合广大产科工作者在临床实践工作中遇到的难题,遵循循证医学原则并结合自身经验,汇集成切实有效的解决方案,而这些问题目前在教科书、工具书甚至是医学文献中常难以找到恰当、全面的答案。特色之二是,本书内附有视频资源,用手机或平板电脑扫描二维码即可浏览。不方便扫描二维码的读者也可登录封底所示"网络增值服务"平台浏览视频。希望本书能对妇产科临床一线工作者在处理难产等相关问题时有所裨益,也希望本书能对临床医学生、助产士有所帮助。

本书在编写过程中自始至终得到了重庆医科大学附属第一医院张华教授、海军军医大学第一附属医院古航教授的大力支持和帮助,除撰写书稿外,其对本书的校稿也付出了极大的心血,在此致以衷心感谢。

所有编者从临床实践出发,尽力使编写内容满足产科临床医师解决实际问题的需要,但仍可能难以涵盖所有问题。本书出版之际,恳切希望广大读者在阅读过程中不吝赐教,欢迎发送邮件至邮箱 renweifuer@pmph.com,或扫描封底二维码,关注"人卫妇产",对我们的工作予以批评指正,以期再版修订时进一步完善,更好地为大家服务。

刘兴会　漆洪波

二〇一五年七月

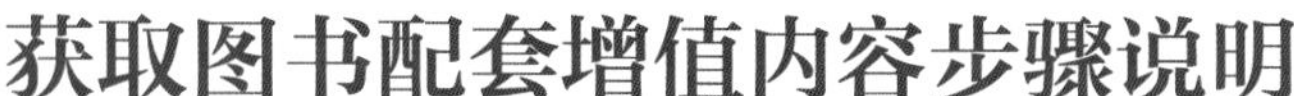

获取图书配套增值内容步骤说明

……

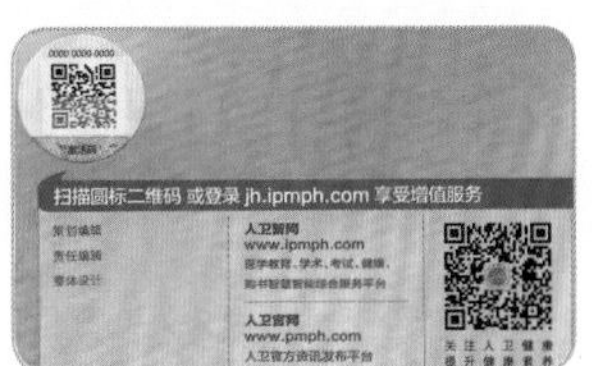

第一步

扫描封底圆形二维码
或打开增值服务激活平台
(jh.ipmph.com)
注册并登录

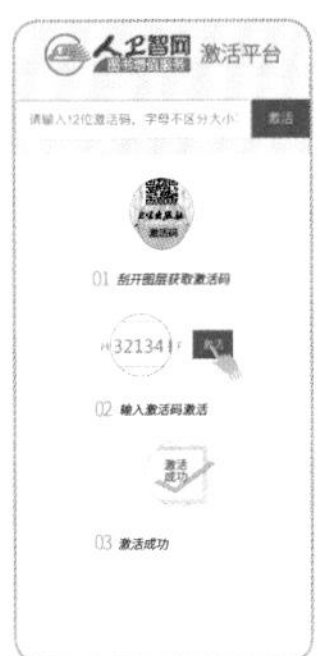

第二步

刮开并输入激活码
激活图书增值服务

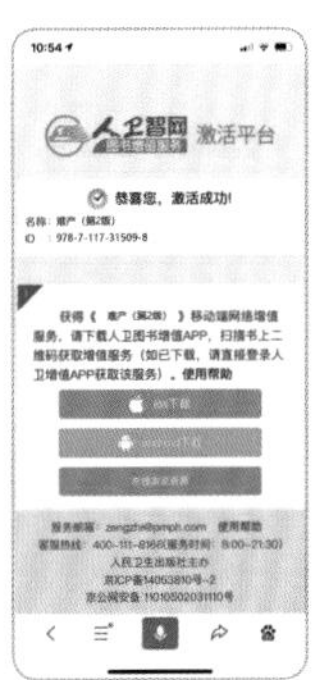

第三步

下载“人卫图书增值”客户端
或打开网站

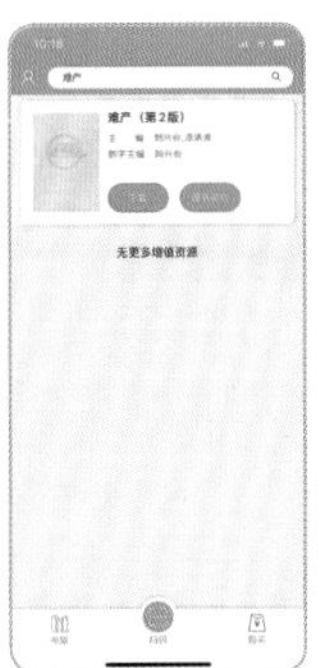

第四步

登录客户端
使用“扫一扫”
扫描书内二维码
即可直接浏览相应资源

客服热线:4006-300-567
(服务时间 8:00~21:30)

目　录

——

……

二维码资源目录

（以下视频需下载"人卫图书增值"激活平台客户端，扫码方法见目录前说明）

第一章

难产处理的历史

……

200 万年前的女性古人类即面临难产的问题，一方面必须保持狭窄的骨盆与产道，便于直立行走；另一方面随着人类进化，怀孕的胎儿头部逐渐增大，与狭窄的骨盆不相称（头盆不称）。回顾历史，人类的繁衍，一直在与难产抗争。换言之，产科发展史也是一部难产处理的进步史。

难产泛指在分娩过程中由于胎儿本身或产妇产道异常、子宫收缩力异常等原因造成胎儿分娩困难，需要助产或剖宫产结束分娩的情况。国外报道其发生率为 21%，且初产妇中 15% 的剖宫产指征为难产。由于难产严重危害母儿健康甚至生命，至今，人类还在不断地探索难产的处理方式，包括阴道助产和剖宫产。了解难产处理的历史演变，有助于进一步降低难产的发生率、减少难产的并发症。

一、阴道助产的历史

产科发展的历史与助产史并肩同行。早期，器械分娩仅限于死产婴儿，包括使用金属钩、破坏性器械或压缩钳将死亡胎儿取出。这些工具在阿拉伯、美索不达米亚和中国西藏这些国家及地区的梵文文献中均有描述。当然，当时难产在实施辅助干预后，产妇死亡也比较常见。

公元 2 世纪，索兰纳斯（Soranus of Ephesus，公元 98—138），古罗马妇产科学家，描述了产前护理、分娩、处理异常胎方位和臀位的娩出方式。他一反过去的传统方法，即为迫使胎儿娩出让产妇打滚，或在台阶上下奔跑，或用力摇晃产妇，或把产妇放在梯子上摇震等，他主张在待产期间让产妇在床上接受护理，直到即将分娩才被转移到分娩椅上。此时，助产士会坐在产妇对面，鼓励其向下屏气用力。

接下来的近一千多年以来，产科医师们一直尝试将胎儿转成足先露臀位，通过臀牵引分娩，并对产妇腹部施加压力促进后出头。不可否认，如今看来这些处理相当粗暴，但我们应该记住，在剖宫产常规实施之前的很长一段时间里，处理难产的首要任务是挽救产妇生命。产科医师也只有在助产士意识到难产不可避免时才会被请来，而通常胎儿已经死亡，因为听诊器直到 19 世纪才发明，所以整个产程中根本无法监测胎儿状况。产科医师们主要关注如何将胎儿取出以保全产妇性命。

直到 17 世纪，“男助产士”（accoucheurs）才在法国流行起来。法国最著名的产科医师——弗朗索瓦·毛里索（Francois Mauriceau，1637—1709），因为其在臀位助产分娩中的卓越贡献，处理后出头的方法以他的名字命名，“Mauriceau-Smellie-Veitmanoeuvre”，至今仍被全世界产科医师熟知。该手法对 20 世纪的产科医师来说也极为熟悉，即将胎儿转向胎背向上，并将一根手指插入其口中向下压帮助胎头俯屈。1668 年，毛里索编写的《女人的疾病》（*Traite des Maladies des Femmes Grosses*）正式出版，其被翻译成几种语言传播。他不仅开创了阴道分娩后会阴缝合方法，还主张用床上接生代替凳子上的分娩方式。同一时期，Chamberlen 父子发明了 Chamberlen 产钳，它的前叶曲线设计适合婴儿头部，但缺乏现代产钳适应骨盆曲线的特征。故仅埃塞克斯（Essex）地区部分熟练的助产士使用 Chamberlen 产钳。威廉·斯梅利（William Smellie，1697—1763）于 18 世纪首次将产科确立为一门独立学科，将骨盆曲线引入产钳的设计中，并采用“英式锁”（English lock），允许产钳两叶分别插入阴道，再组合在一起。斯梅利还制定了产钳使用的规范，至今我们仍在产钳使用流程中遵循这些规则。1752 年，斯梅利出版了里程碑式的著作《助产学理论与实践》（*Treatise on the Theory and Practice of Midwifery*）。

器械助产技术在 20 世纪得到了丰富和发展。产科医师们通过对辛普森（James Young Simpson）产钳设计的多次改进，使其更适应于女性骨盆。产钳助产要求胎头必须处于枕前位，当头盆关系允许时也用于枕后位，但并无对枕横位的有效处理。1916 年，挪威产科医师 Christian Kjelland 设计了“旋转”产钳，成为当时产科医师们非常熟悉和喜欢的助产工具，但如今胎头吸引器取代了“旋转”产钳。胎头吸引器是由瑞典人塔奇·马姆斯特罗姆（Tage Malmstrom）在 20 世纪 50 年代发明的，相较于产钳，胎头吸引器更容易被初学者掌握，因此，20 世纪 90 年代在产科临床上开始广泛应用。

二、剖宫产的历史

在《牛津英语词典》(*The Oxford English Dictionary*)中，“剖宫产”一词的词源来自罗马法典《凯撒法》(*lex Caesare*)。这项法律起源于公元前8世纪的《王法》(*ex rega*),其规定如果产妇在分娩成功前死亡,胎儿应该从产妇的子宫中取出。凯撒的词源来自拉丁语动词“cacdcrc”,意为“割”。产妇死后手术取出胎儿的过程被称为剖宫产。而凯撒的母亲,奥雷里亚(Aurelia)则奇迹般在经过剖宫取胎后活了下来。迈蒙尼德(Maimonides)记载,在罗马,当时人们都知道如何在产妇死亡前进行这种手术,不过很少实施该手术。尽管古代手术者知道该手术是为了挽救难产的产妇,但实际上出血和感染等并发症使产妇术后存活率也极低。不列颠群岛第一次成功的剖宫产手术是在1738年由一位名叫玛丽·多纳利(Mary Donnelly)的爱尔兰助产士完成的。

19世纪麻醉术的发展为剖宫产和产科手术开辟了新时代。1847年,辛普森(James Young Simpson)成功将氯仿用于分娩镇痛中,由此氯仿开始应用于产科手术,并成为当时剖宫产手术中一种实用的麻醉手段。1853年,约翰·斯诺(John Snow)在维多利亚女王的第八个孩子出生时为女王提供了氯仿镇痛,于是氯仿在产科实践中被更广泛地接受。由于镇痛方式的出现,包括子宫颈(简称宫颈)强力扩张、耻骨切开术等产科手术被越来越多地采用,不过这些处理难产的干预措施不可避免地带来了产后出血和脓毒症等疾病,导致产妇死亡。19世纪末,随着技术的成熟,剖宫产成为相对安全的手术和最终解决难产的方式,上述高危手术操作则逐渐消失。直到19世纪70年代,剖宫产手术方式基本没有改变,一般认为没有必要缝合子宫壁。1876年,帕维亚大学产科教授Eduardo Porro,主张在剖宫产术中进行子宫全切术,以控制子宫出血和预防腹膜炎。该手术方式虽然提高了产妇存活率,但代价是丧失了生育能力。在Eduardo Porro之前,帕维亚地区剖宫产的产妇死亡率高达100%,而Porro为一名因侏儒症无法经阴道分娩的25岁初产妇实施了氯仿麻醉下的剖宫产术,行宫体直切口而致大面积出血,最终行子宫全切术,但产妇和胎儿总算保住了性命。该手术的报道,引起全世界的关注。1881年回顾50例采用Porro法剖宫产的产妇,死亡率为58%,新生儿存活率为86%,相较于之前这确实是重大进步。

随着阴道助产和剖宫产技术的成熟和提高,虽然在难产的处理上似乎看到了曙光,但感染仍然是母儿所面临的严重生命威胁。19世纪60年代,约瑟夫·李斯特(Joseph Lister,1827—1912)在苏格兰格拉斯哥大学担任外科教授时,开始了他的消毒实验。李斯特杀菌法使用一种石炭酸喷雾剂,明显降低了普通外科中脓毒症的死亡率。1870年,一名曾在格拉斯哥拜访过李斯特的产科医师Johann Bischoff在瑞士巴塞尔首次将这种杀菌法引入产科。在Bischoff的医院里,产妇发热导致的死亡人数急剧下降。到19世纪80年代,大多数英、美国家的产科医院采用李斯特杀菌法,但直到19世纪80年代末期,现代无菌法才真正取代了杀菌喷雾。

直至19世纪中期,剖宫产手术(又称古典式剖宫产术)死亡率仍居高不下,常不得不与子宫全切术相结合。19世纪80年代,随着无菌技术的出现,保留子宫的剖宫产术蓬勃发展,经典子宫体部剖宫术式、宫体部垂直切口,被越来越多地使用。然而,该经典术式由于切口部肌肉组织厚,常导致缝合不理想、出血多、再次妊娠子宫破裂风险高、术后粘连发生率高等问题,目前已极少采用。20世纪初,人们认识到妊娠期和分娩期子宫下段形成的生理作用。1906年现代“子宫下段剖宫产术”被引入。子宫下段剖宫产术是指妊娠末期或临产后,经腹腔切开子宫膀胱反折腹膜,下推膀胱,切开子宫下段娩出胎儿及其附属物的手术。由于子宫下段是子宫峡部的伸展和延长,肌层薄,弹性、韧性及伸展性较好,血窦少,肌层交叉分布,切口易于扩大,撕拉时出血较少;同时子宫膀胱反折腹膜以疏松结缔组织与下段相连,较易分离,术后粘连等发病率低,更重要的是该术式显著降低了再次妊娠时子宫破裂的风险。

综上所述,阴道助产手术的发展为产妇完成阴道分娩提供了更多的机会,但由于不论是各种手法还是产钳、胎头吸引器都有相应的风险,必须严格掌握适应证和使用指征。而现代剖宫产术早已成为处理难产的最后保障，可挽救产妇和胎儿的生命。但正是由于现代剖宫产术并发症较低，麻醉安全性极大地提高，导致部分产妇直接选择剖宫产结束分娩，各国剖宫产率不断升高，剖宫产相关并发症亦显著增加，这也给广大产科医务工作者敲响警钟，促进阴道分娩、积极科学处理难产，把剖宫产率控制在合理范围内成为当今产科医师们面临的又一重要考验。

（漆洪波　张华）

参考文献

1. FUNNELL BJ, HILTON WM. Management and prevention of dystocia. The Veterinary Clinics of North America Food Animal Practice, 2016, 32(2): 511-522.
2. BASKETT TF. Operative vaginal delivery—an historical perspective. Best Practice and Research Clinical Obstetrics and Gynaecology, 2019, 56: 3-10.
3. KARAçAM Z, WALSH D, BUGG GJ. Evolving understanding and treatment of labour dystocia. Eur J Obstet Gynecol Reprod Biol, 2014, 182: 123-127.

第二章

分娩前的评估

……

第一节

产道

导读

产道是胎儿自母体娩出的通道，包括骨产道与软产道。骨产道即骨盆，其形态、各平面大小、骨盆倾斜度异常，均可导致难产的发生。软产道包括子宫下段、宫颈、阴道及外阴。软产道本身的病变可引起难产，生殖道其他部分及其周围病变也可影响软产道致使分娩发生困难，但以前者较为常见。软产道异常所致的难产远比骨产道异常所致的难产少见，因而易被忽略，造成漏诊。故应于妊娠早期常规行阴道检查，以了解生殖道及盆腔有无异常。

一、骨产道

（一）概述

骨产道即骨盆。女性骨盆除具有支持躯干、连接下肢、保护内脏脏器的功能外，最重要的是具有自然分娩的骨性产道功能，是女性生殖系统解剖内容中的基础。骨盆的大小、形态与胎位的适应关系是完成经阴道分娩的先决条件。对于难产来说，骨盆的大小与形态异常是首要因素，亦是导致头盆不称及胎位异常最常见的原因。因此，产科工作者只有熟练掌握骨盆的相关知识，才能正确判断、正确处理分娩，提高产科诊治质量。

（二）骨盆的骨骼、关节和韧带

1. 骨盆的骨骼 正常女性骨盆前倾，如图2-1-1所示。骨盆由骶骨（sacrum）、尾骨（coccyx）和左右两髋骨（hip bone）所构成。骶骨由5块骶椎融合而成，形似三角形，前面凹陷形成骶窝，底的中部前缘突出，形成骶岬（promontory），是产科骨盆内测量对角径的重要据点。尾骨由4块尾椎骨组成，通过骶尾关节与骶骨联合，尾骨略可活动。分娩时，下降的胎头可使尾骨向后翘。髋骨由髂骨（ilium）、耻骨（pubis）及坐骨（ischium）融合而成。耻骨弓顶端为耻骨联合下缘，两侧耻骨坐骨支形成耻骨弓。在生理情况下，其角度近于直角。坐骨的后侧方有坐骨棘突出，为产科检查的重要标志之一。坐骨结节是坐骨体与坐骨支移行处的后部，位于骨盆出口的两下端，此结节为一个椭圆形的实体结构，可分为前端、中部及后端。前端可作为临床测量骨盆出口横径的前据点，后端可作为解剖上骨盆出口最大横径的后据点，均为产科检查的重要辅助标志。

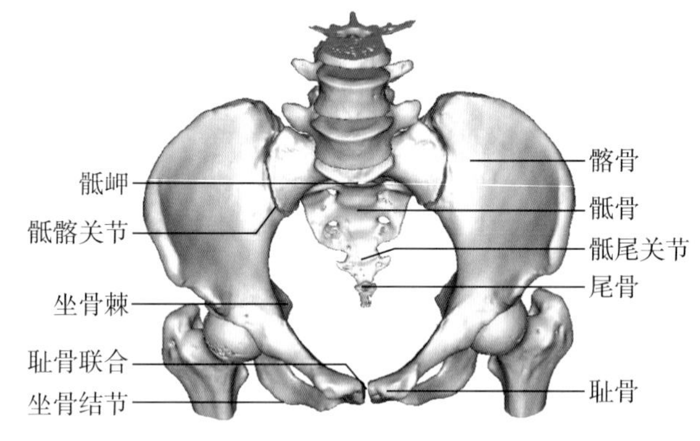

图2-1-1　正常女性骨盆前倾观
（基于CT数据集骨盆数字化三维模型）

2. 骨盆的关节及韧带 骶骨与髂骨之间以骶髂关节相连，骶骨与尾骨之间以骶尾关节相连。骶尾关节略可活动，分娩时，下降的胎头可使尾骨向后活动约2cm，增大骨盆容积。两耻骨间有纤维软骨，形成耻骨联合，活动甚微，但在分娩时可有轻度分离，以增加骨盆的径线。骨盆有两对重

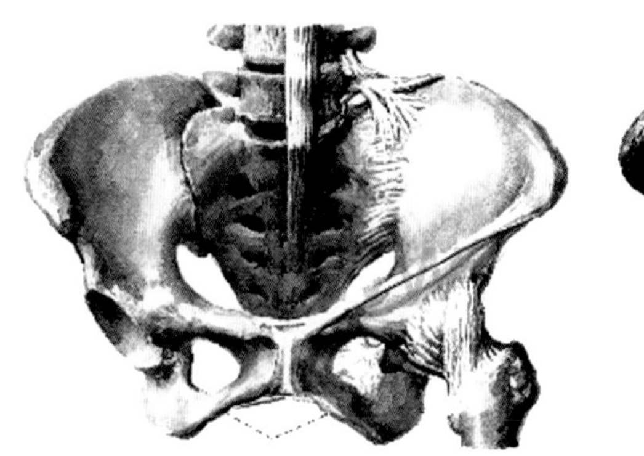
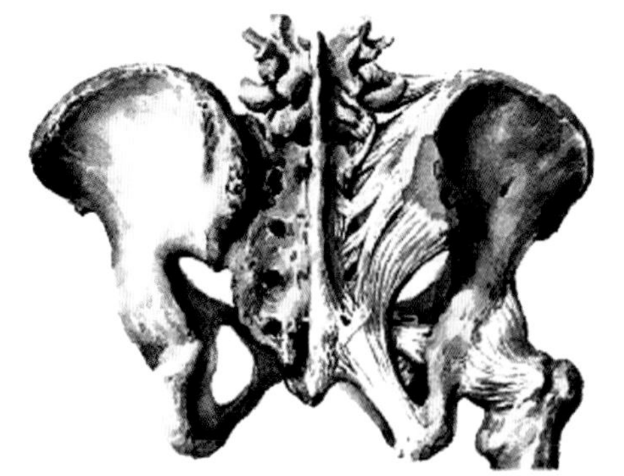

图 2-1-2 骨盆的关节及韧带

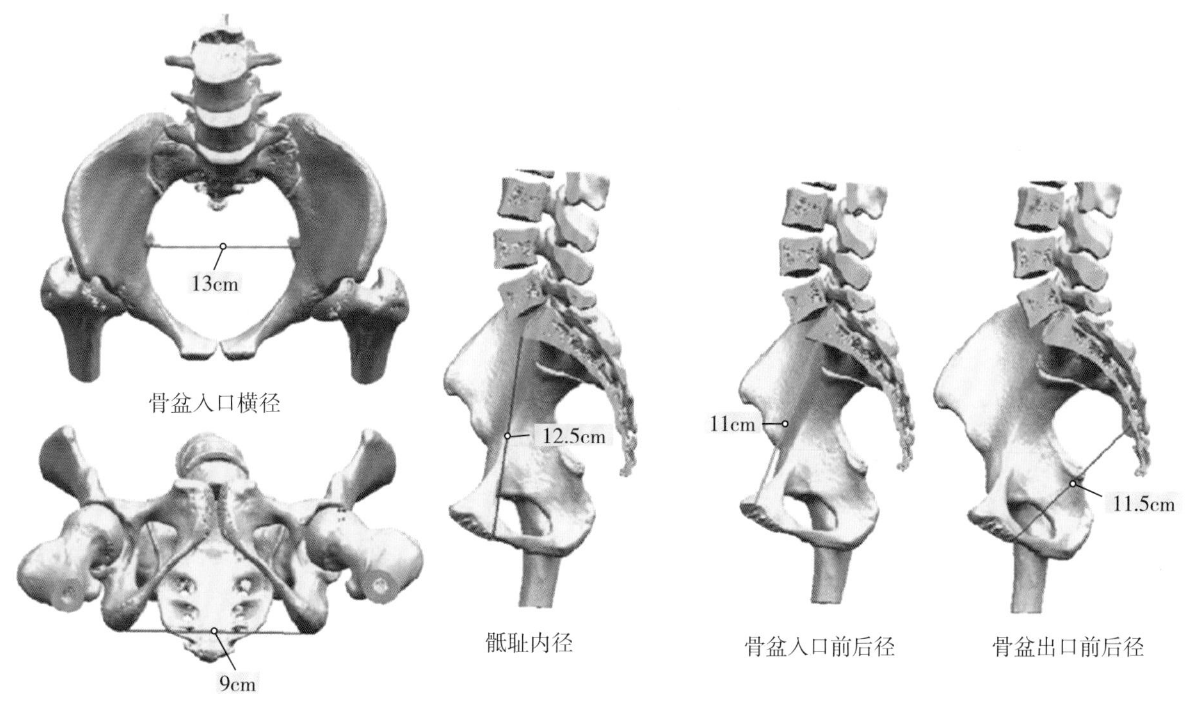

图 2-1-3 正常女性骨盆数字化三维模型及相关径线

要的韧带——骶结节韧带和骶棘韧带，韧带在妊娠期受激素影响略松弛，有利于分娩。骶棘韧带宽度即坐骨切迹宽度，是判断中骨盆是否狭窄的重要指标。骨盆的关节及韧带如图 2-1-2 所示。

（三）骨盆分界

以耻骨联合上缘、两侧髂耻线及骶岬上缘的连线为界将骨盆分为假骨盆和真骨盆，也分别称为大骨盆和小骨盆。假骨盆位于髂耻线上方，以支持腹腔内脏及妊娠时增大的子宫，与分娩无直接关系，但通过其形态变化及某些径线可间接了解真骨盆大小。真骨盆位于髂耻线下方，其上端为骨盆入口，下端为骨盆出口，呈弯曲筒状，前壁为 4.5~5cm，后壁为 10cm。骨盆腔前壁为耻骨及耻骨联合、闭孔及耻骨弓，后壁为骶骨及两侧骶髂关节，侧壁为髂骨及坐骨，侧后方为坐骨切迹及骶棘韧带。

（四）骨盆平面及径线

从产科学角度，一般将骨盆分为 3 个平面，由上至下分别为骨盆入口平面、中骨盆平面和骨盆出口平面（图 2-1-3）。

1. 入口平面 入口平面即假骨盆与真骨盆的交界面，指耻骨联合上缘至骶岬间的平面，呈横置的椭圆形。

(1) 前后径:指骶岬上缘中点与耻骨联合上缘中点的连线,称为真结合径,平均长为 11cm。但在实际工作中,常需评估产科结合径,即骶岬至耻骨联合的最短距离,而非真结合径。产科结合径是骶岬中点与耻骨联合内侧向下 1cm 处的连线,比真结合径短,是胎头下降时必须通过的入口平面最短径线,具有重要临床意义。临床上,可通过测量耻骨联合下缘至骶岬间的距离(即对角径),再减 2.5cm 间接得出,正常值为 10cm。

(2) 横径:指两侧髂耻线间最大的距离,平均长为 13cm。

(3) 斜径:左右各一,从右侧骶髂关节到左侧髂耻隆突为右斜径,从左侧骶髂关节到左侧髂耻隆突为左斜径,正常情况两侧等长对称,平均长为 12.75cm。由于乙状结肠位于左斜径上,胎头多取右斜径入盆。因此,枕左前位较枕右前位多见,枕右后位较枕左后位多见。

2. **中骨盆平面** 中骨盆平面为骨盆最小平面,是骨盆最狭窄的部分。前界为耻骨联合下缘,后界为第 4、5 骶椎之间,两侧为坐骨棘,呈前后径长的椭圆形。两侧坐骨棘连线为产程中了解胎头下降的重要标志。

(1) 前后径:指耻骨联合下缘中点通过两侧坐骨棘连线中点至第 4~5 骶椎关节面的距离,平均长为 11.5cm。

(2) 横径:即坐骨棘间径,指两坐骨棘之间的距离,为骨盆腔中最短的径线,平均长为 10cm,对分娩的难易判断非常重要。但目前除 X 线测量或阴道旋转式 B 超显像仪外,难以准确测量此距离,只能参考其他指标做出估计。

(3) 中骨盆后矢状径:指横径中央点至 4~5 骶椎关节的间距,此径线指明中段后骨盆的容积大小,具有重要临床意义。

3. **出口平面** 出口平面通常指由前后两个不在同一平面的三角形平面所组成的菱形。前三角形的顶端是耻骨联合下缘,侧边是两侧耻骨的降支;后三角形的顶端是骶尾关节,侧边是两侧骶结节韧带,坐骨结节间径为共同的底边。

(1) 出口前后径:指耻骨联合下缘至骶尾关节间距,平均长为 11.5cm。

(2) 出口横径:即坐骨结节间径,可用来估计坐骨棘间径,平均长为 9cm。由于横径狭窄是中骨盆及出口平面狭窄的最主要原因,故测量此径线有重要意义。

(3) 出口前矢状径:耻骨联合下缘中点至坐骨结节间径中点间的距离,即前三角形的高,平均长为 6cm。

(4) 出口后矢状径:指出口横径中央点至骶尾关节前表面的距离,即后三角形的高,平均长为 8.5cm。坐骨结节间径≤7.5cm 时均须测量出口后矢状径,出口后矢状径与坐骨结节间径值之和 >15cm,正常大小胎头可以通过后三角娩出。

目前认为,出口平面不仅指菱形出口平面,还包括骨质围绕的出口平面,该平面横径是坐骨棘间径。前后径是指耻骨联合下缘至骶尾关节之间的距离,如骶尾关节固定,则以尾骨尖为界。此平面与中骨盆平面的大小、形态极为相似,唯独其后部略低 1~2cm,两者均以坐骨棘间径为横径,而骨质围绕的出口平面前后径略小于中骨盆前后径,以此骨质围绕的出口平面是骨盆的最窄面,该前后径是胎头真正要通过的骨盆出口前后径,具有十分重要的临床意义,但却常被忽视。此径线可由肛门或阴道检查测得,后者更为准确。若此径线狭窄,会导致骨盆前壁(耻骨联合)与后壁(骶骨)内聚形成前后径短小的漏斗型狭窄。故在做阴道助产检查时,必须评估此径线。

(五) 骨盆类型

骨盆的形态、大小除有种族差异外,还受遗传、营养与激素的影响。1933 年,Caldwell-Moloy 利用 X 线立体镜法,根据骨盆的形态及结构提出 X 线骨盆分类法,依据骨盆入口的形态及骨盆全部结构的不同特点进行分类,此方法沿用至今。即使胎位、胎姿势正常,胎头入盆时也可因骨盆形态不同而发生枕横位梗阻或枕后位梗阻而难产,故区分并判断骨盆类型十分重要。

1. **标准型** 分为 4 型(图 2-1-4)。

(1) 女型(gynecoid type):骨盆入口呈横椭圆形,骨盆入口横径远于骶岬近于中央,等于或稍大于前后径,骨盆前后两部均较宽阔。骶骨较宽,骶前表面有适当弧度。坐骨切迹底部中等宽,可容三指,坐骨棘突出不明显。耻骨联合中等高度,耻

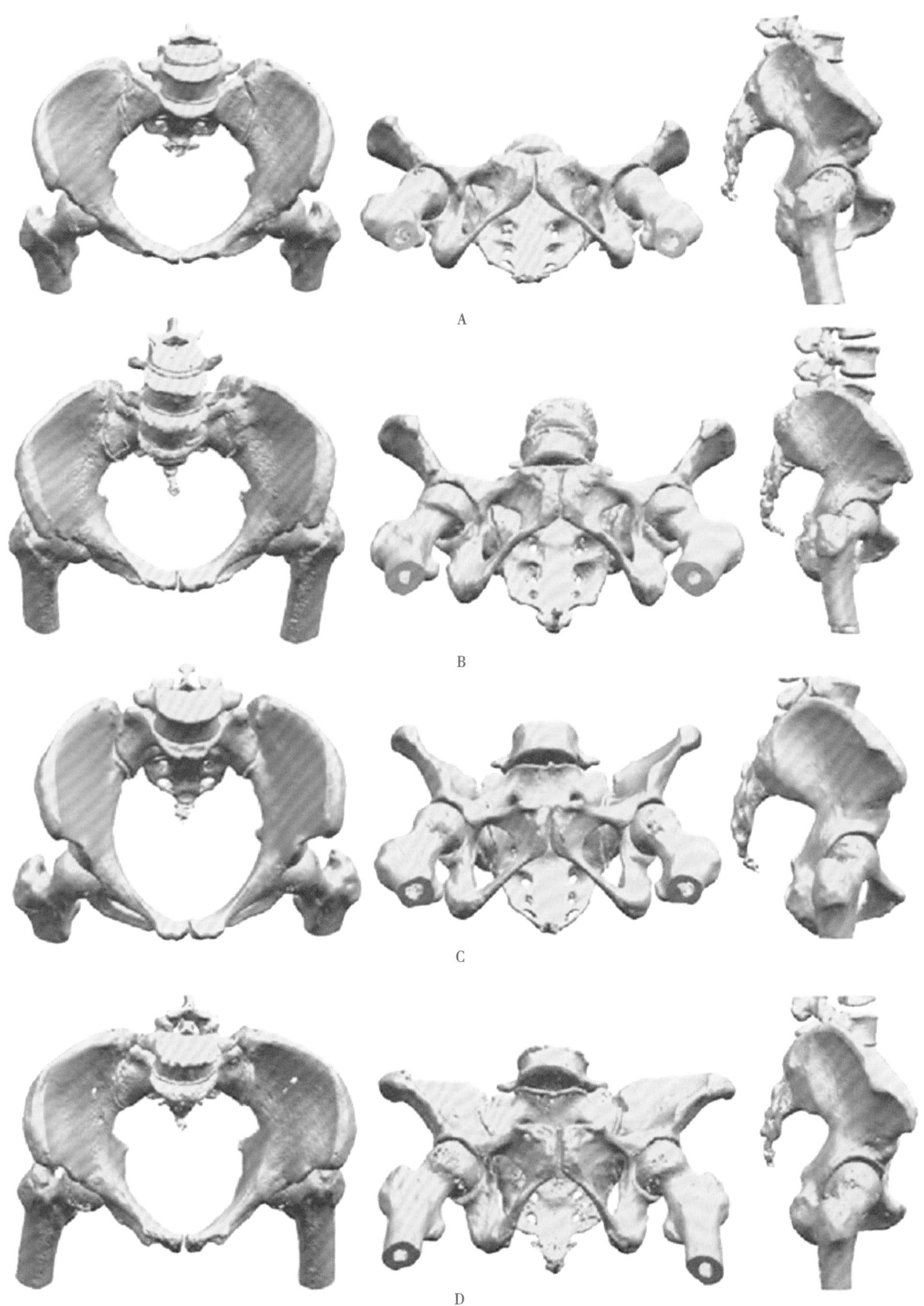

图 2-1-4 正常女性骨盆数字化三维模型
A. 女型；B. 扁平型；C. 类人猿型；D. 男型

骨弓角度近于90°。骨盆侧壁直立，出口宽阔，骨盆前部中等高度，骨盆较浅。

(2) 扁平型(platypelloid type)：骨盆入口呈扁椭圆形，骨盆入口横径近于骨盆入口中央，大于入口前后径，骨盆前、后部均较窄。骶骨较宽，骶前表面有适当弧度。坐骨切迹底部狭窄，坐骨棘中度突出。耻骨联合中等高度，耻骨弓角度大。骨盆侧壁直立或内聚，骨盆前部中等高度，出口横径宽阔，前后径狭窄，骨盆较浅。

(3) 类人猿型(anthropoid type)：骨盆入口呈长椭圆形，骨盆入口横径近于中央，小于入口前后径，骨盆后矢状径较深。骨盆入口前后两部均较长，入口形态类似于猿类骨盆。骶骨宽度较窄、较长，常由6节骶椎所构成，故后骨盆较深。坐骨切迹底部宽阔，耻骨联合中等高度，耻骨弓角度较锐，<90°。骨盆侧壁可直立、内聚或外展，骨盆前部中等高度。

(4) 男型(android type)：骨盆入口呈楔形或心脏形，骨盆入口横径近于骶岬，骨盆后部狭窄，前部呈三角形。骶骨较宽、前倾。坐骨切迹底部狭窄，坐骨棘突出明显。耻骨联合较高，耻骨弓角度狭窄。骨盆侧壁内聚，呈漏斗形。骨盆前部较深、内聚，骨质较重，骨盆前后、左右均向内倾斜，因而使骨盆呈漏斗形。

2. **混合型** 不同的骨盆如同不同的人脸一样，并没有绝对相同。以上分类只是理论上的分类，临床上很难找到标准类型的骨盆，多数是混合型(mixed type)的，不但形态不同，大小也不同。混合形态是以其入口最大横径将骨盆入口分为后部及前部，后部的形态名称定为混合型骨盆的首位名称，前部的形态名称定为混合型骨盆的第二位名称，如后部为女型骨盆，前部为类人猿型骨盆，其形态应定名为女猿型骨盆，如此理论上可随机产生16种类型的骨盆，其中4种纯型、12种混合型，但实际上扁猿型及猿扁型不存在，混合型只有10种。

骨盆形态与大小对胎头入盆及入盆后的分娩机转有直接关系，因此对骨盆结构与大小应做全面分析。女型骨盆最为正常，利于分娩，胎头多以枕前位或枕横位入盆。扁平型骨盆入口前后径短，胎头常取枕横位入盆，唯有通过入口平面后才可能顺利分娩。猿型骨盆的一系列横径均短小，胎头常取枕后位入盆，往往持续于枕后位，若产力好，胎头下降至盆底后可向后旋转45°，利用出口平面前后径长的特点以枕后位娩出。男型骨盆入口面呈楔形，耻骨联合后角狭小，最大横径又后移，后矢状径缩短，导致入口面前半部及后半部的可利用面积均减少，是最不利于胎头衔接的一种骨盆类型。此型分娩中胎头多取枕横位或枕后位入盆，又因中骨盆前后径及横径均短小，不利于胎头旋转及下降，因而常持续于枕横位或枕后位，而且男型骨盆常呈漏斗形，容易产生出口狭窄，致使剖宫产机会增多。各种类型骨盆的特征见表2-1-1。

(六) 与分娩相关的概念

1. **骨盆轴** 即产道轴(图2-1-5)，是通过骨盆各平面中点的假想曲线，上段直立，下段弯曲，站立时呈“(”形，平卧时曲线末端向上弯转，分娩机转即沿此曲线完成。

2. **骨盆倾斜度** 即妇女站立时骨盆入口平面与水平面所成的角度(图2-1-6)，或平卧时骨盆入口平面与垂直面所成的角度。非妊娠时骨盆倾斜度为50°~55°，妊娠晚期增加3°~5°，≥70°时称为骨盆倾斜度过大。骨盆倾斜度过大将阻碍胎头入盆和娩出，还可因产力作用方向的改变导致严重的会阴裂伤。临床上，让产妇取坐位或半卧位改变骨盆入口面方向，有利于胎头入盆；以膀胱截石位或平卧双腿屈曲紧贴腹部，即可纠正过大的骨盆倾斜度，有利于胎头娩出及避免会阴严重裂伤。

3. **耻骨联合后角** 反映骨盆前部的大小(图2-1-7)。正常约156°，而男型骨盆入口面呈楔形，耻骨联合后角狭小，骨盆入口面可利用的前后径缩短。

4. **耻骨弓** 即耻骨形态及角度，由两耻骨坐骨支形成，形成的顶角称耻弓角(图2-1-8)。正常为90°，此角狭小者，出口平面前三角可利用面积减少。

5. **骨盆腔深度** 即入口平面的髂耻隆突至出口平面坐骨结节中点的垂直距离。临床上可用骨盆外测量器测其长度，女性平均为8.5cm，男性平均为10cm。女性骨盆深时对分娩不利，尤其是

表 2-1-1 各种类型骨盆的特征

项目	女型	扁平型	类人猿型	男型
入口面	横椭圆形,横径略大于前后径	扁椭圆形,横径明显大于前后径	长椭圆形,前后径大于横径	楔形,横径略大于前后径
骨盆深度	正常	浅	深	深
侧壁	直立	直立	内聚、直立或外展	内聚
耻骨联合后角	圆而宽	圆而宽	略窄	尖而窄
坐骨棘	不突	稍突	稍突	明显突出
坐骨棘间径	正常	较长	短	短
骶坐切迹	中等	稍窄	宽	窄
坐骨结节间径	正常	增长	短	短
出口前后径	正常	短	增长	最短
骶骨类型	中或浅弧形	直或深弧形	上突形多见	中或浅弧形
姿态	正常	后翘	后移	下段前倾
长与宽	正常	短而宽	长而宽	正常
骨质厚薄	中等或薄	中等或薄	中等或薄	厚

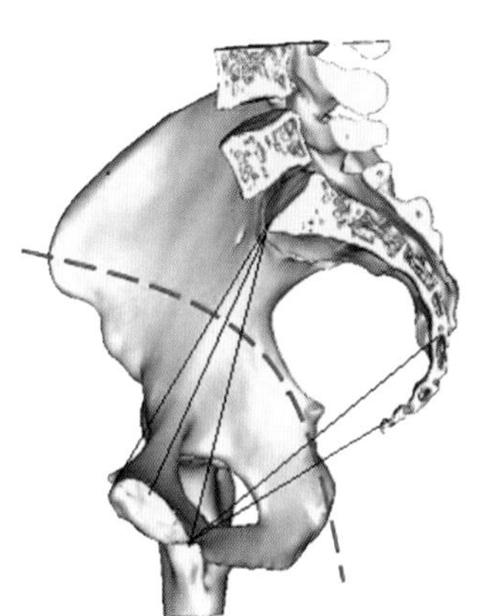
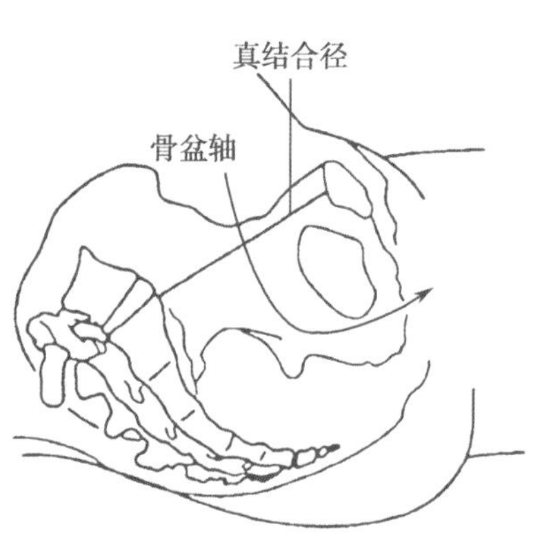

图 2-1-5 骨盆轴

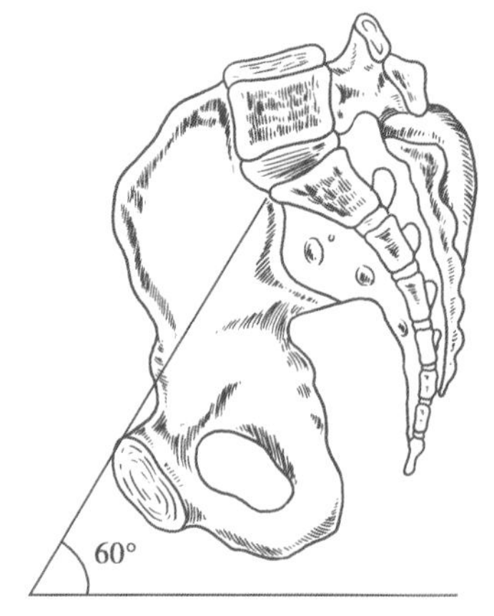

图 2-1-6 骨盆倾斜

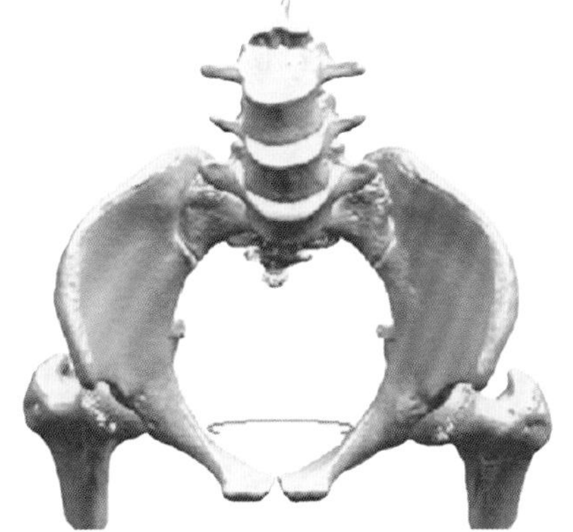

图 2-1-7 正常女性骨盆数字化三维模型耻骨联合后角

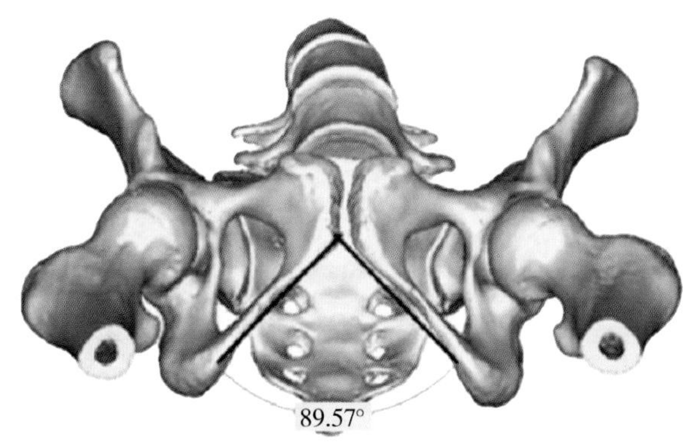

图 2-1-8 正常女性骨盆数字化三维模型耻弓角

较正常狭小的男型、猿型骨盆深度增加时，可影响胎头向前旋转，或使胎头下降停止于骨盆下半部。

6. **骶坐切迹** 包括顶部及底部两部分。切迹顶部即坐骨切迹，自骨盆入口平面最宽横径处至骶髂关节，然后下降消失于髂后下棘。顶部形态和长度决定入口平面的后矢状径长度，但需依靠 X 线片方可做出判断，临床检查只能以宽大、一般、狭窄表示。切迹底部介于坐骨棘与骶骨侧缘之间，有骶棘韧带相连。底部的宽窄取决于骶骨下段前倾或后倾程度及骶骨的形态及其弧度，因而代表中骨盆后矢状径。临床上可通过肛查或阴道检查估计其宽度，正常女型骨盆为三横指宽，而男型、扁平型骨盆的宽度则短很多。如果只有两横指或以下，则说明有明显的中骨盆后矢状径缩短，对临床有重要意义。

7. **骶骨** 是骨盆的后壁，它的类型、长度、翘度都将影响骨盆各个平面的前后径。

(1) 类型(图 2-1-9)：骶骨分为直形、浅弧形、中弧形、深弧形、上突形及钩形，前 4 种类型是按骶骨内平面弧度深浅不同而分类的。骶骨类型与分娩机制有密切的关系。一般认为中弧形最有利于分娩，因其骶骨上段的弧度有利于胎头的衔接与下降，下段的弧度有利于胎头的俯屈与内旋转。

(2) 节数：骶骨正常节数为 5 节，最为多见，6 节次之，7 节及 8 节者是由 2 节及 3 节尾椎骶化所形成，4 节者是由于第 1 骶椎腰化，甚少见。

(3) 长度(图 2-1-10A)：骶骨长度的个体差异很大，最短的仅 7.7cm，最长的达 13.7cm。临床上米氏菱形区的纵径能反映骶骨的长度。骶骨的长度代表骨盆后部的深度，骶骨越长对分娩越不利。

(4) 翘度(图 2-1-10C)：是指在产妇直立时骶骨内面上下端连线与垂直线形成的角度。可将骶骨翘度分为 <40°、40°~49°、≥50°。骶骨的翘度可影响骨盆入口平面以下一系列的前后径，翘度越大前后径越长，翘度越小则前后径越短。翘度在 40°~49° 者较适合正常分娩机制。翘度过大时骶岬往往向前突出，使入口平面前后径缩短；翘度过小时中骨盆及出口平面前后径缩短。

骶骨翘度、类型与骨盆各个平面前后径的关系很大，其中翘度与骨盆倾斜度关系十分密切：如倾斜度大，翘度亦大，则骨盆前后壁无内聚现象；如倾斜度大而翘度

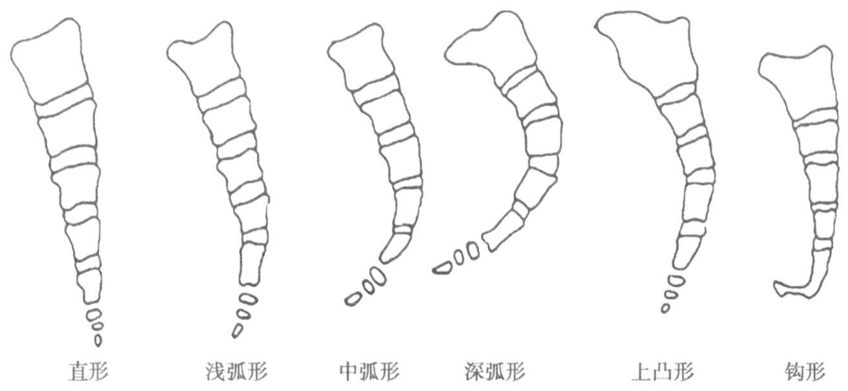

图 2-1-9 骶骨类型

不够大时，则骨盆前后壁内聚，使得骨盆入口平面一系列前后径变短。产科工作者一般对骨盆侧壁内聚使出口横径短小比较重视与熟悉，但对骨盆前后壁内聚使中骨盆及出口平面前后径短小不够重视，然而这种漏斗型狭窄同样会导致难产。

8. **米氏菱形区** 米氏菱形区（图 2-1-11）的上顶点为腰骶关节，下顶点为骶尾关节，两侧以骶后上棘与骶骨交界处为界，正常为对称的菱形，不对称的菱形为异常，多系髋关节及下肢病变骨盆所引起。正常骨盆米氏菱形区纵径平均为 10.5cm，横径平均为 9.4cm。纵径反映骶骨长度和骨盆后部的深度；横径反映骶骨的宽度，加 1cm 约等于中骨盆横径，因此，也可间接反映中骨盆横径。米氏菱形区上三角形的高度与骨盆入口的形态有密切关系，此高度越短，入口平面前后径也越短，入口平面形态也越扁。

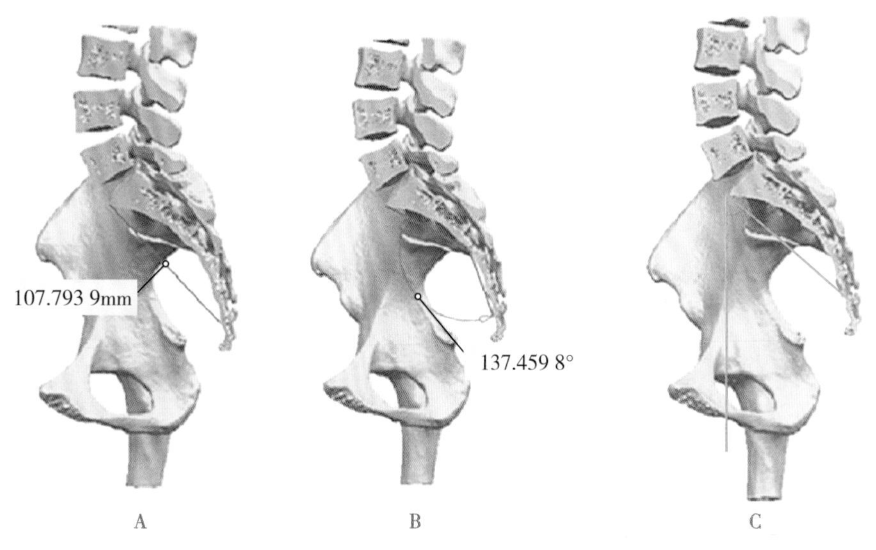

图 2-1-10 正常女性骨盆数字化三维模型
A. 骶骨长度；B. 骶骨弧度；C. 骶骨翘度

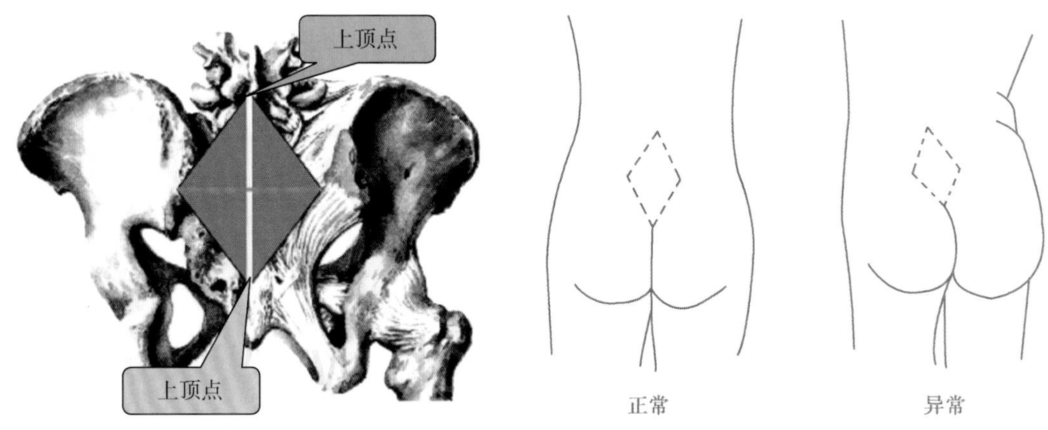

图 2-1-11 米氏菱形区

二、软产道

（一）概述

软产道包括会阴、阴道、子宫及骨盆底，亦与邻近器官有关，是一个弯曲的管道。软产道除先天发育或后天获得性疾病可影响胎儿通过外，其性能在分娩过程中发生障碍时，也可影响胎儿顺利娩出，因而产前要认真检查软产道的情况，产程中更要严密观察软产道的发展与变化。

（二）会阴

会阴（图 2-1-12）指的是阴道后联合与肛门之间的软组织，是盆底的一部分，也是软产道的最外部分，由表及里为皮肤、皮下脂肪筋膜、部分肛提肌和会阴中心腱。

会阴中心腱（会阴体）是由部分肛提肌及其筋膜和会阴浅筋膜、会阴深横肌、球海绵体肌及肛门外括约肌的肌腱共同交织而成，长 3~4cm，由外向内逐渐变狭窄呈楔形，为盆底承受压力最大的部分。会阴体若在第二产程中伸展超过 6cm，则为会阴体过长，可影响胎头娩出，是会阴切开的指征。

会阴的伸展性很大，妊娠后组织变松软，分娩时局部承受的压力大，如果不注意保护，易引起会阴裂伤。

（三）阴道

阴道（vagina）位于真骨盆下部中央，向后上方走行，呈“S”形弯曲，为上宽下窄的肌肉膜性管道。阴道前壁长 7~9cm，前壁上 2/3 与膀胱之间为疏松的膀胱阴道间隙，由静脉丛和结缔组织组成；前壁下 1/3 与尿道之间为致密的尿道阴道隔，连接紧密。后壁长 10~12cm，与直肠相邻。阴道的横径由上向下逐渐变窄，上端包绕宫颈，下端开口于阴道前庭后部。阴道顶端承接宫颈，环绕宫颈周围的部分称阴道穹窿，按其位置分为前、后穹窿和两个侧穹窿，其中后穹窿最深，可达 1~2cm，与直肠子宫陷凹紧紧相邻，仅相隔阴道壁和一层非常薄的腹膜，为盆腹腔最低部位，临床上可经此处穿刺诊断或切开引流。

阴道壁由弹力纤维、肌层和黏膜组成。阴道黏膜为复层鳞状上皮，无腺体，阴道上端 1/3 处黏膜受性激素影响而有周期性变化。阴道壁有许多横行的皱褶，在阴道下部较为密集，并在阴道前、后壁中线处形成纵行的皱褶柱，使阴道壁有较大的伸缩性。幼女或绝经后妇女阴道黏膜变薄，皱褶少，伸缩性弱，局部抵抗力差，容易受感染。阴道壁富于静脉丛，受创伤后易出血或形成血肿。阴道肌层由外纵与内环形的两层平滑肌构成，肌层外覆盖纤维组织膜，其弹力纤维成分多于平滑肌纤维。

阴道位于膀胱、尿道及直肠之间，被明显的结缔组织筋膜所分隔，分别称为膀胱阴道隔、直肠阴道隔。阴道前壁上 2/3 与膀胱壁之间隔较为疏松，下 1/3 与尿道之间隔较紧密，筋膜下富有静脉丛，产程延长，尤其第二产程延长，阴道前壁、膀胱或尿道压迫在胎头与耻骨弓之间，可引起组织缺血坏死而形成瘘。

（四）子宫

子宫（uterus）（图 2-1-13）位于骨盆中央，呈倒梨形，为空腔器官及单一的肌性器官，是胚胎生长发育的场所，其形状、大小、位置及结构随年龄的不同而异，并受月经周期和妊娠的影响而发

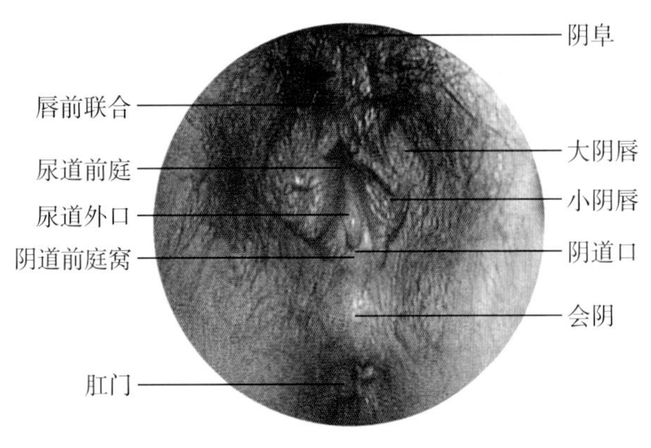

图 2-1-12　女性外生殖器

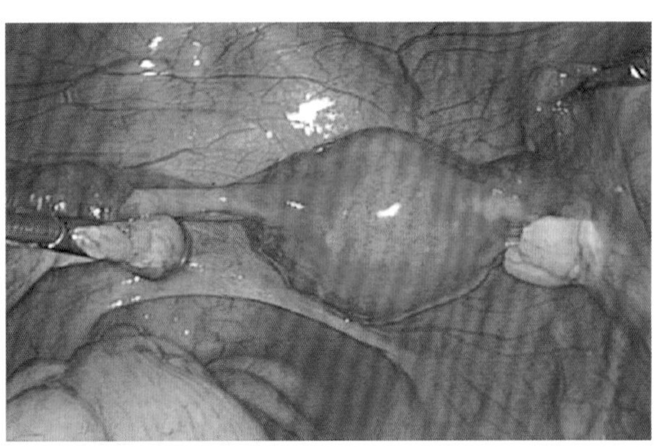

图 2-1-13　女性内生殖系统

生变化。成年女性子宫长 7~8cm，宽 4~5cm，厚 2~3cm，宫腔容量约 5ml。子宫的活动度较大，位置受体位、膀胱与直肠充盈程度影响，正常子宫在站立位时呈轻度前倾、前屈位。子宫分为子宫体（简称宫体）及子宫颈（简称宫颈）两部分。子宫体是子宫最宽大的部分，上宽下窄，前面较平，后面突隆，其顶部称宫底部，圆突而游离，宫底两侧为宫角，与输卵管相通。宫体与宫颈相连部狭小，称子宫峡部（isthmus uteri），在非孕期长 0.6~1cm，妊娠晚期可伸展至 7~10cm。宫体与宫颈之比因年龄而异，婴儿期 1∶2，青春期 1∶1，成年期 2∶1，老年期 1∶1。

1. **子宫颈**　简称宫颈，呈圆柱状，上端经子宫峡部与宫体相连，因解剖上狭窄，又称解剖学内口。在其稍下方，宫腔内膜开始转变为宫颈黏膜，称组织学内口。颈管下端为宫颈外口，宫颈经宫颈外口与阴道相通，未产妇的宫颈外口呈圆形；经产妇因分娩影响，宫颈外口可见大小不等的横裂，分为前唇及后唇。宫颈伸入阴道内的部分称宫颈阴道部，阴道以上的部分称宫颈阴道上部。宫颈腔呈梭形，称子宫颈管（cervical canal），未生育女性宫颈管长为 2.5~3.0cm，最宽点为 7mm。

宫颈主要由结缔组织构成，含少量平滑肌，有许多血管和弹性组织。宫颈管黏膜为单层高柱状上皮，受卵巢激素影响而发生周期性变化，在月经周期的增生期，黏膜层腺体可分泌碱性黏液，形成宫颈管内黏液栓，堵于宫颈外口。宫颈阴道部被覆复层鳞状上皮，宫颈外口柱状上皮与鳞状上皮交界处是宫颈癌及其癌前病变的好发部位。

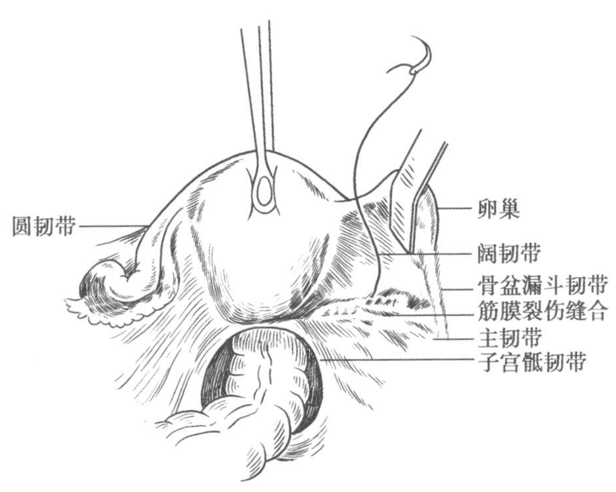

图 2-1-14　盆腔韧带示意图

2. **子宫体**　简称宫体。宫体的壁由浆膜层、肌层与子宫内膜层构成。

（1）浆膜层：为覆盖宫体的盆腔腹膜，与肌层紧连不能分离。在子宫峡部处，两者结合较松弛，腹膜向前反折覆盖膀胱底部，形成膀胱子宫陷凹，反折处腹膜称膀胱子宫反折腹膜。在子宫后面，宫体浆膜层向下延伸，覆盖宫颈后方及阴道后穹窿再折向直肠，形成直肠子宫陷凹（亦称道格拉斯腔）。

（2）肌层：由成束或成片的平滑肌组织、少量弹力纤维与胶原纤维组成，非孕期厚约 0.8cm。子宫体肌层可分 3 层：①外层——肌纤维纵行排列，较薄，是子宫收缩的起始点；②中层——占肌层大部分，内环形与外斜形交叉排列，以环形肌为主，在血管周围形成“8”字形围绕血管；③黏膜下层——肌纤维以纵行排列为主，其中间杂有少量斜形和环形肌纤维，至输卵管子宫部，形成明显的一层环形膜。宫体肌层内有血管穿行，肌纤维收缩可压迫血管，能有效地制止血管出血。

（3）子宫内膜层：子宫内膜由单层柱状上皮组成，与肌层直接相贴，其间没有内膜下层组织。内膜可分 3 层：致密层、海绵层及基底层。致密层与海绵层又称功能层，对性激素敏感，在卵巢激素影响下发生周期性剥脱出血，即月经。其基底层紧贴肌层，对卵巢激素不敏感，无周期性变化，不参与月经形成，但在月经后能增生修复功能层。

3. **子宫韧带**　子宫韧带（图 2-1-14）共有 4 对，即阔韧带（broad ligament）、圆韧带（round ligament）、主韧带（cardinal ligament）及宫骶韧带（utero-sacral ligament），主要由结缔组织增厚而成，有的含平滑肌，对子宫的牵拉与盆底组织有支托作用，具有维持子宫轻度前倾前屈位的功能。

4. **子宫下段的形成**　子宫下段由非孕时长约 1cm 的子宫峡部形成。子宫峡部于妊娠 12 周后逐渐扩展成为宫腔的一部分，至妊娠末期逐渐被拉长形成子宫下段。临产后的规律宫缩进一步拉长子宫下段达 7~10cm，肌壁变薄成为软产道的一部分。由于子宫上下段的肌壁薄厚不同，在两者之间的子宫内面就形成一环状隆起，称为生理性缩复环（physiologic retraction ring）。正常情况下，此环不易在腹壁看到。宫口开全时，此环约在耻骨联合上方6.0cm。如分娩受阻，子宫下段变得更薄、更长，缩复环的位置上移，形成病理性缩复环(pathologic retraction ring)。

（五）骨盆底

女性盆底解剖是一个复杂的三维解剖结构，由多层肌肉和筋膜组成，其主要作用包括：封闭骨盆出口，承托盆腔脏器的正常位置，协助控制排尿、阴道收缩及排便等生理活动。分娩时，骨盆底可向前伸展，成为软产道的一部分，与子宫收缩有机协调，使胎先露在产道内回转及前进。分娩时，骨盆底受到损伤则可松弛，影响盆腔器官的位置和功能。骨盆底通常可分为浅层、中层和深层三部分结构。

1. **浅层** 位于外生殖器、会阴皮肤和皮下组织深面，由会阴浅筋膜及其深部的3对肌肉和肛门外括约肌组成。此层肌肉的肌腱会合于阴道外口和肛门口之间，形成中心腱。盆底浅层结构构成了盆底支持系统的远端结构(图2-1-15)。

(1) 球海绵体肌：位于阴道两侧，覆盖前庭球及前庭大腺的表面，向后与肛门外括约肌互相交叉而混合。此肌收缩时能紧缩阴道，又称阴道缩肌。

(2) 坐骨海绵体肌：从坐骨结节内侧沿坐骨升支内侧与耻骨降支向上。最终集合于阴蒂海绵体(阴蒂脚处)。女性此肌薄弱，又称阴蒂勃起肌。

(3) 会阴浅横肌：自两侧坐骨结节内侧面中线会合于中心腱。此肌肉相对薄弱，具有固定会阴中心腱的作用。

(4) 肛门外括约肌：为围绕肛门的环形骨骼肌，按其位置可分为皮下部、浅部和深部。皮下部位于肛门的皮下，是表浅环形肌束，浅部位于皮下部的深面，为椭圆形肌肉，其前后方分别附着于会阴中心腱和尾骨尖，深部位于浅部的上方，为较厚的翼状肌肉。深部和浅部与直肠纵行肌、肛门内括约肌和部分肛提肌共同围绕肛管增厚形成肌环，称为肛门直肠环，对肛管起着重要的括约作用。该肌环通常处于收缩状态，在排便时松弛。当重度损伤(如撕裂等)时，可导致大便失禁。

行会阴侧切术时，剪开的组织为舟状窝、处女膜、阴道黏膜、阴道皮下组织及皮肤，切断的肌肉有球海绵体肌、会阴浅横肌、会阴深横肌，过深过大的侧切口还会损伤部分肛提肌。因此，在缝合会阴侧切口时，应对上述部分肌肉尽可能地对齐缝合，以免影响盆底功能。

2. **中层** 即泌尿生殖膈，由上下两层坚韧筋膜及一薄层肌肉组成，覆盖于有耻骨弓与两坐骨结节所形成的骨盆出口前部三角形平面上，故又称三角韧带。其上有尿道和阴道穿过。在两层筋膜间有尿道周围括约肌穿过。

尿道括约肌环绕尿道膜部和阴道，为随意肌，又称尿道阴道括约肌，收缩时可紧缩尿道和阴道。其肌纤维损伤可导致尿失禁的发生。

3. **深层** 即盆膈，为骨盆底最里面最坚韧

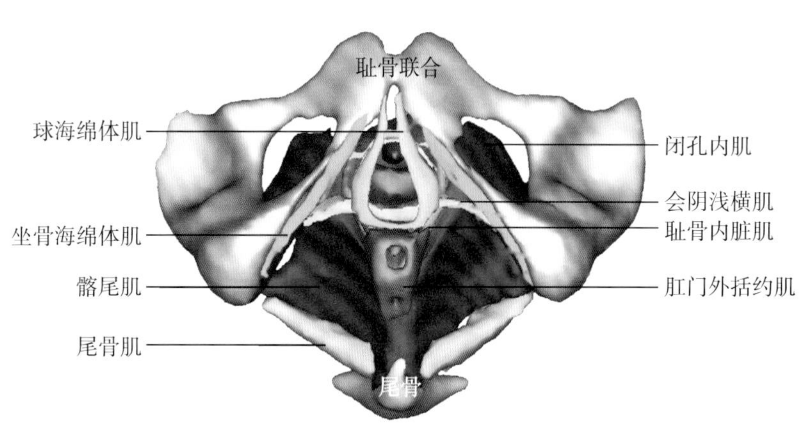

图2-1-15 基于MRI数据集盆底肌群结构数字化三维模型(浅层)

层，由肛提肌、尾骨肌及其上、下表面覆盖的筋膜组成，亦为尿道、阴道及直肠贯通。对承托盆腔脏器起重要作用(图 2-1-16)。

(1) 肛提肌：是位于骨盆底的成对扁平肌，向下向内会合而成，呈穹窿状结构。在静息状态下，肌肉保持紧张状态，收缩肛提肌裂孔，起到承托盆腔脏器的作用。肛提肌由前内向后外共 3 部分组成：①耻尾肌，又称耻骨内脏肌，为肛提肌主要部分，位于最内侧，肌纤维从耻骨降支内面沿阴道、直肠向后，终止于尾骨，其中有小部分肌纤维终止于阴道和直肠周围，经产妇的此层组织易受损伤而导致膀胱、直肠膨出；②髂尾肌，为居上外侧部分，从腱弓(即闭孔内肌表面筋膜的增厚部分)后部开始，向中间及向后走行，与耻尾肌会合，再经肛门两侧至尾骨；③耻骨直肠肌，为一条起自耻骨联合后方，向后近似水平包绕直肠的"U"形肌肉。

(2) 尾骨肌：位于肛提肌的后方，贴附在骶棘韧带表面，它起自坐骨棘，呈扇形止于骶、尾骨的两侧，参与构成盆底和承托盆腔器官。

未妊娠妇女盆底部位所受压力主要集中于骶骨上。在妊娠时，首先由于雌激素、孕激素的影响，使平滑肌的张力改变；其次，身体重心改变、盆腹腔压力增加、胎儿及子宫的逐渐增大、重量逐渐增加，盆底部位压力将转移至盆腔韧带及盆底肌肉；最后，在活动、慢性咳嗽及重体力活的影响下，盆腔韧带及盆底肌肉会因压力的反复冲击而向下作用，盆底肌肉纤维拉伸。上述原因诱发了盆腔脏器脱垂的发生。

在阴道分娩过程中，由于胎头下降及腹压增加，盆底肌肉及筋膜将在过度拉伸的基础上造成机械性损伤，导致盆底肌弹力强度下降，使其对盆腔器官的支撑减弱；分娩时肛提肌中部的耻尾肌经受最大限度地扩张，并与胎头的直径成比例，是最易受损的盆底肌。难产能不同程度地损伤会阴神经、肛提肌及盆内筋膜等盆腔支持组织，导致生殖道脱垂、压力性尿失禁和大便失禁，且随阴道分娩次数的增加而增加。此外，第二产程延长、巨大胎儿，器械助产如胎头吸引术(简称胎吸)、产钳使用不当，粗暴剥离胎盘等，均能对盆底组织造成伤害，发生会阴裂伤、盆腔内筋膜和肛提肌撕裂，使盆底组织被削弱或缺损、尿生殖裂孔变宽而敞开，在过高的腹压下，子宫被推向阴道而发生子宫脱垂。当然，急产时产力过强，盆底软组织不能及时充分扩张，也可造成盆底损伤。

剖宫产由于在分娩过程中对盆底肌肉的压迫作用明显低于阴道分娩，可能在一定程度上降低了对盆底肌力的影响，对于产后盆底功能具有一定的保护作用。但研究证实，临产后行剖宫产对盆底肌肉的损伤程度与阴道分娩一致，不能起到保护作用。除此以外，选择性剖宫产会带来比阴道分娩更多的远期并发症，如瘢痕妊娠、瘢痕憩室及胎盘植入等，因此采取选择性剖宫产终止妊娠不是最佳解决办法。

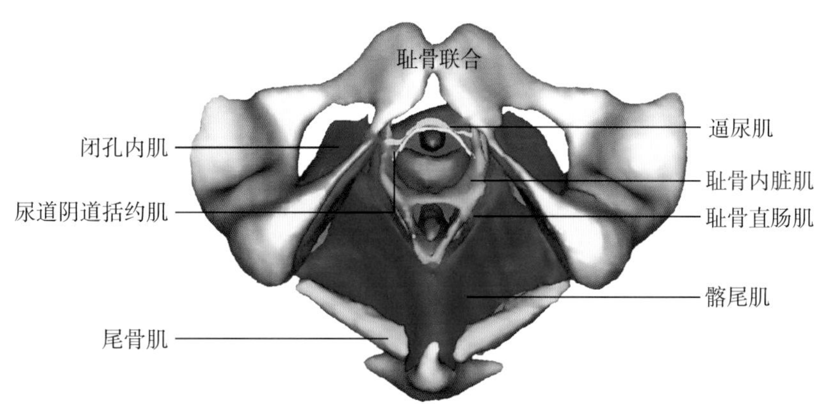

图 2-1-16 基于 MRI 数据集盆底肌群结构数字化三维模型(深层)

三、骨盆大小的评估

（一）骨盆外测量

骨盆外测量是了解骨盆大小的方法之一，虽然它不能精确地反映骨盆各平面的大小，不作为孕妇分娩前的常规检查手段，但由于其简便、无伤害性，仍具有一定的参考价值。为了使测量结果尽可能反映真实情况，应该考虑到软组织与骨质厚度等各种因素的影响，必要时以内测量校正外测量。

1. **米氏菱形区横径** 孕妇直立，检查者面对孕妇背部，在腰骶部辨认米氏菱形区，取其左右顶点，测量横径，初步了解骶骨上段的宽度，生理数值为（9.4±0.9）cm。

2. **米氏菱形区纵径** 取米氏菱形区上下顶点间距，即腰骶关节与骶尾关节间距。此径间接指明骶骨长度，生理数值为（10.5±1.3）cm。

3. **髂棘间径** 两髂前上棘外缘间的距离称为髂棘间径（图 2-1-17）。孕妇仰卧，两腿平行合并，测量器末端应置于髂前上棘外侧缘（而并非其上侧缘），测量两髂前上棘间距，生理数值为 23~26cm。

4. **髂嵴间径** 两髂嵴外缘间的距离称为髂嵴间径（图 2-1-18）。孕妇仰卧位，测量两髂嵴外缘最宽的距离，生理数值为 25~28cm。

5. **骶耻外径** 即第 5 腰椎棘突下至耻骨联合上缘中点的距离称为骶耻外径（图 2-1-19）。测量时孕妇取左侧卧位，右腿伸直，左腿弯曲，检查者位于孕妇一侧，两手持骨盆测量尺的两臂前端，其前方据点为耻骨联合上缘下 1cm 处，后据点在第 5 腰椎棘突下方处，生理数值为 18~20cm。此径线间接推测骨盆入口前后径长度，是骨盆外测量中最重要的径线。骶耻外径与骨质厚薄相关，骶耻外径值减去 1/2 尺桡周径（围绕右侧尺骨茎突及桡骨茎突测得的前壁下端周径）值，即相当于骨盆入口前后径值。

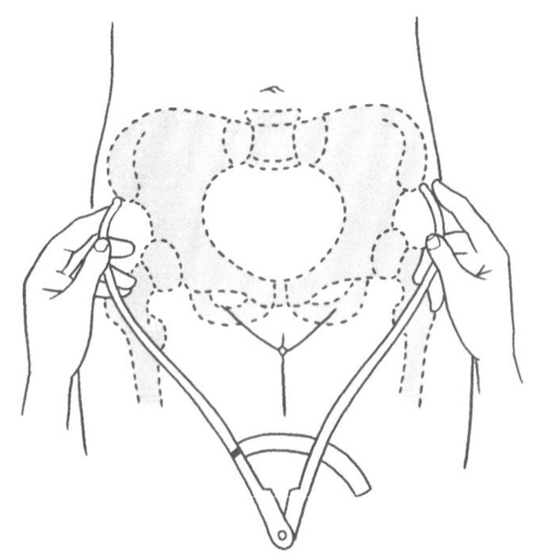

图 2-1-17 髂棘间径的测量

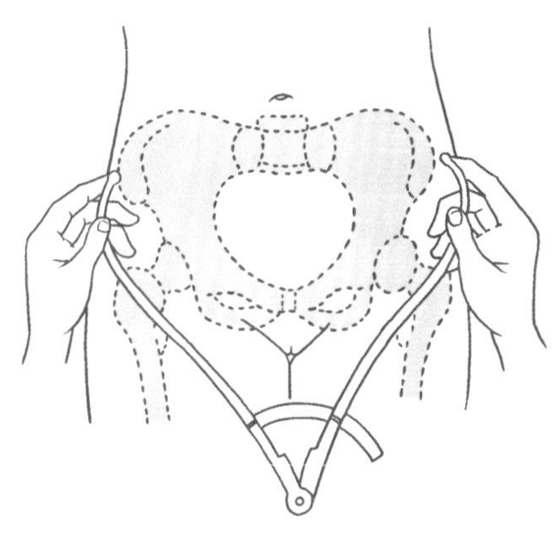

图 2-1-18 髂嵴间径的测量

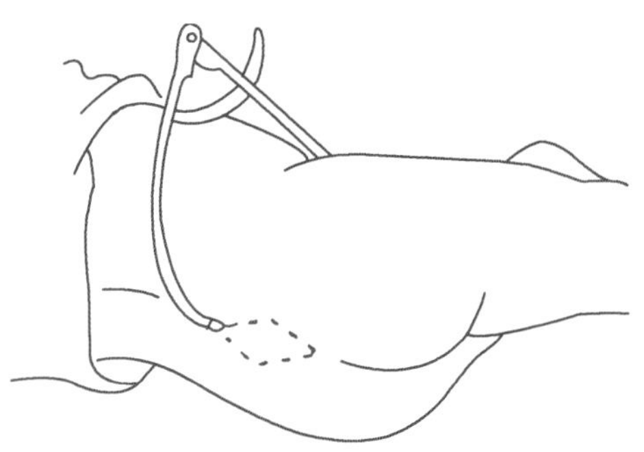

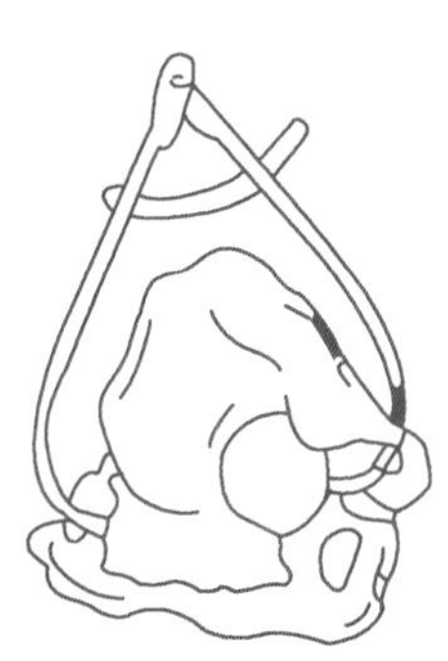

图 2-1-19 骶耻外径的测量

6. **坐骨结节间径** 测量时取仰卧位，尽量使孕妇两下肢屈曲，双手抱膝，暴露会阴部。测量者先以两拇指沿两侧坐骨棘支向下循行，遇到的第一个转角处即为坐骨结节间径的据点，用已准备好的一套6~9cm测量器嵌入两侧坐骨结节据点，测量坐骨结节间径(图2-1-20)，生理数值为8.5~9.5cm。也可用检查者的手拳大概测量，能容纳成人横置手拳则属正常。此径线直接测出骨盆出口横径长度。若此径值 <8cm 应加测出口后矢状径。

7. **出口后矢状径** 为坐骨结节间径中点至骶骨尖端的长度。检查者用戴指套的右手示指伸入孕妇肛门向骶骨方向，拇指置于孕妇体外骶尾部，两指共同找到骶骨尖端，用尺放于坐骨结节径线上。将汤姆斯骨盆出口测量器一端放于坐骨结节间径中点，另一端放于骶骨尖端处，即可测得出口后矢状径值(图2-1-21)，正常参考值为8~9cm。如果此值大，可以弥补坐骨结节间径值较小。出口后矢状径值与坐骨结节间径值之和 >15cm 时表明骨盆出口平面狭窄不明显。

8. **耻骨弓角度** 两手拇指指尖斜着对拢放置在耻骨联合下缘，左右两拇指平放在耻骨降支上，测量两拇指间角度，为耻骨弓角度(图2-1-22)，正常值为90°，<80°为异常。此角度可反映骨盆出口横径的宽度。

9. **耻骨联合高度** 即耻骨联合上下缘的距离。孕妇取截石位，检查者将左手示指与拇指各置于耻骨联合的上下，右手持测量尺，测量示指、拇指间的长度，可作为估计骨盆深浅的指标，生理数值为(5.6±0.7)cm。

（二）骨盆内测量及内诊

对估计骨盆的形态及尺度，内测量较外测量具有更重要价值，对每个孕妇均应常规进行骨盆内测量。对于经骨盆外测量后怀疑骨盆狭窄或头盆不称者，更应在妊娠晚期、临产后或产程进展异常时进行骨盆内测量。

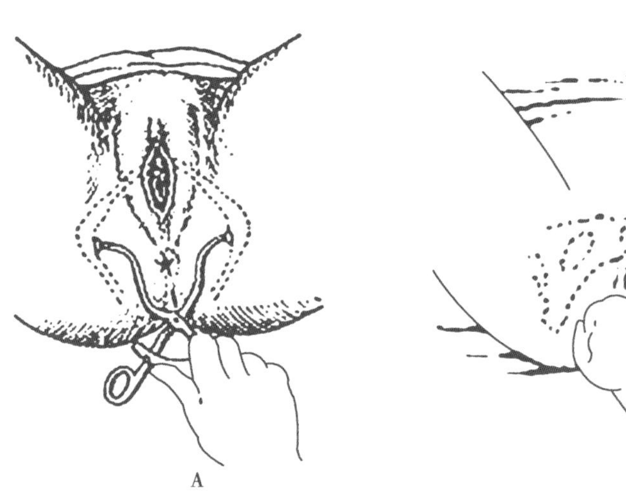

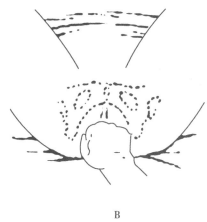

图2-1-20 坐骨结节间径的测量
A.骨盆测量器测坐骨结节间径；B.手测坐骨结节间径

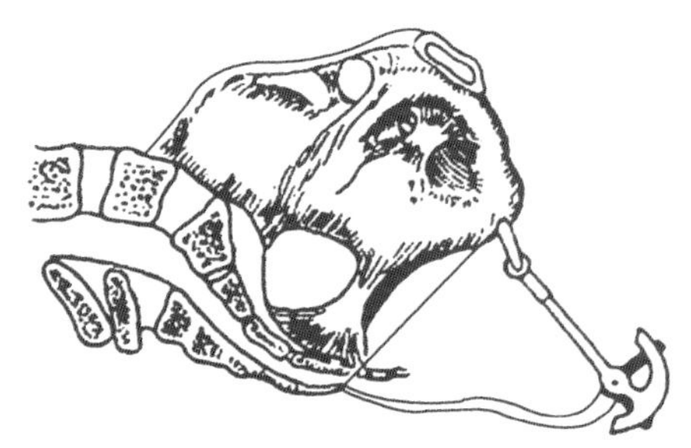

图2-1-21 出口矢状径的测量

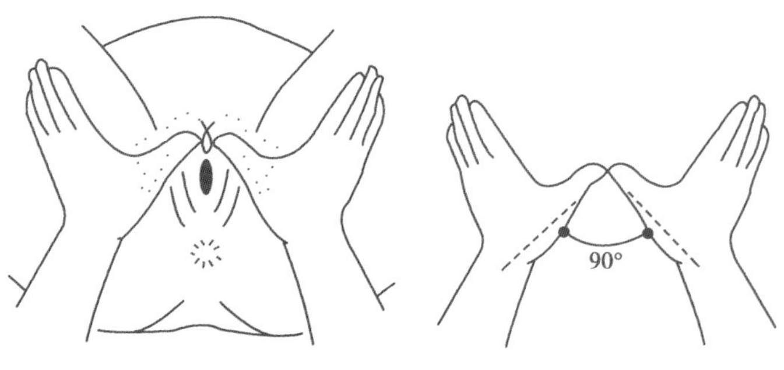

图2-1-22 耻弓角的测量

1. **肛门检查** 对了解骨盆后下半部情况至关重要，经肛门检查比经阴道检查清楚。产妇取侧卧位，两下肢尽量保持向腹部屈曲，检查者站于产妇背侧，以示指插入肛门，依次了解以下情况：

(1) 骶尾关节是否固定，尾骨大约有几节骶化。拇指在体外，示指在肛门内捏住尾骨摇动，可活动者为正常，固定不动者为尾骨骶化。尾骨骶化的节数决定骶骨末端延长的尺度。3 节尾骨全骶化者，使骶骨末端延长明显的钩形。此时应该注意检查出口平面前后径是否短小。

(2) 骶骨类型：示指由骶骨关节内面向上可触及第 5、4、3 节骶骨内侧，由此 3 节构成骶骨之骶骨下半段的弧度可推测骶骨的类型，怀疑深弧形时检查者示指可离开骶骨内面向骶岬直插，可触及骶岬者是因为骶骨严重弯曲所致。深弧形骶骨产妇的米氏菱形区纵径也明显缩短。

(3) 骶坐切迹：示指退至第 4 与第 5 骶骨交界处，沿骶棘韧带向外 2~3 指处寻找坐骨棘，在韧带之上测量切迹底部的宽度，正常应 >3 横指，若≤2 横指即表明中骨盆后矢状径线明显缩短。

2. **阴道检查** 比较全面的骨盆内诊检查，须按一定程序由入口平面至出口平面、由骨盆前部至后部逐项进行检查。

(1) 耻骨联合后角：此角虽不能具体测量，但能判断是宽、中或窄。

(2) 对角径：也称为骶耻内径，即耻骨联合下缘至骶岬上缘中点的距离(图 2-1-23)。检查者将一手示指、中指伸入阴道，用中指尖触到骶岬上缘中点，示指上缘紧贴耻骨联合下缘，另一手示指标记此接触点，抽出阴道内的手指，测量其中指尖至此接触点的距离，此径一般用作间接估计骨盆入口前后径，正常参考值为 12.5~13cm。测量时中指指尖触不到骶岬缘表示对角径值 >12.5cm。妊娠 24~36 周，阴道松软时测量为宜。过早测量阴道较紧；近预产期测量易引起感染。

(3) 中骨盆及出口平面：前后径检查者示指与中指沿水平方向插入阴道后，向上下寻找骶岬，再沿骶骨的内面向下直到骶骨末端，凡是能触及的部分都应测量其长度。需施行阴道手术助产时，应注意检查出口平面的前后径。

(4) 坐骨棘间径测量：两坐骨棘间的距离(图 2-1-24)。方法为一手示指、中指放入阴道内，触及两侧坐骨棘，估计其间的距离。也可用中骨盆测量器，所测得数据较准确，正常参考值为 10cm。

(5) 坐骨切迹宽度：代表中骨盆后矢状径，其宽度为坐骨棘与骶骨下部间的距离，即骶棘韧带宽度(图 2-1-25)。将阴道内的示指置于韧带上移动，能容纳 3 横指(5.5~6cm)为正常，否则属于中骨盆狭窄。

(6) 骨盆侧壁的触诊：两侧坐骨切迹底部检查后，继续触诊骨盆的两侧壁，查有无变形突出或肿瘤等病理改变。

通过以上内诊检查，对骨盆可有较全面的了解，对估计分娩预后有较大的帮助，特别是当分娩进展不顺利时更应该逐项仔细检查，充分了解骨

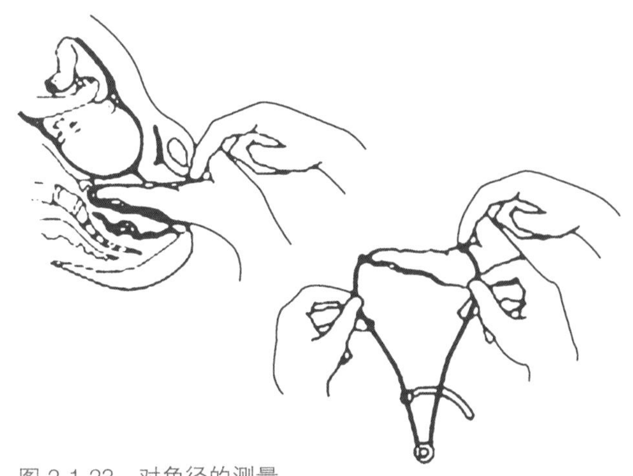

图 2-1-23 对角径的测量

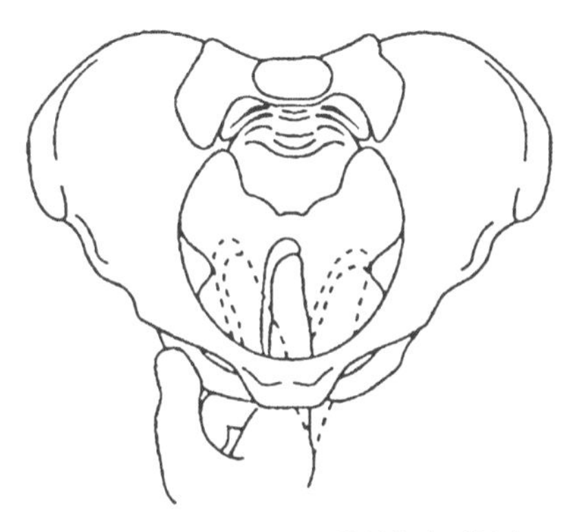

图 2-1-24 坐骨棘间径的测量

盆大小与形态后，才能对分娩做出正确的判断与处理。

（三）影像学检查

X线片和CT可以用来测量骨盆各径线。虽然常规X线片和CT的放射剂量对孕晚期母胎影响不大，但出于对放射线可能对母胎潜在影响的担心，以及由于测量结果仍不能作为临床医师决定分娩方式非常有价值的参考资料，特别是在影响头位分娩的诸多因素中，骨盆大小只是其中的一个因素，所以在我国X线片和CT并不用于临床骨盆测量。

近年来超声诊断在妇产科领域有很大的进展，但未能作为骨盆测量的一个可靠手段，因为骨盆内有软组织，使得图像中界面不够清晰，从而影响测量数据的准确性，虽然目前已有不少报道，但是只限于以阴道内旋式B超显像仪测量中骨盆横径及前后径，国内个别城市医院已有此设备，但是价格昂贵，方法仍不够完善，临床应用价值有待商榷。

磁共振成像（magnetic resonance imaging，MRI）在妇产科领域中可应用的范围甚广。由于其对软组织显像特别清晰，因而广泛应用于妇科诊断。在产科领域内可用于骨盆测量、胎盘及胎儿显像，特别是对胎儿软组织病变与畸形的诊断以及对母体软组织异常引起难产的原因判断。但由于检查价格昂贵，缺乏足够的设备和经验等客观条件，目前尚未大规模地在临床使用。

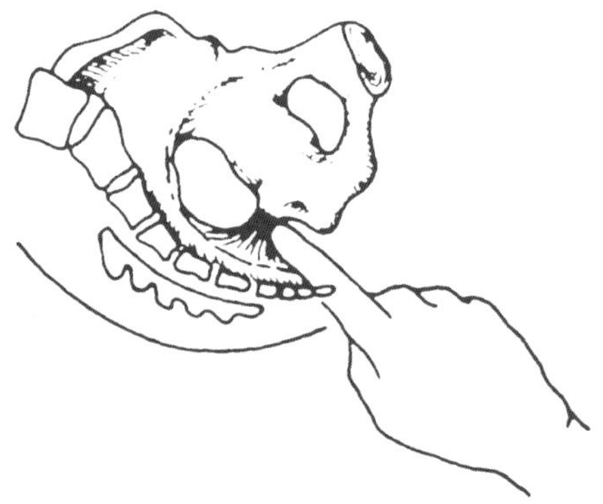

图2-1-25　坐骨切迹宽度的测量

处理技巧

1. 骨盆与分娩相关概念的内容，均与分娩有着密切的关系，每一种解剖学标记的异常均反映骨盆存在一定的异常，需要引起临床工作者的重视。
2. 骨盆倾斜度、耻骨弓角度以及米氏菱形区是比较容易测量和观察的，而骨盆轴、骨盆倾斜度、耻骨联合后角、骨盆腔深度、骶坐切迹以及骶骨长度、翘度则不易直接测量，需要临床工作者根据经验总结。如发现存在异常，则需要对骨盆平面、径线进行评估。
3. 骨盆内、外测量若想获得准确数值，除了需要掌握正确的测量方法，还需要检查者耐心、细致以及对测量设备熟练掌握，并需要多次测量摸索经验。

经验分享

1. 骨盆的三个平面及其相关径线，是胎儿娩出的重要影响因素，临床工作者需要掌握熟悉其正常值，这有助于判断是否存在骨盆异常情况，从而做出相应的处理。
2. 在临床工作中，典型的骨盆类型是非常少见的，大多数为混合型骨盆。临床判断关键在于骨盆平面是否存在狭窄，如扁平型骨盆存在骨盆入口平面狭窄，而类人猿型以及男型骨盆则同时存在中骨盆平面和骨盆出口平面狭窄。临床工作者需要对骨盆类型、平面做出充分评估后再进行处理。
3. 软产道是胎儿分娩必经的通道，要了解正常软产道的构成与形态，包括子宫肌层排列、宫颈管长度、盆底的构成及分娩中软产道的正常变化等。正确判断产程中出现的异常变化或损伤，以进行及时地处理。
4. 骨盆内测量较外测量能更好地反映骨盆实际情况，对骨盆的评估更多以骨盆内测量为准。
5. X线、CT由于对胎儿可能有潜在的危害，不适用于孕期；而MRI则由于操作难度大，受到了明显限制。故临床工作中仍以人工测量为主。

本节关键点

1. 熟练掌握骨盆各平面、各种类型及各平面径线正常值。
2. 熟练掌握骨盆外测量及内测量方法。
3. 了解软产道的组成及其在分娩前评估中的意义。

（王志坚）

参考文献

1. 刘兴会，贺晶，漆洪波．助产．北京：人民卫生出版社，2018：8-20.
2. 谢幸，孔北华，段涛．妇产科学．9版．北京：人民卫生出版社，2018：164-166.
3. 郎景和，张晓东．妇产科临床解剖学．济南：山东科学技术出版社，2019：459-461.
4. 崔慧先，李瑞锡．局部解剖学．9版．北京：人民卫生出版社，2018：158-175.

第二节

胎儿

导读

胎儿因素是决定分娩能否正常进行的重要因素之一。分娩前需要对胎儿状况进行评估，包括胎产式、胎先露、胎方位和胎儿体重的预测，以及进行胎儿安危状况的评估，包括无应激试验（non-stress test，NST）、催产素激惹试验（oxytocin challenge test，OCT）、胎儿脐血流多普勒检查、生物物理评分等。为了判断胎儿能否经阴道分娩，分娩前和产程中都应该对胎儿和骨盆的关系进行综合评估，其中主要是胎头和骨盆的关系即"头盆关系"的评估，这是决定胎儿能否经阴道分娩的十分关键的因素。

一、胎头

（一）胎头颅骨

由两块顶骨、额骨、颞骨及一块枕骨构成，颅骨间缝隙称颅缝，顶骨与额骨间为冠状缝，顶骨与枕骨间为"人"字缝，两顶骨间为矢状缝，颞骨与顶骨间为颞缝。两颅缝交界空隙较大处称为囟门，位于胎头前方菱形称为前囟，位于胎头后方三角形称为后囟。胎头是胎儿最大、可塑性最小、最难通过骨盆的部分。

（二）胎头径线

1. **双顶径**（biparietal diameter，BPD） 两顶骨隆突间的距离，是胎头最大横径。妊娠足月时平均约9.3cm，可根据此值判断胎儿大小。

2. **枕额径** 鼻根上方至枕骨隆突间的距离，妊娠足月时平均约11.3cm，胎头以此径衔接。

3. **枕下前囟径** 前囟中央至枕骨隆突下方的距离，妊娠足月时平均约9.5cm，胎头俯屈后以此径通过产道。

4. **枕颏径** 颏骨下方中央至后囟顶部间的距离，妊娠足月时平均约13.3cm（图2-2-1）。

二、胎产式、胎先露、胎方位

胎儿在宫内所取一定的姿势称为胎姿势（fetal attitude）。妊娠28周以前，胎体较小，羊水较多，胎儿在宫内活动范围大，胎儿的位置和姿势变化较大。妊娠 32~34 周以后，胎儿生长迅速，羊水量相对较少，胎儿与子宫壁贴近，胎儿的位置和姿势相对固定。

（一）胎产式

胎儿纵轴与母体纵轴的关系称为胎产式（fetal lie）。两轴平行者称纵产式，占妊娠足月分娩总数的 99.75%；两纵轴垂直者称横产式，占妊娠足月分娩总数的 0.25%（图 2-2-2）；两纵轴交叉成角度者称斜产式，属暂时的，在分娩过程中多数转为纵产式，偶尔转成横产式造成难产。

（二）胎先露

最先进入骨盆入口的胎儿部分称为胎先露（fetal presentation）。纵产式有头先露及臀先露，横产式为肩先露。因胎头屈伸程度不同，头先露又分为枕先露、前囟先露、额先露及面先露（图 2-2-3）。因入盆的先露部位不同，臀先露又可分为混合臀先露、单臀先露、单足先露和双足先露（图 2-2-4）。偶见头先露或臀先露与胎手或胎足同时入盆，称为复合先露。

（三）胎方位

胎儿先露部的指示点与母体骨盆的关系称为胎方位（fetal position）（简称胎位），枕先露以枕骨、面先露以颏骨、臀先露以骶骨、肩先露以肩胛骨为指示点。根据指示点与母体骨盆前、后、左、右和横的关系而有不同的胎方位，见表 2-2-1。

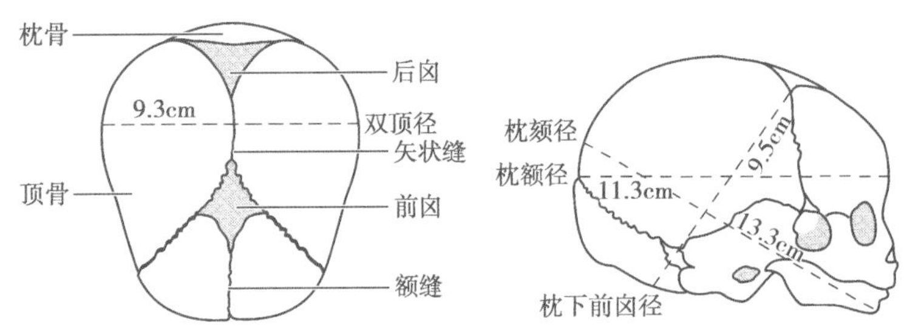

图 2-2-1　胎儿颅骨、颅缝、囟门及径线

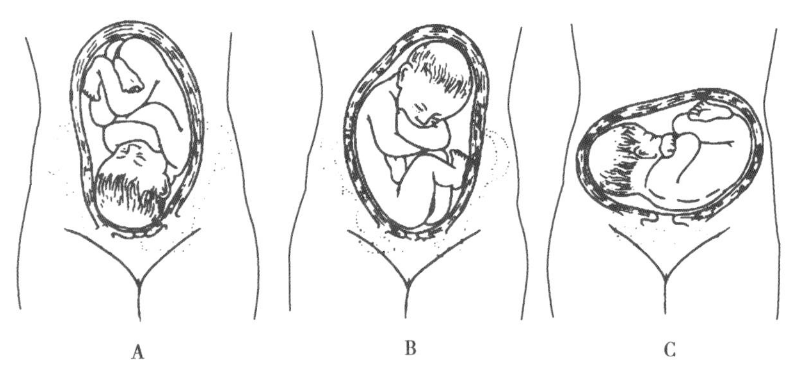

图 2-2-2　胎产式及胎先露

A. 纵产式——头先露；B. 纵产式——臀先露；C. 横产式——肩先露

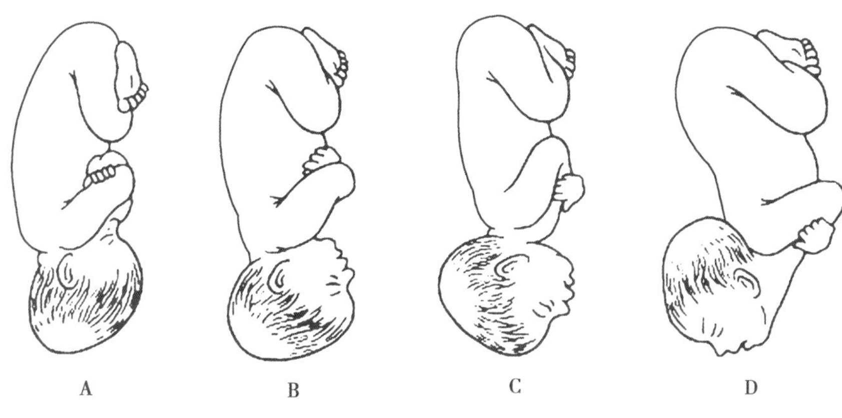

图 2-2-3 头先露的种类
A. 枕先露；B. 前囟先露；C. 额先露；D. 面先露

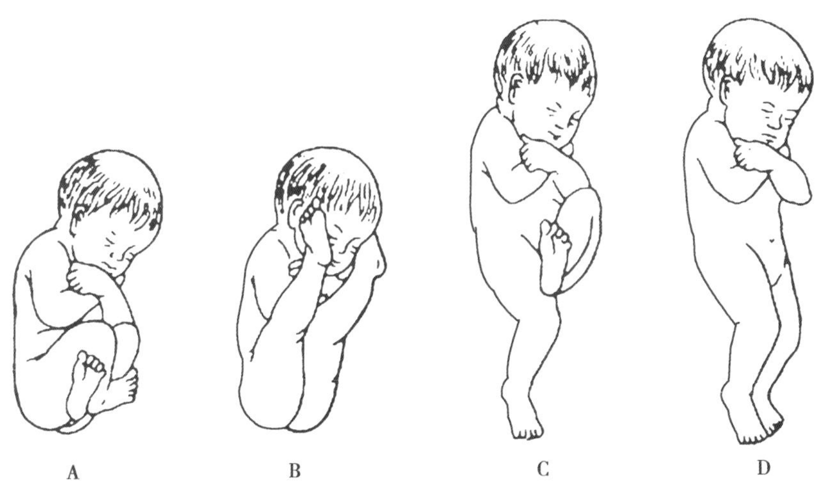

图 2-2-4 臀先露的种类
A. 混合臀先露；B. 单臀先露；C. 单足先露；D. 双足先露

表 2-2-1 胎产式、胎先露和胎方位的关系及种类

胎产式	胎先露		胎方位		
纵产式(99.75%)	头先露(95.55%~97.55%)	枕先露(95.55%~97.55%)	枕左前(LOA)	枕左横(LOT)	枕左后(LOP)
			枕右前(ROA)	枕右横(ROT)	枕右后(ROP)
		面先露(0.2%)	颏左前(LMA)	颏左横(LMT)	颏左后(LMP)
			颏右前(RMA)	颏右横(RMT)	颏右后(RMP)
	臀先露(2%~4%)		骶左前(LSA)	骶左横(LST)	骶左后(LSP)
			骶右前(RSA)	骶右横(RST)	骶右后(RSP)
横产式(0.25%)	肩先露(0.25%)		肩左前(LScA)	肩左横(LScT)	
			肩右前(RScA)	肩右横(RScT)	

三、胎儿体重的预测

胎儿体重的预测方法很多，但目前尚无最满意的方法。临床常用的是根据孕妇宫高或腹围来进行初步估计胎儿体重，由于受到孕妇腹壁厚度或羊水量的影响，往往不够准确。随着超声诊断技术在产科的广泛应用，B超检查已成为胎儿体重预测的重要手段。准确预测胎儿体重对巨大胎儿、胎儿生长受限的诊断以及分娩方式和分娩时机的选择都有重要意义。超声估计胎儿体重方法简便、安全、容易掌握。①最常用的是单参数估计法，包括双顶径（biparietal diameter，BPD）、头围（head circumference，HC）、腹围（abdominal circumference，AC）及股骨长（femur length，FL），另外也可用超声检测胎儿小脑横径、胎儿（肱骨或股骨）皮下脂肪厚度、胎儿肝脏大小等来估计胎儿体重。应用单项参数估计胎儿体重有时误差较大，而多项参数联合应用则相对较为准确。②多参数估计胎儿体重法，其方法有多种，包括双顶径+腹围、头围+腹围、小脑横径+腹围、腹围+股骨长以及双顶径+腹围+股骨长等。③人工神经网络模型预测法，可以对胎儿双顶径、头围、腹围、股骨长、股骨皮下组织厚度、孕周等参数进行综合分析估计胎儿体重，其准确性高于传统的回归方程计算法。④三维超声估计胎儿体重法，是应用三维超声测量胎儿肢体周径、上臂容积、大腿容积、腹部容积等估计胎儿体重。

由于有时超声测量切面不够标准、胎儿位置的影响、超声探头所能探达的范围等因素，超声估计胎儿体重有一定的误差。所以，还应结合临床资料来综合评估。尽管超声诊断方法有不足之处，但是由于超声检查对胎儿无害、简便、快捷，可重复性强，无疑是目前较为理想的估计胎儿体重的方法。表2-2-2是应用孕妇宫底高度和腹围预测胎儿体重的几种简易公式，供大家参考。

表2-2-2 应用孕妇宫底高度和腹围预测胎儿体重的几种简易公式

公式（体重单位：g）	符合度/%
宫底高度（cm）×100g	54.7
宫底高度（cm）×腹围（cm）+500g	52.2
胎头衔接者：宫底高度（cm）×腹围（cm）+200g	88.8
胎头浮动或臀位者：宫底高度（cm）×腹围（cm）	79.0

四、头盆关系的评估

分娩前评估胎儿（尤其胎头）与骨盆的关系非常重要。胎儿大小与母体骨盆相称时有利于阴道分娩，不相称时可致分娩困难，且对母胎均不利。尽管在大多数情况下胎儿与母体骨盆相适应，不会发生难产，但是，在产前检查和产程观察过程中应尽可能及时发现头盆不称，始终是产科医师必须注意的问题。胎头与骨盆不相适应，即广义的头盆不称，包括以下四种情况：①胎儿大小正常，骨盆明显狭窄；②胎儿较大，骨盆轻度狭窄；③巨大胎儿，骨盆大小正常；④胎头位置异常，致分娩机制发生异常。骨盆及胎儿大小可在临产前估计，但胎头位置异常往往要在临产后宫口张开到一定大小时才能发现。

临床有多种方法评估胎头与骨盆的关系：

（一）病史

有以下病史，如佝偻病、骨质软化病、小儿麻痹症、严重的胸廓或脊柱变形、骨盆骨折以及曾有剖宫产、阴道手术助产、反复发生臀位或横位的经产妇、死产、新生儿产伤等，应仔细检查有无骨盆异常及头盆不称。

（二）体格检查

1. 一般检查 身材矮小，低于150cm者，通常骨盆也较小，发生头盆不称的机会增加。仔细检查有无影响骨盆形态的下肢或脊柱疾病，有无佝偻病或骨折的后遗症等。

2. 腹部检查 一般初产妇在孕36~38周时，胎头多已入盆衔接。若腹部检查胎头与耻骨联合间出现跨耻征，应注意是否胎头与骨盆入口不称。让产妇处于仰卧位，检查者手指轻轻向下、向后按压胎头，比较胎头与耻骨联合之间的关系：①胎头前表面低于耻骨联合后方为跨耻征阴性，提示无头盆不称（图2-2-5A）。②胎头前表面与耻骨联合前表面平行为跨耻征可疑阳性，提示可疑头盆不

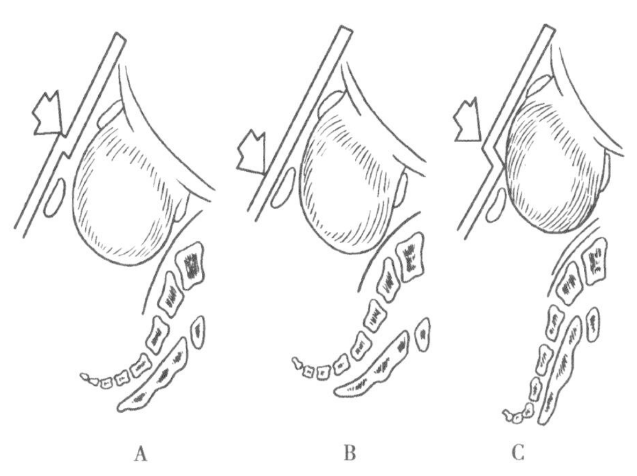

图 2-2-5 头盆关系评估
A. 无头盆不称；B. 可疑头盆不称；C. 头盆不称

称（图 2-2-5B）；临产后，若子宫收缩加强后胎头入盆，可认为胎头与骨盆入口无不称。③胎头前表面高于耻骨联合前表面为跨耻征阳性，提示头盆不称（图 2-2-5C）。

3. **骨盆外测量** 由于受骨盆的骨质厚薄以及内展、外翻等生理因素的影响，骨盆外测量值并不能真实反映骨产道大小，故有学者主张淘汰不用。但骨盆外测量方法简单易行，可以初步了解骨盆大小，仍可供临床处理时参考。

4. **阴道检查** 产程中，准确的阴道检查可以确诊头盆不称。阴道检查除包括上述肛查的内容外，还可测量骨盆入口对角径，清楚地了解宫颈口扩张大小、有无水肿及胎先露高低、有无颅骨重叠、胎头变形程度、产瘤大小、胎方位等，以便准确评价头盆关系。

（三）辅助检查

1. **X 线骨盆测量** 根据骨盆 X 线正位及侧位片，可以测量骨盆入口面、中骨盆及出口面的径线，胎头位置、变形程度及入盆程度，对于头盆不称的诊断有一定价值。但是，由于 X 线照射对胎儿有一定潜在影响，因此，即使高度怀疑头盆不称，也少有人愿意做骨盆 X 线片以协助诊断。另外，在分娩过程中，X 线片产妇需采取一定的姿势，既费时又麻烦，产妇往往不愿合作，故现已极少采用。在英国，仅在可疑头盆不称且必须确诊和给予处理的情况下才做骨盆 X 线片，孕妇直立仅拍摄侧位片一张，可以了解骨盆入口前后径、骶骨弧度、坐骨切迹宽度、骨盆倾斜度及胎头入盆程度等。

2. **B 超胎儿测量和骨盆测量**

（1）胎儿测量：临床常用腹部 B 超测量胎儿生物参数，如双顶径、头围、腹围、股骨长等，并根据这些参数推算出许多估计胎儿体重的公式。有人认为结合 B 超估计胎儿体重和 X 线骨盆测量可以协助诊断头盆不称，但由于 B 超估计胎儿体重的现有公式准确性都不高，且 X 线对胎儿有害，故限制了其临床应用。

1986 年，Morgan 等提出根据胎盆指数（fetal-pelvic index，FPI）来评估胎儿与骨盆的关系。方法：第一步，腹部 B 超测量胎儿头围 及腹围，骨盆 X 线正侧位片测量入口面周长及中骨盆平面周长；第二步，分别计算胎儿头围、腹围与骨盆入口面周长、中骨盆周长的差值，即头盆差值（HC—IC 和 HC—MC）及腹盆差值（AC—IC 和 AC—MC）；第三步，胎盆指数（FPI）等于胎儿头盆及腹盆四个差值中绝对值最大的两个差值之和；第四步，结果判断——FPI>0 为阳性，提示存在“胎儿骨盆不称”；FPI<0 为阴性，提示不存在“胎儿骨盆不称”。Morgan 等认为头盆不称是胎头大小与母体骨盆的比较，没有考虑胎儿其他部位尤其腹部或肩部的大小。由于胎儿腹部在妊娠晚期较胎头更大，故仅仅根据“头盆不称”评价胎儿与骨盆的关系不够全面，还应当注意胎儿腹部大小与骨盆不相适应即“腹盆不称（abdominal-pelvic disproportion）”的问题。将两者统称为“胎盆不称（fetal-pelvic disproportion）”似乎更能合理评价胎儿与骨盆的关系。2015 年，Korhonen 等对 2000—2008 年 274 例孕妇的回顾性队列研究分析显示，在胎盆指数 >-0.65 的产妇中剖宫产率为 20%，在胎盆指数 <-0.65 的产妇中剖宫产率为 8%，因此，提示胎盆指数的方法对于产程停滞的预测价值有限，仅供临床参考。

（2）骨盆测量：是诊断头盆不称和决定分娩方式的重要依据，由于 X 线骨盆测量对胎儿不利，目前产科已很少应用。临床骨盆外测量虽然方法简便，但是准确性较差。1991 年开始，北京协和医院边旭明等探讨阴道超声骨盆测量方法，以协助诊断头盆不称。方法：第一步，于孕 28~35 周做阴道超声测量骨盆大小。孕妇排空膀胱后取膀胱截石位，将阴道超声探头置入阴道约 3~5cm。

屏幕同时显示耻骨和骶骨时，为骨盆测量的纵切面，测量骨盆中腔前后径，前据点为耻骨联合下缘内侧，后据点为第4、5骶椎之间。然后将阴道探头旋转90°，手柄下沉使骨盆两侧界限清晰对称地显示，为骨盆测量的横切面，测量骨盆中腔横径，两端据点为坐骨棘最突出处。根据骨盆中腔前后径和横径，利用椭圆周长和面积公式，可分别计算骨盆中腔周长和中腔面积。第二步，于孕晚期临产前1周，用腹部B超测量胎头双顶径和枕额径，并计算头围。第三步，对头盆关系的评估，建议用以下3种方法：①径线头盆指数(cephalopelvic index of diameter，CID)，即为骨盆中腔前后径和横径的平均值与胎儿双顶径之差。若CID≤15.8mm，可疑头盆不称；若CID>15.8mm，无头盆不称。灵敏度53.4%，特异度93.2%，准确度77.9%，阳性预测值83.0%。②周长头盆指数(cephalopelvic index of circumference，CIC)：为骨盆中腔周长与胎头周长之差。若CIC≤17mm，可疑头盆不称；若CIC>17mm，无头盆不称。灵敏度34.2%，特异度87.2%，准确度66.8%，阳性预测值43.1%。③面积头盆指数(cephalopelvic index of area，CIA)：为骨盆中腔面积与胎头面积(双顶径平面)之差。若CIA≤8.3cm^2，可疑头盆不称；若CIA>8.3cm^2，无头盆不称。灵敏度37.0%，特异度88.9%，准确度68.9%，阳性预测值46.6%。

阴道超声骨盆测量方法的优点：①孕妇及胎儿均可免受X线损伤；②阴道超声探头体积小，操作方便；③定位准确，可重复测量；④体形肥胖者也可获满意测量效果；⑤结果准确，与X线骨盆测量值比较，95%以上的差别在5mm以下。

3. 计算机断层扫描 自20世纪80年代开始有不少报道利用计算机断层扫描(computed tomography，CT)正、侧位片进行骨盆测量，方法简便、结果准确。但由于价格昂贵，且X线对胎儿存在潜在不良影响，目前尚未用于产科临床。

4. 磁共振成像 磁共振成像(magnetic resonance imaging，MRI)对胎儿无电离辐射损伤，与CT及X线检查完全不同，而且能清晰显示软组织影像，可以准确测量骨盆径线，不受子宫或胎儿活动的影响，误差<1%，优于普通X线片，胎先露衔接情况在矢状位和横轴位成像上显示良好，有利于很好地评价胎儿与骨盆的关系。MRI的缺点是价格昂贵，缺乏实时显像功能。

(四) 头位分娩评分法

凌萝达教授提出的头位分娩评分法是根据骨盆大小、胎儿大小、胎头位置及产力强弱四个项目给分，评估头盆关系。条件有利于分娩时给以高分，不利于分娩时则给以低分，将这四项的分数加起来等于总分，然后以总分的多少估计难产发生的可能性(详见第五章)。

五、胎儿宫内状况的评估

评估胎儿宫内状况的常见方法包含胎心监护无应激试验(non-stress test，NST)、缩宫素激惹试验(oxytocin challenge test，OCT)、生物物理相评分(fetal biophysical score，BPS)，以及胎儿脐血流超声多普勒等。

(一) 胎心电子监护

可以连续观察和记录胎心率的动态变化，了解胎心、胎动及宫缩之间的关系，评估胎儿宫内安危。胎心电子监护可以在妊娠32周开始，高危妊娠孕妇可以酌情提前。胎心电子监护也是对于分娩前胎儿宫内储备能力的评估。

1. 无应激试验(NST) 是指在无宫缩、无外界负荷刺激下，对胎儿进行胎心率宫缩图的观察和记录，以了解胎儿储备能力。本试验根据胎心率基线、胎动时胎心率变化(变异减速和加速)等分为有反应型NST、可疑型NST和无反应型NST，见表2-2-3。

2. 催产素激惹试验(OCT) 又称为宫缩应激试验(contraction stress test，CST)，其原理为诱发宫缩，并用胎儿电子胎心监护仪记录胎心率变化，了解胎盘于宫缩时一过性缺氧的负荷变化，测定胎儿的储备能力。有两种方法可以诱导宫缩产生：静脉滴注缩宫素；乳头刺激法，摩擦乳头2分钟直到产生宫缩。CST/OCT的评估及处理[美国妇产科医师学会(American College of Obstetricians and Gynecologists，ACOG)2009年]，见表2-2-4。

Ⅰ类胎心率图形是正常的，与胎儿代谢性酸血症无关，无须特殊干预措施。

Ⅱ类胎心率图形的表现和意义十分多样，不

表 2-2-3 NST 的评估及处理[a]

参数	反应型 NST	可疑型 NST	无反应型 NST
基线	110~160 次 /min	• 110~160 次 /min • >160 次 /min,<30 分钟 • 基线上升	• 胎心过缓 <100 次 /min • 胎心过速 >160 次 /min,>30 分钟 • 基线不确定
变异	6~25 次 /min(中等变异)	≤5 次 /min(无变异及最小变异)	• ≤5 次 /min • ≥25 次 /min,>10 分钟 • 正弦型
减速	无减速或者偶发变异减速持续短于 30 秒	变异减速持续 30~60 秒	• 变异减速持续时间超过 60 秒 • 晚期减速
加速(足月胎儿)	20 分钟内≥2 次加速超过 15 次 /min,持续 15 秒	20 分钟内 <2 次加速超过 15 次 /min,持续 15 秒	20 分钟 <1 次加速超过 15 次 /min,持续 15 秒
处理	观察或者进一步评估	需要进一步评估(复查 NST)	• 全面评估胎儿状况 • 生物物理评分 • 及时终止妊娠

注:[a] 本表出自加拿大妇产科学会(Society of Obstetricians and Gynecologists of Canada,SOGC)指南,2007 年

表 2-2-4 CST/OCT 的评估及处理(美国妇产科医师学会,2009 年)

分类	标准
Ⅰ类	满足下列条件: • 胎心率基线 110~160 次 /min • 基线变异为中度变异 • 没有晚期减速及变异减速 • 存在或者缺乏早期减速、加速 • 提示观察时胎儿酸碱平衡正常,可常规进行监护,不需采取特殊措施
Ⅱ类	除了第Ⅰ类和第Ⅲ类胎心监护的其他情况均划为第Ⅱ类。尚不能说明存在胎儿酸碱平衡紊乱,但是应该综合考虑临床情况、持续胎儿监护、采取其他评估方法来判定胎儿有无缺氧,可能需要宫内复苏来改善胎儿状况
Ⅲ类	有两种情况: (1) 胎心率基线无变异且存在下列情况之一: • 复发性晚期减速 • 复发性变异减速 • 胎心过缓(胎心率基线 <110 次 /min) (2) 正弦波形: Ⅲ类胎心率图形提示胎儿存在酸碱平衡紊乱即胎儿缺氧,应该立即采取相应措施纠正胎儿缺氧,包括改变孕妇体位、给孕妇吸氧、停止缩宫素使用、抑制宫缩、纠正孕妇低血压等措施,如果这些措施均不奏效,应该紧急终止妊娠

同的Ⅱ类胎心率图形发生胎儿酸中毒的可能性差异较大。对于存在Ⅱ类胎心率图形的孕妇,应评估有无减少胎儿氧合的因素,产程进展程度,以及胎盘早剥、既往剖宫产后阴道试产、胎儿生长受限和羊水栓塞等临床情况;可启动胎儿宫内复苏措施(包括改变孕妇体位、吸氧、停止缩宫素使用、抑制宫缩、纠正孕妇低血压等),同时需要持续胎心监测和频繁重复评估,直到胎心监护图形缓解为

表 2-2-5 Manning 评分法

项目	2分（正常）	0分（异常）
无应激试验(20 分钟)	≥2 次胎动伴胎心加速≥15 次 /min，持续≥15 秒	<2 次胎动，胎心加速 <15 次 /min，持续 <15 秒
胎儿呼吸运动(30 分钟)	≥1 次，持续≥30 秒	无或持续 <30 秒
胎动(30 分钟)	≥3 次躯干和肢体活动 (连续出现计 1 次)	≤2 次躯干和肢体活动 无活动或肢体完全伸展
肌张力	≥1 次躯干和肢体伸展复屈，手指摊开合拢	无活动；肢体完全伸展；伸展缓慢，部分复屈
羊水量	最大羊水暗区垂直直径≥2cm	无或最大暗区垂直直径 <2cm

Ⅰ类或进展为Ⅲ类；Ⅱ类胎心率图形持续胎心监测并频繁重复评估胎儿宫内状况的目的是确定是否需要进行手术干预以及干预的紧迫性。

如果Ⅱ类胎心率图形变为Ⅰ类，则不需要任何干预措施。

如果Ⅱ类胎心率图形持续存在，应密切监测是否进展为Ⅲ类，这发生于胎儿代偿机制无法维持充足的脑和组织氧合时，可导致胎儿酸中毒，这类胎儿需迅速结束分娩。当胎儿脐带受压时，间断性变异减速（仅 <50% 的宫缩伴有变异减速）在产时经常可见，若伴有胎心率基线中度变异和 / 或加速，通常并不导致胎儿不良结局，可启动胎儿宫内复苏措施，不需要其他特殊干预。然而，随着胎心变异减速的持续时间、深度以及频率增加，可发展为代谢性酸中毒或者代谢性和呼吸性混合性酸中毒。因此，频繁的胎心变异减速（>50% 的宫缩伴有变异减速，即复发性变异减速）需要密切监测胎心率基线变异和加速是否缺失，如果缺失意味着进展为Ⅲ类图形，需要在进行胎儿宫内复苏措施的同时尽快终止妊娠（阴道助产或者剖宫产）。

Ⅲ类胎心率图形是不正常的，且与胎儿缺氧性酸血症的风险增高有关。对存在Ⅲ类图形的孕妇应在开始胎儿宫内复苏措施的同时尽快终止妊娠（阴道助产或者剖宫产）。

（二）胎儿脐血流多普勒监测

彩色多普勒超声检查能监测胎儿脐动脉和大脑中动脉血流。脐动脉血流常用指标有收缩期最大血流速度与舒张末期血流速度比值（S/D）、搏动指数（pulse index，PI）、阻力指数（resistance index，RI），随着妊娠进展，这些指标数值逐渐下降。若出现舒张末期血流消失，提示胎儿将在 1 周内死亡。

（三）胎儿生物物理监测

1980 年，Manning 利用胎儿电子胎心监护和 B 超联合检测胎儿缺氧和胎儿酸中毒情况。综合监测比任何单独监测更准确。Manning 评分法见表 2-2-5。满分为 10 分，8~10 分无急慢性缺氧；6~8 分可能有急或慢性缺氧；4~6 分有急或慢性缺氧；2~4 分有急性缺氧伴慢性缺氧；0 分有急慢性缺氧。

本节关键点

1. 分娩前对胎儿的评估包括胎产式、胎先露、胎方位和胎儿体重的预测。
2. 头盆关系的评估包括对胎儿和骨盆的综合评估。
3. 胎儿状况的评估包含 NST、OCT、胎儿脐血流多普勒、生物物理评分等，规范对 NST 和 OCT 结果的判读和处理。

（邵勇）

参考文献

1. 凌萝达,顾美礼.难产.2版.重庆:重庆出版社,2000.
2. KENNY LC,MYERS JE. Obstetrics by Ten Teachers. 20th ed. London:CRC Press,2017.
3. 曹泽毅.中华妇产科学(临床版).北京:人民卫生出版社,2010:198-199.
4. 沈铿,马丁.妇产科学.3版.北京:人民卫生出版社,2015.
5. 谢幸,孔北华,段涛.妇产科学.9版.北京:人民卫生出版社,2018:43-60.
6. KORHONEN U,TAIPALE P,HEINONEN S. Fetal pelvic index to predict cephalopelvic disproportion—a retrospective clinical cohort study. Acta Obstet Gynecol Scand,2015,94(6):615-621.
7. CUNNINGHAM FG,LEVENO KJ,BLOOM SL,et al. Williams Obstetrics. 25th ed. New York:McGraw Hill Education,2018.
8. CAHILL AG,TUULI MG,STOUT MJ,et al. A prospective cohort study of fetal heart rate monitoring: deceleration area is predictive of fetal acidemia. Am J Obstet Gynecol,2018,218(5):523.e1-12.

第三节

胎盘和脐带评估

导读

胎盘是母体和胎儿进行物质交换及合成生物活性物质以保证胎儿生长发育需求的一个重要器官,由羊膜、叶状绒毛膜和底蜕膜组成。脐带是连接胎儿和胎盘,由羊膜包绕着的条索状结构,通常由1条脐静脉、2条脐动脉和脐带胶质组成,是胎儿与母体进行血气交换的唯一通道,也是胎儿获取营养物质、排出代谢产物的必经途径。胎盘和脐带的正常发育是维持妊娠和胎儿安危的重要保证,反之,胎盘或脐带的异常往往可引起胎儿血液循环的异常,对围产儿具有严重的危害性,是胎儿窘迫、新生儿窒息和死亡的重要因素。因此,了解目前评估胎盘与脐带的常用技术对减少母儿不良结局有重要意义。

一、胎盘

胎盘具有母胎物质交换、代谢、内分泌、防御和合成等极其复杂的功能,是维持胎儿正常生长发育的重要器官。正常的胎盘附着于子宫腔的底部或体部,二维或三维超声可以清晰探查到胎盘的位置和厚度。虽然目前对胎盘的具体功能和机制的了解相对有限,但随着超声技术的发展,可以在产前发现一些异常位置或发育的胎盘,为减少围产期母儿并发症提供了参考。

(一) 前置血管

前置血管(vasa previa)是一种十分少见的产科疾病。发生率为0.02%~0.10%,而胎儿死亡率高达33%~100%。高危因素包括双叶胎盘、副胎盘、低置胎盘、通过辅助生殖技术而妊娠及双胎妊娠。临床表现通常是妊娠中、晚期无痛性的阴道出血。易误诊为前置胎盘或胎盘早期剥离,延误处理易致胎儿死亡。在正常情况下,脐带附着于胎盘中心部位,但有大约1%的脐带附着于靠近胎盘的胎膜上,脐血管可以分散成数支,在羊膜及绒毛膜之间经过,然后附着于胎盘的边缘部分。这分散的血管包括两支脐动脉，有时仅为一支，即单脐动脉（single umbilical artery，SUA）及一支或两三支汇合而成的脐静脉，这些血管分散成为帆状，因此这种附着称为脐带帆状附着（cord velamentous insertion）。与正常脐血管不同，帆状附着的脐血管表面缺乏脐带胶质，仅包裹着一层羊膜，又得不到胎盘的保护，因此容易受压或破裂。如果这些"裸露"的血管位于胎儿先露部前或从宫颈内口之前经过时，就是前置血管。这种疾病最早是在1831年由Benckiser正式报道的，至今这种致死性的出血仍常冠以"Benckiser"的名字。根据形成原因的不同，前置血管可分成两型：Ⅰ型是由于脐带帆状附着所致；Ⅱ型是指在双叶胎盘或副胎盘的情况下，部分血管走行于2个分离的胎盘叶之间。

前置血管的危险在于先露部下降时，可直接压迫血管，导致胎儿窘迫，但更危险的是胎膜的自然破裂或人工破膜时由胶原纤维固定于胎膜上的前置血管被损伤而发生出血。这种出血纯粹是属于胎儿的出血，对母体无害，但对胎儿危险性极大。产前已经诊断为前置血管的孕妇新生儿成活率为97%，与之相比，未在产前诊断的新生儿成活十分罕见，幸运的情况下，阴道检查时检查者的手指可触及胎膜前方脐带的血管搏动，由此诊断为前置血管；但通常都是产后检查胎盘时确诊。随着影像学的发展，已经使前置血管的产前诊断成为现实。

1987年，Gianopoulos等首次用超声扫描诊断前置血管。现在普遍认为阴道超声比腹部超声更为清晰，可以获得腹部超声所难以显示的图像，并可确定其和宫颈内口的关系，以后此类报告日益增多，成为诊断前置血管的重要手段。超声检查发现胎盘位置较低时，应注意有无脐血管前置，后者表现为子宫下段和宫颈内口之上有脐带血管附着（图2-3-1）。通过彩色多普勒超声（简称彩超）记录到与胎心率一致的脐动脉频谱而确诊。但需注意与脐带先露相鉴别，后者超声扫查在宫颈内口上方可显示完整的脐带而非单独走行的血管。磁共振成像（magnetic resonance imaging，MRI）亦为检查前置血管的方法，准确率高，但其费用过高难以推广。通过羊膜镜直接看到帆状血管经过宫颈内口是十分可靠的办法，但该法不论在操作上还是在技术上都有明显的局限性，临床多不采用。

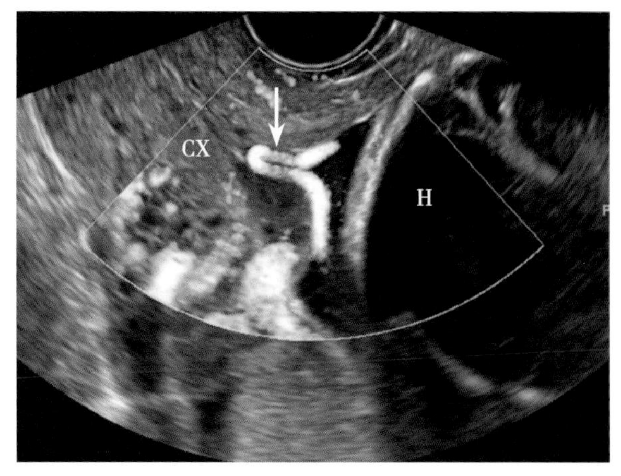

图2-3-1 前置血管（箭头所指位置）

前置血管在临产或者宫口开始扩张时会发生破裂，出现以胎儿出血为主的阴道出血，随之出现胎儿窘迫甚至胎死宫中。早期诊断可以显著降低胎儿死亡率，并且帮助规划分娩时机，预防如人工破膜等引起大出血等情况的发生。最主要的预后因素是产前诊断和分娩的孕周。具体处理方式与前置胎盘相同。孕30~32周可以考虑使用糖皮质激素促胎肺成熟，以改善前置血管破裂出血导致的早产儿的救治成功率。大约10%的产妇会在临产前提前破膜，但提前入院待产并不能降低前置血管破裂的风险，尤其在无临产征象的病人中，如果经阴道超声证实宫颈口闭合且宫颈管未消退，可以考虑进行院外随诊。分娩应在具有相应诊治能力的三级医院进行。手术前，产科医师应确认前置血管的位置，选择好子宫切口以避免血管撕裂。终止妊娠的方式首选择期剖宫产术，孕36周是最佳时机。这是在早产引起的呼吸窘迫综合征和胎膜早破引起的胎儿窘迫之间经过充分平衡利弊做出的选择。前置血管的孕妇，由于胎膜破裂引起的后果十分严重，因此并不推荐行羊水穿刺术评估胎儿肺成熟度。如果产前前置血管未能诊断，当出现妊娠晚期大量出血合并胎心改变时，应考虑前置血管的可能性。胎儿仍然存活时应行急诊剖宫产术。新生儿出生时应由有经验的儿科医师在场抢救，多数需行输血治疗。如果在孕中期的常规超声筛查中发现胎盘位置很低，则应该进一步评估脐带附着和血管位置。具有前置血管高危因素的妇女可以考虑行经阴道超声检查，包括合并副胎盘、双叶胎盘、帆状胎盘或产前出血、IVF术后。如果怀疑为前置血管，可以行经阴道彩超检查明确诊断。但即使这样，依然可能漏诊。如果已经产前诊断为前置血管，应在临产前行选择性剖宫产术，强烈要求试产者，当出现阴道出血或者胎膜早破时，应在有持续胎心监护条件的分娩室进行分娩。在检验技术许可的情况下，可行快速胎儿血红蛋白生化检测。如果有胎心或胎儿血红蛋白任意一项异常，应即刻行急诊剖宫产术。产前诊断为前置血管的孕妇，入院时应在病历上明确注明，并且所有医护人员应该警惕阴道出血的发生，做好急诊剖宫产术的准备。

（二）胎盘血管瘤

胎盘血管瘤（placental hemangioma）是胎盘最常见的原发性良性肿瘤，发生于绒毛间胚叶组织。胎盘血管瘤的发生，可能是因为早期胎盘原始形成血管组织时发育异常所致。小的肿瘤多无症状，不易检出；较大或多发者可以引起各种并发症以至于影响胎儿。血管瘤能改变胎盘血流，破坏正常的血液供应，是导致胎儿生长受限的主要原因。因肿瘤血管和胎儿血管相通，肿瘤大或快速增长可引起胎儿血流动力学改变，直至胎儿无法承受这种病理性变化而引起贫血、水肿，甚至因心力衰竭而死亡。当肿瘤直径 >5cm 时，常继发羊水过多、出血、早产、胎儿畸形、胎儿生长受限、胎盘早剥和前置胎盘等合并症。严重者可导致胎儿窒息或宫内死亡。胎盘血管瘤对妊娠结局影响的大小，主要取决于母儿并发症和其严重程度，而这些又与肿瘤的大小、生长部位及生长速度有关。血管瘤越大，越接近脐带胎盘入口处，其发生并发症的危险性越大。此外，肿瘤也可能自行消退，这可能是由于血管瘤内血栓形成或退行性变所致。大的胎盘血管瘤用超声即可诊断，小的胎盘血管瘤依靠胎盘系列切片检查和对胎盘的仔细检查可以诊断。胎盘血管瘤的超声影像特征主要为胎盘的子面或母面或胎盘边缘有圆形包块，边界清楚，肿块内部由于其血管和结缔组织比例不同而回声不一，可呈不均质的实性回声，但大多低于胎盘，或含网状及条索状混合回声；或以囊性无回声为主；或伴有周边钙化及静脉血栓高回声（图 2-3-2）。彩色多普勒超声可检测到肿瘤内血流信号，从而与胎盘血肿鉴别，彩色多普勒超声观察瘤内血流变化是预测妊娠预后的参考指标。对胎盘血管瘤的处理，关键在于孕期密切监护血管瘤的变化情况，临床上应根据肿瘤的大小、数量，以及伴随的症状来决定胎儿的去留，及时选择合适时机终止妊娠。应强调超声在孕期检查的重要性。一旦超声检查发现肿瘤，应定期随访复查，观察羊水变化及肿瘤增大情况。若肿瘤直径较小，孕妇及胎儿无临床症状，也应当增加产前检查次数，积极对症处理。综合国内外文献，胎盘血管瘤的治疗主要为针对并发症治疗，如针对羊水过多行羊水引流，宫内输血以缓解胎儿贫血和心力衰竭等。

然而，对症治疗方法常无法明显改善胎儿预后，大部分病例会发生早产或出现严重的新生儿并发症。对胎盘血管瘤的根治性介入治疗病例报道少见，主要采用激光消融方法，偶见微线圈栓塞和无水乙醇注射治疗法。在分娩方式的选择方面，肿瘤大或者有并发症者可选择剖宫产，肿瘤小或者无并发症者可尝试阴道试产。

（三）帆状胎盘

帆状胎盘（velamentous insertion，VCI）是指脐带附着在胎膜上，脐血管在未进入胎盘时已发生分支，经过羊膜与绒毛膜之间进入胎盘，也称为脐带帆状附着。帆状附着的脐血管表面缺乏脐带胶

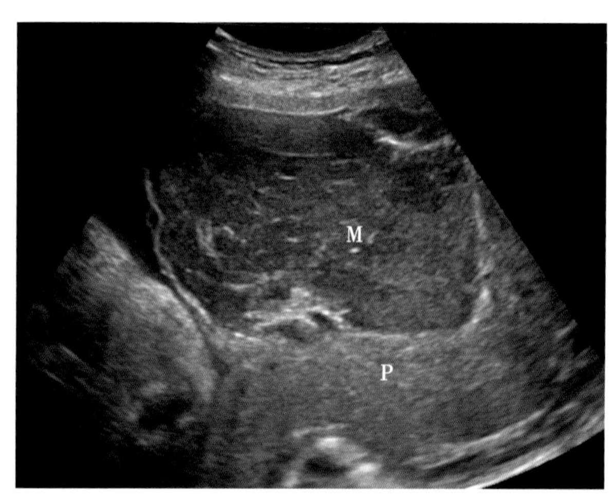

图 2-3-2 胎盘血管瘤
M，胎盘血管瘤；P，胎儿

质，仅包裹着一层羊膜形成的皱褶，由于得不到胎盘的保护，因此容易受压或破裂。如果这些“裸露”的血管位于胎儿先露部前和从宫颈内口之前经过时，就是前置血管（vasa previa）。目前帆状胎盘的发生机制尚不清楚。阴道流血多发生于胎膜破裂后或临产前后，出现持续性阴道流血，色鲜红，可被误认为前置胎盘、胎盘早剥或见红。当前置血管破裂时，可能导致胎儿窘迫，发生胎心率的改变，严重贫血时胎心率可呈正弦波形。由于足月妊娠时胎儿的循环血容量仅约 250ml，因此当失血超过 50ml（相当于 20%~30%）时，胎儿即可发生失血性休克，若不及时处理，围产儿死亡率很高。前置血管的破裂也可发生于胎膜破裂前，或者胎膜破裂时尚未涉及前置血管，流出清澈的羊水，但随着胎膜裂口的增大而使邻近的血管破裂，从而发生出血和紧随其后的胎心率改变。胎心率的变化与破裂血管的大小和出血量有关，如为小支静脉破裂，血凝块可堵住破裂口，出血暂时停止，但之后可能再次出血。当前置血管受到胎先露压迫时，尤其是在临产后胎儿先露部下降时，此时仅表现为胎心率的急剧变化而无阴道流血，若产程中缺乏监测则不易被发现。因而前置血管受压导致的围产儿死亡率可高达 50%~60%。虽然胎心率改变并无特异性，但是如能及时发现并考虑到前置血管的可能性，及时诊断，将为抢救胎儿争取宝贵的时间。大多数帆状胎盘都不能在常规的产前检查中检出。临床最常用的诊断方法是超声检查。常规经腹二维超声检查时，如发现宫颈内口附近有固定的线状或管状回声，应使用彩色多普勒超声或经阴道超声做进一步的详细检查，以鉴别是否为前置血管。因此，如果能普遍开展妊娠中期的阴道超声诊断前置血管，将明显提高胎儿的安全性。另外，对可疑病例做经阴道超声检查，不会导致或加重阴道流血。二维超声检查可以检查胎盘类型、位置、脐带附着部位，诊断的关键是脐带在胎盘侧的插入位置。脐带附着位点在整个孕期都能检查到，但在妊娠晚期比较困难。在妊娠晚期，当有血管前置时，适当充盈膀胱，经腹仔细检查子宫下段和宫颈内口部位，可发现条索状低回声区（图 2-3-3）。经阴道超声结合彩色多普勒血流显像探查子宫下段和宫颈内口部位，可见低回声区内的彩色血流，改变体位，位置不变，若周围无胎盘组织，应考虑血管前置可能。最早可在妊娠 15、16 周诊断出血管前置。由于并非所有的前置血管病例都能在产前检查时发现，因此，产科医师在进行人工破膜时必须有产科指征，胎膜自然破裂时也须提高警惕，特别对那些有高危因素的孕妇，应密切注意阴道流血和胎心率的变化。如发生前置血管破裂，虽然胎儿的预后较差，但是如胎儿存活，应即刻行剖宫产术终止妊娠，同时做好新生儿复苏的准备。

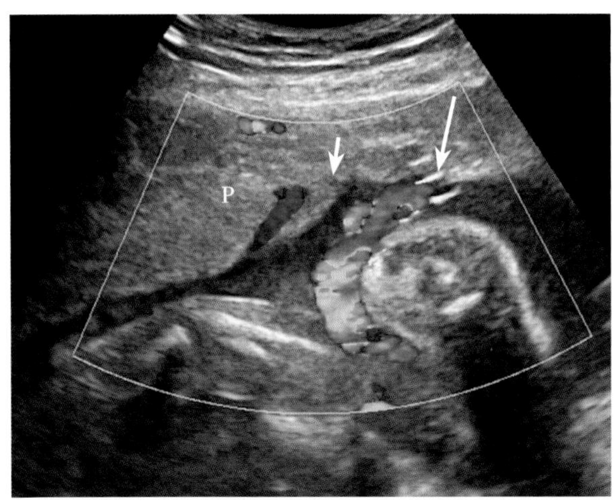

图 2-3-3　帆状胎盘

长箭头为脐带胎膜附着处；短箭头为胎盘边缘

（四）副胎盘

副胎盘（succenturiate）存在于主胎盘周围，借胎膜、血管与主胎盘相连的一叶或数叶胎盘组织称为副胎盘。绝大多数副胎盘没有临床表现，仅在分娩后常规检查胎盘时发现。若副胎盘合并胎盘前置、胎盘早剥、血管前置、胎盘植入有相应临床表现。副胎盘前置可表现为产前无痛性的阴道流血，或分娩过程中阴道流血增多及产后出血等。阴道出血量的多少因前置类型的不同而不同，严重者可导致孕妇贫血、失血性休克。副胎盘早剥的病人表现为不同程度的腹痛伴阴道流血，腹痛的程度因早剥的类型而有所不同，严重者可致胎儿窘迫、孕妇休克，甚至危及生命。副胎盘植入可表现为第三产程延长，子宫收缩乏力，阴道流血增多，胎盘不能自行排出。副胎盘合并血管前置时产前或产时胎膜破裂口累及前置血管时，可发生产前出血，血液会随着羊水一起流出，色淡红或鲜红;前置血管的破裂也可发生在胎膜破裂之前,表现为在产前或产程过程中突然出现较多量的鲜红色血液经阴道流出。前置血管破裂可致胎儿急性失血,出现低血压和急性胎儿窘迫,需要立即采取急救措施。若是小支静脉破裂或血流缓慢,破裂口可产生凝血块,出血可停止,但随着产程进展,极有可能再次出血,如一次出血量较少,胎心率可以无改变,但出血量稍多,胎心率往往有改变。因此,如果胎膜早破、羊水流出的同时伴有阴道流血或突然出现阴道流血伴胎心率改变,要高度警惕前置血管破裂,应采取紧急措施进行进一步的检查和处理。并发症包括感染、胎儿窘迫及产前出血等。超声检查是目前最为常用的诊断和鉴别诊断的方法,可以清楚地显示子宫壁、宫颈、胎先露及胎盘的关系,经阴道超声检查可以减少漏诊。副胎盘因胎盘面积增大而使胎盘前置发生率增高,尤其是对于主胎盘位于子宫前壁而副胎盘位于子宫后壁者,若仅局限于对子宫前壁的检查则容易漏诊,所以要注意避开胎先露组织,仔细检查子宫后壁,避免漏诊。副胎盘合并胎盘植入时,超声可显示胎盘局部出现旋涡状血池,子宫局部肌层与胎盘组织结构间界限不清,胎盘下肌层局部非常薄,甚至消失,有时仅见浆膜层线状高回声,胎盘后间隙消失,彩超显示有局灶性血流信号,可记录到低阻力滋养层周围血流频谱。副胎盘与主胎盘之间有胎膜和血管相连,胎膜血管有可能从主胎盘越过宫颈内口到对侧的副胎盘,成为前置血管。超声声像图中可显示在宫颈内口上方有横越血管的管状暗区,纵切面呈条形或曲线形无回声,彩超不仅可直接显示胎膜血管,而且可获得典型的胎儿脐动脉频谱,故彩超诊断血管前置有重要的临床价值。当出现副胎盘早剥时,超声显示剥离处胎盘与子宫壁之间出现带状无回声区,大多呈半月形或菱形,小部分呈平行带状暗区,局部的胎盘不同程度地抬高而增厚,暗区内可见细密光点,亦可为透声好的无回声区。早期暗区与宫壁及胎盘的界限可以清晰显示,以暗区的形状大致可以判断出血量的多少及剥离的面积。磁共振检查(MRI)可以清晰显示胎盘的分布、与子宫壁的界限,以及与胎儿和宫颈内口的关系,但价格较昂贵,检查耗时,临床上尚难普及使用。产后检查胎盘、胎膜,是目前临床确诊副胎盘最重要的方法。应分别测量每个叶的大小并称重。应评估连接两叶的胎膜血管的完整性,若胎膜血管已破裂,大体可以显示血栓形成,或有出血渗入邻近的胎膜内,若胎膜血管伴有血栓形成、破裂或出血渗入胎膜内,应考虑有胎儿出血,要及时追踪新生儿的情况。羊膜镜(amnioscopy)检查:通过羊膜镜直接看到帆状血管经过宫颈内口是十分可靠的办法,在人工破膜前做羊膜镜检查将有助于发现前置血管,但该方法应用价值有限,故临床上基本弃用。若副胎盘前置、血管前置、早剥,可发生产前、产时、产后出血及失血性贫血。严重时可引起失血性休克致孕妇死亡。副胎盘可致第三产程延长、胎盘残留,增加了产后出血、子宫复旧不良、继发感染,甚至败血症或毒血症发生的风险。围产儿的发病率增加,出血量多可致胎儿窘迫,甚至胎死宫内,有时因大出血需提前终止妊娠,增加了早产的风险。副胎盘一般无须特殊处理,但若为特殊类型,应按照其类型处理。单纯的副胎盘往往是超声检查或产后检查胎盘时发现,应仔细检查胎盘完整性,观察产后出血的情况。副胎盘前置需按前置胎盘处理,原则是抑制宫缩、止血、纠正贫血及预防感染。如在产前已确诊为副胎盘血管前置,应在孕37~38周终止妊娠以避免前置血管破裂或受压所带来的危害。分娩方式应选择剖宫产。如发生前置血管破裂,虽然学者们都认为胎儿预后较差,但如胎儿存活,应立刻行剖宫产术终止妊娠,挽救胎儿的生命,做好新生儿复苏的准备,请新生儿科医师协助参加抢救。副胎盘合并植入时如果植入面积小,植入子宫壁较浅肌层,可以徒手剥离,在剖宫产过程中如果植入部位有活动性出血时可行局部切除或对创面缝扎止血;如果植入面积较大或深入到子宫的深肌层,甚至达浆膜面,同时又合并严重产后出血,需及时手术切除子宫。

二、脐带

脐带一端连于胎儿腹壁的脐轮处,另一端附着于胎盘(绝大多数情况下)或胎膜上(极少数情况下),是连接胎儿与母亲的生命桥梁。足月妊娠的脐带长度为 30~100cm，表面被羊膜覆盖，横面可见一条管腔较大、壁较薄的脐静脉和两条管腔较小、壁较厚的脐动脉，血管周围包绕着脐带胶质组织。大约有 5% 的脐带仅包含一条脐动脉和一条脐静脉，称之为单脐动脉。由于脐带漂浮在羊水中，产前对其长度的测量困难，而且对脐带的具体功能的了解也很有限，但超声可以发现一些影响分娩结局的脐带异常，可以为分娩评估提供参考。

（一）脐带缠绕

脐带缠绕（cord entanglement）指脐带围绕胎儿身体某部位，如颈部、肢体或者躯干 1 周或 1 周以上，其中以脐带绕颈最多见，约占脐带缠绕的 90% 以上。脐带缠绕为产科常见并发症，分娩时发生率为 20%~50%，脐带绕颈 1 周者约占 21%，绕颈 2 周约占 2.5%，绕颈 3 周约占 0.5%，有报道脐带绕颈周数最多可达 10 周，且娩出正常胎儿。脐带绕颈以绕颈 1~2 周居多，脐带绕颈周数越多，发生因脐带缠绕所致的胎儿窘迫、死胎、新生儿窒息机会越大。脐带缠绕对胎儿的影响与脐带长短、缠绕松紧程度及缠绕周数有关。脐带绕颈可出现的相关临床特点主要表现如下：①胎先露部下降受阻；②胎儿窘迫；③胎心监护图形异常；④脐带过短时，产时胎头下降过程中出现胎盘早剥、脐带断裂的风险增加；⑤脐带缠绕的超声影像学表现：产前超声在产科中的广泛应用，在很大程度上提高了脐带缠绕的诊断率，且诊断准确率在 90% 以上。超声下胎儿身体脐带缠绕部位体表可见明显压迹，压迹上方可见圆形或者扁圆形的低回声区，局部横切面可显示环形血流信号（图 2-3-4）。脐带绕颈超声所见：绕颈 1 周表现为 U 形压迫，内含一小圆形衰减区，并见小光条；绕颈 2 周，表现为“W”形切迹，上含一带花生壳样的衰减区，内见小光条；绕颈 3 周及以上，表现为锯齿状皮肤切迹，其上为串珠样衰减回声。但是，当胎儿颈部区域缺少羊水时，则较难清晰显示。应用彩超检查时在胎儿颈部横断面可以见到“彩环征”、探及多普勒频谱，提高了脐带绕颈的诊断率（图 2-3-5）。但同时应注意胎儿在宫内活动中，脐带缠绕有自然滑脱的可能。而且脐带绕颈诊断的准确性与检查时间距分娩时间长短有关，检查时间越接近分娩时间，诊断准确性越高。在无妊娠并发症的孕妇即使存在脐带缠绕者，通常妊娠结局也能良好。脐带缠绕与围产儿的致病率及死亡率暂无明确关系，对脐带绕颈是否与显著增加不良妊娠结局相关仍存在较多争议。脐带绕颈者，通常绕颈 1 周，无相关胎儿风险。脐带绕颈与剖宫产或不良新生儿结局风险增加并无相关性，不影响分娩时临产处理方式的选择。但是脐带绕颈周数等于或者多于 2 周者，仍应注意可能存在不良妊娠结局。当存在脐带缠绕（以脐带绕颈为主）周数 >1 周时，可适当加强对胎儿安危的监测，嘱孕妇自数胎动、密切注意胎心监护情况和胎儿生物物理评分中指标改变，被缠绕的胎儿在妊娠期间一般较安全，不必提前终止妊娠。临产后，若无相应胎心率异常或胎儿监护异常，可经阴道自然分娩。在分娩过

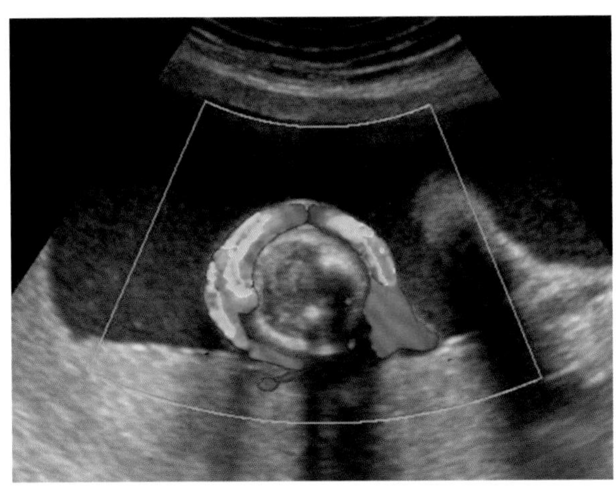

图 2-3-4 脐带缠绕肢体

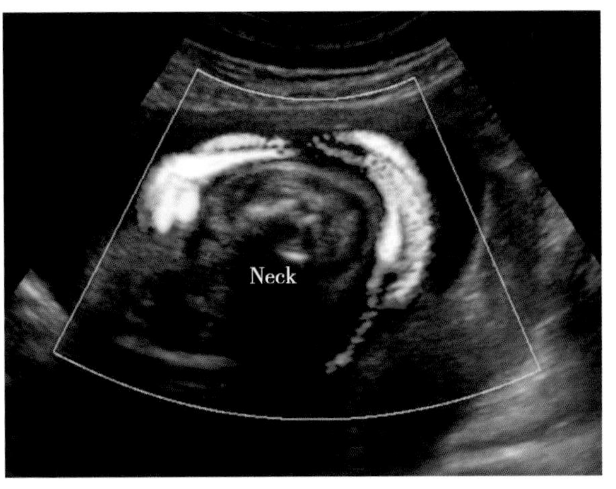

图 2-3-5 脐带绕颈

程中，应密切观察产程，勤听胎心，若出现胎心率异常、胎儿监护异常、产程中胎先露部下降停滞、胎儿窘迫，应及时结束分娩。如宫颈口已经开全，无头盆不称、胎头位置较低，出现胎儿窘迫时，评估可经阴道分娩者，应做会阴切开，迅速及时助产，结束分娩。胎头娩出后，脐带缠绕过紧者，应先钳夹脐带，剪断后迅速松解缠绕的脐带，再娩出胎儿。虽然临床实践中单纯脐带缠绕所致不良妊娠结局并不多见，但在产检及产程中应高度警惕，及时发现可能存在的风险，仍可有利于降低不良妊娠结局的发生率。

（二）脐带假结

脐带由一根脐静脉和两根脐动脉组成，血管周围有胶状结缔组织——脐带胶质支持。脐带胶质由黏多糖、特殊的透明质酸、硫酸、软骨素等组成。脐带假结（cord false hoot）是因脐血管较脐带长，血管卷曲似结或脐静脉较脐动脉长形成纡曲似结，与周围脐带胶质聚集成团。一般不影响胎儿发育。脐带假结一般在分娩后确诊，在产前较难诊断，彩超检查是主要的辅助诊断方法（图 2-3-6），但也有不少误诊的个案。据文献报道，一名 38 岁的高龄产妇，因产前超声提示脐根部见 5.7cm × 5.4cm 大小的肠管状强回声团块，考虑脏器膨出。产妇决定放弃胎儿，使用依沙吖啶引产。术后发现胎儿脐带根部呈胶质样改变，纡曲成团，约 6.0cm × 5.4cm 大小，呈不规则形状，紧贴于腹壁，覆盖脐轮，诊断为脐带假结。因此，诊断脐带假结较为困难，需要医师谨慎考虑。

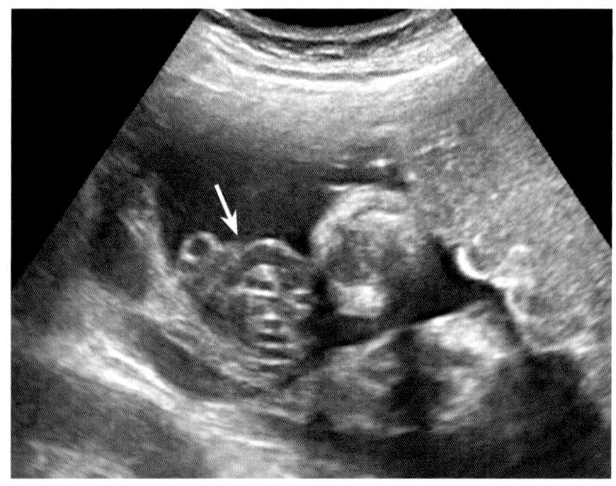

图 2-3-6　脐带假结（箭头所指）

（三）脐带脱垂

脐带脱垂（prolapse of umbilical cord）是一种不常见但后果十分严重的产科并发症。胎膜未破时脐带位于胎先露部前方或一侧称为脐带先露（presentation of umbilical cord），实际上是轻度的脐带脱垂，故也称为隐性脐带脱垂，胎膜破裂后，脐带脱出于宫颈口外，降至阴道甚至外阴，通过阴道检查能直接触及脐带者，称为脐带脱垂，或称为显性脐带脱垂。脐带脱垂最常见于臀先露，也可见于其他胎位异常、临产时先露高浮、多胎妊娠、多产、胎盘异常、早产、羊水过多及产科操作，如人工破膜、产钳助产等。脐带脱垂的危险因素相当广泛且难以预料，如胎儿先露异常、早产、低体重儿、骨盆狭窄和多产等均与脐带脱垂有关。胎儿先露异常是最常见的脐带脱垂的危险因素。胎先露尚未入盆，胎膜未破，先露的脐带未受压，一般无临床表现。但随着宫缩的出现，先露的脐带会随着胎先露的下降而受压于宫壁与胎先露之间，导致脐带血流减少或短暂断流，宫缩间隙期由于胎先露上升，脐血流重新开放，胎心率恢复正常，因此胎心监护图纸上往往表现为同步减速或变异减速，可出现各种类型的胎心率异常，胎儿循环受阻时间过长（超过 7~8 分钟），可造成严重的胎儿窘迫，甚至胎死宫内。有脐带脱垂的高危因素存在时应提高警惕，如混合臀位、面先露、肩先露、胎头高浮时胎膜早破、羊水过多发生胎膜早破等。临产后若有不明原因的胎儿窘迫，尤其在破膜后应立刻行阴道检查，注意是否存在脐带脱垂。在先露下（如宫颈口、阴道内或外阴部）触及有搏动的条索状物即脐带，则可确诊。早期发现、正确处理，是确保围产儿能否存活的关键。胎膜未破发现隐性脐带脱垂时，产妇应卧床休息，取臀高头低位，密切观察胎心率。破膜后发现脐带脱垂时应争分夺秒地进行抢救，根据宫口扩张程度及胎儿情况进行处理：①宫颈口开全、胎心存在，应在数分钟内娩出胎儿——头盆相称者，立即行产钳或吸引器助产；臀位则行胎臀牵引术；肩先露可行内倒转及胎臀牵引术协助分娩，若内倒转有困难者应立即剖宫产。②宫颈口尚未开大，估计短期内胎儿不能娩出者，应迅速行剖宫产术。在准备手术时，必须抬高产妇的臀部，以防脐带进一步脱出。阴道检查者的手可在阴道内将胎儿先露部上推，并分开手指置于先露与盆壁之间使脐带从指缝通过而避免受压，根据触摸脐带搏动监测胎儿情况以指导抢救，直至胎儿娩出为止。脐带应在消毒后还纳阴道内。脐带脱垂的抢救是否成功与许多因素有关。原则是尽快终止妊娠，在准备阶段应尽量保持脐血流通畅。分娩方式根据胎儿的状态、宫颈口开张的程度、胎先露的高低及胎方位决定。

（四）脐带的长度异常

脐带长度差异很大，平均约为 50cm。其正常范围在 30~100cm。脐带的安全长度必须超过从胎盘附着处达母体外阴的距离，若胎盘附着于宫底，脐带长度至少 32cm 才能正常分娩。故脐带短于 30cm，称为脐带过短，发生率为 1%~2%。脐带超过 80cm 者为脐带过长，发生率为 4%~6%。

脐带长度异常（cord abnormal length）以过长居多，这个数据主要来源于脐带长度的标准曲线，脐带过长需大于平均值两个标准差。脐带过长是发生脐带绕颈、绕体、脐带真结、脐带脱垂或受压的因素。①脐带长度与缠绕关系：有文献报道，脐带最长可达 300cm，脐带过长发生缠绕的概率明显高于脐带过短。脐带缠绕以颈部最常见。脐带绕颈 1 周的发生率接近 20%，脐带绕颈多周的发生率可达 5%。脐带缠绕比较松弛时，不会影响脐血液循环，不会危及胎儿生命，若脐带缠绕过紧，则影响胎儿血供。脐带绕颈、绕体一直是导致分娩期急性胎儿窘迫的常见而又难以防范的高危因素之一。②脐带过长伴脐带先露时，脐带脱垂的风险明显增加，脐带受压于胎先露部与骨盆之间时，可引起胎儿缺氧，甚至胎心完全消失。脐带血液循环阻断超过 7~8 分钟，则导致胎死宫内，造成产科急症。③脐带过长可形成真结。由于脐带过长大部分在临床上缺乏特异性，很难防止其发生，出现下述情况时应引起注意：孕晚期的胎动减少（胎动次数 <3 次 /h）；超声诊断为脐带缠绕；产前胎心监护无应激试验（non-stress test，NST）异常，如反复胎监 NST 可疑，基线异常，或出现变异减速图形，或进入第二产程后，出现晚期减速图形等。脐带过长在孕期诊断较困难。孕期有条件者要进行彩超检查，于胎儿颈部见到“U”形或“W”形压迹，可早期诊断为脐带绕颈，对该孕妇在孕期及产期要特别加以重视。胎儿监护可反映胎儿缺氧情况。脐带因素是导致胎儿缺血缺氧的重要原因之一。胎心率的快慢，可以说明胎心是否处于代偿功能状态，也可以提示胎儿缺氧的轻重程度。胎心监护仪的及时正确应用，可提高脐带异常产前诊断率。胎心监护出现以下几种情况提示脐带受压牵拉：变异减速，加速减速混合图形，分娩早期出现早期减速。脐带过长无特异的产前诊断指标，很难防止其发生。应提高产前监测水平及孕妇的自我监测能力。超声检查有助于判定脐带情况，超声检查或听诊器检查胎心率，以及行胎儿生物物理评分等可了解胎儿情况。孕妇可自数胎动，提高自我监测能力。采取多项检测指标结合临床情况可适当放宽手术指征，抓住时机，适时终止妊娠，这样可以大大地降低胎儿窘迫、围产儿窒息及死亡率。

脐带过短与急性胎儿窘迫关系密切，脐带的主要功能是输送血液。胎儿经脐带血液与胎盘、母体进行营养及代谢物质交换。当脐带发生机械性梗阻导致血流受阻时，会引起急性胎儿窘迫。文献报道最短的脐带仅 0.5cm。脐带过短在妊娠期多无症状，但临产后，若脐带过短，胎头下降时脐带受牵拉，脐血管因过度伸直而变窄，血流受阻，胎儿血液循环减少，引起胎儿缺氧，是引起急性胎儿窘迫的原因之一。脐带过短有时可引起产程延长，以第二产程多见。脐带过短使胎儿下降受阻，第二产程缓慢，甚至停滞。且在宫缩和胎先露下降时胎心率减速，宫缩间期先露回缩。胎心恢复后，胎心监护出现变异减速。产力过强时，脐带过度牵拉，可引起脐带血管断裂、出血，引起胎儿死亡。也可造成胎盘早剥、子宫内翻或胎儿脐疝等严重并发症。产前不能准确地测量脐带长度，故分娩前难以诊断。现阶段往往将其与其他脐带异常，如脐带绕颈、脐带扭转、脐带过长等并列为脐带异常进行研究，难以明确反映脐带过短对分娩过程及围产儿的影响。国外有文献报道测量宫内脐带压力波的传播速度和两个波收缩压峰值间的传播时间等方法来计算妊娠期宫内脐带长度。国内多位学者报道，用二维超声对脐带过短难以做出产前诊断。因此，应重视临床，有下列征象应怀疑脐带相对或绝对过短：①不明原因胎动、胎心异常及 NST 出现胎心变异减速；②按压宫底在胎头下降时出现胎心变化；③产程中胎先露迟迟不下降，宫缩时胎心率减慢；④胎心率减慢之后见羊水胎粪污染。当因脐带过短引起一系列严重并发症时，应结合临床情况适当放宽手术指征，抓住时机，适时终止妊娠，这样可以大大地降低胎儿窘迫、围产儿窒息和死亡的发生。

（五）脐带真结

脐带真结（cord true knots）较为少见，发生率在 0.3%~2.1%。常因脐带过长，脐带在宫腔内形成环套，胎儿活动穿越套环所致。如套环较松，则无症状，如套环较紧，则血运阻断而胎死宫内或者在分娩时造成死产。由于脐带真结缺乏典型的临床特征，不明原因的胎动过频、减少、减弱或消失为胎儿异常的非特异性表现。目前几乎所有的产前检查方法均不能确诊脐带真结，多数在分娩后才确诊。超声虽然是脐带真结的产前诊断方法，但是无法与脐带假结相鉴别。超声表现为等号状或麻花状的脐带集中成团，彩超检查显示紊乱的脐带血流。有报道三维超声可正确判断脐带在宫腔内的走向及其与胎儿的关系，可判断脐带真结。也有学者报道胎儿大动脉及大脑中动脉血流比值上升可提示脐带真结。脐带真结危害甚大，目前无有效且明确的预防方法，但也并非束手无策。如：①孕妇定期做好产前检查，尤其是定期做彩超检查，观察脐带的形态与脐血流的走向，判断是否存在脐带真结；②胎心监测是早期发现胎儿窘迫的重要方法，并可对脐带异常因素进行筛查；③自数胎动是孕妇自我监测的方法之一，孕晚期每天要规律监测胎动。有研究指出，绝大多数发生在妊娠 28 周以后的死胎，孕妇在胎儿死亡前可感觉到胎动的异常。如果出现胎动过少的情况，应及时去医院检查。

经验分享

1. 脐带脱垂发生初期的最佳处理方式

(1) 在产妇宫颈口开全前，如确诊发生了脐带脱垂，应立即通知助手，做好剖宫产相关的术前准备。

(2) 不建议行脐带还纳术。

(3) 尽量减少对阴道外脱垂脐带的操作。

(4) 产妇可以采取膝胸位或左侧卧位（同时保持头朝下，将枕头放于左髋部下）预防脐带受压迫。

(5) 进行人工操作或者充盈膀胱等，提高胎先露的位置，可预防脐带受压。

(6) 尽快术前准备，避免分娩拖延，越快越好。

2. 产妇发生脐带脱垂的最佳分娩方式及处理建议

(1) 如果不能很快阴道分娩，建议选择行剖宫产术，以防胎儿发生缺氧性酸中毒。

(2) 脐带脱垂并发可疑或异常胎心监护情况时，应争取在 30 分钟内娩出胎儿。

(3) 与麻醉医师商讨最适宜的麻醉方式，越快越好。

(4) 如果宫颈口开全，预计可以快速、安全地阴道分娩者，可尝试进行阴道分娩。

(5) 在一些特殊情况下（例如对双胎中的第二个胎儿进行内倒转术后）建议使用胎臀牵引术。

(6) 建议有非常熟悉新生儿复苏操作的医务人员参与整个分娩过程。

(7) 留取脐血样本进行 pH 及剩余碱测定。

3. 妊娠 28 周前脐带脱垂的最佳治疗方式

(1) 可进行期待治疗。

(2) 目前没有证据支持可将脱垂脐带重新置入子宫内。

(3) 应告知产妇有两种选择：继续妊娠或终止妊娠。

本节关键点

1. 胎盘是具有母儿物质交换、代谢、内分泌、防御和合成等极其复杂功能并维持胎儿正常生长发育的重要器官。
2. 超声检查是发现胎盘位置异常或发育异常的重要手段。孕晚期应尽可能通过超声了解胎盘的情况，为产妇和胎儿在宫内及分娩时的安全性评估提供参考。
3. 脐带是连接胎儿与产妇的生命桥梁，虽然对其具体功能的了解很有限，但超声可以发现一些影响分娩结局的脐带异常，如脐带缠绕等，为分娩评估提供帮助。

（王子莲　谢红宁）

参考文献

1. MCQUEEN V, SPEED M, RUTTER S, et al. Vasa praevia: should we routinely screen high-risk women for this rare but serious condition. Ultrasound, 2018, 26(2): 127-131.
2. WILLIS C, FERGUSON S, SOYDEMIR F. Placental chorioangioma associated with polyhydramnios and hydrops fetalis. BMJ, 2019, 12(1): e227828.
3. ABDALLA N, PIóRKOWSKI R, STANIROWSKI P, et al. Can ultrasound be helpful in selecting optimal management methods for pregnancies complicated by placental non-trophoblastic tumors. Journal of Ultrasonography, 2017, 17(69): 116-122.
4. HASEGAWA J. Ultrasound screening of umbilical cord abnormalities and delivery management. Placenta, 2018, 62: 66-78..
5. Behbehani S, Patenaude V, Abenhaim HA . Maternal risk factors and outcomes of umbilical cord prolapse: a population-based study. Journal of Obstetrics and Gynaecology, 2016, 38(1): 23-28.
6. Ibrahim AH.Umbilical cord abnormalities and stillbirth. Obstet Gynecol, 2020, 135(3): 644-652.

第四节

母体状况评估

导读

难产，即异常分娩。难产时产妇及胎儿的患病率及死亡率均提高，特别是不良的母体状况直接威胁产妇的安全，且全身状况的异常也可导致难产。如果能在分娩前及分娩时对母体状况做出较为准确的评估，及时识别异常的母体状况并给以合适的措施，可以或可能降低或避免妊娠或难产引起的母儿不良结局。

一、概述

（一）定义

母体状况评估是指在母体临产前及临产时根据病史、体格检查及实验室辅助检查对母体状况，主要是全身情况做出的客观评估，充分评估其状况及其危险因素。

（二）病史采集

1. **既往史** 指曾经患有的任何疾病史。

2. **症状** 指母体妊娠后及临产时对机体功能异常的主观感觉或自身体验，属于主观资料，是母体评估的重要内容。

3. **体征** 经产科医师体格检查发现的评估母体病理或生理功能发生的可观察的改变，包括一般体格检查及产科检查。

4. **实验室及辅助检查** 经实验室及辅助检查发现的评估母体病理或生理功能指标。

5. **基本方法** 问诊、查阅病历、体格检查、实验室及辅助检查等。

6. **病史采集中的注意事项**

（1）问诊：注意评估者与评估对象之间的关系；注意问诊技巧，从主诉开始；注意环境要安静、舒适、具有私密性；一般以评估对象本人为直接问诊对象，但由于孕妇是一个特殊群体，必要时可同时问诊其丈夫及照顾孕妇的家属。

（2）体格检查：注意环境安静、私密；注意检查者的检查位置，一般检查者在孕妇右侧；注意要充分告知孕妇被检查时的体位、检查过程中体位的改变及可能的不适；要按顺序进行，手脑并用，边检查边思考；动作要轻柔、准确、规范；内容完整而有重点；态度要和蔼，注意人文关怀。

(3) 实验室及辅助检查：除了常规检查，注意不要遗漏一些非常规检查，要根据孕妇自身的特殊情况实施，有针对性的检验及检查有十分重要的意义。

二、资料收集

母体状况评估包括母体身体状况评估及母体心理状况评估。正确的评估分析，可以及时予以处理，避免不良结局。资料的收集包括母体身体状况资料和母体心理状况资料。

（一）母体身体状况资料

1. 病史采集

(1) 年龄：询问年龄，并将年龄分段，例如 <18 周岁，18~35 周岁，35~40 周岁，>40 周岁。

(2) 职业及生活习惯：了解是脑力劳动者还是体力劳动者，了解是否喜爱运动及其程度。并具体了解其生活习惯，如睡眠、饮食、生活环境、职业状况、工作环境、家庭暴力、人际关系及是否吸烟、酗酒、吸毒等。

(3) 月经及既往孕产史：了解初潮年龄、月经周期及末次月经日期；了解有无流产、早产及难产史，死胎、死产史，分娩方式，助产及手术指征，新生儿体重，新生儿情况及有无产后出血、产褥感染等。如果有需要可进一步了解分析其发生的原因。

(4) 既往史、家族史：了解有无心脏病、高血压、糖尿病、肺结核、哮喘、肝肾疾病、血液病、免疫系统疾病、神经系统疾病和精神疾病等疾病史；了解有无剖宫产手术史，腹腔镜、宫腔镜手术史及药物过敏史；了解其家族史中有无精神疾病史、遗传病病史等。

(5) 本次妊娠情况：本次妊娠后有无头痛、眼花、头晕、晕厥、抽搐、昏迷、心悸、胸闷、气急、咳嗽、胸痛、恶心、呕吐、厌食、腹痛、发热、关节痛及水肿等不适症状。

(6) 产前检查记录的收集、整理和分析。

2. 全身检查

(1) 一般情况：发育、营养、步态、站立时腹形、视力、体重、身高等，计算体重指数(BMI)，BMI= 体重(kg)/ 身高$(m)^2$。

(2) 生命体征：脉搏、呼吸、血压、体温。有条件时可以检查指脉氧饱和度。

(3) 甲状腺；心肺检查(视、触、叩、听)；肝、胆、脾、肾检查；脊柱、四肢及神经系统检查。

(4) 常规妇科检查。

3. 产科检查 详见本章第一、二、三节。

4. 常规实验室及辅助检查 ①血常规；②尿常规；③血型(ABO 和 Rh)；④肝功能检查；⑤肾功能检查；⑥空腹血糖或葡萄糖耐量试验；⑦乙型肝炎血清学标志物、梅毒血清抗体筛查、HIV 等筛查；⑧宫颈细胞学检查；⑨心电图；⑩超声检查胎儿、胎盘、羊水情况或脐血流监测；胎心监护。

5. 特殊实验室及辅助检查

(1) 针对妊娠期高血压疾病的孕妇

1) 尿蛋白 / 尿肌酐、24 小时尿蛋白定量、眼底检查、超声心动图、血压监测或 24 小时动态血压监测(ambulatory blood pressure monitoring，ABPM)(用于鉴别一过性高血压、白大衣高血压和隐匿性高血压)、血脂检查。

2) 如果怀疑为继发性高血压，根据需要可以选择以下检查项目：血浆肾素活性、血和尿醛固酮、血和尿皮质醇、血浆游离甲氧基肾上腺素及甲氧基去甲肾上腺素、血和尿儿茶酚胺、颈动脉和肾动脉及肾上腺超声或 MRI、睡眠呼吸监测等，另外还可以考虑检查同型半胱氨酸。

3) 当子痫前期 - 子痫病人伴有严重的脏器受损：心肾功能不全、难以控制的高血压、肺水肿及不能解释的少尿时，可以监测孕妇的血浆脑钠肽(brain natriuretic peptide，BNP)、肌钙蛋白、血氧饱和度、动脉血气分析、超声心动图、中心静脉压或肺动脉楔压。疑有脑卒中时可行头部 CT 或 MRI。并发 HELLP 综合征(hemolysis，elevated liver function and low platelet count syndrome)或弥散性血管内凝血(disseminated intravascular coagulation，DIC)者需行进一步的凝血功能、溶血等相应的检查，必要时进行妊娠合并血栓性微血管病(thrombotic microangiopathy，TMA)筛查，进一步诊断及鉴别诊断，同时进行相应的处置。

(2) 针对有心脏疾病或心律失常的孕妇：超声心动图、动态心电图监护系统(dynamic ECG monitoring system)[又称霍尔特系统(Holter

system)]、BNP、心肌酶谱、血氧饱和度、动脉血气分析,必要时行胸部X线检查。如有肺动脉高压,则进一步检查甲状腺功能、心脏MRI、肺功能、腹部超声、血液学检查、自身免疫抗体、睡眠监测等。

(3) 疑有肝脏疾病的孕妇:超声检查肝、胆、胰、脾、肾;肝炎病毒血清学标志物(HBsAg、HBeAg、HBcAb、甲型肝炎抗体、丙型肝炎抗体、戊型肝炎抗体等);血清淀粉酶、血脂肪酶、血脂;必要时检查巨细胞病毒(cytomegalovirus,CMV)、EB病毒、铜蓝蛋白、α1胰蛋白酶抑制剂、抗肝抗原谱(四项)抗体、自身免疫抗体、IgG、IgM、IgA、IgG4等。

(4) 疑有消化系统疾病的孕妇:腹部B超,便常规+隐血。疑似急性胰腺炎:血清淀粉酶、血脂肪酶、胰腺CT、血脂、血钙等,必要时行腹部CT或MRI、腹部X线、磁共振胰胆管造影(magnetic resonance cholangiopancreatography,MRCP)及胃镜等检查。

(5) 针对内分泌系统和营养代谢性疾病的孕妇

1) 妊娠期糖尿病或孕前糖尿病孕妇:空腹及餐后2小时血糖、糖化血红蛋白、大轮廓或小轮廓试验、胰岛素释放试验、C-肽释放试验等。

2) 甲状腺疾病高危人群的孕妇:甲状腺过氧化物酶抗体(TPO)、FT_3、FT_4、TT_3、TT_4甲状腺球蛋白抗体(TGAb)、甲状腺过物氧化酶抗体(TMAb)、促甲状腺激素受体抗体(TRAb)等甲状腺激素检测。

(6) 针对有呼吸系统疾病的孕妇

1) 呼吸系统感染孕妇:血清学抗体试验、呼吸道病原体检测、病毒核酸检测、痰涂片及培养、血培养+药敏、影像学检查(胸部X线、CT)、血气分析及肺功能检查、抗原皮肤试验(结核菌素试验等)及结核感染T细胞检测。

2) 疑诊肺栓塞的孕妇应进行如下检查:血浆D-二聚体、血气分析、心电图、X线胸片、超声心动图、下肢深静脉超声检查,必要时进行CT肺动脉造影(CTPA)。

(7) 针对有血液系统疾病的孕妇:血常规、CRP、外周血涂片、血清铁蛋白及铁代谢检查、叶酸和维生素B_{12}测定、网织红细胞计数、凝血功能检查、血小板抗体测定、血清结合珠蛋白检查、尿胆原测定、LDH检查、Coombs试验、地中海贫血基因检测、CMV检查、EB病毒检查、自身免疫抗体检查、超声淋巴结检查、组织病理学检查、胸部CT,必要时进行骨髓检查。

(8) 针对有泌尿系统疾病的孕妇:尿液检查;尿细菌培养及药敏试验;泌尿系统超声、磁共振尿路成像(magnetic resonance urography,MRU)等影像学检查;肾小球滤过率测定等。

(9) 疑有免疫系统疾病或不明原因发热的孕妇:自身免疫抗体、IgA、IgG、IgM、IgG4、补体、抗心磷脂抗体(anticardiolipin antibody,aCL)、狼疮抗凝物(lupus anticoagulant,LA)、抗β2糖蛋白Ⅰ抗体(anti-β2 glycoprotein,aβ2GPⅠ)、血沉、C反应蛋白(C-reaction protein,CRP)、铁蛋白、抗链球菌溶血素O、类风湿因子、血液及肿瘤的相关检查等。

(10) 疑有感染性疾病的孕妇:血、尿及小便三大常规,血清CRP及降钙素原(procalcitonin,PCT)。根据病史、症状、体征继续筛查细菌、病毒、真菌、寄生虫,确定可疑感染部位,根据具体感染原做相应的检查:血培养、咽拭子培养、中段尿培养、骨髓穿刺检查、脑脊液检查、心脏超声检查、胸部影像学检查、腹部影像学检查等。

6. **总结** 母体状况评估资料收集流程图如图2-4-1所示。

(二) 母体心理状况资料

1. 通过日常问诊初步了解其性格。

2. 询问对妊娠的认知度及担忧。

3. 询问妊娠期间的状况。

4. 询问对分娩的认知、担忧和对分娩方式的内心选择(图2-4-1)。

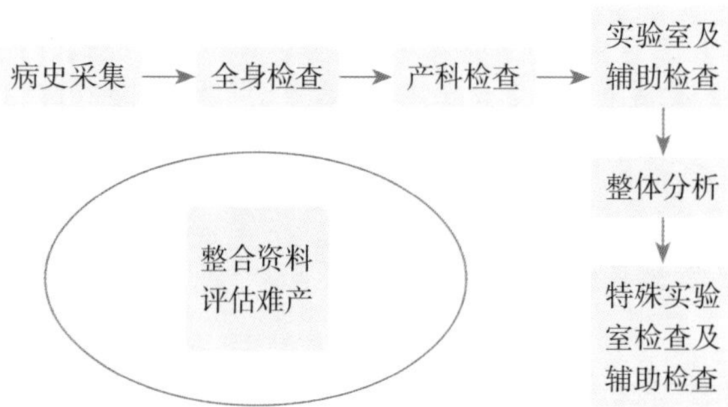

图2-4-1 母体状况评估资料收集流程图

三、诊断

（一）母体身体状况评估

1. 根据基本情况评估

（1）年龄过小容易发生难产，而年龄越大，需要的医疗干预也越多。35岁以上的孕妇容易产生各种孕期并发症、合并症风险也增加。可以根据年龄段进行评分，将<18周岁、>35周岁，尤其是>40周岁的孕妇列为高危，要关注其有无合并症及其是否存在并发症。

（2）身高≤145cm或躯体残疾：骨盆异常可能导致胎位异常或难产；胸廓畸形可能导致肺功能减退。

（3）体重指数（BMI）>24kg/m^2：发生糖尿病、巨大胎儿和高血压的风险增加。建议孕妇注意合理营养，控制体重；监测血糖、血压和蛋白尿以及胎儿的生长发育。

（4）异常妊娠分娩及妇科疾病、手术史

1）不良孕产史（流产≥3次、早产史）：发生胎盘粘连、植入或前置胎盘的风险增加，注意随访阴道出血情况，动态观察胎盘情况。

2）生殖道畸形：孕期易出现流产、早产征象，应进一步明确畸形部位和软产道情况等，明确是否梗阻软产道。

3）子宫肌瘤：孕期易出现肌瘤红色变性，引发流产或早产。应进一步了解子宫肌瘤位置、性质并明确是否梗阻软产道。

4）卵巢囊肿≥5cm：孕期可能出现囊肿蒂扭转、破裂、感染或恶变。应定期监测，了解卵巢囊肿性质，可疑恶性者应适时手术或终止妊娠。

5）阴道及宫颈手术：发生难产和软产道裂伤的风险增加，孕期应加强监护，阴道内诊明确瘢痕情况，明确是否可以阴道分娩。

6）瘢痕子宫：发生子宫破裂、前置胎盘、胎盘植入的风险增加。可随访子宫瘢痕厚度及胎盘情况。特别需要询问有无腔镜下的子宫肌瘤剥除术、子宫及宫腔操作史，仔细查看手术记录，时刻警惕子宫破裂的可能性。

7）子宫附件手术史：可能导致盆腔粘连，有条件者最好阴道分娩。

（5）家族史

1）高血压、糖尿病（直系亲属）：孕期患高血压、糖尿病的风险增加，应注意合理营养，注意血压或血糖的变化。

2）遗传性疾病（如地中海贫血、血友病等）：应到高危妊娠门诊咨询及相应检查。

（6）辅助检查

1）血红蛋白<80g/L或血小板<100×10^9/L：血液科进一步检查，明确贫血或血小板降低的原因，并进行治疗。

2）清洁中段尿常规异常（蛋白、管型阳性）：至肾内科或风湿免疫科进一步检查。

3）尿糖阳性复查血糖异常：糖筛查或糖耐量检查明确诊断。

4）梅毒筛查阳性、HIV筛查阳性：需转至定点医疗机构规范治疗或转至公共卫生临床中心诊治。

（7）有难产史、死胎死产史者，分析其发生的原因，其原因系本次分娩仍存在的（如骨盆狭窄、生殖道畸形等）则难产不可避免；如为可能出现的（如妊娠期合并症、并发症等）要根据病情具体分析；要全面分析评估风险，推测本次妊娠发生难产的可能性。

2. 根据表现特征评估

（1）提示心血管系统及呼吸系统疾病：①心悸、胸闷、胸痛或背部牵涉痛、气促、夜间不能平卧；②哮喘及哮喘史、咳嗽、咯血等；③长期低热、消瘦、盗汗；④心肺听诊异常、血压≥140/90mmHg；⑤心脏病病史、心力衰竭史、心脏手术史、胸廓畸形。

（2）提示消化系统疾病：①严重食欲缺乏、乏力、剧吐；②上腹疼痛，肝脾大；③皮肤巩膜黄染；④便血等。

（3）提示泌尿系统疾病：①眼睑水肿、少尿、蛋白尿、血尿、管型尿；②慢性肾炎、肾病史等。

（4）提示血液系统疾病：①牙龈出血、鼻衄；②出血不凝，全身多处瘀点、瘀斑；③血小板减少、再生障碍性贫血等血液病病史。

（5）提示内分泌或免疫系统疾病：①多饮、多尿、多食；②烦渴、心悸、烦躁、多汗；③明显关节酸痛、面部蝶形或盘形红斑、不明原因高热；④口干（无唾液）、眼干（眼内有摩擦异物感或无泪）等。

(6) 提示性传播疾病：①外生殖器溃疡、赘生物或水疱；②阴道或尿道流脓；③性病史。

(7) 提示精神或神经系统疾病：①言语交流困难、智力障碍、精神抑郁、精神躁狂；②反复出现头痛、恶心、呕吐；③癫痫史；④不明原因晕厥史等。

(8) 既往病史及手术史：各重要脏器疾病史，其他特殊、重大外科手术史，建议至相关专科咨询，明确其对妊娠和分娩的影响。

评估提示有严重的各脏器损害性疾病者，不易妊娠或经阴道分娩，需行剖宫产术终止妊娠。对一些程度轻的疾病，要警惕病情发展，及时评估，适时终止妊娠。

3. 根据病情程度评估

(1) 疾病严重，继续妊娠可能危及孕妇生命的妊娠合并症，原则上应在三级综合性医疗机构诊治，病情危重者需转诊至孕产妇危急重症抢救中心：①严重肺动脉高压、艾森门格综合征、右向左分流型先天性心脏病；②重症哮喘；③急性胰腺炎、肠梗阻；④肾功能不全(肌酐超过正常值上限的 1.5 倍)；⑤糖尿病并发肾病Ⅴ级，增生性视网膜病变或玻璃体积血等，甲状腺功能亢进并发心脏病；⑥再生障碍性贫血、重度血小板减少($<30\times10^9/L$)或进行性下降；⑦免疫系统疾病活动期；⑧妊娠期间发现的恶性肿瘤；⑨脑血管畸形(动脉瘤、动静脉畸形等)及手术史、癫痫全面性发作(全身强直-阵挛性发作)等。

(2) 妊娠合并症病情较重，对母儿安全有一定威胁，原则上应在二级或三级综合性医疗机构进行产前监护及随访，直至分娩：①心功能Ⅱ级，轻度左心功能障碍或者左心室射血分数(left ventricular ejection fraction，LVEF)40%~50%，轻度肺动脉高压；②哮喘、胸廓畸形等伴轻度肺功能不全；③原因不明的肝功能异常(转氨酶 >2 倍正常值)；④慢性肾脏疾病伴肾功能不全代偿期(肌酐超过正常值上限)；⑤需药物治疗的糖尿病、甲状腺功能亢进(简称甲亢)和甲状腺功能减退(简称甲减)伴并发症、垂体催乳素瘤；⑥血小板减少[$(30\sim50)\times10^9/L$]、易栓症(如抗凝血酶缺陷症、蛋白质 C 缺陷症、蛋白 S 缺陷症、抗磷脂综合征、肾病综合征等)；⑦免疫系统疾病，应用小剂量激素(如泼尼松 5~10mg/d)6 个月以上，无临床活动表现(如系统性红斑狼疮、干燥综合征、未分化结缔组织病等)；⑧恶性肿瘤治疗后无转移、无复发；⑨癫痫(复杂部分性发作)；⑩孕产期并发症：三胎及以上妊娠、Rh 血型不合、瘢痕子宫(距末次子宫手术间隔 <18 个月)、瘢痕子宫伴中央型前置胎盘；⑪所有妊娠合并传染性疾病，如 HIV、梅毒等性传播疾病，开放性或血行播散型肺结核、肺结核稳定期、急性肝炎等。

(3) 低妊娠风险孕妇或原则上应在二级及以上医院进行产前检查及分娩的孕妇：①先天性心脏病(不伴有肺动脉高压的房间隔缺损、室间隔缺损、动脉导管未闭)；②呼吸系统疾病经呼吸内科诊治无须药物治疗；③原因不明的轻度肝功能异常(仅转氨酶低于 2 倍正常值以下)；④肾脏疾病(如血尿、蛋白尿、管型尿等，目前病情稳定，肾功能正常)；⑤无须药物治疗的糖尿病、甲状腺疾病、垂体泌乳素瘤等和需用药的无并发症的甲状腺功能减退；⑥妊娠合并血小板减少[$(50\sim100)\times10^9/L$]但无出血倾向；⑦癫痫(单纯部分性发作)；⑧免疫系统疾病无须药物治疗(如系统性红斑狼疮、IgA 肾病、类风湿关节炎、干燥综合征、未分化结缔组织病等)；⑨其他，如双胎妊娠、胎儿生长受限、妊娠期高血压疾病、妊娠期肝内胆汁淤积症、羊水过少、羊水过多等。

(二) 母体心理状况评估

随着医学模式由单一的生物医学模式向生物-心理-社会医学模式的转换，产科学者们开始关注社会及心理因素对分娩过程的影响，并证实分娩方式的选择、分娩过程、分娩结局都具有复杂的精神心理因素的参与。产科临床医师不但要排除其生物性难产因素，同时需洞察其非生物学(社会人口学因素、心理应激等)难产因素。

产妇的表情、神态、语调、姿势等可反映产妇的情绪，但心理素质的差异可使产妇的忧虑、紧张程度表现不同。大多数孕产妇可有情绪急躁不安，即使产前检查一切良好，但仍可能有很重的心理负担，随着产期的临近，心理负担与日俱增，在临产前尤为突出。

四、处理

1. 孕期母体状况评估，必须具有动态监测、动态评估的观念，切忌认为可以一劳永逸。要根据孕妇的具体情况适时、及时地进行合适的评估，并且根据需要进行适时再评估，掌握动态变化，进行恰当处置。

2. 充分发挥孕产期系统保健服务网络、重点孕产妇管理网络和危重孕产妇会诊抢救网络的作用，早发现、早干预妊娠风险，预防不良后果的发生，帮助产妇安全分娩，保证其发生危重情况时可得到及时和有效的救治。

3. 不宜妊娠或原则上应在三级综合性医院诊治的孕妇，要说明利害关系，非常清楚地讲明疾病其对母体的严重危害，劝其终止妊娠或原则上去三级综合性医院诊治。高妊娠风险的孕妇需转至三级综合性医院进行产前监护及随访，直至分娩。低妊娠风险的孕妇原则上应在二级及以上级别的医院进行产前检查及分娩。

4. 妊娠合并传染性疾病，如 HIV 等性传播疾病、开放性或血行播散型肺结核等，需去有条件的专科医院或定点医院进行产前检查及分娩。

5. 及时请对、请好相关科室的医师会诊是重要的，必要时应多学科会诊，或请相关医院的相关专家会诊，充分发挥优势学科的作用，恰当、及时处理好孕妇的合并症，防止发生严重的不良妊娠结局。

6. 根据整体孕前动态评估情况，适时终止妊娠，减少母儿不良结局的发生。

7. 尽可能详尽地做好围产期的各种预案与工作，包括：监测方法、监护手段、人员配备、时间安排、仪器设备、药品器械、麻醉及 ICU 准备等。

8. 针对不同心理状况的孕妇进行有针对性的心理疏导、心理辅导。

经验分享

1. 仔细查看孕前病史及孕期病史，不放过任何疑点。定期、适时地进行动态再评估。
2. 特别要关注有腹腔镜下子宫肌瘤剥除术病史的孕妇，对其剥除的时间、部位、个数、深度、手术情况、术后恢复有全面的了解，仔细阅读手术记录，必要时咨询手术医师。
3. 心悸、胸闷或心电图异常的孕妇应及时行超声心动图检查。重视检查心脏彩超。心脏听诊也十分重要。要经常测定孕妇的指脉氧饱和度、定期复查 BNP 和心脏超声。
4. 胸痛的孕妇应及时排查急性冠脉综合征、主动脉夹层和肺栓塞，进行相应的检查。
5. 头痛、呕吐、晕厥、抽搐的孕妇要考虑颅脑疾病的可能。
6. 不明原因的气急、心率增快要排除肺栓塞。
7. 急性腹痛者应及时动态监测血清淀粉酶和血脂肪酶。
8. 一定要有全身疾病的概念，特别需要关注心脑血管疾病，关注风湿免疫性疾病。
9. 不要拒绝同一学科的其他医师的会诊。

本节关键点

1. 产科医师需熟悉内科、外科的基本知识。
2. 需对孕妇全身状况进行定期及适时的评估与再评估。
3. 需关注社会及心理因素对分娩过程的影响。
4. 应及早对全身疾病及心理因素进行干预。

（古航　张丽文）

参考文献

1. 谢幸，孔北华，段涛．妇产科学．9 版．北京：人民卫生出版社，2018：48-224.
2. GABBE SG，NIEBY JR，SIMPSON JL，et al. Obstetrics：normal and problem pregnancies.7th ed. Philadelphia：Elsevier，2016：762-1159.
3. 赵志刚，黄佳．重症监护药物治疗学．北京：人民卫生出版社，2017：223-321.

第五节

母胎合并症和并发症分娩

导读

妊娠期间可出现各种合并症和并发症，也可加重原有的合并症，若处理不当，可能对母胎造成不良影响，甚至危及生命。治疗上需兼顾产妇和胎儿的安危，终止妊娠是关键措施之一，但棘手的问题是选择何时终止妊娠才最适合。终止妊娠的时机选择需要根据病情评估母体因素、胎儿因素及胎盘因素，权衡终止妊娠与继续妊娠之间的利弊，把握矛盾的主要方面，努力寻求母胎安全的平衡点。为此，结合国内外最新指南与专家共识，总结选择母胎合并症和并发症分娩终止妊娠时机，由于孕周范围比较宽，在临床工作中要个体化选择最适宜的分娩时机。

一、概述

（一）定义

母胎合并症是在妊娠前或妊娠期间发生的非妊娠直接引起的母体及胎儿的疾病。妊娠后，原有疾病可影响母体健康及胎儿的生长发育，而妊娠又可使原有疾病恶化，影响母体和胎儿的健康，终止妊娠后疾病不一定随之消退。母胎并发症是指妊娠引起的疾病，大多数并发症可在妊娠终止后逐渐消退。

（二）分类

按疾病特点可分为：妊娠特有疾病、妊娠合并内外科疾病、胎儿及其附属物疾病和异常妊娠。

1. 妊娠特有疾病 孕妇在妊娠期间发生的一些特有疾病，其不同于一般内科合并症，妊娠期发病，大多于妊娠终止后自然消退。妊娠特有疾病有时也可与孕妇原有内外科疾病合并存在。

2. 妊娠合并内外科疾病 妊娠期孕妇可合并各种内外科疾病，或妊娠前已存在的内外科疾病加重。妊娠与内外科疾病相互影响，若处理不当可危害母胎。

3. 胎儿及其附属物疾病 胎儿附属物包括胎盘、胎膜、脐带和羊水，在胎儿的生命安全及生长发育等方面发挥着重要作用，若发生异常将危害母胎健康。

4. 异常妊娠 胚胎种植部位不在宫腔内或在宫内生长发育的时间过短或过长，可影响母胎健康。

二、母胎合并症和并发症的分娩时机

（一）妊娠特有疾病的分娩时机

1. 妊娠剧吐的分娩时机

（1）经治疗后多数病情好转可继续妊娠，若出现下列情况危及孕妇生命时，需考虑终止妊娠：①持续黄疸；②持续蛋白尿；③体温升高，持续在38℃以上；④心动过速（≥120次/min）；⑤伴发Wernicke-Korsakoff综合征等。

（2）综合考虑以下因素（包括精神心理因素），可适当放宽终止妊娠指征，如意外妊娠、多胎妊娠、合并严重抑郁症等。

2. 妊娠期高血压疾病的分娩时机 中华医学会妇产科学分会妊娠期高血压疾病学组制定的《妊娠期高血压疾病诊治指南（2020）》指出：

（1）与孕周相关的终止妊娠时机：①妊娠期高血压疾病、病情未达重度子痫前期的孕妇可期待至妊娠37周终止妊娠。②重度妊娠期高血压及重度子痫前期：妊娠<26周的孕妇，经治疗病情危重者建议终止妊娠。妊娠26~28周的孕妇，根据母胎情况及当地医院母胎诊治能力决定是否

可以行期待治疗。妊娠28~34周的孕妇，如病情不稳定，经积极治疗病情仍加重，应终止妊娠；如病情稳定，可以考虑期待治疗，并建议转诊至具备早产儿救治能力的医疗机构。妊娠>34周的孕妇，存在威胁母胎的严重并发症和危及生命者，应考虑终止妊娠；妊娠>34周的孕妇，虽病情稳定但存在胎儿生长受限并伴有脐血流异常及羊水过少者，考虑终止妊娠；妊娠>34周，仅表现为胎儿生长受限而无胎盘脐血流改变也无羊水过少者，需要在严密监测母胎的情况下才能考虑期待问题；妊娠>34周的孕妇，仅24小时尿蛋白定量>2g而无其他重度子痫前期特征，可以实施严密监测下的期待治疗，单纯24小时尿蛋白定量>2g不是决定终止妊娠的指标。③子痫：控制病情后即可考虑终止妊娠。

（2）与病情相关的终止妊娠指征：①出现子痫前期的严重并发症：子痫前期的严重并发症包括重度高血压不可控制、高血压脑病和脑血管意外、后部可逆性脑病综合征（posterior reversible encephalopathy syndrome，PRES）、子痫、心力衰竭、肺水肿、完全性和部分性HELLP综合征（hemolysis，elevated liver enzymes，and low platelets syndrome，HELLP syndrome）、弥散性血管内凝血（disseminated intravascular coagulation，DIC）、胎盘早剥和胎死宫内。重要的是进行病情程度的分析和个体化的评估，既不失终止时机又要争取促胎肺成熟的时间，孕妇因素和胎盘-胎儿因素的整体评估是终止妊娠的决定性因素，尤其需要个体化处置。②重度子痫前期发生母胎严重并发症者，需要在孕妇状况稳定后尽早终止妊娠，不考虑是否完成促胎儿成熟。③当存在孕妇器官系统受累时，评定孕妇器官累及程度和发生严重并发症的紧迫性以及胎儿安危情况综合考虑终止妊娠时机，例如血小板计数 $<100\times10^9$/L、转氨酶水平轻度升高、肌酐水平轻度升高、羊水过少、脐血流反向或伴胎儿生长受限等，可在稳定病情和严密监护之下尽量争取给予促胎肺成熟后终止妊娠。④对已经发生胎死宫内者，可在稳定病情后终止妊娠。总之，母体因素和胎盘-胎儿因素的整体评估是终止妊娠的决定性因素，尤其需要个体化处置。⑤蛋白尿及其程度虽不作为终止妊娠的单一指征，却是综合性评估的重要指标之一，需注意结合母胎整体状况的评估。如：评估孕妇低蛋白血症、伴发腹腔积液和/或胸腔积液的严重程度及心肺功能，评估孕妇伴发存在的基础疾病（如自身免疫性疾病的系统性红斑狼疮、肾脏疾病等），尤其是对于高血压伴蛋白尿的子痫前期更要注意与存在的肾功能受损和其他器官受累情况综合分析，以确定终止妊娠的时机。

3. HELLP综合征的分娩时机 《妊娠期高血压疾病诊治指南（2020）》指出：

（1）绝大多数HELLP综合征病人应在积极治疗后终止妊娠。目前不推荐期待治疗。HELLP综合征存在严重并发症时应多学科联合管理和治疗，孕妇情况稳定后积极终止妊娠。

（2）只有在胎儿不成熟且母胎病情稳定的情况下，方可于三级医疗机构进行期待治疗。

4. 妊娠合并糖尿病的分娩时机 妊娠合并糖尿病包括孕前糖尿病（pregestational diabetes mellitus，PGDM）和妊娠期糖尿病（gestational diabetes mellitus，GDM）。

（1）饮食与运动可控制的GDM孕妇，无母胎并发症的情况下，不应在妊娠39周前终止妊娠。对于此类GDM孕妇，可期待到妊娠40~41周，期间需加强母胎监测。

（2）PGDM及应用胰岛素治疗的GDM者：①如血糖控制良好且无母胎并发症，在严密监测下至妊娠39~40周终止；②血糖控制不满意或出现母胎并发症，应及时收入院观察，根据病情决定终止妊娠时机，需充分权衡早产甚至死胎风险，可在妊娠37~39周终止妊娠。

（3）糖尿病伴发微血管病变或既往有不良产史者，需严密监护，终止妊娠时机应个体化，妊娠36周后应积极入院，于妊娠36~39周考虑终止。

5. 妊娠期肝内胆汁淤积症的分娩时机 关于妊娠期肝内胆汁淤积症（intrahepatic cholestasis of pregnancy，ICP）终止妊娠的时机，至今没有确切的循证医学证据。个体化评估终止妊娠的时机及方式，需要综合考虑孕周、病情严重程度及治疗后的变化。

（1）重度ICP：指血清总胆汁酸≥40μmol/L或临床症状严重，如瘙痒严重，伴有其他状况（如多胎妊娠、妊娠期高血压疾病、复发性ICP或曾因ICP致围产儿死亡)。尽早终止妊娠可避免待产过程中随时可能出现的死胎风险,目前多数学者建议在妊娠34~38周终止妊娠。总之,分娩决策应综合考虑治疗反应、有无胎儿窘迫、多胎或合并其他母体并发症等因素。

(2) 轻度ICP:指血清总胆汁酸10~39μmol/L,临床症状以皮肤瘙痒为主,无明显其他症状,无产科其他合并症及并发症,可考虑期待妊娠至足月,妊娠38~39周终止妊娠。

(二) 妊娠合并内科疾病的分娩时机

1. 妊娠合并急性呼吸窘迫综合征的分娩时机 急性呼吸窘迫综合征(acute respiratory distress syndrome,ARDS)目前终止妊娠时机虽无统一标准,但专家达成以下共识:

(1) 保证母体状况稳定的前提下,加强胎儿监护,适时终止妊娠。轻型或普通型新型冠状病毒肺炎(corona virus disease 2019,COVID-19)孕妇,妊娠<34周,无终止妊娠的其他医学指征,可在严密监测下继续妊娠。

(2) 因随时可能发生胎死宫内、早产、新生儿窒息等情况,妊娠>28周发生急性呼吸窘迫综合征者应积极终止妊娠。

(3) 重型或危重型COVID-19孕妇,应积极终止妊娠。

2. 妊娠合并肺结核的分娩时机 妊娠合并肺结核的发病率同非妊娠妇女,多数孕妇无特异性症状,早期诊断困难。若诊断不及时,将延误治疗,增加妊娠并发症如流产、早产、妊娠期高血压疾病等风险。终止妊娠时机视病情综合判断,大多数轻型肺结核病人可以继续妊娠,待妊娠≥37周胎儿成熟可终止妊娠。

终止妊娠指征:①重症活动性肺结核病人;②合并其他系统疾病不能继续妊娠者;③肺结核同时伴有其他部位结核者;④妊娠明显加重肺结核病情者;⑤肺结核合并其他慢性消耗性疾病如艾滋病等。

妊娠早期,发生活动性肺结核,应在8周内行人工流产;妊娠晚期,对于曾行肺叶切除的孕妇,因有效呼吸面积减少及血氧分压降低,易使胎儿缺氧,应在妊娠38~39周终止妊娠。

3. 妊娠合并心脏病的分娩时机 心脏病影响妊娠过程的危险程度与心脏病风险分级及心功能分级关系密切,也与心脏病类型和是否出现并发症相关,需综合评估以上因素选择分娩时机。

(1) 妊娠合并心脏病风险分级Ⅰ~Ⅱ级且心功能Ⅰ级者,可以妊娠至足月,有心脏病的孕妇应在妊娠40周时考虑引产,如果出现严重心脏并发症或心功能下降则提前终止妊娠。

(2) 妊娠合并心脏病风险分级Ⅲ级且心功能Ⅰ级者,可以妊娠至34~35周,若有良好的监护条件,可妊娠至37周再终止;一旦出现严重心脏并发症或心功能下降则提前终止妊娠。

(3) 妊娠合并心脏病风险分级Ⅳ级但仍然选择继续妊娠者,即使心功能Ⅰ级,也建议妊娠32~34周终止妊娠;部分经临床多学科评估的病人可能需要在妊娠32周前提前终止妊娠;如果综合监测条件较好,可以适当延长孕周;如果出现严重心脏并发症或心功能下降,应提前终止妊娠。

(4) 妊娠合并心脏病风险分级Ⅴ级属于妊娠禁忌证,一旦诊断需尽快终止妊娠。如果病人及家属在充分了解风险后拒绝终止妊娠,需要转诊至具备综合诊治和抢救实力的医院,综合母胎情况适时终止妊娠。

4. 妊娠合并慢性高血压的分娩时机

(1) 根据血压情况决定:①血压<160/110mmHg且妊娠≤37周者,不论是否行降压治疗,均不提倡终止妊娠;②血压<160/ 110mmHg且妊娠>37周者,不论是否行降压治疗,均应根据母胎的综合评估情况决定终止妊娠时机。

(2) 根据病情决定:①不需要服用药物的慢性高血压孕妇,可于妊娠38~39周终止妊娠;②需要服用药物控制血压的孕妇,常规降压药物难以控制血压或并发子痫前期严重表现,应在妊娠34周或之后尽快终止妊娠。

5. 妊娠合并乙型病毒性肝炎的分娩时机 乙型病毒性肝炎对妊娠的影响主要取决于病情严重程度,单纯乙型病毒性肝炎并非终止妊娠适应证,但应做好胎儿的免疫预防工作。分娩时机选择与疾病严重程度、治疗效果和实验室指标相关。

(1) 非重型乙型病毒性肝炎:妊娠早期经治疗后病情好转,可继续妊娠;乙型肝炎病毒

(hepatitis B virus,HBV)DNA 定量 $<2\times10^6$U/ml、谷丙转氨酶(alanine aminotransferase,ALT)正常孕妇,在妊娠 24~28 周开始抗病毒治疗预防母婴传播。若妊娠后慢性乙型病毒性肝炎病情加重,治疗效果欠佳,肝功能及凝血功能指标持续恶化者,均应及时终止妊娠。

(2) 重型乙型病毒性肝炎:①经积极治疗,病情稳定后选择有利时机,即凝血功能、白蛋白、胆红素、转氨酶等重要指标改善并稳定 24 小时左右终止妊娠;②在治疗过程中出现以下产科情况如胎儿窘迫、胎盘早剥或临产,应终止妊娠。

(3) 若在抗病毒治疗期间妊娠者,应根据药物对胎儿的影响程度决定是否终止妊娠:替诺福韦对妊娠无影响,可继续妊娠;如用恩替卡韦治疗,也无须终止妊娠,可换用替诺福韦治疗后继续妊娠;如果应用注射聚乙二醇干扰素治疗的病人,则需终止妊娠。

6. 妊娠急性脂肪肝的分娩时机 该病多发生于妊娠晚期,胎儿多数可存活,一旦诊断明确,不论病情轻重、病期早晚,均应尽快终止妊娠。

7. 妊娠合并慢性肾炎和肾病综合征的分娩时机 慢性肾病越晚期,血压越难控制,发生不良妊娠结局的风险越大。终止妊娠指征:

(1) 妊娠早期肾功能正常者,仅表现为无症状蛋白尿,可继续妊娠;若已出现严重高血压、蛋白尿及水肿,应考虑终止妊娠。

(2) 妊娠 32 周前孕妇或胎儿病情进行性发展,包括严重且不能控制的高血压或 HELLP 综合征,肾病综合征伴迅速增加的蛋白尿和/或血肌酐迅速增加。

(3) 妊娠 32 周后孕妇出现症状加重表现,如典型的子痫前期,胎心率异常、胎儿超声多普勒检查脐动脉舒张期血流缺失,孕晚期胎儿生长发育停止超过 2 周等。

(4) 妊娠中晚期,肾功能不全者应考虑在妊娠 34 周左右终止妊娠;病情稳定,胎儿生长情况良好者,可于妊娠 37 周终止妊娠;若肾功能持续恶化、血压控制不满意或胎儿窘迫,应随时终止妊娠。

8. 妊娠合并甲状腺功能异常的分娩时机

(1) 妊娠合并甲状腺功能亢进症:①单纯的甲状腺功能亢进并非终止妊娠的适应证。以药物治疗为主,若治疗效果较好,病情稳定,多数孕妇能顺利妊娠至足月;②若合并甲亢性心脏病、妊娠期高血压疾病、子痫前期等严重并发症,应考虑终止妊娠;③若合并甲状腺危象,需病情稳定后尽快终止妊娠。

(2) 妊娠合并甲状腺功能减退症:单纯的甲状腺功能减退并非终止妊娠的适应证,但因其对胎儿有严重的不良影响,应尽早干预。

9. 妊娠合并特发性血小板减少性紫癜的分娩时机 采取个体化治疗原则,血小板计数无进行性降低、无出血倾向的病人,原则上应在严密监护下可等待自然临产。

(1) 随着孕周增大,多数病人血小板计数进一步降低,尤其在妊娠晚期可能会显著下降,在妊娠≥37 周结合宫颈成熟度可考虑引产。

(2) 如果病人对标准治疗无效,血小板进行性下降或存在出血倾向时,可遵循以下原则计划分娩:①妊娠 <34 周者,尽可能保守治疗,延长孕周;②妊娠≥34 周,考虑终止妊娠。

10. 妊娠合并系统性红斑狼疮的分娩时机 妊娠合并系统性红斑狼疮(systemic lupus erythematosus,SLE)可引起母胎不良结局。评估选择分娩时机应综合考虑孕周、SLE 的疾病严重程度、母胎并发症等。出现以下情况时,应尽早终止妊娠:

(1) 妊娠前 3 个月即出现明显的 SLE 病情活动、出现其他严重并发症及内科治疗无效者。

(2) 对于病情平稳的病人,如果妊娠达 38 周,胎儿已发育成熟,建议终止妊娠。孕妇 SLE 病情严重危及母体安全时,不论孕期大小都应尽早终止妊娠。

(3) 出现以下并发症:子痫前期重症表现型、精神和/或神经异常、脑血管意外、弥漫性肺部疾病伴呼吸衰竭、重度肺动脉高压、24 小时尿蛋白定量≥3g。

(4) 孕期监测发现胎盘功能低下,已危及胎儿健康,经产科与风湿科治疗后无好转者。

11. 妊娠合并抗磷脂综合征的分娩时机 妊娠合并抗磷脂综合征(obstetric antiphospholipid syndrome,OAPS)并非剖宫产指征。如果没有其他产科并发症，推荐妊娠 38~39 周计划分娩；如果合并子痫前期和胎盘功能不良的临床表现，可根据产科指征处理。

12. 妊娠合并混合性结缔组织病的分娩时机

（1）严密监测病情，根据母胎情况决定终止妊娠时机，原则上不宜超过预产期。

（2）病情进展为进行性肺动脉高压者，应根据心功能级别、肺动脉高压程度和妊娠周数综合分析：①轻度者，孕期加强监护，积极防治心力衰竭，争取延长至妊娠 32 周；②孕期监护发现病情恶化、心衰难以控制时，应及时终止妊娠。

13. 妊娠合并梅毒的分娩时机 ①妊娠 24~26 周超声检查发现胎儿先天性梅毒征象（胎儿肝脾大、胃肠道梗阻、腹水、胎儿水肿、胎儿生长受限及胎盘增大变厚等），超声检查发现胎儿已明显受累常提示预后不良，建议终止妊娠；未发现胎儿异常者无须终止妊娠。②分娩方式根据产科指征确定。

14. 妊娠合并 HIV 感染终止妊娠时机 HIV 感染不是实施剖宫产的指征：①对于临产前 HIV 病毒载量 >1 000 拷贝 /ml，不论孕期是否接受过抗反转录病毒药物（anti-retroviral therapy，ART）治疗，均建议在妊娠 38 周时进行择期剖宫产以降低母婴传播风险。②孕期曾接受 ART 且临产前 HIV 病毒载量≤1 000 拷贝 /ml 的孕妇，妊娠至 39 周后可以选择阴道分娩，如果需要提前进行剖宫产或引产终止妊娠，应按照产科适应证处置。

（三）妊娠合并外科疾病的分娩时机

1. 妊娠合并急性阑尾炎的分娩时机 一旦确诊，在积极抗感染治疗的同时行手术治疗（一般在 12 小时内），超过 24 小时手术者阑尾炎的穿孔率达 43%。除非有产科急诊指征，原则上仅处理阑尾炎而不同时行剖宫产术。阑尾切除术后，可继续妊娠。但以下情况可先行剖宫产再行阑尾切除术：①术中暴露阑尾困难；②阑尾穿孔并发弥漫性腹膜炎，盆腔感染严重，子宫已有感染征象；③近预产期或胎儿基本成熟者；④治愈后的阑尾炎，视产科指征决定终止妊娠时机。

2. 妊娠合并急性胰腺炎的分娩时机

（1）妊娠合并急性胰腺炎治疗原则与非孕期基本相同，如果无并发症及器官功能障碍，保守治疗往往可获得较好的疗效。对病情较重且有以下情况者建议手术治疗：①腹膜炎持续存在者，不能排除其他急腹症；②重症胆源性胰腺炎伴壶腹部嵌顿结石合并胆道感染者，应尽早手术解除梗阻；③胰腺坏死腹腔内大量液体渗出，迅速出现多脏器功能损伤者，应手术消除坏死组织并充分引流；④合并肠穿孔、大出血或胰腺假性囊肿者。

（2）治疗期间密切监测胎儿情况，病情较轻保守治疗有效者，待病情控制后再终止妊娠，病情较重者，如评估胎儿可存活，应立即剖宫产。

3. 妊娠合并急性胆囊炎的分娩时机 对于妊娠合并急性胆囊炎，多数学者主张保守治疗，对短期内反复发作、保守治疗无效，或合并胆囊坏死、穿孔、腹膜炎者应行胆囊切除术。如有急性重症胆管炎，应探查胆总管同时行 T 管引流术。若发生在妊娠晚期可行剖宫产后再行胆囊切除术。

4. 妊娠合并肠梗阻的分娩时机

（1）不完全性肠梗阻经保守治疗好转可继续妊娠者给予保胎治疗，治疗上同非妊娠病人。

（2）完全性肠梗阻或保守治疗失败的病人必须进行手术治疗：①妊娠早期，行剖腹探查术，探查方式同非妊娠期病人；②妊娠 >34 周，评估胎儿成熟情况，应先行剖宫产，再行腹腔探查术。

（四）妊娠合并生殖系统肿瘤的分娩时机

1. 妊娠合并子宫肌瘤的分娩时机 根据产科指征决定分娩时机。妊娠合并子宫肌瘤红色变性者，首选保守治疗，包括卧床休息、补液及一般支持治疗，应用抗生素预防感染，有宫缩者给予宫缩抑制剂，必要时给予镇静剂、止痛剂。

2. 妊娠合并宫颈癌的分娩时机 应由产科、肿瘤妇科、新生儿科等多学科联合讨论诊疗方案，依据宫颈癌诊断时间、临床分期和孕周制订最佳治疗方案。

（1）不考虑继续妊娠者，与非妊娠期病人的处理相同：①在妊娠期间，各期宫颈癌均可根据病人及家属的意愿，终止妊娠并治疗宫颈癌；②妊娠 20 周前发现 I_{A2} 期及以上的宫颈癌，原则上建议终止妊娠，治疗宫颈癌；③对需要保留生育功能的早期宫颈癌病人，可以在终止妊娠后行保留生育功能的手术。

（2）对选择继续妊娠保留胎儿者，可采取个体化处理原则。关于分娩时机，国际妇科肿瘤学会(International Gynecologic Cancer Society，IGCS)和欧洲妇科肿瘤学会(European Society of Gynaecological Oncology，ESGO)关于妊娠合并宫颈癌2009年共识建议，分娩应推迟至妊娠35周以后，2014年专家共识认为分娩推迟至妊娠37周后，但如孕妇状况恶化或需要放射治疗，可以提早终止妊娠。妊娠期宫颈癌病人建议进行剖宫产，术应仔细检查胎盘是否存在转移：①宫颈癌I_{A1}期：期待治疗，在妊娠期间严密监测管理，包括重复细胞学、阴道镜检查，如未发现肿瘤进展可以推迟到产后治疗。由于此种方法存在宫颈癌进展的风险，需要病人及家属的明确知情同意。②妊娠20~30周I_B期以上的病人，可采用新辅助化疗(neoadjuvant chemotherapy，NACT)2~3个疗程后，促胎儿成熟。文献报道，在妊娠中期开始进行NACT，是唯一可以保留胎儿至成熟的方案，并可在产后进行宫颈癌的手术治疗或放、化疗。目前采用的以铂类为主的化疗方案，未发现对新生儿有损害。③妊娠>30周发现的宫颈癌病人也可以进行NACT，一般进行1个疗程，在化疗最后1个疗程到预计分娩时间，应有3周间隔，以避免化疗对母胎产生骨髓抑制(出血、感染及贫血)，因妊娠34周后发生自发早产的可能性大，故妊娠>33周者不建议进行NACT。

3. 妊娠合并卵巢肿瘤的分娩时机

(1) 早孕合并卵巢良性肿瘤要求继续妊娠者，妊娠12周前可观察；妊娠16~22周是手术处理肿瘤的最佳时期，孕期手术切除肿瘤的指征包括：①包块在妊娠中期持续存在；②肿瘤直径>10cm或有实性成分；③影像学检查混合回声，不能排除恶性可能。术后给予保胎治疗。妊娠22周以后则尽可能等待胎儿成熟后终止妊娠，有剖宫产指征者术中同时处理卵巢肿瘤。

(2) 若怀疑或诊断为卵巢恶性肿瘤，应尽早手术治疗和化疗。早期终止妊娠可能并不能改变卵巢恶性肿瘤病人的预后，妊娠早期发现的卵巢恶性肿瘤是否可继续妊娠需要在孕妇知情同意后个体化处理。有保胎要求的孕妇，至妊娠中晚期给予化疗。妊娠≥34周，可终止妊娠，以避免胎儿受化疗的影响。

(3) 发生卵巢囊肿扭转者应立即行急诊手术，尽量避免对子宫刺激。若出现先兆流产或先兆早产可给予保胎治疗。若手术在妊娠28~34周进行，有诱发早产的可能，术前应给予糖皮质激素促胎儿成熟。

(4) 妊娠早期并发卵巢肿瘤破裂者，应根据肿瘤的性质、病人的意愿选择终止或继续妊娠。发生于妊娠中晚期者，良性肿瘤可行切除术，术后给予积极保胎；恶性肿瘤原则上应尽早终止妊娠，行分期或肿瘤细胞减灭术，术后辅助放疗或化疗。

(五) 胎儿及其附属物疾病的分娩时机

1. 胎膜早破的分娩时机

(1) 胎膜早破发生在妊娠≥37周，建议尽快终止妊娠。

(2) 未足月胎膜早破：①妊娠≥35周的孕妇，以及不论任何孕周明确诊断的绒毛膜羊膜炎、胎儿窘迫、胎盘早剥等不宜继续妊娠者，需引产或剖宫产终止妊娠。②妊娠34~35周者，可根据当地医疗水平和孕妇情况，决定是否尽快终止妊娠。③妊娠28~34周者，如无宫内感染应期待治疗，使用糖皮质激素及抗生素，并应严密监测母胎状况；如发现感染应立即终止妊娠。④妊娠24~28周者，可以依据孕妇及家属的意愿、医疗机构抢救新生儿能力等决定是否引产，短期内不会分娩者应尽早转诊至有新生儿重症监护病房(neonatal intensive care unit，NICU)的医院。⑤妊娠<24周者，由于胎儿存活率极低、母胎感染风险很大，以引产为宜。

2. 胎盘早剥的分娩时机

(1) 妊娠20~35周合并Ⅰ级胎盘早剥者，尽可能保守治疗，延长孕周。妊娠<35周者使用糖皮质激素促胎儿成熟，密切监护母胎情况，保守治疗过程中一旦出现明显阴道出血、子宫张力增高、凝血功能障碍及胎儿窘迫时，应立即终止妊娠。

(2) 一旦确诊Ⅱ、Ⅲ级胎盘早剥应及时终止妊娠。应该注意的是，如果Ⅲ级胎盘剥离并危及母体安全，除非宫口已近开全，短时间能经阴道分娩，否则不管胎儿是否存活均应尽快手术结束分娩。

3. 前置胎盘的分娩时机 应根据产前症状个体化确定分娩时间：①无症状的前置胎盘孕妇，

推荐妊娠 36~38 周终止妊娠。②有反复阴道流血史、合并胎盘植入或其他相关高危因素的前置胎盘或低置胎盘孕妇,考虑妊娠 34~37 周终止妊娠。③无症状、无头盆不称的低置胎盘者,尤其是妊娠 >35 周经阴道超声测量胎盘边缘距宫颈内口为 11~20mm 的孕妇可考虑阴道自然分娩。

4. 胎盘植入性疾病的分娩时机 胎盘植入性疾病(placenta accreta spectrum,PAS)是胎盘异常黏附于子宫肌层的一类疾病的统称。根据胎盘滋养层细胞侵入肌层深度的不同,分为侵入性胎盘(placenta accreta,PA)、植入性胎盘(placenta increta,PI)及穿透性胎盘(placenta percreta,PP)。

目前,最佳终止妊娠时机尚无统一定论,推荐:①妊娠 34 周后完成糖皮质激素促胎儿成熟,不建议超过妊娠 37 周;②对于情况稳定且超声评估胎盘未穿透子宫浆膜层的病人,可考虑妊娠 36~37 周终止妊娠。

5. 羊水量异常的分娩时机

(1) 羊水过多(polyhydramnios):①首先评估是否存在导致羊水过多的原因,如滥用药物、合并糖尿病、胎儿心力衰竭、吞咽困难等,并针对病因及时干预。②加强胎儿监测,妊娠 28 周开始每天监测胎动次数,妊娠 32~34 周开始每周 2 次胎心监护及超声检查。③轻度羊水过多[羊水指数(amniotic fluid index,AFI)为 25.0~29.9cm 或最大暗区垂直深度(maximal vertical pocket,MVP)为 8~11cm]不伴有其他合并症者,可在妊娠 39~40 周终止妊娠。中、重度羊水过多(AFI>30cm 或 MVP>12cm),应采取个体化处理。中、重度羊水过多合并胎儿畸形的概率较高,胎儿应在三级医疗机构分娩。④合并胎儿畸形者,应及早终止妊娠。⑤羊水量反复增长、自觉症状严重、妊娠≥34 周且胎肺已成熟者,可终止妊娠。

(2) 羊水过少(oligohydramnios):①评估导致羊水过少的原因,如胎膜早破、胎儿泌尿系统发育异常、胎儿肺发育不全等。②单纯性羊水过少(AFI<5cm 或 MVP<2cm)时,若不伴有其他合并症,可在妊娠 36~38 周终止妊娠。③如果在妊娠 38 周后发现羊水过少,应尽快终止妊娠。

6. 脐带脱垂的分娩时机 妊娠结局与发生脐带脱垂的时长相关,一旦发生脐带脱垂应监测胎儿情况,根据条件选择分娩方式,尽快终止妊娠。

7. 前置血管的分娩时机 产前已明确诊断的前置血管,应在具备母胎抢救条件(包括能够提供即刻新生儿输血)的医疗机构进行待产,建议妊娠 30~32 周入院,加强监测。分娩时机要根据早产风险个体化决定,评估是否有双胎妊娠、产前出血等危险因素。

(1) 紧急剖宫产:一旦出现出血、胎膜早破、胎儿窘迫,应立即行紧急剖宫产术终止妊娠。

(2) 择期剖宫产:由于胎膜早破后发生胎儿窘迫的风险明显增加,若无产兆建议 32 周起促胎儿成熟,妊娠 34~37 周择期剖宫产。

8. 胎儿生长受限的分娩时机 决定孕妇终止妊娠的时机必须综合考虑孕周、病因、类型、严重程度、监测指标和当地医疗机构新生儿重症监护的技术水平等。

(1) 妊娠 <24 周或估计胎儿体重(estimated fetal weight,EFW)<500g 的孕妇,如果胎儿存在明确生长受限的表现,应建议到当地的产前诊断中心接受专业咨询和评估,排除胎儿遗传疾病。如伴发胎儿多普勒血流异常,建议和孕妇仔细沟通胎儿的预后,明确孕妇对胎儿的态度(是否继续妊娠),帮助决定进一步诊疗计划。

(2) 妊娠 24~28 周或 EFW 500~1 000g 的孕妇,在胎儿出现明确的脐动脉多普勒血流异常(舒张末期血流缺失或反向)时。如果孕妇和家属要求积极救治,则建议在具备一定的极低体重儿救治能力的医疗中心进行产前监护和分娩。在病情稳定的情况下,基层医院可以和转诊中心协调沟通,争取宫内转运的机会。

(3) 妊娠 28~32 周的孕妇,如脐动脉血流出现异常(舒张末期血流缺失或反向)同时合并静脉导管 a 波异常(缺失或反向)。建议尽快完成糖皮质激素促胎儿成熟后,积极终止妊娠。如果单纯脐动脉血流舒张末期反向,而没有其他胎儿窘迫的证据(如异常电子胎心监护图形、静脉导管 a 波异常等),可期待治疗,但建议不超过妊娠 32 周。

(4) 妊娠 32~34 周的孕妇,如胎儿存在单纯的脐动脉舒张末期血流缺失,而没有其他胎儿窘迫的证据(如异常电子胎心监护图形、生物物理评

分 <4 分、静脉导管 a 波异常等),可期待至不超过妊娠 34 周。妊娠 <32 周的胎儿生长受限,应使用硫酸镁保护胎儿和新生儿的中枢神经系统。

(5) 妊娠 34~37 周的孕妇,单次胎儿脐动脉多普勒血流升高不应作为立即分娩的指征。应考虑完善胎儿状态的评估,密切随访病情变化。如胎儿监护情况良好,可期待至妊娠 37 周后分娩。妊娠 >34 周的胎儿生长受限,如果胎儿出现生长停滞 >2 周、羊水过少(最大羊水池深度 <2cm)、生物物理评分 <6 分、无应激试验频发异常图形或明确的超声多普勒血流异常,可考虑积极终止妊娠。

(6) 妊娠 >37 周,可以考虑积极终止妊娠。如果继续期待观察,需要和家属沟通期待观察与积极分娩的利弊。

9. **可疑巨大胎儿的分娩时机** 对于可疑巨大胎儿,可以在妊娠 39~40 周终止妊娠。

10. **妊娠期同种免疫反应的分娩时机** 根据既往分娩史、血型不合类型、抗体滴度、胎儿溶血症严重程度、胎儿成熟度及胎儿 - 胎盘功能状态综合分析:①如果胎儿贫血不严重,不需要宫内输血,可在妊娠 37~38 周终止妊娠;②如果需要宫内输血,宫内输血至妊娠 36 周,应根据个体情况选择终止妊娠时机。

11. **多胎妊娠的分娩时机** 依据绒毛膜性、孕周、是否出现并发症和合并症及其严重程度等综合决定分娩时机。

(1) 无并发症及合并症的双绒毛膜双胎(dichorionic diamniotic twins,DCDA)可期待至妊娠 38 周时再考虑终止妊娠。

(2) 无并发症及合并症的单绒毛膜双羊膜囊(monochorionic diamniotic,MCDA)可以在严密监测下至妊娠 34~38 周终止妊娠。

(3) 单绒毛膜单羊膜囊(monochorionic monoamniotic,MCMA)的终止妊娠孕周为妊娠 32~34 周。

(4) 复杂性双胎(如双胎输血综合征(twin-to-twin transfusion syndrome,TTTS)、选择性胎儿生长受限(selective fetal growth restriction,sFGR)、双胎贫血 - 红细胞增多序列征(twin anemia polycythemia sequence,TAPS)及双胎反向动脉灌注序列(twin reversed arterial perfusion sequence,TRAPS)等,需要结合孕妇及胎儿具体情况制订个体化的分娩方案:①已接受胎儿镜激光术治疗的 TTTS 病人,治疗有效且无其他并发症,推荐分娩孕周为妊娠 34~37 周;未经胎儿镜治疗的 TTTS 病例,可于严密监测下,根据胎儿情况积极终止妊娠。②Ⅰ型 sIUGR 临床预后最好,小胎儿虽有生长受限,但病情出现恶化(如脐血流缺失或倒置)的情况较少见,可期待至妊娠 34~36 周计划分娩;Ⅱ型 sIUGR 的小胎儿存在严重的胎盘灌注不良,多数胎儿会在妊娠 28~32 周出现病情恶化,若超声监测未观察到宫内恶化迹象可行期待治疗,但建议终止妊娠的孕周一般不超过 32 周;Ⅲ型 sIUGR 在多数情况下,小胎儿可期待到妊娠 32~34 周,但由于较大直径的动脉与动脉吻合,大胎儿向小胎儿体内输血的发生往往较为大量而突然,15%~20% 的病例可能会出现无法预测的胎儿死亡,具有不可预测性,建议不超过妊娠 34 周分娩。

(5) 无合并症的三胎妊娠选择妊娠 35~36 周终止妊娠,妊娠 >36 周者胎死宫内的风险增加。

12. **死胎的分娩时机** 综合评估死胎发生的孕周、时间长短、是否发生并发症及是否合并瘢痕子宫等因素。

(1) 死胎一经确诊,应尽早引产。若胎儿死亡 4 周尚未排出者,应行凝血功能检查,有凝血功能异常者应纠正后再行引产。若合并败血症、子痫前期、胎盘早剥及胎膜破裂情况者,应立即终止妊娠。

(2) 妊娠 13~22 周者采取宫口扩张吸引术终止妊娠;妊娠 12~26 周可采用依沙吖啶羊膜腔注射引产;妊娠晚期者口服或阴道栓塞米索前列醇引产,或依沙吖啶羊膜腔内注射引产;若合并瘢痕子宫,子宫破裂风险增加,前列腺素阴道栓塞的剂量应相应减少,尤其是孕晚期者可考虑水囊引产。

(3) 双胎之一死胎(single intrauterine fetal death,SIUFD)根据发生孕周、绒毛膜性、母体病情和孕妇及家属意愿等综合制订治疗方案。应充分权衡继续妊娠导致母胎潜在风险和立即终止妊娠导致早产后遗症的风险:①妊娠 20~24 周:需要通过系统彩超了解存活胎儿是否存在严重结构畸形,并有指征地进行介入性产前诊断。双绒毛膜双羊膜囊双胎因胎盘间无血管吻合存在，死胎对存活胎一般无明显影响，可继续期待妊娠至足月。单绒毛膜双羊膜囊双胎存活胎儿神经系统后遗症发生率较高，甚至存在死亡风险，建议转诊到胎儿医学中心进行评估，可于发生死胎后4周行存活胎儿头颅MRI检查，以评估神经系统情况。同时行超声多普勒检测胎儿大脑中动脉血流峰值评估存活胎儿贫血情况。②妊娠24~28周：建议行保守治疗，主要原因是胎儿发生早产风险远大于双胎血管栓塞综合征风险。③妊娠28~34周：胎儿已具备一定存活能力，但胎肺尚未发育成熟，应给予类固醇类激素促胎儿成熟治疗。若为单绒毛膜单羊膜囊或严重的sIUGR导致的一胎死亡，建议妊娠32~34周终止妊娠。④妊娠34~37周：胎儿已近足月，胎肺基本成熟。若有产科指征如胎儿窘迫、先兆早产及母体并发症因素，应及时终止妊娠。⑤妊娠≥37周：发现SIUFD者必须尽快终止妊娠。

（六）异常妊娠

1. **早产的分娩时机**

（1）不可避免的早产，应停用所有宫缩抑制剂。

（2）当延长孕周的风险大于胎儿不成熟的风险时，应及时终止妊娠。

（3）妊娠<35周时根据个体的情况决定是否终止妊娠，如有明确的宫内感染则应尽快终止妊娠。

（4）孕周≥35周者可等待自然临产。

2. **过期妊娠的分娩时机**

（1）根据末次月经（last menstrual period，LMP）及彩超检查结果核对预产期，排除由于孕周计算错误导致的过期妊娠：①根据孕早期彩超检查结果，以妊娠11~14周为最佳；②若以LMP推算的孕周与孕早期彩超推算的孕周相差5天以上，则实际孕周以孕早期彩超推算为准；③若以LMP推算的孕周与孕中期彩超推算的孕周相差10天以上，则实际孕周以孕中期彩超推算的孕周为准。

（2）妊娠40周以后胎盘功能逐渐下降，42周以后明显下降。没有合并症或并发症者，建议在妊娠41~42周引产终止妊娠。

3. **瘢痕子宫的分娩时机**

（1）既往有子宫破裂史或前次为古典式剖宫产再次妊娠的孕妇，可在妊娠36~37周终止妊娠。

（2）有子宫肌瘤剔除术史的孕妇如果需要剖宫产，可考虑在妊娠36~39周终止妊娠。可以根据手术情况，例如剔除肌瘤的数量、深度和部位，进行个体化处理。广泛子宫肌瘤剔除术和复杂子宫肌瘤剔除术后再次妊娠的孕妇，选择妊娠37~38周终止妊娠。

（3）为避免发生早期足月产的并发症，减少新生儿暂时性呼吸窘迫的风险，除非情况特殊，无医学指征的引产和择期剖宫产术应在妊娠39周后实施。妊娠39周之前不应进行无医学指征的引产和择期剖宫产。

处理技巧

1. 妊娠是一种特殊的生理病理状态，可与内外科疾病相互影响，出现合并症和/或并发症时往往病情复杂、变化快，诊治困难，注意把握矛盾主要方面。
2. 分娩时机的选择要考虑多方面因素，如母胎利益的矛盾、医疗建议与孕妇及其家属的知情选择的矛盾、医疗期望与妊娠结局的矛盾等，而这些都增加了选择的难度。
3. 充分评估早产、早期足月产的潜在风险，以及与继续妊娠之间的利弊关系，参考指南和共识，选择最佳的分娩时机。
4. 结合孕妇实际情况，充分分析病情，制订适宜的治疗方案，个体化处理，并采用有效手段优化治疗效果。
5. 要求整体的思维方式和跨学科的团队协作。

经验分享

1. 掌握妊娠合并症和并发症的分类及疾病特点，是选择最佳分娩时机的前提。
2. 通过完善各种检查，全面掌握母胎健康情况，是选择最佳分娩时机的基础。
3. 权衡终止妊娠和继续妊娠所产生的母胎之间利弊及矛盾，抓住矛盾的主要方面，是选择最佳分娩时机的要求。

4. 需要注意，推荐的妊娠终止孕周多是基于专家共识，循证医学证据并不很强。循证医学、知情选择，以及与医师的经验相结合，是选择最佳分娩时机的依据。

本节关键点

1. 明确妊娠合并症和并发症的定义及分类。
2. 明白适时终止妊娠的重要意义和分娩时机的选择要点。
3. 终止妊娠推荐孕周范围有时比较宽，低限并不一定是最佳选择。临床工作中要根据病情评估风险获益，个体化决定终止妊娠的时机。
4. 妊娠合并内外科疾病者，重视妊娠与内外科疾病相互作用和影响，践行多学科的全程共管，适时终止妊娠。
5. 充分告知病情，尊重病人及其家属的医疗期望和选择。

（颜建英　张勤建）

参考文献

1. 中华医学会围产医学分会，中华医学会妇产科学分会产科学组．妊娠并发症和合并症终止妊娠时机的专家共识．中华围产医学杂志，2020，23(11)：721-732.
2. 中华医学会妇产科学分会产科学组．妊娠剧吐的诊断及临床处理专家共识(2015)．中华妇产科杂志，2015，50(11)：801-804.
3. 中华医学会妇产科学分会产科学组．妊娠期肝内胆汁淤积症诊疗指南(2015版)．中华妇产科杂志，2015，50(7)：481-485.
4. 国家产科专业质量控制中心．新型冠状病毒肺炎孕产妇分娩期管理建议．中华妇产科杂志，2020，55(03)：150-152.
5. 中华医学会内分泌学分会，中华医学会围产医学分会．妊娠和产后甲状腺疾病诊治指南(第2版)．中华围产医学杂志．2019，22(8)：505-539.
6. 中华医学会围产医学分会．产科抗磷脂综合征诊断与处理专家共识．中华围产医学杂志，2020，23(8)：517-522.
7. 邹丽，杨慧霞．前置胎盘的诊断与处理指南(2020)．中华妇产科杂志，2020(1)：3-8.
8. 中华医学会围产医学分会胎儿医学学组，中华医学会妇产科学分会产科学组．胎儿生长受限专家共识(2019版)．中华围产医学杂志，2019，22(6)：361-380.
9. 中国妇幼保健协会双胎妊娠专业委员会．选择性胎儿生长受限诊治及保健指南(2020)．中国实用妇科与产科杂志，2020，36(7)：618-625.
10. 中国妇幼保健协会双胎妊娠专业委员会．双胎输血综合征诊治及保健指南(2020)．中国实用妇科与产科杂志，2020，36(8)：714-721.

第六节

孕妇精神心理评估

导读

妊娠及分娩是女性生命历程中特殊的生理过程，女性在这个时期容易产生心理问题、情绪问题，甚至心身疾病，导致不良妊娠结局，还有可能影响子代的心身健康。识别和治疗孕产妇心理健康障碍对保障母婴健康具有重要意义。孕妇的精神心理因素也与产力、胎儿和产道一同构成影响分娩的四大因素，了解分娩前孕产妇的精神心理状态，掌握相关评估及干预方法，确保及时诊断和治疗，对促进分娩顺利进展有重要作用。

一、概述

（一）精神心理评估的定义

精神心理评估（psychological assessment）是应用心理学方法，鉴定个体或人群中某些心理现象的品质和水平。精神心理评估直接指向问题或需要，是一个复杂的决策过程，它是精神心理干预重要的前提和依据，也是判定干预效果的方法。

（二）分娩前孕产妇精神心理变化特点

妊娠及分娩是女性生命历程中特殊的过程，生理学上，此过程内分泌变化显著；心理学上，孕妇精神心理问题变化复杂，可能受到心理、生理、社会、家庭等各方面因素的影响。由于生理和心理的巨大变化与相互影响，女性在这个时期容易罹患不同类型心理问题、情绪问题，甚至心身疾病。妊娠 28 周至产后 4 周的精神心理问题可分为以下几大类：进食障碍、心境障碍、焦虑障碍、精神病性障碍、产后精神病及人格障碍等。

1. 进食障碍 主要为神经性厌食症和神经性贪食症，以反常的摄食行为和情绪障碍为特征，伴发显著的体重改变和/或生理功能紊乱的一组综合征。进食障碍可能是其他类型精神障碍共同作用的结果，并与其他精神障碍共病。在妊娠期多伴随焦虑紧张，出现食欲减退，胃胀满感，反酸嗳气，恶心、呕吐，孕妇体重增长缓慢，甚至并发贫血、营养不良，影响胎儿发育。也可表现出反复觅食行为，以此来缓解焦虑紧张的情绪，导致孕妇体重增长较快，糖代谢、脂代谢紊乱，胎儿体重偏大，易造成难产等。饮食营养干预在治疗围产期心理障碍方面有巨大的潜力，仍有待进一步研究。

2. 心境障碍 心境障碍（mood disorder）也称为情感障碍，包括抑郁症和双相情感障碍，广义上的情感障碍还包括心境恶劣。临床表现主要为抑郁和躁狂两种极端心境。高达 50% 的双相情感障碍女性病人在围产期有复发风险，可见围产期往往是双相情感障碍不可忽视的内因。研究显示，产前及产后抑郁发病率分别为 5%~33% 和 10%~15%。产后抑郁多在产后 2 周内发病，但在产后 4~6 周症状较为明显。

3. 焦虑障碍 分娩恐惧（fear of childbirth）是孕妇对分娩过程中的应激及新生儿可能出现不良事件的担心等，所产生的恐慌与惧怕心理，可导致孕产妇身心障碍和分娩应对困难，是女性孕产期常见的心理问题，围产期妇女常出现焦虑障碍。陌生的产房环境及周围待产妇因疼痛而痛苦呻吟或哭喊都会形成不良刺激；进入产房后与家属分开，产妇得不到亲情的关心和照顾，感到孤独、恐惧，形成恶性循环。国外报告的相关患病率为 4.5%~15.0%。

4. 精神病性障碍 产后精神病（postpartum psychosis，PPP）是围产期精神疾病的一种特殊类型，又名产褥期精神病。PPP 总体较少见，每 1 000 例分娩中发生 1~2 例。将近 2/3 发生在产后 2 周内，尤以产后 3~10 天最为常见。此时产妇可能刚刚出院，往往开始新的生活方式，充满变化及不确定性，促使心理状态发生变化。轻度的前驱期症状包括失眠、心境波动及易激惹等。然而，这些症状常被视为分娩后的“正常”现象，可能延迟就诊。随着病情进展，病人可能急骤起病，并出现类似于谵妄的表现，包括认知异常（如定向力受损及意识模糊）等。一旦出现一系列异常表现，将对病人本人及其家庭造成困惑及痛苦。

5. 其他精神障碍 主要包括精神分裂症及其他精神疾病，多为原有的精神障碍性疾病在妊娠、分娩及哺乳期复发，需要精神科专科医师检查才能做出精神疾病的诊断。

（三）分娩前精神心理评估的意义

孕产妇或多或少存在一些不良精神心理变化，一定程度的紧张和焦虑可以帮助孕产妇抵抗应激事件，但是孕产妇的精神心理问题如果未得到及时的干预会对妊娠过程、胎儿发育及分娩等过程产生不良影响。

1. 影响妊娠过程 妊娠期的精神应激、焦虑情绪等是早产、低体重儿等不良妊娠结局的独立危险因素。妊娠期孕妇的心理焦虑、抑郁等不良情绪导致的心理应激可引发母体内分泌变化，母体与胎儿相互作用，促使胎盘产生促进胎儿发育成熟的活性因子，加快胎儿成熟，导致早产。流行病学证据显示，妊娠期压力感、焦虑类型与孕周长短明显相关，与足月分娩相比，早产女性焦虑和应激水平明显升高。

2. 影响产程进展 分娩过程中，产妇易发生

"恐惧-紧张-疼痛"综合征,有研究显示疼痛、紧张和焦虑、烦躁等精神障碍会影响宫口的扩张,最终也会对三个产程产生不同的影响,进而导致分娩结局的改变。产程延长特别是第二产程延长对于孕妇及胎儿的危害尤为显著,或导致产妇出现泌尿生殖瘘及子宫脱垂,胎儿易发生缺氧、缺血,甚至窒息死亡。因此,孕产妇的精神心理是影响产程进展甚至影响分娩方式的重要因素之一,与产道、产力、胎儿并列为影响分娩的四大因素。

3. **影响子代精神心理健康** 孕产期妇女的精神障碍可影响新生儿的神经发育,潜在影响子代成年后的精神心理健康。孕产妇不良心理应激是其子代一生中第一个负面生活事件,会影响到子代的认知、语言、情感、行为等。研究表明,儿童孤独症的发病与母体围产期并发焦虑情绪及不良心境相关。

所以,产科医务人员应充分认识孕产妇精神心理问题特殊性及其影响,运用科学的评估方法及早发现孕产妇精神心理健康问题,并及时进行相应干预,对维护孕产妇围产期的身心健康有着重要意义,相关筛查、诊断、治疗规范正迅速跟进。2010年和2015年,美国妇产科医师学会(American College of Obstetricians and Gynecologists,ACOG)推荐至少一次筛查评估孕产妇抑郁和焦虑症状,以便及早发现,及时干预治疗。

二、分娩前精神心理评估

及时评估孕产妇精神心理是早期识别和治疗围产期孕产妇心理健康障碍的关键。精神心理评估的关键是根据孕产妇的具体情况个体化地选择恰当的评估方法,可提高效率且结果客观。

(一)分娩前精神心理评估的方法

临床精神心理评估(clinical psychological assessment)通常包括访谈、观察和心理测验三类方法。前两类方法多为定性或者半定量,而心理测验(包括评定量表、调查表和问卷)则多为一种定量的评估方法。三类方法各有特点和长处,临床工作中通常根据需要结合使用不同方法,互相取长补短,以便获得全面、准确的信息,做出正确判断。评定量表最简单有效,因此广为应用,推荐至少应该在孕早期(妊娠≤13周$^{+6}$)、孕中期(妊娠14~27周$^{+6}$)、孕晚期(妊娠≥28周)和产后42天分别进行孕产妇的心理健康筛查。电子化筛查工具可以提高筛查效率,并方便孕产妇自我评估。筛查内容包括:

1. **妊娠期压力评估量表** 可以了解妊娠期间特殊压力的来源及其影响程度,并可以动态监测压力变化情况,干预压力评分较高或者持续升高者。重点关注中重度以上压力(量表得分≥1.001)或各因子得分指标≥40%者。

2. **分娩恐惧评估量表** 分娩恐惧是孕晚期最常见的压力问题,Wijma分娩预期与经历问卷(Wijma delivery expectancy/experience questionnaire,W-DEQ)可作为测量孕妇分娩恐惧的有效工具。该问卷分为A、B两部分,A侧重于评估分娩前精神心理状态,B侧重于评估女性分娩经历,适用于分娩后产妇。其中W-DEQ-A共包含33个条目,16个条目为正向情绪,17个条目为负向情绪,每个条目赋值为0~5分。负向情绪条目反向计分,总得分为0~165分,得分越高,分娩恐惧程度越高。以W-DEQ-A分值≥66分作为分娩恐惧的截断值,其发生率约24%。W-DEQ是第1个专门用于测量和筛查分娩恐惧的问卷,也是目前普遍认可的分娩恐惧调查问卷。妊娠期都可使用W-DEQ-A问卷,评估孕妇分娩恐惧情况,并予重视和酌情干预。

3. **抑郁评估工具** 孕产期抑郁推荐使用的筛查量表有爱丁堡产后抑郁量表(Edinburgh postpartum depression scale,EPDS),9项病人健康问卷(patients health questionsnaire-9 items,PHQ-9),抑郁自评量表(self-rating depression scale,SDS)等。较为常用的是EPDS自评量表,主要用于产后抑郁的筛查、辅助诊断和评估。量表为0~3分的4级评定,症状出现频度越高,得分越高。量表总分≥13分时为存在产后抑郁症状群,需要安排进一步评估;如果评分在10~12分之间,应在2~4周内监测并重复测EPDS。PHQ-9自评量表主要用于基层卫生机构的内科或妇产科门诊,筛查或辅助诊断抑郁症病人。量表总分:0~4分为无抑郁症状,5~9分为轻度,10~14分为中度,15分以上为重度。总分≥10分为可能是抑郁症的分界值,如果PHQ-9评分≥14分，建议关注孕产妇情绪问题，必要时转诊。SDS用于衡量抑郁状态的轻重程度及随访治疗中的变化，分界值为53分，其中53~62分为轻度抑郁，63~72分为中度抑郁，72分以上为重度抑郁。

4. **焦虑评估工具** 孕产期焦虑推荐使用的筛查量表有7项广泛性焦虑障碍量表（generalized anxiety disorder-7，GAD-7）、焦虑自评量表（self-rating anxiety scale，SAS）。SAS主要是衡量焦虑状态的程度及其治疗前后的变化，由20个项目组成，评定的时间范围是"现在"或者"最近一周"的实际感觉。与抑郁自评量表（SDS）十分相似，是一种评价分析病人主观症状较简便工具。适用于具有焦虑症状的成年病人，应用较广。如果GAD-7评分>14分，或者SAS评分>60分，建议关注孕产妇情绪状态，并进一步专业评估，必要时转诊。

5. **社会支持评定量表** 社会支持与焦虑、抑郁的发生呈负相关，社会支持水平低者可增加抑郁发生的风险。社会支持评定量表（social support rating scale，SSRS）包含3个维度，有客观支持（即病人所接受到的实际支持）、主观支持（即病人所能体验到的或情感上的支持）和对支持的利用度（即反映个体对各种社会支持的主动利用，包括倾诉方式、求助方式和参加活动的情况），总得分和各分量表的得分越高，说明社会支持程度越好。量表设计合理，能较好地反映个体社会支持水平，但需专业心理医师帮助解释测量结果。

担任测评的人员一般由受过短期培训的医护人员，测评前医护人员向病人说明清楚总的评分方法和要求，由病人亲自回答，或由陪护代笔，分别逐项、逐条填写，选择每项内容中最适合的等级分数后确认。

（二）正确看待测评结果

所有的精神心理测验都是相对、间接反映孕产妇的精神心理状况或特点，所以不论测评结果如何，仅作为参考，并且其参考价值也是有时效性的。由于妊娠期间症状可能会发生变化，在不同时段、条件下，精神心理状况可能是迥异的，所以应该在围产期的多个时间点筛查焦虑和抑郁心理健康障碍，包括确诊妊娠时和产后。如有临床表现，可在妊娠和产后第一年的任何时间重复评估。对于具有高危因素的孕产妇，应在备孕和妊娠期间酌情增加心理健康评估的次数。如由于妊娠合并症和/或并发症入院的病人，住院期间至少完成一次评估精神心理健康情况。此外，需结合实际情况综合评估孕产妇的精神心理状况，如其年龄、孕产史、经济状况、婚姻状况、文化程度、是否计划内妊娠、既往心理健康史以及孕产妇处世表现等。

三、干预措施

国内外的研究均表明，针对妊娠不同时期的精神心理特点，针对性地建立有效的情绪管理方法，干预围产期心理问题，可明显改善分娩体验及母儿预后，甚至改善母儿终身健康。

（一）重视妊娠期各阶段精神心理保健

根据不同时期（即妊娠早、中、晚期与产褥期）心理状态有侧重地干预：

1. **不可耐受期** 妊娠早期情绪不稳定，常见抑郁和易疲劳。此阶段的保健重点为其丈夫的关心、理解和支持。

2. **适应期** 妊娠4~6个月，孕妇情绪趋于稳定，但感知、智力水平、反应能力可能略有下降，而抵御各种不良刺激的能力增强，此阶段孕妇希望与丈夫一起胎教，感受胎儿发育、胎动，分享胎儿成长的喜悦。

3. **过度负荷期** 妊娠末3个月，孕妇心理和生理负担加重，此阶段保健重点为帮助孕妇做好分娩的相关准备，包括学习了解分娩知识、准备宝宝用品等。

4. **产褥期** 新生儿出生后的第三、四天左右，约80%~85%的产妇会经历一个情绪容易波动的阶段，也称为产后忧郁（baby blues），严重可发展为产后抑郁。此阶段保健重点为帮助家属提供情感支持，正视产后忧郁生理变化，了解抑郁症相关表现，产后随访时应筛查评估抑郁情况、给予心理咨询、精神科专业规范干预、治疗等。

（二）开展孕妇学校，重视咨询宣教

较早帮助孕产妇开展自我情绪管理对于分娩及产后的情绪控制具有重要意义。目前很多医疗机构为孕产妇提供规范化的产前自我情绪管理训练及促进孕产妇心理健康的宣教活动，护理人员的角色具有重要作用：①确定需重点筛查对象，如非婚妊娠、非意愿妊娠、社会支持低、有不良孕产史等孕妇，有针对地评估精神心理状况。有助于改善其心理健康状况，降低难产、产后出血和新生儿窒息等分娩并发症。②健康宣教妊娠和分娩知识（建议至少保证一次有家庭成员陪同参与）包括（但不限于）：妊娠期常见情绪问题、情绪异常的自我识别和负性情绪的缓解方法、妊娠期健康生活（饮食、运动、睡眠）、如何面对分娩、新生儿护理、产后恢复等宣教。③推行分娩计划（birth plan）：可促进孕产妇和医务人员之间的交流，增加孕产妇对分娩的认知，使医务人员更了解其对分娩的期望，进而改善产妇分娩体验、增加对分娩的控制度和分娩期望的满意度。④生活方式指导：良好的生活方式有助于促进情绪健康，包括均衡的营养、适度的体育锻炼、充足的睡眠等，孕产期保健中应为孕产妇提供至少一次生活方式建议。

（三）分娩镇痛

分娩是否痛苦，反映一个社会的文明程度，为孕妇减轻痛苦，是对生命个体的尊重，也反映一种生育文明。分娩镇痛遵循自愿、安全的原则，以达到最大限度地降低产妇产痛，最低程度地影响母婴结局为目的。产科麻醉及分娩镇痛是当代产科的热点话题，国内外均有大量研究及临床实践经验。2006年，美国妇产科医师学会和美国麻醉学会达成共识，只要孕妇有镇痛的要求就可以开始实施分娩镇痛，只要没有禁忌，孕妇的要求就是独立的医学指征。2016年，我国为降低孕妇的分娩疼痛，提高分娩质量，在确保母婴安全、提高医疗服务质量的前提下，实施分娩镇痛的临床规范化操作及管理，中华医学会麻醉学分会产科学组制定并发布了《分娩镇痛专家共识（2016版）》，介绍常用分娩镇痛及麻醉方法，根据病人自身情况、医疗条件及有无禁忌证来决定具体的镇痛方式、药物剂量及给药方式等。

（四）善用人际交流技巧

2010年，全英国民医疗保健制度（The National Health Service，NHS）调查发现有16%孕妇无法完全了解助产士表达的意思。因此，医护人员应该掌握相关的沟通技巧（表2-6-1），学会应用表情、肢体语言，通俗易懂地表达相关的医学术语，倾听和体验孕妇的心声，安慰其不良情绪，鼓励发挥主观能动性，让孕妇参与决策。

（五）开展导乐分娩，重视社会及家庭支持

分娩过程中的人文关怀是不断满足产妇生理、心理、精神的需求，体现在整个分娩过程中给予产妇情感和行为上的支持和鼓励，社会及家庭的支持是影响孕产妇精神心理状态的主要因素。家庭的充分支持不仅对孕产妇的情绪健康很重要，而且有利于家庭和谐和儿童的健康成长，应协助孕产妇伴侣及家庭做好迎接新生命的心理准备，鼓励在妊娠期和产后进行孕产妇、家庭成员和医务人员之间的三方会谈，共同探讨家庭如何应对妊娠期及产后常见的问题。

表2-6-1 沟通的策略与技巧

策略	关键点
建立紧密关系	注意倾听，言语友善，肯定孕妇观点，增加其信心
了解孕妇	鼓励孕妇讲述其分娩经历、恐惧及对产科服务的理解，了解其世界观及对身份转变观点，注意不要打断
鼓励情感表达	通过开放式问题引导孕产妇表达情感，积极倾听并回应
尊重信仰	通过提问理解孕妇的期望值与信仰情况以理解其情感与行为，消除误解
回顾分娩体验	了解希望能够改进方面，准确解释当前情况及可能出现结果，承认分娩的不确定性
增加信心	通俗易懂语言解释正常分娩过程，帮助孕妇理解分娩过程虽然伴随不确定性但并不危险，提供一些减轻分娩恐惧的建议
分娩计划	解释操作的目的与相关意外出现的处理预案，帮助孕妇减少孤独与无助的恐惧

（六）多学科协作的转会诊机制

通过社会及家庭支持不能缓解孕妇的紧张、焦虑、抑郁，可求助心理医师的帮助，进行心理咨询，必要时心理治疗。鼓励精神科、心理科、心身医学科为孕产妇保健机构或者所在地区的助产机构提供心理保健服务技术指导和支持，建立及完善多学科联络会诊机制（包括妇产科、精神科、新生儿科、内外科等），在不同医疗机构和科室之间形成协作体系，共同制订孕产期心理健康管理计划，加强相关科室人员心理危机识别意识，建立中重度以上心理问题孕产妇的转介机制，畅通转诊合作的绿色通道，完善转诊网络体系。

技术难点

1. 精神心理健康问题表现形式多样，症状复杂，有阶段性、易反复的特点，难以用单一量表准确、全面评估。
2. 尽管现在建议进行全面筛查，但是许多专业机构的筛查率都很低，而且没有有效的筛查工具和方法，虽然临床筛查很重要，但难以客观评估确定产妇心理健康障碍问题。
3. 精神心理健康问题贯穿于妊娠、分娩、产后的全过程，但缺乏动态性的评估。

经验分享

1. 根据孕产妇具体情况个体化地选择恰当的评估方法，如：以抑郁为主要表现的用 SDS 表；以焦虑为主要表现的用 SAS 表；考虑社会因素可能影响较大时用社会支持评定量表。
2. 正确使用评定量表，向病人解释使用方法使其充分理解；结合实际情况，综合评价结果。
3. 重视并及早发现孕产妇精神心理健康问题，及时进行干预和治疗。

本节关键点

1. 了解围产期不同阶段的心理特点，重视孕产妇心理障碍对分娩的影响。
2. 正确运用自评量表进行评估，及早发现孕产妇心理健康问题。
3. 针对心理障碍的病人有重点地干预、疏导、治疗。

（颜建英　张勤建）

参考文献

1. 郑睿敏．孕产妇心理健康管理专家共识(2019 年). 中国妇幼健康研究，2019，30(007)：781-786.
2. YEATON-MASSEY A，HERRERO T. Recognizing maternal mental health disorders：beyond postpartum depression. Curr Opin Obstet Gynecol，2019，31：116-119.
3. 沈晓凤，姚尚龙．分娩镇痛专家共识(2016 版). 临床麻醉学杂志，2016(8)：816-818.
4. 曹泽毅．中华妇产科学．3 版．北京：人民卫生出版社，2014.
5. American College of Obstetricians and Gynecologists. ACOG practice bulletin no. 209：obstetric analgesia and anesthesia. Obstetrics and gynecology，2019，133(3)：e208-225.
6. CURRY SJ，KRIST AH，OWENS DK，et al. Interventions to prevent perinatal depression：US preventive services task force recommendation statement. Jama，2019，321(6)：580-587.
7. O'CONNOR E，SENGER CA，HENNINGER ML，et al. Interventions to prevent perinatal depression：evidence report and systematic review for the US preventive services task force. Jama，2019，321(6)：588-601.

第三章

正常分娩总论

……

第一节

分娩期的检查

导读

分娩前体格检查对孕妇来说至关重要，其有利于评估大致的头盆关系，包括腹部检查、阴道检查、胎心听诊以及超声检查。超声检查可以在特定情况下帮助确定胎方位。

一、腹部检查

腹部检查包括腹部的视诊和四步触诊。通过孕妇腹部的视诊和触诊可以确定胎方位。检查时孕妇排尿后仰卧在检查床上，头部稍垫高，暴露腹部，双腿略屈曲稍分开，使腹肌放松。检查者应该站在孕妇的右侧。如果孕妇已经临产，需在宫缩间期进行腹部检查。检查时需要明确以下问题：

(1) 胎儿是纵产式、横产式还是斜产式？

(2) 胎先露有无入盆？

(3) 胎儿背部及肢体在哪里？

(4) 宫底部是胎儿的哪一部分？

(5) 胎头是否衔接？

(6) 宫高和腹围是多少？

(7) 胎儿体重估计是多少？

(一) 视诊

注意腹形及大小。腹部有无妊娠纹、手术瘢痕及水肿等。

(二) 触诊

用四步触诊法检查子宫大小、胎产式、胎先露、胎方位以及胎先露部是否衔接。

第一步：宫底

检查者两手置于子宫底部，了解子宫外形并测得宫底高度，估计胎儿大小与妊娠周数是否相符。然后以两手指腹相对轻推，判断宫底部的胎儿部分，胎头硬而圆且有浮球感，胎臀软而宽且形状不规则（图 3-1-1）。

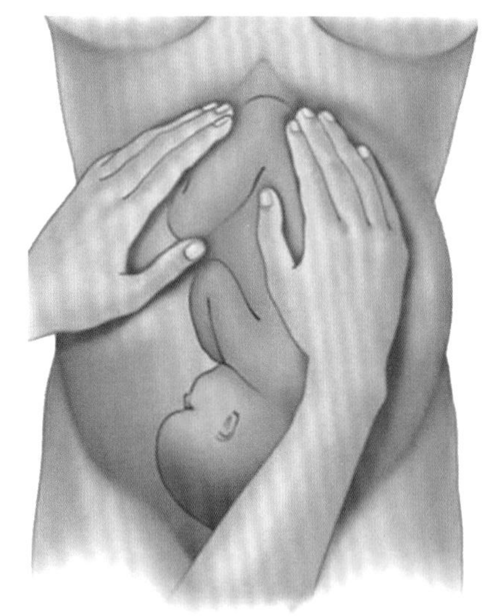

图 3-1-1　四步触诊法检查宫底

第二步：胎背

检查者左右手分别置于腹部左右侧，一手固定，另一手轻轻深按检查，触及平坦饱满者为胎背，可变形的高低不平部分是胎儿肢体，有时可感到胎儿肢体活动（图 3-1-2）。

第三步：胎先露

检查者右手拇指与其他四指分开，置于耻骨联合上方握住胎先露部，查清楚胎先露是胎头或胎臀，左右推动以确定是否衔接。若胎先露部仍可以左右移动，表示尚未衔接入骨盆；若不能被推动，则已衔接（图 3-1-3）。

第四步：再次核实先露部

检查者左右手分别置于胎先露部的两侧，向骨盆入口方向向下深按，再次核对胎先露部的诊断是否正确，并确定胎先露部入盆的程度。先露

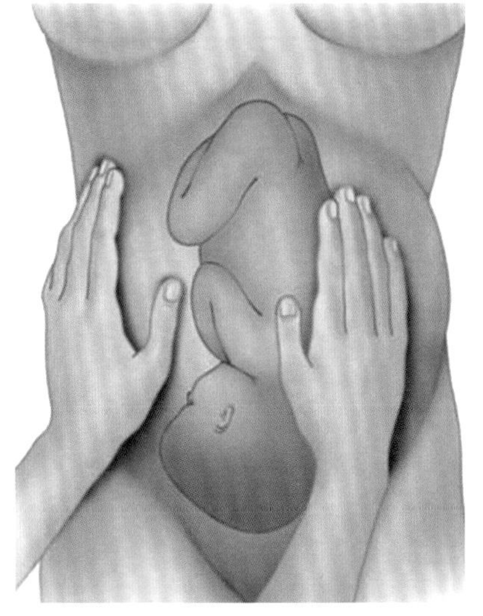
图 3-1-2　四步触诊法检查胎背

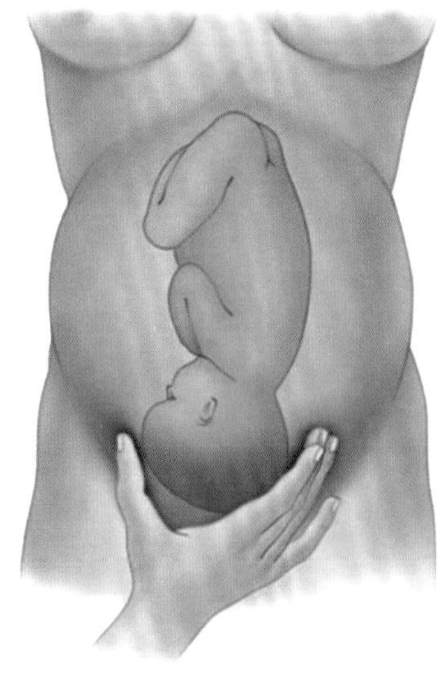
图 3-1-3　四步触诊法检查胎先露

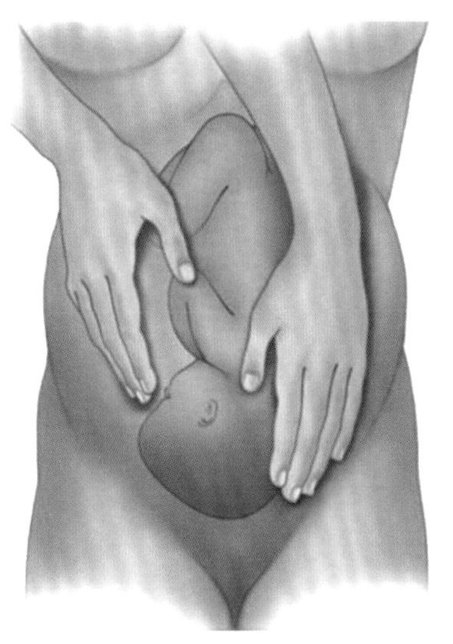
图 3-1-4　四步触诊法核实胎先露

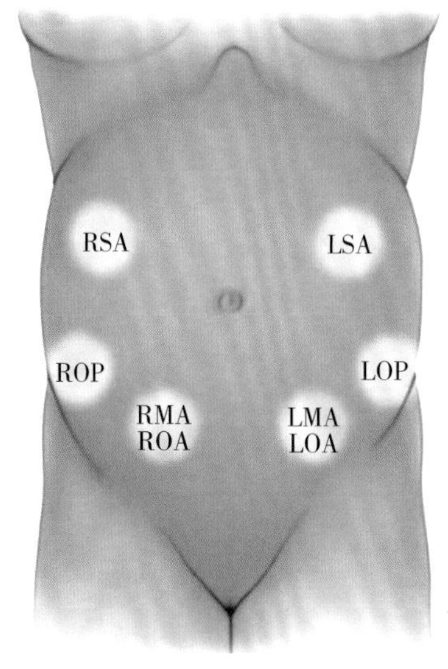

图 3-1-5　各式胎方位的胎心听诊部位

为胎头时，一手能顺利进入骨盆入口，另一手则被胎头隆起部阻挡，该隆起部称为胎头隆突。枕先露时，胎头隆突为额骨，与胎儿肢体同侧；面先露时，胎头隆突为枕骨，则与胎背同侧（图 3-1-4）。

（三）听诊

胎心在靠近胎背上方的孕妇腹壁上听得最清楚。听诊的部位取决于先露部和其下降程度。枕左前位（LOA）和颏左前位（LMA）时，胎心在脐左下方；枕右前位（ROA）和颏右前位（RMA）时，胎心在脐右下方；枕右后位（ROP）时，胎心在脐右下侧腹部；枕左后位（LOP）时，胎心在脐左下侧腹部；骶右前位（RSA）时，胎心在脐右上方；骶左前位（LSA）时，胎心在脐左上方（图 3-1-5）。肩先露时，胎心在靠近脐部下方听得最清楚。

二、阴道检查

阴道检查时需取膀胱截石位，排空膀胱，需严格消毒、轻柔、仔细地操作，而且常规需要使用窥阴器进行检查。

（一）宫颈

阴道检查能够直接接触宫口四周边缘，准确评估宫颈位置（前 / 中 / 后）、宫颈管消失、宫口扩张程度、宫颈厚薄、宫颈软硬度等信息。

（二）胎先露

需核实胎先露部及位置。若是头先露，还需了解矢状缝及囟门、胎方位，还需检查是否有产瘤形成、颅骨重叠变形等。此外，还需标明胎头下降程度。坐骨棘平面是判断胎头高低的标志。胎头颅骨最低点平坐骨棘平面时，以“0”表示；在坐骨棘平面上 1cm 时，以“−1”表示；在坐骨棘平面下 1cm 时，以“+1”表示，其余以此类推“−2、−3、+2、+3”等。

（三）胎方位

1. 若为臀先露，检查胎儿骶骨的位置，是单臀还是混合臀位。

2. 若为头先露，确认矢状缝的位置和方向，矢状缝是横行、纵行还是斜行(图 3-1-6)。

3. 判断矢状缝在耻骨联合和骶骨岬之间的位置。胎头均倾：若胎头矢状缝位于耻骨联合与骶骨岬的中点，则胎头均倾。若矢状缝偏离中线靠近耻骨联合，则考虑枕横位后不均倾位。若矢状缝偏离中线靠近骶骨岬，则考虑枕横位前不均倾位。

4. 检查前囟(图 3-1-7)和后囟(图 3-1-8)的位置和方向，是前还是后，是左还是右。

5. 如果很难准确判断胎方位，此时可用触摸胎儿耳郭法(图 3-1-9，图3-1-10)。

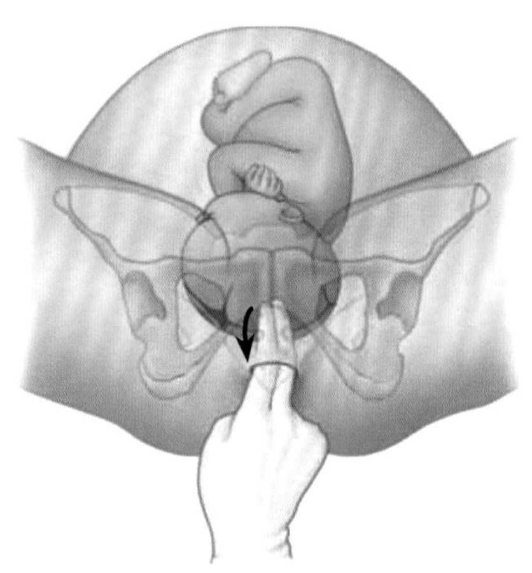

图 3-1-6　产科阴道检查触诊矢状缝示意图

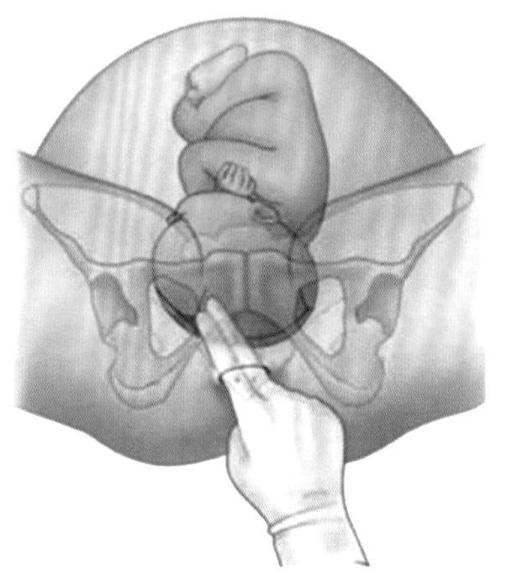

图 3-1-7　产科阴道检查触诊胎头前囟位置示意图

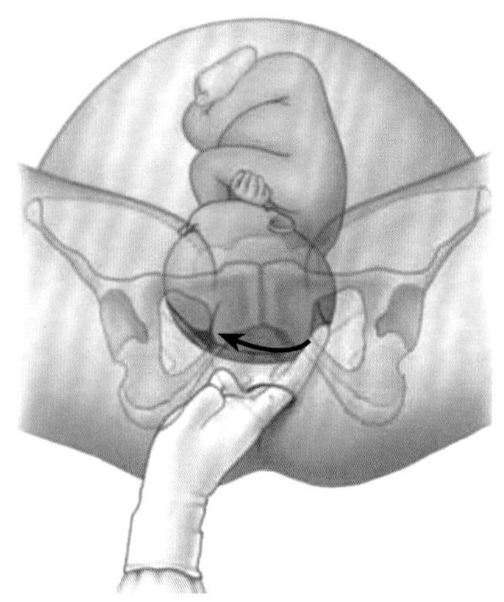

图 3-1-8　产科阴道检查触诊胎头后囟位置示意图

向胎头两侧高位触摸胎耳轮廓，以示指及中指触摸及拨动胎儿耳郭，耳郭边缘所在方向为枕骨的方向。

（四）羊膜

如果能够清楚地感受到前羊膜囊，则可考虑胎膜未破。若窥阴器检查可见后穹窿羊水池、胎脂，或可扪及胎头、头发，则可考虑胎膜已破。若不确定是否破膜，阴道后穹窿分泌物行羊齿状结晶、黏附分子检测及超声动态观察羊水变化等可协助判断。

（五）骨盆的评估

评估骨盆对角径，平均值为 12.5cm，此值减去 1.5~2.0cm 为骨盆入口平面前后径长度。方法：在孕 24~36 周时，检查者将一手的示指、中指伸入阴道，用中指尖尽量触到骶骨岬上缘中点，示指上缘紧贴耻骨联合下缘，另一手示指固定标记此接触点，抽出阴道内的手指，测量中指尖到此接触点距离可粗略等于对角径（图 3-1-11）。

此外，大多数孕妇骶骨岬不易扪及，若阴道检查时可扪及骶骨岬，则可考虑对角径较短。与此同时还需要评估坐骨棘是否突出、骶尾关节是否活动、坐骨切迹宽度、耻骨弓角度、坐骨结节间径（图 3-1-12）、后矢状径、会阴组织等。

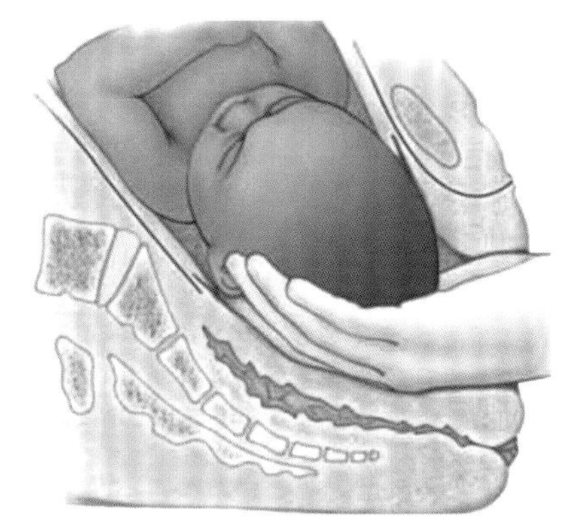

图 3-1-9　产科阴道检查触诊胎儿耳郭法 1

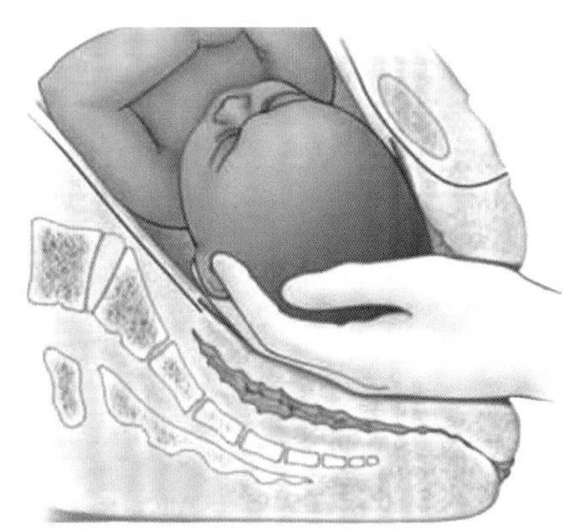

图 3-1-10　产科阴道检查触诊胎儿耳郭法 2

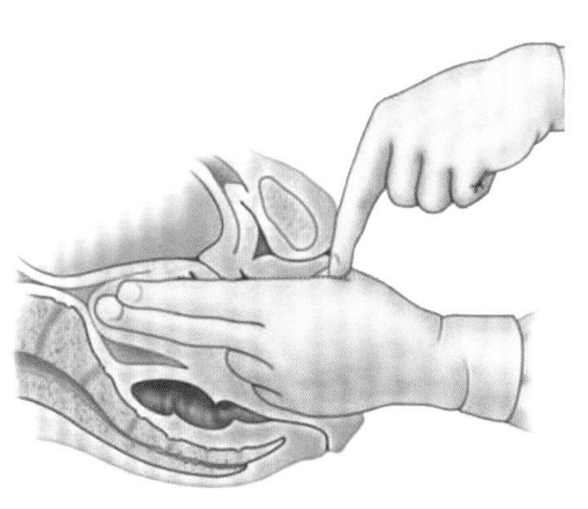

图 3-1-11　阴道检查测量骨盆对角径

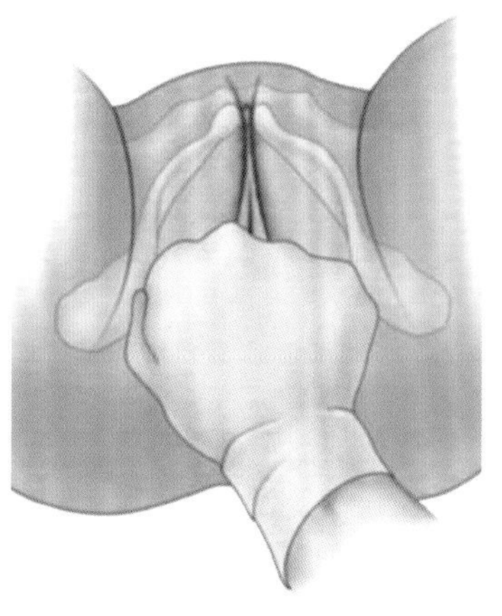

图 3-1-12　手测骨盆出口横径

经验分享

1. 正常情况下，部分初产妇在预产期前1~2周胎头入盆，经产妇于临产后胎头入盆。
2. 若已临产，胎头仍未入盆，则应充分估计头盆关系。可行胎头跨耻征检查，头盆不称提示可能有骨盆相对性或绝对性狭窄，但是不能单凭胎头跨耻征阳性轻易做出临床诊断，需要观察产程进展或试产后方可做出最终诊断。

本节关键点

1. 四步触诊主要检查子宫大小、胎产式、胎先露、胎方位以及胎先露部是否衔接等内容。
2. 阴道检查主要是针对宫颈、胎先露、胎方位及骨盆的评估。

（张华　余昕烊）

参考文献

1. 曹泽毅．中华妇产科学．3版．北京：人民卫生出版社，2014.
2. 谢幸，孔北华，段涛．妇产科学．9版．北京：人民卫生出版社，2018：50-53.
3. GLENN DP，JESSICA D，AMANDA YB，et al. Oxorn-Foote Human Labor and Birth. 6th ed. New York：McGraw Hill Education，2013：90-101.
4. CUNNINGHAM FG，LEVENO KJ，BLOOM SL，et al. Williams Obstetrics. 25th ed. New York：McGraw Hill Education，2018.
5. 中华医学会妇产科学分会产科学组．正常分娩指南．中华妇产科杂志，2020，55（06）：361-370.
6. 郑勤田，杨慧霞．产科学　正常和异常妊娠．7版．北京：人民卫生出版社，2018：242-244.

第二节

正常分娩机制

导读

分娩机制（mechanism of labor）指在分娩过程中，胎先露部通过产道时，在产力作用下为适应骨盆各平面的不同形态而进行的一系列的、被动的转动，使其能以最小径线通过产道的全过程，包括衔接、下降、俯屈、内旋转、仰伸、复位及外旋转等动作。

现就以临床上最常见的枕左前位（LOA）为例详加说明（图3-2-1）。

一、衔接

胎头双顶径进入骨盆入口平面，胎头颅骨的最低点达到或接近坐骨棘水平，称为衔接（engagement）（图3-2-2）。胎头呈半俯屈状，以枕额径衔接。矢状缝在骨盆入口的右斜径上，胎头枕骨在骨盆的左前方。胎头衔接后，产前检查时可触诊到胎头固定。初产妇可在预产期前的1~2周内衔接，经产妇在分娩开始后衔接。如初产妇临产后胎头仍未衔接，应警惕头盆不称。

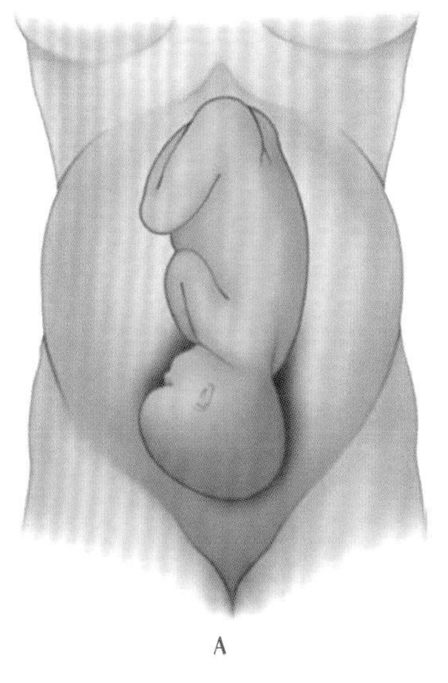

A

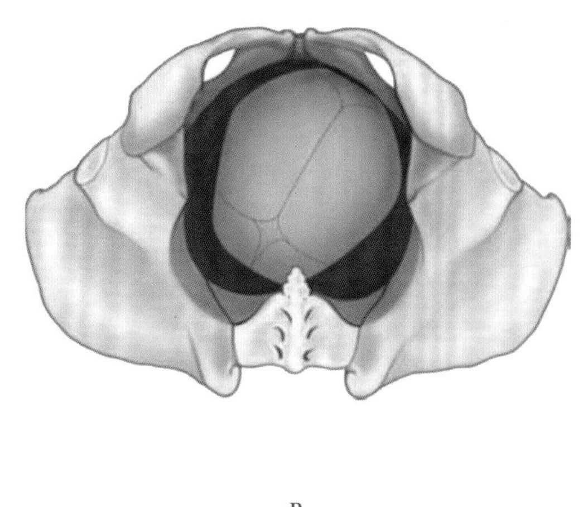

B

图 3-2-1 枕左前位
A. 正面观;B. 切面观

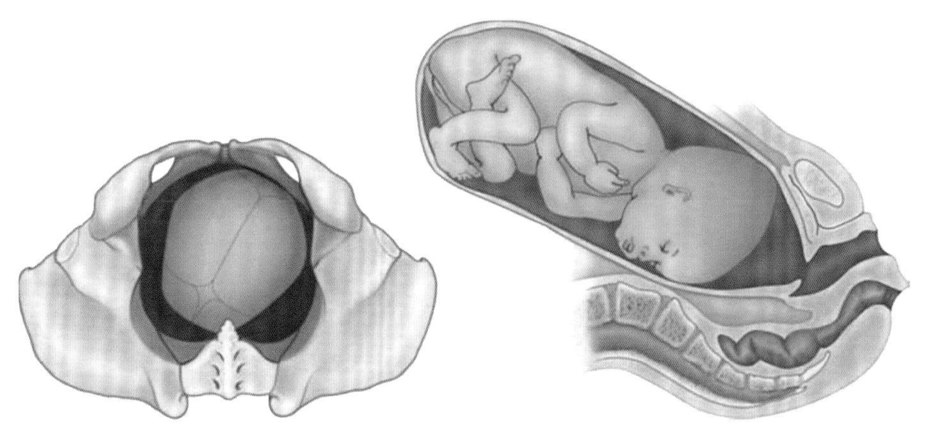

图 3-2-2 枕左前位胎头衔接(切面观及侧面观)

二、下降

胎头沿骨盆轴前进的动作称为下降(descent)。下降始终贯穿分娩过程。宫缩是下降的主要动力,因而胎头下降呈间歇性,即宫缩时胎头下降,间歇时胎头又退缩,这样可减少胎头与骨盆之间的相互挤压,对母婴有利。此外,第二产程时腹压能加强产力,也是使胎头下降的主要辅助力量。临床上观察胎头下降程度,是判断产程进展的重要标志。促使胎头下降的因素有:① 宫缩压力通过羊水传导,经胎轴传至胎头;②宫缩时宫底直接压迫胎臀;③胎体伸直、伸长;④腹肌收缩,腹压增加。

三、俯屈

当胎头以枕额径进入骨盆腔时,胎头处于半俯屈状态;当胎头降至骨盆底时,枕部遇肛提肌阻力,使原处于半俯屈状态的胎头进一步俯屈(flexion),使下颏靠近胸部,以最小径线的枕下前囟径取代较大的枕额径,以适应产道形态,有利于胎头继续下降(图 3-2-3)。

四、内旋转

中骨盆及骨盆出口为纵椭圆形。为便于胎儿继续下降,当胎头到达中骨盆时,在产力的作用

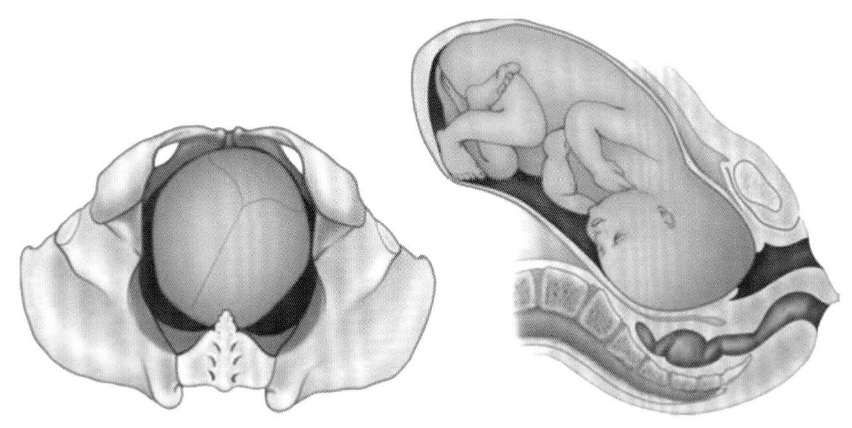

图 3-2-3 枕左前位胎头俯屈(切面观及侧面观)

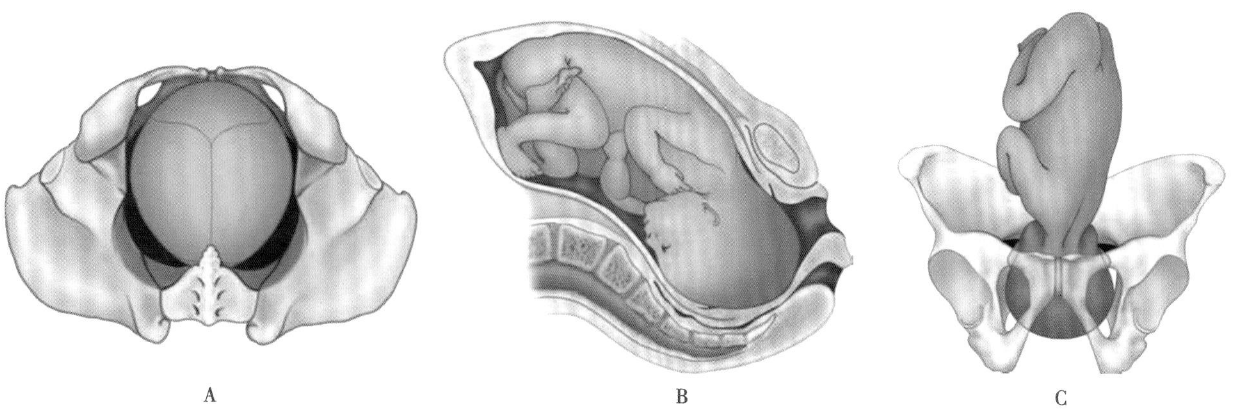

图 3-2-4 枕左前位胎头内旋转
A. 切面观;B. 侧面观;C. 正面观

下,胎头枕部向右前旋转 45°,达耻骨联合后面。使矢状缝与骨盆前后径一致的旋转动作称为内旋转(internal rotation)。完成内旋转后,阴道检查可发现后囟门在耻骨弓下。一般胎头于第一产程末完成内旋转动作。而与此同时,胎儿肩部仍处于左前位(图 3-2-4)。

五、仰伸

内旋转后,宫缩和腹压继续使胎头下降,当胎头到达阴道外口处时,肛提肌的作用使胎头向前,其枕骨下部达到耻骨联合下缘时,即以耻骨弓为支点,使胎头逐渐仰伸(extention),依次娩出胎头的顶、额、鼻、口和颏。此时胎儿双肩径沿骨盆入口左斜径进入骨盆(图 3-2-5)。

六、复位

胎头娩出时,胎儿双肩径沿骨盆入口左斜径下降。胎儿娩出后,为使胎头与胎肩恢复正常关系,胎头枕部向左旋转 45°,称为复位(restitution)(图 3-2-6)。

七、外旋转

胎肩在骨盆内继续下降,前肩向前向中线旋转 45°,胎儿双肩径转成与骨盆出口前后径相一致的方向,胎头枕部则需在外继续向左旋转 45°,以保持胎头与胎肩的垂直关系,称为外旋转(external rotation)(图 3-2-7)。

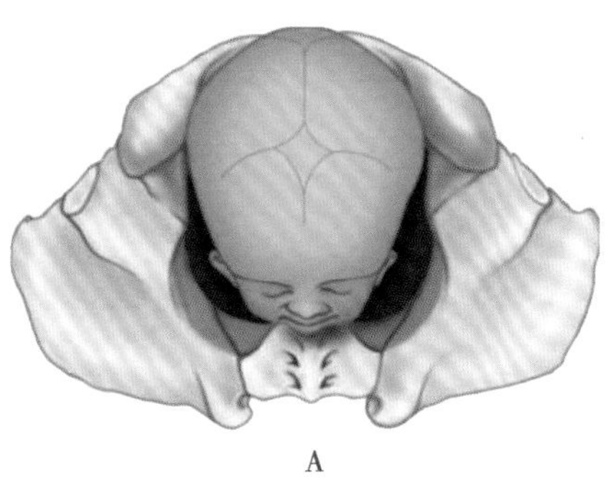
A

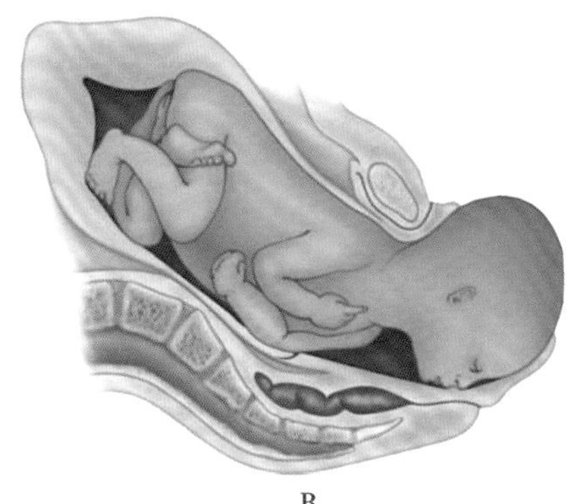
B

图 3-2-5　枕左前位胎头仰伸
A. 切面观；B. 侧面观

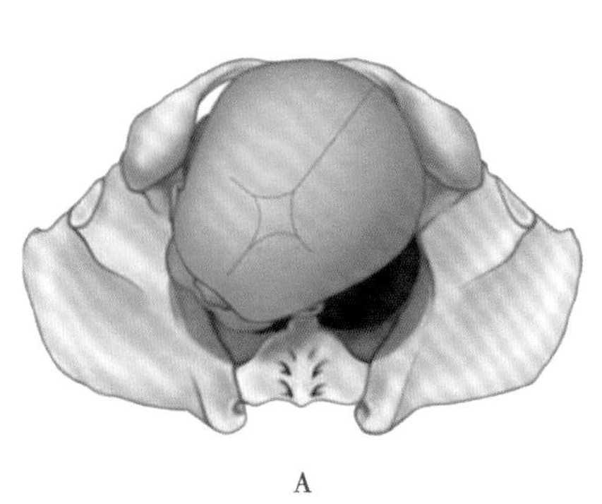
A

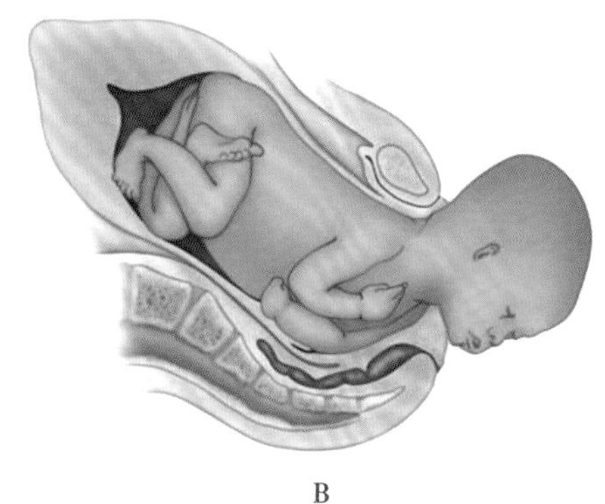
B

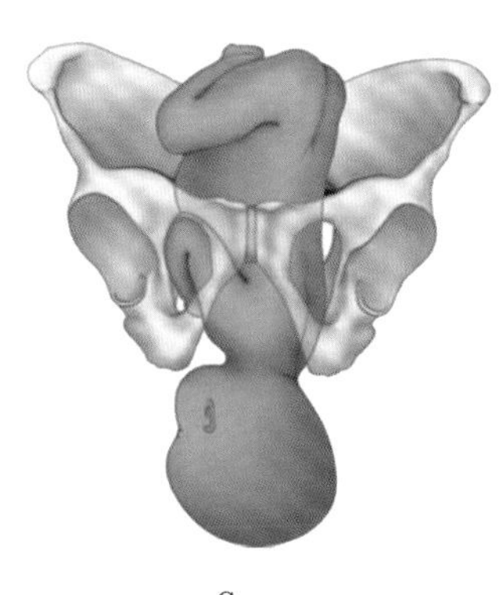
C

图 3-2-6　枕左前位胎头复位
A. 切面观；B. 侧面观；C. 正面观

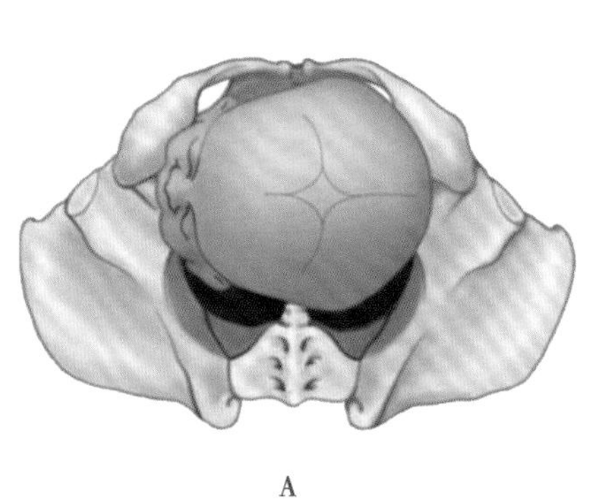
A

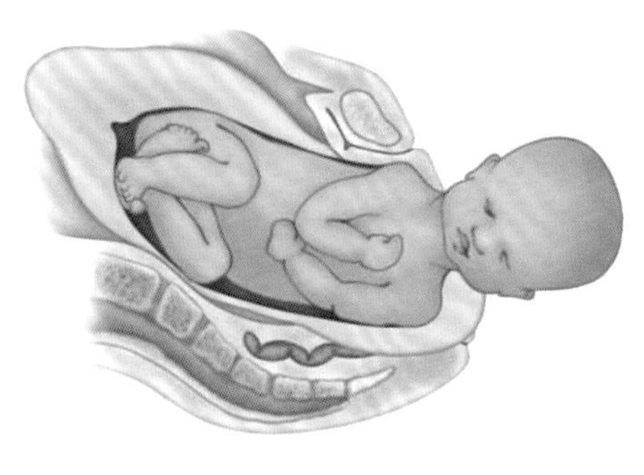
B

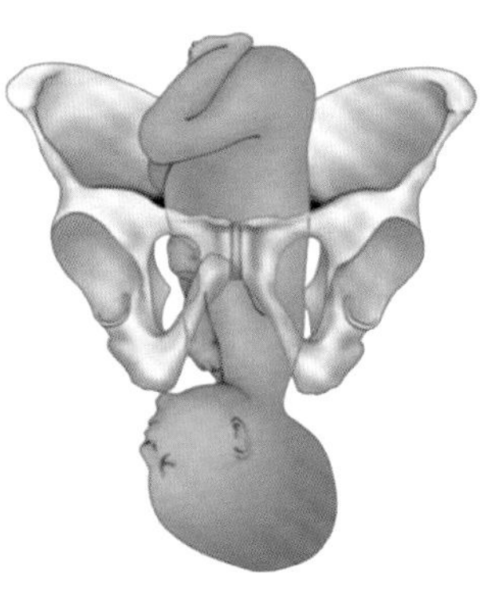
C

图 3-2-7　枕左前位胎儿外旋转
A. 切面观；B. 侧面观；C. 正面观

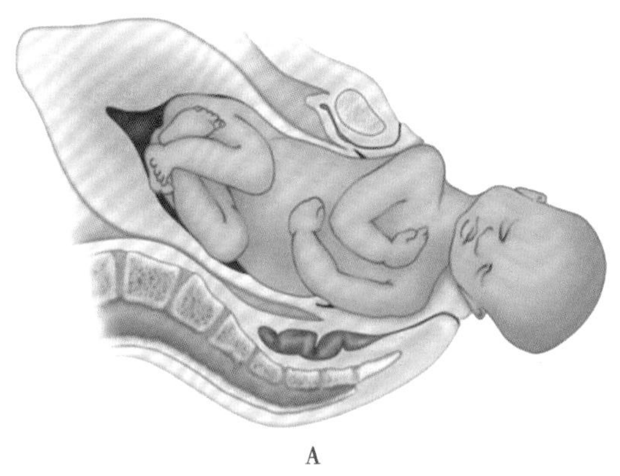
A

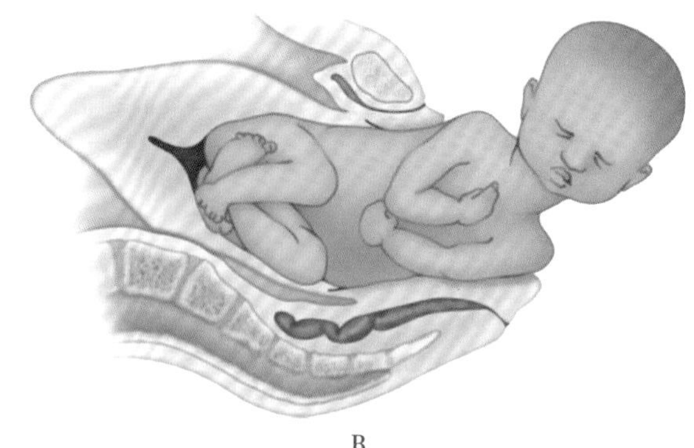
B

图 3-2-8 枕左前位胎儿娩出
A. 胎肩娩出；B. 胎儿娩出

八、胎肩及胎儿娩出

当头位于骨盆出口平面时，其胎肩位于骨盆入口平面，而且胎肩衔接的方位与胎头衔接的方位刚好相反。例如，胎方位是 LOA，胎头则是以骨盆入口平面右斜径衔接，胎肩则以骨盆左斜径衔接。宫缩和腹压迫使胎儿下降，前肩在耻骨弓下旋转至耻骨联合下方，至此胎肩与胎头重新处于垂直关系，随后前肩从耻骨联合下方娩出，随即后肩从会阴前面娩出。胎儿双肩娩出后，肢体及胎儿下肢随之取侧位顺利娩出（图 3-2-8）。

经验分享

1. 大多数枕左前位（left occipital anterior，LOA）正常分娩时，枕骨向前旋转 45°，使胎方位从 LOA 变为枕直前位（occipital anterior，OA）。
2. 在极少数情况下，例如轻度头盆不称、会阴体紧张、孕妇极度疲倦等，产程易发生停滞。此时胎方位可能有两种情况：

（1）胎方位已由 LOA 旋转至 OA，并停滞于 OA，此时需进行产钳助产方能结束分娩；

（2）胎方位不能旋转，停滞于 LOA，此时需使用产钳旋转胎方位后，再自然分娩或产钳助产分娩。

本节关键点

1. 胎头分娩包括衔接、下降、俯屈、内旋转、仰伸、复位及外旋转等动作。
2. 注意观察胎盘娩出的征象。

（张华　余昕烊）

参考文献

1. 凌萝达，顾美礼．难产．2 版．重庆：重庆出版社，2000：36-40.
2. 曹泽毅．中华妇产科学．3 版．北京：人民卫生出版社，2014.
3. 谢幸，孔北华，段涛．妇产科学．9 版．北京：人民卫生出版社，2018：50-53.
4. GLENN DP，JESSICA D，AMANDA YB，et al. Oxorn-Foote Human Labor and Birth. 6th ed. New York：McGraw Hill Education，2013：90-117 .
5. CUNNINGHAM FG，LEVENO KJ，BLOOM SL，et al. Williams Obstetrics. 25th ed. New York：McGraw Hill Education，2018.
6. 中华医学会妇产科学分会产科学组．正常分娩指南．中华妇产科杂志，2020，56（6）：361-369.
7. 郑勤田，杨慧霞．产科学　正常和异常妊娠．北京：人民卫生出版社，2018：242-244.

第三节
正常分娩过程

导读

妊娠达到或超过28周，胎儿及附属物从临产发动至全部从母体娩出的过程称为分娩(labor/ delivery)。分娩的全过程称为总产程(total stage of labor)，包括临产、产程进展(宫颈口扩张、胎先露下降)、胎儿及其附属物娩出。临床将总产程分为三个产程：第一产程(first stage of labor)，又称为宫颈扩张期，是指从临产开始到宫口开全(10cm)；第二产程(second stage of labor)，又称为胎儿娩出期，是指从宫颈口开全到胎儿娩出；第三产程(third stage of labor)，又称为胎盘娩出期，是指从胎儿娩出到胎盘娩出。

一、影响分娩的因素

影响分娩的因素有四个，包括产力、产道、胎儿和精神心理因素。

(一) 产力

产力(force of labor)包括子宫收缩力(简称宫缩)、腹肌和膈肌收缩力(统称腹压)及肛提肌收缩力。子宫收缩力是临产后的主要产力，正常子宫收缩具有以下特点：

1. **节律性** 有规律的阵发性收缩伴疼痛。

2. **对称性** 自两侧宫角部向宫底集中后向下段扩散，然后均匀、协调地遍及全子宫。

3. **缩复作用** 子宫底部肌肉收缩最强、最持久，向下逐渐变弱，子宫肌纤维每次收缩后变短、变粗，不能恢复至原来的长度，使宫腔逐渐变小，从而使胎先露逐渐下降，使宫口逐渐扩张。腹压是第二产程胎儿娩出的重要辅助力量。肛提肌收缩力是协助胎先露内旋转和仰伸所必需的力量。

(二) 产道

产道(obstetric canal)胎儿娩出的通道，分为骨产道和软产道，骨产道即为真骨盆，由骶骨、尾骨、两侧髂骨、耻骨、坐骨及其相互连接的韧带组成，骨盆腔的三个假想平面各径线的大小、骨盆倾斜度、骨盆类型均对分娩有影响，任一平面或任一径线异常都可能导致难产，表现为分娩受阻，产程进展迟缓或停滞。软产道由子宫下段、子宫颈、阴道和骨盆底软组织组成。

(三) 胎儿

分娩过程中胎儿(fetus)能否顺利通过产道，除产力和产道因素外，还取决于胎儿大小、胎方位以及胎儿有无畸形。枕前位为最有利于分娩的胎位，常见的是枕左前。

(四) 精神心理因素

精神心理因素(psychological factors)也是重要因素之一。分娩虽属于生理过程，但也会对产妇产生心理上的应激。如果产妇情绪稳定可使交感神经正常兴奋，使孕妇的心率、呼吸正常，从而使胎心正常、子宫收缩有力、宫颈口扩张进展顺利，使得正常分娩的概率增加，对自然分娩有良好的促进作用。一些不良的刺激如恐惧或紧张等情绪可导致子宫收缩乏力、宫口扩张缓慢、胎头下降受阻，甚至胎儿窘迫或产后出血等。

二、先兆临产

分娩前预示不久将临产的症状称为先兆临产。

1. **不规律宫缩** 又称为假临产(false labor)。假临产的特点是宫缩持续时间短(不超过30秒)且不恒定，间歇时间长(5分钟以上)且不规律，宫缩强度不增加，常在夜间出现、清晨消失，宫缩时不适主要在下腹部，宫颈管不缩短，宫口不扩张，给予哌替啶（杜冷丁）等较强的镇静、镇痛药能将其抑制。

2. **胎儿下降感（lightening）** 胎先露部下降进入骨盆入口使宫底下降，多数产妇感到上腹部较之前舒适，进食量增加，呼吸轻快，胎先露部的下降可使产妇产生尿频的感觉。

3. **见红（show）** 在分娩发动前24~48小时内，因宫颈内口附近的胎膜与该处的子宫壁分离，毛细血管破裂经阴道排出少量血液，与宫颈管内的黏液栓混合排出，称为见红。

注意：若阴道流血量较多，超过平时月经量最多的时候，不应只考虑是先兆临产，而应考虑妊娠晚期出血，如前置胎盘等疾病。

三、临产

临产（labor）的标志为有规律且逐渐增强的子宫收缩，持续30秒或以上，间歇5~6分钟，同时伴有进行性宫颈管消失、宫口扩张和胎先露部下降。临床上确定临产时间多数根据产妇回忆进行主诉而确定，不易与假临产区别。必要时可以肌内注射哌替啶（杜冷丁）100mg进行鉴别，镇静剂不能抑制临产。

（一）宫缩的监测

有以下几种方式监测宫缩：

1. **触诊与病人主观感受相结合** 检查者将手放到产妇腹部，宫缩时宫体部变硬，同时病人有明显的疼痛感，间歇期松弛变软，病人感觉疼痛消失或明显减轻。

2. **电子宫压监测与病人主观感受相结合** 在宫底放置宫压探头，宫压增加时病人有明显的疼痛感，间歇期松弛变软，病人感觉疼痛消失或明显减轻。

3. **宫缩间隔时间** 为宫缩完全缓解后到下次宫缩开始的时间。

（二）宫颈管检查

有以下几种方式：

1. **超声测值** 用于预测临产时间，或选择催产方式和时机。

2. **触诊** 检测者经肛门或阴道直接触诊宫颈长度，如触诊宫颈长1cm，则估计宫颈容受为60%~70%。

（三）宫颈口检查

有以下几种方式：

1. **超声测值** 不常用。

2. **触诊** 通过肛门或阴道直接感知并估计，一般是在宫缩时进行，如能容纳一个指头为宫颈口开1cm；宫口扩张超过5cm时可用包绕先露的宫颈边的宽度推算宫口开大的程度，如边宽2cm则宫口开大6cm，如边宽1cm则宫口开大8cm，不能在先露周围触摸到宫颈边时为宫口开全。

（四）胎头下降检查

以胎儿先露部最低点与骨盆坐骨棘平面关系进行评估，一般是在宫缩时经阴道或经肛门进行检查，与宫颈口检查同步进行，平坐骨棘为“0”（S+0），坐骨棘水平以上1cm为“-1”（S-1），坐骨棘水平以下1cm为“+1”（S+1）；一般在宫口开大5cm左右时，胎头最低点应到“0”位，胎头能否顺利下降是决定能否经阴道分娩的重要指标。

坐骨棘检查方法见图3-3-1。检查者右手戴手套，用示指经阴道或肛门首先寻找骶尾关节，然后向左或向右沿骶棘韧带走行就会触摸到一个小突起，即为坐骨棘。

四、总产程及产程分期

总产程即分娩的全过程，是指规律宫缩开始直到胎儿及其附属物娩出的全过程。临床上分为如下三个产程：

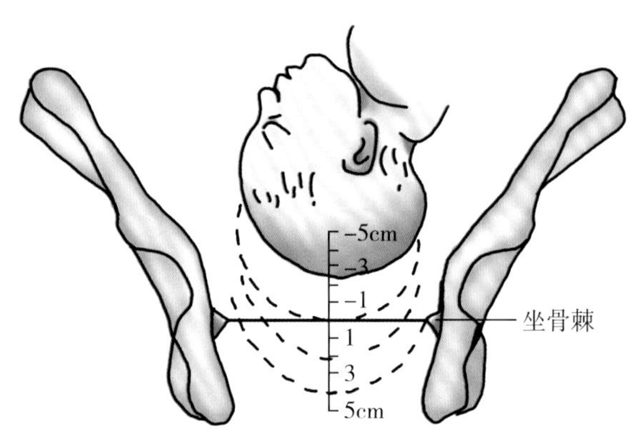

图3-3-1 先露高低示意图

（一）第一产程

第一产程又称为宫颈扩张期，从子宫肌层出现规律的具有足够频率和强度以及持续时间的收缩，导致宫颈管逐渐消失、宫口逐渐扩张直至开全的过程。目前，由于产程初期宫缩较轻微、稀发，故确定规律宫缩的起始时间准确性非常困难。一般而言，初产妇需 11~22 小时，经产妇需 6~16 小时；初产妇不超过 22 小时，经产妇不超过 16 小时。临床表现为规律宫缩、宫口扩张、胎头下降、胎膜破裂。

第一产程的临床表现：

1. **规律宫缩** 俗称“阵痛”，产程开始时，宫缩持续时间较短（约 30 秒钟）且弱，间隔时间较长（约 3~5 分钟），随产程进展，持续时间渐长（约 40~50 秒）且强度增加，间歇时间渐短（约 2~3 分钟）。当宫口近开全时，宫缩持续时间可达 1 分钟或以上，间歇时间仅 1~2 分钟。

2. **宫口扩张** 宫颈管消失并伴有宫口逐渐扩张，根据宫口扩张将第一产程分为潜伏期和活跃期。潜伏期宫口扩张速度缓慢，初产妇一般不超过 20 小时，经产妇不超过 14 小时。活跃期为宫口扩张的加速阶段，指从宫口扩张 5cm 至宫口开全。此期宫口扩张速度应≥0.5cm/h，一般情况下需要约 1.5~2 小时。如不能如期扩张，多是由于子宫收缩乏力、胎位异常、头盆不称等原因，应进行再次评估，确定处理方式。

3. **胎头下降** 胎先露于潜伏期下降不明显，活跃期下降加速，平均每小时下降 0.86cm。宫口开大 5cm 左右，先露下降在“0”位，可作为估计产程进展顺利与否的一个重要指标。

4. **胎膜破裂** 简称破膜。胎先露部衔接后，将羊水阻断为前后两部，胎先露部前面的羊水约 100ml，称为前羊水，形成前羊水囊，宫缩时嵌入宫口，有利于宫口扩张。当前羊膜腔压力增加到一定程度时胎膜自然破裂，自然破裂多发生在宫口近开全时。胎儿娩出后流出的羊水则称为后羊水。

经验分享

1. 新的产程标准提示，宫口开大 5cm 才出现陡峭的上升曲线；活跃期末无明显减速，故无减速期。
2. 由于产程开始时间难以准确确定，主观性较强，潜伏期时间往往不准确，目前在产程观察处理中更强调活跃期宫口扩张和胎头下降的速度。

（二）第二产程

第二产程又称为胎儿娩出期，是指从宫口完全扩张（开全）到胎儿娩出。第二产程的持续时间取决于胎儿大小、骨盆情况、胎方位及产力。初产妇第二产程不超过 3 小时（硬脊膜外阻滞下不超过 4 小时），经产妇不超过 2 小时（硬脊膜外阻滞下不超过 3 小时）。

第二产程的临床表现：

1. 当胎头降至骨盆出口，压迫骨盆底组织时，产妇有不由自主的排便感。

2. 随着产程进展，会阴逐渐膨隆和变薄，肛门括约肌松弛。

3. 胎头继续下降，于宫缩时胎头露出于阴道口，在宫缩间歇期胎头又缩回阴道内，称为胎头拨露。

4. 当胎头双顶径越过骨盆出口，宫缩间歇期也不再回缩，称为胎头着冠。

5. 着冠后会阴极度膨胀，产程继续进展，胎头枕骨于耻骨弓下露出，出现胎头仰伸娩出；胎头娩出后，接着出现胎头复位及外旋转，随之前肩、后肩相继娩出，胎体很快娩出，后羊水随之涌出，第二产程结束。

（三）第三产程

第三产程又称胎盘娩出期，是指从胎儿娩出后到胎盘娩出的过程，一般需 5~15 分钟，不超过 30 分钟。

胎盘剥离的征象有：

1. 胎儿娩出数分钟后阴道有量较多的鲜红色血液流出。

2. 宫体变硬呈球形，下段被扩张，宫体呈狭长形而被向上推，表现为宫底升高达脐上。

3. 剥离的胎盘降至子宫下段，阴道口外露的脐带自行延长。

4. 接生者用手掌尺侧轻压耻骨联合上方，宫体上升，但外露的脐带不回缩。

本节关键点

掌握每个产程的特点以及处理原则，掌握正常分娩的分娩机制。

（陈正琼　李真）

参考文献

1. 中华医学会妇产科学分会产科学组．正常分娩指南．中华围产医学杂志，2020，23（06）：361-370.
2. 谢幸，孔北华，段涛．妇产科学．9版．北京：人民卫生出版社，2018：170.
3. ZHANG L，TROENDLE J，BRANCH DW，et al. The expected labor progression after labor augmentation with oxytocin：a retrospective cohort study. PloS one，2018，13（10）：e0205735.
4. BURKE N，BURKE G，BREATHNACH F，et al. Prediction of cesarean delivery in the term nulliparous woman：results from the prospective，multicenter Genesis study. Am J Obstet Gynecol，2017，216（6）：598. e1-11.
5. KJERULFF KH，ATTANASIO LB，EDMONDS JK，et al. Labor induction and cesarean delivery：a prospective cohort study of first births in Pennsylvania，USA. Birth，2017，44（3）：252-261.
6. SARGUNAM PN，BAK LL M，TAN PC，et al. Induction of labor compared to expectant management in term nulliparas with a latent phase of labor of more than 8 hours：a randomized trial. BMC Pregnancy and Childbirth，2019，19（1）：493.
7. ZIPORI Y，GRUNWALD O，GINSBERG Y，et al. The impact of extending the second stage of labor to prevent primary cesarean delivery on maternal and neonatal outcomes. Am J Obstet Gynecol，2019，220（2）：191. e1-7.

第四节

各产程的处理

导读

分娩发动后，产妇出现各种临床表现，提示产程的开始，在各个产程中需要注意观察产妇的情况，同时必须连续定时观察并记录胎儿在宫内的情况，及时处理，保障母儿生命安全。

一、第一产程的观察和处理

（一）了解孕期情况

通过询问产妇和查阅资料，主要内容包括：

1. **月经史**　通过末次月经推算预产期，必要时结合孕期检查、检验结果对预产期进行修正。

2. **孕产史**　结合孕产史，选择恰当的分娩方式。

3. **需要的检查**　注意检查产妇的生命体征以及身高、体重，尤其是血压情况，及时发现妊娠期高血压疾病，预防子痫前期及子痫的发生。

4. **查阅孕期辅助检查结果**　常规项目（血常规、尿常规、凝血功能、唐氏筛查结果、传染病检查等）、出生缺陷筛查以及一些特殊检查项目，如孕期并发症、妊娠合并症检查等。

5. **产科检查**　宫高、腹围测量，骨盆外测量，估计胎儿体重，进行头盆评分，选择分娩方式。

（二）临产评估

1. 确定是否临产以及临产开始时间　如宫口已开，以出现规律下腹胀痛的时间为临产开始的时间；如宫颈管未消失、宫口未开，先诊断先兆临产，再根据宫口扩张情况修正临产开始时间。

2. 经阴道或经肛门检查宫颈管、宫口、先露高低，进行头位分娩评分。

注意：头位分娩评分是一个动态评分，在产程的不同阶段或产程出现变化时建议再次进行。

3. 需终止妊娠行药物引产时，要进行宫颈成熟度评估，评分 <6 分者，引产成功率低；评分≥6 分者，引产成功率高。

（三）产程观察

初产妇为 11~22 小时；经产妇为 6~16 小时，有以下主要临床表现：

1. **规律宫缩** 随产程进展，间歇渐短（2~3 分钟），持续时间渐长（50~60 秒），宫口近开全时，持续时间可达 1 分钟以上，间歇期仅为 1~2 分钟。

2. **宫颈口扩张** 是临产后规律宫缩的结果，一般是在宫缩时通过肛门或阴道进行检查，当宫口开大 10cm 左右，即宫口开全，潜伏期 2~4 小时做 1 次检查，活跃期 1~2 小时做 1 次检查，疑为宫颈管已开全者应随时再次评估。

3. **胎头下降** 与宫颈口检查同步进行。

4. **胎膜完整性** 胎膜破裂可发生在不同时段，大多发生在宫颈口近开全时，表现为不可控制的阴道流水、流液。

（四）产程的处理

1. **一般处理**

(1) 精神支持：缓解产妇的焦虑，使其情绪稳定。当产妇情绪稳定时，交感神经正常兴奋，心率、呼吸正常，子宫收缩有力，宫颈口扩张和胎头下降顺利，胎心正常，可以促进自然分娩。鼓励产妇少量多次进食高热量易消化的食物及足够的水分；不提倡静脉补液。

(2) 鼓励产妇自由活动：不提倡长时间仰卧位，以本能、自发的运动为佳，如走动、摇摆、慢舞、更换不同的姿势等。提倡步行和站立，可以增进舒适程度，降低宫缩的频率，促进有效的子宫收缩，加速胎儿头下降、子宫颈的扩张和变薄，有助于产程进展；步行时关节轻微的移动，可以帮助胎儿旋转和下降。

(3) 大小便：临产后，鼓励产妇每 2~4 小时排尿 1 次，以免膀胱充盈影响宫缩及胎头下降。因胎头压迫引起排尿困难者，应警惕有头盆不称，必要时导尿。初产妇宫口扩张 <4cm、经产妇宫口扩张 <2cm 时可行温肥皂水灌肠，既能清除粪便避免分娩时排便污染，又能通过反射作用刺激宫缩，加速产程进展。但有胎膜早破、阴道流血、胎头未衔接、胎位异常、有剖宫产史、宫缩强且估计 1 小时内即将分娩以及患严重心脏病等情况时，均不宜灌肠。但近期世界卫生组织（World Health Organization，WHO）不推荐为减少催产药物的使用而进行灌肠。

(4) 观察生命体征：特别是观察血压，正常情况下每 4~6 小时测量 1 次，以便及时发现产时高血压；发现血压增高后，应酌情增加监测次数并给予相应处理。

2. **胎儿观察** 主要通过胎心听诊和定时段的电子胎心监护观察。胎心应在宫缩间歇期听诊，随着产程进展适当增加听诊次数。高危妊娠或胎心、羊水异常时可连续监测胎心率，观察胎心与宫缩及胎动的关系，了解胎儿情况。

(1) 潜伏期每 1~2 小时听 1 次胎心。

(2) 活跃期每 15~30 分钟听 1 次胎心。

(3) 正常胎儿心率为 110~160 次 /min，若胎心持续异常，提示胎儿窘迫。

(4) 每 4 小时进行 1 次电子胎心监护，不提倡持续的电子胎心监护，会限制产妇活动，影响产程进展，除非有胎心异常表现。

(5) 出现任何胎心异常表现均要进行再次评估，以确定继续试产还是尽早结束分娩，以最大限度地保证胎儿和新生儿的安全。

3. **产程进展情况** 主要观察宫口扩张速度和胎先露下降速度。宫颈口扩张速度和胎先露下降速度的观察及处理：

(1) 潜伏期：是指从开始出现规律宫缩至宫口扩张 5cm，此期扩张速度较慢。有研究发现，无论产次多少，正常分娩宫口扩张从 4cm 到 5cm 可以超过 6 小时，从 5cm 到 6cm 可以超过 3 小时。初产妇一般不超过 20 小时，经产妇一般不超过 14 小时。但 WHO 推荐，第一产程中应告知产妇，潜伏期持续时间的个体差异较大，目前尚无确定的标准。

(2) 活跃期：活跃期是指宫口扩张 5cm 以上

至宫口开全。进入活跃期后宫口扩张速度加快。正常情况下，活跃期宫口扩张速度应≥0.5cm/h。根据新产程标准，活跃期停滞的诊断标准为：破膜后，宫口扩张≥5cm，宫缩良好但宫口停止扩张≥4 小时；或者子宫收缩乏力，宫口停止扩张≥6 小时。

2014 年中华医学会妇产科学分会产科学组发表了《新产程标准及处理的专家共识（2014）》，建议废弃 Friedman 产程图，采用表 3-4-1 辅助进行对宫口扩张及胎头下降的观察。2020 年《正常分娩指南》以宫口扩张 5cm 作为活跃期的标志，即正常情况下，活跃期宫口扩张速度不应 <0.5cm/h。因此对于自然临产的孕妇，WHO 不推荐根据活跃期宫口扩张速度 <1cm/h 来判断其可能发生不良结局。而且将活跃期宫口扩张速度下限定义为 1cm/h 是不合适的，不推荐仅根据这一项进行产科干预。

若出现活跃期停滞或活跃期有延长趋势，需进行再次评估给予适当处理，未破膜者给予人工破膜，并酌情行阴道检查及时查找原因，确定下一步的处理方式。

表 3-4-1 初产妇与经产妇宫口扩张平均时间和第 95 百分位时间

	产程	初产妇 /h	经产妇 /h
第一产程	宫口扩张程度		
	4~5cm	1.3(6.4)	1.4(7.3)
	>5~6cm	0.8(3.2)	0.8(3.4)
	>6~7cm	0.6(2.2)	0.5(1.9)
	>7~8cm	0.5(1.6)	0.4(1.3)
	>8~9cm	0.5(1.4)	0.3(1.0)
	>9~10cm	0.5(1.8)	0.3(0.9)
第二产程	镇痛情况		
	分娩镇痛（硬脊膜外阻滞）	1.1(3.6)	0.4(2.0)
	未行分娩镇痛（硬脊膜外阻滞）	0.6(2.8)	0.2(1.3)

二、第二产程的临床表现及处理

（一）临床表现

1. 宫口开全 经阴道或经肛门在胎儿头上触摸不到宫颈边缘，此时宫口已开全，进入第二产程。

2. 产生便意 当胎头降至骨盆出口压迫骨盆底组织时，产妇会出现排便感，产妇不自主地向下屏气。

3. 会阴改变 会阴渐膨隆变薄，肛门括约肌松弛。

4. 胎头拨露 随着产程进展，胎头在宫缩时露出于阴道口，间歇期缩回阴道内，为胎头拨露。

5. 胎头着冠 当胎头双顶径越过骨盆出口，宫缩间歇期也不再缩回阴道内，为胎头着冠（图 3-4-1）。

6. 胎头娩出 产程继续进展，胎头枕骨于耻骨弓下露出，出现仰伸，胎头娩出。

7. 胎肩、胎体娩出 胎头娩出后出现复位和外旋转，使胎儿双肩径与骨盆前后径一致，前肩、后肩相继娩出。随之胎体娩出，第二产程结束。

（二）产程的观察

1. 监测胎心 此期应勤听胎心，5~15 分钟 1 次，密切监测胎儿有无急性缺氧，最好用电子胎心监护，如发现胎心异常，应立即行阴道检查，再次评估，选择适当方式尽快结束分娩。

2. 胎先露下降 是第二产程重点观察的内容。第二产程胎先露下降较快，如宫口开全 1 小时胎头仍未开始拨露，应寻找原因，警惕骨盆出口出现头盆不称。

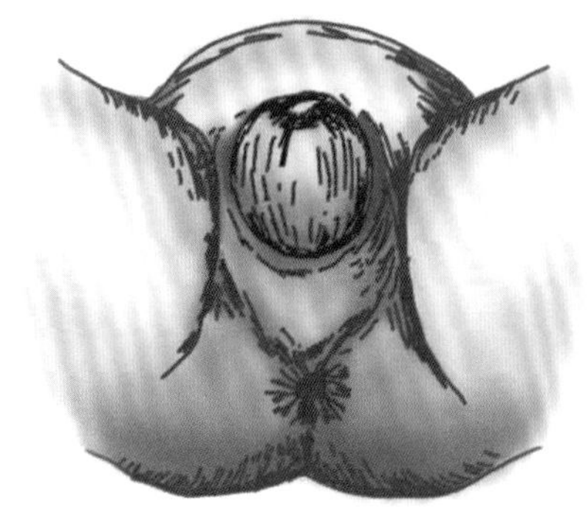

图 3-4-1 胎头着冠示意图

（三）产程处理

1. 持续性地进行情感上的支持，如赞美、鼓励、安慰、陪伴，减轻产妇的焦虑，树立分娩的信心。

2. 鼓励自发性用力，指导产妇在有用力欲望时才用力，保证每一次用力都能达到较好的效果，避免不必要的体能消耗。过度地用力并不能促进产程进展，因为可能会干扰胎头的下降和旋转，增加进行阴道助产和剖宫产的概率。而对于实施硬膜外镇痛的产妇，WHO 建议宫口开全后再过 1~2 小时或当产妇有屏气用力的感觉时再用力。

3. 分娩的姿势有半坐位式（常用）、直立式（近年使用率增加）。目前的研究结果未能显示哪一个更理想，助产士应根据产妇的喜好进行鼓励和协助。WHO 建议没有实施硬膜外镇痛的产妇可采用自由体位分娩，首推直立位。实施硬膜外镇痛的产妇鼓励自由体位分娩，包括直立位。

4. 助产

（1）常用的助产方法：当胎头拨露使会阴后联合紧张时，按常规会阴冲洗，消毒铺巾，助产者位于产妇右侧，左手鱼际肌轻按胎头，帮助胎头俯屈，同时也控制出头过快，当胎头枕部在耻骨弓下露出时，助产者右手的鱼际肌及手掌按于会阴体，随宫缩起伏自然并向上托起，宫缩间歇时放松。左手于胎头拨露时帮助胎头俯屈，着冠后帮助胎头仰伸，并控制出头速度到胎头娩出，右手托会阴保护动作持续到胎儿娩出。当胎头娩出后不要急于娩出胎肩，先挤出胎儿口鼻内的黏液和羊水，待胎头进行外旋转并复位，使胎儿双肩径与骨盆前后径一致，左手示指、中指放于胎儿颈部两侧，向下向外牵拉帮助娩出前肩；然后帮助娩出后肩，紧接着娩出胎体（图 3-4-2）。

（2）不托会阴接生法：当胎头拨露使会阴后联合紧张时，按常规会阴冲洗，消毒铺巾，助产者位于产妇右侧，将一只手置于胎头上方，宫缩时匀速控制胎头的娩出速度，每次用力时以胎头露出阴道外口直径 <1cm 为宜，控制胎头娩出速度的同时不要有协助胎头俯屈的动作，不干预胎头娩

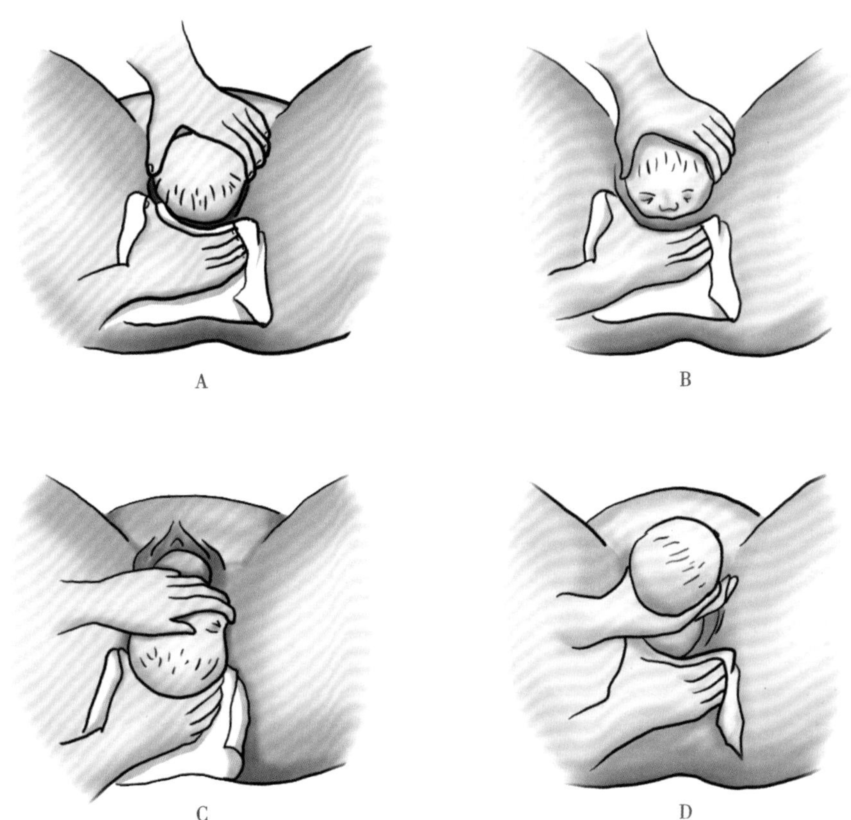

图 3-4-2 助产示意图
A. 协助胎头俯屈及控制娩出速度；B. 协助胎头仰伸；C. 娩前肩；D. 娩后肩

出的角度和方向，胎头双顶径到达外口时，可稍作停留，避免用力，指导产妇张口哈气，让会阴充分扩张，助产士右手五指分开，扣放于胎头上，控制胎头娩出速度，避免胎头娩出过快，双顶径娩出时不要刻意协助胎头仰伸，否则容易造成小阴唇内侧及前庭裂伤，对于产力好的产妇则于宫缩间歇期用力让胎头缓慢娩出；待胎头完全娩出后迅速清理胎儿口鼻内黏液，不急于娩肩，等待下一次宫缩，宫缩时双手托住胎头，嘱产妇均匀用力娩出前肩，娩肩时注意不要用力下压，以免增加会阴裂伤程度，前肩娩出后，双手托住胎头轻轻上抬缓慢娩出后肩。不托会阴接生的优点：在不增加产妇和新生儿风险的前提下，让助产变得更轻松，减少会阴侧切率，减少产后会阴不适症状。

(3) 关于会阴切开术：由于会阴后侧切术较自然裂伤损伤盆底肌肉更厉害，产时出血量较多，切口恢复时间较长，大多数产妇在产后较长时间会出现会阴部不适感，有的长达6个月，现不主张常规或无明确指征时行会阴侧切术；会阴正中切开术虽较会阴后侧切术有一些优点，如剪开组织少、出血不多、术后组织肿胀及疼痛轻微、切口愈合快，但切口延长撕裂至肛门括约肌的风险比较大，胎儿大，接产技术不熟练者不宜采用。因此主张严格掌握会阴切开指征。会阴切开的指征包括：①会阴过紧或胎儿过大，估计分娩时会发生Ⅲ度撕裂伤；②母胎有病理情况急需结束分娩者。

三、第三产程的临床经过及处理

(一) 临床经过

胎儿娩出后，宫底降至脐下，产妇稍感轻松，宫缩暂停数分钟后再次出现，促使胎盘剥离，原因是子宫腔容积明显缩小；胎盘与宫壁分离，胎盘后血肿形成，胎盘完全剥离而排出。

(二) 产程的处理

包括新生儿处理、娩出胎盘、评估出血量及病情观察。

1. 新生儿处理

(1) 新生儿断脐后置于辐射台上，擦干保暖。再次清理呼吸道，同时对新生儿进行Apgar评分(表3-4-2)。我国新生儿窒息标准：①5分钟评分≤7分，仍未建立有效呼吸；②脐动脉血气pH<7.15；③排除其他引起低Apgar评分的病因；④产前具有可能导致窒息的高危因素。其中①~③为必要条件，④为参考条件。

表3-4-2 Apgar评分

体征	评分		
	0分	1分	2分
心跳	无	<100次/min	≥100次/min
呼吸	无	浅慢不规则	哭声好
肌张力	松弛	四肢稍屈	四肢活动
喉反射	无	有些动作	咳嗽、恶心
肤色	全身苍白	躯干红、四肢紫	全身红润

(2) 清理呼吸道：断脐后继续清除新生儿呼吸道黏液和羊水，以免发生吸入性肺炎，徒手，或者也可用吸痰管或导管负压吸引。

(3) 呼吸道清理干净后，刺激新生儿啼哭，建立呼吸，可用手轻拍新生儿足底，新生儿啼哭后才开始处理脐带。

(4) 脐带处理；用两把血管钳钳夹脐带，在其中间剪断。

2. 娩出胎盘

(1) 观察胎盘剥离征象。

(2) 协助娩出胎盘：正确处理胎盘的娩出能减少产后出血的发生，接产者切忌在胎盘尚未完全剥离时用手按揉、下压宫底或牵拉脐带，以免引起胎盘部分剥离而出血或拉断脐带，甚至造成子宫内翻，当确认胎盘已完全剥离时，于宫缩时以左手握住宫底(拇指置于子宫前壁，其余四指放于子宫后壁)并按压，同时右手轻拉脐带，协助娩出胎盘。当胎盘娩出至阴道口时，接产者用手捧住胎盘，向一个方向旋转并缓慢向外牵拉，协助胎盘胎膜完整娩出(图3-4-3)。

(3) 检查胎盘、胎膜是否完整：在胎盘、胎膜娩出后将其铺平，先检查胎盘母体面，查看胎盘小叶有无缺损，然后将胎盘提起，查看胎膜是否完整，再检查胎盘胎儿面边缘有无血管断裂，能及时发现副胎盘。若有副胎盘、部分胎盘残留或大部

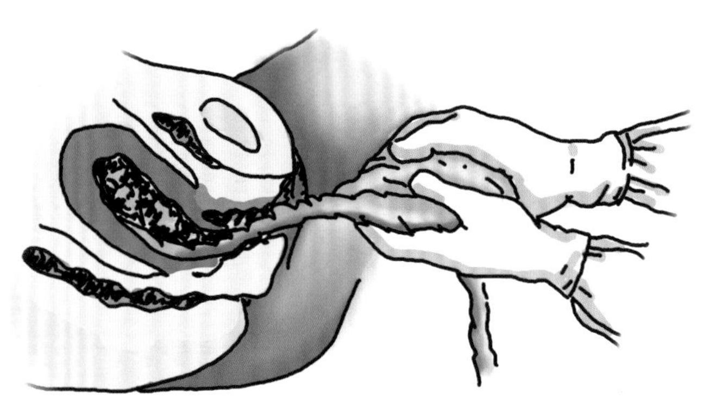

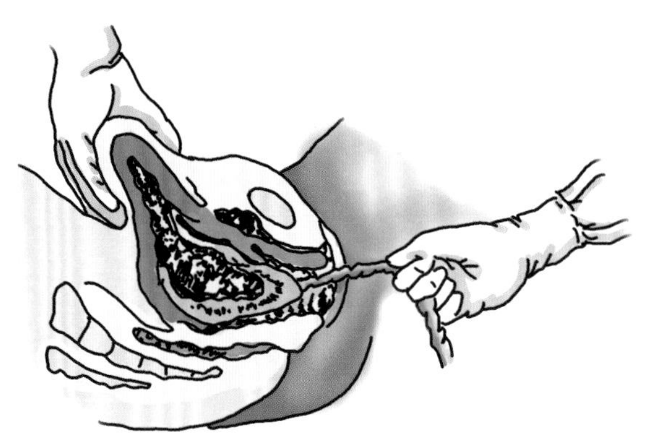

图 3-4-3 娩胎盘示意图

分胎膜残留时，应在无菌操作下伸手入宫腔取出残留组织。

3. **检查软产道** 胎盘娩出后，应仔细检查会阴、小阴唇内侧、尿道口周围，阴道及宫颈有无裂伤，若有裂伤应立即缝合。

4. **预防产后大量出血**

（1）正常分娩时大多数产妇出血量不超过 300ml。有产后出血史或易发生子宫收缩乏力的产妇（如分娩次数≥5 次的多产妇、双胎妊娠、羊水过多、滞产）以及合并有凝血功能异常疾病的产妇，可在胎儿前肩娩出时给予缩宫素 10U，加于 25% 葡萄糖溶液 20ml 内静脉注射，也可在胎儿娩出后立即经脐静脉快速注入生理盐水 20ml，内加缩宫素 10U，均能使胎盘迅速剥离，减少出血。

（2）若胎儿已娩出 30 分钟，胎盘仍未排出，出血不多时应注意排空膀胱，再轻轻按压子宫及静脉注射宫缩剂，如果仍不能使胎盘排出，再行手取胎盘术；或当胎盘未剥离而出血≥200ml 时，应行手取胎盘术。其步骤为：重新消毒外阴，将一只手并拢呈圆锥状沿着脐带通过阴道伸入宫腔，接触到胎盘后，即从边缘部位，手掌面向着胎盘母体面，手背与子宫接触，手指并拢以手掌尺侧缓慢将胎盘从边缘开始逐渐自子宫壁分离，一手置腹部按压宫底。待胎盘已全部剥离后，用手牵拉脐带协助胎盘娩出，人工剥离胎盘后应立即肌内注射宫缩剂。若胎盘娩出后出血多时，可经下腹部直接注入宫体肌壁内或肌内注射麦角新碱 0.2~0.4mg 或者卡前列素氨丁三醇注射液 250μg，并将缩宫素 20U 加于 5% 葡萄糖溶液 500ml 内静脉滴注。

四、产后观察处理

1. 观察子宫收缩情况，每 30 分钟评估 1 次，如有子宫收缩乏力，阴道出血量多，需及时处理，如使用缩宫素、按摩宫底等，防止产后大出血。

2. 观察生命体征，及时发现产后血压升高，防止产后子痫发生。

3. 观察产妇临床表现，如有寒战、呼吸困难、血压下降等表现时，应警惕产后羊水栓塞。

4. 鼓励产妇多喝水，尽早排出小便，以免产后尿潴留。

5. 产后 30 分钟内进行早接触、早吸吮，鼓励母婴同室。

经验分享

1. 分娩全过程即总产程，是指从规律宫缩开始至胎儿、胎盘娩出的过程，目前已经摒弃旧有观念，新的产程标准提示：第一产程以宫口扩张 5cm 作为活跃期的标志，在此之前，应该尽量减少不必要的人工干预。
2. 第二产程初产妇产程不超过 3 小时（硬脊膜外阻滞下不超过 4 小时），经产妇不超过 2 小时（硬脊膜外阻滞下不超过 3 小时）。
3. 各产程均有相应的监护内容和处理措施。

本节关键点

1. 注意观察各个产程的变化，及时有效地处理各个产程中出现的特殊表现。
2. 注意新的产程标准的改变，尤其是对于第一产程，活跃期的临界点为宫口开大5cm。在此之前，应该尽量减少不必要的人工干预。而对于第二产程，初产妇产程不超过3小时（硬脊膜外阻滞下不超过4小时），经产妇不超过2小时（硬脊膜外阻滞下不超过3小时）。产程中一旦出现异常或干预指征应积极处理。
3. 各产程均有相应的监护内容和处理措施。
4. 及时发现及预防产后出血。

（陈正琼　李真　钟序素）

参考文献

1. 中华医学会妇产科学分会产科学组．正常分娩指南．中华围产医学杂志，2020，23(06)：361-370.
2. 段然，漆洪波．“WHO产时管理改进分娩体验(2018)”第一产程相关推荐的解读．中国实用妇科与产科杂志，2019，35(4)：431-434.
3. 贾小燕，漆洪波．WHO“产时管理改进分娩体验”关于第二、三产程的推荐建议．中国实用妇科与产科杂志，2019，35(5)：547-550.
4. 谢幸，孔北华，段涛．妇产科学．9版．北京：人民卫生出版社，2018：170.
5. BURKE N，BURKE G，BREATHNACH F，et al. Prediction of cesarean delivery in the term nulliparous woman：results from the prospective，multicenter Genesis study. Am J Obstet Gynecol，2017，216(6)：598.e1-11.
6. SARGUNAM PN，BAK LL M，TAN PC，et al. Induction of labor compared to expectant management in term nulliparas with a latent phase of labor of more than 8 hours：a randomized trial. BMC Pregnancy and Childbirth，2019，19(1)：493.
7. ZIPORI Y，GRUNWALD O，GINSBERG Y，et al. The impact of extending the second stage of labor to prevent primary cesarean delivery on maternal and neonatal outcomes. Am J Obstet Gynecol，2019，220(2)：191.e1-7.

第五节

改善分娩结局的措施

导读

妊娠和分娩是一个自然的生理过程，但在这一生理过程中存在着各种危及母儿健康和安全的风险。采取多种措施，对产程进行恰当的管理，能够提高正常分娩率、降低难产率，降低母儿死亡率、患病率，从而改善分娩结局。

一、新产程标准的合理使用

近20年来，随着婚育年龄推迟、孕妇体重增加、胎儿体重增大，分娩过程发生了改变，各种引产、催产方法的使用，以及分娩镇痛、胎儿监护技术等产科干预也在改变分娩过程，对正常产程时限的界定及产程的处理，都发生了明显的变化。结合国内外的研究成果和国外权威指南，中华医学会妇产科学分会产科学组于2014年发表了《新产程标准及处理的专家共识(2014)》，建议用新产程来指导处理，在母儿安全的前提下，密切观察产程进展。对缓慢而有进展的产程给予更多耐心观察的时间，以促进阴道分娩，减少不必要的干预，降低不必要的剖宫产率。2020年，为进一步规范正常分娩的处理，提高阴道分娩率，又发表了《正常分娩指南》，采纳了2018年WHO的推荐，以宫口扩张到5cm作为进入活跃期的标志，强调以母儿为中心的照护，优化产妇在产程和分娩中的体验，并且维护其尊严与隐私。

采用新产程，可提高阴道分娩率、降低剖宫产率。对于进展缓慢的产程，在母儿情况良好、除外头盆不称的前提下，应给予充分试产的机会，可提高阴道分娩的成功率，有效降低剖宫产率。但应注意，在应用新产程标准处理产程时，应加强对母儿的监测，提高对头盆不称的临床识别能力，防止不必要的过度试产对母儿产生的伤害；此外，对于有合并症、并发症的孕妇，不能机械性地照搬新产程对正常低危产妇的管理要求，而应充分考虑到疾病的特点及母儿的耐受性，对产程的处理应更为积极，需要采取谨慎的个体化措施。

（一）产程异常的定义及处理

产程异常可分为产程延缓和产程停滞，两者的治疗和预后不尽相同。低于正常进度为产程延缓或延长，在母儿状态良好的情况下，可继续试产。进展完全停止为产程停滞，可作为剖宫产的指征。发生产程异常时，需要仔细评估母儿情况，并除外头盆不称，才可继续试产。常见的产程异常包括：

1. **潜伏期延长** 初产妇>20小时，经产妇>14小时，单纯的潜伏期延长不是剖宫产指征。

2. **活跃期停滞** 破膜后且宫口扩张≥5cm，宫缩良好而宫口停滞扩张≥4小时可诊断为活跃期停滞；如宫缩欠佳，宫口停滞扩张≥6小时可诊断为活跃期停滞。活跃期停滞可作为剖宫产的指征。

3. **活跃期延缓** 活跃期宫口扩张的下限为0.5cm/h，而非原先的1.0cm/h或1.2cm/h。缓慢但有进展的活跃期，母儿情况良好者，可继续观察，酌情进行人工破膜和/或缩宫素催产。

4. **胎头下降延缓** 第二产程胎头下降初产妇<1.0cm/h，经产妇<2.0cm/h。

5. **胎头下降停滞** 第二产程胎头下降停止>1小时。

6. **第二产程延长** 对于初产妇，如行硬膜外阻滞，第二产程超过4小时，如无硬膜外阻滞，第二产程超过3小时，产程无进展可诊断；对于经产妇，如行硬膜外阻滞，第二产程超过3小时，如无硬膜外阻滞，第二产程超过2小时，产程无进展可诊断。

7. **滞产** 总产程≥24小时，为旧产程中的定义，新产程中对滞产没有定义。研究显示，在母儿条件良好时，产程超过24小时并不是剖宫产指征。

（二）产程各阶段的特点及处理要点

1. **第一产程潜伏期** 潜伏期以宫口扩张为主，胎头下降不明显，建议每4小时进行阴道检查评估产程进展。阴道检查次数过多会增加母儿感染的发生率，因此在产程中应避免不必要的阴道检查，但如孕妇出现会阴膨隆、阴道血性分泌物增多、排便感等可疑宫口快速开大的表现时，应立即行阴道检查。

潜伏期应避免过度干预，以观察和支持治疗为主。有头盆不称者，如胎头高浮、规律宫缩4~6小时无进展，建议行剖宫产术结束分娩。

当潜伏期延长时，要进行四步触诊，判断胎头入盆情况、跨耻征，行阴道检查判断头盆关系。在排除明显的头盆不称，母儿状况良好的情况下，可给予镇静、人工破膜及缩宫素催产，如缩宫素催产（或结合人工破膜）12~18小时产程无进展，可诊断为引产失败。

2. **第一产程活跃期** 宫口扩张5cm为活跃期的起点，活跃期除了宫口扩张增快外，胎头下降也增快。经产妇活跃期进展快于初产妇。建议每2小时进行阴道检查评估产程进展。

活跃期延缓（宫口扩张<1cm/2h）或2小时无进展，需仔细评估胎心情况、有无头盆不称及胎位情况，有明显头盆不称者应及时剖宫产，除外头盆不称者，应加强宫缩，纠正胎位，观察产程进展，多数病人4小时可见效。

宫缩良好者4小时无进展，宫缩欠佳者6小时无进展，可诊断为活跃期停滞，成为剖宫产指征。

3. **第二产程** 以胎头下降为主要表现，并伴随胎头旋转。建议每1小时进行阴道检查评估产程进展。

加强对产妇的照护，鼓励产妇采用最舒适的姿势进行分娩，指导产妇用力。采用椎管内麻醉的初产妇在第二产程开始时即应在指导下用力，可降低绒毛膜羊膜炎、产后出血及新生儿酸中毒的风险。推荐根据孕妇意愿和实际条件，采用一些减少会阴损伤和利于自然分娩的措施（包括会阴按摩、热敷和会阴保护）。不推荐在第二产程阶段应用人工宫底加压加速分娩。对于阴道自然分娩的产妇不推荐常规使用会阴切开术。

胎头下降缓慢或停滞时，需仔细评估，除外子宫收缩乏力、头盆不称及胎位异常。如存在头盆不称，则需及时行剖宫产。在考虑阴道助产或剖宫产之前，应对胎方位进行评估，必要时进行手转胎头到合适的胎方位。

对第二产程延长者（初产妇3小时、经产妇2小时，有硬膜外阻滞时分别为4小时和3小时），可由经验丰富的医师或助产士进行阴道助产，如助产不适合，则尽快行剖宫产术结束分娩。

第二产程时宫缩更为强烈、胎儿经历第一产程后储备能力下降、胎头在产道内受压，因此，第二产程更需要加强对母儿的监测，一旦发现母儿异常，需进行评估，并尽快结束分娩。

值得注意的是，新产程对产程观察时间明显久于以往，尤其是第二产程，需要考虑胎儿暴露于过长强烈宫缩下的风险，以及对母儿远期（如盆底功能）的可能影响，因此对第二产程时间的延长需持谨慎的态度。《威廉姆斯产科学》（第25版）[*Williams Obstetrics*（*25th edition*）]也指出：第二产程 >3 小时者新生儿的不良结局升高，尽管其绝对发生率并不高，此外，母体感染、出血、重度会阴裂伤的风险增加。因此对第二产程新标准的安全性需要谨慎对待。

4. **第三产程**　为胎盘娩出期，即胎儿娩出到胎盘娩出，需5~15分钟，不超过30分钟。除常规处理外，还应强调积极处理第三产程，即胎儿或胎肩娩出后立即使用缩宫素预防产后出血、宫缩时有控制地牵拉脐带、胎盘娩出后按摩子宫。其中，宫缩剂的及时使用是预防产后出血的主要手段。

5. **第四产程**　产后并发症多见于产后2小时，因此，产后2小时也被称为第四产程。有高危因素者产后出血高危时段应延长到产后4小时。应加强对第四产程的管理，密切观察病人的一般情况、生命体征、子宫收缩情况和出血量变化，并及时处理，以降低产妇患病率及死亡率。对产程长、阴道助产、巨大胎儿、急产及有合并症的病人，尤其要加强对产后的观察和监护。

总之，在以新产程标准处理产程的过程中，并不是简单地通过产程时间来决定是否剖宫产，而是仍要强调评估胎位、理解分娩机转和头盆不称的必要性，不能忽视既往的产科实践经验。在新产程标准中应重视个体化原则的跟进，在充分试产争取阴道分娩的过程中，及时发现母儿异常或头盆不称，并相应改变分娩方式，避免一味地试产而对产妇和胎儿造成伤害。

二、正常产程中的入量管理

产程持续时间长，紧张，疼痛，出汗，呼吸加快，导致产妇液体与电解质的消耗增加。产程中代谢需求相当于持续中等有氧运动的代谢，运动医学研究证实，不论是在高强度、中等强度还是在间断运动中，摄入碳水化合物不仅可以增强运动效能，还可以延缓疲劳。此外，脱水也可导致产程延长。因此，产程中除了补充能量，还要补充水和电解质。WHO 明确指出，在分娩过程中及时补充能量和液体，是降低剖宫产的技术措施之一。

（一）正常产程中关于进食、饮水的建议

1. **产程中产妇可按照意愿进食、饮水**　20世纪30年代，发达国家对受过教育的产妇使用吗啡和莨菪碱麻醉，以减轻阴道分娩疼痛。1946年，Mendelson 对44 016名使用麻醉药物的产妇资料进行分析，66人误吸，2名产妇死亡。Mendelson 建议在美国实施产程中禁食的管理政策，此后美国等发达国家相继采取产程中禁食的管理措施。但在当今时代，随着麻醉技术的提高，此风险已经变得很低，人们对产程中禁食的规定提出了质疑。国际上陆续有文献报道产程中饮食、饮水的相关研究，不赞成在产程中禁食。荟萃分析显示，对低危产妇，与严格限制进食组相比，产程中不严格限制进食可缩短产程（平均缩短16分钟，95% 置信区间为 -25~-7），不增加呕吐风险，其他产科及新生儿结局相同，两组均未发生全身麻醉时吸入。我国虽然没有经历过产程中禁食的阶段，但近30年来不断增高的剖宫产率使得有些医院存在不成文的规定，即在产房不鼓励产妇根据意愿进食，甚至为随时准备剖宫产，不允许产妇进食、饮水，而限制经口摄食可导致脱水和酮症，这些问题值得注意。施行剖宫产可能性较低的女性应按照意愿进食、饮水。WHO明确推荐：在没有高危因素的情况下，在产程中不应该干扰孕妇饮食。英国国家卫生与临床优化研究所（National Institute for Health and Care Excellence，NICE）指南也指出：全身麻醉低风险的孕妇在分娩过程中可根据自己的意愿进食和饮水，可根据孕妇需求选择产程中的饮品，并重视产程中能量的供给（推荐等级：A）。

2. **产程中适宜的食物** 建议产妇在产程中吃易于消化的食物，活跃期应限制摄入固体食物，尽量吃流食或半流食。产程是持续消耗能量的过程。荷兰海牙一家医院做了一项产程中口服碳水化合物的随机对照双盲研究，研究显示在分娩过程中根据孕妇意愿进食，特别在活跃期吃固体食物反而会引起产程延长、剖宫产率升高。分析认为，进食后由于血流重新分配集中到消化道，造成子宫血流下降，影响子宫收缩。减少食用固体食物能减少呕吐的发生，对产妇平安度过产程、减少产妇的不适感起到很好的作用，对于使用硬膜外麻醉镇痛的产妇也更加安全。因此，美国妇产科医师学会（American College of Obstetricians and Gynecologists，ACOG）和美国麻醉医师协会（American Society of Anesthesiologists，ASA）产科麻醉工作组的指南均推荐临产女性避免摄入固体食物。

等张糖电解质饮料可减少酮症的发生，且不增加胃负担，没有副作用。Kubli等于2002年对60名孕妇进行前瞻随机研究，试验组在第一产程末饮用等张糖电解质饮料，对照组饮水，发现对照组出现酮症、血糖下降者增多。中国"正常产程中的入量管理"研究对口服液体和自由饮食组进行比较，口服液体组自临产开始到分娩始终靠液体维持，开始1小时饮用300~500ml糖电解质饮料，第2小时开始每半小时至1小时饮用50~100ml糖电解质饮料直至分娩，结果显示产程中仅口服糖电解质饮料可以取得优于自由饮食，主要是流食、半流食的效果，还明显减少了呕吐的发生，使产程中中转剖宫产麻醉更加安全，此外口服糖电解质饮料组产程中酮症的发生率低于自由饮食组。目前，我国采用硬膜外阻滞镇痛不断增多，在麻醉状态下更应该重视采用补充液体的方式供给能量。口服液体保持能量供给的重要经验是持续供给，按照规定时间间隔饮用糖电解质饮料，少量多次饮用是维持能量供给的重要原则。就像跑马拉松，要坚持到底就要不间断地补充糖电解质。

市场上销售的某品牌饮料不属于糖电解质饮料，因其含有少量咖啡因和葡糖醛酸内酯（简称葡醛内酯）、牛磺酸不适于产妇在产程中饮用。也不提倡饮用豆浆和鲜牛奶（低乳糖除外）。

3. **警惕发生产程中的低钠血症** 产程中不鼓励过度饮用白开水。饮用白开水量过多可以造成低钠血症。血钠≤130mmol/L时可诊断为低钠血症。低钠血症可影响子宫收缩，造成第二产程延长、器械助产，以及紧急剖宫产增加，甚至危及产妇生命，同时增加胎儿呼吸窘迫和高胆红素血症发生的风险。

如果不具备对"低钠血症"的认识，就可能发生误诊，极大地威胁产妇的生命安全。

4. **产程中出现酮尿症不需要过度干预** 2012年，考克兰图书馆（Cochrane Library）发表了"产程中酮症干预"的综述，比较全面地论述了产程中出现酮症的原因、干预方法及利弊，也提出了不干预的观点。产程中出现酮症很普遍，归咎于增加身体消耗及经口摄入液体的减少。产程中酮症对产妇及胎儿的影响不明确，是否需要进行干预（比如静脉输液或增加经口的液体入量）不确定。在正常情况下，出现尿酮体被认为是增加能量需求的正常生理反应，提示有必要增加热量摄入。产程中应注意入量的补充，但不要为纠正尿酮体而过度地积极输液。

（二）产程中的静脉输液

临产时的葡萄糖需求类似于持续剧烈运动时的需求，产时给予葡萄糖可能对保证子宫肌肉最佳功能很重要。脱水对运动能力有不良影响，可能是导致产程延长的因素。产程较久、入量不足的孕妇，或有剖宫产风险的孕妇，需要静脉补液，以补充能量，纠正脱水和电解质紊乱。

1. **静脉补液速度对分娩的影响** 传统的外科补液速度一般为 125ml/h，但在产程中液体的丢失量会增加，因此，如果产程中禁食、禁水，则可能需要增加补液量。多个随机对照试验（randomized controlled trial，RCT）研究比较了不同补液速度对剖宫产率的影响，荟萃分析显示，对于限制饮食的自然临产的低危初产妇采用静脉补液（乳酸林格液或葡萄糖盐水），输液速度 250ml/h 与 125ml/h 相比可缩短产程约 1 小时，剖宫产总体风险降低（12.5% *vs.* 18.1%；*RR*=0.70；95% 置信区间为 0.53~0.92），难产风险也降低（4.9%*vs.*7.7%；*RR*=0.60；95% 置信区间为 0.38~0.97）。

2. **静脉补液时的液体选择** 含葡萄糖的静脉补液对产程的影响尚未经过广泛研究。一些小样本研究显示，与单纯静脉滴注生理盐水或乳酸林格液相比，含 5% 葡萄糖的生理盐水或葡萄糖、生理盐水（或乳酸林格液）交替静脉滴注，可缩短产程，降低催产素的使用率，新生儿脐带血 pH 高于对照组，PCO_2 和碱剩余低于对照组。但也有研究显示补液种类和速度对产程没有影响。一项荟萃分析纳入了 16 项试验（2 503 例妊娠时间≥36 周的低危妊娠），评估了病人接受含或不含葡萄糖静脉补液后的产程长度，含 5% 葡萄糖组的第一产程缩短了 76 分钟(95% 置信区间为 -121~-31)，但第二产程和总产程无显著性差异。因此，静脉输液时应适当补充葡萄糖。

综上，产程中入量管理是一个长期以来被忽视的问题，值得认真研究。

本节关键点

产程中补充能量、水和电解质，可缩短产程，降低剖宫产率。全身麻醉低风险的产妇在分娩过程中可根据自己的意愿饮水和进食易于消化的流食、半流食，活跃期不宜食用固体食物。等张糖电解质饮料能快速提供能量及电解质，适于产程中的能量供给。不鼓励对低危产妇常规行静脉输液。对产程中限制饮食或入量不足的孕妇，可给予 5% 葡萄糖生理盐水，或 5% 葡萄糖与生理盐水（或乳酸林格液）交替使用，禁食、禁水者可采用 200~250ml/h 的补液速度。今后还应关注有合并症、并发症产妇的产程中，甚至其围产期的入量问题。

（高劲松 马彦彦）

参考文献

1. 中华医学会妇产科学分会产科学组．正常分娩指南．中华围产医学杂志，2020，23（06）：361-370.
2. 刘兴会，贺晶，漆洪波．助产．北京：人民卫生出版社，2018：6-109.
3. CUNNINGHAM FG，LEVENO KJ，BLOOM SL，et al. Williams Obstetrics. 25th ed. New York：McGraw Hill Education，2018.
4. GIMOVSKY AC，BERGHELLA V. Randomized controlled trial of prolonged second stage：extending the time limit *vs.* usual guidelines. Am J Obstet Gynecol，2016，214（3）：361.e1-6.
5. CIARDULLI A，SACCONE G，ANASTASIO H，et al. Less-restrictive food intake during labor in low-risk singleton pregnancies：a systematic review and meta-analysis. Obstetrics and Gynecology，2017，129（3）：473-480.
6. PARé J，PASQUIER JC，LEWIN A，et al. Reduction of total labor length through the addition of parenteral dextrose solution in induction of labor in nulliparous：results of dextrons prospective randomized controlled trial. Am J Obstet Gynecol，2017，216（5）：508.e1-7.
7. FONG A，SERRA AE，CABALLERO D，et al. A randomized，double-blinded，controlled trial of the effects of fluid rate and/or presence of dextrose in intravenous fluids on the labor course of nulliparas. Am J Obstet Gynecol，2017，217（2）：208.e1-7.
8. RIEGEL M，QUIST-NELSON J，SACCONE G，et al. Dextrose intravenous fluid therapy in labor reduces the length of the first stage of labor. Eur J Obstet Gynecol Reprod Biol，2018，228：284-294.

第四章

难产总论

第一节

分娩期的风险控制和质量改进

一、概述

1999年美国医学研究所(Institute of Medicine,IOM)在一份名为*To Err is Human:Building a Safer Health System*的报告中指出美国每年估计有44 000~ 98 000人死于可预防的医疗差错,这个数字远远超过了美国每年死于乳腺癌、车祸或艾滋病的人数,并提出了减少差错发生和减少病人受伤害是病人安全的基本要求。近两三年我国每年有1 100余万的新生儿出生,目前缺乏有力的数据说明产科中医疗差错的发生率为多少,但是如何减少分娩期医疗差错的发生,如何保障孕产妇、新生儿的安全成了必须面对的任务。

产房、手术室、新生儿室及供应室是产科安全和质量监控的核心部门。产房与其他几个部门比较可控性更差、突发性更强。例如妇科或其他外科手术择期性强,可提前准备防控,而自然分娩发生在夜间比发生在白天多,时间上难以估计;妇科医师多数是在处理自己的病人,而产房医师处理的多数是自己不熟悉的急诊病人;产房是多学科交叉的部门,需要产科医师、助产士、儿科医师及麻醉医师等有效合作。为减少产科医疗差错、避免不良结局的发生,需要把焦点聚集于团队和个人的培训,模拟实训演练,临床规范、指南及清单的有效应用,电子信息技术的使用及病人教育等方面。

二、团队合作

产科医疗安全警讯事件有70%以上是因为团队沟通交接失败所导致的。在产房,孕妇不但接受来自产科医师的诊疗,还需要接受来自护士、麻醉师、新生儿医师及其他工作人员的服务。新职工入职培训时也需要特别进行产房风险教育与团队合作培训。美国妇产科医师学会(American College of Obstetricians and Gynecology,ACOG)证实团队合作是影响病人安全和质量改进的关键因素。已经有文献报道,正规的、全面的产房培训有助于改善母婴结局。

目前有很多种培训方法和评估工具在临床上被应用,推荐两种常见团队培训的方法:①MedTeams培训法,是在航空培训的管理准则上衍生而来的针对急诊科室的培训方法。航空培训将机组人员组成一个内部管理小组,利用一切可以获得的资源进行合理运用,如设备、人员、操作流程等保障安全,提高飞行操作的效率。该培训的核心方法是交流、状况监控、交互支持及领导决策。在交流方面,通常要求交流病人的相关病史及信息、治疗矛盾点、显而易见的安全问题,并要保证所有信息沟通理解准确无误。状态监控是观察产程的进展、核对病人的诊疗方案、其他团队工作状况及周边环境。交互支持是指建立相互依赖的关系,这是团队有效合作的精神纽带。领导决策是指明确内部成员的工作职责、资源再分配,并确保团队定期进行组间计划、方案、总结讨论,解决个人认识差异所导致的问题。②TeamSTEPPS:美国卫生保健研究和质量机构(Agency for Healthcare Research and Quality,AHRQ)提出了STEPPS项目。该项目提倡情境、背景、评估和需求等交流模式,其本质是建立一个精心构建、便于交流的系统,使医师可以准确表达诸如病人病情、病例背景、诊断情况、建议措施等信息。他们构建了一个供全球共享的网络系统,但是目前尚没有临床实验数据说明使用TeamSTEPPS可以降低产科不良结局的发生。

Nielsen PE等在年分娩量超过53 000人次的15家军队和平民医院中评估团队合作培训对孕产妇、新生儿不良结局的影响。调研人员于预组内使用了MedTeams培训法后检测分娩新生儿1 307人次。观察组先进行5个月的观察并记录不良事件的发生情况,然后实施培训干预。孕产妇和新生儿结局评估统一使用不良后果指数

(adverse outcomes index, AOI),不良孕产妇结局包括孕产妇死亡,子宫破裂,非计划转入ICU,非计划返回手术室,输血和Ⅲ度、Ⅳ度会阴裂伤。不良新生儿结局包括体重 >500g 或者孕周 >24 周的胎儿宫内死亡、体重 >2 500g 的围产儿死亡,新生儿产伤、非计划足月新生儿转入 NICU、足月新生儿 5 分钟 Apgar 评分 <7 分。另外还使用了 11 个流程检查方法,包括停留时间的长短、行动延误时间等多个需要协作完成的环节。在干预组和观察组中都以分娩 4 000 人次为基线进行分析评估,然后,对培训后的分娩 10 000 人次进行再评估。结果显示对于母体新生儿的不良结局及 AOI 索引两组间没有统计学差异,在 11 个流程评估中唯一重要的差异是从临床决定剖宫产术到手术真正实施的时间差从 33 分钟降到了 21 分钟。调查者也将这个结果反馈给了产科医师、麻醉科医师、产房护士及手术室护士,医护人员们表示节约的 10 分钟时间往往是母婴安全的关键"黄金时间"。其中参与该项目的一家医院后续又进行了 4 年的 AOI 比较,经过团队培训后 AOI 从 5.9% 降到了 4.6%,意味着有 300 个孕妇从中受益。严重恶性不良事件也由 13 起降至 5 起。在另外一项研究中,一家大型教学医院施行临床规范、团队培训及如何正确解读胎心监护结果。也使用了 AOI 评估结局发现施行干预措施后 AOI 明显降低,病人安全得到提升的同时降低了会阴侧切率,但是剖宫产率较前增加。虽然有一定的说服力,但该研究的局限性是无法说明哪项因素可以直接改善病人的预后情况。

如何客观地评估团队的表现是判定培训是否有效的重要环节之一。虽然没有显著的数据说明团队培训对改善病人安全、有效,但是也有很多的医院在做相关实践,研究何种类型的培训方式更为有效。有些医院也报道联合医疗教学查房、团队讨论、实战演练的方式是最有用的。一项研究使用了 2 种培训工具在产科 4 种急诊的场景中。人为因素评定量表(the human factor rating scale, HFRS)有 45 个问题,包含领导力分工构架、决策方式、信息共享、团队工作及差错。全球评定量表(the global rating scale, GRS)判断整体团队的表现通过 5 个维度进行测量。选择 4 个产科急症场景进行 2 种问卷的调研后发现,HFRS 无法判断不同急诊情况下的难易程度,而 GRS 虽然可以区分急诊场景的难易度,可是无法判定各个团队之间表现的优劣情况。英国工作组使用标准的子痫方案进行团队培训,所有团队都会接受子痫的标准化培训,但是只有一半的团队可以在后续的组会中再进行正规、详细的训练。用全球测量工具评估(5 个关键点)评估各团队的知识、表现及整体表现情况。接受过标准化培训的团队评分明显优于没有接受过的团队,但是对于后续正规培训的评估却没有多大用处。调查者推测正规训练没有作用可能是因为以前的团队培训不到位的关系,如果基础不好再做更进一步的深入培训效果就不理想了。也可能是由于接受子痫的基本培训就足以改善团队在子痫上的医疗处理了。上述的论点也被其他的研究所支持。

三、模拟和演练

产科手术的模拟演练是个人和团队训练最广泛使用的形式,通过模拟处理急诊疾病,团队可以在安全的环境下学习和实践医疗干预措施,当这些问题真正在临床发生时可以帮助改善病人的预后。模拟实训也可以发现团队的薄弱环节。通过观察不同的医疗团队可以及时发现最常见的错误,有助于建立和完善培训课程的实质内容。最新研究证实,住院医师因为受到工作时间的影响无法遇到很多危急的病历,模拟实训可以增加他们的临床经验。美国妇产科医师学会创建了一系列的模拟实训场景,母胎医学亚专科组也根据循证证据发展了分类系统。整体而言,目前有很多数据说明,通过模拟实训可以帮助改善医护人员的医疗表现,但是对降低母婴不良结局的影响还缺乏有力证据。常见的模拟实训场景有以下几种:

(一) 子痫

子痫模拟演练可以增加个人、团队的洞察力,防止系统差错的产生。Ellis 等于 2008 年在英国随机选择了 24 个产科医师和助产士团队进行子痫的模拟实训,结果发现在完成时间、硫酸镁的管理应用、团队合作质量上有显著提升。

（二）肩难产

肩难产是产科的急症，可同时影响新生儿和孕产妇的结局，临床很难预防和提前估计，处理不当会导致新生儿严重损伤，也是分娩期培训的主要内容之一。有很多基于循证证据的操作手册、处理方法协助进行肩难产的模拟实训。但是在对住院医师、主治医师进行肩难产培训后仍然需要不断改进肩难产管理和文件支持，以保证模拟实训的高仿真度。在美国，因为肩难产导致的新生儿臂丛神经损伤的团队中，有2/3的团队是进行过肩难产培训的。Draycott等使用回顾性分析法比较了4年内肩难产模拟实训和新生儿损伤的关系，模拟实训内容包括对于高危因素、诊断和处理方法的讲座、现场演练等，发现4年内肩难产的发生率仍然为2%左右，新生儿臂丛神经损伤由9.3%降至2.3%，至产后6~12个月，持续性臂丛神经损伤有所减少，但是不明显。可是对于正确的治疗措施，如McRoberts体位、前肩按压、旋肩法，后臂娩出等的使用，会明显改善。模拟实训前49%的医护人员只会其中一种正确的操作手法，训练后92%的人都会使用这些方法了。

（三）阴道助产

随着剖宫产技术的发展，很多住院医师甚至低年资主治医师不敢进行产钳等阴道助产。愿意带教的上级医师也越来越少，因为需要上产钳的时机往往很紧急，而且产钳操作完全是在"盲视"的情况下，由下级医师独立完成将很难监控，一旦出现问题可能会导致新生儿损伤。为了解决这些问题，有些学者创建出产钳实训系统，在产钳上使用定位传感器可以实时评估产钳的轨迹。在此基础上研究者发现高年资产科医师放置产钳的位置有92%属于"优秀""很好""好的"状态，而对于低年资医师这个比例为38%。接受培训越多、不犹豫、动作流畅的医师完成的情况会更好。另外有些研究评估阴道助产培训对于母体新生儿预后的影响，训练方式包括高年资医师授课、视频、"娃娃盆腔"模型，强调减少母体新生儿损伤和技术操作的成功率。通过这个研究发现训练前阴道助产率是11%，训练后是14%。比较妊娠结局没有显著性差异，但是新生儿的NICU收治率和面部损伤情况好转。上述研究都说明新生儿结局的改善很大程度上都依赖于阴道助产技术掌握的熟练程度。

（四）产后出血

产后出血相对比较常见，但会威胁孕妇的生命。对于产后出血的模拟演练说明缺乏临床知识和表现不佳是最为重要的原因之一。出血产妇的延时转运、前列腺素的不当使用、不熟练的心肺复苏技巧、血制品无法扭转凝血状态等都会造成不良结局。在模拟实训后对于产后出血临床治疗方法的熟练掌握、临床自信心的增加及交流沟通清晰明了都会改善临床的处理，但是至今仍然没有报道模拟实训和产后出血在临床预后转归之间关联的情况。

（五）急诊剖宫产

对于心搏骤停孕妇治疗的关键是挽救孕妇和胎儿的生命，需要在骤停后的5分钟内娩出胎儿。在产科危急重症和损伤培训中有专门针对此危急情况的处理。

（六）其他手术

臀位阴道助产也是分娩期的高风险情况之一。模拟实训有助于降低不良结局，但是实训的周期问题、方法问题也是备有争议的，有待进一步的研究。

四、核查单

催产素是产程中最常使用的一种药物。有关催产素剂量使用的报道不计其数，鉴于个体的差异性，目前没有足够的证据针对所有孕妇制定推荐使用剂量。最好的用量就是根据每个产妇产程进展、宫缩情况等调整适合个体的剂量，需要更多的临床实践进行探索研究。专家在推荐催产素的使用规范中强调严格按照临床母体诊疗常规进行催产素的药物管理，从低剂量开始使用逐步增加药量和浓度。建立催产素用药指南和核查清单如实记录药物的使用情况，有助于减少法律风险。美国的一家大型医疗集团收集分析了基于系统核查清单基础上的使用催产素的数据。他们根据指南设计出一种前后对照的标准化医嘱单，让护士可以安全执行。在使用催产素前的核查单要有足够的病人病史资料，并说明引产指征（包括胎儿体重估计、胎方位、骨盆外测量、胎儿评估等)，使用中的核查单应包括孕妇膀胱排空、胎心率、宫缩频率及强度等情况(触诊或胎心监护);病人使用催产素时每30分钟需要记录1次，如果核查单没有及时完成，催产素注射会自动减量或者停止，只有在核查单全部完成的状态下才能重启。为了评估核查单使用的效果，研究者比较了100个没有用核查单进行催产素治疗的病人和100个使用了核查单的催产素治疗病人的预后情况，两组基线差异很小，在剖宫产率和新生儿不良结局(NICU入院率、呼吸窘迫综合征、疑似或者确诊脓毒血症)上没有差异，但是催产素的使用最高剂量由13.8mU/min降至11.4mU/min，新生儿不良结局总数从31人次降至18人次，有显著统计学差异。在成功使用催产素核查单的基础上，该医疗集团继续对米非司酮和硫酸镁使用类似的核查单追踪阴道助产、肩难产和胎心率异常的检测。观察1年后剖宫产率和法律诉讼率降低，没有数据表明对母婴预后有帮助。后续他们又增加了医师的分娩期出现率等内容，虽然这些积极的作用无法改善母婴的预后，但是在促进病人安全和质量改进上却由此衍生了医疗安全与质量相关准则。

五、临床规范和指南

临床指南是推荐给医师的有关病人治疗的临床实践指导。它们需要基于最佳临床经验和研究证据。美国医学研究所(Institute of Medicine，IOM)将临床实践指南定义为“人们根据特定的临床情况，系统地制定出的帮助临床医师和病人做出恰当处理的指导意见。”包含两个方面的意思：①系统回顾基于临床问题的研究证据，关注证据的强度，协助临床作出诊疗决策；②这是一组推荐，针对病人的情况，包括个体化病情、价值观以及不同地域的医疗条件差异，综合权衡利弊后作出合适的医疗选择。指南很大程度上依赖于干预措施的有效性。最近，低医疗花费、高医疗质量的个性化指南逐渐受到重视。英国国家卫生与临床优化研究所(National Institute for Health and Care Excellence，NICE)也明确提出病人选择和成效比的因素，要求将病人和医疗服务提供方的意见纳入临床指南中。临床指南只是医疗建议而并不是法则，对于不同个体还是需要个性化的治疗，根据药代动力学的不同、免疫反应或者基因遗传背景，社会经济条件、医疗环境，病人背景进行综合判断，但是大部分病人仍然符合临床指南的推荐。关于分娩期的指南运用，很多医院做过相关研究，例如：

1. 选择性分娩 美国俄亥俄州围产期质量合作组织认为胎儿出生孕周<39周，新生儿患病率会显著增加，要求避免在36~38周$^{+6}$的选择性分娩。该协作组还推荐了临床的实践工作标准，包括推动孕20周前超声孕龄的确认、使用美国妇产科医师学会指南，促进儿科和产科医师之间的交流，创建组织安全文化。这些干预措施将选择性分娩的数量由执行前的25%降至小于5%。

2. Ⅲ度、Ⅳ度会阴撕裂 为了减少阴道手术助产(主要指产钳助产)所导致的Ⅲ度、Ⅳ度会阴撕裂，Hirsch E等在医院采用了胎头吸引术(简称胎吸)临床指南实践培训项目，推荐在第二产程使用胎吸将枕后位转至枕前位，或者有会阴侧切指征的病人使用正中切开。通过科室常规会议介绍运用该方法及培训后，调查者回顾了在指南运用前9个月产科结局和使用后9个月的情况。胎吸使用次数明显增加且产钳使用次数减少，因为阴道手术助产而导致的Ⅲ度会阴裂伤从41%降至26%，Ⅳ度会阴裂伤从30%降至19%。但是在新生儿结局，如NICU入住率、颅内出血、神经损伤或者新生儿输血等没有明显改变。

3. 产前出血 Skupski DW等报道在医院内因为两位产妇在出血死亡后进行了病人安全的改进项目，使用和培训了新的临床指南，用来更好地认识和管理产科出血，该项目指南包括：产科危急重症的快速反应团队、危急重症季度演练、改进医院的临床指南和路径、医师参与监护分娩期产妇、病人对诊疗意见有异议时快速的上级医师讨论审核制度、医院成立损伤团队有产科严重出血时进行快速会诊咨询。调查者在比较了执行前一年及执行后一年的病人结局情况，病人的高危因素都是前置胎盘或者严重的出血，产妇的死亡人数从2人降至0人。一些如产妇的pH、体温等小指标也被考虑入内。还有医院报道使用指南后，对于产后出血（出血量≥1 000ml）进行了6个月的研究，每个案例都会回顾分析指南的使用情况，并在此基础上改善临床实践方案。实际操作与指南的不符合率由开始的37%降至0，严重产后出血的发生率也由1.70%降至0.45%，输血人数也减少了。

六、快速反应团队

快速反应团队是一个快速的反应系统，目的是为了诊治住院病人突然发生的急剧恶化的病情，帮助病人转归。他们是针对高风险病人通过专门的培训进行快速的医疗干预，并能够持续不断改进的组织。常见的快速反应团队分危急诊疗组、医疗急诊组、医疗反应组和快速反应组。这些组别有细微的差异，但是主要的特质是：输入性（如团队的组建、活动等），输出性（如团队的临床处理）。医疗反应组是由医师领导的能够解决复杂性气道问题、呼吸道重建、中心通路诊疗的ICU层级的床旁医疗团队。危急诊疗组是聚焦于危急团队的组织教育，主要是改善ICU和病房之间的转诊治疗问题。产房风险处理以建立快速反应组为主，包括建立：①需要建立治疗标准，客观标准通常以观察生命体征或者神经系统改变为主。主观标准涉及沟通语言的统一，如团队成员必须以病人为中心，以病人的利益高于一切为目标。需要提高团队成员对于风险的认识和应急处理的能力。②启动机制：快速反应团队需要24小时待命，在接到命令15分钟内即可启动。通常由团队成员之一对病人进行检查或者评估后启动快速反应团队的工作。③成员组成：快速反应团队成员组成和心血管系统中传统的心脏卒中紧急“CODE”组成相似，包括至少一位有经验的护士和一个医师。成员需要具备：①诊断临床疾病的能力；②初步治疗的能力；③转诊病人至上级诊疗中心的能力。同时，快速反应系统也需要有及时的反馈机制，能够收集和随访病人的信息，最大限度地保障病人的安全。通过病人随访数据分析改善团队治疗和协作的一致性。还需要管理层提供足够的人员、设备和培训的支持。

快速反应团队的主要目标是快速、适时纠正病人临床的恶化状态，如呼吸衰竭、心力衰竭、低血压、恶性心律失常、肺水肿和败血症。在疾病尚没有转入恶性循环的时机及时地诊疗提高病人复苏的可能性。产后出血容易导致病人发生失血性休克，也是产科快速反应团队的主要目标之一。快速反应团队的工作模式，详见图4-1-1。

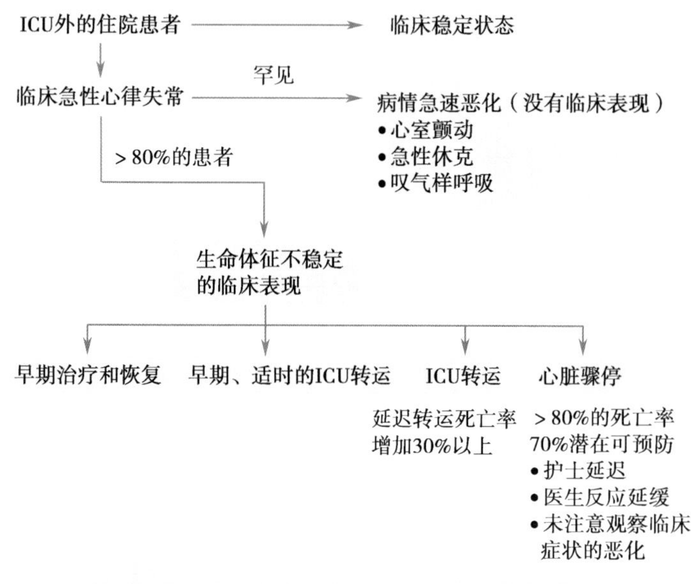

图4-1-1 快速反应系统临床心力衰竭和心搏骤停的风险识别警示

七、信息技术

电子健康档案有提高卫生服务质量、安全和效率的潜力,但是这项工具的采纳过程是缓慢的。电子健康档案的优势包括:促进健康提供方之间的信息交流;提升医疗安全、随访和通报;通过可操作范围内最佳化的选择提升健康服务品质。尽管电子健康档案的广泛实施存在很多阻力,但通过提高医疗合作、交流和文献发现,电子健康档案的应用着实可以提高繁忙的妇产科医师的医疗质量。电子健康档案还有这些益处:①提高处方的易读性,尽可能地减少医疗事故的发生率。医疗服务提供者可以从网络数据库上获得有用信息,假如这个数据库的更新是不间断的,那么就可以发现实时的医疗预警。②电子信息档案也可以使得医患关系更加和谐融洽。③产房是核心科室,科室效率和工作流程在使用电子病历后会得到提升,因为减少了病历获取的时间,特别是记录分布在各处或者是在门诊或者是在其他部门,可以避免住院病人在护理照顾过程中反复地交换、询问病历。提升效率所节省的时间可以用来对病人提供更多的照顾,并且电子病历系统(electronic medical record,EMR)可以提升病历数据的精确性、可读性和完整性。有作者对257个研究文献进行综述,发现电子信息技术运用后在医疗质量、效率和花费上有所改变。信息技术的运用对于医疗质量有3个主要的改变:①增加了基于指南的临床诊疗;②增加了对病人的监护;③降低了医疗差错。

八、基于科室管理的项目

基于科室的安全管理项目(the comprehensive unit-based safety program,CUSP)是安全文化管理项目,主要目的是教育和改善科室内病人的安全文化意识和质量服务概念,让科室职工能够主动地参与改善科室的安全氛围,在病人、职工、科室、医院之间创建良好的合作关系,医院需要提供组织文化和资源支持,让科室能够利用各种工具、调研模板进行改进,树立从错误中学习改进的理念。该项目使用了过程管理的方法,将医院的政策与科室的实践经验相结合,关键因素包括:①科室成员安全文化教育。②发现潜在风险。③和医院管理层建立良好合作关系。④学习从问题中借鉴,需要经常问4个问题:怎么发生的?为什么会发生?该如何做才能减少风险?我们怎么才能知道风险确实减少了?⑤使用执行工具来改善团队合作、交流和安全文化。⑥持续测量、反馈和改善。Johns Hopkins医院在2个外科ICU组中运用了CUSP后发现随着安全文化意识的改变病人住院时间减少、药物使用差错减少、护士交接班效率增加。

妇产科医师的守则是以病患的健康优先。这一守则需要每个医师不断推行,鞭策自我,将团队合作精神和信息共享氛围融入每一天的工作之中。充满热情、注重沟通、关爱病人是形成良好医患文化的关键。向所有病人敞开心扉、真诚沟通是每个医师的天职,在面对重症病人时更应如此。开诚布公的文化有助于提高医患之间的信任度和病人的满意度,也有助于减少医院的负面事件。谨记无论何时何地,病人的健康都是第一位的。

(严晓玲　段涛)

参考文献

1. PETTKER CM. Systematic approaches to adverse events in obstetrics,Part I:Event identification and classification. Semin Perinatol,2017,41(3):151-1555.
2. KLEIN VR. Risk management in obstetrics and gynecology. Clinical obstetrics and gynecology,2019,62(3):550-559.
3. TREJO FE,IGEL CM,CHUANG M,et al. Checklists,huddles,and debriefs:critical tools to improve team performance in obstetrics. Clinical obstetrics and gynecology,2019,62(3):518-527.
4. PETTKER CM. Systematic approaches to adverse events in obstetrics,Part II:event analysis and response. Semin Perinatol,2017,41(3):156-160.

第二节

难产的定义、分类和病因

导读

在决定分娩的四大因素(即产力、产道、胎儿和精神心理因素)中,任何一个或一个以上的因素发生异常或者这四大因素间相互不能适应,而使分娩进程受到阻碍,称为难产(也称异常分娩)。及时发现导致难产的病因,对早期识别难产具有重要价值。

一、定义

临床上,难产的定义是基于20世纪50年代美国人Friedman建立的正常产程时限,即产程图。由于难产的定义尚未完全统一,发生率各家报道不一,但可以肯定的是初产妇难产发生率明显高于经产妇。2017年瑞典的一项基于人群的注册登记研究(纳入了1999—2011年在医疗出生登记中记录的足月单胎活产共998 675例,包括98%以上的所有出生人群)显示第一胎(即初产妇)、第二胎(即经产妇)和第三胎(即经产妇)的难产率分别为22.5%、6.1%和4%。多年以来,人们普遍接受Friedman的经典产程时限,并将其作为甄别正常产程与难产的标准,即当出现以下任何一种情况时,则定义为难产:潜伏期>16小时为潜伏期延长;活跃期>8小时或活跃期初产妇宫口扩张<1.2cm/h、经产妇<1.5cm/h为活跃期延长;活跃期宫口扩张停止4小时为活跃期停滞(第一产程潜伏期与活跃期的划分是以宫口开大3cm为界);第二产程初产妇>2小时(硬膜外阻滞时>3小时)、经产妇>1小时为第二产程延长;在宫口扩张减速期及第二产程时,胎头下降速度初产妇<1.0cm/h、经产妇<2.0cm/h为胎头下降延缓;减速期后胎头下降停止>1小时为胎头下降停滞或总产程>24小时为滞产等。

近年来,随着分娩人群特征的变化和产程管理的有效实施(体现在:孕妇初次分娩年龄普遍增大,营养状况显著改善,孕前及孕期体重指数明显增高,新生儿出生体重增加,产程中广泛应用缩宫素、以硬膜外阻滞为主的分娩镇痛,以及胎儿监护手段的不断改进和完善等),使得既往的产程时限受到质疑,产程及难产定义有了新的标准。越来越多的专家达成共识,建议将产程异常描述为"产程延长(protraction disorders),即低于正常进度"或"产程停滞(arrest disorders),即进展完全停止"。新产程时限与经典的Friedman产程时限最大的区别在于第一产程潜伏期和活跃期的划分不同,以及第二产程时限的不同。具体定义为第一产程异常,包括:①从临产规律宫缩开始至活跃期起点(5cm)为潜伏期。初产妇>20小时,经产妇>14小时为潜伏期延长。②宫口扩张速度<0.5cm/h称为活跃期延长。③破膜后,宫口扩张≥5cm,宫缩正常但宫口停止扩张≥4小时;如子宫收缩乏力,宫口停止扩张≥6小时为活跃期停滞。第二产程异常,包括:①第二产程初产妇胎头下降速度<1cm/h、经产妇<2cm/h为胎头下降延缓。②第二产程胎头停留在原处不下降>1小时为胎头下降停滞。③初产妇>3小时、经产妇>2小时(硬脊膜阻滞镇痛时初产妇>4小时、经产妇>3小时)产程无进展(胎头无下降或旋转)为第二产程延长。因此,难产也应根据新的产程标准而定义。

二、病因

难产与决定分娩的四大因素有关,即产力(子宫收缩力、膈肌与腹肌收缩力及肛提肌收缩力)、产道(骨产道和软产道)、胎儿(大小、胎位、胎方位、胎儿畸形等)和精神心理因素,只要其中任何一个或一个以上的因素发生异常,或者这四大因素虽正常,但相互间不能适应,均可导致难产的发生。其中,产力、精神心理因素及胎儿的胎方位是可变的因素;而产道(特别是骨产道)和胎儿的大小、胎位等是不变的因素。因此,掌握决定分娩的四大因素,并在产程中灵活利用可变及不可变因素进行分析,对早期识别难产意义重大。

1. 产力 主要指子宫收缩力(即宫缩),贯穿于分娩全过程。除此之外,还有腹肌和膈肌(即腹压)及肛提肌的收缩力。正常子宫收缩具有节律性、极性和对称性及缩复作用等特性。当子宫收缩力发生异常时,临床上表现为协调性或不协调性子宫收缩乏力、协调性或不协调性子宫收缩过强等,皆会导致宫颈消失/扩张和胎先露下降异常,并影响胎盘和胎膜娩出。腹肌和膈肌的收缩力是第二产程协助胎儿娩出和第三产程协助胎盘娩出的重要力量,当腹肌和膈肌收缩力异常时,胎儿娩出和胎盘娩出均可能受到影响。此外,肛提肌的收缩力有协助胎先露内旋转、仰伸、娩出和胎盘娩出的作用,当肛提肌的收缩力发生异常时,可能影响胎先露在骨盆腔内的系列动作和胎盘的娩出。

2. 产道 与分娩密切相关的是骨产道。骨产道的大小是决定分娩是否顺利的重要因素,骨盆外伤、佝偻病、骨盆结核等疾病会影响骨盆径线,从而改变骨产道大小,导致分娩异常。此外,软产道异常(如阴道、宫颈或子宫发育异常,盆腔肿瘤等)也会阻碍胎先露的下降,导致难产。

3. 胎儿 胎位和胎方位异常与难产密切相关。此外,如果胎儿相对于骨盆过大,也会导致产程延长,发生难产。某些畸形,如连体双胎、胎儿脑积水致胎头径线过大等也可能导致难产。

4. 精神心理因素 疼痛、焦虑、紧张等因素均可影响宫颈扩张,特别是在产程的潜伏期,从而导致难产的发生。

三、对母儿的影响

产程中如能及时发现难产并正确处理,则母儿结局良好;反之,则可能对母儿产生严重影响。

1. 对产妇的影响 由于难产常常出现子宫收缩乏力致产程延长,甚至产程停滞,从而增加阴道检查的概率和手术助产概率,因此,产妇容易发生产后出血、绒毛膜羊膜炎、盆底损伤和产伤(特别是出现第二产程延长时,出现损伤的概率明显增加)。2020 年一项大样本的荟萃分析(纳入 13 项观察性研究,共 337 845 例产妇)也提示,第二产程延长增加阴道助产和剖宫产概率,伴随持续性枕后位和肩难产风险增加,使绒毛膜羊膜炎、子宫内膜炎、产后发热、肛门括约肌损伤和产后出血的概率更高。其中第二产程超过 4 小时需要输血、行子宫全切术概率增加。

2. 对围产儿的影响 一般认为,难产时由于产程延长,持续增强的宫缩可能导致羊水粪染从而增加新生儿感染风险、转新生儿重症监护病房(neonatal intensive care unit,NICU)风险和低 Apgar 评分,特别是第二产程超过 4 小时时新生儿癫痫发作的风险增加,但围产儿死亡率无明显变化。

处理技巧

1. 在导致难产的四大因素中,产力、胎方位及精神心理因素是可变的因素,产道(特别是骨产道)和胎儿体重、胎位等是不变的因素。在临产前,应综合评估上述可变及不变因素。
2. 给予孕产妇精神心理方面的支持和帮助,正确了解分娩过程,树立信心。
3. 紧紧抓住难产时宫口扩张缓慢、胎先露下降缓慢,从而导致产程延长这一主线,正确评估难产对母胎的影响。

经验分享

1. 初产妇难产的发生率高于经产妇。
2. 在导致难产的四大因素中,可以是一个因素异常,也可以是多个因素异常并存。
3. 在产程中,应严密观察和动态评估导致难产的可变因素。

本节关键点

临产前针对每个孕产妇个体准确评估可能存在的导致难产的病因，产程中按照新标准及时客观评价产程进展，对产程延长或停滞及时作出正确判断。

（周容　龚云辉）

参考文献

1. WALDENSTRöM U, EKéUS C. Risk of labor dystocia increases with maternal age irrespective of parity: a population-based register study. Acta Obstet Gynecol Scand, 2017, 96(9): 1063-1069.
2. 谢幸，孔北华，段涛. 妇产科学. 9版. 北京：人民卫生出版社，2018：179-204.
3. PERGIALIOTIS V, BELLOS I, ANTSAKLIS A, et al. Maternal and neonatal outcomes following a prolonged second stage of labor: a meta-analysis of observational studies. Eur J Obstet Gynecol Reprod Biol, 2020, 252: 62-69.
4. SANDSTRöM A, ALTMAN M, CNATTINGIUS S, et al. Durations of second stage of labor and pushing, and adverse neonatal outcomes: a population-based cohort study. Journal of Perinatology, 2017, 37(3): 236-242.

第三节

难产的临床表现

导读

难产的临床表现与导致难产的病因密切相关。在产程不同阶段发生的难产，其临床表现也迥异。掌握发生难产的高危因素，并通过仔细观察产妇在产程中的表现和借助产程图观察产程时限，可以早期识别难产。

一、发生难产的高危因素

目前认为，除了产力、产道、胎儿和精神心理因素等可导致难产外，某些孕妇孕期（即临产前）就存在发生难产的高危因素，如身材矮小（身高<140cm）、体重过轻（<45kg）或过重、年龄过小（青少年或青春前期妊娠）或过大（高龄初产妇，特别是>40岁的初产妇）；子宫张力过大或子宫肌纤维过度膨胀（如胎儿过大、多胎妊娠、羊水过多等）；胎盘位置异常（如前置胎盘，特别是中央型前置胎盘）；怀孕后从未考虑阴道分娩、只想剖宫产、不能耐受宫缩疼痛者等。此外，前次分娩是否发生难产也是本次分娩应该考虑的因素。前次分娩发生难产者，在再次分娩中，发生难产的风险会明显增加。

近年来，全球剖宫产率呈上升趋势。剖宫产后再次阴道分娩（vaginal birth aftercesarean, VBAC）成为关注的焦点。剖宫产后再次阴道分娩的最大风险是子宫破裂。其破裂的发生率与瘢痕类型、瘢痕数目、产妇年龄、胎儿体重，以及两次分娩间隔时间少于16~18个月等因素有关。因此，对临产前存在难产高危因素者，应在产前做好评估；一旦临产，更应高度警惕难产的发生。

二、难产的识别

临床工作中，常常通过临床表现结合产程图（partogram）来识别难产。

（一）临床表现

在待产过程中出现胎膜早破、过早屏气、肠胀气、尿潴留、子宫下段压痛、血尿、腹部出现病理性缩复环或在产程早期就出现腹痛难忍、宫颈水肿等情况时，高度提示已有发生难产的征象，此时应结合产程图来进行判断。

（二）产程图

1. **产程时限** 20 世纪 50 年代，Friedman 先后报道了 600 例初产妇的产程时限，提出“Friedman 产程曲线”概念，据此创建了产程图并建立了异常产程时限，成为六十多年来全球绝大部分产科工作者管理产程的金标准。

随着无痛分娩、缩宫素干预及产程中胎儿监护等医学手段更新，以及教育水平、营养膳食的改善，现在分娩人群的婚育年龄、孕前及孕期 BMI、新生儿体重等已发生了新的变化，因此，很有必要重新评估产妇的产程曲线特点。临床实践中，活跃期起点、活跃期时限及第二产程时限是妇产科医师关注的重点，特别是对活跃期的划分，成为众多学者关注的焦点。

2010 年，Zhang 等回顾性分析美国 19 个医疗中心的 62 415 例单胎头位自发临产且顺产、母儿结局良好的数据，结果发现，不论是初产妇还是经产妇，宫口从 4cm 扩张至 5cm 需要 6 小时以上，从 5cm 扩张至 6cm 需要 3 小时以上；宫口从 6cm 扩张至 10cm 的中位时间及第 95 百分位时间为 2.1 小时和 7.0 小时。因此，推荐以宫颈扩张到 6cm 作为判断产妇进入活跃期的阈值，认为这样的标准可以延迟或减少硬膜外阻滞的使用，有助于降低剖宫产率。国内四川大学华西第二医院 2017 年回顾性分析 1 367 例自然临产初产妇的数据发现，各产程的平均值及上限值分别为第一产程 8.3 小时和 16.0 小时，活跃期的平均值及上限值为 3.2 小时和 6.8 小时；第二产程 44 分钟和 106 分钟；宫口扩张至 6cm 时产程加速，产程曲线呈平滑上升趋势，无明显减速期，这与 Friedman 的结果有明显差异，而与 Zhang 等报道的产程曲线类似。因此，活跃期以宫口扩张至 6cm 为分界点较为合适。2020 年中华医学会围产分会发布了《正常分娩指南》，进一步明确将宫口扩张 5cm 作为活跃期起点。

2. **难产时的产程图特点** 基于《正常分娩指南》，建议按照新的产程标准来描述产程图（表 4-3-1）并进行处理。

表 4-3-1 新产程标准及处理的修订

类别	诊断标准及处理
第一产程	
潜伏期	潜伏期延长（初产妇 >20 小时，经产妇 >14 小时）不作为剖宫产指征。 破膜后且至少给予缩宫素静脉滴注 12~18 小时，方可诊断引产失败。在除外头盆不称及可疑胎儿窘迫的前提下，缓慢但仍然有进展（包括宫口扩张及先露下降的评估）的第一产程不作为剖宫产指征。
活跃期	以宫口扩张 5cm 作为活跃期的标志。 活跃期停滞的诊断标准：当破膜且宫口扩张≥5cm 后，如宫缩正常，而宫口停止扩张≥4 小时可诊断活跃期停滞；如宫缩欠佳，宫口停止扩张≥6 小时可诊断活跃期停滞。活跃期停滞可作为剖宫产指征。
第二产程	第二产程延长的诊断标准：①对于初产妇，如行硬脊膜外阻滞，第二产程超过 4 小时，产程无进展（包括胎头下降、旋转）可诊断第二产程延长；如无硬脊膜外阻滞，第二产程超过 3 小时，产程无进展可诊断。②对于经产妇，如行硬脊膜外阻滞，第二产程超过 2 小时，产程无进展（包括胎头下降、旋转）可诊断第二产程延长；如无硬脊膜外阻滞，第二产程超过 2 小时，产程无进展则可诊断。 注：①由经验丰富的医师和助产士进行的阴道助产是安全的，鼓励对阴道助产技术的培训；②当胎头下降异常时，在考虑阴道助产或剖宫产之前，应对胎方位进行评估，必要时进行手转胎头到合适的胎方位

技术难点

1. 产程时限的严格划分对诊断难产至关重要。
2. 除了产妇的临床表现外，异常的产程曲线也对判断难产具有重要价值。
3. 在发生难产时，可以表现为一种异常产程曲线，也可以是多种异常产程曲线并存，这需要医护人员认真仔细观察。

经验分享

1. 判断难产的重要指标是产程时限。由于当今分娩人群的特征及产程干预的有效实施，新的产程标准应运而生。国内外越来越多的医疗机构采用新产程标准来指导临床工作。
2. 产妇孕期存在的发生难产的高危因素及产程中的临床表现对识别难产也有重要价值。

本节关键点

临产前应评估是否存在发生难产的高危因素，产程中积极评估产程进展，密切观察有高危因素或可疑高危因素产妇的产程图，根据新产程标准及临床表现，及时识别是否发生难产是改善母儿结局的关键。

（周容　龚云辉）

参考文献

1. TUIJA H, OUTI P, KAROLIINA E, et al. Impact of obesity and other risk factors on labor dystocia in term primiparous women: a case control study. BMC Pregnancy and Childbirth, 2018, 18(1): 304.
2. ZEINO S, CARBILLON L, PHARISIEN I, et al. Delivery outcomes of term pregnancy complicated by idiopathic polyhydramnios. Journal of Gynecology Obstetrics and Human Reproduction, 2017, 46(4): 349-354.
3. BETA J, KHAN N, FIOLNA M, et al. Maternal and neonatal complications of fetal macrosomia: cohort study. Ultrasound Obstet Gynecol, 2019, 54(3): 319-325.
4. KIM ML, HUR YM, RYU H, et al. Clinical outcomes of prophylactic compression sutures for treatment of uterine atony during the cesarean delivery of twins. BMC Pregnancy and Childbirth, 2020, 20(1): 40.
5. HUQUE S, ROBERTS I, FAWOLE B, et al. Risk factors for peripartum hysterectomy among women with postpartum haemorrhage: analysis of data from the WOMAN trial. BMC Pregnancy and Childbirth, 2018, 18(1): 186.
6. 中华医学会妇产科学分会产科学组. 新产程标准及处理的专家共识(2014). 中华妇产科杂志, 2014, 49(7): 486.
7. YE L, CAO W, YAO J, et al. Systematic review of the effects of birth spacing after cesarean delivery on maternal and perinatal outcomes. International Journal of Gynaecology and Obstetrics, 2019, 147(1): 19-28.

第四节

难产的处理

导读

难产一旦确诊，其处理取决于导致难产的原因和发生难产的产程。及时、有效地处理难产，对降低母儿患病率和死亡率具有重要价值。

一、预防难产的策略

预防难产非常重要，其策略包括以下几个方面：

1. 良好的孕期保健、严密的产程监测可有效降低难产的发生率。孕妇在孕期应控制体重，维持体重指数在适度范围，从而避免胎儿过大。在临产前，对产妇存在的发生难产的高危因素应有清楚的认识，通过仔细检查和评估，如测量身高、体重，骨盆内/外测量，软产道状况的评估，胎儿体重的估计，孕妇精神心理因素的评估，以及既往有无难产史等，给出最佳的分娩方式的医学建议。临产后，应严密观察决定分娩的可变及不可变因素，动态评估产妇的临床表现和产程进展，及时发现是否存在难产的征象。

2. 严格按照相关指南进行促宫颈成熟及引产。换言之，不存在医学指征时，尽量不进行医学干预，可在严密监测母儿双方的情况下，等待其自然临产。如果存在医学指征，需要积极促宫颈成熟或引产时，可以依据母儿双方的具体情况选择恰当的促宫颈成熟和引产的方法（详见第八章第二节）。

3. 产妇的全身情况和精神心理因素将影响其在产程中的体力、情绪。在整个待产过程中，应特别关注产妇的全身情况，提供充足的能量，保持大小便通畅，保证良好的休息，提供温馨的待产环境；对情绪紧张或恐惧分娩者，应进行必要的心理安慰，有条件时进行一对一的心理辅导，增强其分娩的信心。

4. 在临产前应让产妇及其家属对分娩过程有较充分的了解和认识，一旦临产，产妇和家属应能够积极配合助产士，以便提高阴道分娩的成功率。此外，提倡在产程早期给予非药物或药物镇痛，或两者联合应用，这对产程的进展和母儿均有利，但同时需告知其药物镇痛可能出现的不良反应。

5. 为使产妇和家人在产程中有更多时间在一起，以便给予产妇更多的鼓励和支持，建议在产程进入活跃期前，产妇不要单独进入待产室，并允许其家属陪伴在身边。

6. 根据新的产程标准和处理原则，在产程的潜伏期，应避免人工破膜，最大限度地减少由于人为因素导致的难产。

7. 应避免在产程的潜伏期诊断难产。由于对出现规律宫缩时间点（即临产的标志）的判断带有较强的主观性，国内已有学者对产程开始的划分提出不同观点，认为这种主观性使得潜伏期延长不易客观评价。

8. 充分利用产程图，正确评价产程进展，如产程是否正常、是否存在产程延长或停滞；如果存在产程异常，是否进行了有效处理，以及处理的时间等。建议对产程进展进行监测，最好由同一人员进行，避免不同人员之间可能存在的误差。对于宫颈扩张的判断，则以阴道检查为准。

二、如何评估产程进展

一旦难产的诊断成立，就应当进行阴道检查。一般在潜伏期干预较少、活跃期每1~2小时检查1次，以明确宫口扩张和先露下降情况。

（一）宫口扩张情况

需要明确此次检查与上次检查相比：宫口扩张是否有进展、宫颈是否水肿、宫颈前唇是否被挤压在胎头和耻骨联合之间。

（二）胎先露高低

评估胎先露的骨质部分是位于、高于还是低于坐骨棘水平；胎头是否已经衔接；是否有颅骨重叠或头颅水肿。应分析胎先露不降的原因，如：是否是由于骨产道或宫颈因素所致？是否由于胎头过大所致？或者骨盆、宫颈和胎儿均正常，而是由于子宫收缩力异常所致？

（三）胎方位的判断

需要特别明确胎方位的情况，这对判断是否可经阴道分娩意义重大。在所有出现产程延长的产妇中，额先露或持续性枕后位或枕横位是必须考虑的可能原因。

三、子宫收缩力的评估

可通过人工触摸宫底或通过电子外监测或内监测来实时评估子宫收缩的强度和频率。必须明确子宫收缩力的异常是导致难产的最主要因素，同时应明确引起子宫收缩力异常的继发性因素。

四、各产程难产的处理

（一）第一产程难产

在大多数情况下，头盆不称是导致第一产程难产的主要原因，此时，应以剖宫产术终止妊娠。根据新产程标准，潜伏期延长（初产妇 >20 小时，经产妇 >14 小时）不作为剖宫产指征；此外，在除外头盆不称及可疑胎儿窘迫的前提下，缓慢但仍然有进展（包括对宫口扩张及胎先露下降的评估）的第一产程不作为剖宫产指征；而活跃期停滞可作为剖宫产的指征（见第四章第三节）。

1. **充分休息** 包括镇静和对分娩疼痛的抑制。在第一产程，可给予强有力的镇静剂，如哌替啶（度冷丁）联合异丙嗪（非那根）肌内注射。分娩镇痛可采用吸入麻醉和硬膜外阻滞。目前推荐采用硬膜外阻滞，除了减轻疼痛外，还可以让产妇很好地休息。但硬膜外阻滞也有一些副作用，如可能导致第一产程和第二产程延长，增加胎方位异常的发生率，增加应用缩宫素的概率，以及增加阴道助产率，但对于是否增加剖宫产率，目前仍有争议。

2. **人工破膜** 一般来说，潜伏期的人工破膜，并不会起到显著促进产程进展的目的，因而不建议在潜伏期进行人工破膜。而在活跃期，推荐对所有未破膜的产妇，给予人工破膜。这是由于破膜后可以增加局部前列腺素的释放，起到增强宫缩强度和宫缩频率的作用，从而缩短第一产程。

3. **缩宫素的应用** 在明确母儿情况良好，又排除头盆不称，并已充分休息和镇痛的前提下，推荐使用缩宫素促进产程进展。缩宫素使用的指征是难产确是因为子宫收缩乏力所致，而使用的时机是一旦诊断就开始使用。研究发现，及时有效地使用缩宫素可以缩短产程、增加阴道自然分娩的概率。当疑有头盆不称、对缩宫素敏感、子宫胎盘血流灌注减少、胎心率异常和前次为剖宫产时，应小心使用缩宫素。

值得注意的是缩宫素可引起子宫过强、过快收缩。在 10 分钟内子宫收缩频率超过 5 次而间歇期短于 60 秒，或者子宫 1 次收缩持续时间 >2 分钟，则定义为子宫收缩频繁。此种情况可伴有或不伴有胎心率的异常，持续地子宫收缩频繁伴随胎心率异常可导致胎儿缺氧。因此，临床上以用最小剂量的缩宫素浓度和静脉滴注方式引起的有效宫缩为宜。

4. **胎心监护** 难产一旦确诊，就需要进行持续胎心监护。此外，一旦使用缩宫素，持续性的胎心外电子监护或胎心内监护也是需要的。

（二）宫颈难产

宫颈可能阻碍产程进展。当出现宫颈前唇肿胀或者薄而软的宫颈边缘受压于胎头和耻骨联合之间时，可在宫缩期间上推宫颈，特别是在经产妇出现上述情况时，上推宫颈效果更好。

（三）第二产程难产

根据中华医学会妇产科学分会产科学组的专家共识，在第二产程，由经验丰富的医师和助产士进行的阴道助产是安全的，并鼓励对阴道助产技术进行培训；当胎头下降异常时，在考虑阴道助产或剖宫产之前，应对胎方位进行评估，必要时进行手转胎头到合适的胎方位。

因此，在第二产程，应每小时评估产程进展。特别值得注意的是，要除外胎位不正、胎方位异常和头盆不称等情况。如果出现上述情况，建议行剖宫产术终止妊娠。否则，可进行以下处理：严密监护母儿的情况，推荐进行持续性的胎儿电子监护（electronic fetal monitoring，EFM）；对产妇的营养支持、镇静和适当的分娩镇痛也是非常重要的；如果胎膜未破，则可进行人工破膜促进产程进展，同时还可以观察羊水性状；及时使用缩宫素，其使用原则同第一产程。但当存在头盆不称、对缩宫素高度敏感、子宫胎盘血供不足、异常胎心率和前次为剖宫产时，应谨慎应用缩宫素。

一旦产程有进展，而且有希望阴道分娩，就不建议实施手术干预。

（四）手术分娩

当有效使用缩宫素后，产程又没有进展时，需要进行剖宫产或阴道助产。在第一产程，在考虑剖宫产之前，至少应给予缩宫素 4 小时，以达到宫缩每 10 分钟 3~4 次、宫缩压力达到或超过 100mmHg。在足月自然临产而产程进展缓慢的初产妇中，缩宫素应用 4 小时能够使阴道分娩率达到 80%，而在经产妇中这个比例将达到 95%。如果出现胎儿或产妇的紧急情况，推荐及时给予早期干预并实施剖宫产术。

处理技巧

1. 不同原因及不同产程阶段发生的难产，其临床处理各有特点。
2. 第一产程难产的处理，重点在于排除头盆不称，保证休息，补充能量，加强宫缩，密切监护胎儿，并在活跃期进行人工破膜。
3. 第二产程难产的处理，重点仍然在于排除头盆不称；如果存在子宫收缩乏力，仍需加强宫缩；对胎先露下降停滞、胎方位不正常者，应及时进行剖宫产术终止妊娠；对胎方位正常者或先露有下降者，可进行阴道助产。

经验分享

1. 在难产的处理当中，难产的预防极为重要。
2. 为了有效降低难产发生率，推荐进行孕期保健、临产后严密监测产程进展和母儿情况、避免无医学指征或宫颈条件不成熟时的引产、避免不必要的产程干预（特别是在潜伏期），在整个产程中，为产妇提供全方位的优质服务，包括家人的陪伴、能量的补充、充足的休息、分娩镇痛、温馨的待产环境，以及心理安慰等。
3. 一旦难产诊断成立，需要进行阴道检查，明确宫口扩张、胎先露高低、胎方位、子宫收缩力等情况，为有效处理难产提供依据。

本节关键点

难产的正确处理是基于难产的诊断。临床医师在产程管理时应该及时应用新的产程处理理念，在母儿安全的前提下，密切观察产程的进展，以促进阴道分娩，降低剖宫产率，最大限度地为孕产妇的安全提供保障。

（周容　龚云辉）

参考文献

1. 谢幸，孔北华，段涛．妇产科学．9 版．北京：人民卫生出版社，2018：179-204.
2. American College of Obstetricians and Gynecologists. ACOG committee opinion no. 766: approaches to limit intervention during labor and birth. Obstetrics and gynecology, 2019, 133 (2): e164-173.
3. KIELY DJ. Management of spontaneous labour at term in healthy women. J Obstet Gynaecol Can, 2017, 39 (4): 220-221.
4. BLANKENSHIP SA, RAGHURAMAN N, DELHI A, et al. Association of abnormal first stage of labor duration and maternal and neonatal morbidity. Am J Obstet Gynecol, 2020, 223 (3): 445.e1-15.
5. SON M, LAI Y, BAILIT J, et al. Association between time of day and the decision for an intrapartum cesarean delivery. Obstetrics and Gynecology, 2020, 135 (3): 535-541.
6. COHEN WR, FRIEDMAN EA. Guidelines for labor assessment: failure to progress. Am J Obstet Gynecol, 2020, 222 (4): 342.e1-4.
7. SOUTER V, PAINTER I, SITCOV K, et al. Maternal and newborn outcomes with elective induction of labor at term. Am J Obstet Gynecol, 2019, 220 (3): 273.e1-11.
8. THUILLIER C, ROY S, PEYRONNET V, et al. Impact of recommended changes in labor management for prevention of the primary cesarean delivery. Am J Obstet Gynecol, 2018, 218 (3): 341.e1-9.

第五节
难产的母儿并发症

导读

难产导致的母儿并发症具有多器官受损、临床表现迥异、部分体征易遗漏而误诊、个别并发症需要长期治疗等特点，可增加母儿患病率和病死率，影响母儿生存质量，也是产科医疗纠纷的主要原因。所以早期识别、多学科合作救治是关键所在。

一、难产的母体并发症

（一）近期并发症

1. 软产道损伤

(1) 会阴阴道裂伤：会阴阴道裂伤分为Ⅰ度、Ⅱ度、Ⅲ度(Ⅲa、Ⅲb、Ⅲc)、Ⅳ度裂伤。第二产程延长、持续性枕后位、会阴正中切开术、中低位产钳助产术是Ⅲ度和Ⅳ度严重会阴阴道裂伤的高危因素，严重裂伤时应警惕是否累及阴道穹窿、宫颈，以及毗邻器官，应由具有产科四级手术授权的高年资医师或外科医师共同参与缝合，防止并发症发生。

(2) 宫颈裂伤：常发生在难产时宫颈口未开全前行助产术、助产误伤宫颈、第二产程延长、产程中不正确扩张宫颈等情况下。严重者可达子宫下段、阔韧带等部位，偶可见子宫阴道部环形撕裂脱落。严重裂伤蔓延穹窿部者需经阴道及宫腔探查子宫下段的完整性，难以阴道修复者需行剖腹探查术。

(3) 子宫破裂：为产科严重并发症。难产为重要的高危因素，子宫手术史、宫缩剂使用不当、不规范阴道助产术、严重植入性胎盘、子宫发育异常等因素均可导致子宫破裂。可疑子宫破裂/子宫破裂者，应按照子宫破裂启动应急预案，积极处理低血容量性休克，综合评估抉择手术方式。

(4) 子宫内翻：为危及生命的产科罕见并发症。主要由于第三产程过度牵拉脐带及压迫宫底引起，子宫收缩乏力合并宫底部胎盘植入者更易发生子宫内翻。临床表现为剧烈腹痛、严重产后出血和休克，甚至可引起产妇死亡。需与子宫黏膜下肌瘤脱垂进行鉴别。应根据产妇一般状况、休克程度、产道及内翻情况，由具有手术经验的高年资医师评估和处理。可在麻醉状态下，经阴道或经腹复位，有指征者甚至需切除子宫。

2. 出血

(1) 会阴阴道血肿：多来源于分娩撕裂伤或会阴切开术。产程异常、助产及缝合技术的失误、妊娠合并症、阴道因素(炎症、静脉曲张、瘢痕等)也是常见的原因。出血严重者血肿可压迫直肠和尿道，致使局部黏膜崩裂血液外流，甚至引起休克。阴道穹窿深部血肿沿骨盆侧壁上延直达闭孔窝部位，常无阴道出血症状，必要时需经彩色多普勒血流显像(简称彩超)或CT确诊。

(2) 产后出血：尽管目前胎盘植入性疾病已成为产后出血的一个重要原因，但随着对该疾病的认识和手术技术的提高，预后明显改善，而难产导致的产后出血容易误诊。阴道分娩中子宫收缩乏力、产程异常、软产道损伤、胎盘娩出困难(胎盘部分剥离、胎盘植入、胎盘嵌顿)和胎盘残留等是产后出血的常见原因。严重产后出血可引发凝血功能障碍、多器官功能衰竭等，是孕产妇死亡的首要原因。应根据病因治疗，严重产后出血时需多学科团队协助抢救。

3. 感染 宫内感染(绒毛膜羊膜炎)可以由各种病原体感染、难产时医源性操作、胎膜早破、频繁的肛门检查和阴道检查等导致，分轻度、中度、重度和极重度坏死性急性绒毛膜羊膜炎。产时宫内感染分为3个不同类别：孤立性母体发热、疑似宫内感染和确诊宫内感染。后者依靠羊水检查阳性结果或者胎盘病理组织学证明胎盘炎症或感染。感染可导致产后出血、子宫内膜炎、腹膜炎、败血症、成人型呼吸窘迫综合征等，罕见情况下可致死。抗生素选择需对杆菌和球菌均有效，并针对厌氧菌定植者治疗。

4. **骨盆痛** 产妇骨盆痛与分娩方式密切相关，有耻骨联合半脱位、骨盆小骨折（多位于骨盆后下部或耻骨联合周围）等。常发生在难产的初产妇、产程延长、会阴严重裂伤、巨大胎儿、器械助产、第二产程延长后的剖宫产产妇，部分产妇产后经磁共振检查可以协助诊断。需要和神经损伤相鉴别。

（二）远期并发症

1. **盆底功能障碍** 难产、器械助产是盆腔器官脱垂（pelvic organ prolapse，POP）、压力性尿失禁（stress urinary incontinence，SUI）和大便失禁（fecal incontinence）等盆底功能障碍（pelvic floor dysfunction，PFD）的主要因素。需要在产后6周左右进行评估，通过病史询问、常规检查（会阴情况和一般妇科检查）及盆底肌肉功能评估（主要包括盆底肌力和阴道收缩压）确诊。需要进行产后盆底康复。

2. **泌尿道/直肠阴道瘘**

（1）泌尿道阴道瘘：手术助产是产伤致泌尿道阴道瘘的主要原因。国内临床分类为简单尿瘘（膀胱阴道瘘、尿道阴道瘘瘘孔直径分别是<3cm、<1cm）、复杂尿瘘（膀胱阴道瘘、尿道阴道瘘瘘孔直径分别是≥3cm、≥1cm或瘘孔边缘距输尿管开口<0.5cm）和极复杂尿瘘（其他少见的尿瘘）。手术修补为尿瘘的主要治疗方法。

（2）肛门括约肌功能不全及直肠阴道瘘：产伤性肛门括约肌损伤（obstetric anal sphincter injuries，OASIS）包括会阴Ⅲ度和Ⅳ度裂伤导致肛门直肠结构和功能受损。直肠黏膜损伤但肛门括约肌完整者为肛门扣眼撕裂，常误诊为Ⅳ度裂伤，需及时识别和修复，否则会造成直肠阴道瘘。难产分娩后应仔细进行直肠指检，裂伤缝合前后也需充分评估。

3. **产妇神经损伤** 分为产科有关的神经麻痹和椎管内麻醉/镇痛损伤。前者是难产时因为产妇体位变化、助产术引起密布在中骨盆和骨盆出口大量的神经纤维（尤其腰骶神经丛）受压或过度牵拉，导致一过性或永久性的损伤；或者母体已有神经疾患在难产后加重。后者是因为椎管操作导致的直接损伤，多为一过性，还可累及脊髓，发生缺血性损伤。

永久性神经损伤的时间界定在6个月，需多学科合作诊治。

4. **产褥感染** 产时宫内感染以及难产助产均可引起产褥感染。重症脓毒血症是产褥期罕见的并发症，部分病例缺乏症状，病程进展快，需进行有效的治疗，降低产妇死亡率。

5. **产后创伤后应激障碍及产褥期抑郁** 产后创伤后应激障碍（posttraumatic stress disorder，PTSD）指经历创伤性分娩（包括难产、器械辅助分娩、紧急剖宫产、羊水栓塞、严重会阴裂伤、产后出血及新生儿并发症等），产生强烈的精神创伤后，产生的延迟性精神病理性反应的应激障碍，通常出现在产后3个月内。产褥期抑郁症是产褥期最常见的心理行为异常，难产以及母儿不良结局可为诱发因素，多在产后6周内发生，重症者危害母儿健康及生命。

二、新生儿并发症

（一）近期并发症

1. **新生儿缺氧性疾病** 难产、器械助产、早产和胎儿窘迫等因素皆可导致新生儿缺氧，发生新生儿窒息、新生儿呼吸窘迫综合征、胎粪吸入综合征、缺血缺氧性脑病等，严重者可出现多器官损害，甚至患儿死亡。需要产科、儿科医师积极合作，早期正确识别、早期规范处理及抢救重症患儿。

2. **宫内感染与新生儿损伤** 宫内感染持续存在时可导致胎儿炎症反应综合征（fetal inflammatory response syndrome，FIRS），导致新生儿不良结局。新生儿出现一系列脑损伤（如脑出血、缺血缺氧性脑病、脑白质软化等）、坏死性结肠炎和视网膜病变等多脏器损伤。及时、足量、有效、安全地在分娩前将抗生素联合应用，新生儿出生后及时取分泌物行多点细菌培养和药敏试验，同时积极救治，是影响新生儿预后的关键。

3. **产伤性疾病**

(1) 软组织损伤/产瘤：新生儿最常见的产伤之一，严重时可产生皮肤软组织坏死。

(2) 出血性疾病：头颅血肿、颅骨帽状腱膜下血肿、损伤性颅内出血最常见，以上几种出血常同时存在。难产、阴道助产、臀位产等均为高危因素，如有胎儿窘迫存在更易导致出血。重症者出血范围可达前额和颈项部，发生大出血时会导致贫血、低血压、失血性休克，甚至死亡。依靠 CT 或 MRI 检查确诊，了解颅内出血的部位、出血量及脑水肿情况。严重者应及时请神经外科医师会诊干预。

(3) 周围神经损伤：周围神经的产伤常见臂丛神经和面神经损伤。高危因素为难产、肩难产、助产术、早产及多胎等。

产伤性臂丛神经损伤应与产伤性锁骨骨折、新生儿化脓性关节炎相鉴别。面神经麻痹的主要病因为水痘 - 带状疱疹病毒感染、神经周围组织肿胀，其次为产伤。其他周围神经损伤少见，如膈神经损伤可伴有臂丛神经损伤，表现为呼吸窘迫；喉返神经损伤表现为喉喘鸣、呼吸窘迫、哭声嘶哑、吞咽困难；桡神经损伤常因肱骨中段骨折伴发出现桡神经麻痹，表现为患侧手腕呈垂腕畸形等。难产后新生儿需仔细查体，及时诊治，部分可残留缺陷。

(4) 骨折：骨折最常见于长骨（锁骨、肱骨或股骨），高危因素为难产、不当助产术及强力牵拉肢体、臀位助产、骨盆狭窄、横位等。

颅骨骨折可并有脑挫伤和颅内血管破裂，产钳术易致凹陷性骨折，胎头吸引术易致顶骨骨折。锁骨骨折严重移位时应注意臂丛神经及锁骨下血管损伤。肱骨骨折可并发桡神经损伤，出现“垂腕”。股骨骨折可呈假性瘫痪，患肢变短。骨骺分离可引起肱骨远端、股骨下端、股骨近端的骨骺分离。部分骨折需进行专科处理。

(5) 内脏损伤：较为罕见。常见的有肝破裂、脾破裂和肾破裂等，预后差，病死率高，与产伤有关。伴早产、低体重儿、脏器功能发育不成熟、肝脾大、凝血障碍及窒息缺氧时，腹腔内脏损伤的发病率增高，严重者引起失血性休克，危及生命。需尽早明确诊断、积极抢救治疗。

(6) 眼部产伤：早产儿分娩、胎头负压吸引助产时易发生。常见视网膜出血、视神经挫伤及萎缩，后者致视力严重受损，预后差。

(7) 脊柱损伤和脊髓损伤：常见于复杂性臀位分娩。难产、肩难产、臀位后出头困难、宫内窘迫、早产等可以引起脊柱损伤和脊髓损伤。多发生于颈胸椎。可因低位脑干损伤引起，可能造成新生儿呼吸衰竭导致永久性呼吸机依赖、瘫痪甚至死亡。难产后在产房一旦怀疑脊髓损伤，应立即对头、颈及脊柱进行固定，并请专科医师会诊。

（二）远期并发症

1. **神经系统后遗症** 多由新生儿窒息、宫内感染、产伤等导致，表现为瘫痪、认知障碍、行为异常、癫痫等，FIRS 与自闭症及精神分裂症等密切相关。

2. **支气管肺发育不良** 多为 FIRS 导致的严重呼吸窘迫综合征，与气管插管间歇正压通气和吸入高浓度氧[吸入氧浓度（fraction of inspired oxygen，FiO_2）>80%]超过 150 小时有关。

3. **产伤性并发症** 大部分患儿预后良好，少数患儿远期可影响相关肢体运动，严重者需进行外科手术治疗及康复治疗。

经验分享

1. 正确处理难产，选择科室传承的、操作者很熟悉的助产技术。严格遵守新生儿医师入产房的规定，规范新生儿窒息复苏及新生儿损伤的诊治。
2. 及时发现易被遗漏的难产相关的母儿并发症，建议值班人员求助具有产科四级手术授权的高年资医师以获得最佳手术效果。多学科合作诊治，或充分评估安全转院。
3. 与产妇和家属及时沟通难产及其母儿并发症的相关问题，预判可能出现的远期并发症；客观严谨地书写病历。
4. 产妇或患儿存在远期并发症需要治疗时，建议医院积极协助、联络社会医疗支持力量，最大限度地降低母儿不良结局。

本节关键点

正确处理难产为降低母儿并发症的首要原则，早期识别母儿并发症的高危因素、临床表现，及时、准确地诊疗，对改善预后至关重要。

（蔡雁　苑媛）

参考文献

1. 漆洪波．急性子宫内翻的诊断与处理．中华产科急救电子杂志，2017，6(01)：32-35.
2. 杨怡珂，漆洪波，段涛．产后出血风险管理．中国实用妇科与产科杂志，2019，35(09)：978-982.
3. Practice C. Committee opinion no. 712：intrapartum management of intraamniotic infection. Obstetrics and Gynecology，2017，130(2)：490-492.
4. XIONG Y，WINTERMARK P. Therapeutic interventions for fetal inflammatory response syndrome (FIRS). Seminars in Fetal and Neonatal Medicine，2020，25(4)：101-112.
5. Royal College of Obstetricians and Gynecologists. The management of third- and fourth-degree perineal tears (green top 29). London：Royal College of Obstetricians and Gynecologists，2015.
6. 李盼盼，赵武．早产儿支气管肺发育不良定义演变及流行病学特征．中华新生儿科杂志，2020，35(05)：385-388.

第六节

难产病历的书写

导读

难产(dystocia)即异常分娩(abnormal labor)，可导致母儿并发症，也是导致产科医疗纠纷的主要原因。难产病历的书写包括住院病历和病程记录，需分析并记录难产的医疗活动、诊断治疗和围产结局，也为处理医疗纠纷及伤残鉴定提供法律依据，从而最大限度地保障医疗安全。

一、头位难产的病历书写要点

（一）头位难产住院病历的书写要点

详细询问并记录与难产相关的病人状况和现病史、既往史、个人史、月经史、婚育史、家族史，并进行详尽的全身检查，早期识别难产的高危因素，明确难产诊断，评估导致难产的病因，进而采取相应的干预措施。

1. 病史

(1) 现病史：除记录非高危因素孕妇的现病史，还要记录难产高危因素和病史，如年龄(青少年或青春前期 <18 岁；高龄≥35 岁，尤其≥40 岁的初产妇)、身材矮小(身高 <140cm)、体重过轻(临产前 <45kg)或体重过重(超重或肥胖)、孕期体重增长过多、本次受孕方式(促排卵、辅助生殖)、精神与心理评估(个人和社会支持系统、孕期是否有阴道分娩意愿)、妊娠合并症(妊娠期高血压、糖尿病、贫血等)、妊娠期并发症(例如多胎妊娠、羊水过多、羊水过少、前置胎盘)等阳性或有重要意义的阴性资料。

(2) 既往史(疾病史和手术史)

1) 疾病史：记录孕前各重要脏器疾病、精神疾病史、癫痫、不明原因的晕厥史。在分娩前是否充分评估，在分娩期间是否有进行性进展或发作。

2）手术史：包括既往影响孕妇各重要器官功能的手术史，以及妇产科手术等，参阅手术记录。记录手术至妊娠间隔时间、确切诊断、具体术式、手术经过、持续时间、术后转归、远期并发症等。由专科医师和产科医师共同评估手术对此次妊娠、临产前后的影响。

（3）婚育史：逐次记录孕次、产次、不良孕产史、前次分娩难产史及其母儿并发症。

（4）个人史、家族史：有无吸烟、酗酒、吸毒或可能成瘾的药物等其他特殊嗜好；家族中有无精神疾病史、遗传病史；直系亲属有无高血压、糖尿病史等。

2. **查体** 除常规产科查体外，应记录具有难产临床意义的体征。

（1）一般状况：记录五大生命体征，包括体温、呼吸、血压、脉搏、疼痛（疼痛评分）；其他有阳性意义的体征。

（2）腹部查体：用产科四步触诊法和国际五分法进行动态评估。前者再次评估胎位、胎先露衔接、胎儿大小等；后者进一步评估胎头下降情况（在产瘤形成时阴道检查难以准确判断胎先露位置者）。评估子宫张力：低张性（协调性）子宫收缩乏力、高张性（不协调性）子宫收缩乏力、协调性子宫收缩过强、不协调性子宫收缩过强。检查宫体压痛：是否有压痛，尤其是否有瘢痕部位压痛。

（3）阴道检查

1）骨产道：再次评估骨盆因素导致常见相应产程异常的重要径线（狭窄指标），并进行三个平面骨盆狭窄的3级分级、骨盆异常、胎方位异常表现及头盆关系。

2）软产道：参考孕前或者妊娠早期阴道检查。如果早期、临产时没有重视软产道检查，需要再次评估。

记录可能引起难产的会阴阴道异常。动态评估宫颈状态、宫口扩张，尤其关注瘢痕宫颈（宫颈管狭窄、宫颈口粘连）、宫颈水肿等进行性变化；鉴别特殊类型的宫颈（如持续存在的宫颈“前唇”“拉链”宫颈等）。动态评估胎先露、胎头下降、胎方位变化、头皮水肿（产瘤）、头皮血肿位置及大小、胎头颅骨塑形程度等。

（4）肛门检查：重新评估骨盆后半部情况，如骶尾关节、尾骨骶化、骶骨类型、骶坐切迹。在实施阴道助产术时，注意检查出口平面的前后径。

3. **辅助检查**

（1）超声

1）产前超声：常规产科超声。如瘢痕子宫，需监测瘢痕部位子宫肌层厚度及连续性等。

2）产时超声：有条件者开展产时超声（intrapartum ultrasound）技术，用于诊断相对头盆不称。

（2）胎心监护：间断听胎心和产时胎心监护。动态评估、正确甄别Ⅰ类、Ⅱ类、Ⅲ类胎心监护，以采取不同的处理方案；羊水胎粪污染需结合胎心监护。需持续电子胎心监护者参考中华医学会妇产科学分会产科学组2020年发布的《正常分娩指南》的建议。

（3）子宫收缩力监护：包括外监护和内监护（国内少用）。评估低张性子宫收缩乏力、高张性子宫收缩乏力、子宫收缩过强、宫缩过频等。

（4）实验室指标：胎膜早破者产程中应监测感染指标；体力衰竭者应行肝、肾功能，电解质，血尿常规等检测；糖尿病者产时应监测血糖等。

（5）其他检查：目前MRI、CT应用于产程评估较少。

4. **诊断** 按下列次序排列：

（1）主要诊断（妊娠主要并发症、合并症）；

（2）妊娠周数、孕次、产次、胎方位、临产否；

（3）其他产科异常情况；

（4）其他科共存病。

（二）难产病程记录的书写要点

不同产程时限异常的诊治详见第六章第一节。

1. **第一产程潜伏期延长**

（1）临床表现：潜伏期时限异常。记录孕妇精神状态（体力衰竭、烦躁不安）、饮食（进食少）、睡眠（欠佳）、脱水（口唇干裂、口臭、少尿）、预期外的疼痛等诸多改变。

（2）产科评估：记录临产开始时间及产程时限，评估难产的四大要素，如产力、产道、胎儿（包括胎儿大小、胎方位）及精神心理情况，分析并记录产生潜伏期延长的原因，根据病因采取不同的处理措施。

1）产力：结合孕妇的主观感受、触诊、子宫收缩力监护，如子宫收缩乏力需区分原发性和继发性（潜伏期延长多为原发性子宫收缩乏力）、协调性和不协调性。

2）产道：分析潜伏期延长、头盆不称原因，如骨盆入口异常、骨盆倾斜角度过大、耻骨联合高度≥6cm 等。

3）胎儿：根据宫高腹围检查、超声及产科医师经验再次评估胎儿体重，尤其评估巨大胎儿。

4）精神心理：通过宫缩和疼痛评分分析预期外疼痛、应对能力降低等表现。

（3）处理措施

1）一般处理：记录常规处置。实施分娩镇痛者，详细记录镇痛方式的选择、具体操作、效果评估、胎心和血压变化等。

2）镇静治疗：记录处理指征、具体方案以及效果评估，如记录肌内注射强镇静剂哌替啶情况（不协调性子宫收缩乏力，产程停滞，孕妇疲劳）；记录静脉推注地西泮注射液情况（宫颈扩张缓慢及宫颈水肿，预计 2 小时内不能分娩者）；记录纠正胎位不正的具体改变体位的方法等。

3）人工破膜：记录指征；破膜后羊水性状；破膜前后孕妇的宫缩及胎心变化；再次确定胎位以及宫缩时胎先露下降情况；阴道检查除外脐带脱垂；观察有无胎盘早剥体征。

4）缩宫素应用：记录应用以及停用指征，缩宫素剂量、浓度、初始滴速、维持滴速，宫缩频率和强度、持续监护胎心、宫缩、血压及产程进展。

5）分析、评估孕妇精神心理因素，如对分娩过程的恐惧、紧张、焦虑等状态，床旁持续情感支持，增加对阴道分娩的认识与信心采用物理性和生理性的舒适方法处理后，记录产妇的情绪心理改变。

6）剖宫产：记录指征。

2. 第一产程活跃期停滞

（1）临床表现：活跃期时限异常，如：持续性枕横位或枕后位可有过早屏气用力；恐惧或焦虑，肌肉高度紧张、缺乏应对宫缩的节奏等临床表现。

（2）评估：分析并记录产生活跃期停滞的原因。评估难产四大要素，如宫缩频率、强度、持续时间、是否协调（子宫收缩乏力多为继发性）；再次评估骨盆情况尤其中骨盆异常，结合持续性枕横位或枕后位、继发性子宫收缩乏力、活跃期异常等表现；胎儿体重、头盆不称等。

（3）处理措施：记录不同病因采取不同的处理措施。

（4）剖宫产：记录指征。

3. 第二产程延长

（1）临床表现：根据初产妇 / 经产妇、非硬膜外镇痛 / 硬膜外镇痛明确诊断第二产程时限异常。记录孕妇一般状态，如乏力、恐惧、脱水等。

（2）产科评估：评估难产四大要素，如宫缩收缩力（乏力），骨盆异常（多为中骨盆和 / 或骨盆出口平面狭窄），胎位异常（多为持续性枕横位或枕后位）和胎儿体重（尤其估计胎儿体重 >4 500g 者需严密观察和评估，以降低母儿风险），精神、心理因素（无法控制会阴及躯体松弛、宫缩时无法配合用力等）。

（3）处理措施：记录常规处置。做好情绪管理，记录宫颈难产宫缩时上推宫颈效果、缩宫素催产指征及具体方法、行徒手转胎头术指征和具体操作方法，以及失败指征。

（4）会阴侧切：记录指征、麻醉选择、操作、并发症等。

（5）阴道助产：记录阴道助产术（产钳助产术 / 胎头吸引助产术）的适应证、助产条件、麻醉方法、具体操作、母儿并发症评估、放弃指征；胎头吸引助产术失败（两次）转产钳助产术；新生儿医师到产房时间、新生儿评估和救治措施等。

（6）剖宫产：记录指征。

4. 第三产程延长

（1）临床表现：第三产程时限异常。

（2）产科评估：记录处理指征，如第三产程延长、阴道流血 >200ml 或一次性阴道流血 >150ml。

（3）处理措施：记录缩宫素应用、可控性牵拉脐带、徒手剥离胎盘术的指征，操作过程，必要时超声引导下操作。可疑胎盘植入严重无法剥离者，需行超声及 MRI 检查再次评估，决定进一步治疗方案。

二、特殊类型难产记录

（一）肩难产

1. 临床表现 记录无/有阴道助产胎头娩出后呈“乌龟征”，常规娩肩方法无效发生肩难产（shoulder dystocia）。

2. 处理措施 应由至少掌握两种肩难产处理措施的有经验医师操作，详细、详实地记录肩难产过程。

（1）时间节点记载：胎头娩出时间、胎方位、肩难产持续时间。

（2）启动多学科团队：呼叫上级医师、新生儿医师、护士、麻醉医师等，记录呼叫时间和到场时间。

（3）沟通信息：肩难产发生后应告知产妇和家属出现肩难产。

（4）方案实施：记录具体娩肩操作的顺序、开始时间、持续时间和结果。

（5）胎心监护：急救过程中胎心情况。

（6）胎儿娩出时间。

（7）新生儿评分及脐动脉血气。

（8）新生儿系统检查：新生儿并发症。

（9）产妇软产道的检查，估计失血量以及母体并发症。

（二）剖宫产后阴道试产

1. 临床表现 难产与正常产妇异常产程时限标准相同，分析并记录可疑子宫破裂临床表现。

2. 产科评估 严密监测并记录产程，尤其宫口扩张 >5cm 产程进展缓慢者。评估剖宫产后阴道试产（trial of labor after previous cesarean delivery，TOLAC）的高危因素，根据难产四要素分析原因，尤其应鉴别头盆不称者，鉴别可疑子宫破裂体征，可行产房超声检查协助诊断。

3. 处置措施 与正常产妇不同产程异常的难产处理记录基本相同，但应详细记录如下内容：

（1）充分沟通：难产或产程进展缓慢时再次与孕妇及其家属沟通分娩方式、充分告知风险，并签署知情同意书。

（2）难产处理：记录紧急剖宫产术前预案及其具体措施。记录不同产程时限异常的特殊处理，如产程进展缓慢者应用小剂量宫缩剂。

（3）阴道助产：常规记录。硬膜外阻滞分娩镇痛者，适时缩短第二产程。

（4）剖宫产：记录指征（尤其产程停滞、胎头下降停滞者可适当放宽指征，或者可疑子宫破裂）。即刻剖宫产详细记录地点、时间（通知手术室、手术室接病人、进入手术室、新生儿医师入室、开始麻醉和手术时间）、麻醉方式和效果评估、手术持续时间、麻醉前后胎心变化、手术过程、母儿评估等。

（5）母儿并发症。

（三）臀位阴道分娩

对臀位阴道试产充分评估并记录阴道试产条件，风险告知，严密监测，进行持续胎心监护。

详细记录以下产程异常及其处理措施：子宫收缩乏力者应用缩宫素；宫颈口未开全时，自然破膜后立即行阴道检查的情况记录，发现脐带脱垂者就地剖宫产及其详细医疗行为；产程异常和胎心监护异常，宫颈口未开全者行剖宫产，宫颈口开全者行臀位牵引术；胎头娩出困难、手法娩出失败应用后出头产钳；新生儿医师第二产程入产房。分娩方式（自然分娩、臀位助产术或臀位牵引术和剖宫产）、指征及具体操作过程。

（四）横位阴道分娩

严格掌握并记录：横位阴道分娩条件。内倒转术（全身麻醉）、剖宫产、断头术/除脏术/毁胎术，甚至子宫全切术适应证、操作过程，鉴别先兆子宫破裂或子宫破裂征象，评估母儿并发症及其预后。

经验分享

1. 难产及其并发症的应急演练可提高医疗技能、保障母儿安全，同时，病历书写的培训也十分重要。
2. 目前大部分的产科医疗诉讼集中于产时的监测和处理不当，包括胎儿窘迫病因判断错误、头位难产的识别与处理不当、阴道助产并发症、转剖宫产时机延误、胎盘残留引起感染、宫内操作导致子宫穿孔和盆腔脏器损伤等，这些医疗纠纷和难产密切相关。而临床工作中很多难产的病历记录不完整或者不及时，导致法律性病历难以胜诉。所以，难产时高质量的病历书写至关重要。

3. 出现不良事件导致母儿损伤时，应避免书写缺陷、延迟补充、遗漏、篡改或者销毁病历资料，医疗护理所有的相应文档记录必须高度一致。
4. 建议高年资医师或者具有产科四级手术授权的医师亲自书写病历，并认真审阅，正确修改。严格遵守病历质控和归档制度。

本节关键点

1. 难产病历书写应严格遵守《病历书写基本规范》《医疗质量安全核心制度》《医疗机构管理条例实施细则》等法律法规的规定。体现病人知情权和选择权，如实、详细记载难产的高危因素、产程时限异常及其变化、治疗方案、可能出现的风险和预案、医疗行为及其母儿结局等。
2. 2016 年国家卫生和计划生育委员会办公厅颁布关于印发《产科表格化病例模板的通知》。通知中指出存在异常分娩、妊娠并发症及其他合并症等特殊情况，要按照有关规定记录相关病历资料，不得使用表格化病历。

（蔡雁　苑媛）

参考文献

1. 凌罗达，顾美礼．难产．2 版．重庆：重庆出版社，2000：322-331.
2. 谢幸，孔北华，段涛．妇产科学．9 版．北京：人民卫生出版社，2018：162-202
3. 中国妇幼保健协会助产士分会，中国妇幼保健协会促进自然分娩专业委员会．正常分娩临床实践指南．中华妇产科杂志，2020，55(6)：371-375.
4. American College of Obstetricians and Gynecologists. Practice bulletin no. 178：shoulder dystocia. Obstetrics and Gynecology，2017，129(5)：e123-133.
5. 中华医学会妇产科学分会产科学组．剖宫产术后再次妊娠阴道分娩管理的专家共识(2016). 中华妇产科杂志，2016，51(08)：561-564.
6. American College of Obstetricians and Gynecologists. Practice bulletin no. 205：vaginal birth after cesarean delivery. Obstetrics and Gynecology，2019，133(2)：e110-127.

第五章

产程监测和评估

……

第一节
产力监测和相应措施

导读

产力、产道、胎儿和精神因素是顺利分娩的四大要素，子宫平滑肌、腹肌和肛提肌组成产力，以子宫收缩力最为重要。产程中应该对子宫收缩的节律性、对称性、极性和强度进行监测，并及时对出现的问题进行干预，以保证分娩顺利进行。

一、概述

产力是分娩的动因，是促使胎儿及其附属物通过产道完成分娩的力量。产力包括子宫收缩力以及腹肌和肛提肌的收缩力，其中以子宫收缩力为主，而腹肌和肛提肌的收缩力则协调子宫收缩，促进胎儿娩出。

在分娩过程中，子宫收缩的节律性、对称性及极性不正常或强度、频率有改变，称为子宫收缩力异常，简称产力异常。临床上子宫收缩力异常分为子宫收缩乏力(uterine inertia)(简称宫缩乏力)和子宫收缩过强(简称宫缩过强)两类，每类又分为协调性子宫收缩和不协调性子宫收缩。

二、子宫收缩乏力

(一) 分类

1. **协调性子宫收缩乏力** 指子宫收缩功能低下，表现为收缩强度弱、宫内张力低(<2kPa)，持续时间短，间隔时间长(宫缩 <2 次 /10min)，在收缩高峰时，以手指压宫底部肌壁仍可出现凹陷，即所谓低张力性子宫收缩乏力。

2. **不协调性子宫收缩乏力** 指正常子宫收缩的极性消失，甚至极性倒置，子宫下段收缩强于底部并持久。临床表现为宫缩间歇时子宫壁也不完全放松，宫缩间歇时间短或不规则，收缩时间也不长，而产妇自觉宫缩强，疼痛剧烈，检查时产妇拒按子宫。由于子宫收缩极性异常，影响子宫肌肉有效收缩及缩复，致使宫口不能扩张，即所谓高张性子宫收缩乏力。

子宫收缩乏力又可分为原发性及继发性两种。原发性子宫收缩乏力在临产开始就出现，主要是在骨盆入口平面有头盆不称或胎位不正，使胎头无法衔接，不能紧贴子宫下段反射引起强有力的宫缩。临床上常表现为潜伏期延长及活跃早期宫颈扩张延缓或阻滞。继发性子宫收缩乏力出现在产程较晚的时期，宫颈近开全或处于第二产程，表现为胎头下降延缓或阻滞，往往提示中骨盆 - 出口狭窄。最常见于漏斗型狭窄，有时伴有持续性枕横位或枕后位。

(二) 原因

子宫收缩乏力主要是由于头盆不称、胎位不正，使胎儿通过骨盆的阻力增加而引起。子宫过度膨胀，如双胎、巨大胎儿或羊水过多等也影响子宫收缩。产妇精神过度紧张也可引起子宫收缩乏力。此外，产妇体质过弱、内分泌失调、电解质不平衡、子宫发育不良都可引起子宫收缩乏力。不适当地使用镇静剂及麻醉剂有可能使产力减弱，甚至消失，随着分娩镇痛的推广及孕产妇的需求增加，潜伏期较易发生镇痛后子宫收缩乏力。高龄初产妇因宫颈纤维组织增多或药物、手术引起的宫颈瘢痕组织都会使宫颈难以扩张，最终导致宫缩减弱。子宫收缩乏力，特别是不协调性的子宫收缩乏力，需与假临产相鉴别。

(三) 相应措施

解除产妇的思想顾虑和恐惧，做好耐心解释的工作，可以预防因精神因素所导致的子宫收缩乏力。目前推行的导乐助产，可给予一个家庭般的环境，由丈夫及有经验的导乐师陪伴分娩，可减少产妇焦虑，对保持正常产力有益。

注意加强护理，鼓励进食，注意营养和水分的补充。

出现子宫收缩乏力时首先要寻找原因，特别应注意有无头盆不称及胎位异常。除外明显头盆不称及严重胎位异常后才可考虑加强宫缩。其次应查明宫缩是否协调，对不协调宫缩的处理是给予强镇静剂哌替啶（度冷丁）100mg 肌内注射，使产妇充分休息，宫缩转变为协调性后，才能考虑用其他方法增加宫缩强度。强镇静剂还可用于鉴别假临产，假临产在用强镇静剂后宫缩停止。

加强宫缩的方法：

1. **人工破膜** 在临产早期，宫口扩张 3~5cm 时，出现宫颈扩张延缓或阻滞，可行人工破膜，破膜后胎头下降，直接压迫子宫下段及宫颈内口，反射性加强宫缩，从而加速产程，效果良好。

2. **缩宫素** 是一种有效的子宫收缩剂。必须在排除明显头盆不称或胎位不正时才能使用。头先露时，在确定胎儿为胎头高直后位、前不均倾位、额位、颏后位等严重胎头位置异常后，应立即停止使用缩宫素，因为这几种胎位异常者阴道分娩机会极小，需行剖宫产终止分娩。

应用原则是以最小浓度获得最佳宫缩，一般将缩宫素 2.5U 加入 0.9% 生理盐水 500ml 内，从 1~2mU/min 开始，根据宫缩强弱进行调整，调整间隔为 15~30 分钟，每次增加 1~2mU/min 为宜，最大给药剂量不超过 20mU/min（80 滴 /min），维持宫缩时宫腔内压力达 50~60mmHg，宫缩间隔 2~3 分钟，持续 40~60 秒。对于不敏感者，可酌情增加缩宫素剂量。

应用缩宫素时，应有医师或助产士在床旁守护，监测宫缩、胎心、血压及产程进展等状况。评估宫缩强度的方法有 3 种：触诊子宫；电子胎心监护；宫腔内导管测量子宫收缩力，国外建议用 Montevideo 单位（MU，1MU=1mmHg）来评估有效宫缩，其计算方法：10 分钟内每次宫缩峰值压力（mmHg）减去基础宫内压力（mmHg）后的压力差之和；或宫缩时的平均压力（mmHg）× 宫缩频率（10 分钟内宫缩次数）。一般临产时宫缩强度为 80~120MU，活跃期宫缩强度为 200~250MU，应用缩宫素促进宫缩时子宫收缩力必须达到 200~300MU，才能引起有效宫缩。若 10 分钟内宫缩≥5 次、宫缩持续 1 分钟以上或胎心率异常，应立即停止滴注缩宫素。外源性缩宫素在母体血中的半衰期为 1~6 分钟，故停药后能迅速好转，必要时加用宫缩抑制剂。若发现血压升高，应减慢滴注速度。由于缩宫素有抗利尿作用，水的重吸收增加，可出现尿少，需警惕水中毒的发生。有明显产道梗阻者不宜应用，或伴有瘢痕子宫者应谨慎应用。

3. **地西泮静脉推注** 地西泮能使宫颈平滑肌松弛，软化宫颈，促进宫口扩张，适用于宫口扩张缓慢及宫颈水肿时。常用剂量为 10mg，缓慢静脉推注，与缩宫素联合使用效果更佳。

经上述处理，试产 2~4 小时产程仍无进展或出现胎儿窘迫征象时，应及时行剖宫产术。

三、子宫收缩过强

（一）协调性子宫收缩过强

协调性子宫收缩过强时，子宫收缩规则但强度过大、频率过高，10 分钟内有 5 次或 5 次以上宫缩，羊膜腔内压 >8kPa（60mmHg）。当子宫收缩过强，阻力又不大时，可使胎儿娩出过速，产程在 3 小时内结束者为急产。急产时可因初产妇宫颈、阴道、会阴在短时间内扩张不满意而造成严重撕裂，个别宫颈坚硬者甚至可发生子宫破裂，产后出血的发生率亦增高。急产时围产儿患病率及死亡率增高的主要原因：①子宫收缩过强、过密影响子宫血流和胎儿血的氧化；②胎头遇到的阻力大，可造成颅内损伤；③未充分准备的接产可造成胎儿意外。

处理：这种异常强烈的宫缩很难被常规剂量的镇静剂抑制，剂量过大又对胎儿不利，效果也不一定满意，所以重点在于对急产的处理。凡有急产史者应在临产早期收住院，临产后应提前做好接产准备。产后仔细检查软产道，并加强对新生儿的监护。

（二）不协调性子宫收缩过强

1. **强直性子宫收缩** 子宫内口以上部分的子宫肌层处于痉挛性收缩状态，多系分娩发生梗阻、缩宫素应用不当或胎盘早期剥离血液浸润肌层所引起。临床上表现为子宫收缩极为强烈，产妇烦躁不安，有持续性腹痛、拒按。胎位触不清，胎心听不清。有时可出现病理性缩复环、血尿等先兆子宫破裂征象。当胎膜已破、羊水流尽时，胎儿可于短期内死亡。

处理：立即用宫缩抑制剂，如25%硫酸镁20ml加入5%葡萄糖溶液20ml内缓慢静脉推注（不少于5分钟）；如因胎儿窘迫需急速解除子宫强直性收缩，可用氟烷、乙醚等进行吸入麻醉，也可用亚硝酸异戊酯0.2ml吸入或硝酸甘油0.6mg舌下含化。经以上方法处理仍不能解除子宫强直性收缩者，应考虑剖宫产，特别是由于胎儿娩出受阻，或引起肌层血液浸润者更应立即以剖宫产结束分娩。

2. **子宫痉挛性狭窄环**　子宫局部肌肉强直性收缩形成的环状狭窄，围绕胎体某一狭窄部，如胎颈、胎腰。狭窄环可发生于子宫颈或子宫体的任何部分，这种情况应与子宫先兆破裂时的病理性缩复环鉴别。临床表现为孕妇出现持续性腹痛，烦躁不安，宫颈扩张缓慢，胎先露下降停滞，胎心时快时慢，阴道检查时在宫腔内触及较硬而无弹性的狭窄环，此环与病理性缩复环不同，不随宫缩上升。其原因很难确定，偶见于产妇精神紧张、过度疲劳、早期破膜、不适当地应用宫缩剂或粗暴地宫腔内操作。

处理：如无胎儿窘迫应采取期待疗法，给予镇静、止痛药，如吗啡、哌替啶或硫酸镁等，并停止一切宫腔内操作，经充分休息后狭窄环多能自行消失。当宫缩恢复正常时，可行阴道助产或等待自然分娩。若经上述处理，子宫痉挛性狭窄环不能解除，宫口未开全，胎先露较高，或出现胎儿窘迫征象，应立即行剖宫产术。若胎死宫内，宫口已开全，可行乙醚等吸入麻醉，经阴道分娩。

经验分享

1. **子宫收缩乏力**　应了解子宫收缩极性是否正常，以区分协调性或不协调性子宫收缩乏力。应排除是否有头盆不称或胎位严重异常。仔细观察宫缩强度及频率是关键。排除阴道分娩禁忌证后，对于不协调性子宫收缩乏力或产妇过度疲劳等情况，可充分休息，给予哌替啶（度冷丁）100mg肌内注射（可以同时加用东莨菪碱0.3g肌内注射，效果更佳），同时避免过度干预，给予产妇安静适宜的环境休息，大多数产妇可在休息2~4小时后成功进入产程、顺利分娩。此方法亦可同时排除假临产，解除产妇的紧张情绪。
2. **子宫收缩过强**　应了解子宫收缩是否存在间隔及间隔时间，以区分是协调性还是不协调性；应了解是否有急产病史或为有近期生育史的经产妇；仔细观察宫缩强度及频率是关键；严格控制、规范宫缩剂的使用，切忌粗暴操作。需排除产道梗阻、胎盘早剥。往往过强宫缩会伴随胎盘早剥，故发现强直性宫缩伴胎心下降的产妇，应及时缓解宫缩，并排除胎盘早剥。排除以上情况后，待宫缩缓解，大多数胎心可恢复正常节律，仍可正常继续产程、进行阴道分娩，期间需密切注意胎心变化及见红情况等。

本节关键点

1. 协调性子宫收缩乏力的处理原则是加强子宫收缩，包括人工破膜和静脉滴注缩宫素。
2. 不协调性子宫收缩乏力的处理原则是调节子宫收缩。
3. 协调性子宫收缩过强的处理要点是以预防为主，并正确处理急产。
4. 不协调性子宫收缩过强的处理包括使用宫缩抑制剂抑制强直性宫缩，去除原因及使用镇静剂消除子宫痉挛性狭窄环。

（应豪　段涛）

参考文献

1. CUNNINGHAM FG, LEVENO KJ, BLOOM SL, et al. Williams Obstetrics. 25th ed. New York: McGraw Hill Education, 2018.
2. 谢幸，孔北华，段涛．妇产科学．9版．北京：人民卫生出版社，2018：187-191.
3. 中华医学会．临床诊疗指南·妇产科学分册．北京：人民卫生出版社，2004：245-248.

第二节
胎儿状况的监测与评估

导读

胎儿状况的监测与评估是指采用各种监测手段对胎儿宫内安全进行监护，以便及早发现异常，及时干预，适时终止妊娠。尤其一旦产程启动，规律宫缩导致宫内环境改变，使胎儿进入一种新的应激状态，此时胎儿、胎盘储备功能对宫缩的反应，需通过科学的监测手段精准地评估，从而改善妊娠结局。目前，临床上常用的宫内监测方法包括胎心听诊、胎儿电子监护、羊水评估、超声多普勒脐动脉血流监测、生物物理评分、胎儿酸碱状态的测定等。

一、产程中胎儿状况监测与评估的意义

产程中的宫缩对胎儿来说是一种负荷，这是因为宫缩会影响或减少子宫胎盘血流循环，导致胎儿氧供减少。健康的胎儿能够耐受这种因血流骤减所造成的宫内一过性缺氧；反之，将会发生持续性缺氧，甚至窒息。对胎儿缺氧的早期发现、正确诊断，乃是围产医学的重要课题，也是产科永恒的话题。胎儿监护一直以来是筛查胎儿窘迫的首选检测项目，目前临床上存在着两种极端的现象：一是过多地依赖胎儿监护，导致产妇活动不便和过度焦虑，也使医务人员做出不恰当的决定及过度干预；二是一味地追求自然分娩，忽略了胎儿状况的监测及评估，导致围产儿不良结局的发生。因此，正确地识别“胎儿在分娩过程中的生理应激反应”还是“胎儿窘迫”，精准评估胎儿储备能力和胎盘功能，适时、适度地干预，对改善妊娠结局、提高产科医疗质量，至关重要。

二、胎儿状况的监测及评估的常用手段

（一）胎心率听诊

胎心率（fetal heart rate，FHR）听诊（简称胎心听诊）是临床上评估胎儿宫内安危的传统而简便的监护方法，已应用了 2 个世纪。大量的研究表明，产程中定时、规范地听取胎心，与胎心持续监护的效果一样可靠。胎心音使用听诊器听取，有普通听诊器、木制胎心听诊器和多普勒胎心听诊器 3 种，目前常用多普勒胎心听诊器。胎心音通常在胎儿背侧部听诊时清晰而响亮；枕先露时，胎心音在孕妇脐部的左下或右下方，枕后位时则在偏孕妇腹壁外侧或在胎儿肢体侧；臀先露时，胎心音在孕妇脐部的左或右上方；肩先露时，胎心音在靠近脐部下方最清楚。

产程中胎心听诊应在宫缩间隙时进行。听诊时机可依据宫缩强度和产程阶段而定。一般情况下，第一产程中，潜伏期应每隔 1~2 小时听胎心 1 次；活跃期宫缩转频繁时，应每 15~30 分钟听诊 1 次，每次听诊时间为 1 分钟。第二产程中，每隔 5 分钟听诊 1 次。值得注意的是，胎心听诊应在宫缩消失后 30 秒开始，每次需听诊 60 秒。

正常情况下，胎心率应为 110~160 次 /min，并应排除药物、感染或产程中操作的影响；观察 10 分钟持续胎心率 >160 次 /min 为心动过速，胎心率≥180 次 /min 为重度心动过速；而持续胎心率 <110 次 /min 为心动过缓，胎心率 <100 次 /min 为重度心动过缓。

胎心听诊是一种传统而经济、简便而易行的监测方法，但只有当胎心变化较明显时，才能发现胎儿缺氧，具有一定的局限性，一般适用于产程早期。

（二）胎儿电子监护

胎儿电子监护（electronic fetal monitoring，EFM），指应用胎心率电子监护仪将胎心率曲线和宫缩压力波形持续地描记成供临床分析的图形，即胎心宫缩图（cardiotocograph，CTG），是目前评估宫内状况的首选监测手段。近年来，大量循证医学证明，胎儿电子监护在降低新生儿抽搐率的同时，增加了剖宫产和阴道助产率，并对降低新生儿窒息和脑瘫率没有明显效果。这与缺乏有效性和一致性的CTG图形判读、观察者诠释的个体差异以及对评价系统及处理方法的认识不同有关。由此，2008年美国国家儿童健康与人类发展研究院、美国妇产科医师学会美国妇产科医师学会（American College of Obstetricians and Gynecologists，ACOG）和母胎医学会（Society for Maternal-Fetal Medicine，SMFM）联合举办了专题研讨会，更新了胎儿电子监护的定义和图形判读标准，对于临床研究和实践有很好的指导意义。

1. **胎心率基线水平**　指持续10分钟的胎心率的平均值。正常胎心率在110~160次/min之间。心动过缓是指胎心率<110次/min；心动过速是指胎心率>160次/min。

2. **胎心率基线变异**　指胎心率基线上的上下周期性波动。中度变异为6~25次/min，提示胎儿健康；若变异减少3~5次/min提示胎儿可能缺氧，需进一步评估；若基线变异消失<2次/min，则提示胎儿窘迫，严重者为胎儿酸中毒；若过度变异>25次/min，提示存在脐带因素（图5-2-1）。

3. **周期性胎心率变化**　指与子宫收缩有关的胎心率变化，是评价子宫收缩后胎心改变的参考指标。可分为三种类型：

（1）无变化：指子宫收缩后胎心率仍保持原基线率上。表明胎盘功能良好，胎儿有足够的储备力。

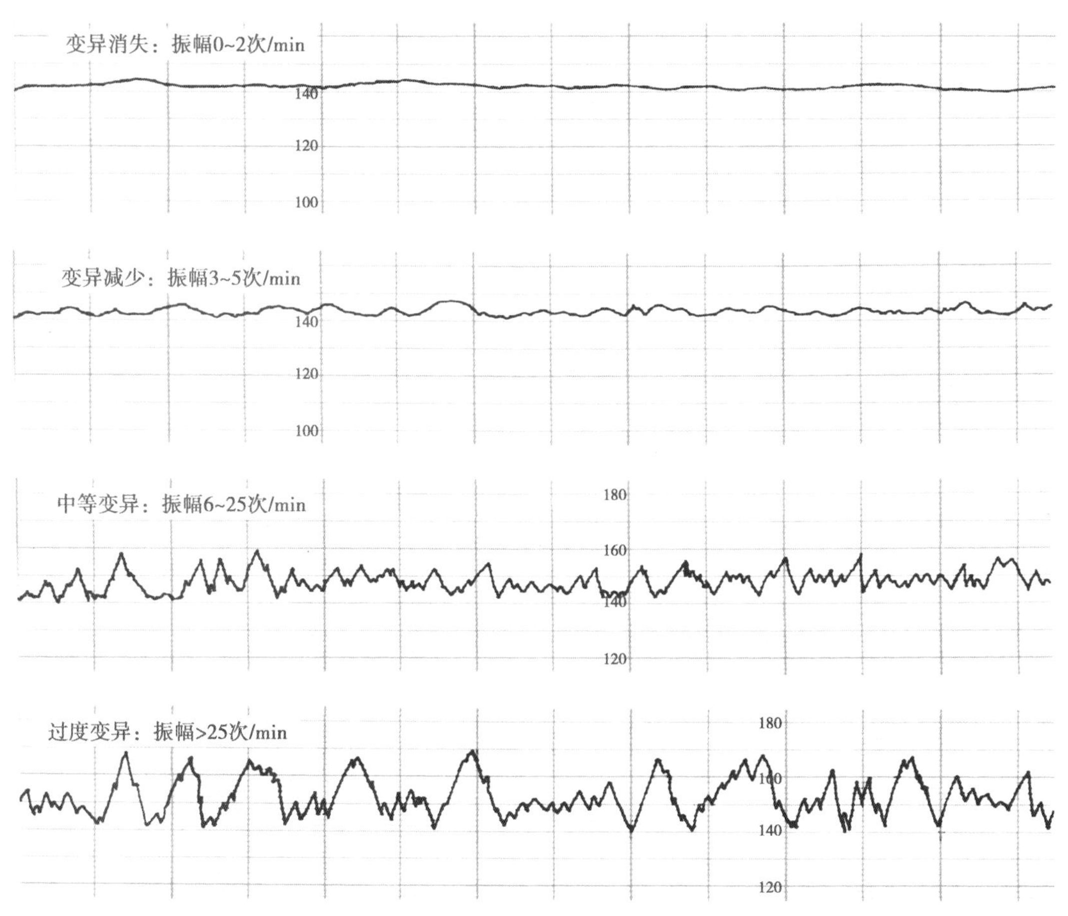

图5-2-1　胎心率基线变异

(2) 胎心率加速：指胎心一过性的增速，也可伴随着宫缩的出现和消失。表示胎儿有良好的交感神经反应。足月胎儿表现为胎心加速≥15 次 /min，持续 >15 秒；若 <32 周的胎儿则为加速 ≥10 次 /min，持续 >10 秒。

(3) 胎心率减速：胎心率周期性的下降，根据与宫缩的关系可分早期、晚期、变异减速，如果超过 50% 的宫缩伴发胎心率减速，被认为是反复性减速。

1) 早期减速：指胎心率减速与宫缩同时出现，宫缩达最高峰，胎心同步下降到最低点，宫缩结束后胎心率回到原水平，胎心率减速幅度不超过 40 次 /min。一般是胎头受压引起。判读要点：减速与宫缩同步，从开始到最低点所需时间 >30 秒，缓慢下降，缓慢回升(图 5-2-2)。

2) 晚期减速：指胎心率减速始于宫缩高峰后出现，其特点为下降缓慢，恢复亦缓慢，持续时间较长。多提示子宫胎盘功能不良，胎儿缺氧。判读要点：减速迟于宫缩，从开始到最低点所需时间 >30 秒，缓慢下降，缓慢回升(图 5-2-3)。

3) 变异减速：指胎心率减速的出现与宫缩无固定关联，减速幅度和持续时间长短不一，图形多变，常呈“V”形和“U”形，下降及回升较迅速。一般认为是由脐带受压所致。判读要点：减速与宫缩无关，从开始到最低点需时间 <30 秒，快速下降，快速回升(图 5-2-4)。

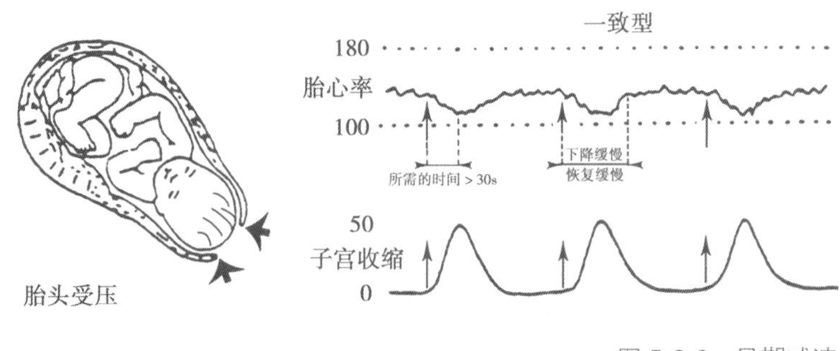

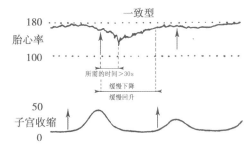

图 5-2-2　早期减速

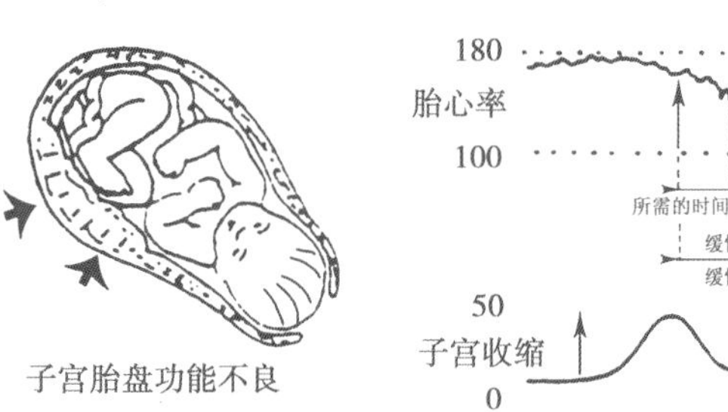

图 5-2-3　晚期减速

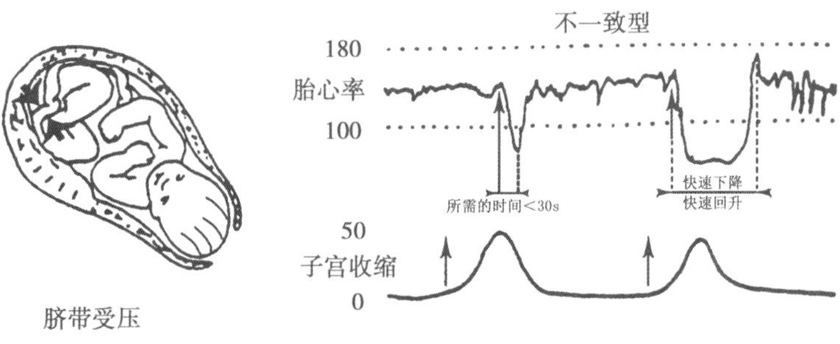

图 5-2-4　变异减速

4. **子宫收缩**

(1) 正常宫缩：监护 >30 分钟，每 10 分钟平均宫缩频率≤5 次。

(2) 宫缩过频：监护 >30 分钟，每 10 分钟平均宫缩频率 >5 次。

(3) 宫缩特征：如有宫缩过频，应确定有无相关联的胎心减速。宫缩过频可自行产生，也可由药物诱发。临床上应根据不同原因进行对症处理。

5. **产时 CTG 图形** 产程中 CTG 图形可分为以下三类：

(1) Ⅰ类：①胎心率水平为 110~160 次 /min；②FHR 基线变异性为中度；③胎心加速——存在与否均可；④晚期减速或变异减速——不存在；⑤早期减速——存在与否均可。

(2) Ⅱ类：包含除去Ⅰ型、Ⅲ型的所有其他类型的 FHR 图形，具体包括以下情况：

1) 胎心率基线水平：心动过缓或心动过速，不伴有基线变异的消失。

2) FHR 基线变异性：基线变异减少或基线变异消失或显著基线变异，不伴复发性减速。

3) 胎心加速：胎头受刺激没有产生 FHR 加速。

4) 周期或间歇性减速：复发性变异减速或晚期减速伴基线中度变异；延长减速≤2 分钟；变异减速伴有其他特性，如恢复至基线缓慢，"尖峰形"或"双峰形"。

(3) Ⅲ类：有两种情况。

1) 胎心率基线变异消失合并以下一种情况：①反复性晚期减速；②反复性变异减速；③胎儿心动过缓。

2) 正弦型图形(图 5-2-5)。

(三) 羊水的评估

羊水与胎儿密切相关，能反映胎儿的生理和病理状态。目前临床上常借助 B 超检测，羊水呈无回声暗区，清亮。妊娠晚期，羊水中有胎脂，表现为稀疏点状回声漂浮。

1. **羊水量测定**

(1) 羊水量测定法：测定羊水最大暗区垂直深度(amniotic fluid volume，AFV)≥8cm 为羊水过多，≤2cm 为羊水过少。

(2) 羊水指数(amniotic fluid index，AFI)法：以脐与腹白线为标记，将子宫分为四个象限，测量各象限垂直羊水池的最大垂直径线，四者之和为羊水指数(AFI)。诊断标准：0~5cm 为羊水过少，≥25cm 为羊水过多。

2. **羊水性状观察** 长期以来，羊水胎粪污染一直被认为是胎儿缺氧的标志，导致临床过度干预。妊娠晚期出现的单纯羊水胎粪污染是胎儿胃肠道发育成熟的表现，属"生理性排便"所致。但羊水胎粪污染伴有其他缺氧监测指标异常时，应考虑胎儿窘迫。

(四) 脐动脉血流测定

脐动脉血流测定是通过检测胎儿、胎盘循环的血流动力学改变，来评估胎儿状况和胎盘功能的一种简便、有效、可重复、无损伤的检测手段。大量的临床研究表明多普勒超声检测脐动脉的血流频谱，能及时地发现胎儿 - 胎盘血流动力学改变，并与各种高危妊娠、围产儿预后不良等有密切的关系，脐动脉血流频谱指标所能提供的独特的关于胎儿安危的信息，是其他胎儿监护方法所不

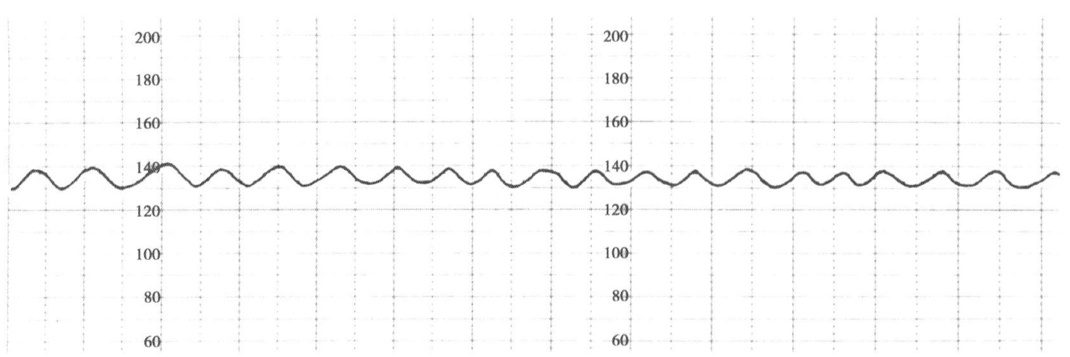

图 5-2-5 正弦型

能替代的。脐血流常用指标如下，

1. **S/D 比值** 收缩期末最大血流速度(end systolic velocity)与舒张期末最大血流速度(end diastolic velocity)之比。

2. **搏动指数** 搏动指数(pulse index,PI)=(S-D)/Mean(平均血流速度)。

3. **阻力指数** 阻力指数(resistance index,RI)=(S-D)/S。

4. **妊娠期脐动脉血流变化与参考值** 妊娠早期,脐动脉无舒张期血流,随着孕周的增加,三级绒毛逐渐成熟,其中的细小动脉数目逐渐丰富,于孕12~14周时,出现舒张期血流,自孕16周开始,脐动脉血流速波在舒张期就回到了基线。随孕周进展,胎盘血流阻力逐渐减小的同时,舒张期脐血流速逐渐增加,脐动脉血流速率在收缩期末和舒张期末的比值(S/D)、搏动指数(PI)和阻力指数(RI)也随之下降。S/D的比值在孕24周前下降迅速,以后下降趋缓慢,在24周前S/D比值较高,妊娠晚期应降至<3。各孕周脐动脉血流S/D正常参考值见表5-2-1。

(五)胎儿生物物理相评分法

当今胎儿生物物理相评分法(fetal biophysical score,BPS)主要有Manning 5项评分法和Vintzileous 6项评分法,以及在这两种方法基础上的其他各种改良方法。其中Manning 5项评分法备受围产学者的重视,广泛用于临床,被喻为“胎儿宫内Apgar评分法”。

Manning 5项评分法,以胎心电子监护的无应激试验(non-stress test,NST),结合超声显像观察胎儿呼吸样运动(fetal breathing movement,FBM)、胎动(fetal movement,FM)、胎儿肌张力(fetal muscle-tone,FT)、羊水量(amniotic fluid volume,

表5-2-1 各孕周脐动脉血流S/D正常参考值

孕周/周	S/D	孕周/周	S/D	孕周/周	S/D
26	3.4±0.5	32	2.8±0.4	38	2.2±0.2
27	3.1±0.3	33	2.5±0.3	39	2.1±0.2
28	3.3±0.5	34	2.4±0.3	40	2.2±0.3
29	3.2±0.5	35	2.4±0.3	41	2.2±0.3
30	2.7±0.4	36	2.4±0.2	42	2.2±0.4
31	2.7±0.4	37	2.2±0.3		

表5-2-2 Manning生物物理指标评分法

指标	2分(正常)	0分(异常)
NST	胎心率基线变异6~25次/min >2次胎动,加速≥15次/min,持续≥15秒	胎心率基线变异<5次/min,<2次胎动,加速<15次/min,持续<15秒
FBM	30分钟内≥1次,持续≥30秒	30分钟内无FBM,或持续<30秒
FM	30分钟内≥3次,躯干和肢体活动 (连续出现均计为1次)	30分钟内≤2次躯干和肢体活动
FT	30分钟内≥1次,胎儿躯干或肢体伸展后恢复到屈曲位,或手张开及合拢	胎儿躯干或肢体缓慢伸展,但不能完全恢复到屈曲位,或无胎动
AFV	≥1个羊水暗区,最大羊水区垂直径≥2cm	无或最大羊水区垂直径<2cm

表 5-2-3 Manning 评分结果与处理原则

评分 / 分	胎儿状况	处理原则
10	无急或慢性缺氧	每周复查 1 次,高危妊娠每周复查 2 次
8	急或慢性缺氧可能性小	每周复查 1 次,高危妊娠每周复查 2 次,羊水过少可终止妊娠
6	可疑急或慢性缺氧	24 小时内复查,仍然≤6 分或羊水过少,可终止妊娠
4	可有急或慢性缺氧	24 小时内复查,仍然≤6 分或羊水过少,可终止妊娠
2	急性缺氧或伴慢性缺氧	若胎肺成熟,终止妊娠; 胎肺不成熟,给予糖皮质激素治疗 48 小时内终止妊娠
0	急或慢性缺氧	终止妊娠,若胎肺不成熟,应同时激素治疗

AFV)和胎盘分级所构成,并进行综合评分,如表 5-2-2 所示,每项 2 分,满分为 10 分。结果≥8 分为健康胎儿;5~7 分为胎儿窘迫可疑;应于 24 小时内复测或进一步评估,若仍 <6 分,则终止妊娠;≤4 分,应及时终止妊娠。Manning 评分结果与处理原则见表 5-2-3。

（六）产程中胎儿酸碱状态的测定

胎儿头皮血(fetal scalp blood sampling,FSB) pH 的测定可反映胎儿酸碱状态,为确定胎儿有无酸中毒提供一个有效检测手段,迄今为止,仍是评价胎儿体内酸碱状况、气体及物质代谢的一项金标准。

胎儿头皮血气分析不仅可测定胎儿的酸碱度(pH),而且还能测定胎儿的二氧化碳分压(partial pressure of carbon dioxide,PCO_2)、氧分压(partial pressure of oxygen,PO_2)、氧饱和度及碱储备。其中 pH 为经典的指标,pH<7.20 为酸中毒,pH7.20~7.25(不包括 7.25)为可疑酸中毒,pH7.25~7.35 为正常。结合碱储备及 PCO_2 可以区分呼吸性和代谢性酸中毒,但因头皮血中动静脉血混合的比例不明,PCO_2 和 PO_2 的应用价值有限。

（七）胎儿脉冲血氧度测定

胎儿脉冲血氧度测定法(fetal pulse oximetry,FPO)是一种无创性的胎儿血氧饱和度的监测方法,需要在破膜后进行。是产程中连续监测胎儿酸碱状况的一种技术。第一产程的血氧饱和度为 50% ± 10%,第二产程为 49% ± 10%,如低于 30% 则为异常,提示胎儿缺氧酸中毒。

目前,胎儿脉冲血氧度测定法的临床应用尚有争议,在 CTG 出现异常图形时,临床上对于联合应用 FPO 是否可以降低剖宫产率持有不同的观点:澳大利亚的一项多中心随机对照研究,将产程中孕妇分为单用 CTG 组和联合应用 FPO 与 CTG 组,结果提示虽然两组总的剖宫产率无差异,但在出现不放心胎心率监护图形时,与单用 CTG 组相比,联合应用 FPO 和 CTG 组剖宫产率明显下降,而新生儿结局无差异。但美国一项包括 360 名孕妇的随机对照研究表明,联合 FPO 和 CTG,并没有降低剖宫产率。因此,CTG 联合应用 FPO 的安全性和成本效益等问题还需要更多的研究,其关键在于产程中要全面综合地评估胎儿的安全状况。目前,SOGC 和 ACOG 指南均不推荐。

处理技巧

1. 产程中的胎心听诊,不仅要在宫缩间隙时观察胎心,而且在宫缩前、宫缩时和宫缩后都应连续听诊,连续 3 次宫缩,以便有胎心减速时,能初步区别早期、晚期和变异等不同类型的减速。
2. FHR 图形分类的处理

(1) Ⅰ类为正常图形,预测胎儿处于正常酸碱平衡状态,可遵从常规的产科临床操作,不需要特别的处理。

(2) Ⅱ类为不确定图形,包括了产程中大部分的监护图形,对于这类监护图形并无明确统一的共识。对于Ⅱ类监护，ACOG在2010年提出了宫内复苏措施，包括对孕妇吸氧、改变孕妇体位、静脉输液，停止产程中宫缩剂使用，减缓宫缩频率，纠正母体低血压等措施。如果这些措施均不奏效，应尽快终止妊娠。

(3) Ⅲ类为异常图形，监测时预示着胎儿酸碱状态失衡即胎儿缺氧，对于预测胎儿正在或即将出现窒息、神经系统损伤、胎死宫内有很高的预测价值。因此，一旦出现，需要立即分娩。

3. 羊水量可作为一项参考指标，当出现羊水Ⅱ～Ⅲ度污染时，如羊水量正常，可以继续观察；如羊水量减少，则浑浊的羊水易诱发胎盘血管收缩，导致胎儿气道阻塞、缺氧而引起肺损伤。应给予及时处理。产程中发现羊水Ⅱ～Ⅲ度污染时，有条件时应做胎儿头皮血气pH测定，以了解胎儿宫内酸碱状况。分娩方式需综合考虑其他监测指标、产程进展情况以及胎儿大小等因素决定。

4. 脐动脉血流阻力随着孕周的增加而逐渐降低，其异常结果与各种高危妊娠、围产儿预后不良等有密切的关系。若脐动脉血流循环阻力增高（S/D、PI或RI>孕周第95百分位数）意味着胎盘功能性血管单位减少，应结合羊水量和胎心监护结果，如合并羊水过少或监护异常，应考虑终止妊娠。

5. 妊娠28周以后出现舒张末期血流消失（absent end-diastolic velocity，AEDV）或舒张末期血流反向（reversed end-diastolic velocity，REDV）时，往往提示胎盘血管外周阻力极高，发生严重胎盘功能障碍，与胎儿生长受限、重度子痫前期以及多种新生儿并发症（呼吸窘迫综合征、坏死性小肠炎、脑损伤等）有关。文献报道孕期AEDV的围产儿死亡率为40%，而REDV可高达70%。

6. 当脐动脉血流频谱持续增高或持续出现舒张末期血流消失时，应警惕13三体综合征及18三体综合征等胎儿畸形的存在。

7. 胎儿脉冲血氧度测定法能减少CTG假阳性率，当胎心监护出现不可靠图形时，只要胎儿血氧饱和度处于正常范围，可暂且观察；当胎儿血氧饱和度低于30%时，应尽快结束分娩。

经验分享

1. 胎心听诊时应与血管杂音或产妇大血管搏动相鉴别。当听到胎心变慢时，需与子宫胎盘杂音，母体腹主动脉搏动相鉴别。子宫胎盘杂音为血流流经扩大的子宫血管时出现的吹风样音响，腹主动脉音则为“咚、咚”样的强音响，两种杂音均与母体心率一致。脐带杂音为脐带血流受阻出现的，与胎心率一致的吹风样低音响。

2. 进行CTG监测需遵循的原则

(1) CTG正常时，可给予间断性监护（除非有其他指征或产程延长）。

(2) 如果CTG结果可疑，应持续监测；如检查结果明显异常时，应结合羊水量对胎儿储备力进行评价，储备力较低的胎儿应进行早期的干预。

(3) 对使用催产素、硬膜外麻醉及有羊水胎粪污染的产妇，CTG的监测要更严密。产程中CTG图形可实时提供胎儿酸碱状态参考信息。但是，CTG图形分类只对胎儿某一时间点的状况进行评估，不能预测远期脑瘫的发生。基于CTG图形分类在临床情况与管理策略之间的变动，应动态观察，综合评估，适时干预，改善妊娠结局。

3. 羊水过少与慢性胎儿窘迫密切相关，也可见胎儿泌尿系统畸形。小于胎龄儿，羊水粪染几乎均可出现在羊水指数<8.0cm者，此为预测胎儿预后的一项敏感指标。而羊水过多常见原因为胎儿畸形，占18%~40%，尤其是神经管缺陷、消化道疾病、腹壁缺陷以及染色体异常等。其次，妊娠期糖尿病合并羊水过多发生率为13%~36%，双胎妊娠羊水过多为10%。这些胎儿窘迫发生概率也明显大于正常者。

4. 足月妊娠脐动脉S/D比值≥3.0时，往往提示胎盘血管阻力异常，胎儿有缺氧可能，S/D比值≥2.5时为临界值，应引起重视，尤其是有妊娠并发症者，如子痫前期、妊娠合并糖耐量异常等。研究发现，当胎儿大脑中动脉S/D<4、PI<1.6、RI<0.6时，常提示胎儿缺氧。依此预测胎儿缺氧的特异性为86%，敏感性为86%，当脐动脉血流出现舒张期血流消失时，往往提示胎儿-胎盘循环不良，宫内缺氧严重，围产儿预后较差。同时，研究发现S/D比值异常可比NST早2周出现。

5. 根据SOGC临床指南建议，在有条件的情况下，高危妊娠推荐用BPS评估胎儿健康状况（ⅠA）；如果BPS结果异常，应该高度重视，并根据全面的临床情况决定下一步处理（ⅢB）。
6. 根据AOGC指南建议，孕周>34者，CTG异常或胎儿头皮刺激试验缺乏加速反应时，建议有条件的单位行胎儿头皮血取样，以评估胎儿真实酸碱状态（ⅢC）。第二产程中，如怀疑胎儿状态不良，则不需再做FSB，应尽快分娩。如确定感染了单纯疱疹病毒（herpes simplex virus，HSV）、乙型肝炎病毒（hepatitis B virus，HBV）、C型肝炎病毒（hepatitis C virus，HCV）或人类免疫缺陷病毒（human immunodeficiency virus，HIV）的产妇不应进行此项检查，以防止和减少母婴垂直传播的概率。
7. 胎儿头皮血pH测定有助于了解胎儿的酸碱状况，可避免CTG的假阳性，提高胎儿窘迫诊断的正确率和降低不必要的手术干预。但是，该技术不是一种连续的测量方法，此操作有创，样本易受空气影响，一次测定只能反映当时胎儿的酸碱状况，不能预测以后的变化，需反复采样和评估，故目前较少使用。
8. 目前，SOGC和ACOG指南均不推荐FPO作为常规用于临床。

本节关键点

1. 关于产程中胎儿状况的监测与评估，目前尚无任何一种监测方法是最理想的，需要更多循证医学的评价。应选择恰当方法进行综合评定，既要降低围产儿死亡率，又要避免不必要的产科干预。
2. 胎心听诊简便易行，对母胎无损伤，但只有当胎心变化较明显时，才能发现胎儿缺氧，具有一定的局限性，常用于产程早期。
3. 胎儿电子监护是目前产程中监测胎儿安全的主要手段，在进行FHR图形分析时，既要观察胎心基线及变异、加速及减速，又要结合宫缩强度、持续时间和宫缩时的胎心率变化及产程进展情况，综合评判。
4. 在产程中，联合应用CTG和头皮血pH测定，可避免CTG的假阳性，提高胎儿窘迫诊断的正确率。但该操作有创，样本易受空气影响，一次测定只反映当时状态，不能预测以后的变化，故目前较少使用。但无论如何，它仍是评价胎儿酸碱状态的金标准。

（贺晶　张珂）

参考文献

1. 中华医学会围产医学分会．电子胎心监护应用专家共识．中华围产医学杂志，2015，18（7）：486-480.
2. American College of Obstetricians and Gynecologists. ACOG practice bullet no.106：Intrapartum fetal heart monitoring：nomenclature，interpretation，and general management principles. Obstet Gynecol，2009，111：192-202.
3. LATTOF SR，TUNçALP Ö，MORAN AC，et al. Developing measures for WHO recommendations on antenatal care for a positive pregnancy experience：a conceptual framework and scoping review. BMJ open，2019，9（4）：e024130.
4. LISTON R，SAWCHUCK D，YOUNG D. No. 197b-fetal health surveillance：intrapartum consensus guideline. J Obstet Gynecol Can，2018，40（4）：e298-322.
5. OGUNYEMI D，JOVANOVSKI A，FRIEDMAN P，et al. Temporal and quantitative associations of electronic fetal heart rate monitoring patterns and neonatal outcomes. J Matern Fetal Neonatal Med，2019，32（18）：3115-3124.
6. American College of Obstetricians and Gynecologists. Practice bulletin no.116：management of intrapartum fetal heart rate tracings. Obstet Gynecol，2010，116：1232-1240.
7. 张珂，贺晶．异常胎心监护及脐带血pH与新生儿缺血缺氧性脑损伤．中华产科急救电子杂志，2020，9(3)：145-149.
8. CAHILL AG，TUULI MG，STOUT MJ，et al. A prospective cohort study of fetal heart rate monitoring：deceleration area is predictive of fetal acidemia. Am J Obstet Gynecol，2018，218（5）：523.e1-12.

第三节

产程进展的监测

导读

对产程进展的监测及临床评估主要依赖于内诊检查，其中包括宫口扩张程度及胎先露下降程度、胎方位、胎头塑形程度及产瘤形成等，此外还需要监测胎心率及宫缩情况。这些指标可以比较全面地反映在产程图中。虽然对于经典的产程图不太适用于当今人群的分娩模式，是否能继续成为有效的产程管理工具具有争议，但对于临床经验欠缺的医务人员仍然是有用的监测产程进展的方法。凌萝达教授的头位分娩评分法是通过对骨盆大小、胎儿大小、胎头位置，以及产力进行评分，再根据评分结果进行分析。评分结果提示难产倾向不高者，应积极处理使其向顺产转化，或争取由阴道助产分娩；评分结果提示难产倾向高者，经短期试产，若进展不顺利应及早行剖宫产结束分娩，减少母儿并发症。

一、各产程进展的监测

（一）第一产程

第一产程（first stage of labor）为宫口扩张期，是产程的开始，包括潜伏期和活跃期。在规律宫缩的作用下，宫口扩张和胎头下降。但与此同时，也可发生各种异常，必须严密观察，确保产程进展顺利。对第一产程进展的监测包括如下内容：

1. 子宫收缩 子宫收缩（uterine contraction）是产程进展的关键因素，在产程中必须连续观察并记录宫缩的规律性、持续时间、间歇时间、强度。检测宫缩的方法目前主要有 4 种。

(1) 最简单的方法是助产人员将手掌放于产妇腹壁上，宫缩时宫体部隆起变硬，间歇期松弛变软。

(2) 胎儿监护仪描记宫缩曲线（外测法）：可以反映宫缩强度、频率和每次宫缩持续时间，是反映宫缩的客观指标。临床最常用，适用于产程任何阶段。将宫缩压力探头固定在产妇腹壁宫体近宫底部，连续描记 40 分钟（图 5-3-1）。其敏感性为 46.0%~73.6%。虽然该检测方法不能精确测出真实的宫腔压力值，只能检测出相对宫缩压，也无法测出宫腔静止张力，而且容易受产妇体位、肥胖、探头放置位置等因素的影响，但由于其为无创检查，以及它尚能反映宫缩周期、持续时间和压力变化趋势，所以目前仍然常规用于产前监护，以及内监护有禁忌证者。

临产开始时宫缩持续时间较短（约 30 秒）且弱（宫缩高峰期压力为 25~30mmHg），间歇期较长（5~6 分钟），宫缩间隙期压力（张力）6~12mmHg。

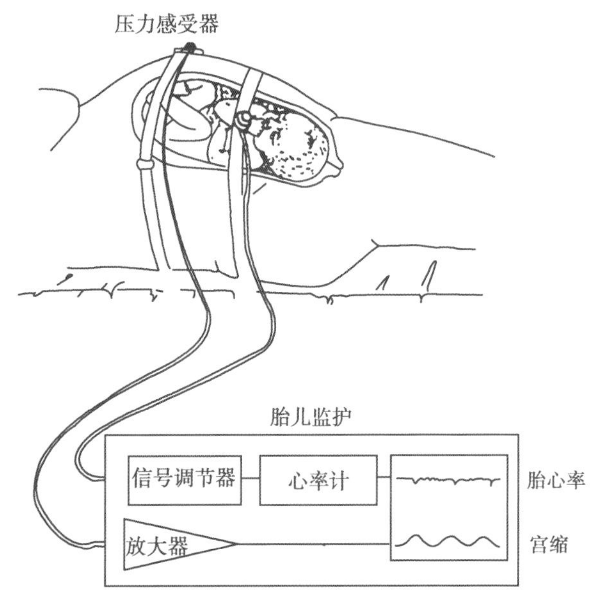

图 5-3-1 胎心监护仪（外测法）

随产程进展，宫缩强度增加，第一产程末期可达40~60mmHg，持续时间渐长（50~60 秒），间歇期渐短（2~3 分钟）。当宫颈口近开全时，宫缩持续时间可达 1 分钟或更长，间歇期仅 1~2 分钟，宫缩静止压力随产程进展亦有轻度上升。与正常宫缩相比，宫缩高峰期压力低于 15mmHg，间隔时间 >5 分钟，持续时间 <45 秒，为低张型宫缩。在初产妇，这样的宫缩常不足以克服产道阻力，易造成产程延长、停滞，但由于对子宫胎盘循环干扰小，故对胎儿无明显不良影响。如果宫缩失去极性、对称性，则表现为宫缩高峰期压力不稳定、宫缩间隔时间变化无常、宫腔静止张力增高，常 >15mmHg，为高张型宫缩，常造成产程停滞。如果宫缩高峰期压力 >60mmHg，为子宫收缩过强；若宫缩间隔时间短于 1 分钟或 10 分钟内 >5 次宫缩则为宫缩过频。过强、过频的宫缩常对胎儿产生不良影响。

（3）宫腔内压力导管法（内测法）：适用于胎膜已破、宫口扩张 1cm 及以上。将一充满液体的导管经宫颈越过胎儿先露部插入羊膜腔中，另一端与体外压力传感器相接，运用帕斯卡定律，能精确测定宫缩压力值、宫缩持续时间、间隙时间，并能测出宫腔静止压力，且不因产妇肥胖、体位改变而受影响，产程后期仍能准确测量宫缩（图 5-3-2）。但内测法必须在宫口开大、已破膜、胎先露入盆、非前置胎盘时才能使用。虽然所测结果较外测法

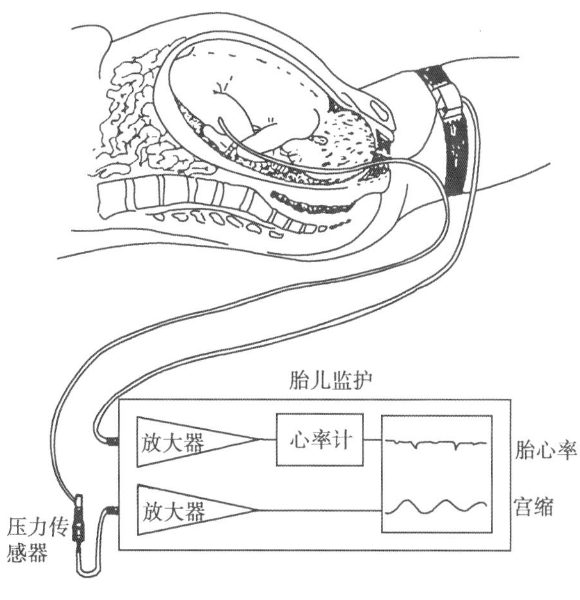

图 5-3-2　胎心监护仪（内测法）

准确，但有宫腔内感染及价格昂贵等缺点。

（4）子宫电流图描记法：是一种无创的检测子宫收缩力的方法，敏感性为 86%~98%。主要通过测量子宫平滑肌收缩时的生物电位，客观评价子宫收缩的情况。该方法通过腹部电极传感器进行测量，不受产妇肥胖和体位的影响。对于肥胖产妇的敏感性为 82.0%~97.2%。由于传感器是一次性的，所以费用昂贵。电极传感器使用的数量及类型与需要检测子宫收缩力的目的有关。比如测宫缩是为了预测早产还是监测临产后宫缩情况。监测临产后的宫缩常使用至少 2 个，面积分别为 2~3cm^2 的银 - 氯化银电极。

临床上多为继发性子宫收缩乏力。当骨盆狭窄、头盆不称或胎位异常时，产程开始一段时间宫缩正常，随着胎头下降受阻，胎头不能紧贴子宫下段及宫颈内口，造成继发性子宫收缩乏力。产妇精神紧张或不适当地应用缩宫素，可出现子宫收缩不协调。双胎妊娠及羊水过多时，子宫壁过度伸展致使子宫收缩乏力，宫颈水肿或宫口扩张缓慢、停滞；子宫收缩过强，胎头下降受阻，可发生先兆子宫破裂，甚至子宫破裂。

2. 宫口扩张　宫口扩张（dilatation of cervix）是临产后规律宫缩的结果。当宫缩渐频并增强时，宫颈管逐渐短缩直至消失，宫口逐渐扩张。宫口扩张规律是：潜伏期扩张速度较慢，进入活跃期后加快，当宫颈口开全时，宫颈边缘消失，子宫下段及阴道形成宽阔的筒腔，有利于胎儿通过。若临床观察发现宫口不能如期扩张，可能存在子宫收缩乏力、胎位异常、头盆不称等原因。

通过阴道检查，可以确定宫口扩张程度及胎先露下降情况。在产程进展缓慢时，还可以了解骨盆情况。阴道检查应在消毒后进行，尽量避免接触肛周和减少手指进出次数。阴道检查方法：产妇取仰卧位，两腿屈曲分开，常规消毒外阴，检查者戴无菌手套，右手示指与中指戴指套蘸消毒润滑剂伸入产妇阴道内，拇指伸直，其余各指屈曲，检查者用示指掌侧探查宫颈口，摸清其四周边缘，估计宫颈管消退情况和宫口扩张厘米数。宫颈口近开全时仅能摸到一个窄边，宫颈口开全时摸不到宫口边缘。未破膜者在胎头前方可触到有弹性的羊膜囊，已破膜者能直接接触到胎头。了

解胎先露部高低，若先露为头，还能了解矢状缝及囟门，确定胎方位。检查者示指向后触及尾骨尖端，了解尾骨活动度，骶骨弧度、翘度，再触摸两侧坐骨棘是否突出。

宫口扩张情况可以通过宫口扩张曲线进行记录和观察。经典的产程时限采用 Friedman 产程时限，将临产至宫口扩张 3cm 定义为第一产程的潜伏期，潜伏期宫口扩张速度较慢，平均约为 8 小时，最长时限为 16 小时；将宫口扩张从 3cm 至宫颈口开全定义为第一产程的活跃期，平均约为 4 小时，最长时限为 8 小时。新产程是 Zhang J 等学者基于循证证据及大样本研究的产程时限，其与 Friedman 产程时限有明显差异：①不论初产妇还是经产妇，宫口从 4cm 扩张到 5cm 可能需要 6 小时以上，从 5cm 扩张到 6cm 可能需要 3 小时以上。②初产妇和经产妇的产程在宫口扩张 6cm 以前基本一致，在此之后，经产妇的产程进展明显加快。③初产妇第二产程中位持续时间的第 95 百分位数在应用硬膜外阻滞组及未应用硬膜外阻滞组分别为 3.6 小时和 2.8 小时。由此可见，即使产程进展比较缓慢，最终仍然可以顺利经阴道分娩。

目前潜伏期定义为临产规律宫缩开始到活跃期起点（宫口开大 4~6cm）。潜伏期内胎头下降极为缓慢，因此在潜伏期内仅以宫口扩张时限作为判断潜伏期是否异常的指标。潜伏期延长（初产妇>20 小时，经产妇>14 小时）不作为剖宫产指征。初产妇潜伏期超过一般正常平均值 7~8 小时尚未进入宫口扩张活跃期者，提示有潜伏期延长倾向，应进行检查及处理。临床上若使用强镇静剂后，宫缩既不消失，又未改善，宫口仍未继续扩张进入活跃期者，提示胎先露在骨盆入口处可能遇到困难而受阻，应特别警惕，注意检查有无头盆不称或胎头位置屈伸异常。活跃期在整个产程中具有十分重要的地位，绝大多数难产都在此期表现出来，故应严密观察。2020 年中华医学会围产医学分会《正常分娩指南》指出当破膜且宫口扩张≥5cm 后，如宫缩正常，而宫口停止扩张≥4 小时，可诊断为活跃期停滞；如宫缩欠佳，宫口停止扩张≥6 小时，可诊断为活跃期停滞。活跃期停滞可作为剖宫产的指征。宫口扩张异常可能为先延缓后阻滞，也可能为一开始就出现阻滞。活跃期宫口扩张延缓及阻滞或 / 和胎先露下降延缓或阻滞时应仔细进行阴道检查，注意头盆不称或胎头位置异常。宫口扩张 4~5cm 时出现阻滞或延缓者常为胎头在骨盆入口处受阻，应注意骨盆入口有无狭窄或胎头高直位、前不均倾位，额先露及巨大胎儿等。宫口扩张 7~8cm 以后出现延缓或阻滞者，特别当伴有胎先露下降延缓或阻滞时更应注意中骨盆狭窄或持续性枕后位及枕横位的可能。根据阴道检查结果，结合胎儿大小、羊水及产力情况，慎重评估阴道分娩的可能性。

正常胎膜自然破裂多发生在宫颈口近开全时。因此，对临产产妇，通过观察破膜时间亦可以初步判断产程进展情况。胎膜早破往往是异常分娩的先兆，必须查明有无头盆不称或胎位异常。一旦发现胎膜破裂，应立即听胎心，并观察羊水性状和流出量，明确有无宫缩，同时记录破膜时间。

3. 胎头下降 胎头下降（descending of fetal presentation）程度是决定产妇能否经阴道分娩的重要观察项目。通过阴道检查，能够明确胎头颅骨最低点的位置，并能协助判断胎方位、胎头塑形程度及产瘤情况。坐骨棘平面是判断胎头高低的标志。以胎头颅骨最低点与坐骨棘平面的关系判断胎头下降程度。胎头颅骨最低点平坐骨棘平面时，以“0”表达；在坐骨棘平面上 1cm 时，以“-1”表达；在坐骨棘平面下 1cm 时，以“+1”表达，其余依此类推（图 5-3-3）。潜伏期胎头下降不明显不宜作为判断产程是否顺利的指标，但若潜伏期胎头迟迟不入盆，应检查胎头有无跨耻征，警惕子宫收缩乏力及头盆不称；活跃期下降加快，平均每小时下降 0.86cm，可作为估计分娩难易的有效指标。

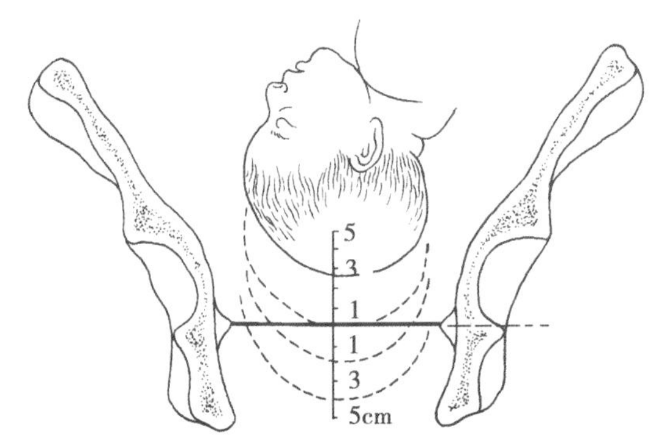

图 5-3-3 胎先露位置示意图

胎先露下降与宫口扩张有相关性，宫口扩张 4cm 时，胎先露达坐骨棘水平，宫口扩张 4~9cm 时胎先露下降加速，初产妇胎先露下降率 <1.0cm/h，经产妇胎先露下降率 <2.0cm/h，则为胎先露下降延缓，胎先露下降 1 小时以上无进展则为胎先露下降阻滞。头位第一产程胎头塑形明显、产瘤形成并随产程进展进行性增大是胎方位异常、相对头盆不称的早期表现，可致产程异常、继发性子宫收缩乏力、母儿并发症增加。密切观察、及时处理并选择合适的分娩时机和分娩方式可减少母儿并发症的发生。

由于临产后胎头进入真骨盆，骨盆骨性标识不好识别，阴道检查往往带有一定的主观性，尤其在有产瘤形成及胎头塑形时，对胎方位判断的准确率只有 50%。近年的研究对超声测量胎头下降距离的意义给予肯定，研究显示其可重复性良好，与胎头下降相关性良好，避免了中骨盆检查胎先露准确性较差的问题。

将未孕女性的骨盆进行 CT 三维重建，发现经耻骨联合下缘做其垂线，将此线向尾端平行移动 3cm 即为坐骨棘的位置。以此为基础，应用经会阴二维超声对产程中产妇进行扫查，结果发现当胎头向上时，超声监测到胎头最低点已到达耻骨联合下 3cm，且胎头下降距离有进展者其经阴道分娩可能性大。此项参数的监测对临床判断胎先露水平是否到达行阴道助产的要求提供了重要信息。经会阴二维及三维超声测量产程进展角度数及胎头至会阴的距离，分析两者之间的关系，应用此项参数于第一产程即可预测分娩方式，判断妊娠结局。

4. 产妇状态 产程延长，产妇烦躁不安、体力疲劳、进食减少。严重者出现脱水、代谢性酸中毒及电解质紊乱、肠胀气或尿潴留。潜伏期异常的产妇往往情绪不安，饮食、睡眠欠佳，宫缩不协调。

（二）第二产程

第二产程（second stage of labor）是胎儿娩出期，应密切观察产程和胎心率变化，正确接产。由于宫颈口已经开全，主要监测项目包括子宫收缩、胎先露下降，同时应指导孕妇屏气。

1. 子宫收缩 助产人员可以将手掌放于产妇腹壁上观察子宫收缩情况，也可以用胎儿电子监护仪监测子宫收缩情况。进入第二产程后，每次宫缩持续 1 分钟或更长，间歇 1~2 分钟，强度中等。胎膜多已自然破裂。若仍未破膜，影响胎头下降，应行人工破膜。破膜后，宫缩常暂时停止，产妇略感舒适，随后再次出现宫缩，且较之前增强。若宫缩间歇时间较长或持续时间较短、强度不够，可能存在继发性子宫收缩乏力，应给予缩宫素加强宫缩。第二产程宫缩频繁而强烈，需密切监测胎儿有无急性缺氧，低危产妇应每 5~10 分钟听 1 次胎心，高危产妇建议进行连续胎儿电子监护，监测宫内情况。若发现胎心率减慢，应立即行阴道检查，必要时尽快结束分娩。最近有循证医学研究表明对于低危产妇第二产程连续的胎儿电子监护明显地增加了剖宫产率，但并没有明显改善胎儿预后。因此，对低危产妇在第二产程可以每 5 分钟听 1 次胎心来代替连续胎儿电子监护。

2. 胎头下降 随产程进展，胎头逐渐下降，当胎头降至骨盆出口压迫骨盆底组织时，产妇有排便感，不自主地向下屏气。随产程进展，会阴体渐膨隆和变薄，肛门括约肌松弛。宫缩时胎头露出于阴道口，露出部分不断增大，宫缩间歇期，胎头又缩回阴道内。当胎头双顶径越过骨盆出口，宫缩间歇时胎头不再回缩。此时会阴极度扩张，产程继续进展，胎头枕骨于耻骨弓下露出，出现仰伸动作，胎儿额、鼻、口、颏部相继娩出。胎头娩出后，接着出现胎头复位及外旋转，随后前肩和后肩也相继娩出，胎体很快顺利娩出，后羊水随之涌出。经产妇的第二产程短，有时仅需几次宫缩即可完成上述动作。

第二产程时胎头下降最快，此阶段下降速度初产妇 <1.0cm/h、经产妇 <2.0cm/h 时，称为胎头下降延缓。若胎头下降停止 >1 小时，称为胎头下降停滞。宫颈口开全后胎先露下降延缓或 / 和停滞，多发生于中骨盆平面受阻时，往往导致第二产程延长。美国国立儿童健康与人类发育研究所（National Institute of Child Health and Human Development，NICHD）、母胎医学会（Society for Maternal-Fetal Medicine，SMFM）、美国妇产科医师学会（American College of Obstetricians and

Gynecologists，ACOG）及我国中华医学会妇产科学分会产科学组 2020 年发布的《正常分娩指南》均推荐第二产程延长的诊断标准：初产妇，第二产程≥3 小时（硬膜外阻滞者≥4 小时），产程无进展（胎头下降、旋转）；经产妇，第二产程≥2 小时（硬膜外阻滞者≥3 小时），产程无进展（胎头下降、旋转）。第二产程延长可导致胎儿窘迫，且由于产妇盆底组织长时间受压，有引起后遗症如泌尿生殖道瘘及子宫或盆腔脏器脱垂的可能。因此，第二产程出现胎先露下降延缓或停滞时应及时进行阴道检查，发现有明显头盆不称者，不宜进行阴道分娩；如果头盆不称不明显，或为持续性枕后位或持续性枕横位伴继发性子宫收缩乏力者，可考虑静脉滴注缩宫素，处理后胎头在短期内能下降至“+3cm”或以下，耻骨联合上已扪不到胎头，且无明显颅骨重叠，胎头内旋转已完成或接近完成，即胎头矢状缝在骨盆出口前后径上或接近骨盆出口前后径时，可选用产钳助产。若遇枕后位或枕横位，可先用手旋转胎头完成内旋转，徒手旋转失败时可用胎头吸引器或吉兰（Kielland）产钳旋转，胎头完成内旋转或徒手向前旋转失败后可以转至低直后位，用产钳助产。使用缩宫素后胎先露虽达“+3cm”，但胎头变形及颅骨重叠明显，胎头在耻骨联合上仍可扪及者，“胎先露低”可能为假象，不可轻易决定阴道助产。阴道助产把握不大者需考虑行剖宫产。胎头未达到“+3cm”，出现第二产程延长时，可考虑行剖宫产终止妊娠。

进入第二产程后如果出现胎头下降延缓或停滞，阴道检查无法准确判断胎方位时，可考虑使用超声确定胎方位。此外，应用经会阴二维或三维超声对第二产程中产妇进行检查，通过超声监测胎头最低点与耻骨联合的关系，可对临床判断胎先露水平是否到达行阴道助产的要求提供重要信息。

三维超声计算机辅助产程监测系统（SonoVCAD Labor）通过使用标准化的超声图像切面来检测胎头下降的进展情况，可帮助专业人员检测产程。在第二产程中，会定时分析所采集到的数据，以得到详细的超声显示图像和客观的数据。超声仪自动将耻骨作为指示物，并将其作为线性标记物来监测整个产程进展中的变化。这意味着，在超声图像中可以看到胎儿颅骨轮廓位置的变化、胎方位、颅中线，以及胎头下降进展情况。在全面的报告中，会记录所有自动测量数据，以及测量的时间等。

3. 指导产妇屏气 正确运用腹压是缩短第二产程的关键，指导产妇宫缩时深吸气屏住，然后如解大便样向下用力屏气增加腹压。宫缩间歇时，产妇呼气并使全身肌肉放松。如此反复做屏气动作，能加速产程进展。在有第二产程延长倾向时，可以于孕妇屏气时观察会阴膨隆情况，如果没有明显膨隆，即使看见胎头，其也可能是增大的产瘤，而不是胎儿骨质部分，存在一定的假象。亦可以于产妇屏气时行阴道检查，观察胎头下降情况。此外还应给产妇增加食物（以中链脂肪酸为主）热量以增加产力。

（三）第三产程

第三产程（third stage of labor）是胎盘娩出期，包括正确处理新生儿（见第三章第四节），观察胎盘剥离征象，协助胎盘娩出，仔细检查胎盘、胎膜的完整性，检查软产道及预防产后出血。

1. 胎盘剥离征象 ①宫体变硬呈球形，下段被扩张，宫体呈狭长形被推向上，宫底升高达脐上（图 5-3-4）；②剥离的胎盘降至子宫下段，阴道口外露的一段脐带自行延长；③阴道少量流血；④接产者用手掌尺侧在产妇耻骨联合上方轻压子宫下段时，宫体上升，而外露的脐带不再回缩（图 5-3-5）。

2. 协助胎盘娩出 正确处理胎盘娩出，能够减少产后出血的发生。接产者不应在胎盘尚未完全剥离时用力按揉、下压宫底或牵拉脐带，以免引起胎盘部分剥离而出血或拉断脐带，甚至造成子宫内翻。当确认胎盘已完全剥离，于宫缩时接产者以左手握住宫底（拇指置于子宫前壁，其余 4 指放在子宫后壁）并按压，同时右手轻拉脐带，协助娩出胎盘。当胎盘娩出至阴道口时，接产者用双手捧住胎盘，向一个方向旋转并缓慢向外牵拉，协助胎盘、胎膜完整剥离娩出（图 5-3-6）。若发现胎膜部分断裂，用血管钳夹住断裂上端的胎膜，再继续向原方向旋转，直至胎膜完全娩出，同时注意观察并测量出血量。

3. 仔细检查胎盘、胎膜完整性 将胎盘铺平，先检查胎盘母体面胎盘小叶有无缺损。然后

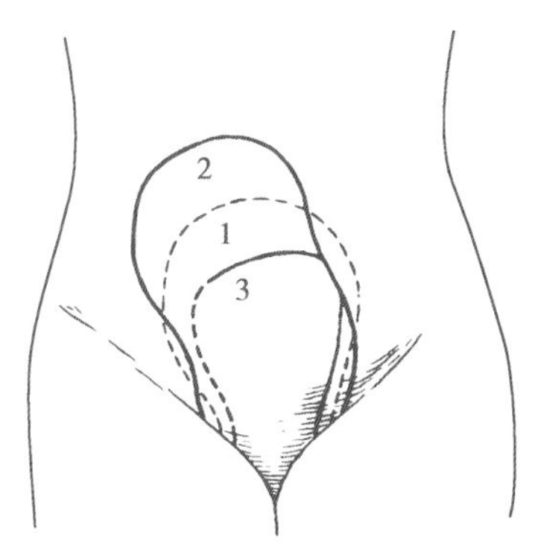

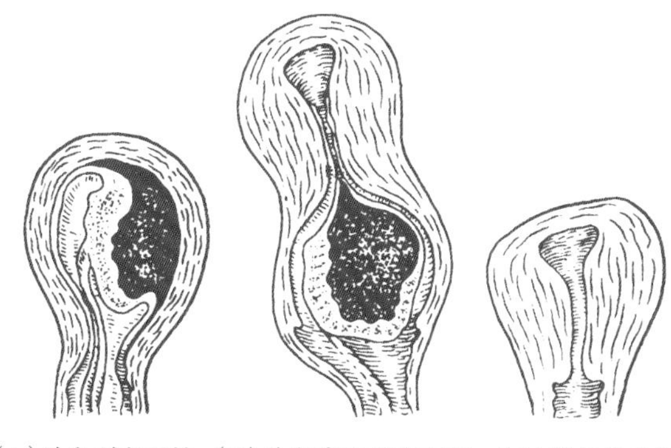

（1）胎盘剥离开始 （2）胎盘降至子宫下段 （3）胎盘娩出后

图 5-3-4 胎盘剥离时宫底升高

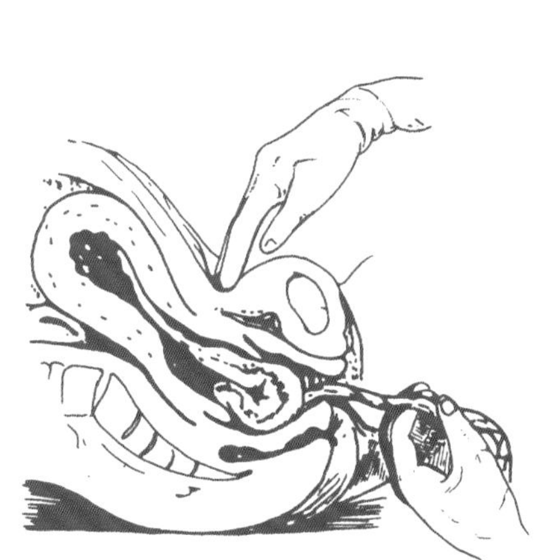

图 5-3-5 胎盘剥离后外露脐带不回缩

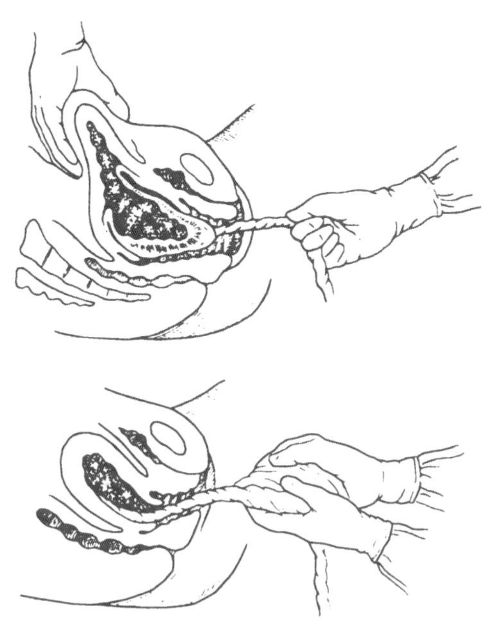

图 5-3-6 牵拉脐带并协助胎盘、胎膜完整娩出

将胎盘提起，检查胎膜是否完整，再检查胎盘胎儿面边缘有无血管断裂，能够及时发现副胎盘。若有副胎盘、部分胎盘残留或大部分胎膜残留，应在无菌操作下徒手入宫腔取出残留组织。若手取胎盘困难，可用大号刮匙清宫。若确认仅有少许胎膜残留，可给予子宫收缩剂待其自然娩出。

4. **检查软产道** 胎盘娩出后，应仔细检查会阴、小阴唇内侧、尿道口周围、阴道、阴道穹窿及宫颈有无裂伤。若有裂伤，应立即缝合。

5. **预防产后出血** 正常阴道分娩出血量 <500ml。积极处理第三产程可减少产后出血的发生。对所有产妇，在胎儿前肩娩出后常规给予缩宫素 10U 肌内注射（ⅠA 证据）或缩宫素 10~20U 加于 500ml 平衡液中快速静脉滴注（ⅠB 证据），也可将缩宫素 10U 加于 0.9% 氯化钠注射液 20ml 中静脉推注（ⅡB 证据）。对有 1 个以上高危因素（有产后出血史、分娩次数≥5 次、多胎妊娠、羊水过多、巨大胎儿、滞产等）的产妇，可以给予麦角新碱 0.2mg 宫底注射。若胎盘未完全剥离而出血多时，应行手取胎盘术（图 5-3-7）。90% 的胎盘在胎儿娩出后 15 分钟内娩出。若超过 15 分钟没有娩出，

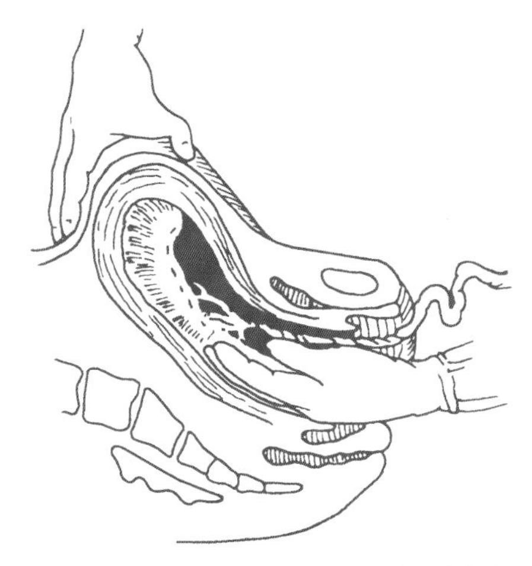
图 5-3-7 手取胎盘术

产后出血的风险将会增加。但如果胎儿娩出后 30~45 分钟内没有胎盘剥离征象，也无阴道出血，应积极处理第三产程并降低产后出血的风险。若第三产程超过 30 分钟，胎盘仍未娩出且出血不多时，应排空膀胱后，再轻轻按压子宫，并静脉注射子宫收缩剂，仍不能使胎盘娩出时，应消毒后进行宫腔探查，如为胎盘嵌顿，可以给予硫酸阿托品 0.5mg 肌内注射或盐酸哌替啶 100mg 肌内注射后，行手取胎盘术；若胎盘娩出后出血较多时，可肌内注射麦角新碱 0.2~0.4mg，并将缩宫素 20U 加于 0.9% 氯化钠注射液 500ml 中静脉滴注；若为胎盘完全植入，则不应强行剥离胎盘，应行介入治疗、高强度聚集超声（high intensity focused ultrasound，HIFU）治疗或化疗后再处理。

二、头位分娩评分法

（一）概述

头位分娩约占分娩总数的 95%，头位难产占头位分娩总数的 21.4%，占难产总发生率的 2/3 以上，因此在头位分娩中尽早地估计难产发生的可能性具有非常重要的意义。由凌萝达教授提出的"头位分娩评分法"是将分娩 3 项因素(产力、产道、胎儿)分别评分，综合判断分娩难易度的方法。该方法只选择其中最重要的 4 项进行评分，即骨盆大小、胎儿大小、胎头位置以及产力。因为这种评分法要求不高，既简便，又实用，能被基层及年轻医务人员掌握，国内已有不少单位采用，认为其确实有助于估计头位分娩的难易程度。评分结果提示难产倾向不高者，应积极处理，促使其向顺产转化，或争取由阴道助产分娩；评分结果提示难产倾向高者，经短期试产，若进展不顺利宜及早行剖宫产结束分娩，以免给母儿带来危害。

（二）评分方法

头位分娩评分法（cephalic presentation score）是根据骨盆大小、胎儿大小、胎头位置及产力强弱进行评分。条件有利于分娩者评分高，不利于分娩者评分低，累计这 4 项评分即为总分，以总分的多少估计分娩的难易程度，也就是难产发生的可能性。评分标准见表 5-3-1。

1. **骨盆评分** 骨盆异常是造成难产的重要原因，采用能代表骨盆入口及出口平面、临床可以测量的径线为指标，评分标准见表 5-3-2。

表 5-3-1 头位分娩评分法

骨盆大小	评分 / 分	胎儿体重 /g	评分 / 分	胎头位置	评分 / 分	产力	评分 / 分
> 正常	6	2 500 ± 250	4				
正常	5	3 000 ± 250	3	枕前位	3	强	3
临界狭窄	4	3 500 ± 250	2	枕横位	2	中（正常）	2
轻度狭窄	3	4 000 ± 250	1	枕后位	1	弱	1
中度狭窄	2			高直前位	0*		
重度狭窄	1			面位	0*		

注：* 高直前位及面位，其他条件均有利时，仍可由阴道分娩，故给 0 分

表 5-3-2 骨盆狭窄的标准及评分

骨盆大小	骶耻外径 /cm	对角径 /cm	坐骨结节间径 /cm	坐骨结节间径 + 后矢状径 /cm	出口面前后径 /cm	评分 / 分
> 正常	>19.5	>13.5	>9.0	>18.0	>12.0	6
正常	18.5~19.5	12.0~13.5	8.0~9.0	15.5~18.0	11.0~12.0	5
临界狭窄	18.0	11.5	7.5	15.0	10.5	4
轻度狭窄	17.5	11.0	7.0	14.0	10.0	3
中度狭窄	17.0	10.5	6.5	13.0	9.5	2
重度狭窄	16.5	10.0	6.0	12.0	9.0	1

凌萝达教授认为骶耻外径≤18cm 时应测量对角径，坐骨结节间径≤7.5cm 时应测量出口后矢状径。若肛门检查时感觉骶骨末端前翘或尾椎骶化，使骶骨末端形成钩状并前翘时必须测量后矢状径及出口面前后径，出口以坐骨结节间径加后矢状径及出口前后径分别评分。若入口狭窄则按入口面最狭小的径线评分，若入口与出口均狭窄，应按其中最狭窄的一个面评分。临产后情况又有不同，先露部达入口面时按入口面情况评分，达出口面时按出口面评分。必要时将肛门检查及阴道检查的骨盆情况作为评分的参考。目前还可以使用经腹部或经阴道超声测量骨盆入口前后径、中骨盆前后径作为诊断头盆不称的方法之一。

2. **胎儿体重评分** 胎儿体重评分共分 4 级，从 2 500g 开始，体重每增减 500g 时增减 1 分。这是由于胎儿的大小很难估计得十分准确，而且胎儿体重有一定程度差异时，胎头径线的变化并不大；如胎儿每增减 500g，双顶径相差 0.25cm，枕额径相差 0.29cm。同样体重的胎儿由于性别不同，胎头径线可以不相同。临床一般以宫高、腹围测值估算胎儿体重，但准确率较低。目前应用 B 超仪测量胎儿头、胸、腹径或 / 和股骨长度，以多元回归方程式计算胎儿的体重可以避免受腹壁厚度、羊水量等因素的影响，提高判断的准确性。

3. **胎头位置评分** 枕前位是正常的胎位，在分娩过程中俯屈良好，以枕下前囟径（9.5cm）通过骨盆，最有利于分娩，故将枕前位评为 3 分。枕横位时胎头在产程早期既不俯屈也不仰伸而以枕额径（11.3cm）通过骨盆，只能评 2 分。枕后位时不但不俯屈有时还略带仰伸，特别是枕后位向后旋转 45° 以直后位到达盆底时仰伸更为明显，Greenhill 称其为鹅颈，这样通过骨盆的径线就远

远 >11.3cm，故只能评为 1 分。在分娩过程中枕横位或枕后位自然旋转成为枕前位则再按枕前位评为 3 分。持续性枕横位或枕后位经徒手旋转至枕前位自然分娩者可加至 3 分，以胎头吸引器或产钳旋转后，需以胎头吸引器及产钳助产者不加分。

面位或高直前位时，如果参与评分的其他 3 项因素（骨盆、胎儿大小及产力）均处于极有利的条件时，胎儿有可能经阴道分娩，但其分娩预后较枕后位更差，故评为 0 分。但额位、高直后位或前不均倾位者，即使其他 3 项条件均好，经阴道分娩仍然极为困难，几乎无阴道分娩的可能，一旦确诊必须以剖宫产结束分娩，因此不给予评分。

4. 产力评分 产力在难产分娩中占很重要的地位，但在构成难产因素中又不是主要因素。目前国内对产力的测定大多凭观察或检查到的宫缩程度及其有效程度判定，将产力分为“强 3 分”“中 2 分”“弱 3 类”。“中”代表正常产力，“强”指正常协调的强产力，是极有效的子宫收缩，与“强直性子宫收缩”迥然不同，后者不能评为 3 分。因产力减弱，经静脉滴注缩宫素增强产力后，宫口扩张，胎头下降，产力可由 1 分加至 2 分。

（三）临床应用

凌萝达教授通过对重庆医科大学附属第二医院 2 263 例分娩病历资料进行回顾性分析发现，除去臀位、横位和某些特殊情况（非由难产引起者）不给予评分，以及资料不完整无法评分外，有 1 444 例可在分娩后进行评分，结果表明：12 分及 12 分以上无须做剖宫产；9 分及 9 分以下绝大多数需做剖宫产；10~11 分为部分需做剖宫产。但 10 分与 11 分者分娩方式大不相同，11 分中剖宫产只占 6.1%，而 10 分中剖宫产占 59.5%，两者剖宫产率几乎相差 10 倍。因此，10 分以上阴道分娩机会较大，10 分及 10 分以下剖宫产率急剧增加。因此，10 分成为头位难产分娩方式的一个分界线，需引起重视：10 分以上可以充分试产；10 分以下多需考虑剖宫产。

初产妇临产后，首先应从骨盆外测量及胎儿体重的估计做出胎儿与骨盆的评分（简称头盆评分），根据头盆评分可以初步得出头盆是否相称的印象：①头盆相称（头盆评分为 8 分），即骨盆正常（5 分）加胎儿体重正常（3 分）。②临界头盆不称（头盆评分为 7 分），即骨盆正常（5 分），胎儿体重略大为 3 500g 左右（2 分）；或胎儿大小正常（3 分），骨盆临界狭窄（4 分）。③轻度头盆不称（头盆评分为 6 分），即胎儿略 >3 500g（2 分），骨盆临界狭窄（4 分）；胎儿正常大小（3 分），骨盆轻度狭窄（3 分）；骨盆正常大小（5 分），胎儿巨大（1 分）。④中度头盆不称（头盆评分为 5 分）。⑤重度头盆不称（头盆评分 <5 分）。分类过细对临床应用不便，故又把临界不称及轻度不称（头盆评分为 6~7 分）归为轻微不称，中度不称与重度不称（头盆评分为 4~5 分）归为严重不称。头盆评分≤4 分者为绝对不称。凌萝达教授建议在妊娠 38 周以后，最晚在临产开始即应进行头盆评分，判定头盆关系，若系严重不称即应考虑选择性行剖宫产。但胎儿体重估计不一定可靠，产力、胎头可塑性等可影响分娩预后的因素亦难以预测，故对入口狭窄头盆评分为 5 分者尚可给予短期试产；而头盆评分≥6 分者均应试产。试产中发现产程进展异常（宫口扩张延缓或阻滞）时，即应做阴道检查，检查骨盆腔内部情况并做内测量，对由外测量所得的骨盆评分再做一次核实与调整，再根据胎位、宫缩进行一次包括 4 项指标的总评分，用总分预测分娩预后，对产程处理及分娩方式的选择会有较大的帮助。总分在 10 分以下者需考虑行剖宫产；10 分者可在严密观察下短期试产；10 分以上者可大胆试产，阴道分娩的可能性大。不过，在评分时如遇到枕横位或枕后位，总分在 10 分以下，如果产力好且胎头能转至枕前位就可以加分，自然分娩机会大；尚可给予缩宫素静脉滴注试产一段时间，或能以手或器械转位，仍可争取由阴道助产分娩，但在阴道助产前必须仔细检查出口面各个径线，特别是容易被遗漏的出口前后径。不能旋转至前位而胎头位置较高者，低中位产钳助产可能会有困难，因而只可试做，不能勉强，牵引困难者，仍以选择性剖宫产为宜。

凌萝达教授提出的“头位分娩评分法”中骨盆大小测量主要依靠阴道检查，与检查者水平密切相关，可能存在一定误差。因此，近年来有人研究通过超声进行骨盆入口及中骨盆平面各径线的测量以增加测量的准确性。Mudrov 等学者报道经腹经阴道和阴唇探头在超声骨盆测量中综合使用，用来诊断狭窄骨盆的狭窄程度。任炜等指出临产前超声测量产妇骶耻外径及胎儿双顶径可作为产前头盆筛查的方法。边旭明教授等提出应用阴道超声测量胎儿头盆指数(cephalopelvic index of diameter,CID),是诊断相对头盆不称的方法。该方法在孕28~35周时应用阴道超声行骨盆测量，在分娩前1周行超声测量胎儿双顶径和头围，计算出径线、周长和面积的头盆指数。具体测量方法为:病人排空膀胱后，取膀胱截石位，将探头插入阴道3~5cm,旋转探头以调整扫描角度，在同一平面上清晰地显示耻骨和骶骨时，为骨盆测量的纵切面。取耻骨联合下缘内侧为前据点，第4、5骶骨椎之间为后据点测量骨盆中腔前后径。然后将探头旋转90°,并将手柄下沉至骨盆两侧直至骨界限能清晰对称显示，取骨盆测量的横切面，两坐骨棘尖端之间的距离为中腔横径。结果表明:骨盆中腔前后径与横径的均值与胎儿双顶径之差的径线头盆指数准确率最高(77.9%)。CID≤15.8mm时,83.0%的孕妇需手术分娩;CID>15.8mm时,72.6%的孕妇可顺利经阴道分娩。

近年来，有学者将LaborPro产程三维导航系统应用于产科的骨盆测量及产程监测中，其结合了低频电磁空间定位技术与超声成像技术，可三维重构头盆图像，动态显示头盆关系，有研究通过对分娩前产妇坐骨棘间径的精确测量，结合B超测量双顶径值，认为其预测难产比单一双顶径值及坐骨棘间径更有优势。但该系统在检测骨盆各径线方面的研究较少，仍需进一步论证。

此外，还有学者提出改良的头位分娩评分法。其在凌萝达教授提出的“头位分娩评分法”的基础上，增加了胎心率、羊水性状、产程进展(包括胎先露下降、宫口扩张等)等指标，包括基本分和临产后加分。该评分法在产程中根据产妇产程进展情况及胎儿情况，全面地进行量化评分，有利于产程进展的因素加分;严重超出正常临床范围者，如骨盆重度狭窄、胎儿窘迫、子宫强直性收缩等，不但不加分，反而减分，以引起临床医师的高度重视，尽早结束分娩。根据总分多少，估计难产发生的可能性大小，以果断采取临床措施，避免严重的母儿并发症。改良头位分娩评分法总分为100分，总分≤54分者基本上以剖宫产结束分娩，而≥70分者均可经阴道分娩。如产妇在分娩过程中出现异常情况，采取措施后应再次评分，分值提高显著者(>10分)阴道分娩可能性大;如提高不明显者(<5分),应适当放宽剖宫产指征。

总之，在产程进展中胎头位置及产力可发生变化，评分也将随之变化，故常需反复评分，并对目前产妇情况做较全面的综合分析，才能做出正确的判断及处理，从而有效降低剖宫产率，保障母儿安全。

(董晓静)

参考文献

1. CAUGHEY AB,CAHILL AG,GUISE JM,et al. Safe prevention of the primary cesarean delivery. Am J Obstet Gynecol,2014,210(3):179-193.
2. 谢幸，孔北华，段涛．妇产科学．9版．北京:人民卫生出版社,2018:170-177.
3. 中华医学会妇产科学分会产科学组．新产程标准及处理的专家共识(2014).中华妇产科杂志,2014,49(7):486.
4. COHEN WR,FRIEDMAN EA. Perils of the new labor management guidelines. Am J Obstet Gynecol,2015,212(4):420-427.
5. CUNNINGHAM FG,LEVENO KJ,BLOOM SL,et al. Williams Obstetrics. 25th ed. New York:McGraw Hill Education,2018.
6. GLENN DP,JESSICA D,AMANDA YB,et al. Oxorn-Foote Human Labor and Birth. 6th ed. New York:McGraw Hill Education,2013:219-232.
7. BEGLEY CM,GYTE GM,DEVANE D,et al. Active versus expectant management for women in the third stage of labour. Cochrane Database of Systematic Reviews,2019,2(2):CD007412.
8. MUDROV VA. Diagnosis of anatomical narrow pelvis by ultrasound pelvimetry. Biomedical Engineering,2018,52(4):251-256.
9. 中华医学会妇产科学分会产科学组，中华医学会围产医学分会．正常分娩指南．中华围产医学杂志,2020,23(6):361-370.
10. World Health Organization. WHO recommendations:intrapartum care for a positive childbirth experience. Geneva:World Health Organization,2018:1-165.

第四节

产程图的应用

导读

对产程进展的监测及临床评估主要依赖于内诊检查，其中包括宫口扩张程度及胎先露下降程度、胎方位、胎头塑形程度及产瘤形成等，结合胎心及宫缩，这些指标可以比较全面地反映在产程图中。新旧产程图正在更替，是否能继续成为有效的产程管理工具备受争议。

一、概述

产程图(partograph/partogram)是以产程进展时间(h)为横坐标，宫口扩张大小(cm)及胎先露下降情况(cm)为纵坐标制作的网格矩形图表，同时合并了相应的填写和标注母儿状况及处理措施的文字表格。这使得在产程观察中能简便直观地将宫口扩张状况与进展时间的关系呈现出来，理论上可对产程作出难产风险的预测与评估，成为产程的管理工具。

二、产程图表的构成

产程图表由两部分构成，上部分是产程曲线，下部分是附属表格，见图 5-4-1~ 图 5-4-4。产程图的描绘和记录主要是在产程过程中，把每次阴道检查或肛门检查所得的宫口扩张大小及胎先露位置记录在坐标图上，用红“○”标记宫口扩张程度，用蓝“×”表示胎先露下降程度，每次检查后用红线连接红“○”，用蓝线连接“×”，绘制成两条曲线。临床上有伴行型(图 5-4-1)和交叉型(图 5-4-2)两种产程图，从直观角度来说，交叉型更为实用。坐标图下方表格记录检查日期和时间、血压、胎心率、宫缩、胎方位及重要的发现和处理等。由于临产时间常常难以确定，故产程图可以在宫口开大 3cm 后开始绘制。标注宫口 3cm 的点后，可绘制警戒线及处理线以协助判断产程(详见本节后面的内容)。

三、产程图的发展

1954 年，Friedman 首先介绍了应用宫口扩张曲线记录观察产程的曲线，并认为该曲线可以估计产妇的预后，并以此研究的数据为基础形成了经典的 S 形分娩曲线的雏形。在随后的 1955 年和 1956 年的研究中，Friedman 应用相似的方法分别回顾性研究了 500 名初产妇和 500 名经产妇的产程数据，提出了更多的产程数据细节，包括现在大家熟知的各期的平均时限和曲线的最大斜率，以及经产妇与初产妇的产程区别。1969 年，Friedman 将计算机程序应用到产程研究中，进行了 10 293 例病例的大样本研究，巩固了其研究成果。根据以上 Friedman 的研究成果逐渐形成了经典产程图及产程分期(图 5-4-3)。

1972 年，Philpott 在此基础上引入了警戒线及处理线，并增添了产程干预措施的文字记录，增强其应用性。该项研究的初衷是在卫生保健资源匮乏的非洲，针对基层产科工作者制定简单、明确，可用于快捷发现异常分娩风险的评估系统。基本原理是根据活跃期宫口扩张率不得低于 1cm/h，如果产妇在宫口扩张 1cm 入院，则预计 9 小时后达到 10cm，两点连线形成警戒线，在警戒线右侧相距 4 小时处绘制一平行于警戒线的斜线为处理线。随着产科工作者不断地完善，临床上常以活跃期起点(3cm 或 4cm)为起始点，预计 7 小时或 6 小时达到 10cm，连线形成警戒线，处理线绘制方法不变。当产程数据触及或越过警戒线的意义

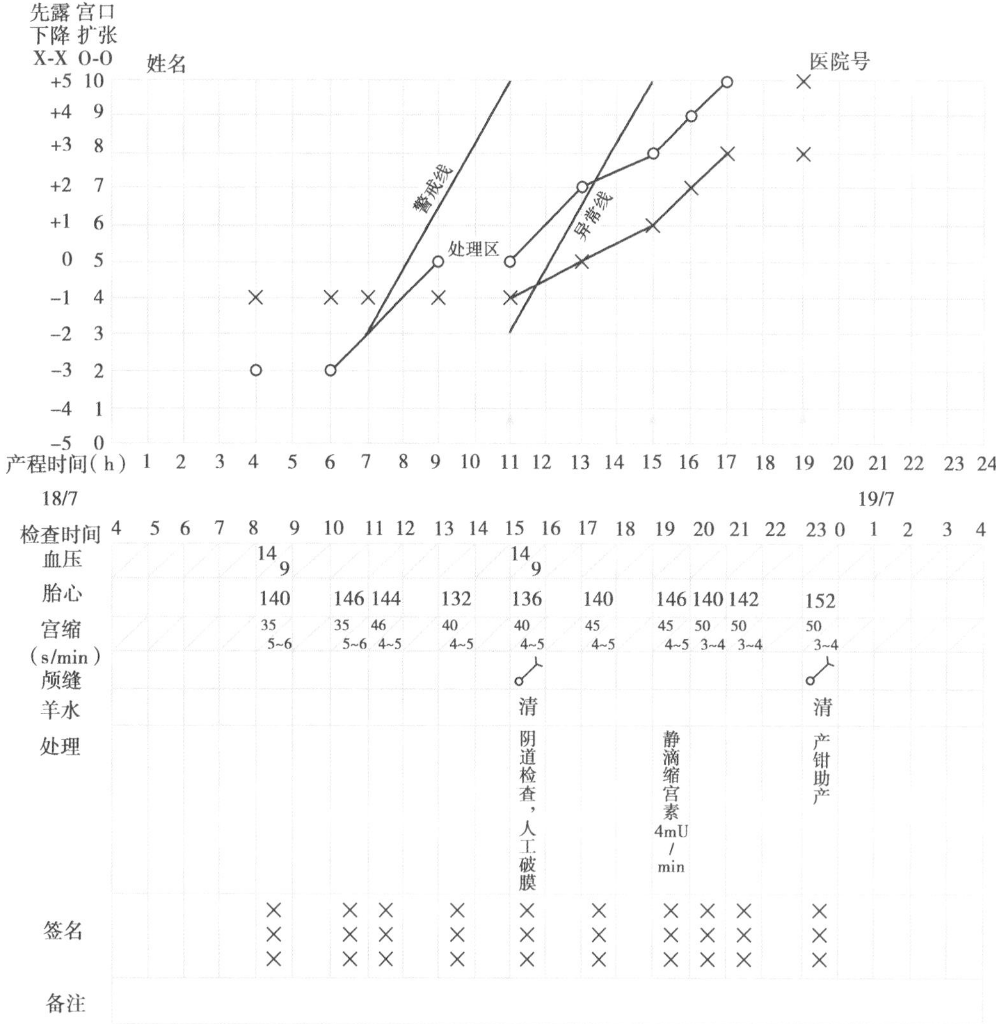

图 5-4-1 伴行型产程图表

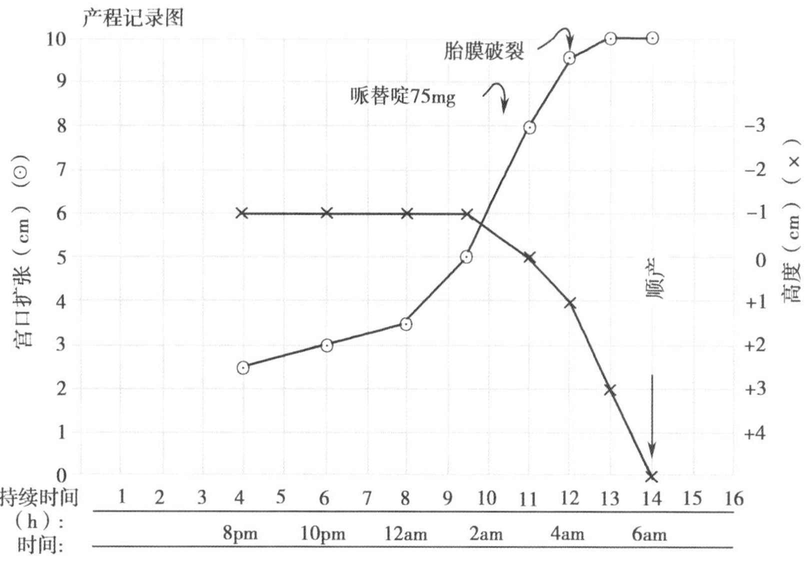

图 5-4-2 交叉型产程图

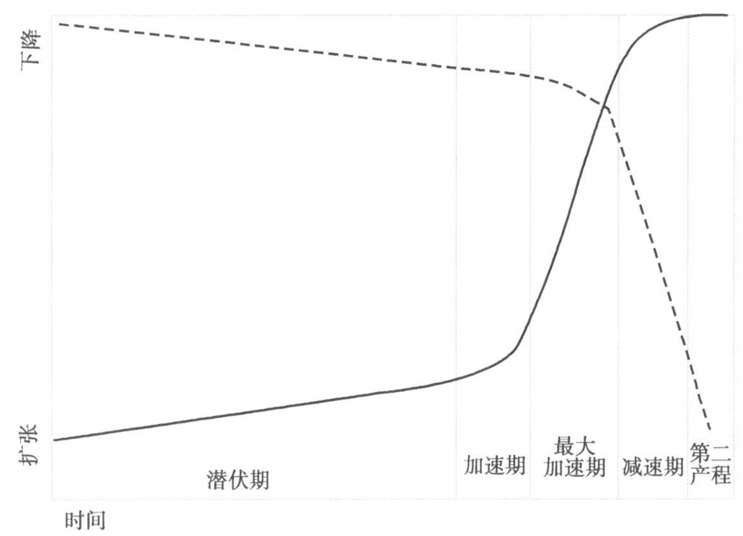

图 5-4-3 宫颈扩张曲线及胎先露下降曲线及产程分期

在于提示产程可能异常，有 4 小时的时间转到有条件处理难产的医疗机构分娩；触及或越过处理线的意义在于提示采用干预措施，以减少因产程异常导致的不良结局。Philpott 认为这样的设定一方面可以及时发现异常分娩的可能，及时转诊，另一方面可以避免一些不适当的干预，比如尚未达到处理线水平时是可以期待的。随后，不断有关于产程图应用的研究和报道，比如关于处理线定在警戒线右侧 2 小时、3 小时，还是 4 小时的问题做了较多的研究(包括随机对照试验)，结论依然以 4 小时为宜。在近 50 多年的产科实践中产程图被广泛地应用，1994 年被 WHO 推荐为产程管理的工具。

四、产程图的类型

产程图有多种类型，除了 WHO 采用过的产程图外，还有一种简化的圆形产程图，主要是针对经典产程图里在首次产程检查点及潜伏期与活跃期过渡点不易正确描记的缺点而设计，但应用不广泛。日本的铃村产程图和石原产程图将宫缩周期、持续时间融合于产程图中综合分析，并分成 5~6 种图形进行产程干预管理。2000 年，Sizer 等描述了第二产程的产程图，通过在第二产程开始时根据胎先露的位置和方位进行评分以预测结局。这里主要介绍 WHO 采纳过的第一产程的产程图及其改进版本，从中可以体现出对产程认识的逐步更新。

第 1 版产程图(the composite partograph)包括 8 小时的潜伏期，警戒线的起点在 3cm，终点在 7 小时后的 10cm 处，斜率为 1cm/h，处理线位于警戒线右侧 4 小时处，并可以同时记录胎先露下降状况及母儿状况和产程干预措施的文字记录等(图 5-4-4)。第 2 版产程图(the modified partograph)发表于 2000 年，首先将潜伏期排除在外，活跃期起始定在了 4cm。修改原因是研究发现如果将潜伏期涵盖在产程图内，由于在实践中很难观察到潜伏期与活跃期的过渡，因此会产生更多的产程干预；而活跃期起点 4cm 的设定主要是考虑到临床上观察到临产时宫口大小的变异很大，特别是经产妇人群，4cm 以下完全可能处于未临产状态(图 5-4-5)。第 3 版产程图(the simplified partograph)在上述基础上进一步改进与简化，应用了颜色分区：警戒线左边是绿色，代表正常产程；处理线右侧为红色，提示产程异常的危险；两线之间的区域为黄色，提示需要警惕；胎先露下降情况不再标注在此版产程图上；删减了大部分文字记录，因此类信息通常被记录在其他分娩相关表格里(图 5-4-6)。

我国是在 20 世纪 70 年代末引入的产程图概念。1978 年，王淑雯首先介绍了中国妇女产程研究结果。研究了足月初产妇和经产妇各 500 例，

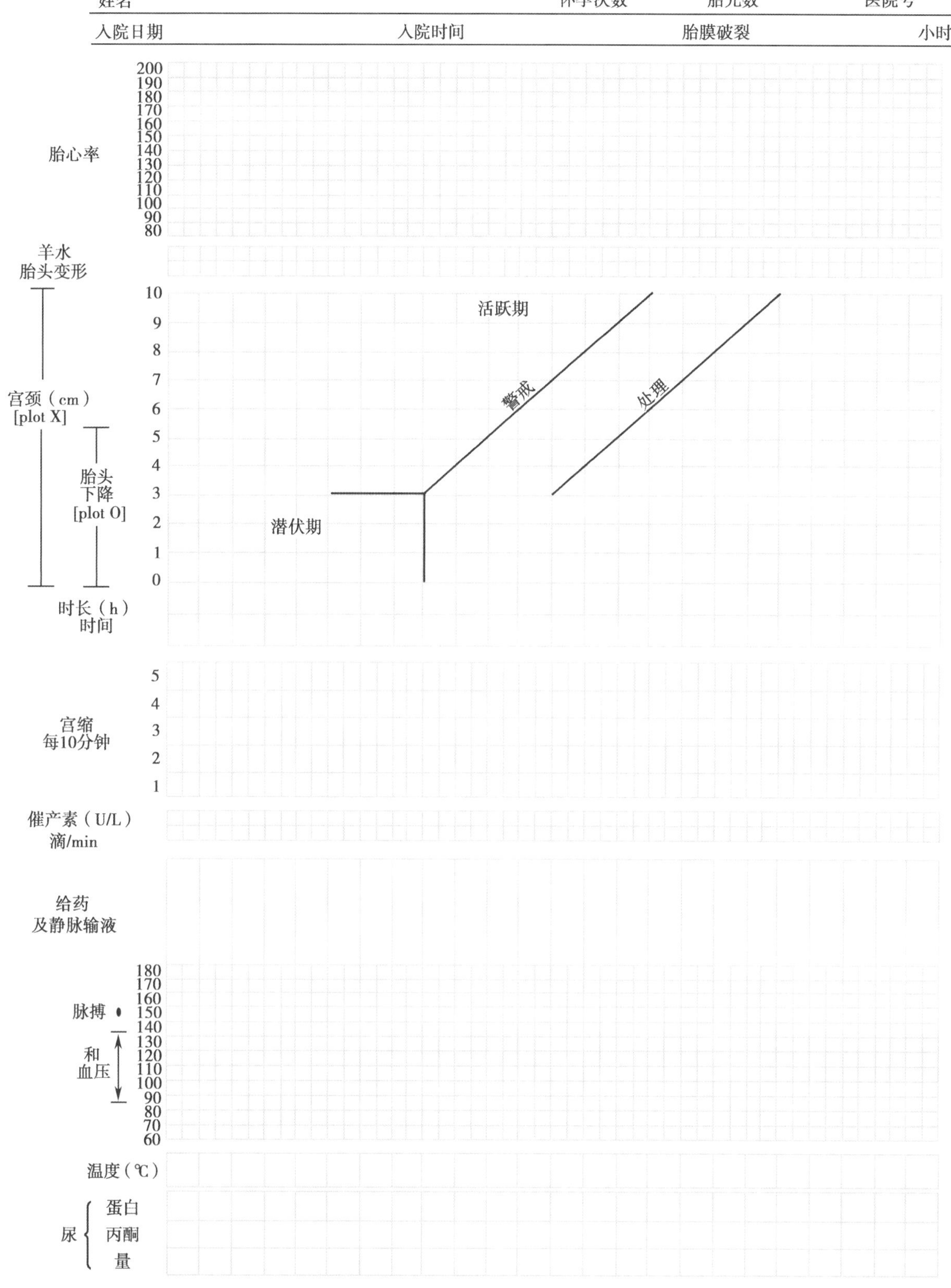

图 5-4-4 WHO 第 1 版产程图（the composite partograph）

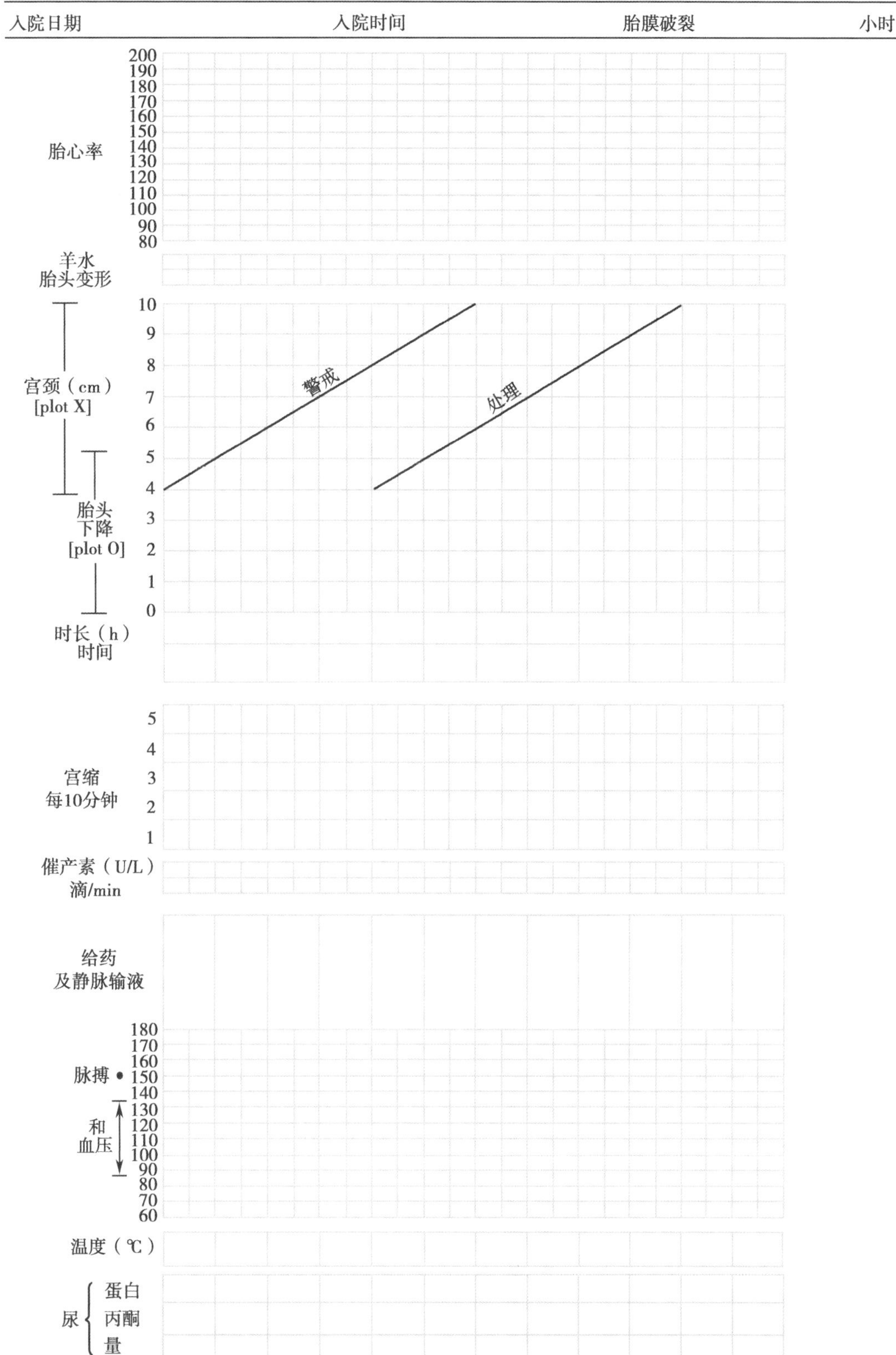

图 5-4-5 WHO 第 2 版产程图（the modified partograph）

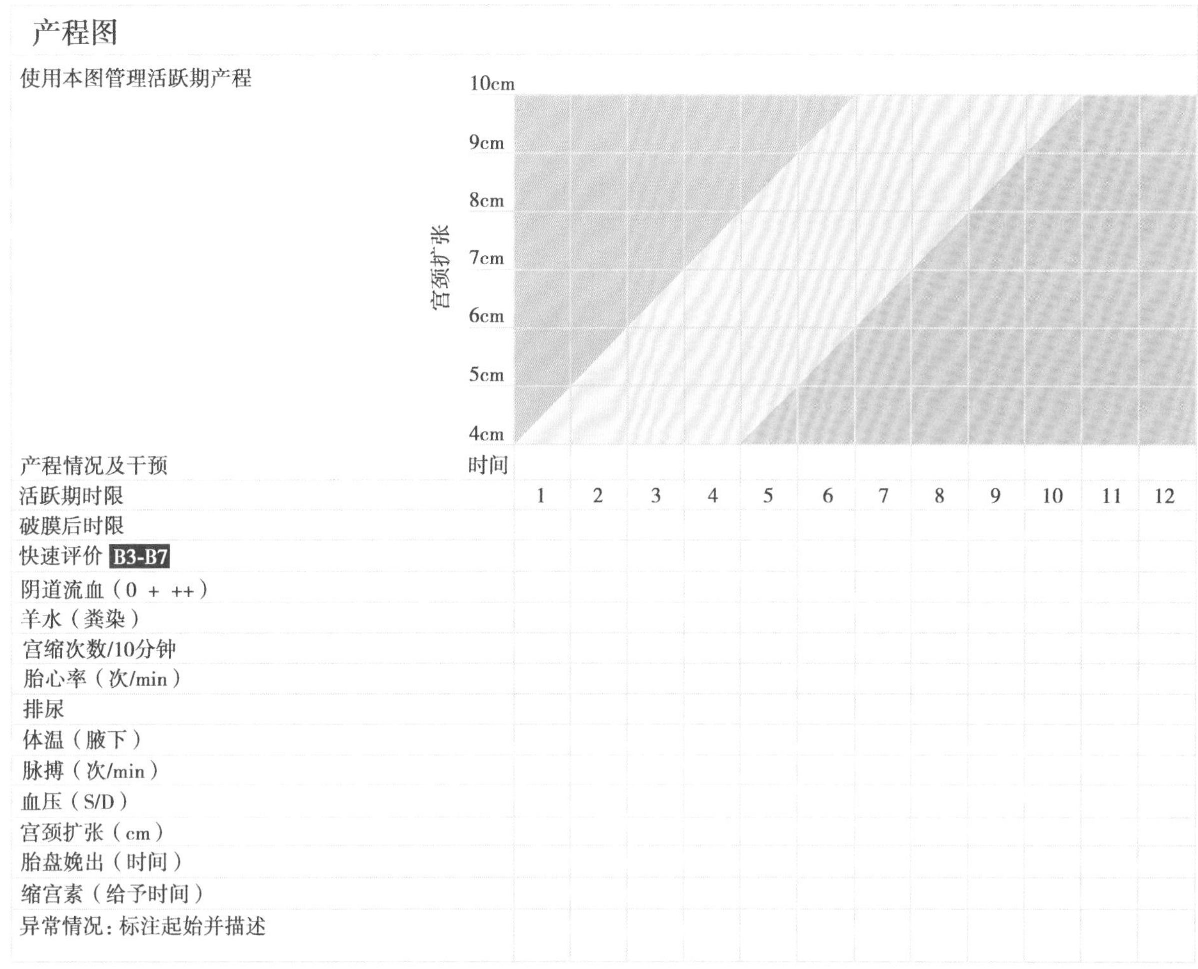

产程图
使用本图管理活跃期产程
10cm
9cm
8cm
7cm
6cm
5cm
4cm
宫颈扩张
产程情况及干预
时间
1 2 3 4 5 6 7 8 9 10 11 12
活跃期时限
破膜后时限
快速评价 B3-B7
阴道流血（0 + ++）
羊水（粪染）
宫缩次数/10分钟
胎心率（次/min）
排尿
体温（腋下）
脉搏（次/min）
血压（S/D）
宫颈扩张（cm）
胎盘娩出（时间）
缩宫素（给予时间）
异常情况：标注起始并描述

图 5-4-6 WHO 第 3 版产程图（the simplified partograph）

得到了中国女性产程时限的相关数据，并进一步总结出 5 种产程图形作为临床顺产和难产的图形鉴别。1981 年，陶稔研究了警戒线与处理线问题，主张将活跃期宫口扩张平均值加标准差作为警戒值，以 99% 上限作为处理线值，前者为 6.3 小时，后者为 10.3 小时，相距 4 小时。国内产程图研究伊始同国外一样存在很多关键点的争议。比如是否将潜伏期纳入产程图进行分析？活跃期的起点是 2cm 还是 3cm？活跃期起点角度是否能预测分娩结局？是否存在减速阶段？当然最终达成了一定共识，从宫口开大 2cm 或 3cm 开始绘制产程图，警戒线从 3cm 点连线到 4 小时后的 10cm 点，向右平移 4 小时形成处理线，并建议越过警戒线都应该考虑干预，甚至建议把处理线改为异常线，两线之间为治疗处理期。可以看出，我国的产程图绘制与 WHO 推荐的产程图还是有一定差异的，特别是警戒线的绘制及应用，有可能造成产程中的过度干预。复习文献发现，国内近二十余年对产程的认识及理念的更新与跟进力度是不够的，临床上继续沿用着三十余年前的研究结果，可能是造成当前国内高剖宫产率的重要原因。

2008 年，Lavender 等学者对“应用产程图与否对围产结局的影响”进行了系统评价，证据发现应用产程图对围产结局并没有改善。评价的作者陈述：基于现有证据，我们不能推荐产程图作为标准产程管理与保健的一部分常规应用，不过每项比较的数据普遍有限。因此，WHO 认为建议改变目前常规使用的产程图或使用某类产程图都是不可取的，并在 2009 年不再推荐将产程图作为产程管理的常规工具应用。然而，2014 年 WHO 在促进产程的相关建议中第一条建议重新再次提出应用具有 4 小时处理线的产程图管理产程，证据力度低却强烈推荐，推荐的理由在于产程图作为产房团队训练、方便转诊流程的工具，具有简单直观的特点，可能更有益于那些没有规范产程管理流程医疗资源缺乏的机构。

五、产程图的研究进展

产程图面临的质疑主要来源于对分娩模式的研究与争议。首先，是在研究特殊的分娩人群，比如诱导临产的分娩人群、肥胖人群及应用积极产程干预措施管理方案的人群的产程特点时发现，应用 Friedman 分娩曲线不能指导此类产科实践。2002 年，Zhang 等学者应用现代统计学方法重新评价了 1 329 例头位、自发性临产且具有良好母儿结局的初产妇分娩曲线，发现其绘制的分娩曲线与 Friedman 的分娩曲线有很大的不同。2004 年的一项横断式调查研究，通过邮件形式分别调查了北美 500 家分娩机构，采集了当时应用产程图的实践情况和医务人员对 Friedman 分娩曲线看法，以及没有采用诱导临产、缩宫素促进产程、器械助产等干预措施的自然产程数据。结果发现产程长短的平均状况与 Friedman 所描述的类似，但个体变异相当之大，初产妇的第一产程上限可以达到 26 小时以上，第二产程可以达到 8 小时，并且没有不良结局。大部分机构认为应用产程图在实践上没有帮助而没有将产程图作为常规应用；相当多的一部分应用产程图的工作人员认为产程图曲线应该改进。

2010 年，Zhang 等学者利用信息完备的数据库系统，将区间截尾回归、重复测量、生存分析等统计方法引入产程研究，提出了现代的具有良好母儿结局的自然临产分娩模式，其中包括关于产程划分、产程异常时限的颠覆性概念，提出可能需要对难产的判断重新界定，同时呈现了完全不同的产程图形式（图 5-4-7）。

Zhang 等建议应用正常分娩时限的上限值（第 95 百分位数）来制作产程异常曲线帮助判断产程，而不是按照既往的以偏离正常均值曲线（Friedman 曲线）来判断。笔者所在的漆洪波教授团队应用类似的统计学方法进行了单中心中国女性产程研究，结果符合 Zhang 等提出的等产程进展趋势，但我们的研究发现活跃期的起点可能在 5~6cm（表 5-4-1）。

国际上已经初步接受根据 Zhang 等一系列研究的产程研究结果，2012 年美国妇产科医师学会（American College of Obstetricians and Gynecologists，ACOG）明确了活跃期的起始点为宫口扩张 6cm。2014 年 Cohen 和 Friedman 发表了一篇综述讨论其与 Zhang 的统计学方法上的

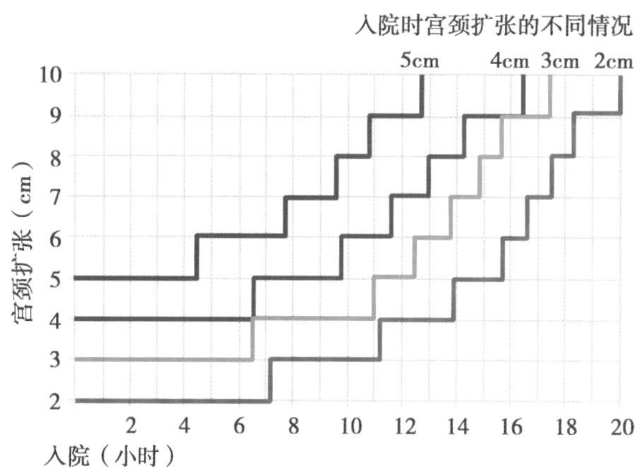

图 5-4-7 Zhang 等的新型产程图

表 5-4-1 初产妇与经产妇宫口扩张平均时间和第 95 百分位时间

产程	初产妇	经产妇
第一产程		
宫口扩张 /cm	Qi 和 Shi/h	Zhang/h
2~3	2.67(7.2)	Na
3~4	2.00(4.2)	1.8(8.1)
4~5	1.71(4.0)	1.3(6.4)
5~6	1.00(2.5)	0.8(3.2)
6~7	1.00(2.3)	0.6(2.2)
7~8	0.92(2.1)	0.5(1.6)
8~9	1.00(2.5)	0.5(1.4)
9~10	0.33(1.0)	0.5(1.8)
第二产程	0.83(1.93)	0.6(2.8)

注：Na，没有可用数据

不同，并提出产程研究的结果的差异性有可能只是方法学上的不同所致，而非产程发生实质性的差异，但也同时承认既往的研究并没有确定宫口扩张 3cm 是活跃期的起点，事实上由于个体差异太大，在 3~6cm 这个范围内个体均可以进入活跃期。我国也在 2014 年发布了《新产程标准及处理的专家共识(2014)》，倡导应用新产程标准。但经临床实践，Zhang 的产程图在临床应用上存在一定的局限性。《2015 年 WHO 基本实践指南：妊娠、分娩、产后和新生儿护理》中给出了新版产程图(图 5-4-8)。这版产程图针对的是所有医疗技术水平的机构及所有分娩人群，不论是初产妇还是经产妇，是自然临产还是诱导引产。该产程图仍然设立警戒线及 4 小时处理线，但重点是强调 4 小时处理线的应用，认为其可减少不必要的产程干预。起点设立于宫口扩张 4~5cm 间，主要管理 5cm 后的产程，两条线的基本原理由于采用了折线的形式，提示活跃期后的宫口扩张速率不低于 0.5~1cm/h，与之相配合应用的产程管理流程为：将活跃期分为活跃早期(宫口达到 4cm 后)及活跃晚期(经产妇在 5cm 后，初产妇在 6cm 后)，进入活跃期后则要求绘制产程图，如描记点触及或跨过警戒线则需考虑转诊，通知转运系统，请示上级，同时鼓励排空膀胱、直立位待产及按意愿走动；确保补液充分，加强监护，2 小时后再评价，如果转诊耗时长则需立即转诊。如果描记点触及或跨过处理线，则需紧急干预。可以看出，WHO 新版产程图主要针对世界范围内医疗资源较为缺乏的地区，方便及时转诊、干预，以降低不良母儿结局为目标。

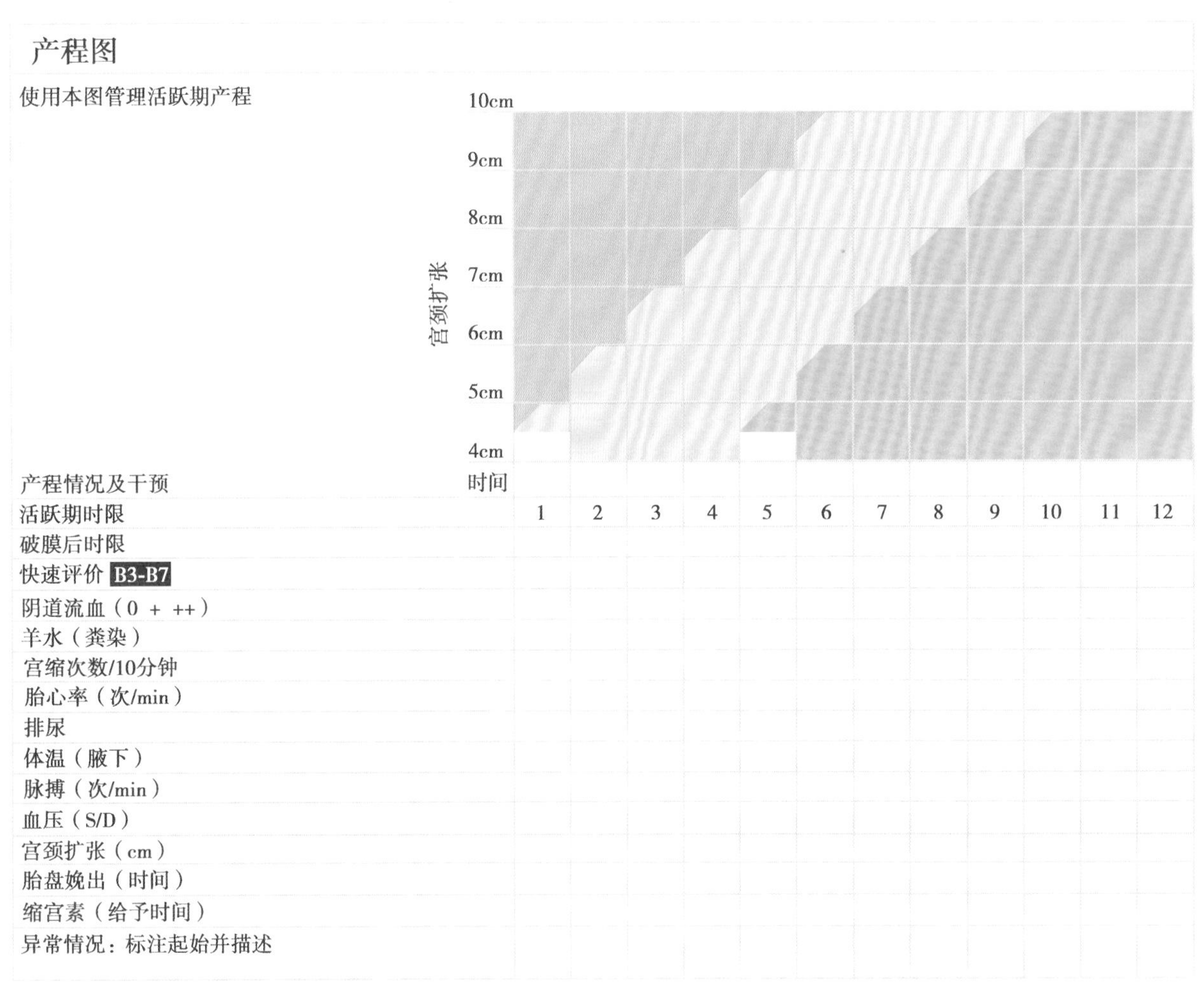

图 5-4-8 WHO 新版产程图(2015)

综上，新旧产程图或产程标准正在更替，虽然循证学证据提示产程图对改善围产结局没有帮助，但同时也提示“产程图在难于获得医疗保健资源的地区可能是有用的”。纳入该评价的试验中仅有两项是在资源贫乏地区进行的（墨西哥与南非）。有研究表明，应用产程图可以有利于产科实践的团队合作，方便制订统一的产房计划，并能规范地训练产科工作者。因此，继续研发新的、适合当今分娩人群的产程图是有必要的，特别在我国这样的发展中国家，医疗保健资源分布不均等的状况下，设计作为适合本地区人群产程管理的产程图工具是可行的。

经验分享

1. **活跃期定义依据** 2020年6月中华医学会妇产科学分会产科学组及中华医学会围产医学分会联合发表了中国第一版《正常分娩指南》，定义第一产程活跃期为宫口扩张5cm至宫口开全。定义依据来自于2018年WHO发布的《产时管理改进分娩体验》，在此文中定义第一产程分期时主要依据3篇系统综述。其中第三篇为Oladapo OT等发表的*Cervical Dilatation Patterns of "Low-Risk" Women with Spontaneous Labour and Normal Perinatal Outcomes: A Systematic Review*，其纳入了两个来自中国的产程研究。笔者所在的漆洪波教授团队发表的产程研究结果被纳入，并被评价为低偏倚、较好质量的证据。
2. **研究结果提示**

（1）中国女性产程进展较既往国内研究的产程，以及当前美国人群的产程进展更慢。

（2）中国女性在产程早期即入院待产。

（3）初产妇的平均产程曲线没有明显的宫口扩张加速的“拐点”。

（4）根据产程每进展1cm的时限分析，发现稍有加速趋势的阶段在5~6cm处。

（5）本研究没有发现Friedman产程曲线中的减速期。

本节关键点

产程图能简便、直观地将宫口扩张状况与进展时间的关系呈现出来，深入研究有再次成为便捷产程管理工具的可能，但目前新旧产程图正在更替，现阶段应用产程图的价值主要是促进产科实践的团队合作，方便制订统一的产房计划，规范地训练产科工作者。

（漆洪波　石琪）

参考文献

1. OLADAPO OT, DIAZ V, BONET M, et al. Cervical dilatation patterns of "low-risk" women with spontaneous labour and normal perinatal outcomes: a systematic review. BJOG, 2018, 125 (8): 944-954.
2. 谢幸，孔北华，段涛．妇产科学．9版．北京：人民卫生出版社，2018：170-177.
3. 中华医学会妇产科学分会产科学组．新产程标准及处理的专家共识（2014）．中华妇产科杂志，2014，49（7）：486.
4. World Health Organization. Pregnancy, childbirth, postpartum and newborn care: a guide for essential practice. Geneva: World Health Organization, 2015.
5. BEGLEY CM, GYTE GM, DEVANE D, et al. Active versus expectant management for women in the third stage of labour. Cochrane Database of Systematic Reviews, 2019, 2 (2): CD007412.
6. 中华医学会妇产科学分会产科学组，中华医学会围产医学分会．正常分娩指南．中华围产医学杂志，2020，23（6）：361-370.
7. World Health Organization. WHO recommendations: intrapartum care for a positive childbirth experience. Geneva: World Health Organization, 2018: 1-165.

第五节

精神心理因素对产程的影响

导读

分娩(delivery)是生理现象,但分娩对于产妇确实是一种持久而强烈的应激原,分娩应激既可以产生生理上的应激,也可以产生精神心理上的应激。影响分娩的主要因素为产力、产道、胎儿及精神心理因素,这些因素在分娩过程中相互影响 。其中精神心理因素可影响产妇机体的内部平衡、适应力和健康。产科医护人员应认识到影响分娩的因素除产力、产道、胎儿外,精神心理因素也很重要。近年来,随着围产医学的发展和服务水平的提高,在产程中如何对产妇提供良好的服务,解除产妇思想顾虑,消除恐惧、焦虑情绪,以良好的精神状态及充沛的体力顺利完成分娩是我们应该思考并不断探索的课题。

一、分娩各产程中的精神心理因素

(一) 第一产程

从规律宫缩到宫口开全,历时较长且体力消耗较大,进入产程后,特别是初产妇,无分娩经验,生理的变化和陌生的环境常导致抑郁、恐惧和焦虑感,情绪紧张或波动,神经系统出现一定的应激,儿茶酚胺分泌增加,疼痛阈值下降,子宫收缩紊乱。从根本上讲,产妇的恐惧与焦虑源于其自身对即将发生的分娩结果的不可把握性。一般产妇都存在诸如此类的心理状况:怕承受不了宫缩痛、怕难产、怕侧切、怕胎儿缺氧、怕胎儿畸形等。随着宫缩的加剧,这种心理状态逐渐加重。有的孕妇受环境影响,担心自己遭遇不测,有的孕妇有“几代单传”的家庭压力,出现情绪不安、忧郁或惊恐。第一产程时间较长,产妇心理最复杂,且易受环境影响。

(二) 第二产程

从宫口开全到胎儿娩出的过程历时较短,此期间产妇的宫缩强度大,持续时间长,间歇时间短,频繁的子宫收缩和胎先露下降给产妇带来疼痛和不适感。此外,担心胎儿性别是否符合家人心意,以及怕会阴侧切、会阴裂伤、出血、难产等是此期产妇紧张和恐惧的主要原因。有的产妇由于盲目顾虑造成紧张、恐惧的情绪;有的呻吟不止,甚至大喊大叫要求剖宫产,表现出较差的自制力;有的甚至会拒绝进食、水,出现睡眠困难,结果是精力与体力消耗很大甚至衰竭,很容易造成子宫收缩乏力,胎儿窘迫,增加难产的概率。

(三) 第三产程

是指从胎儿娩出至胎盘娩出的一段时间。产妇经过第一、第二产程的体力消耗极度疲乏。胎儿娩出后,可引起情绪激动,表现为沮丧或兴奋,可直接通过大脑皮质影响其对子宫收缩的调节,导致子宫收缩乏力大出血。

二、分娩时抑郁和焦虑情绪的发生原因及影响

引起分娩抑郁和焦虑情绪的原因有三方面:心理因素、社会因素和生物学因素。心理因素是指个性特征,这类人容易出现紧张、焦虑和抑郁,从而导致一系列的病理生理反应:社会因素则是从受孕开始到分娩时应激性生活事件的发生。这些情绪可以通过内分泌系统影响妊娠子宫的血流量、子宫平滑肌的收缩力,进而影响分娩的发生、发展和结局。大量临床数据已证实:妊娠及分娩时精神状况是影响分娩发动时间、产程进展及分娩方式的重要因素。生物学因素主要指内分

泌因素，即体内各种与分娩和应激有关的激素、多肽水平的变化，其中促肾上腺皮质激素释放激素（corticotropin releasing hormone，CRH）是机体对应激反应的重要内分泌因子。促肾上腺皮质激素释放激素受体（corticotropin releasing hormone receptors，CRH-Rs）不仅随应激相关的机能变化而变化，与精神心理有着密切的相关性，还在妊娠、胎盘功能和分娩过程中发挥重要作用。CRH 通过 CRH-Rs 参与对环境应激产生生命自主节律、免疫学、行为学方面的应答，同时参与生殖生理，并调节着可的松、催产素、前列腺素、类固醇激素的产生和代谢，在分娩过程中发挥关键作用。

产妇害怕分娩引起的剧烈疼痛和对分娩安全的不确定是产妇产生分娩恐惧和焦虑的原因。有文献表明心理应激会对人神经 - 内分泌产生一系列影响。产妇在焦虑时去甲肾上腺素减少，将减弱产妇的子宫收缩力，并在一定程度上增强产妇痛感，加重产妇在生产过程中的紧张及焦虑情绪，这一恶性循环导致产妇体力消耗过多，子宫收缩乏力，产程延长。由于环境陌生，产妇进入产房后往往会出现各种不适现象，这是因为产妇体内儿茶酚胺分泌增加，直接导致子宫收缩乏力和产程延长。 产力和精神因素是两个相互制约的因素，不良的精神因素会在一定程度上使产妇形成精神心理性难产。当产妇处于焦虑和紧张情绪时，其下丘脑 - 垂体 - 肾上腺皮质系统的一系列生理活动随之增强，血浆中儿茶酚胺及皮质醇等物质浓度显著升高，增加产妇外周血管阻力，从而导致宫内窘迫现象的发生，出现难产。焦虑与恐惧的情绪导致内环境紊乱，致使产妇出现继发性子宫收缩乏力、产程延长和胎儿窘迫等临床表现，而这些情况又反过来加重产妇焦虑与恐惧情绪，增加围产期母胎患病率及病死率。

初产妇从各种渠道了解分娩时的负面信息，恐惧分娩，对胎儿充满期待和害怕，不能充分信任医护人员，导致常处于焦虑、不安和恐惧的精神心理状态，产妇的这种状态和不良情绪会导致机体产生一系列的变化，如心率加快、呼吸急促、肺内气体交换不足，致使子宫缺氧，收缩乏力，宫口扩张延迟，胎头下降迟缓，产程延长。产妇体力消耗过多，同时产妇的神经内分泌发生变化，交感神经兴奋，儿茶酚胺释放增加，血压升高，导致胎儿缺血、缺氧，出现胎儿窘迫，最终降低顺产率而导致剖宫产率及阴道助产率较高。产妇的不良心理状况引起的心理应激促使下丘脑 - 垂体 - 肾上腺轴（hypothalamic-pituitary-adrenal axis，HPA）及交感 - 肾上腺髓质系统（sympathetico-adrenomedullary system）的活动增强，皮质醇和去甲肾上腺素浓度增加，去甲肾上腺素可使子宫收缩增强，而去甲肾上腺素水平与焦虑呈负相关，疼痛与皮质醇水平呈正相关。由此可见，恐惧、焦虑、抑郁等不良精神心理状态可使子宫收缩力减弱，疼痛敏感，强烈的宫缩痛更加重了产妇的焦虑不安情绪，使产妇在分娩过程中体力消耗过多，极易疲乏，导致产程延长，手术产率增多。

产后出血是导致产妇死亡的主要原因，产后子宫收缩乏力性出血又是产后出血的最主要原因，而子宫收缩乏力的主要因素是产程延长或难产，两者导致产妇过度疲劳、精神过度紧张。产妇分娩时的精神状态直接影响产程，精神不良心理因素是导致产妇出现精神心理性难产的主要影响因素。产妇的分娩过程保持良好的精神状态，有利于各产程顺利进行。妊娠、分娩对于产妇是一种持久而强烈的应激源，既可以产生生理上的应激，又可以产生精神心理上的应激。产妇的心理应激能影响机体的平衡、适应力，甚至直接影响产力，导致子宫收缩乏力，造成不必要的难产，使剖宫产率随之升高。

三、分娩过程中各产程焦虑和抑郁发生率及影响因素

（一）第一产程

这个时期的产妇一般在产房外待产，表现出害怕进产房，担心自己不能顺利产下胎儿，不敢呼吸，希望家人陪伴、安慰等，这些诉求未得到家人的有效回应是第一产程产妇焦虑和抑郁的主要原因。有研究表明，家人的陪伴、安慰越少，产妇就越容易产生焦虑、抑郁情绪。Hodnett 以女性对其分娩经历感受的影响因素为对象，对 137 项相关报道（包括描述性研究、随机对照试验、分娩中干预措施）的荟萃分析进行总结，发现分娩中的疼痛、镇痛、产程中的医学干预等因素，均不及陪产者的态度和行为对分娩经历的满意程度的影响直接有力。高龄产妇在

临近生产时较年轻产妇更易产生不良情绪。有研究结果显示，第一产程中，焦虑组和抑郁组孕产妇的家人关心程度低，且两组中高龄产妇所占比例均多于无焦虑或抑郁的对照组，家人关心程度低、高龄是第一产程中产妇焦虑和抑郁的独立危险因素。这可能是由于家人关心越少产妇越容易感觉孤独，并怀疑自己辛苦怀孕的价值；高龄产妇因自身身体状况较适龄产妇相对更差，生产风险更高，更容易担忧生产的安全性，进而产生焦虑和抑郁情绪。在产妇未进产房前，最好有家人在身边给予鼓励和安慰，特别是对于高龄产妇更应该给予心理支持，可降低产妇焦虑和抑郁的发生率。

（二）第二产程

是分娩最重要的时期，此期宫缩更加频繁，产妇的疼痛感更加剧烈，希望能尽快结束分娩，并渴望得到他人的鼓励和帮助。这个阶段产妇的不适感除与个人对疼痛的耐受能力有关外，还与产妇对生产的自信、孕期未接受过健康教育有密切关系。研究结果显示，在第二产程中，焦虑组和抑郁组产时不自信、孕期未接受过健康教育人数所占比例分别大于无焦虑组和无抑郁组；产时不自信、孕期未接受过健康教育是影响第二产程产妇焦虑和抑郁的独立危险因素。说明产妇个人的意志、性格、对生产知识的了解程度是影响第二产程情绪的重要因素，这可能是因为孕期未接受过健康教育的产妇不能正确配合生产，导致产程延长，而产程延长会导致产妇产生不自信，使焦虑和抑郁的情绪进一步加重。在孕期应加强分娩知识教育，使产妇对分娩更自信，能更好配合医师，从而顺利分娩。

（三）第三产程

是指从胎儿娩出至胎盘娩出的一段时间。这个产程中胎儿的性别和健康状况是产妇最关注的问题，也是导致胎儿娩出后产妇焦虑和抑郁的重要原因。有研究显示，文化程度越低，产妇焦虑和抑郁的可能性就越高。这可能是因为文化程度越低，在社会中的认同感越低，更容易自卑和不自信；加之有些产妇对孕期保健不重视，或不能正确理解孕产知识，且重男轻女的传统观念较重，均会导致孕产妇的情绪不稳定，产生焦虑抑郁等不良情绪。应给予这部分人群特别的心理护理，在怀孕期间对其进行分娩健康知识教育，进行早期心理建设，树立正确的生产观念。

综上所述，家人关心程度低、年龄≥35岁是第一产程焦虑和抑郁的独立危险因素；产时不自信、孕期未接受过健康教育是第二产程焦虑和抑郁的独立危险因素；高中及以下文化程度是第三产程焦虑和抑郁的独立危险因素。可以根据产程的不同阶段进行有针对性地干预。

四、分娩前及分娩过程中的心理干预

（一）分娩前的心理干预可以降低剖宫产率

分娩恐惧是孕产期保健问题之一，80%左右的孕产妇对分娩会有不同程度的恐惧和焦虑。分娩恐惧包括对胎儿健康的忧虑，对分娩过程疼痛的恐惧，对家庭结构改变的不安，甚至社会功能降低的担忧等，大多数女性在这期间内可能没有表现出很明显的沮丧或消沉等症状，持续进展一般会诱发抑郁，甚至还会影响到胎儿的发育，加大早产风险率。分娩恐惧严重影响母婴身心健康，导致剖宫产率居高不下，尤其是非医学指征剖宫产率，分娩恐惧逐渐受到国内外学者的广泛关注。特别是一些生育率较低的发达国家，一些国家已经提前预测且预防分娩恐惧；近年来，我国学者也开始逐渐关注分娩恐惧，相比发达国家起步晚，干预研究也还处于尝试阶段。目前国外分娩恐惧的干预方式主要有产前教育、正念分娩教育、心理教育、自我催眠、认知行为疗法干预及产前瑜伽课程，其中产前教育、心理教育和认知行为疗法得到广泛应用。

害怕在分娩中治疗与护理不规范带来的痛苦，是孕妇产前选择剖宫产的原因。在确定分娩过程中各种危险因素以及与病人及家属进行谈话时，孕妇心理角色的转换比孕妇的教育程度、家庭收入更容易影响剖宫产率。Malonil的一项对住院分娩高危孕妇的纵向研究发现：产前焦虑与入院时孕龄无关，与入院后卧床休息时间长短无关，引起产前焦虑的刺激源尚不清楚。整个妊娠期应定期与专业产科医师进行心理交流、咨询，疏导对分娩的担忧情绪，主要原则是在每次会面的有限时间内聚焦在目标问题，包括通过认知和行为训练教孕妇如何用一种修正的、不同于常人的态度来看待她们的问题，称为精心的心理干预。而传统的医学干预方式是在孕中期和孕晚期进行有限次数的交流。一项对这两种干预方式的随机对照试验发现：两种方式均能有效减少不必要的剖宫产，尤其在初产妇和对干预表现合作的孕妇中更明显。与传统干预组相比，得到精心的心理干预的孕妇，其治疗效果表现为对各种应激感受的缓和，以及在妊娠中有较好的判断力，妊娠和分娩有关的焦虑和担忧心理减少，而且有相当比率（60%）的孕妇表现为在无产科指征情况下撤销对剖宫产的要求，以及产程的相对缩短。

孕妇学校及助产士门诊就是系统、规范、多样化、个性化的产前健康教育，能直接影响孕妇，满足其对健康教育内容和方式的多样化需求，提高她们对正确行为的依从性，同时最大限度地调动了她们主观能动性，加强了孕产妇及家属与医护人员的关系，较好地促进了相互间的配合，从而有利于促进自然分娩，提高产科诊治质量。产前加强产前教育，通过分娩技能的训练，详解分娩疼痛的原因、分娩过程因不同阶段存在分娩疼痛的特点等，对产前分娩恐惧进行有效干预可消除孕妇因未知而充满恐惧；教授孕妇减轻疼痛的技巧，可提高其应对分娩的信心。

（二）分娩各产程中的心理干预

分娩过程中的心理干预可以消除产妇的不良精神心理因素，能高质量地做好孕产妇系统管理，降低孕产妇和围产儿的死亡率。如能在产时加强对产妇的心理指导，可以降低剖宫产率，缩短产程，从而使产妇情绪稳定、精力充沛地顺利分娩。临产后对产妇进行精神上的鼓励、心理上的安慰和体力上的支持，可使产妇消除恐惧焦虑情绪，具备良好的心理状态，精力充沛，减少产科干预率，降低剖宫产率及阴道助产率，极大地提高顺产率。产妇进入临产状态时，助产士应尽可能地陪在她身边，了解她的心理顾虑，满足心理需要，耐心地讲解分娩过程中的一些经过，告诉她分娩阵痛是一种正常的生理过程，这样就可以在一定程度上消除产妇的恐惧心理。对分娩的了解很容易让产妇产生安全感，主动与工作人员配合，很好地利用宫缩间歇休息，减少体力消耗。此外，良好的环境和舒适的感受也有利于产妇的身心健康，可使产妇具备最佳的心理状态。建立良好的医患关系是心理治疗和护理的关键。医师和家属的安慰、关心和帮助，可使产妇消除恐惧，充满信心，充分调动主观能动性，主动参与分娩过程，使产力良好，产程缩短，降低会阴侧切率、胎头吸引率，避免不必要的难产和手术发生率，子宫复旧好，阴道流血少，泌乳时间提前，降低围产儿的致病率和病死率，确保母婴身心健康，提高了产科质量。

1. **第一产程** 时间较长，产妇心理最复杂，且易受环境的影响。如产妇缺乏必要的临床知识，就会对宫缩痛产生恐惧而影响休息，易导致子宫收缩乏力、产程延长、宫缩扩张减慢，甚至引起宫颈水肿。产程延长也会明显增加胎儿窘迫风险，应在产程开始时向产妇介绍必要的知识，让产妇了解自己的产程进展情况，以消除顾虑，增强信心。同时应向产妇讲解宫缩与阵痛的关系及其在产程进展中的意义，从而消除其对阵痛的恐惧，并利用好阵痛，有效地促进产程进展。此外，还要鼓励产妇进食高热量易消化的食物，以储备能量，增强体力，同时，要说服产妇在宫缩的间歇期尽量休息，如有可能，应让产妇在第一产程中尽量多睡眠，有助于协调子宫宫缩、促进产程进展。对体质弱、宫缩无力、第一产程延长的产妇，除应用上述办法使其增加体力和减少体力的消耗外，还应通过安慰和鼓励的语言，使其增强信心和耐心，并指导其调整节奏，产生有效地宫缩。少数产妇可能会因精神过度紧张，而导致宫颈扩张进展缓慢，甚至产生宫颈痉挛。可通过听录音及看有关分娩知识的视频等方法，消除其紧张情绪，并在阵痛时协助产妇做腰、腹部按摩，转移其注意力及痛点，使其精神安定，再配合应用镇静药物和宫颈局部应用解痉药物，往往会产生较好效果。个别产妇在第一产程中会出现宫缩持续时间长、间歇时间短的现象，这样常会导致胎儿窘迫，此时除应用药物调节宫缩、吸氧纠正胎儿窘迫外，还应劝产妇消除紧张情绪，分散注意力，从而达到延长宫缩间歇时间，缓解胎儿缺氧的目的。

2. **第二产程** 历时较短，此期间产妇的宫缩强度大，持续时间长，间歇时间短，此时胎先露多已降至坐骨棘下。通过对盆底的压迫，使产妇产生反射性排便感，应嘱其在宫缩期正确应用腹压，要教会产妇用屏气的方法来加腹压，抓紧宫缩间歇时间休息，恢复体力。如先露为头，在胎儿娩出时叮嘱产妇以浅快呼吸（临床上常指导其快速"吹蜡烛"）调整腹压的强度，避免因急产而造成会阴严重损伤。在第二产程中，少数产妇会产生子宫收缩乏力，宫缩时间短或强度不够，或产妇因体质弱及在第一产程体力消耗过多等原因致腹压不足，除适当应用药物调节宫缩外，还应安慰产妇，使其增强信心，嘱其消除顾虑，恢复体力，以等候并很好地配合宫缩，应用腹压娩出胎儿。在此期间，亲人和助产士应给予产妇精神上的安慰和鼓励，合理安排接产的各项工作，做到忙而不乱，让产妇感到安静、舒适，从而增强信心，主动配合，保证分娩顺利进行。

3. **第三产程**　胎儿娩出后，多数产妇已筋疲力尽，此时可嘱产妇休息，要注意产妇的血压、脉搏、出血情况及软产道裂伤情况。如新生儿有异常情况，应及时处理，但要避开产妇，以免增加其精神负担。一般在胎儿娩出几分钟至十几分钟后，胎盘即可娩出。如宫缩不足，可应用宫缩药物或嘱产妇稍加腹压，即可娩出胎盘。个别产妇会因子宫收缩乏力、产道损伤或胎盘滞留而发生出血。此时除应做好相应的处理外，还需安慰产妇，减少其顾虑。胎儿娩出后，可引起产妇情绪激动，表现为沮丧或兴奋，这两种情况可直接通过大脑皮质影响对子宫收缩的调节，导致子宫收缩乏力，大出血。此时，一方面可积极给予子宫收缩剂预防产后出血的发生；另一方面应对产妇进行安慰，嘱其不要过分激动，避免因情绪波动而导致的产后出血。

"导乐陪伴分娩"是由助产士在产前、产中、产后，以"一对一"的方式持续地陪伴着产妇，给予其技术上的传授、经验上的指导、心理上的安慰、情感上的支持、生理上的帮助，使产妇顺利愉快地度过分娩期，从而提高顺产率，降低剖宫产率，提高产科分娩质量。

自由体位分娩是目前国际产科学界的一个趋势，产妇的舒适姿势是其最适合的分娩体位，最能舒缓疼痛、缩短产程、身心舒适，更符合自然分娩。产妇分娩的体位可以有多种，如坐位、蹲位、站位、跪位、俯卧位、侧位、半卧位等。研究资料显示自由体位分娩是持续性枕后位、枕横位初产妇的首选分娩方式。

产妇在分娩过程中由于产痛的存在往往处于应激状态，可严重影响产妇的正常分娩进程，因此，如何有效缓解产妇在分娩过程中的产痛并缩短产妇的产程时间是分娩过程中的关键问题。采用分娩镇痛可在很大程度上缓解阵痛，利于产程进展。研究表明，镇痛组的第一产程和第二产程时间明显缩短，更利于产后恢复。随着心理状态的调整和疼痛的减轻，产妇对自然分娩的信心也随之增强，从而降低剖宫产率。

孕产妇的精神心理因素与生物学、生理、社会因素密切相关，直接或间接影响母胎分娩结局及产科并发症发生率。近年来，我国政府不断加强对孕产妇心理健康问题的重视程度，在《中国妇女发展纲要（2011—2020）》《"健康中国 2030"规划纲要》《关于加强心理健康服务的指导意见》及《全国社会心理服务体系建设试点工作方案》等文件中都要求进一步关注孕产妇的心理健康状况。所有从事孕产期保健的卫生专业人员都应接受以孕产妇为中心的沟通技能、心理健康促进、心理社会风险评估方法等相关专业技能的培训。

（赵延华　谭林湘）

参考文献

1. 谢幸，孔北华，段涛．妇产科学．9 版．北京：人民卫生出版社，2018：162-177.
2. 吴淑敏．心理因素对产程影响的研究．世界最新医学信息文摘，2015，15：57-58.
3. 钱松梅．导乐陪伴分娩对产妇分娩的影响．临床护理杂志，2014，14（3）：21-23.
4. 钱晓庆．心理护理在初产妇第一产程中的应用．医学信息，2015，28（51）：124-125.
5. 郜秀莲．丈夫及一对一全程陪伴分娩心理护理的临床价值．中国保健营养，2016，26（20）：179.
6. 钟致向，杨新妹，贺艳．孕期规范教育、心理支持联合水中分娩对产程的影响．中国妇幼保健，2017，32（24）：6078-6080.
7. 兰明，侯天飞，周保锋，等．孕产妇分娩过程中精神心理状态变化及影响因素分析．中国计划生育和妇产科，2019，11（12）：41-45.
8. 刘珊珊，刘均娥．孕产妇分娩恐惧的研究进展．中华护理杂志，2015，50（3）：365-369.
9. MALONI JA，KANE JH，SUEN LJ，et al. Dysphoria among high-risk pregnant hospitalized women on bed rest：a longitudinal study. Nursing Research，2002，51（2）：92-99.
10. 中华预防医学会心身健康学组，中国妇幼保健协会妇女心理保健技术学组．孕产妇心理健康管理专家共识（2019 年）．中国妇幼健康研究，2019，30（7）：781-786.

第六章

产程中常见难产的处理

……

第一节
产程异常

导读

产程(stage of labor)指分娩的全过程,包括从临产开始到胎儿、胎盘娩出的全过程。通常分为3个产程阶段。第一产程又可以分为潜伏期和活跃期。产程的任何一个阶段发生时限的异常或分娩受阻都称为产程异常。产程3个阶段的异常可单独存在,也可并存。产程任何一个或多个阶段的异常都有可能导致总产程的异常。以往认为,当总产程超过24小时,即为滞产。目前新产程标准对总产程的时间适当放宽,不做严格的界定。总产程不足3小时时,称为急产,对初产妇及经产妇均采用统一标准。产程延长可导致产妇感染、产后出血、急性肾损伤、贫血、心功能不全、膀胱阴道瘘、直肠阴道瘘、子宫破裂、死亡等严重后果,对胎儿亦有胎儿窘迫、新生儿窒息、颅内出血、缺血缺氧性脑病、脑性瘫痪,甚至死胎、死产等风险,应引起关注。

一、第一产程异常

(一)潜伏期延长

1. 定义　潜伏期是指临产后产程进展相对缓慢的阶段。我国将潜伏期定义为从规律宫缩至宫口扩张<5cm。以往的观点认为,从临产出现规律宫缩至宫口扩张3~4cm称为潜伏期,通常需要8小时,最大时限为16小时,超过16小时称为潜伏期延长。但2010年Zhang等对美国19所医院中62 415例单胎、头位、自然临产并阴道分娩的正常产妇产程的回顾性研究显示:不论初产妇还是经产妇,宫口开大6cm前产程均呈缓慢地进展,宫口从4cm扩张到5cm可能需要6小时以上,从5cm扩张到6cm可能需要3小时以上。因此,2014年中华医学会妇产科学分会产科学组发布的《新产程标准及处理的专家共识(2014)》将潜伏期规定为从临产出现规律宫缩至宫口开大6cm的阶段。但截至目前,各国指南对于潜伏期的定义尚未统一,在各国指南中,潜伏期与活跃期的分割点波动于宫口开大4~6cm。WHO在2016—2018年间发表的3篇系统综述的基础上,推荐将宫口开大5cm作为活跃期起点,我国中华医学会妇产科学分会产科学组2020年发布的《正常分娩指南》采纳了此建议,将活跃期的起点定义为宫口扩张5cm,在此之前,产程进展相对缓慢,称为潜伏期。并将初产妇>20小时,经产妇>14小时称为潜伏期延长。潜伏期延长是分娩过程中较为常见且最先需要面对的产程异常。

2. 病因　产力、产道、胎儿及产妇精神心理因素4个因素中任何1个或多个因素发生异常,都有可能导致潜伏期延长。

(1)产力异常:子宫收缩乏力是潜伏期延长最常见的原因。子宫收缩乏力时,由于缺乏推进产程进展的有效动力,常导致潜伏期延长。产道、胎儿及产妇精神心理因素的异常,最终进一步导致子宫收缩乏力,而影响产程。

(2)产道异常:骨盆入口异常是潜伏期延长的常见原因之一。当骨盆入口倾斜角度过大或存在头盆不称时,常常影响胎头衔接,临产后胎头不能很好地压迫子宫下段及宫颈内口,从而不能反射性地刺激产生良好而规律的宫缩,而致潜伏期延长。漆洪波等(2006)报道当耻骨联合高度≥6cm时,常常影响胎头衔接而致潜伏期延长。

(3)胎儿异常:当巨大胎儿、胎儿水肿、胎儿畸形、羊水过多等情况存在时，由于子宫肌纤维过度伸展或胎头衔接不良，从而导致子宫收缩乏力，而致潜伏期延长。胎位异常（如枕后位、枕横位、臀位等）也是潜伏期延长的常见原因（详见本章第四节）。

（4）产妇精神心理因素：产妇精神过度焦虑、紧张，可使得大脑皮质功能紊乱。进食不足、睡眠不足、体力消耗增加、膀胱过度充盈等多个方面的影响，均可导致子宫收缩乏力，而致潜伏期延长。

3. 临床表现

（1）母体方面：除产程延长外，产妇还可出现以下表现：

1）衰竭：产妇可出现乏力、进食减少或烦躁不安。可有口唇干裂、口臭，部分产妇可出现体温升高，严重者可出现肠胀气或尿潴留，甚至水、电解质紊乱。

2）子宫收缩力异常：若产妇为子宫收缩乏力，在其宫缩高峰指压宫底部肌壁可出现凹陷；若为头盆不称可出现病理性缩复环并伴局部压痛，使用缩宫素不当可导致子宫破裂。阴道检查可触及宫颈水肿或宫颈扩张缓慢、停滞。

3）胎膜早破：当存在头盆不称或胎位异常时，由于前羊膜囊受力不均，易发生胎膜早破，尤其在宫缩时。因此，对于胎膜早破产妇应警惕头盆不称及胎位异常。一旦破膜应即刻听胎心，警惕脐带脱垂。

（2）胎儿方面：

1）胎儿头皮水肿或血肿：胎儿可因先露部长时间受压出现头皮水肿（即产瘤）或血肿。

2）胎头下降受阻：若为头盆不称，可表现为规律宫缩后胎头迟迟不入盆或跨耻征阳性，胎头入盆后产妇可出现胎儿颅骨骨缝过度重叠。

3）胎儿窘迫：部分胎儿因产道梗阻、产程延长、产妇疲劳或精神过度紧张等因素出现胎儿窘迫。

4. 诊断 按照2020年中华医学会妇产科学分会产科学组发布的《正常分娩指南》，初产妇潜伏期超过20小时，经产妇潜伏期超过14小时即可诊断潜伏期延长。临床上确定临产时间及潜伏期与活跃期的交界点（宫口开大5cm）是诊断的关键。

（1）确定临产时间：按照临产的定义，有规律且逐渐增强的子宫收缩，同时伴有进行性子宫颈管消失、宫口扩张及胎先露的下降即为临产的开始。通常情况下，初产妇规律宫缩开始后，首先是宫颈的缩短，而后才出现宫口扩张，但也有少数产妇规律宫缩开始时宫口已扩张至1~2cm。对于正常产程的产妇，临产开始的时间较为明确。但对于原发性子宫收缩乏力的产妇，宫缩可能一直表现不规律，也可不伴有宫口扩张，但宫缩影响产妇的正常生活，且应用强镇静剂（如哌替啶，100mg，肌内注射）后仍不能抑制，此种情况也应确定为临产的开始，并考虑为原发性子宫收缩乏力，应当加以干预。

（2）确定潜伏期与活跃期的交界点：以往多数学者认为宫口扩张3~4cm时是正常产程图上宫颈扩张曲线的拐点，应作为潜伏期的结束及活跃期的开始，我国以往也采用此标准进行产程管理。2014年，中华医学会妇产科学分会产科学组根据国外的最新研究结果，提出以宫口扩张6cm作为潜伏期与活跃期的交界点。随后的数年，各国学者均针对产程时限进行了不同的研究。《妇产科学》（第9版）（2018）将活跃期的起点定义为宫口开大4~6cm。2020年，中华医学会妇产科学分会产科学组发布的《正常分娩指南》根据WHO2018年的建议，将潜伏期与活跃期的交界点定义为宫口开大5cm，使产程时限的分界点更为明确，便于临床上对于产程的规范管理。

5. 处理 在排除头盆不称及可疑胎儿窘迫的前提下，缓慢但仍然有进展（包括宫口扩张及先露下降的评估）的第一产程不作为剖宫产指征，即潜伏期延长本身不作为剖宫产指征，但当存在头盆不称、胎儿窘迫等问题时应考虑行剖宫产。

因潜伏期产程相对缓慢，过程相对较长，因此，在生产过程中应对母儿状况进行严密观察，在母儿状况良好的情况下，缓慢但有进展的产程无须干预。当产程停滞或母儿状况出现改变时，应采取相应的处理措施。措施如下：

（1）一般处理：积极寻找原因，如是否存在膀胱充盈影响胎头下降及宫口扩张；定时排尿，鼓励自由体位待产；重新评估胎儿大小及胎头入盆情况，是否存在头盆不称；尽可能明确胎方位是否正常，必要时通过调整孕妇体位（如枕后位的产妇采用与胎儿背部同侧的侧俯卧位，枕横位采用与胎儿背部对侧的侧俯卧位）来纠正胎方位的异常；评估宫缩情况，必要时给予产程休息、人工破膜、缩宫素加强宫缩等处理；加强支持治疗，如鼓励进食、精神安慰、适当补液；必要时酌情给予分娩镇痛。根据母儿情况，加强产妇生命体征、宫缩情况及胎心情况的监测。

(2) 强镇静剂：有助于产妇充分休息，协调宫缩。推荐强镇静剂（如盐酸哌替啶 100mg）肌内注射。只用于潜伏期产程停滞，考虑在产妇较疲劳或不协调性子宫收缩乏力的情况下应用。用药前应对产妇的产程充分评估，并且估计产妇 4 小时内不会分娩。Friedman 等(1962)的研究认为，85% 潜伏期延长的产妇经镇静剂处理后将会进入活跃期，约 5% 仍处于不规则宫缩阶段，需要用缩宫素加强宫缩，而另外 10% 在应用镇静剂后宫缩消失，即出现假临产。

(3) 人工破膜：当产程停滞时，为促进产程进展，或羊水过少、胎心监护异常时，可考虑采用人工破膜，其不仅可以加强宫缩，促进产程进展，同时还可以使医师通过羊水性状了解胎儿宫内状态。但需在胎头衔接的情况下才可以使用，在宫缩间隙时破膜，破膜后应立即听胎心，警惕脐带脱垂。掌握并记录人工破膜的指征，观察并记录羊水颜色、性状，以及破膜后的羊水流出量。必要时行阴道检查，再次评估产程进展情况，除外脐带脱垂等问题。对于产程进展顺利的产妇，不主张在宫口开全之前常规行人工破膜。

(4) 缩宫素加强宫缩：如产程停滞确因子宫收缩乏力所致，需使用缩宫素加强宫缩，可配合人工破膜。破膜后，在无母儿异常表现的情况下，应至少静脉滴注缩宫素 12~18 小时，若无改善，则考虑引产失败。

6. **干预指征** 潜伏期延长可在适当处理后严密观察，缓慢而有进展的产程不是剖宫产指征，但需排除头盆不称。若出现以下情况时，需加强监测，并积极干预。

(1) 孕妇异常：①孕妇极度疲倦或衰竭。②脉搏持续 >100 次 /min，体温 >37.8℃。应积极除外宫内感染，酌情给予支持及预防感染治疗。③脱水、皮肤黏膜干燥、尿液浓缩，甚至少尿。④孕妇情绪失控。⑤有合并症或并发症的产妇，在产程中随时评估，按照合并症或者并发症的进展情况，采取相应措施。

(2) 可疑胎儿窘迫：①产时电子胎心监护三级评价为Ⅲ类（基线变异缺失伴反复变异减速或晚期减速，或胎儿心动过缓；正弦波形）。②产时电子胎心监护三级评价为Ⅱ类（胎心基线正常变异伴胎儿心动过缓，胎儿心动过速；基线变异缺失或微小变异，不伴反复性减速，或显著变异；刺激胎儿后没有加速；反复性减速伴正常变异，延长减速等），经宫内复苏后见好转。③羊水粪染，尤其是短时间内出现的羊水Ⅲ度污染。

(3) 剖宫产指征：出现以下情况时，应考虑行剖宫产终止妊娠。①经过充分试产及处理，胎头始终不能衔接者。②产程经积极处理后无进展，考虑有头盆不称的可能。③出现上述产妇异常或可疑胎儿窘迫的情况，产妇短时间内不能经阴道分娩者。

技术难点

1. 缩宫素的正确使用（详见第八章第二节）。
2. 缩宫素应用的注意事项
(1) 孕妇确定已临产而非假临产。
(2) 无明显的机械性梗阻，如严重的头盆不称及胎位异常。
(3) 子宫过度膨胀（如羊水过多、巨大胎儿）的产妇慎用。
(4) 尽量避免应用于 5 次以上分娩史的经产妇，因其子宫肌壁纤维组织增加，易发生子宫破裂。
(5) 子宫较大瘢痕（如剖宫产、较大子宫肌瘤剔除）者慎用。
(6) 有胎儿窘迫表现者禁用。
(7) 应避免应用于不协调性子宫收缩乏力及子宫痉挛性狭窄环产妇。
(8) 使用缩宫素应警惕产妇对缩宫素极度敏感而引起子宫强直性收缩，需掌握含有缩宫素的液体进入产妇体内的确切时间，因此，应排空输液管内不含缩宫素的液体，而后再应用于产妇；最小剂量应用后一旦产妇发生强直性子宫收缩，应立即停止输注缩宫素并应用宫缩抑制剂，同时严密监测宫内胎儿情况。

(9) 使用缩宫素时必须有专人守候，严密观察并记录。

处理技巧

1. 诊断为潜伏期延长后应明确原因并做初步的对因处理。
2. 枕横位及枕后位产妇可考虑采用特殊体位以纠正胎方位。
3. 若产妇近24小时内曾应用哌替啶，则产程中不适宜再应用哌替啶帮助休息。
4. 人工破膜可以加强产力，促使产程进展，故人工破膜后，不宜马上使用缩宫素，应等待30~60分钟，评估宫缩情况后再酌情使用缩宫素。
5. 人工破膜还可以了解羊水情况，评估胎儿情况。
6. 应用缩宫素加强宫缩时在潜伏期应保持10分钟3次的宫缩，即3~4分钟1次宫缩。
7. 如潜伏期延长经处理后产程仍无进展，需考虑有无头盆不称的可能。

经验分享

1. 2014年中华医学会妇产科学分会产科学组发布的《新产程标准及处理的专家共识(2014)》及2020年发布的《正常分娩指南》均强调，在除外头盆不称及胎儿窘迫的前提下，缓慢但仍然有进展的第一产程不作为剖宫产指征。因此，潜伏期延长不应作为剖宫产手术的手术指征。出现潜伏期延长时，应积极评价是否存在头盆不称等问题，并采取相应的产程处理措施。人工破膜后至少给予缩宫素静脉滴注12~18小时，方能诊断为引产失败。
2. 潜伏期是预示难产最早出现的信号，但原发性子宫收缩乏力常常被误诊为假临产而贻误诊治时机。为正确计算潜伏期，更好地观察产程，应正确确定临产的起点。明确临产的起点除包括规律宫缩外，还应伴有子宫颈的消失、宫口的扩张及胎先露的下降。必要时，需鉴别原发性子宫收缩乏力与假临产。用强镇静剂后宫缩能被抑制者即为假临产，否则应诊断为原发性子宫收缩乏力并积极处理。
3. 宫缩的观察应以产妇的临床症状及查体触及的宫缩情况为依据，胎心监护由于是外监护，干扰宫腔压力描记曲线的因素较多(如固定带捆扎过紧、外力压迫压力感受器、腹部过胖等)，因此，胎心监护上的宫缩情况不能成为确定临产及宫缩强度的主要依据。

(二) 活跃期异常

1. 定义 活跃期(active phrase)是指从宫口扩张5cm到宫口完全扩张(也称宫口开全或宫口扩张10cm)的阶段，活跃期宫口扩张速度加快。传统观点以宫口扩张3~4cm作为活跃期的起点，认为活跃期约需要4小时，最大时限为8小时。当活跃期超过8小时，称为活跃期延长；若活跃期宫口扩张延缓(初产妇宫口扩张<1.2cm/h，经产妇宫口扩张<1.5cm/h)和/或阻滞，经过处理产程仍未继续进展，宫颈口始终未能开全，而不得不以剖宫产结束分娩者，称为活跃期停滞。而2010年Zhang等的研究认为，初产妇和经产妇的产程在宫口扩张6cm以前(潜伏期)基本一致，在此之后，经产妇的产程进展(活跃期)明显加快；但对于产程时限，没有给出具体定义。而2014年中华医学会妇产科学分会产科学组发布的《新产程标准及处理的专家共识(2014)》对活跃期停滞给出了更为细致的定义，即当破膜且宫口扩张≥6cm后，如宫缩正常，宫口停止扩张≥4小时，可诊断为活跃期停滞；如宫缩欠佳，宫口停止扩张≥6小时，可诊断为活跃期停滞。2020年中华医学会妇产科学分会产科学组发布的《正常分娩指南》沿用以上产程时限，但因对活跃期的起点做了调整，故将活跃期停滞定义为：当破膜且宫口扩张≥5cm后，如宫缩正常，宫口停止扩张≥4小时，可诊断活跃期停滞；如宫缩欠佳，宫口停止扩张≥6小时，可诊断活跃期停滞。活跃期时限虽不到第一产程1/2的时间，却在产程中具有重要地位。

活跃期延长与活跃期停滞都是宫口扩张异常的结果。前者宫颈口最终还能开全，有经阴道分娩的可能；而后者最终未能开全。活跃期停滞若积极处理后未能好转，需以剖宫产结束分娩。故活跃期停滞可作为剖宫产术的指征。2018 年 WHO 在“产时管理改进分娩体验”的推荐中指出，初产妇的活跃期一般不超过 12 小时，而经产妇一般不超过 10 小时。

2. **病因** 导致潜伏期延长的所有病因均可导致活跃期异常的发生：①产力异常中，继发性子宫收缩乏力较原发性子宫收缩乏力更为常见。可以继发于产道异常、胎儿过大、胎位异常等因素所致的头盆不称，也可继发于产妇的过度疲劳及精神心理因素。②产道异常多为中骨盆水平的异常，也见于骨盆入口水平的异常。③胎儿异常以胎位异常（如枕后位、枕横位、不均倾位等）更为常见。产道异常、胎儿异常等因素可以通过影响胎头下降而影响活跃期的进展，也可以通过对产力的影响而致活跃期异常。④精神心理因素对活跃期的影响与潜伏期相同，可通过干扰大脑皮质功能，影响进食、休息等多个方面，进而影响子宫收缩，导致子宫收缩乏力，阻碍产程进展。

3. **临床表现** 除产程的延长发生在活跃期外，其他表现与潜伏期延长基本相同，可出现其中的一项或多项。在胎头下降受阻的表现中，更多见于胎儿颅骨骨缝过度重叠。

活跃期除需关注宫口扩张情况外，还应关注胎先露下降情况。当宫口开大 4cm 时，胎先露通常可达到坐骨棘水平，宫口扩张 4~9cm 时，胎先露下降加速；若宫口开大 4cm 时，出现胎先露在坐骨棘水平以上，或胎先露下降延缓（初产妇下降 <1cm/h，经产妇下降 <2cm/h），或胎先露下降阻滞（胎先露下降 1 小时以上无进展）的情况，则应引起重视。

4. **诊断** 当破膜且宫口扩张≥5cm 后，如宫缩正常，宫口停止扩张≥4 小时可诊断为活跃期停滞；如宫缩欠佳，宫口停止扩张≥6 小时可诊断为活跃期停滞。确定活跃期的起始点是正确诊断的关键。诊断的过程中除关注产程时间外，还应关注产妇及胎儿的临床表现，并积极寻找活跃期异常的原因。

活跃期产程没有严格 8 小时的界定，但需关注每个时间点的进展情况，活跃期宫口扩张速度：Friedman 产程标准可低至 1.2cm/h；新产程标准可低至 0.5cm/h。新产程标准没有发现活跃期晚期（宫口由 9cm 扩张至 10cm 阶段）出现明显的宫口扩张减速现象。在活跃期产程出现停滞，经积极处理后产程无进展，超过诊断时限，则考虑活跃期停滞。

5. **处理** 活跃期异常的处理原则与潜伏期延长基本相同。

在镇静剂的应用上，由于哌替啶肌内注射后，半衰期需要 3~4 小时，而活跃期产程进展较快，因此，不适用于活跃期。活跃期的镇静剂更多地使用地西泮。地西泮不仅对产妇有抗焦虑、镇静的作用，且有较强的平滑肌松弛作用，有利于宫口扩张，促进产程进展。地西泮可透过胎盘屏障，大量文献显示产时应用常规剂量的地西泮（10mg）不会对产妇及胎儿产生危害，但在生产时应用有导致新生儿肌张力下降的风险，故应掌握地西泮的用药指征，估计 2 小时之内有分娩可能者禁止使用。

活跃期异常多是难产的信号，大多数的难产在此期间内会表现出来，应严密监测并积极处理。活跃期停滞可作为剖宫产的指征。

6. **干预指征**

（1）孕妇异常及可疑胎儿窘迫：表现与潜伏期相同，应积极干预。

（2）剖宫产指征（出现以下情况时，应考虑行剖宫产终止妊娠）：①产妇出现上述异常或可疑胎儿窘迫的情况，经积极处理无改善，短期内不能经阴道分娩；②胎头下降停滞于坐骨棘 +2 水平及以上，考虑头盆不称的可能；③胎位异常（如面先露、高直后位、不均倾位等），产程中不能纠正，且影响产程进展；④活跃期停滞经积极处理后，产程仍无进展。

处理技巧

1. 在活跃期异常的处理过程中，应针对异常原因及产妇情况采用相应的处理措施，各项处理措施没有固定的使用顺序。
2. 如产程过程中产妇疲劳，但胎心情况良好，可先行产程休息，有利于宫缩协调，便于后期人工破膜、加强宫缩等处理；若产妇潜伏期曾有产程休息，或产程时间不长，产妇一般情况尚好，可先行人工破膜，而后酌情给予缩宫素加强宫缩；若产妇疲劳，胎心监护不确定，亦可先行人工破膜了解胎儿宫内情况，而后给予产程休息，待产妇情况好转、宫缩协调后，再给予缩宫素加强宫缩。

3. 在整个产程应关注产妇的生命体征、一般情况以及胎心情况，监测产程进展及宫缩情况，酌情采取相应的措施进行产程处理。正确的处理顺序有利于产程进展，否则将会影响产程处理的效果。

经验分享

1. 按照中华医学会妇产科学分会产科学组发布的《新产程标准及处理的专家共识(2014)》及2020年发布的《正常分娩指南》，活跃期存在停滞的诊断，活跃期停滞可作为剖宫产指征，但没有明确的活跃期延长的诊断。通常情况下，不论是初产妇还是经产妇，进入活跃期(宫口扩张≥5cm)后，产程均进展较快。经产妇虽然在潜伏期产程与初产妇的过程类似，但是到了活跃期，经产妇的产程明显加快，一旦宫口扩张速度低于0.5cm/h，应积极处理。
2. 活跃期应加强对母儿生命体征的监测，一旦出现异常，应积极处理。也更应关注活跃期停滞对母儿的影响，警惕难产信号。

二、第二产程异常

(一) 定义

第二产程(second stage of labor)是胎儿娩出的阶段，胎先露下降贯穿此期。此期内的产程异常主要表现为第二产程延长或停滞。关于第二产程异常的定义，以往的观点认为：第二产程中，胎先露下降延缓和/或阻滞，不论以何种方式结束分娩，初产妇第二产程>2小时(硬膜外麻醉无痛分娩时以3小时为标准)，经产妇第二产程>1小时，均称为第二产程延长(protracted second stage)。第二产程达1小时胎头下降无进展，称为胎头下降停滞(arrested descent)。

Zhang等的研究发现，产妇第二产程持续时间中位数(第95百分位数)为：初产妇0.6小时(2.8小时)，经产妇0.2小时(1.3小时)；当采用硬膜外镇痛时，产程时间会有适当的延长，其第二产程中位数(第95百分位数)时间分别为初产妇1.1小时(3.6小时)，经产妇0.4小时(2.0小时)。中华医学会妇产科学分会产科学组发布的《新产程标准及处理的专家共识(2014)》对于第二产程延长的定义为：对于初产妇，如行硬脊膜外阻滞，第二产程超过4小时，产程无进展(包括胎头下降和旋转)；如无硬脊膜外阻滞，第二产程超过3小时，产程无进展；对于经产妇，如行硬脊膜外阻滞，第二产程超过3小时，产程无进展；如无硬脊膜外阻滞，第二产程超过2小时，产程无进展，则定义为第二产程延长。2020年中华医学会妇产科学分会产科学组发布的《正常分娩指南》沿用以上诊断时限，对于初产妇，如未行椎管内镇痛，第二产程超过3小时可诊断为第二产程延长；如行椎管内镇痛，超过4小时可诊断。对于经产妇，如未行椎管内镇痛，超过2小时可诊断为第二产程延长；如行椎管内镇痛，超过3小时可诊断。

(二) 病因

第二产程异常的主要病因仍然是产力、产道、胎儿及产妇精神心理因素4个方面。另外，有文献报道脐带异常也是第二产程异常的原因之一。

1. **产力异常** 第二产程中的产力除子宫收缩力外，还包括腹肌及膈肌的收缩力，以及肛提肌的收缩力。各组肌肉收缩力的配合是自然分娩的推动力及保障。任何一组肌肉不能很好地工作，或各组肌肉收缩力不能很好地配合，均会影响第二产程。

2. **产道异常** 第二产程胎先露下降延缓和/或阻滞，多由中骨盆水平的异常所致。

3. **胎儿因素** 胎儿过大或胎位异常，胎儿先露径线过大，或不能以最小径线下降，是影响第二产程进展的主要胎儿因素。胎位异常以持续性枕横位及枕后位最为多见。

4. **产妇精神心理因素** 第二产程需要产妇更多地配合宫缩用力，以调动腹肌、膈肌及肛提肌的收缩力，使腹压增加，推动胎儿下行。产妇不能配合或产妇过度疲劳均可影响产力，从而导致第二产程异常。

5. **脐带异常** 脐带过短或脐带缠绕导致的脐带相对过短亦可影响胎头下降，导致第二产程延长。肖飞等(2010)报道，脐带异常占第二产程延长所有原因的第四位。

（三）临床表现

1. **母体方面** 产妇可出现衰竭表现（见潜伏期延长）。若有头盆不称，产妇可出现不协调性子宫收缩乏力，亦可出现病理性缩复环、血尿、腹痛、烦躁等，应警惕子宫破裂。也可表现为子宫收缩乏力。母体因产力异常容易并发产后出血。

2. **胎儿方面** 若胎头下降受阻，可出现胎儿颅骨骨缝过度重叠，也可因胎儿头皮水肿或血肿，骨缝探查不清；或临床上由于产瘤逐渐增大，误判为胎头下降，从而延误治疗。胎儿因胎头受压过久引起脑组织缺氧或受到损伤，出现胎儿窘迫等。

（四）诊断

不论以何种方式终止妊娠，初产妇第二产程超过3小时（椎管内分娩镇痛时超过4小时），经产妇第二产程超过2小时（椎管内分娩镇痛时超过3小时）即可诊断第二产程延长。

（五）处理

1. **评估与判断** 第二产程出现胎先露下降延缓或阻滞，应及时行阴道检查，评估是否存在头盆不称，若存在明显头盆不称应剖宫产终止妊娠；若无明显头盆不称，可采取进一步处理。应注意膀胱充盈或尿潴留等情况导致的胎头下降受阻。当胎头下降异常时，在考虑阴道助产或剖宫产之前，应再次评估胎方位，必要时手转胎头到合适的胎方位。处理得当可使多数产妇阴道分娩，少数产妇仍有转成剖宫产的可能。此阶段的剖宫产率与助产技术有一定的关系。

2. **指导产妇用力** 目前，对于第二产程中指导产妇用力的时机尚存在争议。WHO不建议在产程中过早地屏气用力，建议在产妇状况良好、胎心监护正常的情况下，产妇没有屏气用力的意愿时，可严密观察。因第二产程中，腹肌、膈肌及肛提肌的收缩力是产力的重要组成部分，在行椎管内分娩镇痛的产妇，因盆底的感觉神经被抑制，反射性屏气用力的动作常常滞后，影响了第二产程的时限。因此，2020年中华医学会妇产科学分会产科学组发布的《正常分娩指南》推荐，使用椎管内镇痛的初产妇在第二产程开始时，即应在指导下用力。

3. **缩宫素加强宫缩** 若为子宫收缩乏力，可静脉滴注缩宫素以加强宫缩。

4. **手转胎头** 第二产程发现胎头持续位于枕横位或枕后位，可行徒手转胎头术（见第八章第十一节）。手转胎头术配合缩宫素加强宫缩常能达到更好的效果。

5. **阴道手术助产** 是指利用产钳或胎头吸引器帮助产妇于第二产程快速娩出胎儿的过程，是处理难产的重要手段。当宫颈口开全，胎膜已破，母儿状况需尽快结束分娩时，除外头盆不称后，可考虑阴道手术助产。

6. **注意** 第二产程中不推荐采用宫底加压的方式协助娩出胎儿，也不推荐常规行会阴切开术。

（六）干预指征

1. 孕妇异常及胎儿窘迫临床表现见潜伏期。

2. 剖宫产指征 出现以下情况时，应考虑行剖宫产终止妊娠：

(1) 不能纠正的孕妇异常或胎儿窘迫，短期内不能经阴道分娩。

(2) 胎头下降停滞于坐骨棘+2水平以上，考虑头盆不称的可能。

(3) 胎位异常（如面先露、高直后位、不均倾位等），产程中不能纠正。

(4) 枕横位或枕后位，手转胎头失败，胎头位于坐骨棘+2水平以上，无法阴道手术助产。

技术难点

1. 助产指征的掌握。目前高位产钳因母胎损伤大已被摒弃，中位产钳亦应慎重使用，只有在紧急情况下，经充分评估后，可由经验丰富的高年资医师实施。胎头颅骨骨质部分最低点达到或超过坐骨棘水平以下2cm（坐骨棘+2）时使用产钳称为使用低位产钳，胎先露位置是判断是否使用低位产钳的指示点。
2. 当胎儿过大、胎先露被过度挤压致胎头变形时也可能存在胎先露下降的假象。应结合胎头颅骨骨缝重叠情况、产瘤厚度及耻骨联合上触诊综合判断。

3. 经处理后胎头颅骨最低点达到坐骨棘 +2 或以下水平，颅骨重叠不明显，产瘤厚度 <3cm，胎头矢状缝处在或者接近骨盆出口前后径平面，耻骨联合上不能触及胎头时，可考虑产钳助产。否则，应慎重使用产钳。

处理技巧

1. 发生第二产程异常时，判断与评估很重要，关系到分娩方式与分娩结局。
2. 胎先露长时间压迫盆底的产妇有产后后遗症（泌尿生殖道瘘及子宫脱垂）的可能，胎儿有窘迫、窒息、颅内出血等可能，应积极处理，处理过程中严密监测母胎情况。
3. 采取进一步处理前应排空膀胱，必要时导尿。
4. 手转胎头术、胎头吸引术和产钳助产术是处理第二产程的必要手段。
5. 一旦发现明确的头盆不称，应即刻行剖宫产。

经验分享

1. 在 2020 年中华医学会妇产科学分会产科学组发布的《正常分娩指南》中，对于第二产程延长给出了明确而具体的诊断标准，根据孕妇是否为初产妇或孕妇是否采用分娩镇痛而有所不同。
2. 在对第二产程异常进行诊断时应确定宫颈口开全的时间，以便计算第二产程。采用椎管内分娩镇痛时，因产妇盆底的感觉受到影响，腹肌、膈肌及肛提肌的收缩力也不同程度受到影响，有可能影响第二产程，故应在监测母儿情况的条件下，适当放宽 1 小时再做诊断，通常不会对母婴结局造成不良影响。
3. 由经验丰富的医师或助产士充分评估后，实施阴道助产是安全的，应鼓励对助产技术的培训。助产技术的提高有利于促进自然分娩，降低剖宫产率，改善母婴预后。
4. 中华医学会妇产科学分会产科学组发布的《新产程标准及处理的专家共识(2014)》中明确指出，当胎头下降异常时，在考虑阴道助产或剖宫产之前，应评估胎方位，必要时手转胎头，能解决一部分产程进展异常的情况。
5. 发生第二产程延长后，应充分评估，权衡阴道手术助产和剖宫产术的利弊后做出选择。如阴道手术助产失败，应再次评估，必要时考虑转为剖宫产术，以保证母儿安全。

三、第三产程异常

（一）定义

第三产程（third stage of labor）指从胎儿娩出后到胎盘胎膜娩出的全过程，又称胎盘娩出期。需 5~15 分钟，不应超过 30 分钟。超过 30 分钟则称为第三产程延长。第三产程延长是第三产程异常的主要问题，其易导致产后出血、感染等风险，处理不当可致子宫内翻，甚至危及产妇生命。

（二）病因

常见的原因包括子宫收缩因素和胎盘因素。

1. **子宫收缩因素** 子宫收缩乏力时，不利于胎儿娩出后胎盘后血肿的形成，从而影响胎盘娩出；另外，子宫的不协调收缩或促宫缩药物应用不当，可致胎盘嵌顿，导致第三产程延长。

2. **胎盘因素** 胎盘粘连或植入、胎盘剥离不全都可导致第三产程异常。

另外，膀胱充盈会阻挡胎盘娩出的通道，同样可导致第三产程延长，应提前排空膀胱。

（三）临床表现

1. **无胎盘剥离** 胎儿娩出后 30 分钟仍无胎盘剥离征象。

2. **产后出血** 正常分娩后产后出血量与第三产程时间呈正相关。随着出血量的增加，可出现产后出血的相应表现及失血性休克、弥散性血管内凝血（disseminated intravascular coagulation，DIC）等并发症（见第十章第五节）。

（四）诊断

根据胎儿娩出到胎盘娩出的时限可准确诊断。

（五）处理

胎儿娩出后，尽量等待胎盘自然娩出。

1. **缩宫素的应用** 缩宫素加强宫缩，有利于胎盘剥离，缩短第三产程。可给予缩宫素 10U

肌内注射或子宫肌层或子宫颈注射，以及缩宫素 10~20U 加入 500ml 晶体液中静脉滴注，常规速度约为 80mU/min。

2. **可控性牵拉脐带** 力度适中，避免拉断脐带，避免暴力按压宫底以防子宫内翻。

3. **人工剥离胎盘术** 如胎儿娩出 15 分钟后胎盘仍无剥离征象，立即寻找原因，积极处理，可徒手探查宫腔，施行人工剥离胎盘术（见第八章第十六节）。如剥离困难或阴道出血增多，不要强行剥离，进一步检查（如 B 超）排除胎盘植入。若胎盘未娩出但伴有活动性出血，应立即行人工剥离胎盘术。

4. **手术治疗** 对于胎盘、胎膜残留者应用手或器械清理，动作须轻柔，避免子宫穿孔。若为胎盘植入，在产妇一般情况允许的条件下，可试行盆腔血管结扎、子宫局部楔形切除、介入手术治疗（见第八章第十六节）等，或用氨甲蝶呤（methotrexate，MTX）或米非司酮等药物治疗，然后根据个体情况在适当时机进行清宫术，期间监测血 hCG 水平及感染征象。若产妇阴道出血较多，或期待治疗过程中产妇出现感染征象，需行子宫全切术。

（六）干预指征

1. **第三产程** 超过 15 分钟。

2. **产妇阴道出血** 超过 200ml 或一次性出血 >150ml，而胎盘未剥离。

技术难点

技术难点为徒手剥离胎盘术，详见第八章第十六节。

处理技巧

1. 当第三产程超过 15 分钟时，应警惕第三产程延长的发生，并积极处理。
2. 促进宫缩治疗、可控性牵拉脐带和徒手剥离胎盘术可解决绝大部分第三产程异常。
3. 行徒手剥离胎盘术时需宫颈、阴道松弛，可应用镇静剂和/或宫颈松弛剂，必要时在麻醉下进行。
4. 若徒手剥离胎盘术中发现胎盘剥离困难，可结合医院情况决定后续处理，必要时转入上一级医院治疗。无抢救条件的医院在产妇生命体征平稳情况下，使用宫缩剂、宫腔填塞后尽快转诊。

本节关键点

1. 宫口开大 5cm 为潜伏期与活跃期的截点。
2. 宫口开大 5cm 前母儿情况正常可适当减少产程干预。
3. 产程休息、人工破膜和加强产力是处理第一产程的常用方法。加强宫缩、手转胎头、阴道助产术和剖宫产术是第二产程异常的主要处理方法。
4. 应警惕难产信号，如产妇发热、疲劳、尿潴留、肠胀气和宫颈水肿等。
5. 产程异常应评估是否存在头盆不称，警惕尿潴留所致的产程异常。
6. 掌握阴道助产的指征。

（范玲 邹丽颖）

参考文献

1. 谢幸，孔北华，段涛．妇产科学．9 版．北京：人民卫生出版社，2018：170-203.
2. 凌萝达，顾美礼．难产．2 版．重庆：重庆出版社，2000：322-331.
3. 中华医学会妇产科学分会产科学组．新产程标准及处理的专家共识（2014）．中华妇产科杂志，2014，49（7）：486.
4. Queensland Health. Maternity and neonatal clinical guideline：normal birth. Queensland：Queensland Health，2018：3-33.
5. World Health Organization. WHO recommendations：intrapartum care for a positive childbirth experience. Geneva：World Health Organization，2018：1-165.
6. ABALOS E，OLADAPO OT，CHAMILLARD M，et al. Duration of spontaneous labour in “low-risk” women with “normal” perinatal outcomes：a systematic review. Eur J Obstet Gynecol Reprod Biol，2018，223：123-132.
7. OLADAPO OT，DIAZ V，BONET M，et al. Cervical dilatation patterns of “low-risk” women with spontaneous labour and normal perinatal outcomes：a systematic review. BJOG，2018，125（8）：944-954.
8. 中华医学会妇产科学分会产科学组，中华医学会围产医学分会．正常分娩指南．中华围产医学杂志，2020，

23(6):361-370.

9. 漆洪波，孙江川，李莉，等．产程潜伏期延长的临床特点及分娩方式选择．中国实用妇科与产科杂志，2006，22(2):102-105.

10. 中华医学会围产医学分会．电子胎心监护应用专家共识．中华围产医学杂志，2015，18(7):486-490.

11. 杨慧霞，段涛．妊娠期和哺乳期用药．北京：人民卫生出版社，2008:345-349.

12. DI MASCIO D，SACCONE G，BELLUSSI F，et al. Delayed versus immediate pushing in the second stage of labor in women with neuraxial analgesia：a systematic review and meta-analysis of randomized controlled trials. Am J Obstet Gynecol，2020，223(2):189-203.

13. 中华医学会妇产科学分会产科学组．阴道手术助产指南(2016). 中华妇产科杂志，2016，51(8):565-567.

14. 中华医学会妇产科学分会产科学组．产后出血预防与处理指南(2014). 中华妇产科杂志，2014，49(9):641-646.

第二节

产力异常

导读

子宫收缩力、腹壁和膈肌收缩力、肛提肌收缩力均属于分娩主要动力（即产力），而子宫收缩力异常则在产力异常中最为常见，产力异常直接影响产程进展，处理时应首去除原因，排除头盆不称等异常，通过多种方式恢复产力正常。

正常子宫收缩力贯穿于分娩全过程，具有节律性、对称性、极性和缩复作用等特点，任何原因导致其特点发生变化，包括失去节律性、收缩力过弱或过强，均称为子宫收缩力异常，简称产力异常(abnormal uterine action)。产力异常主要包括：子宫收缩乏力(uterine inertia)及子宫收缩过强(uterine hypercontractility/uterine overcontraction)，各自又分协调性和不协调性（图 6-2-1）。

一、子宫收缩乏力

（一）概述

1. 定义 子宫收缩乏力（简称宫缩乏力）根据收缩的极性、对称性和节律性是否正常，分为协调性子宫收缩乏力和不协调性子宫收缩乏力。协调性子宫收缩乏力指子宫收缩特点正常，但子宫收缩的力度弱而无力，间歇时间长、持续短或不规则。胎先露下降减慢，影响子宫下段伸展及宫颈口牵拉，宫颈口不能按正常速度扩张，致使产程延长或停滞。不协调性子宫收缩乏力指高张性或低张性子宫收缩力的正常节律性被打乱。按照子宫收缩乏力出现的时间又可将其分为原发性子宫收缩乏力（产程一开始即出现）和继发性子宫收缩乏力（活跃期出现，常见）。

2. 病因 在产程进展过程中，产力具有可变性和不可预见性。子宫收缩乏力可发生在产程的任何阶段，与分娩的其他要素相互影响、相互作用，可引起难产的发生。

主要引发的原因包括全身因素（高龄、精神恐惧、焦虑、内分泌失调、营养不足、待产疲劳、临产后应用大量镇静剂等）及局部因素（头盆不称、子宫畸形、巨大胎儿、膀胱过度充盈等）。

3. 临床表现

(1) 协调性子宫收缩乏力（低张性）：临床上较多见。表现为子宫收缩具有正常的节律性、对称性和极性，但收缩强度弱、宫内压力低(<15mmHg)、间歇期长且不规律、持续时间短，宫缩 <2 次 /10min。在收缩高峰时，子宫体不隆起变

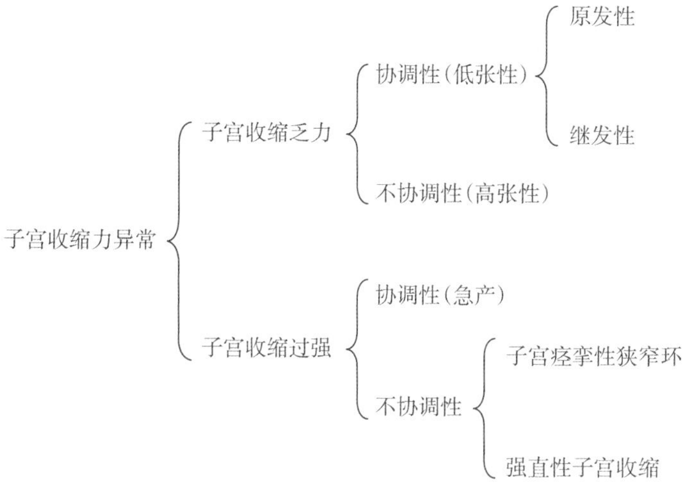

图 6-2-1 产力异常的分类

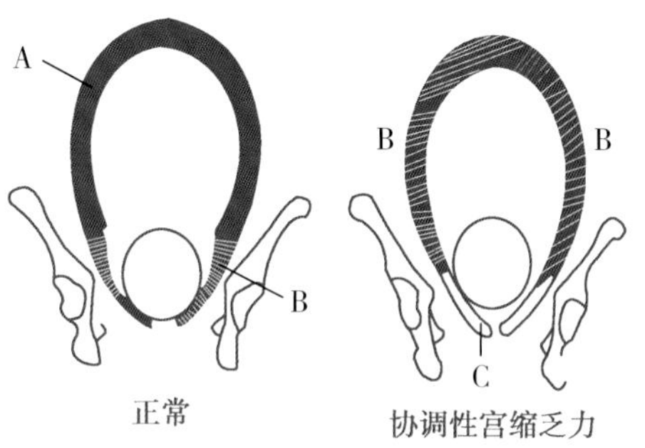

图 6-2-2 正常子宫收缩和协调性子宫收缩乏力
A. 黑色区:强收缩;B. 条纹区:弱收缩;C. 白色区:无张力

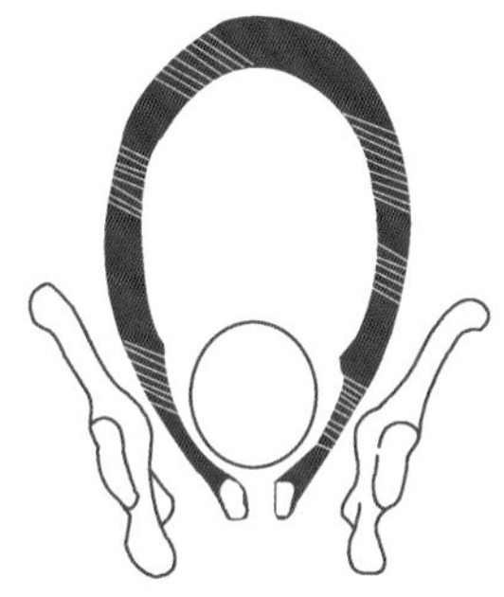

图 6-2-3 不协调性子宫收缩乏力

硬,用手指按压宫底部位肌壁仍可出现凹陷(图 6-2-2)。子宫收缩乏力导致产程延长或停滞。由于子宫腔内张力低,对胎儿影响不大。

(2) 不协调性子宫收缩乏力(高张性):正常子宫收缩的极性消失甚至倒置,宫缩起点不来自两侧子宫角部,兴奋点可在子宫的一处或多处,节律不协调。子宫底部和上段收缩不强,子宫中段或下段强(图 6-2-3)。

临床表现:由于子宫收缩不协调,为无效宫缩,影响宫口扩张和胎先露部下降。宫缩间歇时子宫壁也不能完全放松,宫缩持续及间隔时间短,检查时产妇子宫拒按,胎位触不清,胎心不规律,宫口扩张缓慢或不扩张,胎先露部下降延缓或停滞,产程延长。产妇感觉宫缩强,下腹部持续剧烈疼痛,烦躁不安,脱水、电解质紊乱,肠胀气,尿潴留,甚至引发胎儿 - 胎盘循环障碍,导致胎儿窘迫。此种子宫收缩乏力多属于原发性子宫收缩乏力,即产程一开始就出现子宫收缩乏力,故需与假临产相鉴别。

4. 诊断 临床上协调性子宫收缩乏力较不协调性子宫收缩乏力常见,为正确诊断子宫收缩乏力,必须经过较长时间的产程观察(如子宫收缩开始的形式、压力、强度、收缩频率、间隔时间、持续时间等),全面了解各观察指标的界限和相互关系,结合子宫收缩的特点、个性化因素等进行综合判断。

产程异常的表现:

(1) 潜伏期:从规律宫缩开始至宫颈口扩张 4~5cm 称为潜伏期。

延长:初产妇 >20 小时,经产妇 >14 小时。

(2) 活跃期:宫颈口扩张 5cm 后到宫口开全为活跃期。

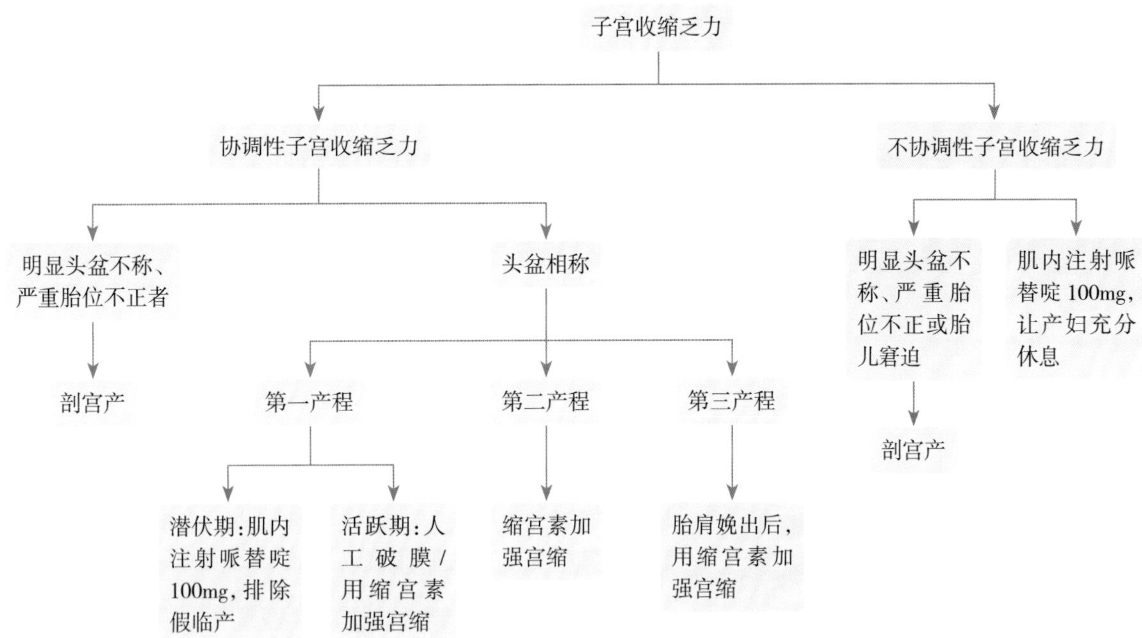

图 6-2-4 子宫收缩乏力的处理

延长：宫颈口扩张速度 <0.5cm/h。

停滞：胎膜破裂宫口扩张≥5cm 后，当宫缩正常，宫口停止扩张≥4 小时；如宫缩欠佳，宫口停止扩张≥6 小时可诊断。

(3) 第二产程延长：初产妇 >3 小时（硬膜外阻滞者 >4 小时），产程无进展（胎头下降、旋转无改变）；经产妇 >2 小时（硬膜外阻滞者 >3 小时），产程无进展（胎头下降、旋转无改变）。

第二产程胎头下降延缓：初产妇 <1cm/h，经产妇 <2cm/h。

第二产程胎头下降停滞：先露停止在原位不下降 >1 小时。

产程异常可以单独存在，也可以共存。根据国内外专家产程共识，滞产已不再诊断，潜伏期只要胎儿状况良好，可不需过多人为干预，顺其自然即可，不再强调潜伏期的长短，无并发症者终止妊娠的时机应当在 41 周后。

5. **预防** 加强孕期宣教，学习呼吸分娩法，解除产妇恐惧心理，做好沟通，以增强产妇分娩信心，避免因精神紧张所致的子宫收缩乏力；另一方面，在产程中应加强护理，及时排空充盈的膀胱和直肠，注意休息，补充能量和水分等。充分地耐心等待，减少干预。

6. **处理** 发生子宫收缩乏力时，首先要寻找原因，查看膀胱是否排空、能量摄入是否充足，特别注意有无头盆不称及胎位异常，其次应查明宫缩是否协调。对不同类型及不同产程时限的子宫收缩乏力处理不一样，切忌盲目加强宫缩（图 6-2-4）。

(1) 协调性子宫收缩乏力：不论是原发性还是继发性，一旦出现协调性子宫收缩乏力，首先应寻找原因，了解宫颈扩张和胎先露下降情况：若发现有头盆不称与胎位异常，评估不能经阴道分娩者，应及时行剖宫产术；若判断无头盆不称和胎位异常，评估可经阴道分娩者，则应考虑采取加强宫缩，补充能量，观察产程进展。

1）第一产程：消除精神紧张，多休息，鼓励多进食。排尿困难者，先采用诱导法，无效时应给予导尿。如肌内注射哌替啶 100mg 后宫缩完全停止者则为假临产，大多数产妇经过充分休息和处理后子宫收缩可改善。

经过一般处理，确诊为协调性子宫收缩乏力，子宫收缩力仍弱，产程无明显进展，可选用下列方法加强宫缩：

A. 人工破膜：宫颈扩张≥3cm、无头盆不称、胎头已衔接者，可进行人工破膜。破膜后，胎头直接紧贴子宫下段及宫颈，可以反射性引起子宫收缩，加速产程进展。有学者主张胎头未衔接者也可行人工破膜，破膜后可促进胎头下降入盆。破膜前必须检查有无脐带先露，避免脐带脱垂；破膜应在宫缩间歇期进行；破膜前后应听胎心；破膜后观察羊水量、性状及胎心变化，术者手指应停留在阴道内，经过1~2次宫缩待胎头入盆后，再将手指取出。

Bishop提出用宫颈成熟度评分法，评估加强宫缩措施的效果，见表6-2-1。若产妇评分≤3分时，引产不易成功，应改用其他方法；4~6分时成功率约为50%；7~9分时成功率约为80%；>9分时均可成功。破膜后宫缩不理想时，可用缩宫素静脉滴注加强宫缩。

B. 缩宫素（oxytocin）静脉滴注：适用于协调性子宫收缩乏力，胎心、胎位正常，无头盆不称者。用药时必须有医师或助产士在床旁守护，密切观察宫缩、胎心率、产程进展及血压等变化。最好使用输液泵，以便根据宫缩调整滴速。

用药原则：以最小浓度获得最佳宫缩。将缩宫素2.5U加入0.9%生理盐水500ml中，从小剂量开始，滴速为4~5滴/min（即1~2mU/min），应在15分钟内逐渐调至有效剂量（宫缩间歇2~3分钟，每次持续40秒以上），根据宫缩强度15~30分钟调整1次。由于缩宫素的血浆半衰期平均为5分钟，用药后20~40分钟可达到血浆稳态浓度，因此，增加浓度以1~2mU/min为宜，最大给药浓度通常不应超过20mU/min。对于不敏感者，可酌情增加缩宫素剂量。

C. 剖宫产终止妊娠：潜伏期延长的产妇大多数通过期待可进入活跃期，部分产妇通过人工破膜和/或使用缩宫素加强宫缩后可以进入活跃期。因此，潜伏期延长不应作为剖宫产的指征。

活跃期停滞剖宫产指征：产妇宫颈扩张>5cm、胎膜已破、有效宫缩>4小时而产程无进展，或至少采用缩宫素静脉滴注>6小时而无有效宫缩和宫颈扩张。当胎儿出现窘迫征象时，应立即以剖宫产终止妊娠。

2）第二产程：第二产程的长短受多种因素的影响，包括产力、产次、硬膜外镇痛、胎儿体重、胎方位、孕妇体重指数等。只要母儿条件允许，第二产程时限允许经产妇观察2小时，初产妇3小时，行硬膜外镇痛分娩者可增加1小时（第二产程时长并非要求产妇一直用力，目前主张产妇想用力时才用力）。但若产程有延长趋势，应积极处理，如静脉滴注缩宫素加强宫缩、手转胎位、用产钳助产或胎头吸引助产等，不可等待第二产程延长的发生。当出现胎儿窘迫时，应尽早结束分娩，根据产妇情况决定行阴道助产或剖宫产分娩。

3）第三产程：胎肩娩出后，应立即静脉注射缩宫素，预防产后出血。

（2）不协调性子宫收缩乏力：应将不协调性子宫收缩转变为协调性子宫收缩，使子宫恢复正常的节律性及极性。通常的处理为给予强镇静剂哌替啶100mg肌内注射，使产妇充分休息，大多能恢复为协调性子宫收缩，但如果此时子宫收缩仍较弱，则可采用协调性子宫收缩乏力的处理方法。在恢复为协调性子宫收缩之前，严禁应用缩

表6-2-1 Bishop宫颈成熟度评分

条件	分数			
	0分	1分	2分	3分
宫口开大/cm	0	1~2	3~4	5~6
宫颈管消退/%（未消退为2~3cm）	0~30	40~50	60~70	80~100
先露位置（坐骨棘水平=0）	-3	-2	-1~0	+1~+2
宫颈硬度	硬	中	软	
宫口位置	后	中	前	

宫素。若经上述处理,不协调性宫缩未能得到纠正,或伴有胎儿窘迫征象,或伴有头盆不称,均应行剖宫产术结束分娩。

二、子宫收缩过强

(一) 定义

子宫收缩过强(uterine hypercontractility/uterine overcontraction)(简称宫缩过强)包括协调性子宫收缩过强和不协调性子宫收缩过强,前者的特点是子宫收缩的节律性、对称性及极性均正常,仅收缩力过强、过频。不协调性子宫收缩过强多为子宫痉挛性狭窄环和强直性子宫收缩。

子宫痉挛性狭窄环:子宫局部平滑肌呈痉挛性不协调收缩形成环形狭窄,持续不放松。而强直性子宫收缩过强多见于缩宫药物使用不当,导致子宫收缩失去节律性,呈持续性、强直性收缩。

(二) 临床特点

1. **协调性子宫收缩过强(急产)** 表现为子宫收缩规律,过强,频率过高(10分钟内宫缩≥5次),宫腔压力≥60mmHg。当宫缩强而频,产道无梗阻时,宫口迅速扩张,先露部迅速下降,胎儿娩出过速,可发生急产(初产妇总产程 <3 小时)。因分娩过快,易造成严重软产道损伤、胎盘或胎膜残留、产后出血及感染。过频宫缩会影响胎盘血液循环导致胎儿窘迫、死产或新生儿窒息等。胎头过快通过产道,还可引起颅内损伤。如不注意防范,胎儿有可能在分娩时坠地受伤及发生脐带断裂出血等。

2. **不协调性子宫收缩过强** 包括子宫痉挛性狭窄环及强直性子宫收缩。

(1) 子宫痉挛性狭窄环(constriction ring of uterus):可发生在产程中任何时期。子宫局部肌肉强直性收缩形成的环状狭窄,围绕胎体某一狭窄部,狭窄环可以发生在子宫颈或子宫体的任何一部分。临床表现为产妇持续性腹痛、烦躁不安,胎心时快时慢,宫颈扩张缓慢,胎先露下降停滞(图 6-2-5)。

(2) 强直性子宫收缩(tonic constriction of uterus):子宫内口以上部分子宫肌层处于强烈痉挛性收缩状态,失去节律性,产妇表现为烦躁不安,持续性腹痛,腹部拒绝按压,胎位扪不清楚,胎

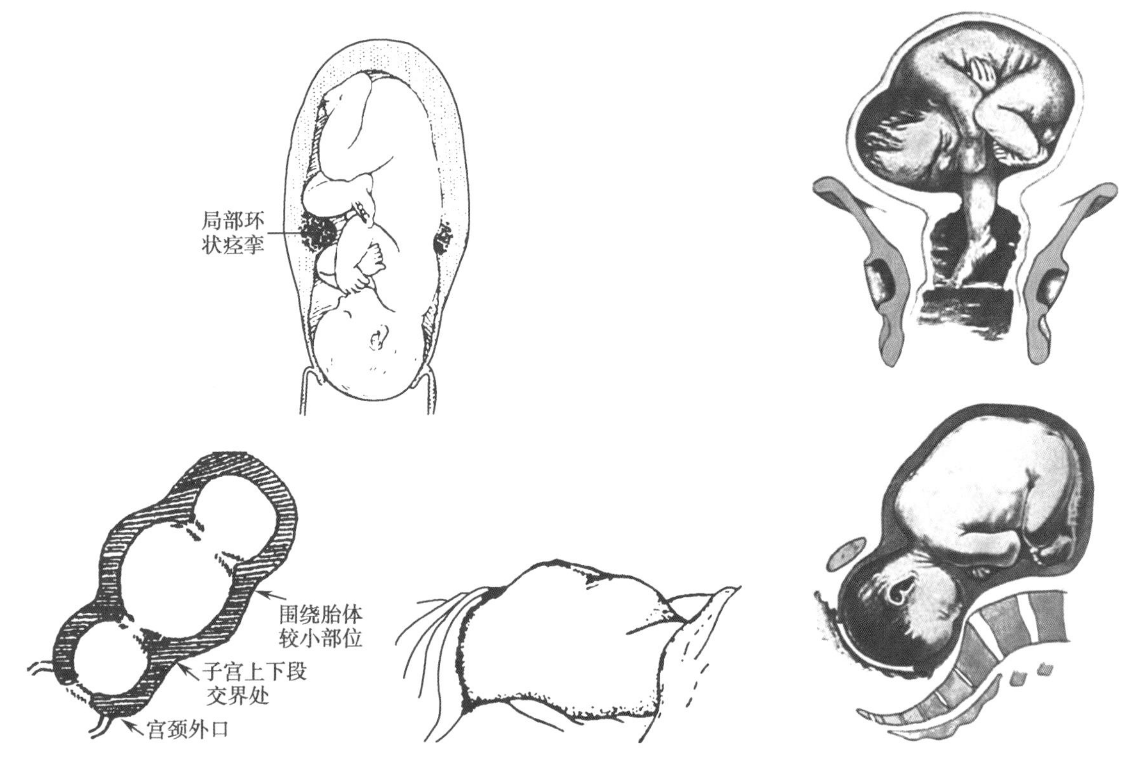

图 6-2-5 子宫痉挛性狭窄环

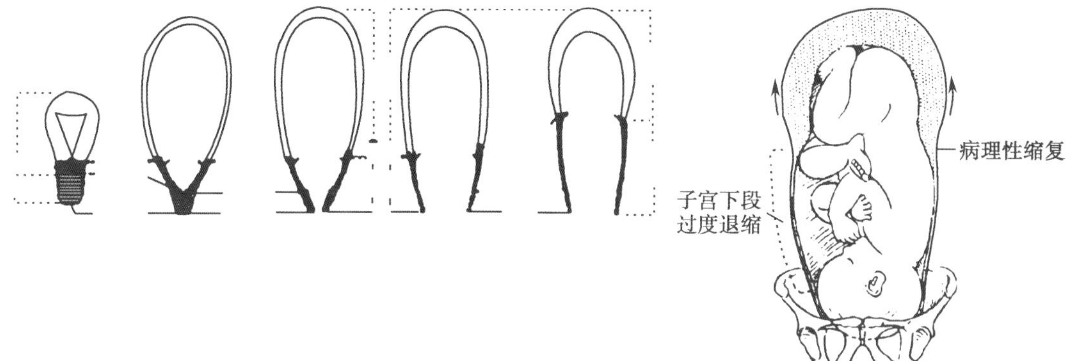

图 6-2-6 子宫下段及生理与病理性缩复环的形成

心听不清，胎儿可在短期内死亡。若存在产道梗阻或瘢痕子宫，子宫收缩过强时可能出现病理性缩复环(图 6-2-6)、先兆子宫破裂，甚至发生子宫破裂。

（三）诊断

1. 协调性子宫收缩过强 子宫收缩的节律性、对称性和极性均正常，仅子宫收缩力过强、过频。若产道无阻力，宫颈在短时间内迅速扩张，宫口开全，容易发生急产。

2. 不协调性子宫收缩过强

(1) 子宫痉挛性狭窄环：多见于精神紧张、过度疲劳、缩宫素使用不当或粗暴的宫腔内操作等，可以发生在子宫颈或子宫体的任何一部分，围绕胎体某一狭窄部位，如胎颈、胎腰，形成狭窄环。

(2) 强直性子宫收缩：多见于产道梗阻、缩宫素使用不当等，子宫呈持续性、强直性收缩。可出现病理性缩复环。

（四）处理

对于协调性子宫收缩过强，重点在于对急产的预防和处理。产前检查时，对于有急产高危风险者或家族有急产史者，应提前入院待产。临产后慎用宫缩剂及促进宫缩的处理(使用缩宫素、人工破膜、灌肠等)，一旦发生强直性子宫收缩，在让产妇吸氧的同时给予宫缩抑制剂，并密切观察胎儿安危。如宫缩缓解，胎心正常，可经阴道分娩；若宫缩不缓解，已出现胎儿窘迫，应尽早行剖宫产术。产后应仔细检查软产道，若宫颈、阴道、外阴有裂伤需及时缝合。

当出现子宫痉挛性狭窄环时，首先应排除胎先露异常及胎位不正，无胎儿窘迫者可采取期待疗法，停止一切宫腔内操作，给予宫缩抑制剂、吸氧、镇静及止痛等。若出现胎儿窘迫，立即行剖宫产术。若胎死宫内，应先缓解宫缩，可经阴道助产处理死胎。出现强直性子宫收缩时，应当酌情使用宫缩抑制剂，无效者立即行剖宫产术。

经验分享

1. 待产时如出现产程异常，需及时检查、分析和处理。在子宫收缩恢复为协调性之前，严禁应用缩宫素。
2. 经过积极处理，仍存在难以克服的难产因素，或出现胎儿窘迫征象时，应及时行阴道助产或剖宫产术结束分娩。
3. 子宫收缩过强时重点在于预防，严密观察产程并视情况决定分娩方式。

本节关键点

1. 做好产前宣教，避免产妇精神心理因素等导致产力异常。
2. 在产程进展中，应认真观察产程，及时、准确地辨别产力异常并做出合理干预，当干预无效时，应尽早进入下一处理流程。
3. 掌握加强宫缩的方法与时机。

（李力 郑秀惠）

参考文献

1. 凌萝达,顾美礼. 难产. 2版. 重庆:重庆出版社,2000:322-331.
2. 谢幸,孔北华,段涛. 妇产科学. 9版. 北京:人民卫生出版社,2018:179-184.
3. CUNNINGHAM FG,LEVENO KJ,BLOOM SL,et al. Williams Obstetrics. 25th ed. New York:McGraw Hill Education,2018.
4. 中华医学会妇产科学分会产科学组. 正常分娩指南. 中华围产医学杂志,2020,23(06):361-370.
5. KIELY DJ. Management of spontaneous labour at term in healthy women. J Obstet Gynaecol Can,2017,39(4):220-221.

第三节

产道异常

导读

产道异常包括骨产道异常和软产道异常,以骨产道异常多见。产道异常易导致头盆不称(cephalopelvic disproportion,CPD)、增加胎头通过产道的阻力,阻碍胎儿顺利通过产道。若未采用正确的处理及预防措施,临产后可发生难产,对母儿均可造成严重危害。

一、骨产道异常

(一) 概述

1. 定义 骨产道异常是指骨盆的大小与形态异常,主要表现为骨盆的任何一个径线或几个径线都缩短,是导致头盆不称及胎位异常最常见的原因。

2. 病因 骨产道异常的主要病因包括发育性骨盆异常及骨盆的疾病或损伤。

(1) 发育性骨盆异常:骨盆在发育过程中,因受种族、遗传、营养等因素的影响,骨盆的形态、大小可出现变异,Shapiro将骨盆的形态分为女型、男型、扁平型和类人猿型的4个标准形态及10个混合型。临床应用上强调其形态结构较径线测量更为重要,各型骨盆对分娩机制有不同影响。

(2) 骨盆的疾病或损伤:维生素D缺乏、骨软化症、骨盆骨折及骨盆肿瘤都会影响骨盆的结构及形态,引起骨产道异常。

3. 分类 骨盆的异常分为骨盆狭窄和病理畸形两大类,前者较后者多见。

(1) 骨盆狭窄(pelvis constriction)的分类:可将骨盆形态与大小结合,将骨盆狭窄分为扁平型狭窄、漏斗型狭窄及均小型狭窄;骨盆狭窄根据骨盆径线测量分为骨盆入口平面狭窄、中骨盆狭窄及骨盆出口平面狭窄3类,但临床上很少遇到单独1个平面狭窄,特别是中骨盆狭窄往往与出口平面狭窄同时存在。骨盆3个平面的径线均比正常值小2cm或更多,称为均小型狭窄。临床应用中应根据病人的实际情况作出判断。

1) 骨盆入口平面狭窄(contracted pelvic inlet):常见于扁平型骨盆,以骨盆入口平面前后径狭窄为主。骨盆入口平面狭窄可分为3级:Ⅰ级为临界性狭窄,对角径为11.5cm,大多数可经阴道分娩;Ⅱ级为相对性狭窄,对角径10.0~11.0cm,经阴道分娩的难度明显增加;Ⅲ级为绝对性狭窄,对角径≤9.5cm,需以剖宫产术结束分娩(但是,对于早产或胎儿偏小者仍不排除有阴道分娩的可能性)。

扁平型骨盆常见以下两种类型：①单纯扁平型骨盆(simple flat pelvis)，骨盆入口呈横扁圆形，骶岬向前下突出，使骨盆入口前后径缩短而横径正常。②佝偻病性扁平型骨盆(rachitic flat pelvis)：骨盆入口呈横的肾形，骶岬向前突，骨盆入口前后径短；骶骨变直向后翘；尾骨呈钩状突向骨盆出口平面；由于坐骨结节外翻，耻骨弓角度增大，骨盆出口横径变宽。

2）中骨盆狭窄(contracted midpelvis)。评估中骨盆狭窄以及狭窄程度的指标包括：①坐骨棘明显突出；②坐骨切迹底部宽度 <3 横指(<4.5cm)；③坐骨结节间径(出口面横径)≤7.5cm。如有以上两项情况存在，考虑为中骨盆狭窄。中骨盆狭窄可分为 3 级：Ⅰ级为临界性狭窄，坐骨棘间径为 10.0cm；Ⅱ级为相对性狭窄，坐骨棘间径为 8.5~9.5cm；Ⅲ级为绝对性狭窄，坐骨棘间径≤8.0cm。

3）骨盆出口平面狭窄(contracted pelvic outlet)：出口平面的径线中以坐骨结节间径和后矢状径的临床意义最大，尤其以前者更为重要。坐骨结节间径过于短小(≤6cm)时，即使后矢状径再大也无法补偿。骨盆出口平面狭窄分为 3 级：Ⅰ级为临界性狭窄，坐骨结节间径为 7.5cm，坐骨结节间径加后矢状径为 15.0cm，坐骨棘间径加中骨盆后矢状径为 13.5cm；Ⅱ级为相对性狭窄，坐骨结节间径为 6.0~7.0cm，坐骨结节间径加后矢状径为 12.0~14.0cm，坐骨棘间径加中骨盆后矢状径为 12.0~13.0cm；Ⅲ级为绝对性狭窄，坐骨结节间径为≤5.5cm，坐骨结节间径加后矢状径≤11.0cm，坐骨棘间径加中骨盆后矢状径≤11.5cm。中骨盆平面和出口平面狭窄常见以下 2 种类型：①漏斗型骨盆，骨盆入口各径线值正常，两侧骨盆壁内收，状似漏斗而得名。其特点是中骨盆及骨盆出口平面均明显狭窄，使坐骨棘间径和坐骨结节间径缩短，坐骨切迹宽度(骶棘韧带宽度)<2 横指，耻骨弓角度 <90°，坐骨结节间径加出口后矢状径 <15cm，常见于男型骨盆。②横径狭窄骨盆：与类人猿型骨盆类似。骨盆各平面横径均缩短，入口平面呈纵椭圆形。常因中骨盆及骨盆出口平面横径狭窄而导致难产。

上述骨盆狭窄的分级可以作为参考，但现在国外对于骨盆入口、中骨盆狭窄等并不重点强调，而更加注意产程的进展和母儿的状况。

(2)病理性骨盆及畸形骨盆：常见于以下几种。

1）骨基质矿化障碍性骨盆：发生于儿童期时称为佝偻病，图 6-3-1 中显示佝偻病骨盆，发生于骨骺已闭合的成年人时称为骨软化症。两者均由维生素 D 供应不足及长期不晒太阳共同导致。由于人们生活水平的普遍提高，重症佝偻病及骨软化症已较罕见。

2）脊柱病变性畸形骨盆：脊柱病变多数由骨结核病引起。近年来，由于结核病逐渐得到控制，因此这种病变已少见。图 6-3-2 为脊柱后突型骨盆。

3）髋关节及下肢病变性骨盆：由于髋关节炎

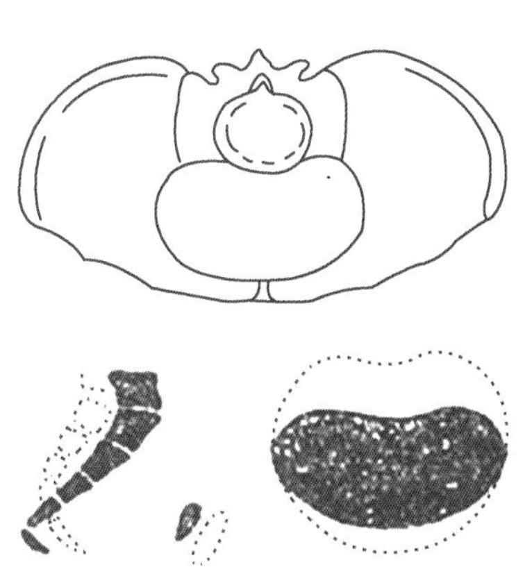

图 6-3-1 佝偻病骨盆

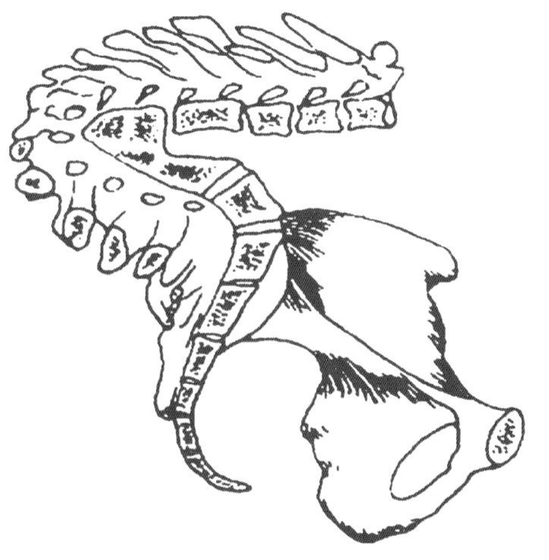

图 6-3-2 脊柱后突型骨盆

(多数为结核)、小儿麻痹症导致下肢瘫痪萎缩、膝或踝关节病变等致骨盆异常,患儿如在发育成熟前已发病可引起跛行,步行时患肢因缩短或病痛而不能着地,致使体重全部由健侧承担,导致健侧肢将健侧骨盆向内后上方推挤,形成歪斜骨盆(图6-3-3);如在成年后发病,因骨盆已完全钙化定形,一般不引起骨盆歪斜。

4) 先天性骨盆发育异常:常见的有高同化骨盆(图6-3-4)和低同化骨盆(图6-3-5):高同化骨盆为第5腰椎骶化,使骶骨向上增加一段,骨盆倾斜度增大,后部变深,不利于分娩;低同化骨盆为第1骶椎腰化,使骨盆后部变浅,有利于分娩,如为不对称低同化骨盆(图6-3-6),则需视骨盆偏斜程度与胎儿大小而决定其对分娩的影响。另外尚有先天性偏斜骨盆及横径狭窄骨盆,均极少见。

4. **临床表现**

(1) 骨盆入口平面狭窄的临床表现

1) 胎先露及胎方位异常:骨盆入口平面狭窄时,常见初产妇腹形呈尖腹、经产妇呈悬垂腹。这类产妇在胎位检查时臀、肩先露等异常胎位发生率明显高于正常骨盆者,约为后者3倍以上。即使在头先露胎位中,也常见已临产的初产妇胎头迟迟不入盆,经检查其胎头跨耻征阳性。产程早期胎头常呈不均倾位或仰伸位入盆。

2) 产程进展异常:因骨盆入口平面狭窄而致相对性头盆不称时,常见潜伏期及活跃期早期产程延长。经充分试产,一旦胎头衔接则后期产程进展相对顺利。绝对性头盆不称时,常导致子宫

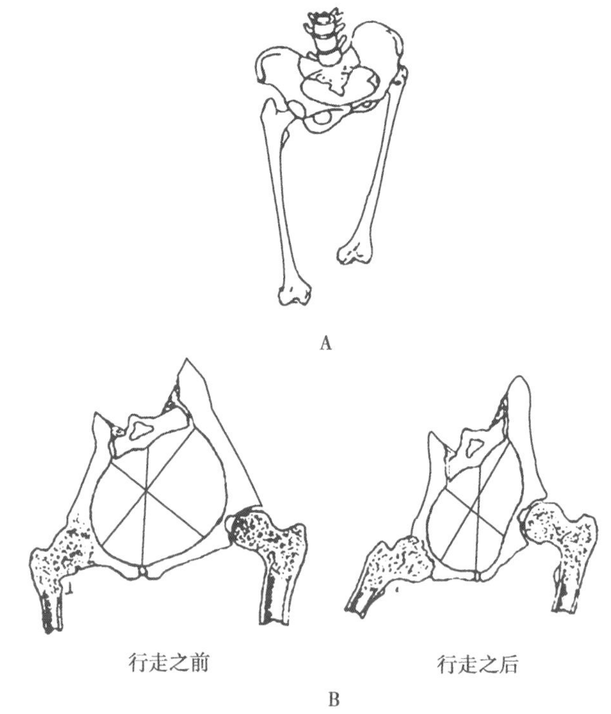

图6-3-3 髋关节病变性骨盆
A. 成人;B. 婴儿

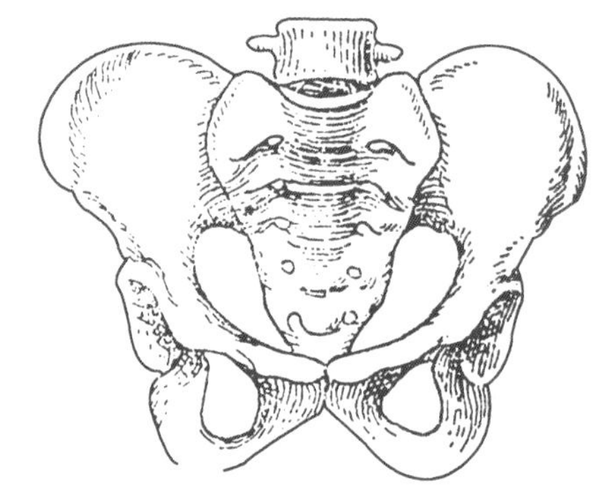

图6-3-4 高同化骨盆

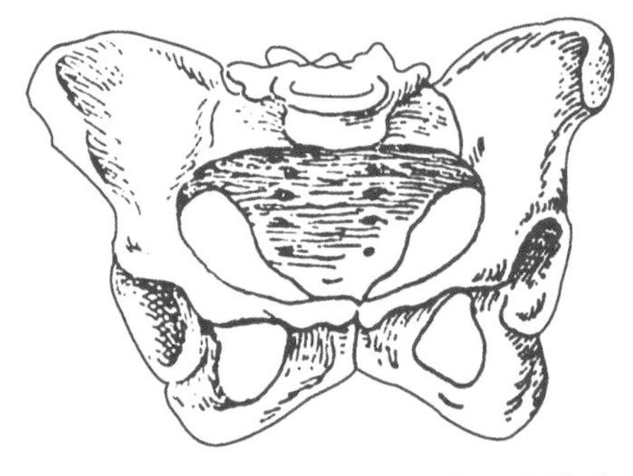

图6-3-5 低同化骨盆

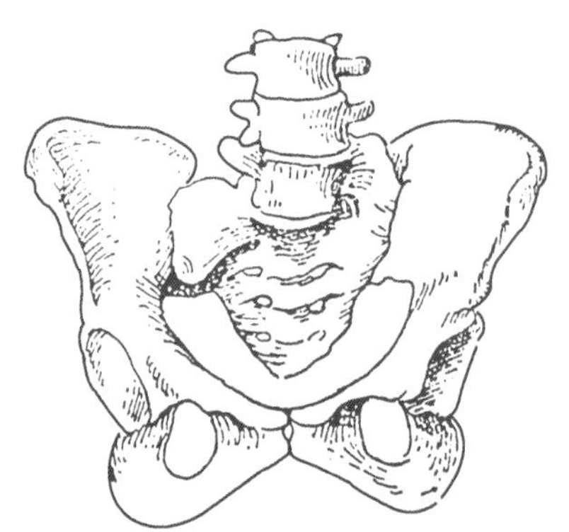

图6-3-6 不对称低同化骨盆

收缩乏力及产程停滞，甚至出现梗阻性难产。

3）其他：因头盆不称或胎头高浮对前羊膜囊压力不均，使胎膜早破及脐带脱垂等分娩期并发症增加，头盆不称产妇脐带脱垂风险为正常产妇的4~6倍以上。偶有骨盆狭窄伴子宫收缩过强者，因产道梗阻使产妇出现腹痛拒按、排尿困难，甚至尿潴留等症状，查体时可见产妇下腹压痛明显、耻骨联合分离及宫颈水肿，甚至可出现病理性缩复环、肉眼血尿等先兆子宫破裂征象，若未及时处理则会发生子宫破裂。

（2）中骨盆狭窄的临床表现

1）胎方位异常：胎头能按时衔接。但中骨盆狭窄多为男型及类人猿型骨盆，此两型骨盆入口平面呈前窄后宽的形状，易致枕后位衔接。当胎头下降至中骨盆平面时，由于中骨盆横径狭窄致使胎头内旋转受阻，易出现持续性枕后（横）位。如在第一产程产妇常过早产生排便感，应及时行阴道检查，以便及时发现并纠正此方位，并充分预测头盆相称程度。

2）产程进展异常：胎头多于宫颈口近开全时完成内旋转，因此持续性枕后（横）位可使活跃期及第二产程延长，尤其导致第二产程延长及胎头下降延缓与停滞。

（3）骨盆出口平面狭窄的临床表现：骨盆出口平面狭窄常与中骨盆狭窄并存，易致继发性子宫收缩乏力和第二产程停滞，胎头双顶径不能通过骨盆出口平面。若为单纯骨盆出口平面狭窄，第一产程进展顺利，胎头达盆底后受阻，会导致第二产程延长或停滞。

（二）诊断

骨盆的大小和形态是影响分娩的首要因素，骨盆狭窄可影响胎位及胎先露在分娩机制中的下降及旋转，也影响子宫收缩力而导致难产。在产前检查时，对骨盆是否异常，有无头盆不称，应尽早作出诊断，以便决定采取何种分娩方式更为适当。

1. **病史**　询问孕妇有无佝偻病、脊髓灰质炎、脊柱及髋关节结核及外伤史。若为经产妇，应了解既往有无难产史或阴道助产及其发生原因，新生儿有无产伤等。

2. **一般检查**　注意身高、脊柱及下肢残疾情况和米氏菱形窝是否对称等（图6-3-7）。身高<145cm者容易合并均小型狭窄，脊柱侧弯或跛行者可伴倾斜骨盆畸形（图6-3-8）。体型粗壮、颈部较短者易伴漏斗型骨盆狭窄，米氏菱形窝对称但过扁者易合并扁平型骨盆，过窄者易合并中骨盆狭窄，两侧髂后上棘对称突出且狭窄者往往是类人猿型骨盆特征，米氏菱形窝不对称且一侧髂后上棘突出者则发生偏倾斜骨盆的可能性大。

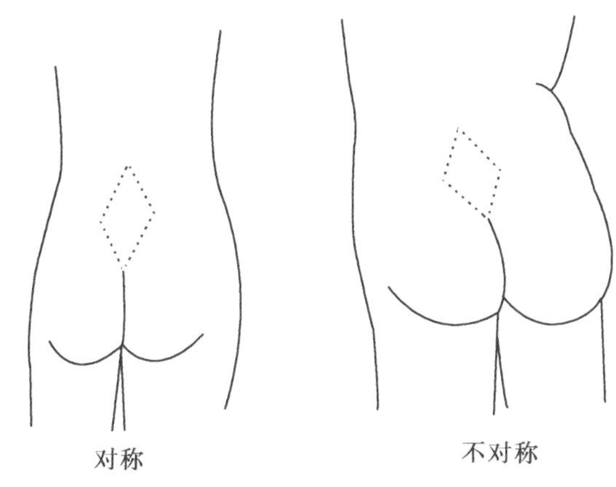

图6-3-7　米氏菱形窝两侧角示意图

3. **腹部检查**　初产妇呈尖腹、经产妇呈悬垂腹（图6-3-9）者，往往提示可能有骨盆入口平面狭窄。对腹形正常者通过尺测宫高、腹围，超声测量胎头双顶径、股骨长度及腹围等检查充分预测胎儿大小，并检查胎位，临产后还应充分估计头盆关系，需行胎头跨耻征检查。

胎头跨耻征检查方法：嘱产妇排空膀胱后仰卧，两腿伸直，检查者一手放在耻骨联合上方，另一手将胎头向盆腔方向推压。

（1）胎头跨耻征阴性：胎头低于耻骨联合平面，提示胎头已衔接入盆。

（2）胎头跨耻征可疑阳性：胎头与耻骨联合平面在同一平面，提示可疑头盆不称。

（3）胎头跨耻征阳性：胎头高于耻骨联合平面，提示头盆不称。

4. **骨盆测量**　除常规测量髂嵴间径、骶耻外径和坐骨结节间径外，还应注意检查耻骨弓角度、对角径、坐骨切迹宽度、坐骨棘内突程度、骶凹曲度及骶尾关节活动度等，以确定骨盆各平面的狭窄程度。

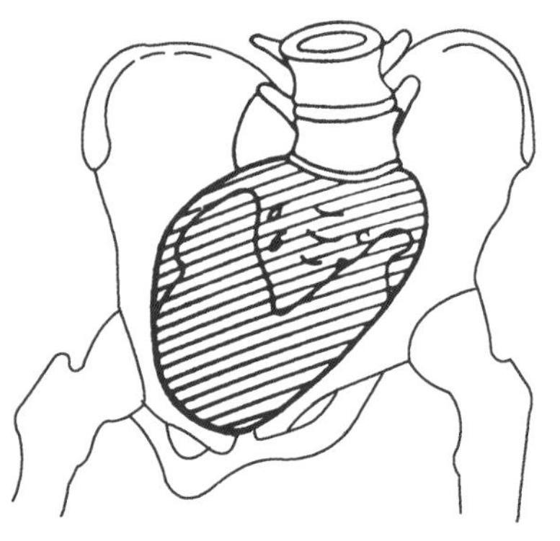

图 6-3-8 倾斜骨盆畸形

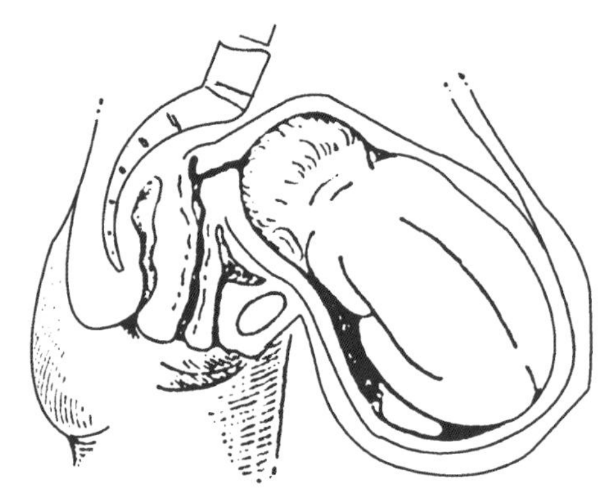

图 6-3-9 悬垂腹

(1) 骨盆外测量：骨盆外测量方法简单易行，可初步了解骨盆大小，可作为临床诊断及处理的参考：骶耻外径 <18cm，提示入口面前后径狭窄，往往为扁平型狭窄。坐骨结节间径 <8.0cm，耻骨弓角度 <90° 且耻骨弓低者，应考虑出口横径狭窄，为漏斗型狭窄，往往伴中骨盆狭窄；米氏菱形窝不对称，各边不等长可能为偏斜骨盆；骨盆外测量各径线均较正常值小 2cm 或更多者，提示为均小型狭窄。需要注意的是，骨盆外测量易受测量点选取的正确性以及骨质厚薄的影响，因此外测量发现异常时应进行骨盆内测量。

(2) 骨盆内测量：消毒外阴及阴道后戴无菌手套，经阴道检查进行测量。肛门指诊也是骨盆内测量的一种方法，该方法简单易行，有助于了解骨盆后半部的情况。对角径是从耻骨联合下缘到骶岬前缘中点的距离，正常值为 12.5~13cm。对角径 <11.5cm，而且骶岬突出者为扁平型狭窄。坐骨棘间径又称中骨盆横径，此径不易测量，无法确切了解坐骨棘间径时可采取的临床估计方法如下：可考虑以髂后上棘间径亦即米氏菱形窝横径，加 1cm，作为坐骨棘间径。坐骨切迹宽度可代表中骨盆后矢状径，正常可容 3 横指，若≤2 横指表示中骨盆后矢状径明显缩短。坐骨棘间径 <10.0cm，坐骨切迹宽度 <2 横指表示中骨盆狭窄。若坐骨结节间径 <8.0cm，应加测出口后矢状径，两者之和 <15cm 提示为骨盆出口平面狭窄。

临床测量虽不太准确，但 0.5cm 的差距还是容易被识别的，在临床应用时划分过细并不实用，因除骨盆大小外，胎儿大小、胎方位、产力及胎头的可塑性等因素，均可影响分娩的结局。临床上一般将骨盆狭窄归为两大类，将临界与轻度狭窄归为轻微狭窄，中度及重度狭窄归为严重狭窄。一般情况下，轻微狭窄者如其他条件较好则可试产，中度狭窄者如胎儿小、产力强亦可在严密观察下短期试产，重度狭窄者应以剖宫产术结束分娩。

（三）骨产道异常对母儿的影响

1. 对母体的影响 骨盆入口平面狭窄时胎头不能入盆，易导致胎位异常、子宫收缩乏力、产程延长或滞产。中骨盆狭窄时可出现枕横位或枕后位梗阻，若子宫收缩过强，子宫下段过度伸展，可出现病理性缩复环，甚至子宫破裂。由于胎先露不能衔接，前羊水囊所受压力过大，易发生胎膜早破。产道受压过久时，可形成尿瘘或粪瘘。因滞产行阴道检查次数增多，产褥感染机会也会增加。

2. 对胎儿的影响 骨盆入口平面狭窄使胎头高浮或胎膜早破，使脐带先露及脱垂机会增多，容易发生胎儿窘迫及死亡；胎头内旋转及下降受阻，在产道内受压过久，或强行通过狭窄产道挤压或手术助产，均能使胎头变形、颅骨重叠而致硬脑膜甚至大脑镰、小脑幕等撕裂，引起颅内出血及其他新生儿产伤、感染等疾病。

（四）处理

1. 骨盆入口平面狭窄 临床上分为绝对性骨盆入口平面狭窄和相对性骨盆入口平面狭窄。绝对性骨盆入口平面狭窄是指对角径≤9.5cm，应行剖宫产术终止妊娠。相对性骨盆入口平面狭窄是指对角径为10.0~11.0cm。当胎儿大小适宜，产力、胎心等均正常时，可在严密监护下经阴道试产。评估试产充分与否，除参考宫缩强度外，应以宫口扩张程度为衡量标准。骨盆入口平面狭窄的试产可等到宫口扩张至4cm以上。胎膜未破者可在宫口扩张≥3cm时行人工破膜。若破膜后宫缩较强，产程进展顺利，多数能经阴道分娩。试产过程中若出现子宫收缩乏力，可静脉滴注缩宫素以加强宫缩。若试产后出现胎头未能入盆，宫口停滞扩张或胎心发生改变，应及时行剖宫产终止妊娠。

2. **中骨盆狭窄**　中骨盆为骨盆腔内最小的平面，如骨盆入口与出口宽大，中段骨盆狭窄机会很少。中骨盆狭窄时，胎头衔接与下降无妨碍，宫口扩张无明显异常，但胎头在中骨盆内的俯屈和内旋转受阻，形成持续性枕横位或枕后位梗阻，产程进展缓慢，第二产程延长或停滞，继发性子宫收缩乏力。若宫颈口开全，胎头双顶径达坐骨棘水平以下，可徒手协助胎头转为枕前位，经阴道分娩。若胎头双顶径在坐骨棘水平以上或出现胎儿窘迫，应考虑行剖宫产。

3. **骨盆出口平面狭窄**　骨盆出口为骨盆最低平面，狭窄可致其不能试产。若坐骨结节间径与出口矢状径之和 >15cm，可后移胎头，利用后三角空隙娩出；若两者之和 <15cm，足月胎儿不易经阴道分娩，应行剖宫产术结束分娩。

4. **骨盆3个平面均狭窄**　在胎儿小、产力好、胎位及胎心正常的情况下可以试产。通常可通过胎头变形和极度俯屈，以胎头最小径线通过骨盆腔，可以经阴道分娩。当胎儿较大合并头盆不称及出现胎儿窘迫时，应行剖宫产术结束分娩。

5. **畸形骨盆**　应根据畸形骨盆种类、狭窄程度、胎儿大小及产力等情况具体分析。对畸形严重、头盆明显不称者，应及时行剖宫产结束分娩。

二、软产道异常

（一）概述

1. **定义**　软产道异常包括子宫下段、子宫颈、阴道、外阴的病变和先天畸形。

2. **病因**　软产道异常多由先天性发育异常以及后天性疾病引起，主要包括以下几个方面：

（1）外阴异常

1）外阴水肿：常继发于重度子痫前期、重度贫血、心脏病及慢性肾炎等疾病。静脉瘤和静脉曲张也可表现为外阴水肿。

2）外阴感染或肿瘤：靠近会阴的炎性包块或肿瘤，若体积大也可阻碍分娩。

3）外阴瘢痕：一般为在外阴大的手术后或会阴撕裂伤后形成的瘢痕，分娩时容易撕裂，使阴道分娩困难。

（2）阴道异常

1）阴道闭锁：完全性阴道闭锁几乎全部是先天性的，不完全性阴道闭锁可由发育异常或产伤、腐蚀药物、手术感染造成的瘢痕挛缩狭窄引起。不严重者妊娠后可进行瘢痕软化，临产后胎头下降，对瘢痕有持续扩张作用，多能通过障碍完成分娩。

2）阴道纵隔：阴道纵隔有完全性和不完全性之分。完全性阴道纵隔一般不导致难产，胎头下降过程中能逐渐将半个阴道充分扩张后通过；不完全性阴道纵隔常妨碍胎头下降，有时其会自然破裂，但纵隔较厚时需将其剪断，待胎儿娩出后再切除剩余的纵隔。

3）阴道横隔：阴道横隔多位于阴道上中段，临产后做肛门检查可将不完全性阴道横隔中央孔认为扩张停滞的宫颈外口，特别是在临产一段时间后，胎头位置较低者，应考虑先天异常的可能。肛门检查可感到宫颈位于此横隔水平以上，再仔细进行阴道检查，在中央孔上方可查到宫颈外口。

4）阴道包块：较小的阴道壁囊肿可以移到先露部的后方，不妨碍分娩的进行；囊肿较大时可阻碍先露部下降，则需在消毒情况下行囊肿穿刺吸出其内容物，待产后再处理。阴道肿瘤，如纤维瘤、上皮瘤、肉瘤，会阻碍胎头下降，一般需行选择性剖宫产。

5）肛提肌痉挛性收缩：少见。由于在阴道中段出现硬的环状缩窄，严重妨碍胎头下降，一般需用麻醉解除痉挛。

（3）宫颈异常

1）宫颈病变：宫颈上皮内瘤变（cervical

intraepithelial neoplasia，CIN）和宫颈癌的发病率呈逐年上升趋势，且年龄趋向年轻化，其中育龄期女性占多数。多数研究证实，妊娠并不是加速宫颈病变进展的危险因素，绝大多数病变均于产后自行缓解或无进展，仅有 6%~7% 的病人病变升级。为预防宫颈病变恶化，大多数育龄期病人采取宫颈锥切术进行治疗，而宫颈锥切术后长时间出血、感染，加上宫颈瘢痕挛缩，常导致术后宫颈管粘连、狭窄，以及宫颈功能不全等并发症。宫颈锥切术的深度、手术至妊娠间隔时间，以及手术持续时间等均可影响妊娠结局。研究表明，对于患有 CIN 的育龄期女性，宫颈锥切深度不宜超过 15mm，宫颈锥切过深会增加自发性早产的风险性；有学者认为宫颈组织的再生一般是在宫颈锥切术后 3~12 个月内，避免在这段时间内受孕能够减少早产的风险；手术时间长者，其创面将扩大、出血及形成局部血肿，机体抵御致病菌的能力减弱，妊娠后易发生上行性感染。

宫颈锥切术常导致宫颈功能不全，另外对于术后预防性进行宫颈环扎的问题尚未达成共识。宫颈长度的测量常在 14~28 周，宫颈长度 <2.5cm 称为宫颈短，常常导致早产。有学者认为宫颈锥切术后病人早产的风险率高，应该进行预防性宫颈环扎，但有些学者则反对这种观点，认为应该避免环扎术，因为环扎术并没有减少宫颈锥切术后早产的发生率，相反，缝线作为一种异物刺激，可导致子宫兴奋和收缩，诱发早产。另外，环扎术会增加上行性感染的机会，可能会引起绒毛膜羊膜炎、胎膜早破等。因此，进行宫颈环扎术需谨慎。

2）宫颈管狭窄：因前次分娩困难造成宫颈组织严重损伤或感染，呈不规则裂伤瘢痕、硬结，引起宫颈管狭窄，一般妊娠后宫颈软化，临产后宫颈无法扩张或扩张缓慢者应行剖宫产。

3）宫颈粘连和瘢痕：多为手术及物理治疗所致，容易导致宫颈性难产。轻度的宫颈膜状粘连可尝试行粘连分离或机械性扩张等方法，严重者应行剖宫产终止妊娠。

4）宫颈水肿：一般常见于扁平型骨盆、骨盆狭窄、骨盆壁与胎头之间压迫而发生的宫颈下部水肿。此为胎头受压，血流障碍而引起宫口开大受阻，长时间的压迫使分娩停滞，如为轻度水肿，可穿刺除去张力，使宫口开大而顺产；严重者选择行剖宫产。

5）宫颈坚韧：由于宫颈缺乏弹性或者产妇精神过度紧张，宫颈常呈痉挛性收缩状态，多见于高龄初产妇。

（4）子宫异常

1）子宫畸形：常见的子宫畸形有纵隔子宫、双角子宫、残角子宫、单角子宫、双子宫及马鞍形子宫。子宫畸形、子宫肌层发育不良和宫腔容受性降低能影响胎盘和宫内胎儿正常发育，导致胎儿生长受限、低体重儿及早产等；子宫内腔容积和形态异常可引起产轴、胎位异常和胎盘位置异常等；子宫畸形合并存在宫颈和阴道畸形者易阻塞软产道，影响正常产程进展而致难产。

2）子宫脱垂：子宫脱垂者妊娠后受胎盘激素的影响，盆膈和子宫韧带松弛，从早期妊娠即可出现原有脱垂症状加重，如宫颈显露于阴道口或脱出，膀胱膨出伴有排尿困难，脱出部黏膜溃疡和出血。中期妊娠后，脱垂子宫可不同程度地回缩、上升，直至晚期分娩。足月妊娠时，尤其当临产后，受产力的作用，症状反复又加重，故应行剖宫产术分娩。

3）子宫扭转：子宫扭转可因子宫发育不良、胎位异常、盆腹腔内病变使子宫倾斜或旋转。子宫扭转可发生于妊娠期或分娩期，可引起胎儿窘迫，母体急性腹痛、出血。

4）瘢痕子宫：瘢痕子宫产生的原因有剖宫产术、子宫肌瘤挖除术、输卵管间质部及宫角切除术、子宫畸形矫治术等，其中以剖宫产术最为常见。瘢痕子宫是分娩过程中子宫破裂的高危因素之一。近年来，剖宫产后再孕分娩者增加，但并非所有曾行剖宫产的妇女再孕后均需剖宫产。

（5）盆腔肿瘤

1）卵巢囊肿：妊娠合并卵巢囊肿，多发生在孕 3 个月，如果卵巢囊肿阻塞产道，可导致卵巢囊肿破裂，或使分娩发生梗阻，偶可导致子宫破裂。

2）盆腔肿块：临床上比较少见，偶可有重度膀胱充盈、阴道膀胱膨出、阴道直肠膨出或下垂的肾等阻塞盆腔，妨碍分娩进行，此时可行剖宫产。

3）子宫肌瘤：子宫肌瘤为性激素依赖性良性肿瘤，其对分娩的影响取决于肌瘤大小、生长部位及类型。

（二）软产道异常对母儿的影响

1. **对母体的影响** 软产道异常可使分娩时间延长，使孕妇疲劳，增加有合并症的产妇的助产及剖宫产的发生风险；如胎位异常或胎头旋转异常，分娩停滞，可导致难产和产伤；还可导致胎膜早破，产程延长，引起宫内感染；软产道扩展受阻，导致阵痛异常，不利于分娩。

2. **对胎儿的影响** 软产道异常时，产道的扩展开大受阻，产程延长，引起胎儿缺氧、酸中毒，新生儿窒息，生存者后遗症较多。频繁的检查包括肛门检查和阴道检查，可引起宫内感染而威胁胎儿生命。

（三）诊断

详细询问病史。软产道异常应于孕前或妊娠早期行阴道检查，以了解生殖道及盆腔有无异常。孕期有阴道出血时应做阴道检查，以了解外阴、阴道及宫颈情况，以及盆腔有无其他异常等，尤其是注意宫颈情况，避免宫颈癌的漏诊，可预防软产道异常导致的难产。

（四）处理

1. **外阴异常** 外阴水肿者临产前可局部应用50%酒精局部湿敷。临产后可在严格消毒下进行多点针刺皮肤放液。分娩时，可行会阴切开术。产后加强局部护理，预防感染。对于外阴瘢痕者，若瘢痕范围不大，分娩时可做会阴后斜切开或对侧瘢痕切开；若瘢痕过大，应行剖宫产术。

2. **阴道异常**

(1) 阴道瘢痕：影响阴道的扩张性和弹性，若瘢痕不严重且位置低时，可行会阴后侧切开术后阴道分娩；若瘢痕严重，曾行生殖道瘘修补术或瘢痕位置高时，均应考虑剖宫产术。

(2) 先天性阴道横隔：若隔膜薄弱而且不完全，由于先露的作用其仍能扩张，不影响胎儿娩出；若当宫颈口开全，横隔仍不退缩时，可用手指扩张或做“X”形切开，待胎儿娩出后再切除剩余的隔，用可吸收线间断或连续地锁边缝合残端。横隔高且厚者需行剖宫产术。

(3) 阴道尖锐湿疣：体积大范围广泛的疣可阻碍分娩，易发生裂伤、血肿及感染，为预防新生儿喉乳头状瘤病的发生，应行剖宫产术。

(4) 阴道壁囊肿：较大时，阻碍胎先露部下降，此时，可行囊肿穿刺抽出其内容物，待分娩后再选择时机进行处理。

(5) 阴道内肿瘤：对于阻碍胎先露部下降而又不能经阴道切除者，应行剖宫产术，原有病变待分娩后再选择时机处理。

3. **宫颈异常** 因已经临产，只做适当试产，密切观察产程，产程进展缓慢，危及母儿健康时可行剖宫产术尽快终止妊娠。

妊娠合并CINⅠ的孕妇，孕期可不进行任何治疗，不必再复查阴道镜及细胞学检查，常规进行产前检查至足月。组织学诊断为CINⅡ及CINⅢ者，至少每12周复查阴道镜及细胞学检查，当病变加重或细胞学怀疑为浸润性宫颈癌时，建议再次进行活体组织检查。如果病变无明显发展，可继续妊娠并定期常规进行产前检查至足月。对CINⅢ病情进展或高度可疑宫颈原位癌的孕妇，治疗应个体化，根据孕周，病变位置、范围和孕妇的态度等综合考虑。

有学者认为在妊娠中期的孕妇可以采用宫颈锥切术，有助于明确诊断；也有学者认为妊娠合并CIN进展为镜下及肉眼浸润癌的概率较小，产后自然消退的比率高，所以妊娠合并CIN时在孕期可不做治疗，但要密切随诊。

妊娠合并宫颈癌的处理方式取决于宫颈癌的分期、组织学分型、有无淋巴结转移、孕周及病人意愿。应兼顾母儿情况，选择治疗的最佳方案和最佳时机。

妊娠合并宫颈病变的分娩方式与宫颈癌前病变及原位癌的稳定状态无关。分娩方式的选择取决于产科指征，无特殊指征的病人仍可以阴道分娩。宫颈原位癌的病人，阴道分娩后病变稳定率仍为88%，阴道分娩有利于病变缓解。但妊娠期宫颈癌病人阴道分娩可能增加癌细胞的扩散概率，应选择剖宫产分娩，根据病变情况决定手术的方式及范围。

4. **子宫异常** 子宫肌瘤在孕期及产褥期可发生红色退行性变，局部出现疼痛和压痛，并伴有低热及白细胞中度增加，一般给予对症处理，症状在数天内可缓解。若肌瘤不阻塞产道，可经阴道试产，产后再处理肌瘤。肌壁间肌瘤在临产后可致子宫收缩乏力，产程延长；生长于宫颈或子宫下段的肌瘤或嵌顿于盆腔内的浆膜下肌瘤，阻碍产道时，应行剖宫产术。瘢痕子宫再次怀孕分娩时子宫破裂的风险增加。剖宫产后阴道分娩（vaginal birth after cesarean，VBAC）应根据前次剖宫产术式、指征、术后有无感染、术后再孕时间间隔、既往剖宫产次数、有无紧急剖宫产的条件，以及本次妊娠胎儿的大小、胎位、产力、产道等情况综合分析而决定。瘢痕子宫在阴道试产过程中发现子宫破裂征象时，应行紧急剖宫产，同时修补子宫破口，必要时需切除子宫。

5. **卵巢囊肿** 妊娠合并卵巢囊肿大多数属良性病变，确诊后应根据病人情况进行随诊观察或择期手术，可于孕4个月或产后行卵巢囊肿摘除术。生理性囊肿直径多在6cm以内，属功能性，不必切除。如疑为恶性，确诊后须立即手术，手术范围与非妊娠时一样。如妊娠晚期发现恶性肿瘤，胎儿已初具生存能力，可在保护产妇安全的条件下支持数周，以期得到活婴。如足月临产时发现卵巢肿瘤，只要不引起阻塞性分娩仍可自然分娩。如临产后卵巢囊肿嵌顿在盆腔内影响产道，则须行剖宫产术分娩。

经验分享

1. 临床上骨盆单一径线的狭小可能不影响分娩，故应对整体骨盆的大小和形态全面衡量，才能作出正确的处理。胎儿能否自然分娩，还受到产力，胎方位，胎头的大小、可塑性，软组织的阻力、诊断和处理是否及时、正确等因素的影响。临床上应该综合评估，密切关注产程变化，采取个体化处理方法。
2. 处理软产道异常的关键在于早期发现，根据不同的软产道异常情况，结合病人及其家属的意见，给予个体化处理。

本节关键点

1. 产道异常包括骨产道异常和软产道异常，以骨产道异常多见。
2. 骨产道异常分为狭窄骨盆和畸形骨盆。
3. 骨盆入口平面狭窄最常见的类型是扁平型狭窄，骨盆出口平面狭窄中最常见的是漏斗型狭窄。
4. 临界或者轻度骨盆狭窄，其他条件良好者，可给予试产；中重度骨盆狭窄、明显的骨盆畸形或出口狭窄者不能试产。
5. 妊娠早期应常规进行阴道检查，检查有无软产道异常。临产前应重新评估产道。

（马玉燕　朱晓丹　王琳琳　贺梦雅）

参考文献

1. 丰有吉，沈铿．妇产科学．3版．北京：人民卫生出版社，2015：83-84.
2. 中华医学会妇产科分会产科学组．新产程标准及处理的专家共识(2014)．中华妇产科杂志，2014，49(7)：486.
3. 谢幸，孔北华，段涛．妇产科学．9版．北京：人民卫生出版社，2018：179-189.
4. 伍绍文，王琪．难产的早期识别及处理．实用妇产科杂志，2014，30(1)：3-5.
5. OUZOUNIAN JG. Shoulder dystocia：incidence and risk factors. Clin Obstet Gynecol，2016，59(4)：791-794.
6. GABBE S，NIEBY IJ，SIMPSON J，et al. Obstetrics：Normal and Problem Pregnancies.7th ed. Philadelphia：Elsevier，2016.
7. CUNNINGHAM FG，LEVENO KJ，BLOOM SL，et al. Williams Obstetrics. 24th ed. New York：McGraw Hill Medical Publishing Division，2014.
8. LEFEVRE NM，KRUMM E，COBB WJ. Labor dystocia in nulliparous women. Am Fam Physician，2021，103(2)：90-96.

第四节

胎方位异常

导读

本节将介绍可能导致难产的一些胎方位异常，包括：持续性枕横位、持续性枕后位、高直位、前不均倾位、颜面位和额位等。其中以持续性枕横位和枕后位多见，而高直位已经很少论述。

2014 年美国妇产科医师学会（American College of Obstetricians and Gynecologists，ACOG）和母胎医学会（Society for Maternal-Fetal Medicine，SMFM）联合发表共识——“安全预防初次剖宫产”，其中要点为：当胎头下降异常时，在考虑阴道助产或剖宫产之前，应对胎方位进行评估；不再强调胎方位异常的分类。大部分胎方位异常都可在保证母儿安全的情况下试产，只要能成功阴道分娩，这些胎方位异常不用特别强调。

一、持续性枕横位

（一）概述

1. **定义**　凡正式临产后，经过充分试产，至分娩结束时，无论胎头在骨盆的哪一个平面，只要胎头矢状缝持续与骨盆横径平行，或与骨盆横径形成 15° 以内的角度，均称为持续性枕横位（persistent occiput transverse position）（图 6-4-1，图 6-4-2）。枕骨在骨盆左侧为持续性左枕横位，在右侧为持续性右枕横位。通常情况下枕横位在临产前较为常见，但多数会在临产后随着胎头下降自发转为枕前位分娩，仅少数转为枕后位（图 6-4-3，图 6-4-4）。有研究报道多达 50% 的胎儿在临产发动时是枕横位，但该比例在第二产程时下降到 19%~20%，在分娩时下降到 3%~8%。

2. **病因**　持续性枕横位的发生与持续性枕后位一样，是受多种因素影响的。

（1）骨盆形态与大小异常：扁平型骨盆及男型骨盆容易发生持续性枕横位，主要是由于这两种骨盆前后径短小，胎儿多采取枕横位衔接。

（2）胎儿俯屈不良及头盆不称：因胎头俯屈不良，胎头径线与骨盆径线不适应胎头下降，并妨碍胎头旋转而形成持续性枕横位。

（3）子宫收缩乏力：胎头在盆腔内完成下降与旋转等一系列动作，必须要有良好的产力，否则将难以完成内旋转。

3. **临床表现**

（1）临产前：扁平型骨盆和男型骨盆如果胎头以枕横位入盆时，需警惕其发生持续性枕横位的可能性，尤其是当胎儿估计偏大时。

（2）临产后：如果出现原发性子宫收缩乏力或潜伏期延长倾向，应警惕持续性枕横位的存在；持续性枕横位最常见的临床表现是产程进展缓慢或者停滞，尤其是活跃期或第二产程胎头下降停滞，此时可引起继发性子宫收缩乏力。

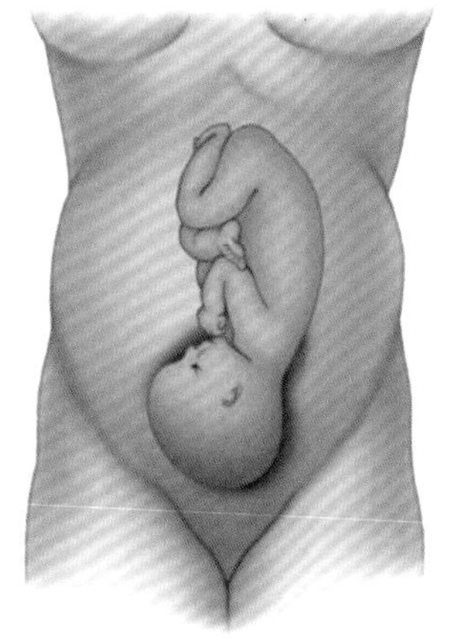
图 6-4-1 持续性枕横位 1

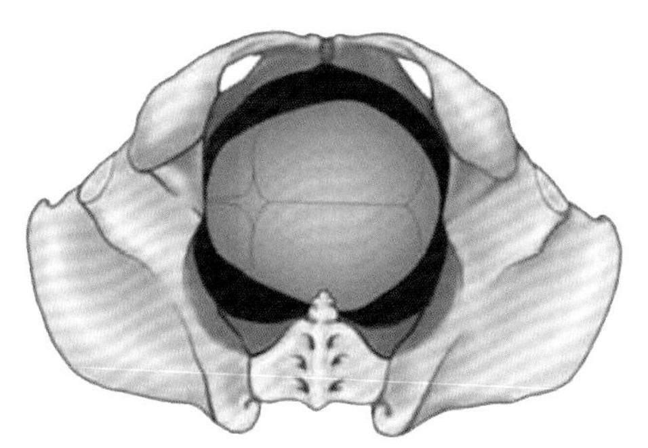
图 6-4-2 持续性枕横位 2

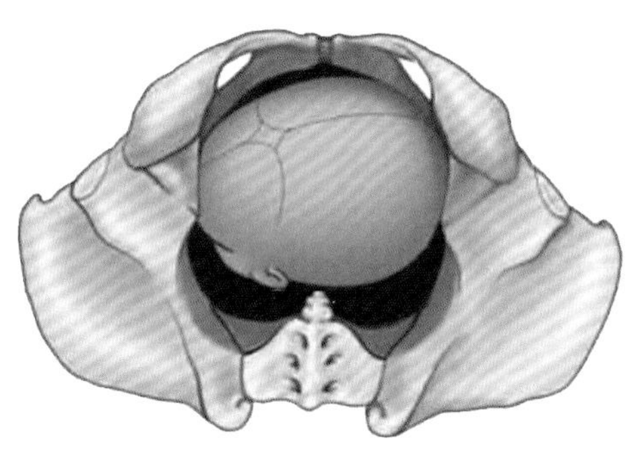
图 6-4-3 枕横位后不均倾位

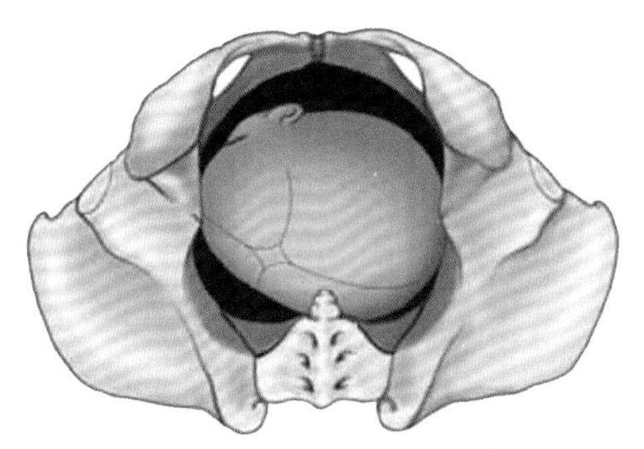
图 6-4-4 枕横位前不均倾位

（二）诊断

1. **腹部检查** 胎儿呈纵产式头先露，胎臀在宫底部，胎儿背部位于产妇腹部一侧，常常可以清楚地扪及母体腹部 1/2 被胎头肢体占据、1/2 被胎儿背部占据。耻骨联合上方触及胎头比枕前位宽。耻骨联合左上方扪及胎儿枕部为枕左横位，反之为枕右横位。

2. **胎心监测** 胎心在枕部同侧母体下腹部偏侧方最响亮。

3. **阴道检查** 阴道检查是诊断枕横位的公认标准。当宫口扩张 3~5cm 时，若胎儿头部水肿不明显，可以根据阴道检查中胎头矢状缝方位来判断胎位。如果胎头矢状缝与骨盆横径相一致，前后囟门分别位于骨盆双侧则可以诊断。胎儿枕部位于骨盆 3 点钟位置时为枕左横位，枕部位于骨盆 9 点钟位置时为枕右横位。也可根据胎头耳郭位置及外耳道口方向确定左或右枕横位。

4. **超声检查** 当阴道检查胎方位不确定时，超声评估是检查胎方位和观察胎位动态变化的重要方法，能及早地诊断持续性枕横位，诊断准确率在 90% 以上。超声检查可经腹经阴道或经会阴进行，但经阴道和经会阴超声可避免母体盆骨的遮挡，往往在头位较低时可以提供更清晰的图像。

超声识别枕横位的关键诊断特征是胎儿眼眶的位置。如果双眼眶都在母体左侧，则为枕右横位；如果双眼眶都在母体右侧，则为枕左横位。胎头衔接后经阴道或经会阴超声扫描可发现大脑中线回声是水平的或接近水平时，胎儿脊柱在母体右侧，则为枕右横位；胎儿脊柱在母体左侧，则是枕左横位。

（三）分娩机制

胎头以枕横位入盆，在无头盆不称的情况下，大约 80% 的枕横位胎儿可以向前转（内旋转）为枕前位，10%~15% 的胎儿转为枕后位，其余仍为枕横位。若胎头以枕横位衔接，不能自然旋转至枕前位，或者由枕后位向前旋转 45° 至枕横位后停顿，多数需要手术助产将胎头转成枕前位娩出。

（四）处理

以枕横位入盆者，排除明显头盆不称后均应试产。如果胎头下降有一定进展且胎心率正常，首选期待治疗。如果胎头继续下降，可能自行发生部分或完全旋转。即使需要采取徒手或产钳旋转或器械助产，胎头位置较低和 / 或处于非横位也将使操作更简单。

1. 第一产程

（1）警惕原发性子宫收缩乏力，对于高危因素的产妇应积极处理，如反复有不规律宫缩，影响休息，应进行检查，鉴别是否临产。

（2）若子宫收缩乏力，无头盆不称，并已进入活跃期，可进行人工破膜及使用缩宫素加强宫缩。

（3）活跃期停滞或延长是持续性枕横位最多见的表现。在活跃晚期出现了产程进展缓慢时，应仔细检查，寻找原因，如发现为持续性枕横位应给予纠正胎位并加强宫缩。

2. 第二产程 最好是在持续性枕横位确诊后尽快尝试徒手旋转胎方位，因为在胎头明显嵌顿之前尝试的成功率更高。与初产妇相比，在经产妇中徒手旋转胎位更容易成功。在徒手旋转胎位时应注意手在阴道内等待两阵宫缩胎头下降后再将手取出，避免宫缩时胎头又转回枕横位。如果医师或助产士不具备徒手旋转胎位的专业技能，或产妇不愿意接受操作，或旋转失败，则可行剖宫产。此外，器械助产也可帮助胎头旋转，是徒手旋转胎位失败后的二线选择。若医师或助产士具备相关技能，产妇知情同意后，可以采用 Kielland 产钳（图 6-4-5）旋转胎头至枕前位后产钳助产，也可以用胎头吸引器旋转至枕前位，旋转的同时行牵引，若两次不成功则行剖宫产。

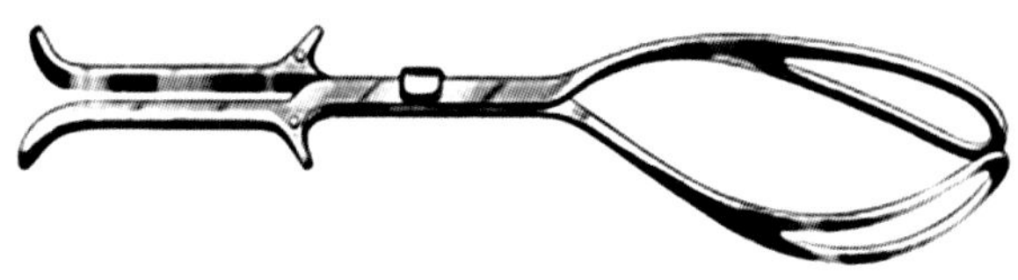

图 6-4-5 Kielland 产钳

但需注意胎头吸引器及产钳助产对胎儿的危害，旋转产钳技术要求高，必须由有经验并能熟练操作的医师或助产士进行，术前必须进行详细的阴道检查，明确胎位并再次检查骨盆大小。

处理技巧

1. 在产程中要早期发现枕横位，并需要反复多次、充分、认真地评估头盆关系，避免母儿损伤。
2. 凡产程进展异常者，首先应排除头盆不称。若有头盆不称，则不宜继续试产；若无头盆不称，仅为产力欠佳，可使用人工破膜及催产素静脉滴注，促进产程进展。经处理后 2 小时以上产程仍无进展，或 2 次徒手旋转胎头失败，或再次检查骨盆评估胎头双顶径不能通过中骨盆及出口平面，胎头不衔接，先露仍在坐骨棘 +2 水平以上者，均必须行剖宫产术结束分娩。

经验分享

如果胎头均倾，胎头矢状缝则位于耻骨联合与骶骨岬的中点；若矢状缝偏离中线靠近耻骨联合，则考虑为枕横位后不均倾位（图 6-4-3）；若矢状缝偏离中线靠近骶骨岬，则考虑为枕横位前不均倾位（图 6-4-4）。如果胎头俯屈良好，胎儿先露部枕部位置应该低于额部。反之，如果胎头俯屈不良，胎头枕部和额部就会几乎处于同一骨盆平面。

大多数枕横位能自行向前转 90° 至枕前位自然分娩，而枕横位宫颈口开全后第二产程中产程停滞常常表现为以下几种情况：

（1）枕横位胎头自行旋转 90° 至枕前位后产程停滞。

（2）枕横位胎头自行旋转 45° 至枕左 / 右前位后产程停滞。

(3) 枕横位胎头无法旋转，矢状缝始终与骨盆横径一致。

(4) 极少情况下枕横位胎头可自行向后旋转，产程停滞于持续性枕后位。

对于以上产程停滞，有以下处理措施：

(1) 枕前位产程停滞：用产钳或胎头吸引器助产娩出胎头。

(2) 枕左前位产程停滞：用产钳或胎头吸引器旋转胎头并牵引娩出胎头。

(3) 枕横位产程停滞时，以下两种方法均可以使用：①徒手旋转胎头 45°~90° 至枕前位，然后用产钳或胎头吸引器助产；②使用产钳旋转胎头 45°~90° 至枕前位，然后用产钳或胎头吸引器助产。

(4) 枕后位产程停滞：参照本节“持续性枕后位”相关内容。

（漆洪波　余昕烊）

二、持续性枕后位

（一）概述

1. 定义　凡临产后经过充分试产，当分娩以任何方式结束时，无论胎头在骨盆的哪一平面上，只要其枕部仍位于母体骨盆后方者，称为持续性枕后位（persistent occiput posterior position）（图 6-4-6，图 6-4-7）。

枕后位是最常见的胎位异常。临产前，15%~20% 的足月头位胎儿是枕后位，但在阴道分娩时枕后位仅占 5%，因为产程中多数枕后位胎儿在产力作用下会自动旋转为枕前位，但仍有少数在产程中旋转失败而呈持续性枕后位者。Gardberg 等学者（1998）使用超声记录了 408 例足月产妇产程发动时胎头的位置（图 6-4-8）。

持续性枕后位是头位难产中最多见的一种胎方位，以初产妇多见，初产妇发病率是经产妇的 2 倍。对持续性枕后位发病率的报道不一，国内报道为 4%~12%，国外报道为 10%~30%，其中大约 60% 为枕右后位（right occiput posterior，ROP），30% 为枕左后位（left occiput posterior，LOP），10% 为枕直后位（direct occiput posterior）。以初产妇多见。

2. 危险因素和机制　已报道的持续性枕后位危险因素包括：初产妇、产妇年龄 >35 岁、肥胖、非洲裔美国人、既往枕后位分娩史、骨盆出口平面狭窄（特别是耻骨弓狭窄）、孕周 ≥41 周、新生儿出生体重 ≥4 000g、胎盘在前壁、硬膜外阻滞等。

发生持续性枕后位的机制虽然还不十分清楚，但就产道、胎儿、产力三大因素的相互关系看，持续性枕后位的形成常常是多种因素相互影响、相互制约的结果，其主要的影响因素有如下几个方面：

(1) 骨盆形态与大小异常：中骨盆狭窄导致以枕后位衔接的胎头难以进行内旋转，是形成持

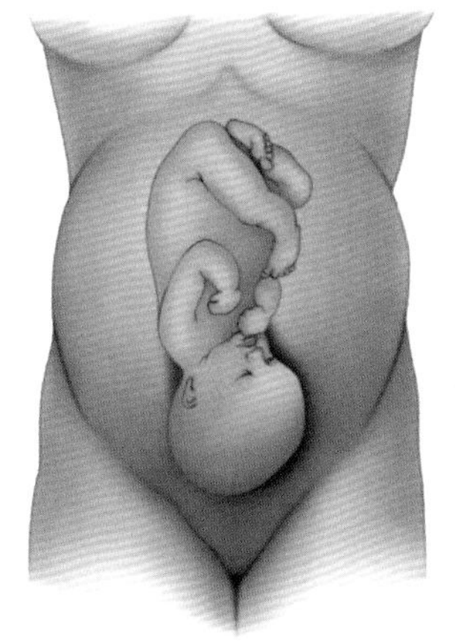

图 6-4-6　持续性枕后位 1

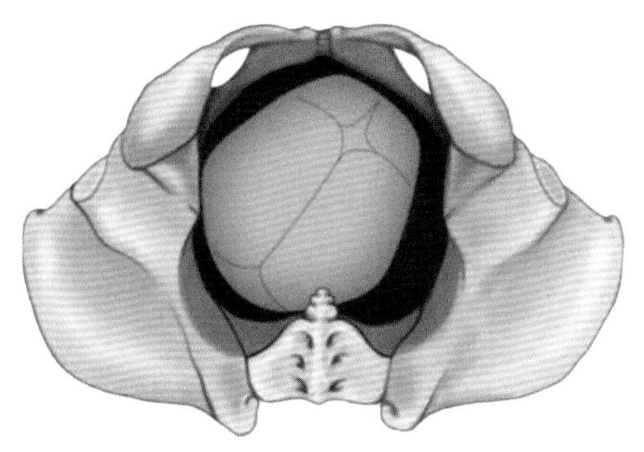

图 6-4-7　持续性枕后位 2

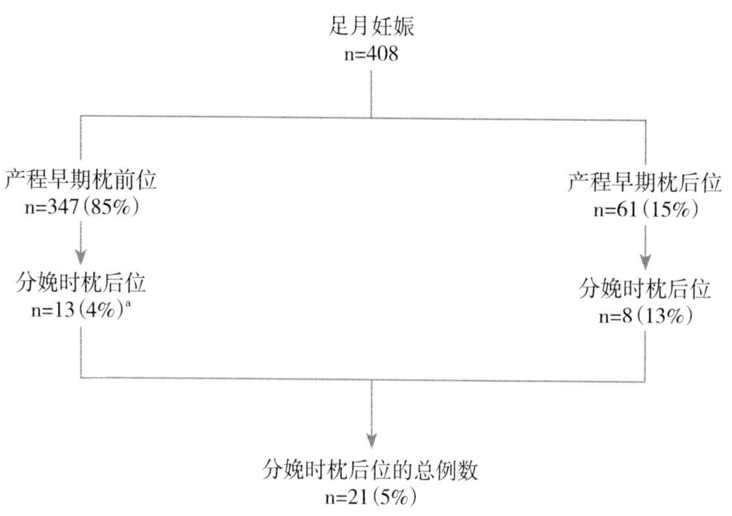

图 6-4-8 产程早期枕后位与分娩时胎位情况的比较

续性枕后位的最重要原因。

(2) 胎儿大小与头盆关系：枕后位胎儿体重较大者，若存在骨盆狭窄，则容易造成头盆不称，妨碍其内旋转，导致分娩过程中阻力增大，最终引起子宫收缩乏力，导致难产。随着胎儿体重的增加，枕后位的发生率增加，这与胎儿各径线增加导致其内旋转困难有关。

(3) 子宫收缩乏力：胎头在盆腔内需要完成俯屈及内旋转等一系列动作，必须依靠良好的子宫收缩力，否则难以完成。

(4) 硬膜外阻滞：硬膜外阻滞可能导致盆底肌肉组织松弛且会阻止胎儿从枕后位旋转为枕前位，导致持续性枕后位；也可能是相较于枕前位临产，枕后位临产引起腰骶部疼痛更加剧烈且持续时间更长，使产妇更常要求硬膜外阻滞，所以枕后位和硬膜外镇痛之间才存在关联。但目前学术界对实施硬膜外阻滞是否导致分娩时枕后位尚存争议。

3. **临床表现** 临产后枕后位多表现为原发性子宫收缩乏力，潜伏期延长；产妇在临产后不久即感腰背部疼痛；在活跃早期由于胎头在骨盆入口处压迫直肠，产妇过早就出现排便感；由于过早用力，导致产妇疲劳，宫颈前唇水肿，常出现活跃期进展缓慢或者停滞，而且可引起继发性子宫收缩乏力。在产程图上也有明显异常，根据胎头发生梗阻的位置，常表现为不同类型的产程异常：

(1) 胎头被阻于骨盆入口，多表现为潜伏期延长或 / 和活跃早期宫颈扩张延缓或阻滞。

(2) 活跃晚期（宫颈扩张 8~9cm 时）宫颈扩张延缓或 / 和阻滞，可表现为活跃期延长或停滞、胎头下降停滞。

(3) 宫颈口开全后出现胎头下降延缓或 / 和阻滞，致使第二产程延长。

（二）诊断

1. **阴道检查** 是确诊枕后位的主要手段。阴道检查时，根据阴道检查胎头矢状缝及囟门的位置来判断胎位。如果胎头矢状缝在骨盆右斜径上，前囟位于左上方，后囟位于右下方，耻骨联合左上方扪及胎儿颏部，则可疑诊枕右后位；反之为枕左后位。然而当宫颈未完全扩张、头皮水肿、颅骨重叠、检查者经验不足时，阴道检查容易误诊，诊断准确率仅为 50%~60%。

需要注意的是，有时由于产程延长、胎头严重重叠变形或胎头水肿产瘤形成，阴道检查感觉胎头位置很低，甚至有时在阴道口可以看见胎头头皮，但骨缝不易查清，很难准确判断胎方位，此时可用触摸胎儿耳郭法：向胎头两侧高位触摸胎耳轮廓，以示指及中指触摸及拨动胎儿耳郭，耳郭边缘所在方向为枕骨的方向。因胎儿耳郭柔软，一定要摸清耳轮、耳孔及耳根，仔细感觉，可确定胎

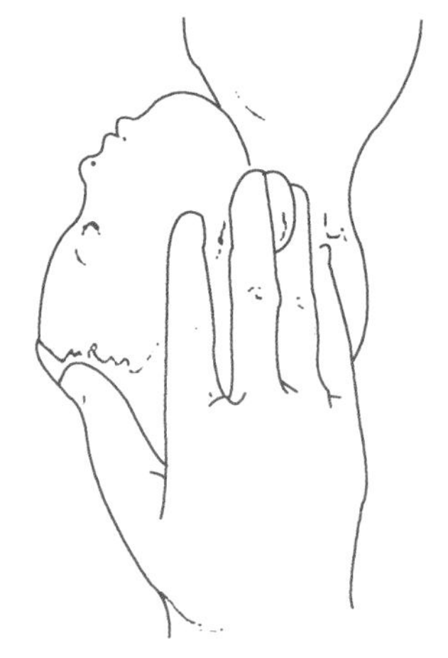
图 6-4-9 触摸胎耳确定胎方位

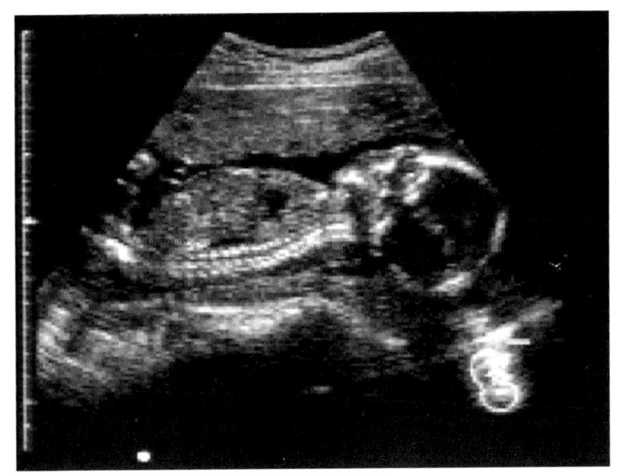
图 6-4-10 持续性枕后位超声检查
胎儿仰卧位颜面部向上，脊柱位于下方显示不清为枕后位

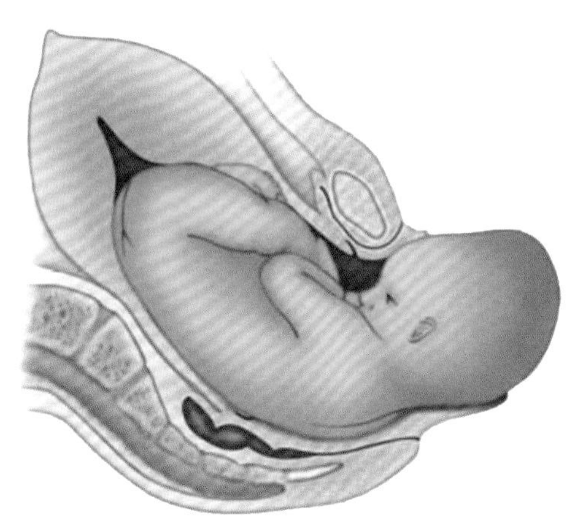
图 6-4-11 枕后位分娩机制：胎头俯屈较好

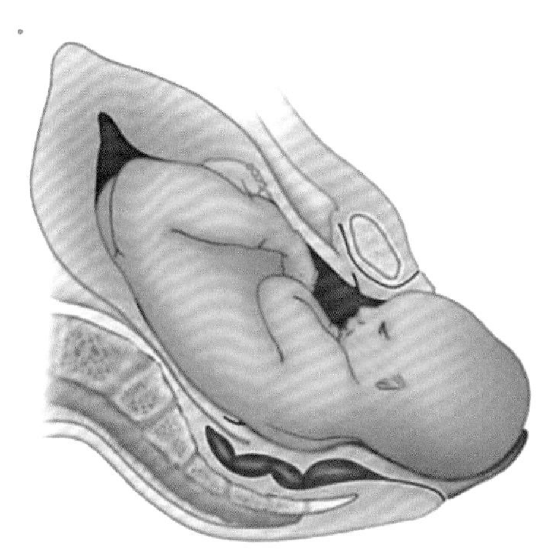
图 6-4-12 枕后位分娩机制：胎头俯屈不良

方位（图 6-4-9）。

2. **超声检查** 如果阴道检查胎方位不确定，目前建议可通过超声检查准确识别胎头位置，诊断准确率达到 95% 以上。超声检查亦可辅助产程处理，尤其是旋转胎方位或者是器械助产时（图 6-4-10）。将超声探头经腹横向放在耻骨联合正上方，如果胎儿颜面部朝向探头，则枕后位诊断成立。

（三）分娩机制

胎头以枕后位入盆，在无头盆不称的情况下，多数在正常产力与宽大盆腔内可以使胎头枕部向前旋转 90°~135° 成为枕前位娩出。少数枕后位若不能进行正常内旋转，其分娩机制有以下几种情况：

1. **胎头俯屈较好** 胎头内旋转时向后旋转 45°，矢状缝与骨盆前后径一致，使胎儿枕部朝向骶骨继续下降，当前囟达耻骨联合下时，以前囟为支点，胎头继续俯屈，使顶部及枕部自会阴娩出（图 6-4-11）。

2. **胎头俯屈不良** 胎儿额部先露于耻骨联合下方，当鼻根部抵达耻骨联合下方时则以鼻根部为支点，胎头俯屈，从会阴前缘相继娩出前囟、顶部及枕部，胎头再仰伸，相继娩出鼻、口、颏部（图 6-4-12）。

3. **胎头低横位** 胎头向前旋转 45° 到盆底，形成胎头低横位，以持续性枕横位分娩（图 6-4-13）。

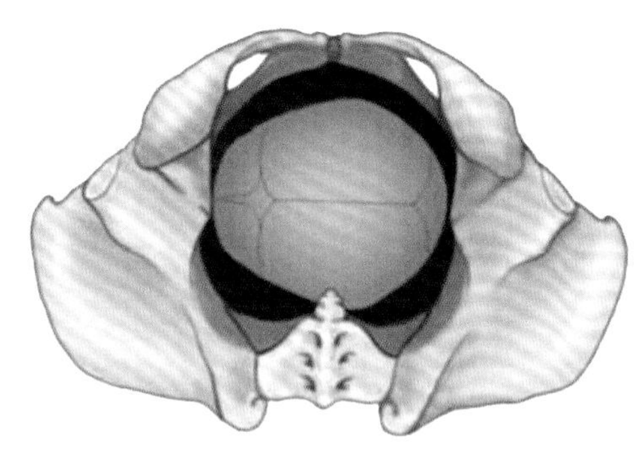

图 6-4-13 枕后位分娩机制：胎头低横位

（四）处理

凡是枕后位，只要无明显头盆不称，均应进行试产。试产时应根据中华医学会妇产科学分会产科学组 2020 年发布的《正常分娩指南》和中华医学会围产医学分会 2015 年发布的《电子胎心监护应用专家共识》进行评估和处理。

1. **临产前** 临产前枕后位对产时胎位或不良结局没有预测作用。有时会建议产妇运动使胎儿易于向前转动，但是没有令人信服的证据证明这些方法有效，也没有任何一项干预措施能够保证降低剖宫产率，并不能降低持续性枕后位的发生率，孕期保健仍遵循规范临床指南。

2. **第一产程** 没有证据表明第一产程枕后位产妇改变体位可以降低持续性枕后位的发生率，若胎心监护显示无异常并且产程在进展，可给予期待治疗。若枕后位第一产程出现产程异常，应按照《正常分娩指南》进行处理，如人工破膜、使用缩宫素加强宫缩，若处理无效，则应行剖宫产终止妊娠。若出现胎心监护异常，则应按照《电子胎心监护应用专家共识》进行评估和处理。值得一提的是，因第一产程中胎头未完全衔接，宫颈未完全扩张，若行手法旋转胎头至枕前位，易出现宫颈裂伤、脐带脱垂等严重并发症，且失败率高，故不推荐第一产程行手法旋转胎头。

3. **第二产程早期** 进入第二产程后，若胎儿情况良好、产程进展顺利，应给予期待和观察，无须立即对枕后位进行干预。尽管此时的枕后位会增加剖宫产概率，但在第二产程开始时为枕后位的胎儿有 50%~80% 会自动旋转为枕前位，证明期待治疗是合理的。胎头衔接并不会妨碍其自动旋转。

但第二产程中胎头处于枕后位的时间越长，自行转至枕前位的概率越小，并发症发病率越高。虽目前尚未就第二产程旋转胎头的最佳时机进行大样本多中心研究，但预防性旋转胎方位比胎头下降受阻后再进行操作更有可能获得成功。目前推荐应在进入第二产程早期（初产妇 1 小时，经产妇 0.5 小时，无痛分娩在此时间基础上适当延长）进行预防性地旋转胎头。目前与枕后位相关的第二产程延长或停滞的最佳处理方法尚不明确。还没有随机对照试验比较各种处理方法，如手法旋转或产钳旋转、枕后位阴道助产和剖宫产等。

4. **第二产程的产程异常或胎心异常时持续性枕后位的处理** 当胎儿以持续性枕后位进入第二产程后，可能出现产程异常，如第二产程延长、胎头下降停滞，或胎心异常如Ⅲ类胎心监护等紧急情况。此时需要从如下几方面进行评估和处理：

（1）胎儿是否需要立即分娩：再次按照《正常分娩指南》和《电子胎心监护应用专家共识》进行评估和处理。

（2）再次核对有无分娩禁忌证：①巨大胎儿，需再次联合超声评估胎儿体重。②胎头严重水肿、颅骨过度重叠时可造成胎头已在阴道外口显露的假象，虽然胎先露很低（>+3cm），但此时双顶径仍然位于骨盆入口上方，并未达到阴道助产的最起码条件——胎头衔接，这在扁平型骨盆的产妇中较为常见。此时需再次进行四步触诊检查胎头是否入盆。③中骨盆或出口平面狭窄，如男型骨盆，此时需再次评估骨盆。

（3）再次联合超声确定胎方位。

（4）再次评估产妇骨盆后部是否宽松，若产妇骨盆前部狭窄、后部较宽如类人猿型骨盆，则无须旋转胎头，直接以枕后位分娩是较佳的选择。

（5）经以上评估无误后，可徒手或器械（Kielland 产钳或胎头吸引器）旋转胎头至枕前位后立即进行阴道分娩或器械（Simpson 产钳或胎头吸引器）助产分娩。若胎头旋转不成功，则直接以枕后位 Kielland 产钳助产或剖宫产终止妊娠。

（6）剖宫产终止妊娠。指征：①持续性枕后位经过充分试产，胎头始终不能衔接者；②即使胎头已衔接，但阻滞于中骨盆或出口平面，器械辅助旋转或助产失败者。但此时胎头可能已下降至坐骨棘水平以下，甚至胎先露已达阴道外口，胎头与骨盆间隙小，术者手不易深入胎头前下方，易发生胎头嵌顿、娩头困难等情况；其次子宫下段肌层非常薄，若术者用力不当，极易发生子宫切口撕裂及术中出血。对此，临床上多用手上推胎肩，待胎头退出骨盆腔后再手取胎头，或助手阴道上推胎头后术者手取胎头这两种方式。与阴道上推胎头相比，仅上推胎肩娩胎头发生子宫下段切口撕裂伤、产褥感染、输血的风险显著增加，但胎儿产伤风险下降。若仍无法娩出胎头，可行足位牵引娩出胎儿。

处理技巧

徒手旋转胎方位术和产钳助产术是持续性枕后位手术助产的关键操作，该操作风险较高，需由经验丰富的人员谨慎操作。若失败，应行剖宫产终止妊娠。有必要对这两种操作的技术难点和注意事项进行重点介绍。

1. **徒手旋转胎方位术** Reichman 等学者回顾性研究表明在第二产程早期，对枕后位进行期待治疗相比，预防性徒手旋转胎方位术可提高胎头旋转成功率、自然分娩率，降低器械助产率、剖宫产率，而围产儿结局不变。预防性徒手旋转胎头术的手法有两种：手指旋转和手掌旋转。其具体操作技术详见第八章十一节。但值得注意的是：手掌旋转成功率高但产妇不适症状明显，且发生宫颈裂伤、脐带脱垂等并发症的概率较手指旋转高。具体实施何种手法需根据操作者的经验和习惯、产妇的骨盆条件等决定。操作前应再次评估骨盆，若骨盆前部较窄而后部较宽，似类人猿型骨盆，则无须手法旋转，因为类人猿型骨盆以枕后位分娩是较佳的选择。
2. **Kielland 产钳助产** Kielland 产钳直接以枕后位助产时，切忌将产钳向下拉、再平拉、再向上。因为产钳是一个杠杆，交锁处是支点产钳柄向上提，产钳叶抱着胎头向后向下，使胎头下降。同时，产妇平卧取截石位时，可减少骨盆倾斜度，使耻骨联合上旋，有利于胎头娩出；骨盆后壁骶骨下端则为向上翘的弧形，要使胎头适应这种向上弯曲的产道弧形，也需要将胎头上提。向下拉或平拉都可被这上翘的骶骨末端阻挡，胎头将无法下降。此外应小心防范重度会阴裂伤。研究结果显示，与旋转（徒手或产钳）至枕前位并从枕前位进行产钳分娩相比，枕后位器械助产会导致更多的Ⅲ度或Ⅳ度撕裂伤（图 6-4-14）。

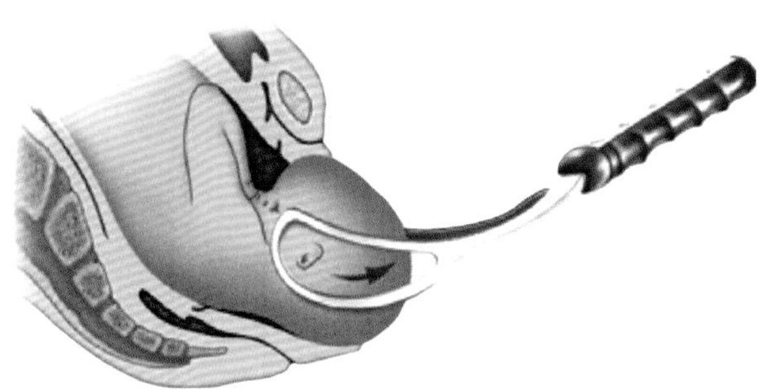

图 6-4-14 枕后位产钳助产

经验分享

1. 对于第二产程延长并且骨盆足够宽大的产妇，可尝试将胎头手法旋转至枕前位，成功率很高（约 90%），并可增加阴道分娩的可能性，并且发生母儿并发症的风险低（如宫颈裂伤、胎儿窘迫等）。
2. 在第二产程胎先露下降缓慢时应尽快旋转胎头，因为在下降停滞之前手法旋转胎头比停滞发生以后更可能成功，而且这种情况下胎头不容易自动旋转。一项比较手法旋转与期待治疗处理枕后位的前瞻性研究结果支持早期手法旋转是有益的，该研究建议初产妇在第二产程开始 1 小时内、经产妇在第二产程开始 30 分钟内接受手法旋转。
3. 如果旋转成功，产妇应继续用力，并且按照临床常规标准处理产程。如果旋转不成功，胎心监护正常，产妇也可继续用力，之后的干预方法取决于产程进展和胎儿状况。如果先露下降停滞（充分用力后 1 小时胎先露不下降）或者胎心率异常，则需要尽快分娩。若胎儿颅骨最低点超过坐骨棘≥2cm，估计胎儿体重 <4 000g，并且在胎儿枕部与产妇骶骨 / 尾骨之间有足够的空间，

则可尝试进行枕后位的阴道助产，而不旋转为枕前位。

4. 在评估胎头位置时需确认双顶径是否已经通过骨盆入口（如果胎儿头已经衔接，腹部触诊应该能触摸到不超过 1/5 的胎头），注意产妇骨盆浅且宫颈口开全后胎头衔接的假象。如果没有安全进行阴道助产的条件，需行剖宫产。

（漆洪波　余昕烊）

三、高直位

（一）概述

1. 定义　胎头以不屈不仰姿势衔接于骨盆入口，其矢状缝与骨盆入口前后径相一致，称胎头高直位。高直位根据其先露的特点又分为两种，其中胎头枕骨向前靠近耻骨联合者称胎头高直前位，又称枕耻位（occipitopubic position）；胎头枕骨向后靠近骶岬者称胎头高直后位，又称枕骶位（occipitosacral position）。见图 6-4-15。

目前国内报道的高直位的发病率为 0.28%~1.48%，国外资料报道为 0.06%~1.60%，存在较大的区别主要在于是否漏诊及阴道检查质量的不同。

2. 病因　由于分娩需要胎头衔接于骨盆入口，经过不断适应，以最小径线入盆，当胎头下降和转动中因各种原因停留于高直位时即可能导致高直位的发生，常见的导致高直位的原因包括如下方面：

(1) 头盆不称：头盆不称和临界不称是导致高直位最主要的原因，重庆医科大学附属第二医院报道的高直位中头盆评分 7 分及以下者占 84.4%。

(2) 头盆形态及大小关系：骨盆入口平面狭窄、骨盆横径狭窄，以及扁平型狭窄、均小型狭窄均可能导致高直位。

(3) 胎头大小及形态：胎儿偏小，胎头小，或胎儿偏大，胎头大或者长形、颅骨穹窿扁平可能导致高直位。

(4) 胎儿姿势不正常：如当胎儿头部和背部形成向后突起的弧形曲线与母体腰椎部的前突弧形曲线相交叉，进而阻碍胎头衔接与下降，可形成高直位。

(5) 其他：在高直位中也有部分胎头与骨盆均正常，可能存在其他不可预计的偶发因素，有报道在胎膜早破的产妇中观察到高直位的发生率更高，胎膜早破可能使胎头不能恰当地旋转，而使得胎头矢状缝被固定在骨盆入口前后径上，形成胎

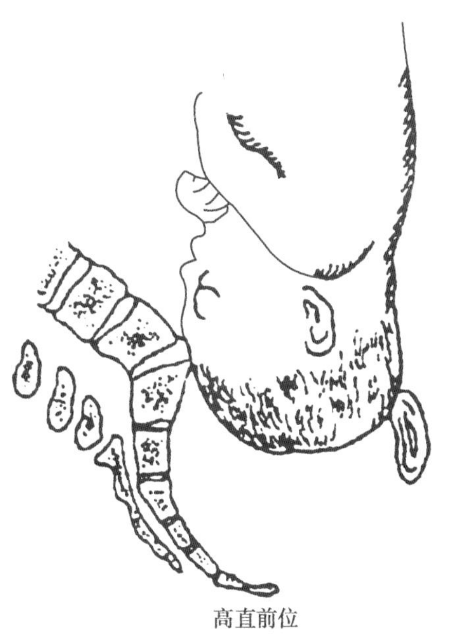

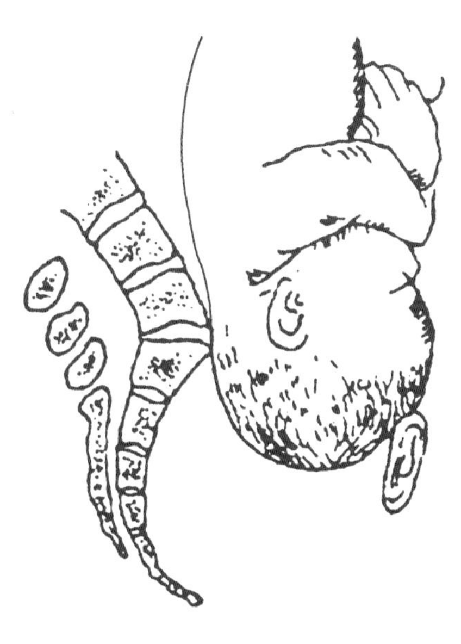

图 6-4-15　胎头高直位

头高直位。但其与高直位的因果关系尚未确定，仍有争议。国外有文献报道悬垂腹的经产妇，胎头高直前位较多见，胎头高直后位则多见于初产妇。除骨盆解剖学上的特点外，腰大肌过分发达及胎位的变动对高直位的形成可能起到一定的作用。

3. **临床表现** 高直位主要表现为胎头入盆困难，但高直前位可能衔接入盆而转为正常产程，而高直后位胎头不入盆、不下降，胎头下降受阻表现出一定的特点，两者在临床上表现不同。

(1) 高直前位：由于临产后胎头不俯屈，进入骨盆入口的胎头径线增大，胎头迟迟不衔接，使胎头不下降或下降缓慢，胎儿入盆困难，宫口扩张也缓慢，部分产妇可能感到耻骨联合部位疼痛。产妇产程延长，产程图上可表现出活跃早期宫口扩张缓慢甚至阻滞；活跃晚期，胎头下降入盆，胎头俯屈得到纠正，胎头衔接，在中骨盆水平是直前位，按枕前位机转通过产道，产程进展顺利，不再困难。但如胎头仍不能衔接则表现出活跃期阻滞。

(2) 高直后位：因胎头下降受阻、嵌顿、压迫膀胱，可引起胎头变形水肿、宫颈及膀胱水肿而发生排尿困难及尿潴留。产程图除出现潜伏期延长或/和活跃早期宫颈扩张延缓或阻滞的情况，还可表现为活跃期(宫口扩张5~6cm时)宫口扩张延长或/和停滞，发生胎头下降停滞，甚至宫颈口近开全或开全，先露仍在坐骨棘水平或以上，产程图表现出活跃期延长甚至停滞。

（二）诊断

临产早期确定胎方位是关键，可以及时处理以避免产程异常和停滞。

1. **腹部检查** 高直前位时，母体腹前壁全部让胎儿胎背占据，触不到肢体，胎头可触及径线短，胎头显得比同样大小胎儿枕先露时小，与胎体不成比例，胎心在腹中线响亮；高直后位时，母体腹前壁完全让胎儿肢体占据，在母体下腹正中，耻骨联合上方可触及胎儿颏骨，是诊断高直后位最重要的体征。

2. **超声检查** 可探及胎头双顶径与骨盆入口横径一致，胎头矢状缝与骨盆入口前后径一致。

3. **阴道检查** 因胎头位置高，肛门检查不易查清，此时应做阴道检查。发现胎头矢状缝与骨盆入口前后径一致，虽有左或右偏斜，但不超过15°，后囟在耻骨联合后，前囟在骶骨前，为胎头高直前位，反之为胎头高直后位。由于胎头紧紧嵌于骨盆入口，影响胎头和宫颈血供，阴道检查时常发现胎头水肿，水肿范围与宫口扩张程度一致，大小常为3~5cm，高直前位的水肿常位于枕骨正中，是由于胎头过度俯屈而导致的；高直后位水肿一般在两顶骨之间，是由于胎头不同程度地仰伸而导致的。

（三）分娩机制

理论上，高直位时，胎头如能向一侧转45°即可成为枕左前位或枕右前位，以及枕左后位或枕右后位，然后按正常分娩或枕后位分娩机转分娩。促使胎头转位可通过加强宫缩和徒手转位。但转位的前提是骨盆必须正常，徒手转位时机应选择在宫颈口近开全或开全时进行，而由于高位产钳目前不推荐使用，高直位先露较高时，不宜使用产钳转位，目前一般也不推荐手法转位，可给予适当试产时间以加强宫缩转位，通过宫缩使胎头枕骨以耻骨联合后方为支点，胎头以极度俯屈姿势使胎头顶部、额部及颏部沿骶岬下滑入盆后衔接、下降，当双顶径达坐骨棘平面以下时，即转为枕前位，以枕前位方式经阴道分娩。

高直后位理论上也可用高直前位的转位方法使胎头转位，并经阴道分娩。但由于胎儿胎背与母体腰骶部贴近，妨碍胎头俯屈及下降，使胎头处于高浮状态迟迟不能入盆，在临床工作中高直后位很难转位成功。一旦确诊，即应行剖宫产结束分娩。

（四）处理

胎头在高直前位时，若骨盆正常、胎儿不大、产力强，应给予充分试产的机会，加强宫缩促使胎头俯屈。胎头转为枕前位时可经阴道分娩或阴道助产，若试产失败再行剖宫产术结束分娩。胎头高直后位因很难经阴道分娩，一经确诊应行剖宫产术。瘢痕子宫阴道试产时，若出现胎头高直位，应行剖宫产术结束分娩。对于产钳助产，尤其是在使用胎头吸引器时，不适用于高直位。

在无头盆不称的情况下，高直前位可能通过胎头极度俯屈入盆，而转为枕前位方式分娩，应给予足够的期待和观察，直到出现明确的干预指征为止。

因高直前位产程及疼痛持续时间较长，故需确保产妇产程中有足够的营养及电解质摄入，必要时可使用分娩镇痛。

高直位可能引起子宫收缩乏力，虽然良好的宫缩有助于胎头俯屈转为枕前位，但是由于胎头未衔接，不宜盲目使用药物促进宫缩，避免发生子宫破裂。

虽然高直前位可能通过手法纠正，但如经处理和充分试产仍可能无法入盆，则需剖宫产终止妊娠。目前并不主张用高直前位手法纠正胎位，即使条件允许行徒手纠正胎位，因该操作风险较高，需经验丰富的人员谨慎操作。若失败，应行剖宫产术终止妊娠。若在持续有效宫缩情况下产程一直没有进展，需考虑有无头盆不称等因素的可能，尽快实施剖宫产术终止妊娠。

处理技巧

1. 根据凌萝达教授提出的头位分娩评分法，高直前位无须评分，但高直前位的试产需在其他因素均较好的情况下，骨盆正常、胎儿不大、产力强者，应给予充分试产的机会，加强宫缩促使胎头俯屈，胎头转为枕前位可经阴道分娩或阴道助产，若试产失败再行剖宫产术结束分娩。高直前位者多数仍需要实施剖宫产终止妊娠。
2. 如胎头尚未衔接过深，在保证母儿安全的前提下，可考虑进行徒手纠正胎位，但由于先露较高，操作较为困难，临床必须掌握要领：

(1) 宫颈口开全或近开全时，宫颈口应开大6cm以上，才能保证胎头有相对的活动性，确诊为高直前位后，术前应再次确认有无骨盆狭窄、前置胎盘、胎盘早剥、胎儿窘迫等不适宜实施手术的情况。

(2) 术者右手示、中两指伸入产妇宫颈口，上推前囟，使胎头俯屈，同时向左或右侧转动，使胎头矢状缝与骨盆入口斜径相一致，利于胎头入盆。总之，高直前位的试产都可给予足够的试产时间，并应严密观察产程进展及胎心变化。一旦试产失败，应立即行剖宫产结束分娩。

3. 高直后位及胎头高直前位经过上述充分试产及处理，胎头始终不能衔接者，须行剖宫产。

经验分享

1. 高直后位常常通过腹部检查，尤其是母体腹前壁被胎儿肢体占据，耻骨联合上方扪及胎儿颏骨等可以诊断。高直前位时，若产程中发现胎头不屈不伸、不下降、不衔接，产程无进展，或致子宫收缩乏力时，就应明确诊断；如无明显头盆不称，可给予足够的时间，并加强宫缩促进胎头转位。
2. 对临产后的胎头高浮，产力异常，应高度警惕高直后位的可能，并配合辅助检查及阴道检查，避免盲目行催产素催产，威胁母儿生命。检查发现先露高，且宫口扩张缓慢，先露下降缓慢甚至停滞，应高度怀疑高直位，详细的阴道检查可助于作出诊断。

（梅劼　谢兰）

四、前不均倾位

（一）概述

1. 定义　枕横位的胎头（胎头矢状缝与骨盆入口横径一致）以前顶骨先入盆即称为前不均倾位（anterior asynclitism）（图6-4-16，图6-4-17）。胎头不论以何种头位入盆均可能发生不均倾位，但枕前位和枕后位罕见，枕横位中多数以后顶骨入盆，形成后不均倾位（图6-4-16，图6-4-17），在不均倾位中多见，而前不均倾位较少见，发生率在0.68%左右，其容易漏诊为枕横位伴头盆不称，术后检查胎儿头部水肿有助于确诊。

2. 病因　对于发生前不均倾位的原因，在国内报道中，头盆不称占有较大比例，且有报道对前不均倾位的胎儿回顾性分析发现，通过凌萝达教授提出的头位分娩评分法，6分及6分以下的比例可达45.3%，因此头盆不称可能与前不均倾位有一定的关系。

骨盆倾斜度过大，腹壁松弛，悬垂腹时，因胎儿身体向前倾斜，使胎头前顶骨先入盆，胎头双顶径不能入盆，从而形成胎头前不均倾势。

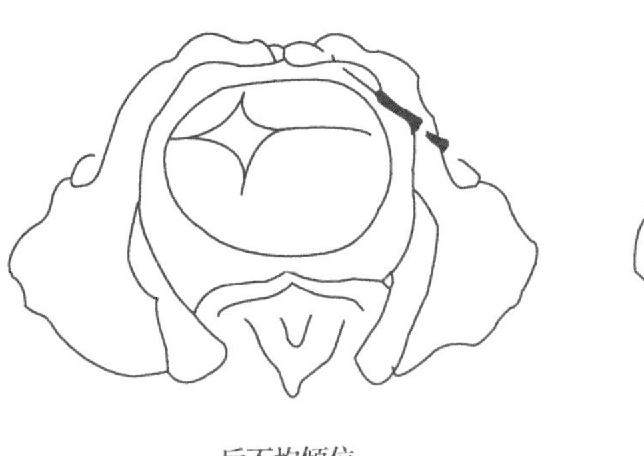

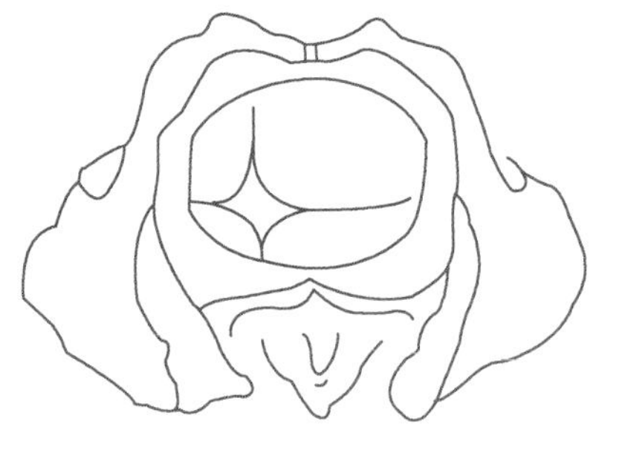

图 6-4-16　不均倾位 1

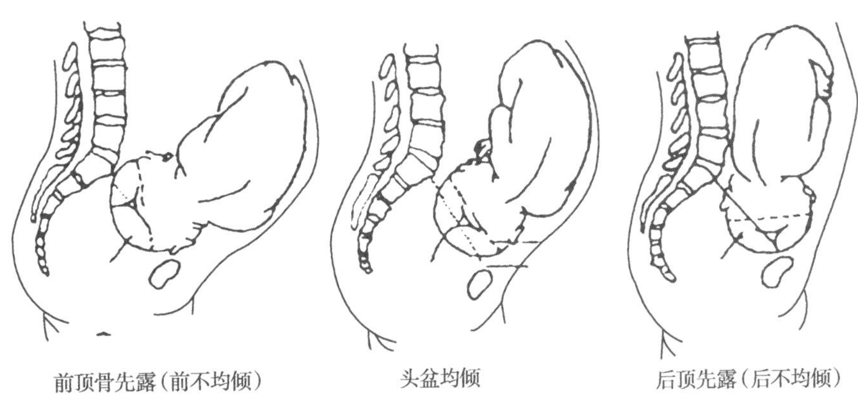

图 6-4-17　不均倾位 2

此外，有报道胎膜早破时前不均倾位发生增加，可能与羊水流出，影响胎头旋转导致胎头不均倾位入盆有关。

3. **临床表现**　前不均倾位时，胎头不易衔接，即使衔接也难以下降，出现产程延长，常表现为潜伏期延长或活跃期停滞，多在宫口扩张至5~6cm时即停滞不前，因前顶骨紧嵌于耻骨联合后方，胎头受压过久，可出现胎头水肿。而胎头压迫母体软组织，可能出现宫颈前唇水肿，甚至可能发生阴道前壁、小阴唇上部及阴蒂水肿，产妇常出现活跃期进展缓慢或者停滞，可引起继发性子宫收缩乏力，在产程图上也有明显异常，多表现为潜伏期延长或/和活跃期（宫口扩张6cm后）宫口扩张停滞。

胎头水肿是另一个重要的临床表现，胎儿头皮因为挤压过久，形成胎头小水肿，大小与阻滞的宫口大小相等，因矢状缝后移，胎儿的前顶骨上常扪及小水肿（产瘤）。剖宫产后常常通过产瘤的位置确诊前不均倾位。

（二）诊断

临产后产程进展缓慢，早期确定胎方位是关键，可以及时处理以避免产程延长，减少母儿并发症的发生。

1. **腹部检查**　腹部检查前不均倾位的胎头不易入盆。在临产早期，于产妇耻骨联合上方可扪及胎头前顶部。随着产程进展，胎头继续侧屈使胎头与胎肩折叠于骨盆入口处，因胎头折叠于胎肩之后使胎肩高于耻骨联合平面，于耻骨联合上方只能触到一侧胎肩而触不到胎头，易误认为胎头已入盆。

2. **阴道检查**　胎头矢状缝在骨盆入口横径上，向后移靠近骶岬，同时前后囟一起后移。前顶骨紧嵌于耻骨联合后方，产瘤大部分位于前顶骨，因后顶骨的大部分尚在骶岬之上，致使盆腔后半部空虚，阴道检查可发现随着产程进展，胎头侧屈加重，矢状缝不断后移，甚至后顶骨的大部分尚在骶岬之上而不能触及，应考虑前不均倾位的诊断。

阴道检查发现胎头未入盆，查见盆腔后半部空虚感，应怀疑为前不均倾位，当胎头侧屈加重，摸清楚矢状缝的走向与骨盆横径平行，并向后移，靠近骶岬。宫颈口扩张 3~5cm 即可诊断，一旦诊断应尽快行剖宫产术，最后确诊可在胎儿出生后观察胎头水肿的部位来验证。

3. **超声检查** 目前，国外有报道称在产程中利用超声早期诊断前不均倾位相比于经阴道指诊的准确率要高，但尚未在临床上广泛应用。Malvasi 等学者报道斜视征和丘脑、小脑的落日征是产时超声诊断前后不均倾位的两个重要超声征象。Ghit 等学者提出，经腹超声在轴向及矢状面时评估胎头位置效果最好，经会阴超声在正中矢状面及轴向效果最好。当胎头位置较低时，建议经腹超声联合经会阴超声来评估胎头的位置。在出现第一或第二产程延长或停滞时，建议经会阴超声测量胎头方向角或胎头距会阴的距离，同时经腹超声评估胎头位置。Tullio 等学者提到，第一产程中，非枕后位的胎儿经腹超声或许可以准确量化胎头偏转的程度。

4. **产后诊断** 一般枕横位时，胎头产瘤多在矢状缝上，往往摸不清矢状缝，而前不均倾位时，矢状缝后移，产瘤位于前顶骨上。剖宫产后检查胎儿头部产瘤的位置，若左枕横位时，产瘤在右顶骨上；若右枕横位时，产瘤在左顶骨上，即可最后确诊前不均倾位。

5. **鉴别诊断** 前不均倾位要与一般枕横位，尤其是枕横位合并头盆不称相鉴别，前不均倾位胎头前后囟均向后，左枕横位时前不均倾位前囟可在骨盆 7~8 点钟处，后囟在 4~5 点钟处触到。当胎头较高时，难以区别前囟与后囟，只触到一部分颅骨，如仅触到前囟在 7~8 点钟处，可误认为枕左前位，同样仅触到后囟在 4~5 点钟处，又可误认为枕左后位。其鉴别的关键在于矢状缝与骨盆平行，可与枕前位、枕后位鉴别，通过矢状缝及与产瘤的关系有助于与枕横位鉴别。

（三）处理

前不均倾位需剖宫产终止妊娠，且母儿危害较大，因此重在预防，凡是可能引起前不均倾位的因素均应在临产前或临产早期尽量去除。对腹壁松弛和悬垂腹的产妇可通过使用腹带纠正胎儿前倾姿势，避免前顶骨先入盆。对于骨盆倾斜度较大的产妇，产程早期应纠正骨盆倾斜度，有利于胎头入盆。其他方法有采用半坐卧位，抬高双下肢屈曲膝关节，均有利于缩小骨盆倾角，避免前顶骨先入盆。国内王峰等报道可用屈大腿法配合徒手旋转、上翘胎头来纠正前不均倾位。

一旦确诊为前不均倾位，除极个别胎儿偏小、宫缩强、骨盆宽大者可给予短时间试产外，一般不宜试产，因产程延长不但会给母儿带来危害，同时还会增加剖宫产取胎头的难度，因此应尽快以剖宫产术结束分娩。

在进行剖宫产时，前不均倾位剖宫产因胎头侧屈，一旦切开子宫，胎肩及上肢可从切口处脱出，造成取头困难，子宫切口延裂，出血增多，副损伤增加，新生儿窒息、新生儿转入 NICU 的概率也会明显增加。处理方法：①术时产妇取深垂头仰卧位。②切开子宫下段时，第一助手可压住胎儿胎肩部，并用力将其向宫底推送，术者以示指在胎背的对侧及骨盆入口平面的后方钩取胎儿的口部，使之以枕后位方式娩出。③也可由助手经阴道上推胎头，有利于术者托起胎头。

经验分享

1. 前不均倾位自然分娩极少，究其原因，由于前顶骨先入盆、耻骨联合后平直无凹陷，前顶骨紧嵌于耻骨联合后方，致使后顶骨无法越过骶岬入盆，故需行剖宫产术。
2. 产程中若发现矢状缝后移，骨盆后半部空虚，产程进展至某一阶段时出现子宫收缩乏力，则其真正的原因就不是产力因素，应注意胎方位因素，对这类产妇，应在弄清主要因素和次要因素后采取相应处理，切不可盲目加强产力试产，否则将会威胁母儿生命。
3. 在临床实践中有时能够见到左枕前位自然分娩而胎头产瘤在右顶骨上或与之相反的情况，提示前不均倾位有可能转成枕前位而自然分娩。但试产中其对母儿存在较高的并发症风险，如胎头受压；胎盘血供受影响，新生儿窒息风险明显增加；试产中胎头紧嵌于骨盆入口，剖宫产风险增加。因此一旦诊断，应立即行剖宫产终止妊娠，不宜进行阴道分娩。

（梅劼　谢兰）

五、颜面位

（一）概述

1. **定义**　颜面位多于临产后发现，是胎头极度仰伸，使胎儿枕部与胎背接触，以胎儿面部为先露的一种胎位。颜面位以颏骨为指示点，一般不发生于临产前（也有学者将临产前发生的颜面位称为原发性颜面位），常见的颜面位是分娩中由囟先露或额先露进一步仰伸而形成，又称为继发性颜面位，临床上所称的颜面位是指继发性颜面位（图 6-4-18）。

颜面位时胎儿枕骨与背部紧贴，下颏远离前胸，挺胸弯腰后脊柱呈"S"形，根据颏部与骨盆关系，颜面位分为颏左前、颏右前、颏左横、颏右横、颏左后和颏右后 6 种胎位，颜面位以颏前位为主，占 2/3，颏横位和颏后位占 1/3。经我国 15 所医院共同统计结果显示颜面位发病率为 0.8‰~2.7‰，国外资料显示其发病率为 1.7‰~2.0‰，经产妇多于初产妇。自我国全面两孩政策实施以来，颜面位发生率有所上升，但尚缺乏近几年的统计数据。

2. **病因**　任何在胎头衔接中影响胎头俯屈的因素均可能导致颜面位的发生，其发生原因主要见于以下几个方面：

（1）头盆不称：产妇临产后由于骨盆狭窄等因素，出现头盆不称，导致胎头衔接受阻，胎头仰伸形成颜面位。

（2）胎儿畸形：无脑儿自然形成颜面位；胎儿甲状腺肿，颈部水囊瘤，以及胎儿颈部肌肉发育异常等影响胎头俯屈时可导致颜面位。

（3）脐带过短或脐带绕颈：使胎头俯屈困难，前置或低置胎盘影响胎头俯屈。

（4）经产妇腹壁松弛、悬垂腹时，胎背朝向母体前方呈反屈位，胎儿颈椎及胸椎仰伸形成颜面位。

（5）胎膜早破、子宫收缩过强等致胎头俯屈

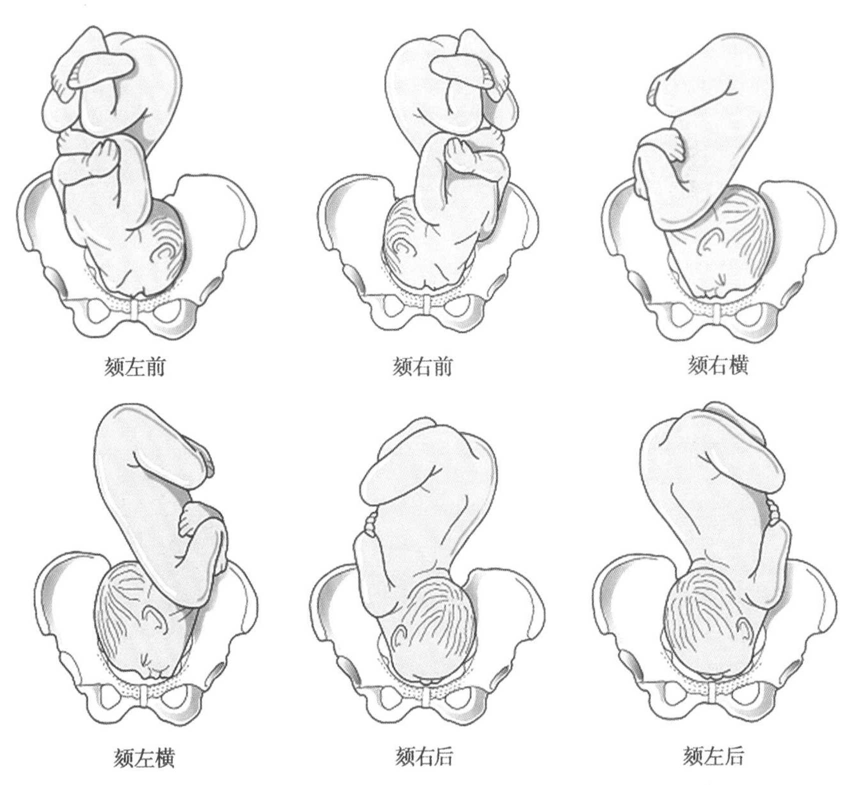

图 6-4-18　颜面位的 6 种方位

不良。

(6) 早产儿衔接时胎头尚未良好俯屈，临产后可能发生颜面位；羊水过多也可能影响胎头临产后的俯屈导致颜面位的发生。

(7) 双胎妊娠被证明是发生颜面位的风险因素。Arsene 等学者采用病例对照研究的方式，回顾性分析了 1996—2012 年间 77 878 例病例，共 64 例面先露，发生率为 0.8‰，证明双胎妊娠是发生颜面位的高危因素（*OR*=25.8，95% 置信区间为 4.71~41.8）。

(8) 出生体重 <2 500g 的新生儿在宫内会减少子宫对胎儿姿势的限制，临产后也可能发生颜面位。

3. **临床表现** 在分娩过程中颜面位表现出胎头衔接受阻，宫缩正常但产程进展缓慢，产程图显示潜伏期和/或活跃期延长，可出现继发性子宫收缩乏力。如为颏后位，则可能出现活跃期停滞。

（二）诊断

颜面位难以预防，临产早期确定胎方位是关键，应及时处理以避免产程延长。

1. **腹部检查** 因胎头极度仰伸致入盆受阻，胎体伸直，宫底位置较高。颏前位时，耻骨联合上方为过度伸展的颈部及下颏，胎头轮廓常扪不清或触不到胎头，而在产妇腹前壁容易扪及胎儿肢体。胎心在胎儿肢体侧的下腹部听得最清楚。颏后位时，在耻骨联合上方可触及胎儿枕骨隆突与胎背之间有明显凹陷，胎心音较遥远而且很弱，这有助于颏后位的诊断。腹部检查可帮助诊断颜面位，明确胎儿胎背及结合阴道检查胎头主要位置有助于对颏方位的判断（图 6-4-19）。

2. **阴道检查** 阴道检查是确诊颜面位最可靠的方法。肛门检查如先露高低不平、形态不规则，即应该行阴道检查确诊。阴道检查一般在宫口开大 3~5cm 时即可进行。若胎膜未破，可先行人工破膜。面先露时可触及高低不平、软硬不均的颜面部，由于面部受产道的挤压常有淤血、水肿，组织比较脆弱，操作要十分轻柔，以免损伤面部皮肤。若扪及胎儿口、鼻、颧骨及眼眶，即可确诊为颜面位。颜面位要注意与臀先露及无脑儿相鉴别。触及胎儿口部时，感觉进入一无阻力的孔，并于孔内能触及上腭及齿龈，有时感觉胎儿有吸吮动作。颧骨与口腔呈三角形关系；而臀先露时，肛门有括约感、手指染有胎粪，两侧的坐骨结节与肛门在同一直线上；阴道检查除明确颜面位外，还需明确颏方位，以决定分娩方式。若宫口开大时可触及胎儿口、鼻、颧骨及眼眶，此时容易明确颏方位；另外结合腹部触诊，由于胎头仰伸，胎头枕部和胎背所在方向在同侧，通过明确胎儿肢体侧和背侧的关系，结合阴道检查，有助于明确颏方位（图 6-4-20）。

3. **超声检查** 通过确定胎头枕部及眼眶的位置关系，B 超检查可以明确颜面位并能探清胎位，尤其是明确颏方位时，彩超有助于明确诊断。超声波下颜面位表现出颈椎反屈、脊柱的“S”形特点，枕骨与颈椎之间成角及角度的大小可以帮

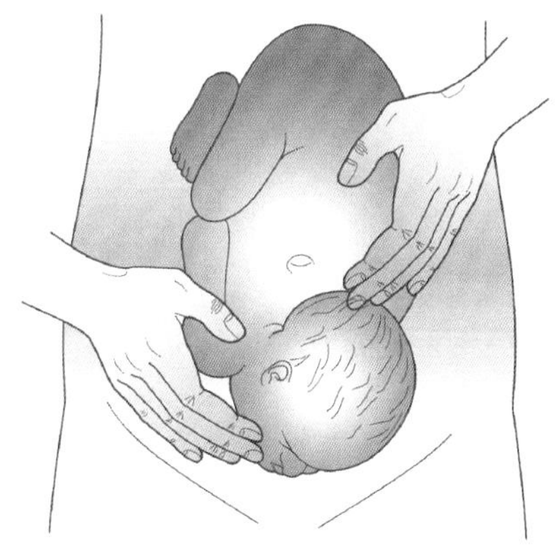

图 6-4-19 颜面位腹部触诊

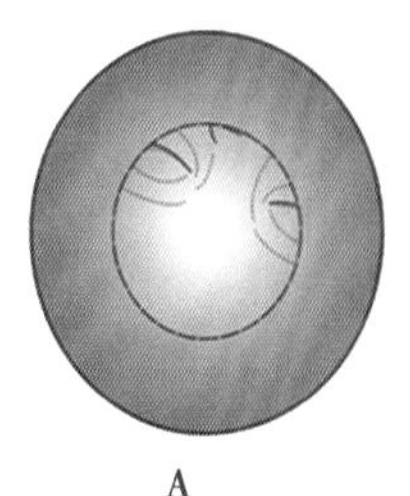

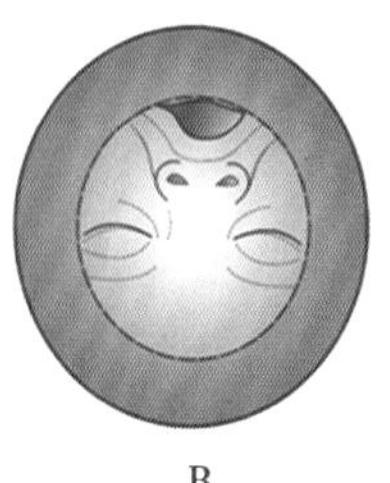

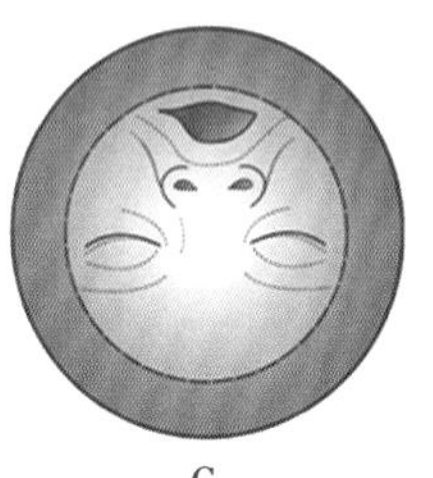

图 6-4-20 明确颏方位

A. 左颏前；B. 向前旋转可触及口腔；C. 向前旋转 45° 成为颏前位

助诊断。同时，脊柱与胎儿肢体的位置可以帮助判断颏方位。经腹超声在轴向及矢状面时评估胎头位置效果最好，经会阴超声在正中矢状面及轴向效果最好。当胎头位置较低时，建议经腹超声联合经会阴超声来评估胎头的位置。

（三）分娩机制

颜面位受产力作用使胎头进一步仰伸，胎头枕部贴近胎背，使颏降至先露的最低点，以枕颏径转为前囟颏径通过产道，因此径线较长，且颜面骨不如顶骨容易变形，受到产道的阻力明显较枕先露大，先露下降速度缓慢，产程较长，容易出现子宫收缩乏力，导致产程延长甚至滞产。不论何种颜面位需转至颏前位，以前囟颏径才能分娩，例如颏横位和颏后位均需转至颏前位方能阴道分娩。不同的颏方位有不同的分娩机制，其机制见图 6-4-21。

由于颜面位中大部分为颏前位或颏横位，颏前位在无头盆不称的情况下，多数在正常产力与宽大盆腔内可以经阴道分娩，颏横位则转为颏前位经阴道分娩，颏后位如不能转为颏前位，而成为持续性颏后位，则无法经阴道分娩。几种颏方位机转过程大致经过仰伸、下降、内旋转、俯屈和外旋转几个步骤分娩，不同的颏方位及分娩机制有以下几种情况：

1. 颏前位 胎头以仰伸姿势衔接、以颏前囟径入盆，转为前囟颏径通过产道。前囟颏径比枕颏径长，且颜面骨不如顶骨容易变形，因此受到产道的阻力明显较枕先露大，先露下降速度缓慢，下降的过程中伴有内旋转，胎儿面部达骨盆底时，颏部先到达盆底，颏左前或颏右前位均可内侧旋转 45°，成为颏前位，使颏部逐渐到达耻骨联合下方，内旋转的过程可能不断进行，而非在面部良好

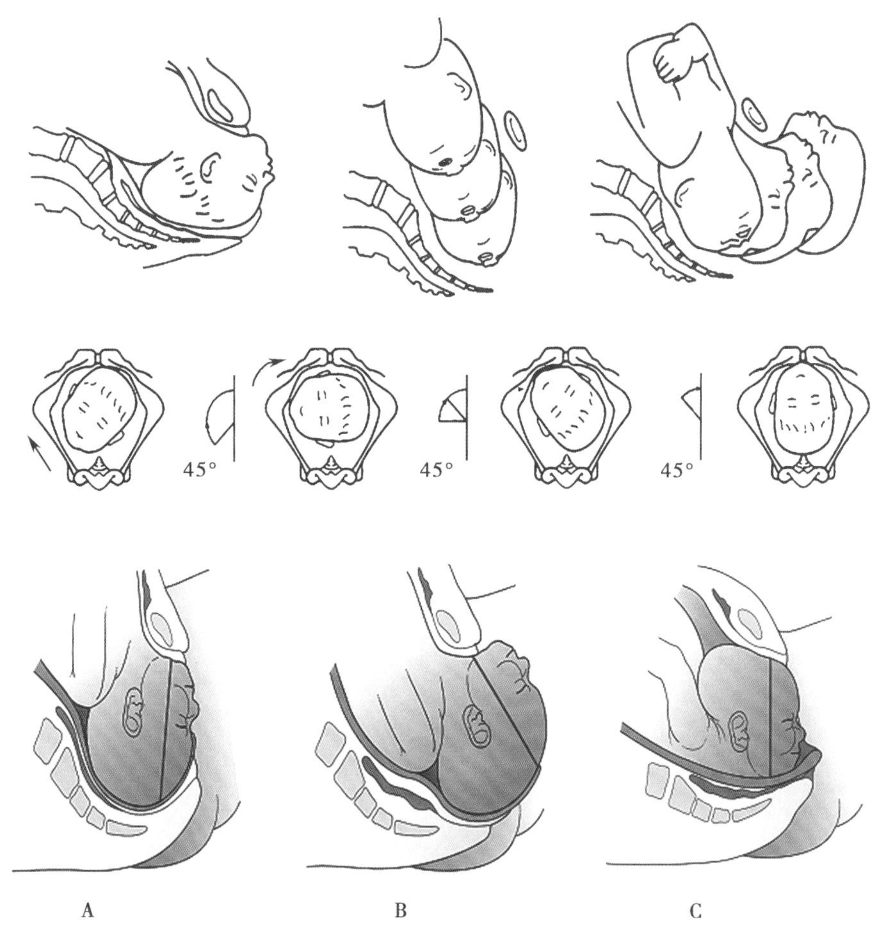

图 6-4-21 颜面位颏前位分娩机制
A. 颏到达耻骨联合下，前囟颏径到达出口；B. 胎头俯屈娩出；C. 面先露持续颏后位，不能自然分娩

地适应骨盆后才进行内旋转，因此不宜过早放弃试产；当颏部自耻骨弓下娩出后，极度仰伸的胎颈前面处于产道小弯（耻骨联合），胎头通过俯屈，胎头后部逐渐适应产道大弯（骶骨凹），使口、鼻、眼、额、前囟及枕部自会阴前缘相继娩出，经复位及外旋转使双肩径与骨盆出口前后径一致，前后肩娩出，胎儿随之娩出（图 6-4-22）。

2. 颏横位 颏横位经历过程同颏前位相同，差别主要在于以颏横位入盆，在内旋转中，颏横位需旋转 90°，转至颏前位，其他的过程与颏前位相同。

3. 颏后位 由于在颜面位下降中，常常需要头部形态调整以适应盆腔，颏后位时，胎颈比产道大弯（骶骨凹）短，易被骶骨下段抵住，但当胎儿小，骨盆宽大时，内旋转较早发生，则可能在下降过程中通过内旋转 135°，而转为颏前位，以颏前位方式分娩。若内旋转受阻，成为持续性颏后位，则足月活胎不能经阴道自然分娩。

（四）处理

目前认为颜面位大部分还是可以经阴道分娩的，但应该在除胎位以外其他因素均好的情况下

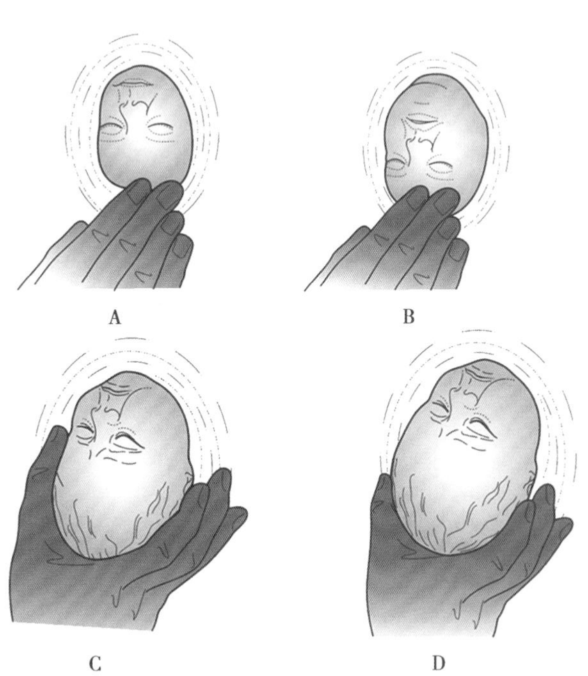

图 6-4-22 颜面位胎头达会阴俯屈娩出
A. 后推前顶部有助于颏娩出；B. 颏娩出；C. 帮助胎头俯屈，使枕部至会阴娩出；D. 俯屈完成

进行试产，过去有通过手法复位或经阴道纠正胎位的尝试，但因对母儿危害较大，不宜使用。

阴道分娩的方式有：①待其自然阴道分娩。由于颜面位经产妇多，产力较好，宜密切观察，待胎位自行转为颏前位，经阴道分娩。②产钳助产，由于产程较长，容易出现子宫收缩乏力，除加强宫缩及保护产力外，有时需使用出口产钳协助分娩。

产程进入活跃期，宫口扩张 6cm 以上，尤其已有潜伏期延长时，应该行人工破膜，明确胎方位，结合此时的产力情况，颏前位若无头盆不称，产力良好，有可能自然分娩，但多有产程延长现象。如果出现活跃期延长，经积极处理仍不好转，并有活跃期停滞倾向时，应放宽剖宫产指征。若出现继发性子宫收缩乏力，第二产程延长，可用产钳帮助分娩，但会阴斜切开口要足够大。持续性颏后位时，应行剖宫产术结束分娩。若胎儿畸形，不论颏前位还是颏后位，均应在宫颈口开全后行穿颅术结束分娩。

颜面位罕见，且产程较长，在产程中需要在有效宫缩下密切观察，不能过度期待，当产妇出现子宫收缩乏力、脱水、胎儿胎心率异常时应积极处理，如胎头下降停滞或无法内旋转，导致活跃期延长，甚至产程停滞、滞产等可能时，即使颏前位也应放宽手术指征。

处理技巧

1. 颜面位入盆时，在无头盆不称的情况下，多数在正常产力与宽大盆腔内可自发向前旋转成为颏前位，故只要胎儿情况良好、产程进展顺利，应给予足够的期待和观察，直到出现明确的干预指征为止。
2. 因颜面位产程较长及疼痛持续时间较长，故需确保产妇在产程中有足够的营养及电解质摄入，必要时可使用分娩镇痛。
3. 颜面位产程时间长，容易引起子宫收缩乏力，产程中保持良好的宫缩是促进内旋转的重要保证。
4. 人工破膜除明确胎位外，还可加强产力，使胎头内旋转和下降，促使产程进展。应了解羊水情况，评估胎儿情况。

5. 颏前位分娩可能造成会阴体过度伸展，导致会阴裂伤。颏后位时可导致梗阻性难产，若不及时处理可造成子宫破裂，危及产妇生命。此外由于器械助产等操作的需要，在分娩前或助产前需行会阴侧切术。
6. 颜面位必要时可行产钳或胎头吸引器阴道助产分娩，但该操作风险较高，即便是经验丰富的人员也应谨慎操作。颜面位胎头受压过久，可引起颅内出血、胎儿窘迫及新生儿窒息。胎儿面部变形受压，颜面皮肤青紫、水肿，会厌水肿，出生24小时后应仔细观察新生儿吞咽及呼吸。
7. 若在持续有效宫缩情况下产程没有进展，或有活跃期延长甚至滞产可能时，应行剖宫产终止妊娠。

经验分享

1. 虽然颜面位罕见，但当出现潜伏期延长或者活跃期产程进展缓慢时应该检查胎方位。阴道检查中发现先露高低不平，形态不规则，排除臀位后可以明确为颜面位，如扪及明确的面部结构常可判定颏方位，但当扪及面部不太清楚时，应该结合腹部检查胎背和肢体方位以协助判定颏方位。
2. 颜面位时，胎头枕部和胎背在同侧。通过腹部检查明确胎背所在方位，结合阴道检查胎头所在方位，即可明确颏方位。颏前位时由于胎儿肢体在腹侧，常常在产妇腹部扪及胎儿肢体；颏后位常常在腹部检查扪及胎背。

（梅劼　谢兰）

六、额位

（一）概述

1. 定义　凡胎头以额部（眶缘至前囟之间部分）为先露，以枕颏径通过产道时，称为额位（brow position）。通常情况下，额先露发生于临产后，临产前发生的额先露罕见，额先露时胎头的姿势处于俯屈与仰伸之间（界于枕先露与面先露之间）的位置，胎头的前囟到眼眶的部分处于骨盆入口处。额位是一种暂时性的胎位，因胎头可俯屈而变为枕先露，或胎头进一步仰伸而成为面先露。持续的额位少见，发生率约为0.1%，多见于经产妇。Cruikshank等学者观察到有2/3的额位后来转为枕先露或面先露（图6-4-23）。

2. 病因　额位的原因同引起颜面位的原因基本一致，任何影响胎儿俯屈的因素均可能引起额位。常见的原因如下：

（1）骨盆因素：骨盆狭窄导致头盆不称是常见的原因之一，有报道额位20%发生于骨盆狭窄。

（2）胎儿因素：巨大胎儿、早产儿、低体重儿及胎头未衔接发生胎膜早破均可能因胎头未能良好地俯屈而发生额位；胎儿的肿瘤（如甲状腺瘤）或畸形（如颈部水囊瘤）也可能影响胎头俯屈而导致额位。

（3）胎儿附属物因素：胎儿的附属物异常，如羊水过多，胎头未固定，胎儿以枕颏径入盆，可发生额位。脐带绕颈导致胎儿俯屈异常也可能发生额位。另外胎盘异常，如边缘前置胎盘等，影响胎头俯屈时也可发生额位。

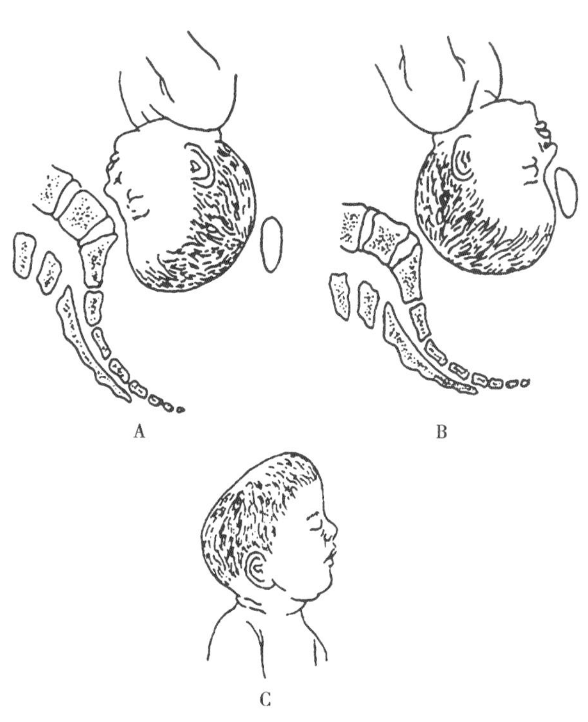

图6-4-23　额位为暂时性胎位
A、B. 额位；C. 额位胎头变形

(4) 子宫因素：双角子宫、纵隔子宫、子宫下段的肌瘤等使胎头呈仰伸状态时容易发生额位。

(5) 医源性因素：不恰当的外倒转可能导致额位的发生。

3. **临床表现** 额位在分娩过程中表现为胎头衔接受阻，宫缩正常但产程进展缓慢，产程图显示潜伏期和/或活跃期延长，可出现继发性子宫收缩乏力，甚至导致子宫破裂，威胁产妇生命。如能转为枕先露则可能产程正常。持续的额位，可能因胎头衔接异常，胎头受压，发生胎头变形，胎儿可能出现胎心异常，严重者会导致颅内出血等脑损伤。

（二）诊断

临产早期确定胎方位是关键，由于其多数情况下为一种暂时性胎位，需动态观察，尤其是需早期确诊颜面位和持续性额位。

1. **腹部检查** 额位时，胎头入盆受阻，胎体伸直，宫底位置较高，额前位时，耻骨联合上可触及额骨，额后位则可触及枕部或枕部与胎肩间形成的凹陷，但此征不如颜面位明显。一般腹部检查难以确诊额位，需以阴道检查确诊。

2. **阴道检查** 额先露时，最低点为平宽而相对软的额部，并可触及额缝紧连前囟，有时还可以触及胎头冠状缝，后囟多触不清。向上一端可触及鼻根部，鼻根两侧有时可触及眼眶。可根据前囟所在位置及矢状缝走向，判断胎儿枕骨与母体骨盆的关系。临产后在宫缩良好的情况下，胎头不入盆应想到额位，通过阴道检查可确诊。

3. **超声检查** 临产前彩超提示的额位可能临产后转为枕先露或面先露，产程中应提高警惕，严密观察。

（三）分娩机制

额位多数是一种暂时性或过渡性的胎位，可以俯屈成为枕先露，以枕前位或枕后位分娩，或进一步仰伸成为面先露，通过颏前位的机制分娩。如额位不能转为上述两种胎位，发生持续性额位，足月儿很难自然分娩。额位时胎头在骨盆入口以枕横位衔接，下降缓慢，枕额在同一水平，胎头既不俯屈也不仰伸，矢状缝在骨盆横径上，直到顶部达到骨盆底时有以下可能的情况：胎头俯屈，枕部旋转向前以枕前位分娩；胎头阻滞于骨盆横径，以剖宫产结束分娩；胎头枕部旋转于骨盆后方为枕后位，可自然分娩或行剖宫产术结束分娩；胎头过度仰伸为颜面位，按颜面位分娩机制分娩。

（四）处理

临产前如彩超发现额位，仅需临产后观察。临产后发现额位，因其可能是一种过渡性胎位，如胎头有转为枕先露或面先露的趋势，可短时间试产；如无转位趋势，则无须进行头位分娩评分，应行剖宫产终止妊娠。如已经观察考虑为持续性额位，由于其胎头可能发生严重变形，母儿危害极大，应立即行剖宫产术终止妊娠。

经验分享

1. 临产后在宫缩良好的情况下，胎头下降迟缓、不入盆，应阴道检查及时确诊额位。
2. 额位无进展为枕先露和面先露的趋势时，应行剖宫产术终止妊娠。
3. 额位时胎头过度变形可引起不可恢复的脑损伤，诊断和处理延误可造成胎儿预后不良。

本节关键点

1. 应通过腹部检查、阴道检查和超声检查及时确诊胎方位异常。
2. 上述几种胎方位异常，除外前不均倾位、高直后位，在母儿安全的前提下，其余异常胎位均可经阴道试产，但如果出现产程或者胎儿异常，应尽早手术。
3. 产程中需要反复多次、充分、认真地评估头盆关系，一旦出现异常或干预指征应积极处理。

（梅劼　谢兰）

参考文献

1. 徐从剑，华克勤．实用妇产科学．4版．北京：人民卫生出版社，2017：398-399.
2. GHI T，EGGEBØ T，LEES C，et al. ISUOG practice guidelines：intrapartum ultrasound. Ultrasound Obstet Gynecol，2018，52(1)：128-139.

3. GHI T, BELLUSSI F, AZZARONE C, et al. The "occiput-spine angle": a new sonographic index of fetal head deflexion during the first stage of labor. Am J Obstet Gynecol, 2016, 215(1): 84.e1-7.
4. 中华医学会妇产科学分会产科学组．新产程标准及处理的专家共识(2014). 中华妇产科杂志, 2014, 49(07): 486.
5. ARSENE E, LANGLOIS C, GARABEDIAN C, et al. Prenatal factors related to face presentation: a case-control study. Arch Gynecol Obstet, 2016, 294(2): 279-284.

第五节 臀先露

导读

臀先露是以胎儿的臀部或足为先露，是异常胎位中最常见的一种，关于臀位的发生率和自然回转率，各家医院报道不一。在孕28周前，臀位发生率约25%。妊娠30周前，胎儿呈臀位不应视为异常，往往存在自然回转的机会；在孕34周以后胎儿自然回转机会下降。分娩时臀先露发生率约占分娩总数的3%~4%。

臀位在分娩时会有并发症发生，包括脐带脱垂、后出头困难、新生儿窒息和产伤等，目前临床上大多数臀位采取剖宫产分娩，但也有臀位经阴道分娩的情况。

一、原因

引起臀先露的原因主要有骨盆狭窄、产道肿瘤、胎盘异常、腹壁松弛、多胎、羊水过多和胎儿畸形等因素。

（一）母体因素

1. **子宫腔过大** 经产妇腹壁过度松弛、胎儿在宫内活动频繁易造成臀位；羊水过多，宫腔变大，胎儿的位置不易固定。

2. **羊水过少** 在孕中期胎儿位置就被固定，胎儿两腿不能屈曲呈伸直状，影响胎体弯曲或回转，易形成臀位。

3. **子宫肿瘤** 特别是子宫肌瘤向宫腔内突出，影响胎儿活动，胎儿不能自然回转。

4. **子宫畸形** 子宫腔狭小，胎儿在宫内活动受限，致胎头不能向下转动，成为臀位。

5. **骨盆狭窄** 骨盆狭窄使胎儿头先露下降困难，不能固定，转为臀位。

（二）胎盘因素

前置胎盘——有证据提示前置胎盘与臀位有相互关系，主要是胎盘种植在子宫下段，影响胎头下降入盆，臀位在前置胎盘中是常见的胎位。

（三）胎儿因素

多胎妊娠中易见臀位；胎儿畸形，如无脑儿、脑积水、染色体异常等，易发生胎儿臀位、发生率约为3%。

二、分类

根据胎儿两下肢所取的姿势，臀位又可分为3类（图6-5-1）：

（一）单臀

先露是单一臀部，是腿直臀位，最为常见，胎儿双髋关节屈曲，双膝关节伸直。

（二）完全臀

先露部为胎儿的臀部和双足，也称为混合臀

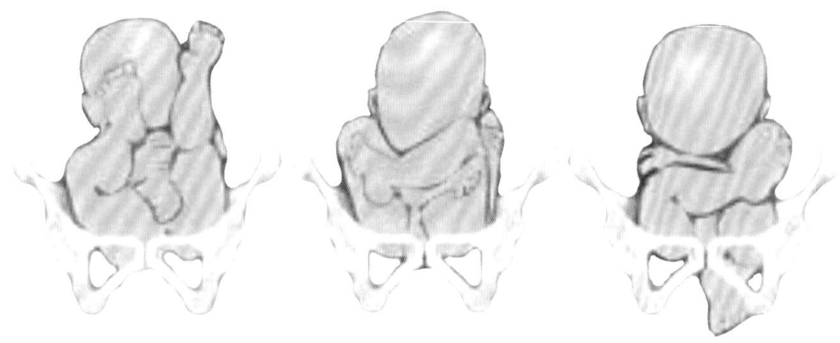

图 6-5-1 臀位的分类

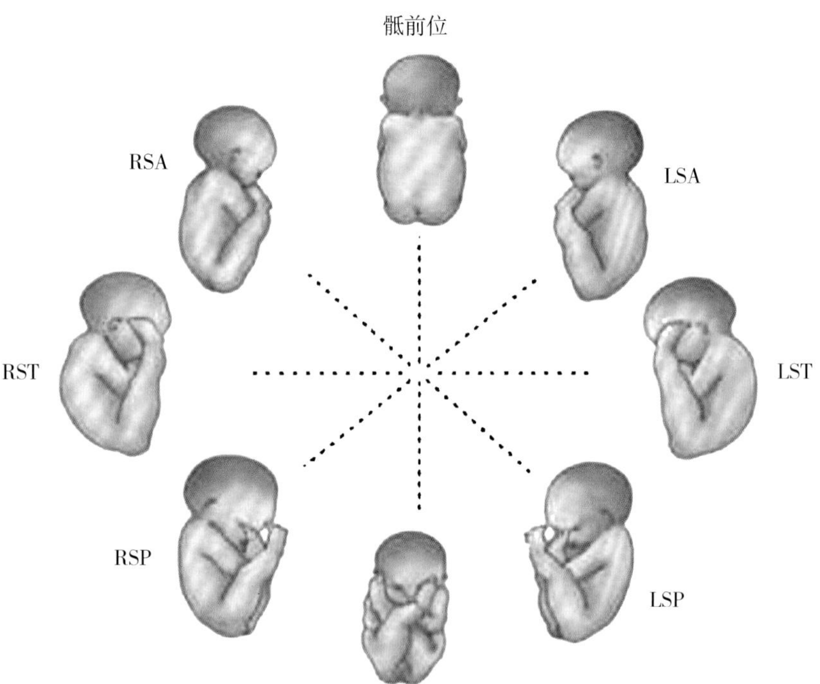

图 6-5-2 臀位的分类

位，较为常见，胎儿双髋关节及膝关节屈曲，犹如盘膝而坐。

（三）不完全臀

较为少见，胎儿以一足或双足、一膝或双膝，或一足一膝为先露部位。

臀先露胎方位的指示点为胎儿骶骨，依据骶骨位于产妇骨盆的不同方向分为 8 个胎方位（图 6-5-2）。

三、诊断

（一）临床表现

孕妇感到胎动在下腹部，并有时会感到胎儿踢在直肠、阴道和膀胱产生疼痛，很少孕妇在临产前有入盆的感觉。

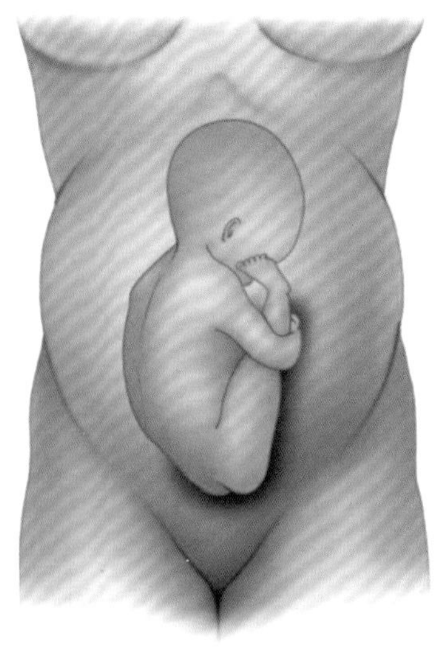
图 6-5-3 腹部检查

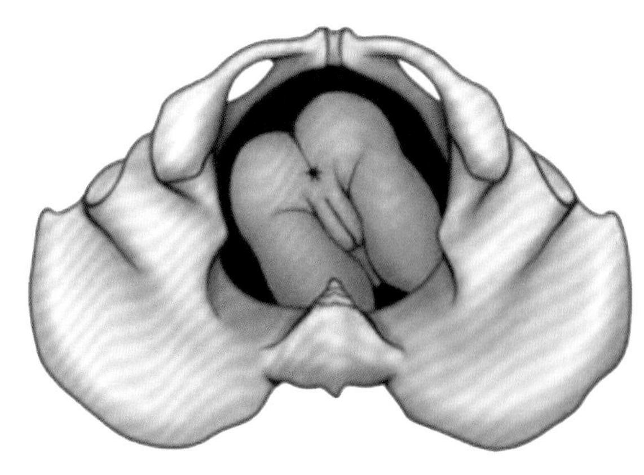
图 6-5-4 阴道检查

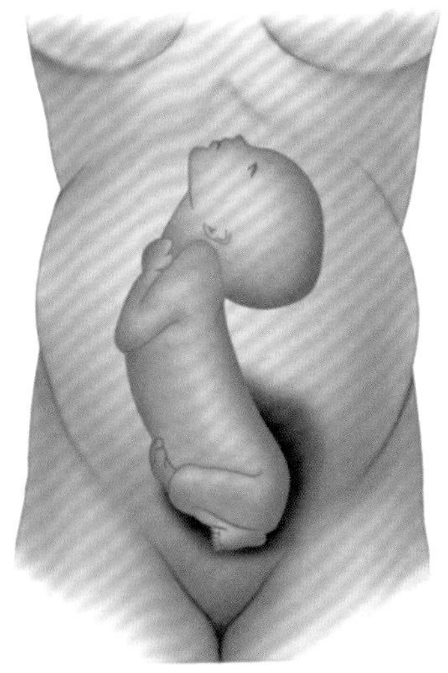
图 6-5-5 臀位胎头过度仰伸

（二）腹部检查

四步触诊检查时，子宫底部可触及胎头，有浮球感，耻骨联合上方可触及宽而软的胎臀部及肢体。在脐平面或略高部位听到胎心（图 6-5-3）。

（三）阴道检查

能触及软而不规则的胎臀部及 / 或肢体，在临产时用以确定臀先露的种类。需要与胎儿面先露相区别，胎儿臀部肛门与两侧的坐骨棘为直线，而面部嘴与两侧颧骨为三角形；破膜后可有胎粪自阴道流出，更易检查胎儿先露部（图 6-5-4）。

（四）B 超检查

超声是对臀先露检查和评估的很好的方法。通过超声能发现胎头位于子宫底部，胎臀在耻骨联合上方，并可了解胎头是否仰伸和臀先露的种类，偶可发现脐带先露，并能较好地估计胎儿体重以及排除一些常见的畸形等。临产前如果没有进行可靠的超声评估，则分娩方式以剖宫产为好。

（五）磁共振检查

可能会因其他原因，如前置胎盘而伴有胎盘植入，需要进行 MRI 检查时，同样可以发现胎儿的位置，但此技术不是检查和评估臀位的常用方法。

臀位的辅助检查是很有必要的，对分娩方式的选择，可以了解以下情况：①测量胎头双顶径、头围、腹围及股骨长度，用以估计胎儿大小；②胎头是否仰伸（图 6-5-5），仰伸程度如何；③胎儿是否伴有畸形；④确定臀位的类型，了解胎儿下肢是否屈曲良好，胎儿双足是否高于臀部，还是足先露；⑤脐带是否在先露旁或先露下，可以通过超声彩色血流频谱了解；⑥了解胎盘的位置，胎盘在子宫前壁者不宜做外倒转术。

四、对母胎的影响

（一）对产程的影响

因胎儿臀周径小于胎头，不能完全压迫宫颈引起反射性宫缩，影响宫颈扩张进展，容易发生活跃期延长或停滞。

（二）对母体的影响

胎臀形状不规则，对前羊水囊压力不均，易发生胎膜早破，增加产褥期感染机会，手术机会增加，易发生产后出血。

（三）对胎儿的影响

胎儿阴道分娩，可发生脐带脱垂，导致胎儿窒息或胎死宫内；阴道分娩出头困难，可引起窒息。宫口未开全，胎心异常，强行牵拉娩出，可引起胎儿头颈部神经肌肉损伤、颅内出血、臂丛神经损伤、胸锁乳突肌血肿或死产等。

五、处理

（一）孕期的臀位矫正

妊娠30周以前因羊水相对较多，胎位不易固定，故对臀先露者不必急于纠正，可任其自然转成头位。妊娠30周以后仍为臀位者应及时矫正。

1. **膝胸卧位**(图6-5-6) 适用于孕30周以后的体位纠正，每天2次，每次15分钟，7~10天为一疗程，均应在早晚空腹时进行弧形面滑动而完成倒转。侧卧位也可帮助倒转，骶左前位时令产妇向右侧卧，骶右前位时左侧卧，使胎头顺着子宫腔侧面的弧形面滑动而转位。侧卧转位效果虽不如膝胸卧式，但可以维持较长时间。每晚在做膝胸卧式后即采取侧卧(卧于胎背所在的对侧面)，直至次晨，这样两者结合可提高效果。

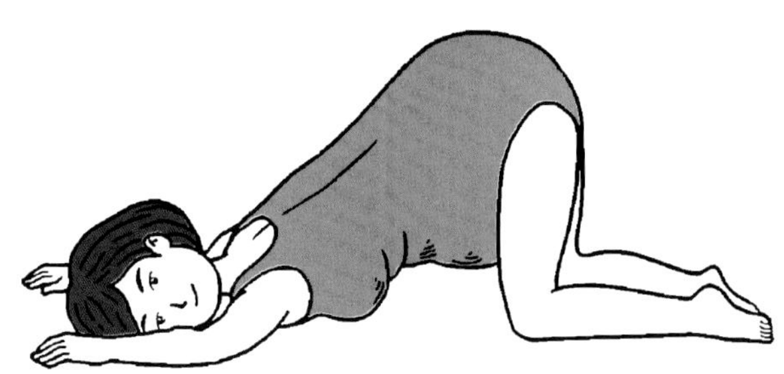

图6-5-6 膝胸卧位

2. **甩臂运动** 通过运动促使较重的胎头向下回转，动作简单，较膝胸卧位省力，孕妇易于接受和坚持，效果与膝胸卧位相似。方法是让孕妇双足分开直立，双手扶桌沿，双膝及臀部顺胎头屈曲方向做规律的连续旋转，每天早晚各1次，每次15分钟，7天为1个疗程。

3. **艾灸或激光照射至阴穴转位** 至阴穴位于第五个脚趾尖，已被提议作为一种纠正臀位的方式，每天1~2次，每次15分钟，5次为1个疗程。刺激至阴穴可使胎动增加，从而增加转位机会。国外荟萃分析艾灸与外倒转或体位转胎位显示，仅有限的证据支持艾灸用于纠正臀位。

4. **外倒转术** 外倒转术的成功率为50%~70%。在经过自然转胎位或体位转胎位失败后可尝试，或者直接选用。外倒转术虽有诱发早产、胎膜早破、脐带脱垂、胎儿窘迫、胎盘早剥甚至子宫破裂的危险，但文献报道外倒转术并发症的发生率在4%以下，大大低于臀位分娩的危险性，但多数学者仍认为外倒转术应谨慎实施。

外倒转术时间的选择，以往多主张在妊娠32~34周进行，为预防术后自然回转，需要固定胎位，需要用腹带包裹腹部，这使孕妇感觉不适，甚至难以坚持。目前国外学者多主张在近足月或足月时进行，选择在36~37孕周以后，术后自然回转机会不多，另外一旦由于外倒转引起异常可以马上进行手术以终止。

(1) 适应证：单胎臀位，无不宜阴道分娩的情况，大多数学者认为估计胎儿体重≤3 500g，B超检查胎儿无明显畸形及无胎头过度仰伸(望星式)，或无脐带绕颈者。也有人认为前壁胎盘不适合做外倒转术，但也有报道胎盘位于前壁的外倒转术成功率为54%，与位于后壁者并无明显差别。

(2) 手术步骤：①术前0.5~1小时用宫缩抑制剂(利托君或特布他林)，排空膀胱，孕妇仰卧位，头部抬高、双腿屈曲。②查清胎位，用B超检查了解臀位类型、脐带绕颈及胎盘位置，同时进行胎儿监护。③术者应先将胎臀托起使之离开骨盆入口，另一手握住胎头迫使其俯屈下移。一般当胎臀、胎头到达脐平侧方时，可依靠胎儿躯干的伸直，胎头、胎臀分别向盆腔及宫底移动。骶左位时逆时针方向转位，骶右位时顺时针方向转位。如先露已入盆不能托起，助手应戴无菌手套，将示指、中指沿阴道壁滑进穹窿部，慢慢向上顶起胎先露，与术者配合托起臀部。操作时动作要轻柔、连续，随时注意胎动和胎心的变化，若出现胎动突然增加、胎心改变或孕妇有不适，应立即停止操作并恢复胎儿原在位置。④术毕，胎头应在骨盆入口附近，不管外倒转术是否成功，手术后应连续胎心监护 20 分钟。

（二）分娩方式的选择

臀先露在分娩期应根据孕妇年龄、孕周、胎产次、胎儿大小、臀位类型、骨盆情况和是否有并发症等，选择分娩方式，但目前大多数医师选择进行剖宫产分娩。

1. 臀先露剖宫产指征

（1）胎儿较大（≥3 500g），国外也有提出不适合阴道分娩的胎儿体重（<2 500g 或 >4 000g）。

（2）骨盆狭窄和异常骨盆或有胎儿与骨盆不称者。骨盆临界（头盆评分 7 分）且单臀位者可予短期试产，女型及类人猿型骨盆有利于臀位分娩，而扁平型及男型骨盆不利于臀位分娩者可放宽剖宫产指征。

（3）胎头极度仰伸（望星式），发生率≤5%，需以剖宫产结束分娩，若由阴道分娩，胎儿脊椎损伤率高达 21%。

（4）子宫收缩欠佳，产程延长，缩宫素使用无效者。

（5）胎儿窘迫或脐带脱垂而胎心音尚好者。

（6）先露下降缓慢，软产道较紧，估计阴道分娩困难者。

（7）脐带隐性脱垂或脐带先露，或胎膜早破有脐带脱垂，足先露或膝先露的脐带脱垂率高达 16%~19%，故一旦诊断即应考虑剖宫产。在准备剖宫产的同时接产者可试着将脱落的下肢还纳，使其保持屈曲状态，并用手将其堵截于阴道内，观察臀部是否下降。若臀部继续下降可按完全臀位处理，若不下降需行剖宫产术。两侧下肢情况不同的臀位，如一侧下肢伸直，另一侧下肢嵌顿于骨盆入口处，最易导致脐带脱垂，应立即行剖宫产术。

（8）早产儿胎头更大于其胎体，容易发生颅内出血，以剖宫产为宜。特别是 <1 500g 者以剖宫产为宜，但极早产的，胎儿体重小，存活率低，需与家属充分沟通后选择分娩方式。

（9）有臀位分娩围产儿死亡及损伤史者是剖宫产指征，但仍需分析其原因，若系接产者技术问题，此次是否做剖宫产还值得商讨。

（10）臀位未临产并发子痫前期、高血压、胎盘功能欠佳、FGR、妊娠期糖尿病、胎膜早破超过 12 小时、子宫畸形及其他软产道异常者应选择剖宫产。

（11）臀位孕妇及其家属强烈要求绝育者，可考虑剖宫产。

2. 臀先露可以阴道试产的条件

（1）单臀位或完全臀位。

（2）胎龄在孕 36~42 周之间。

（3）估计胎儿体重在 2 500~3 500g。

（4）胎头俯屈或自然；骨盆正常大小。

（5）母儿没有其他的剖宫产指征时，臀先露确定阴道分娩前应判断以上因素。

（三）产程处理

1. 第一产程　产妇临产后应卧床休息，不宜下床走动，不可灌肠，以防胎膜早破、脐带脱垂。产程中注意休息、营养及水分的摄入，以保持良好的宫缩。经常听胎心，最好能用胎心监护仪监护，因为臀位脐带随时有受压的可能。并严密观察产程进展。臀位都不主张用缩宫素引产，因为容易引起胎膜早破和脐带脱垂，但对于产程中由于子宫收缩乏力引起的产程停滞，可使用缩宫素增强宫缩。产程停滞不能人工破膜促进宫缩，因为臀先露时肢体不能很好地压迫宫颈引起反射性的宫缩，因此需要前羊膜囊的压迫而引起宫缩。人工破膜反而会引起脐带脱垂。当宫缩时见到胎儿足部，不应误认为宫口已开全，为使宫颈充分扩张，应消毒外阴后用无菌手术巾，以手掌在宫缩时堵着阴道口，使胎儿屈膝屈髋，促其臀部下降，起到充分扩张宫颈和阴道作用，有利于胎儿娩出，在“堵”的过程中应每隔 10~15 分钟听胎心 1 次，并注意宫颈口是否开全，有条件时最好进行持续胎心监护。

2. 第二产程　待宫颈和阴道充分扩张可以接生时，由两人接生，准备好需要接生的器械。新生儿医师应到场,准备好新生儿复苏。先外阴消毒铺巾,导尿,双侧阴部神经阻滞麻醉,左侧会阴切开,有 3 种分娩方式:①自然分娩,胎儿自然娩出,极少见,仅见于经产妇、胎儿小、宫缩强、产道宽畅者;②臀位助产术,完全或不完全臀位需用臀位第一助产法(压迫法)助产,单臀位第二助产法(扶持法)助产,一般胎儿自然娩出到脐部以后由接生医师协助胎儿娩出胎肩和胎头;③臀位牵引术,胎儿全部由接生者协助娩出,一般情况下因其对胎儿损伤大而禁用。

3. **第三产程** 应积极抢救新生儿窒息和预防产后出血。接生后应仔细检查宫颈和阴道有无损伤,并及时缝合。

(四)干预指征

1. 臀位无阴道试产条件者应在足月后或先兆临产时行剖宫产。

2. 臀位为不完全臀位、妊娠 >34 周的胎膜早破、早产不可避免时,需要行剖宫产。

3. 发现脐带脱垂,宫口未开全者,需立即行剖宫产。

4. 产程异常,或胎心监护异常,宫颈口未开全时,应行剖宫产。

5. 值班医师对臀位助产接生经验不足时,应行剖宫产。

6. 在臀位阴道试产过程中,若出现胎心变化或出现某些紧急情况,须立即结束分娩。宫颈口开全者,则立即行臀牵引术结束分娩。

7. 当臀位胎体娩出后,发生胎头娩出困难或手法娩出胎头失败时,应立即采用后出胎头产钳术。

处理技巧

1. 臀先露分娩以剖宫产为主,有符合阴道分娩条件者,应在家属知情同意下试产。
2. 实施外倒转术前,应充分知情同意,在具备紧急剖宫产条件、全程超声引导下,由有经验的产科医师操作。
3. 若阴道分娩,产时应进行持续胎心监护,由有经验的产科医师接生,并有新生儿医师在场,做好复苏准备。
4. 第二产程中,从胎儿脐带娩出到胎头娩出时间应少于 8 分钟。

本节关键点

1. 通过腹部检查、阴道检查和超声检查及时确诊臀位。
2. 孕 30 周以后发现臀位,可以通过一些适宜方法矫正。
3. 臀位通过剖宫产分娩相对安全。
4. 臀位时如进行阴道试产,在产程中一旦出现异常或有干预指征应积极处理。

(杨祖菁)

参考文献

1. 凌萝达,顾美礼. 难产. 2 版. 重庆:重庆出版社,2000:322-331.
2. GLENN DP, JESSICA D, AMANDA YB, et al. Oxorn-Foote Human Labor and Birth. 6th ed. New York: McGraw Hill Education, 2013:219-232.

第六节
横位

导读

横位(transverse lie)的发生率约为 1∶500,在孕 32 周前,发生率约为 1∶50。国内由于初产妇多,其发生率约为 1∶1 200,是对母胎最不利的胎位,除死胎及早产儿胎体可折叠自然娩出外,足月活婴不可能自然娩出,如不及时处理容易造成子宫破裂、脐带脱垂,危及母胎生命,导致围产儿死亡。

一、定义

胎体纵轴与母体纵轴相垂直称为横位(图 6-6-1),因先露部为肩,故又称肩先露(shoulder presentation)。以肩胛骨为指示点,分为肩左前、肩左后、肩右前、肩右后。

二、原因

肩先露的原因与臀先露相似,但也有不同,任何破坏子宫极性(长椭圆形)的原因都可导致横位及斜位。最常见的原因有:①产次过多,腹壁松弛;②早产胎儿尚未转至头先露;③骨盆狭窄、前置胎盘、子宫畸形或肿瘤,影响先露胎头的衔接。据报道有 30%~79% 的病例找不到明显的原因,但多数作者认为多数病例能找到上述原因的一种。

三、诊断

(一)腹部检查

子宫呈横椭圆形,子宫的高度比相应妊娠月份为低,耻骨联合上方较空虚,宫底

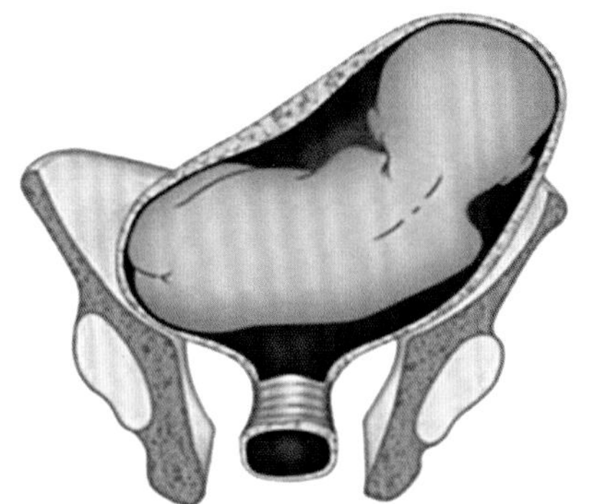
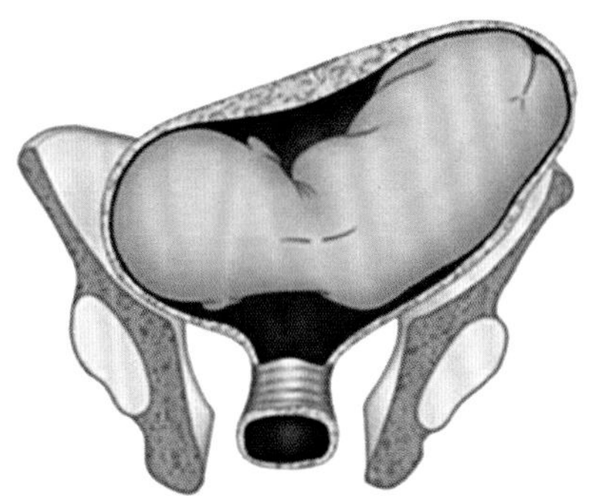

图 6-6-1　横位

部也触及不到胎头或胎臀，子宫横径较宽，母体腹部一侧可触及胎头，胎臀在另一侧。肩前位时胎背朝向母体腹壁，触及宽大而平坦的胎背，肩后位时，胎儿的肢体朝向母体腹壁，易触及不规则的小肢体。胎心在脐周两旁声音最清楚。

（二）阴道检查

胎膜未破时先露位于骨盆入口以上，阴道检查时只感盆腔空虚，先露部高而不易触及。如宫口已扩张，阴道检查可触及胎儿肩部、肋骨及腋窝，腋窝尖端指向胎头，可以判断胎头在母体的左侧或右侧；如胎儿手已脱落于阴道口外，可采用握手法鉴别是左手或右手。根据胎头的部位及脱出的是左手还是右手确定胎方位：胎头在母体腹部的左侧且右手脱出者为肩左前位，左手脱出者为肩左后位；胎头在母体腹部右侧且左手脱出者为肩右前位，右手脱出者为肩右后位，同时需检查是否有脐带的脱出。

（三）超声检查

通过超声检查胎头、脊柱、胎心，可准确判断肩先露，并能确定具体的胎方位。

四、对母胎的影响

（一）对产程的影响

横位是肩部先露，胎体嵌顿在骨盆上方，不能与宫颈口及子宫下段贴合均匀，宫颈口不能开全，并常易发生胎膜早破及子宫收缩乏力，使产程停滞。

（二）对胎儿的影响

肩先露不能有效衔接，易发生胎膜早破，胎膜破裂后羊水迅速外流，胎儿上肢或脐带容易脱垂，导致胎儿窘迫甚至胎儿死亡。临产后随着宫缩增强，迫使胎肩下降，胎肩及胸廓的小部分挤入盆腔内，胎体折叠弯曲，颈部被拉长，上肢脱出于阴道口外，但胎头及臀部仍被阻于盆骨入口的上方，称忽略性横位。

（三）对母体的影响

临产后子宫收缩继续加强，而胎儿无法娩出，子宫上段逐渐变厚，下段变薄、变长，在子宫上下段之间形成病理性缩复环。产程延长后，此环很快上升达脐水平，此时由于子宫下段的肌肉被过度牵拉，肌肉开始断裂、出血，检查时可发现子宫下段有固定的压痛点；此外，因膀胱被耻骨联合与胎头挤压过久引起血管破裂，产妇可出现血尿，并可能出现胎心监护异常。病理性缩复环、子宫下段固定压痛点及血尿是先兆子宫破裂的临床表现，如不及时处理，随时可发生子宫破裂。任由产程延长，可导致宫腔严重感染，危及母胎生命。

五、处理

横位要以监测为主，加强孕期保健及产前检查，早期发现胎位异常。

（一）妊娠期

妊娠后期，一旦发现横位时，应及时纠正，纠正方法与臀位相同，也可试行外倒转术并固定胎头。最理想的是转成头位，如有困难亦可转成臀位。若纠正未遂，可考虑在孕35~38周时住院。住院后重点监护临产征兆及胎膜早破。无条件住院观察者，需与产妇和家属说明出现胎膜早破或临产现象时应立刻来医院。

（二）分娩方式选择

根据胎次、产次、孕周、胎儿大小、胎儿状况、胎膜是否破裂、宫口扩张情况等选择分娩方式。

1. 初产妇，胎儿存活，已足月，不论宫口扩张多大或胎膜是否破裂，均应行剖宫产。

2. 经产妇，胎儿存活，已足月，一般情况下，首选剖宫产；若胎膜已破，羊水未流尽，宫口开大在5cm以上，胎儿估计不大，亦可以在全身麻醉下，由有经验的产科医师行内倒转术，以臀位分娩。

3. 双胎妊娠、足月活胎，双胎第一胎为头位，阴道分娩后未及时固定第二胎胎位，由于宫腔容积变化，使第二个胎儿变成肩先露，应立即行内倒转术，使第二个胎儿转成臀先露娩出。

4. 早产肩先露，胎儿存活，宜选择剖宫产分娩。

5. 凡有先兆子宫破裂或部分破裂体征者，不论胎儿是否存活，宫颈口是否开全，均不得经阴道进行任何操作，应立即行剖宫产，并做好输血准备。如发现宫腔感染严重，应考虑子宫切除。

6. 胎儿已死，无先兆子宫破裂者，可在硬膜外麻醉或阴部神经阻滞后做断头术或除脏术，亦可考虑内倒转术。断头术或除脏术遇到困难时也应改行剖宫产术。

7. 若肯定胎儿有畸形时，不应首选剖宫产术，可在宫口开大 5cm 后行内倒转术，转为臀位，等待其经阴道分娩，或于宫颈口开全后行毁胎术。

8. 凡准备阴道分娩者，术前必须仔细检查有无先兆子宫破裂或部分破裂的症状和体征。一旦发现下腹一侧有明显压痛，阴道检查推动嵌顿的先露部时，有暗红色血液流出，很可能是子宫破裂的征象，应立即行剖宫产术。

9. 凡经阴道手术分娩者，术时应严格消毒，注意宫缩情况，预防出血及感染。术后应常规探查宫腔：若发现子宫破裂，需经腹修补或行子宫全切术；若有宫颈裂伤，应及时缝合。如发现有血尿或怀疑膀胱受压过久时，应放置尿管并保留 2 周，预防尿瘘的发生。

处理技巧

1. 肩先露分娩以剖宫产为主。
2. 如需要做内倒转术，应在剖宫产手术准备下，并需要由有经验的产科医师操作，并应有新生儿医师在场，做好复苏准备。
3. 横位死胎或胎儿畸形者宜做阴道分娩，在胎儿断头术或除脏术遇到困难时也应改行剖宫产术。

本节关键点

1. 妊娠晚期的产前检查，应通过腹部检查和超声检查及时确诊横位。
2. 胎儿存活，有临产征兆时应及时剖宫产终止妊娠。
3. 已临产者应注意是否有子宫破裂或胎儿缺氧的症状，如有，应立即行剖宫产。
4. 经产妇孕晚期为横位，在全面评估后，可以做外倒转术。

（杨祖菁）

参考文献

GLENN DP，JESSICA D，AMANDA YB，et al. Oxorn-Foote Human Labor and Birth. 6th ed. New York：McGraw Hill Education，2013：219-232.

第七节

复合先露

导读

复合先露是胎先露部伴有肢体同时进入骨盆入口。临床以一手或一前臂沿胎头脱出最常见，多发生于早产者。当胎先露部不能完全充填骨盆入口或在胎先露部周围有空隙时，均可发生复合先露。以经产妇腹壁松弛、临产后胎头高浮、骨盆狭窄、胎膜早破、早产、双胎妊娠及羊水过多等为常见原因。仅胎手露于胎头旁，多能顺利经阴道分娩。但如果在胎膜破裂后，上臂完全脱出可能阻碍分娩。下肢和胎头同时入盆，直伸的下肢也能阻碍胎头下降，若不及时处理可致梗阻性难产，威胁母胎生命。

一、概述

（一）定义

复合先露（compound presentation）是指胎头或胎臀伴有胎儿上肢或者下肢作为先露部同时进入骨盆入口，发病率为 0.8‰~1.68‰。

复合先露类型很多，比较常见的有头合并手、头合并足、头合并足与手、头合并手与脐带、头合并足与脐带、面合并手、面合并手与脐带、臀合并手、臀合并手与脐带以及上下肢同时脱垂，临床以一手或一前臂合并胎头脱出最常见（图 6-7-1），是一种头位难产。复合先露经产妇发生较初产妇多，早产儿比足月儿易发生，多胎比单胎多发。虽然大部分复合先露胎儿能经阴道分娩，但这可能影响产程进展，给阴道分娩、助产造成困难。相对于头先露者，复合先露发生肩难产和会阴裂伤概率更大，新生儿也更易发生肢体损伤 。

（二）病因

当胎儿先露部与骨盆入口未能完全嵌合，先露部与骨盆之间空间较大时，胎儿肢体可能滑入骨盆，形成复合先露，以下为常见原因：

1. **早产或低体重儿** 早产儿发生复合先露的概率比足月儿高出 2 倍及以上。由于早产儿或低体重儿胎先露部不能完全充填骨盆入口，破膜后宫缩出现时，胎儿肢体滑入未被先露部充填的骨盆空隙，随胎先露部下降而发生复合先露。

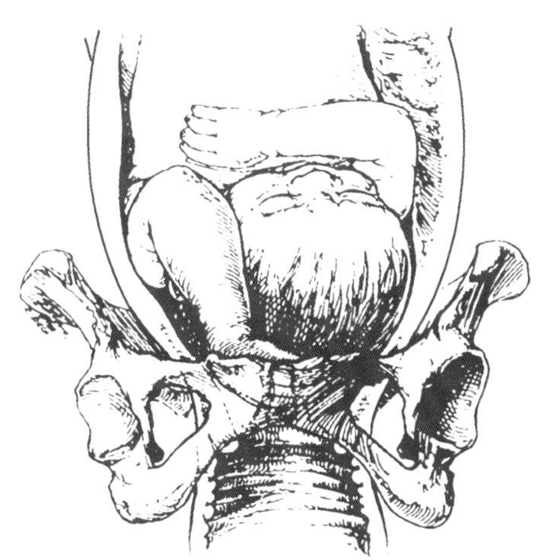

图 6-7-1 头合并手复合先露

2. **经产妇腹壁松弛，子宫张力低** 经产妇的腹壁较初产妇相对松弛，子宫张力低，胎儿活动范围相对较大，胎头入盆较晚，胎先露部未能充填骨盆入口。临产后因子宫收缩或胎膜破裂，促使胎儿肢体与胎头同时下降入盆，从而造成复合先露。

3. **胎膜早破** 当胎头与骨盆入口之间存在较大空隙时，更多羊水可由此进入前羊膜囊。当宫缩不断增强时胎膜不能承受强大的宫内压力而发生胎膜早破，破膜的同时胎儿肢体进入骨盆空隙，随胎头入盆下降，发生复合先露。

4. **相对骨盆狭窄** 正常母体骨盆较宽大，但若胎儿较大，胎儿活动受限，进入骨盆的胎儿肢体不能回到原有位置，则发生复合先露。

5. **羊水过多** 孕晚期羊水过多，临产时子宫收缩，过多的羊水缓冲了来自宫底对胎儿的直接压力，往往导致胎头无法顺利衔接，胎儿肢体及脐带容易从骨盆间隙中脱出，造成复合先露。

6. **双胎及多胎妊娠** 双胎或多胎时，当第一个胎儿娩出后，胎儿在宫腔活动空间相对增大，未娩出的第二个胎儿在增大的宫腔中下降，易形成复合先露。

7. **孕期外倒转术** 孕晚期检查时发生胎儿胎位不正，在临产前实施胎儿外倒转术纠正先露部，但胎位位置未能随之得到转位，发生复合先露。

（三）并发症

发生复合先露时胎先露部伴有胎儿肢体同时进入骨盆入口，使先露部径线加大，不利于胎头按分娩机转旋转适应孕妇产道，故经阴道分娩容易难产，母胎患病风险增大。复合先露并发症主要包括：

1. **难产** 复合先露常常阻碍胎儿先露部（胎头或胎臀）顺利下降，进而导致孕妇发生继发性子宫收缩乏力，所以难产及产后出血发生率明显增加等。

2. **产后并发症** 复合先露易致阴道分娩受阻，增加发生胎膜早破风险和胎儿及母体感染概率。在复合先露助产过程中可能需要增加阴道检查或手术干预，增加母体产后并发症，如软产道血肿、裂伤，会阴伤口愈合不良等发生风险。

3. **子宫破裂** 复合先露可能造成产道梗阻，

子宫强烈收缩，子宫破裂发生率增加，尤其瘢痕子宫在此情况下更容易发生子宫破裂。子宫破裂是妊娠期和分娩期的严重并发症，起病急、病情重，严重威胁母胎的生命和健康。

4. 脐带脱垂 复合先露不能完全与骨盆入口衔接，脐带容易从先露部未填充的空隙中滑入，位于胎儿先露部之前方或侧方，如果同时胎膜已破，脐带从阴道中脱出即为脐带脱垂。脐带脱垂为复合先露严重的并发症，易发生胎死宫内、宫内窘迫、新生儿窒息等。

5. 新生儿死亡 复合先露易导致难产、胎膜早破、脐带脱垂等，从而增加新生儿致病率和死亡率，复合先露致新生儿死亡概率高达10%。

二、诊断

复合先露在分娩前一般难以确诊，极少数的孕妇通过超声检查能发现复合先露。疑诊为复合先露的高危人群，必须密切监测产程，一旦发生产程进展缓慢，同时经阴道检查发现在胎先露旁触到胎儿肢体，即可确诊。诊断时应注意与臀先露及肩先露相鉴别。

三、处理

一旦确诊为复合先露，首先应经阴道检查是否有头盆不称。若无头盆不称，可让孕妇向脱出的胎儿肢体的对侧侧卧，胎儿肢体可能自然回缩或经阴道人工还纳后等待自然分娩(图6-7-2)。因复合先露的胎儿肢体所在位置越高越易还纳，在阴道检查确诊后应立即将复合先露的胎儿肢体还纳；当胎儿肢体脱垂至阴道后，则难以还纳。还纳胎儿肢体时动作须轻柔，不可强行进行，避免损伤胎儿肢体及产道。一旦成功将胎儿肢体还纳，因胎儿肢体可能再次滑出，故建议密切观察，若头盆不称明显或伴有胎儿窘迫征象，应尽快行剖宫产术(图6-7-2)。

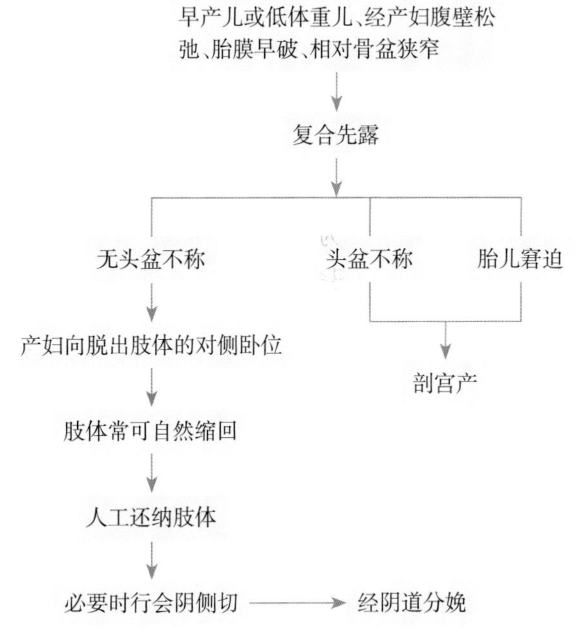

图6-7-2 复合先露的处理流程

本节关键点

1. 通过腹部检查、阴道检查和超声检查及早发现是否存在复合先露。
2. 在无头盆不称条件下，尽量人工还纳胎儿肢体，经阴道分娩。
3. 产程中一旦出现胎儿窒息应积极进行术前准备，尽快剖宫产结束分娩。

（常青 王丹）

参考文献

1. 凌萝达，顾美礼．难产．2版．重庆：重庆出版社，2000：322-331.
2. 沈铿，马丁．妇产科学．3版．北京：人民卫生出版社，2015.
3. 谢幸，孔北华，段涛．妇产科学．9版．北京：人民卫生出版社，2018：43-48.
4. CUNNINGHAM FG，LEVENO KJ，BLOOM SL，et al. Williams Obstetrics. 25th ed. New York：McGraw Hill Education，2018.
5. APUZZIO JJ，VINTZILEOS AM，BERGHELLA V，et al. Operative Obstetrics. 4th ed. London：CRC Press，2017.

第八节
肩难产

导读

肩难产(shoulder dystocia)发病率为0.6%~1.4%,虽然发病率低,但却是一种产科严重类型急性难产。胎头娩出后,胎肩嵌顿在母体耻骨联合上方,常规手法不能娩出胎肩,需要用多种肩难产助娩手法协助胎肩娩出。肩难产一旦发生,如处理不当将发生严重母婴并发症,给产妇和家属带来极大痛苦。因此,从事分娩接产的助产士和产科医师都应掌握肩难产相关知识,在紧急情况下能熟练运用解除胎肩嵌顿各种技能,减少母婴并发症的发生。

一、概述

(一)定义

胎头娩出后,胎儿前肩嵌顿于耻骨联合后上方,常规手法不能娩出胎儿双肩的急性难产称为肩难产。国外文献广泛采用的定义为胎头娩出后除向下牵引和会阴切开之外,还需借助其他手法娩出胎肩者称为肩难产。胎肩娩出困难,可能为前肩,但胎儿后肩被母体骶骨岬嵌顿时也可能发生肩难产。

Spong等(1995)进行系列研究后发现:在正常分娩时,胎头和躯体娩出时间间隔为24秒,而肩难产的产妇该时间为79秒。该笔者建议将肩难产定义为:胎头至胎体娩出时间间隔≥60秒,和/或需要辅助手法协助胎肩娩出者。

(二)病因

肩难产发生包括产前和产时病因,产前因素包括肩难产史、巨大胎儿、糖尿病、产妇体重指数>30kg/m^{2}和诱导分娩等。产时因素包括第一产程延长、第二产程停滞、使用缩宫素和阴道助产等。

1. 巨大胎儿 为发生肩难产的主要因素,肩难产发生率随胎儿体重增加而明显增加。胎儿体重为4 000~4 250g时肩难产发生率为5.2%,胎儿体重为4 250~4 500g时肩难产发生率为9.1%,胎儿体重为4 500~4 750g时肩难产发生率为21.1%。

2. 妊娠合并糖代谢异常 病人因高血糖与高胰岛素共同作用,胎儿常过度生长,因胎肩部组织对胰岛素更敏感,胎肩异常发育使其成为胎儿全身最宽的部分,加之胎儿过重、胎体体型改变使妊娠糖代谢异常产妇有发生肩难产的双重危险。研究显示,糖代谢异常的产妇在无干预分娩中,胎儿体重为4 000~4 250g时肩难产发生率为8.4%,胎儿体重为4 250~4 500g时肩难产发生率为12.3%,胎儿体重为4 500~4 750g时肩难产发生率为19.9%,胎儿体重>4 750g时肩难产发生率为23.5%。因此,糖代谢异常的产妇较一般健康产妇肩难产发生率高。孕期重视饮食、血糖和体重管理,按时行血糖筛查,及时发现糖代谢异常,尤其对糖代谢异常的病人实施饮食管理和适当的运动指导,必要时用药物治疗,控制孕期体重异常增长,对减少巨大胎儿发生、预防肩难产意义重大。

3. 肩难产史 产妇有肩难产史,再次发生肩难产概率为11.9%~16.7%,这可能与再次分娩胎儿体重超过前次妊娠、病人肥胖或合并糖代谢异常等因素有关。但这并不等于有肩难产史的产妇,再次分娩必须以剖宫产结束,此类产妇再次分娩时仍应综合考虑产妇产前、产时高危因素,与产妇及家属充分沟通后决定分娩方式。

(三)临床表现

肩难产为产科急症,往往突然发生,其临床表现为:胎头经阴道娩出后,不能顺利完成复位、外旋转,出现胎颈回缩、胎儿下颏紧贴产妇会阴部,即所谓胎头娩出后呈“乌龟征”。

产妇产程异常,如产程延长、停滞,胎先露下降缓慢,尤其伴第二产程延长、胎头原地拨露等,提示可能发生肩难产。

二、诊断

经阴道分娩时,胎儿胎头娩出后,胎儿前肩嵌顿于耻骨联合后上方,用常规手法不能娩出胎儿双肩即可诊断。

肩难产属于产科急症,产前难以预测,部分正常体重胎儿也可能发生肩难产。胎头娩出后出现胎颈回缩,呈“乌龟征”,即可诊断。

三、处理

胎头娩出后、胎肩娩出前应给予短暂停顿,以利于胎头娩出复位和外旋转,此时双肩径从骨盆入口平面下降、转到中骨盆平面较大径线的前后径位置,再继续下降便于胎肩娩出。

肩难产是骨性难产,会阴侧切有利于阴道操作,但无法解除胎肩嵌顿。是否必须会阴侧切目前尚有很大争议。部分学者认为对所有可能发生肩难产的产妇均需要行会阴侧切,但也有学者研究表明,会阴侧切术并不降低臂丛神经损伤的风险,不影响肩难产产妇分娩结局。产科急症管理小组(managing obstetric emergencies and trauma,MOET)建议有选择性地行会阴侧切,在实施“旋肩法”或“牵后臂法”时使用(肩难产助产技术详见第八章十五节)。

四、并发症及处理

肩难产发生于胎头娩出后,情况紧急,如处理不当会发生严重的母婴并发症,导致新生儿重度窒息,甚至导致新生儿死亡。

母体并发症包括重度会阴裂伤、血肿、产后出血感染、子宫破裂、泌尿器官损伤和生殖道瘘等。

婴儿并发症包括新生儿窒息、分娩性臂丛神经损伤、锁骨骨折、颅内出血、吸入性肺炎,甚至膈神经麻痹和新生儿死亡。远期后遗症有神经、精神及心理发育障碍,语言功能障碍等。

(一)产后出血、会阴伤口感染

胎儿娩出后应仔细检查产妇软产道。对产程较长者及时留置导尿管,及早发现软产道损伤。如有泌尿器官、肠道损伤需请相关科室会诊,协同处理。会阴伤口严重裂伤,可能发生伤口感染者,宜彻底冲洗伤口,会阴皮肤切口宜采用间断缝合,产后注意会阴部清洁、预防感染。

(二)子宫破裂

胎肩嵌顿于耻骨联合上将导致分娩梗阻,使子宫下段过度拉长、变薄,子宫上、下段之间形成病理性缩复环。此时在宫腔内旋转胎肩,牵拉后臂、上推胎肩,特别是 Zavanelli 法易导致子宫破裂。

子宫破裂表现为急性腹痛,常伴有低血容量性休克症状。查体可发现产妇腹部有明显压痛,尤其是在耻骨联合上方,子宫下段形状不规则,或上、下段之间有病理性缩复环。随着病程进展,全腹将出现压痛、反跳痛、肌紧张、肠鸣音消失等腹膜刺激征。产妇出现贫血及休克体征,血压进行性下降,呼吸及脉搏增快。下段子宫破裂累及膀胱时,尿中会有血或胎粪。一旦发现子宫破裂应迅速准确地评估产妇情况,严密监测生命体征变化,建立静脉通道,及时请求产科高年资医护人员、麻醉科、输血科、手术室等相关科室,迅速术前准备,包括术前必备检查,输血输液准备,维持产妇有效生命体征,立即剖腹探查,迅速止血,取出胎盘及胎儿。注意探查邻近脏器有无损伤,建议术中放置腹腔引流管便于术后观察,术后需给予广谱抗生素预防或治疗感染。

(三)新生儿窒息

产时预测可能发生肩难产时应立即准备新生儿复苏人员和器械、药物,及时请新生儿重症监护病房(neonatal intensive care unit,NICU)、麻醉科医师会诊,提高新生儿抢救水平,预防严重并发症发生。

(四)分娩性臂丛神经损伤

又称产瘫,指在分娩过程中胎儿一侧或双侧臂丛神经因受到头肩分离牵引力作用而发生牵拉性损伤。肩难产时，过度向一侧牵拉胎头可致臂丛神经损伤。对疑有臂丛神经损伤的患儿应早识别、早诊断，予以适当处理。新生儿需由产科和新生儿科医师进行详细查体，并请NICU、骨科、康复科医师会诊以协助诊断，制订详细的新生儿康复计划，尽快恢复神经功能。

总之，肩难产是一种发生率低且难以预料的产科急症，目前尚无准确方法能预测肩难产发生。肩难产易引起母胎严重并发症，形成终身残疾，甚至发生新生儿和产妇死亡等。肩难产难预测、预防，因此，应提高肩难产处理能力，对各级医护人员加强产科技术培训，平时在模型上练习肩难产操作手法、预防臂丛神经损伤，提高接产技术，提高应对突发难产的紧急处理能力。肩难产发生时应同时与相关科室合作，建立产科急救小组，并与产妇及家属保持沟通，取得配合与理解，及时做好各种记录，尽量争取减少肩难产各种相关并发症的发生。

经验分享

1. 对有肩难产分娩史、妊娠合并糖代谢异常、巨大胎儿者，警惕容易发生肩难产。
2. 分娩中使用中低位胎头吸引器或产钳助产时，若胎头娩出过快，可能未能按规律完成分娩机转，易发生肩难产。因此，所有接产人员需定期培训，掌握肩难产诊断处理，应关注可能发生肩难产的高危产妇，实时制订分娩计划，防患于未然。
3. 胎儿胎头娩出后不建议急于娩出胎肩，应等待30秒，待胎儿自行完成复位与外旋转，此时按胎儿分娩机转旋转胎肩，由产妇骨盆入口平面进入中骨盆平面，能减少肩难产发生。但“高级产科生命支持教程”（advanced learning support in obstetrics，ALSO）建议用“头肩操作法”经“连续分娩”娩出胎肩，即助产士在胎儿胎头娩出后立即娩出胎肩，而不应中断操作去吸除胎儿口咽中的黏液，以维持胎儿先前的冲力。具体哪种方法更好，目前尚无定论。

本节关键点

1. 肩难产为产科分娩期急症，难以预测，一旦处理不当极易发生严重母胎并发症。
2. 掌握肩难产临床表现及体征，即胎儿胎头经阴道娩出后，出现胎头回缩、胎儿下颏紧贴产妇会阴部，即所谓胎头娩出后呈“乌龟征”。
3. 掌握肩难产助产技术。
4. 除诊治分娩期母婴并发症外，及时诊断和处理分娩性臂丛神经损伤。

（常青　王丹）

参考文献

1. JAMES D，STEER PJ，WEINER CP，et al. High-Risk Pregnancy. 5th ed. London：Cambridge University Press，2018.
2. 张为远. 中华围产医学. 北京：人民卫生出版社，2012：1033-1039.
3. OUZOUNIAN JG. Shoulder dystocia：incidence and risk factors. Clinical Obstetrics and Gynecology，2016，59（4）：791-794.
4. MARSHALL JE，RAYNO MD. Myles Textbook For Midwives. 17th ed. New York：Elsevier，2020.
5. American College of Obstetricians and Gynecologists. Practice bulletin no 178：shoulder dystocia. Obstetrics and Gynecology，2017，129（5）：e123-133.
6. CUNNINGHAM FG，LEVENO KJ，BLOOM SL，et al. Williams Obstetrics. 25th ed. New York：McGraw Hill Education，2018.
7. EGAN AM，DUNNE FP. Optimal management of gestational diabetes. British Medical Bulletin，2019，131（1）：97-108.
8. American College of Obstetricians and Gynecologists. Macrosomia：ACOG practice bulletin，number 216. Obstetrics and Gynecology，2020，135（1）：e18-35.

第七章

特殊情况下分娩期的处理

……

第一节
剖宫产后阴道分娩

导读

剖宫产后阴道试产(trial of labor after previous cesarean delivery,TOLAC)为希望经阴道分娩的妇女提供了成功实施剖宫产后阴道分娩(vaginal birth after cesarean,VBAC)的可能性。若孕妇选择TOLAC后实现VBAC,则可避免与剖宫产相关的手术风险,降低母儿并发症。但失败的TOLAC则使得母儿并发症发生率升高。因此,对剖宫产术后再次妊娠但有TOLAC意愿的孕妇必须在产前充分评估、具备阴道分娩适应证、规范的产时管理、具备相应的应急预案的前提下实施TOLAC。

一、概述

近年来,随着我国全面两孩政策的实施,剖宫产术后再次妊娠的妇女逐年增多。由于剖宫产术后再次妊娠存在着瘢痕子宫破裂、前置胎盘伴植入等风险,剖宫产术后再次妊娠的分娩方式选择成为产科医师面临的棘手难题。

剖宫产术后再次妊娠的分娩方式包括选择性再次剖宫产(elective repeat cesarean section,ERCS)和剖宫产术后再次妊娠阴道试产(trial of labor after cesarean section,TOLAC)两种。TOLAC的孕妇阴道分娩的成功率为60%~80%。TOLAC为妊娠妇女提供了剖宫产后阴道分娩(vaginal birth after cesarean,VBAC)的可能性。VBAC是指既往有剖宫产史者,再次妊娠时采用阴道分娩的方式终止妊娠。若孕妇选择TOLAC后实现VBAC,则可避免与剖宫产相关的手术风险,降低孕产妇静脉血栓、产后感染等并发症的风险,减轻对再次妊娠的影响,同时也可以降低新生儿呼吸系统并发症的发生。但是TOLAC有25%的概率导致急诊剖宫产,失败的TOLAC使并发症发生率升高。因此,剖宫产术后再次妊娠但有TOLAC意愿的孕妇必须在产前充分评估、具备阴道分娩适应证、规范的产时管理、具备相应的应急预案的前提下实施TOLAC。

二、剖宫产后阴道分娩的风险与收益

剖宫产后成功实施阴道分娩的妇女减少了孕产妇静脉血栓、产后感染等并发症的发生,恢复期也更短。此外,对于有再次妊娠意愿的女性,VBAC可降低与多次剖宫产相关的母体并发症的发生风险,比如子宫切除、输血、感染,以及胎盘异常(前置胎盘、胎盘植入)。VBAC与ERCS相比并发症更少,但失败的TOLAC则使得并发症发生率升高。与TOLAC相关的母体并发症多见于试产失败不得不选择重复剖宫产时,试产过程中子宫破裂是导致母儿致病率增加的最主要因素。

结合2017版美国妇产科医师学会(American College of Obstetricians and Gynecologists,ACOG)的剖宫产后阴道试产指南、2015版英国皇家妇产科医师学会(Royal College of Obstetricians and Gynecologists,RCOG)的前次剖宫产后阴道分娩指南,以及2019版加拿大妇产科学会(Society of Obstetricians and Gynecologists of Canada,SOGC)的剖宫产后阴道试产指南,发现与二次择期剖宫产(elective repeat cesarean section,ERCS)相比,选择TOLAC的妇女发生母体感染、产后出血和输血、子宫破裂(包括不完全性子宫破裂)的风险升高,但孕产妇死亡、子宫切除的风险降低。足月孕妇选择ERCS和TOLAC的母儿风险比较见表7-1-1。

表 7-1-1 足月孕妇选择 ERCS 和 TOLAC 的母儿风险比较

风险因素	二次剖宫产史ERCS/%	TOLAC/%
母体风险		
感染并发症	3.2	4.6
手术损伤	0.3~0.6	0.37~1.3
输血	0.46	0.66
子宫切除	0.16	0.14
子宫破裂	0.02	0.71
孕产妇死亡	0.0096	0.0019
胎儿 / 新生儿风险		
分娩前胎死宫内	0.21	0.1
死产	0~0.004	0.01~0.04
新生儿缺氧缺血性脑病	0~0.32	0~0.89
围产期死亡	0.05	0.13
新生儿死亡	0.06	0.11
转入 NICU	1.5~17.6	0.8~26.2
呼吸系统疾病	2.5	5.4
休克肺	4.2	3.6

因此，母体并发症发生率与 VBAC 成功率具有相关性。TOLAC 的风险与收益应针对每一个孕妇进行具体分析。

三、剖宫产后阴道分娩成功率的影响因素

对于 TOLAC 的成功率各国报道不一，为 60%~80%。最新的一项纳入 48 457 名 TOLAC 孕妇的系统评价研究表明，VBAC 率为 74.3%。就个体而言，VBAC 的成功率取决于其基本特征（产妇年龄、体重指数、胎儿体重、分娩孕周等）和产科特征（分娩间隔、分娩时是否合并子痫前期等）。

前次剖宫产指征为难产、年龄较大、BMI>30kg/m^2、分娩时孕周大（40 周以上）、妊娠间隔较短（<18 个月）、合并子痫前期等均将降低 VBAC 的成功率。与自然临产相比，接受引产或加强宫缩的孕妇 VBAC 的可能性更低。

既往有阴道分娩史的女性 VBAC 的可能性更高，子宫破裂的风险更低。而既往有 VBAC 史是成功进行 VBAC 的单一最佳预测指标，与计划性 VBAC 85%~90% 的成功率相关。产妇身材较高、年龄 <35 岁、本次分娩距前次剖宫产≥18 个月、BMI<30kg/m^2、孕周 <39 周、胎儿出生体重 <4 000g、分娩为自然发动、枕先露、胎头衔接好、入院 Bishop 评分高也与 VBAC 成功率增高有关。

目前有几种针对预测 VBAC 成功率的模型的研究，但因在方法上有局限性，未得到广泛应用，也没有任何一个模型显示可改善孕产妇的母儿结局。

四、剖宫产后阴道试产的适应证与禁忌证

（一）适应证

1. 孕妇及家属有阴道分娩意愿，是 TOLAC 的必要条件。

2. 医疗机构有抢救 VBAC 并发症的条件及相应的应急预案。

3. 既往有 1 次子宫下段横切口剖宫产史，且前次剖宫产手术顺利，切口无延裂，如期恢复，无晚期产后出血、产后感染等；除剖宫产切口外子宫无其他手术瘢痕。

4. 胎儿为头位。

5. 不存在前次剖宫产指征，也未出现新的剖宫产指征。

6. 2 次分娩间隔≥18 个月。

7. 超声检查显示子宫前壁下段肌层连续。

8. 估计胎儿体重不足 4 000g。

（二）禁忌证

1. 医疗单位不具备施行紧急剖宫产的条件。

2. 已有 2 次及以上子宫手术史。

3. 前次剖宫产术为古典式剖宫产术、子宫下段纵切口或“T”形切口。

4. 存在前次剖宫产的指征。

5. 既往有子宫破裂史或有穿透宫腔的子宫肌瘤剔除术史。

6. 前次剖宫产有子宫切口并发症。

7. 超声检查显示胎盘附着于子宫瘢痕处。

8. 估计胎儿体重为 4 000g 或以上。

9. 存在不适宜阴道分娩的内、外科合并症或产科并发症。

五、剖宫产后阴道试产的风险评估和产前咨询

在目前全国大力倡导阴道分娩、降低剖宫产率的大环境下，多数孕妇及其家属已经普遍认识到阴道分娩对母儿的益处。应自孕早期初筛 TOLAC 适合的人选，使孕妇建立 VBAC 的初步概念，并在随后的产检中，进行有效的孕期宣教，鼓励支持孕妇建立 VBAC 的信心。

剖宫产术后再次妊娠的分娩方式选择极具个体化，应就产妇自身条件(孕妇骨盆情况、胎产式、胎方位、估计胎儿体重等，是否存在头盆不称及生殖道畸形等)、TOLAC 和 ERCS 的风险和益处、是否存在适应证与禁忌证、产妇所在分娩机构的条件等，和产妇进行充分讨论，并签署知情同意书。孕妇及家属应了解 VBAC 的利弊，以及发生胎儿窘迫、子宫破裂等急症的紧急处理措施，以对分娩方式做出选择。对于有意向选择 TOLAC 的孕妇应进行产前宣教，建议摄入适宜的孕期营养及进行适当的运动，合理控制孕期体重，降低巨大胎儿的发生率。

屈在卿等研究证实，即使是高龄孕产妇，通过专业的咨询，仔细评估选择 VBAC 合适的病例，充分知情，产程中严密监护，做好应急预案，也可与低龄孕产妇一样，选择 VBAC 并获得良好的妊娠结局。VBAC 不仅是既往有 1 次剖宫产史、瘢痕子宫、单胎孕妇安全可行的分娩方式，对高龄瘢痕子宫孕妇也是可选择的分娩方式。

六、分娩期的监护及管理

剖宫产后阴道试产必须在有急诊剖宫产条件的医疗机构进行，应在有经验的医师监护下实施，一旦发现异常，应及时处理。

(一) 自然临产

1. 建议行持续电子胎心监护 观察胎心率变化，判断胎儿状态。

2. 有指征地使用缩宫素 在产程进展缓慢时可使用小剂量缩宫素静脉滴注加强宫缩。

3. 产程中严密观察，及时终止妊娠 注意产妇主诉，监测生命体征变化、子宫下段是否存在压痛、是否有血尿等情况。

4. 必要时助产 第二产程时间不宜过长，必要时可行阴道手术助产。助产前需排除先兆子宫破裂。当产程停滞或胎头下降停滞时，可放宽剖宫产指征。

5. 做好紧急剖宫产的术前准备 发现胎心异常、先兆子宫破裂或子宫破裂等征象时应实施紧急剖宫产，尽快娩出胎儿。手术中应请新生儿科医师到场协助抢救新生儿。

(二) 引产

引产不是 TOLAC 的禁忌证，但是与自然临产的 TOLAC 孕妇相比，引产的 TOLAC 孕妇 VBAC 率较低。并且与自然临产(不采取引产方法)、期待治疗(不采取引产方法)或 ERCS 相比，引产后的 TOLAC 孕妇发生子宫破裂的风险更高。TOLAC 孕妇的引产指征同非剖宫产术后再次妊娠的孕妇，但引产方式的选择及引产过程的监测与围产期预后密切相关。

引产前需要由高年资医师应对母儿状态、胎儿体重、骨盆、胎头下降、子宫颈条件、子宫下段等情况进行充分评估，判断是否具备 TOLAC 的适应证。充分向孕妇及家属交代母儿情况、引产条件、引产方式、子宫破裂的风险、子宫破裂对母儿的危害、医院的监护及应急处理措施，并签署知情同意书。

对于尝试 TOLAC 但宫颈不成熟的女性，可使用机械性方法促宫颈成熟。有研究发现，球囊导管促宫颈成熟的 VBAC 率与使用 Foley 导管相似，且未见子宫破裂的病例报告，因此 TOLAC 过程中使用球囊导管(不使用其他引产药物)可能与增加子宫破裂的风险无关。药物引产中子宫破裂发生率最低的是缩宫素，其次是前列腺素 E_2，最高的是米索前列醇。缩宫素引产要特别注意缩宫素的剂量、宫缩强度、产程进展、胎头下降及母儿状态。前列腺素类药物(前列腺素 E_2、米索前列醇)可用于孕中期有引产指征的产妇，但不适用于足月妊娠的引产和促宫颈成熟。

引产过程中应由专人监护和观察；建议进行持续胎心电子监护，及时发现胎心率有无异常；有条件者应对产妇进行持续心电监护，观察产妇的生命体征；注意产妇的主诉及一般状况；密切注意产程进展、胎头下降情况；尽量缩短第二产程。如引产≥8 小时仍未临产应再次评估是否适合阴道分娩，并再次与家属交代病情，必要时中转剖宫产；发现胎心异常、先兆子宫破裂或子宫破裂等征象应实施紧急剖宫产，尽快娩出胎儿，并做好新生儿复苏的准备。

（三）分娩镇痛

建议对于计划 TOLAC 的产妇早期采用椎管内麻醉，以减轻产妇疼痛，或满足手术助产的麻醉需求。分娩镇痛应由麻醉科医师制订相应的用药方案，尽量通过最小的剂量达到最佳的镇痛效果。使用分娩镇痛可增加产妇阴道分娩的信心，且不会增加 TOLAC 产妇并发症的发生率，通常不会掩盖子宫破裂的症状和体征，但可增加第二产程延长和手术助产的风险。目前，没有证据显示硬膜外阻滞能降低 TOLAC 的成功率。

七、子宫破裂的识别与处理

试产过程中的子宫破裂是 TOLAC 最严重、最危险的并发症，也是导致母儿不良预后的主要原因。一项最新的系统评价研究显示，TOLAC 的子宫破裂发生率为 0.7%，且在选择 TOLAC 的妇女中，引产比自然分娩发生子宫破裂的风险更高。

子宫破裂的急性症状和体征是多变的，包括胎儿心动过缓，阴道流血，孕妇心动过速、低血压、晕厥或休克，子宫瘢痕部位的压痛和反跳痛或新发的剧烈子宫疼痛，产程中胎先露位置升高，先前存在的有效宫缩突然停止等。胎心监护异常是子宫破裂最常见的症状，大约与 70% 的子宫破裂相关。尤其是反复性晚期减速和心动过缓，通常在破裂前 30~60 分钟出现。因此，一旦开始 TOLAC，应进行持续胎心电子监护。

疑诊先兆子宫破裂或子宫破裂时，应争取在最短时间内剖宫产终止妊娠，同时，应严密监测产妇的生命体征、出血等情况，维持生命体征稳定，纠正与出血相关的并发症，必要时给予输血治疗，并积极预防感染。所有分娩机构都应制订管理子宫破裂的计划，定期进行急救演习。

对于子宫破裂后再次妊娠的孕妇，如果瘢痕破裂部位局限于子宫下段，则再次破裂或裂开的发生率为 6%。如果瘢痕达到子宫上部，再次破裂的风险高达 32%。最近的报道显示子宫破裂的复发率为 15%。考虑到子宫再次破裂风险较高，有子宫破裂史的女性应在临产前选择 ERCS。

八、产后管理

VBAC 后应持续监测产妇生命体征 2 小时，若发生产妇烦躁、心率增快、血压下降等情况，应除外子宫破裂的可能。密切观察宫缩及出血情况，若出现子宫轮廓不清、阴道流血较多、明显下腹部压痛等，应警惕子宫破裂，必要时进行阴道检查或盆腔超声检查。产后监测血红蛋白、血细胞比容变化情况，判断有无活动性出血。

本节关键点

1. 严格掌握 TOLAC 的适应证和禁忌证，充分进行风险评估。
2. 遵循个性化的原则，合理选择催产、引产方法。
3. 严密观察产程，全程进行胎心电子监护，在提高 VBAC 成功率的同时降低母儿并发症的发生率。

（乔福元　冯玲　张婧怡）

参考文献

1. 中华医学会妇产科学分会产科学组．剖宫产术后再次妊娠阴道分娩管理的专家共识（2016）. 中华妇产科杂志，2016，51（08）：561-564.
2. 刘倚君，蒋晨昱，刘兴会 .SOGC 剖宫产术后阴道试产指南（2019 版）解读．实用妇产科杂志，2019，35（12）：914-918.
3. 段然，漆洪波 .ACOG 剖宫产后阴道试产指南（2017 版）解读．中国实用妇科与产科杂志，2018，34（05）：537-541.
4. 屈在卿，杨明晖，杜明钰，等．高龄孕产妇剖宫产术后再次妊娠阴道分娩的妊娠结局分析．中华妇产科杂志，2017，52（08）：521-525.

5. 卞政，应豪．预防初次剖宫产指南对促进阴道试产的作用．中国实用妇科与产科杂志，2017，33（06）：571-575.
6. American College of Obstetricians and Gynecologists. ACOG practice bulletin no. 205: vaginal birth after cesarean delivery. Obstetrics and gynecology，2019，133（2）：e110-127.
7. ZHANG H，LIU H，LUO S，et al. Oxytocin use in trial of labor after cesarean and its relationship with risk of uterine rupture in women with one previous cesarean section：a meta-analysis of observational studies. BMC pregnancy and childbirth，2021，21（1）：11.
8. KEHL S，WEISS C，RATH W. Balloon catheters for induction of labor at term after previous cesarean section：a systematic review. Eur J Obstet Gynecol Reprod Biol，2016，204：44-50.

第二节

特殊情况引产

导读

在妊娠中晚期因死胎、胎儿严重畸形或母体严重并发症不适合继续妊娠者需要引产，多数的引产并无困难，根据产妇情况国内多选用依沙吖啶羊膜腔注射或低位水囊引产，在中期妊娠用米索前列醇引产也逐渐为大家所接受。但妊娠晚期的瘢痕子宫、中期妊娠的胎盘前置状态和母体并发症等特殊情况，使得这些情况下的引产变得困难，许多引产方法都是禁忌，应采取个体化处理。

一、各种特殊情况的引产

（一）瘢痕子宫的引产

造成瘢痕子宫的主要原因有前次剖宫产术、子宫肌瘤切除术、子宫畸形矫治术等，其中以剖宫产术最为常见。腹腔镜下子宫肌瘤切除术后妊娠子宫破裂发生率为0.26%，需引起重视。

对于前次剖宫产后至少间隔多长时间再次妊娠对母儿产生的风险最小，目前的证据尚无统一性。以往分析认为如果妊娠与剖宫产手术间隔时间<24个月，再次妊娠进行阴道试产时发生子宫破裂的风险增加2~3倍。2007年，Stamilio等研究发现如果妊娠间隔时间<6个月，与妊娠间隔时间为18~59个月相比较，再次妊娠时子宫破裂风险增加将近3倍（*OR*=3.05，95%置信区间为1.36~6.87），但是妊娠间隔时间为6~18个月并不明显增加再次妊娠时子宫破裂的风险。《中华妇产科学》（第3版）将不足2年的瘢痕子宫列为妊娠中期依沙吖啶引产的相对禁忌证。

妊娠中期瘢痕子宫引产时子宫破裂的风险并不大，妊娠晚期引产增加了子宫破裂的风险，近年来大量的临床研究证实，在严密监护下瘢痕子宫引产是可行的。

对瘢痕子宫引产时应用米索前列醇的研究较多，给药方式多样，有口服、舌下含服、阴道用药等，并认为是安全的，不会增加子宫破裂的风险。2009年，ACOG关于引产的诊治指南中强调，妊娠28周后有剖宫产史的孕妇采用宫颈放置Foley尿管促宫颈成熟是安全的，子宫破裂率与自然临产相似。妊娠晚期不推荐瘢痕子宫孕妇使用米索前列醇改善宫颈条件和引产。妊娠28周前有剖宫产史的孕妇采用米索前列醇400μg引产并不增加子宫破裂等并发症的发生率。

米索前列醇已被证实是各种妊娠终止、宫颈成熟、足月妊娠引产，以及产后出血的有效治疗药物。米索前列醇价格便宜，在室温下稳定，可以口服、阴道用药，或舌下含服。米索前列醇 400μg 每 3~6 小时阴道用药，在不能应用依沙吖啶引产时可能是妊娠中期流产的较好方案。超过 800μg 米索前列醇可能有更多的副作用。虽然米索前列醇可用于有瘢痕子宫妇女的孕中期终止妊娠，但建议有瘢痕子宫的妇女应接受较低剂量的米索前列醇，如果没有初始反应，不要将剂量加倍。米索前列醇的需要量会随着胎龄的增加而减少，而且在死胎的妊娠中用量也会降低。Dickinson 和 Evans 的随机对照研究比较了三种米索前列醇阴道用药方案（200μg 间隔 1 小时、400μg 间隔 6 小时、600μg 作为负荷剂量后每 6 小时 200μg），结果表明 400μg 间隔 6 小时的方案效果最佳，应作为首选。后来又开展的口服和阴道用米索前列醇流产效果比较的随机对照研究，用法为：口服 400μg 间隔 3 小时、阴道用药 400μg 间隔 6 小时、阴道用药 600μg 作为负荷剂量后每 3 小时口服 200μg。口服组在 24 小时内的流产率明显低于阴道用药组。增加剂量与较高的副作用发生率有关。孕周较小的孕妇首选药物引产方法；胎儿已死亡、肝肾功能正常且不要求胎儿尸检者，可采用依沙吖啶羊膜腔注射引产；孕妇有妊娠合并症或者有米索前列醇、依沙吖啶禁忌证或者要求进行胎儿尸检者推荐用水囊引产。

瘢痕子宫妊娠中晚期的引产应选择在能随时行紧急开腹探查手术及紧急输血等生命救治措施的三级医疗机构进行。引产前一定要应用超声判断子宫瘢痕的部位和愈合情况，并探查胎盘位置，以采取更安全的引产方法。引产过程中应严密监护，观察产程进展情况，特别应注意产妇生命体征，宫缩强度、持续和间歇时间，宫颈软化、消失及宫口开大情况，子宫形状，有无子宫瘢痕处固定压痛，阴道流血以及其他特殊情况等。如果子宫收缩过强，需及时应用地西泮或哌替啶等缓解子宫收缩强度。当出现子宫先兆破裂征象时，应随时剖宫取胎。同时应交代剖宫产术后瘢痕子宫妊娠中晚期引产的相关风险，取得产妇及其家属充分的知情同意，最大限度地降低医疗及法律风险。

（二）前置胎盘及胎盘前置状态的引产

前置胎盘是指妊娠 28 周以后的胎盘附着于子宫下段，甚至胎盘下缘达到或覆盖宫颈内口。胎盘前置状态为前置胎盘的早期状态。28 周之前胎盘面积相对较大，胎盘完全覆盖宫颈内口的概率更大。文献报道，前置胎盘发生率为 0.24%~1.57%，而 18 周之前的胎盘前置状态的发生率高达 5%。因此，如何为完全性胎盘前置状态病人选择安全的引产方式成为产科临床需要解决的问题之一。

引产前细致的超声检查是发现胎盘前置类型的必要措施。存在胎盘植入高危因素的病人在妊娠 18 周后行超声检查即可较为准确地预测有无胎盘植入。胎盘与子宫壁之间存在不规则的间隙及动脉血流的回声是胎盘植入的可靠标志。有条件者行 MRI 检查有助于鉴别是否存在胎盘植入。

引产方式的选择应根据胎盘附着的位置、有无其他合并症、有无出血及出血多少等情况综合考虑。引产前应做好输血、输液准备，并应在有剖宫取胎及子宫全切术技术条件的医院实施。对于超声检查为边缘性胎盘低置状态或中央性胎盘低置状态无胎盘植入者可考虑采用依沙吖啶羊膜腔注射或米非司酮联合米索前列醇引产。文献报道，米非司酮不仅可与米索前列醇联合用于中期妊娠且伴有胎盘前置或瘢痕子宫的引产，效果肯定，安全性高，而且与依沙吖啶羊膜腔注射联合应用于引产效果优于单独应用依沙吖啶。中药天花粉注射可使胎盘中的绒毛滋养细胞变性、坏死，绒毛间质充血水肿，血管血栓形成，胎盘剥离时出血量较少，但引产所需时间较长，且可能发生药物过敏反应及其他药物副作用，所以近年来已少用。无论采用何种方法引产，引产过程中均需严密观察产程进展及阴道出血情况，如果有活动性阴道出血应该立即进行阴道检查，宫口扩张 2~3cm 者可破膜钳夹胎体，使其下降压迫胎盘减少出血，如果胎儿娩出后胎盘滞留或出血量 >100ml 应立即进行钳夹胎盘及清宫术。宫口未很好地扩张即有大量出血者须改为剖宫取胎术。当胎儿、胎盘已娩出，应立即肌内注射缩宫素，必要时注射卡前列素氨丁三醇等加强宫缩。

目前较多研究报道完全性前置胎盘状态或伴有胎盘植入者应进行子宫动脉栓塞联合依沙吖啶羊膜腔内注射引产。但其安全性及必要性尚需进一步证实。

二、严重产科合并症及并发症的引产

严重产科合并症及并发症的产妇进行引产时，不仅需要对病情进行充分评估、积极治疗，还需要选择合适的时机、选择适宜的引产方法终止妊娠，确保母体安全。

临床常见的导致孕中期引产的内科严重合并症有心脏病、白血病、重症肝炎、精神障碍等。对于<25 周的早发型重度子痫前期的病人，为改善新生儿预后而采用期待治疗，研究发现不但新生儿的围产结局没有改变，而且母体的情况反而恶化。因此，建议对于妊娠<25 周的重度子痫前期病人最好立即终止妊娠。

引产方法可以选择依沙吖啶羊膜腔内注射、米非司酮联合米索前列醇以及水囊引产。依沙吖啶羊膜腔内注射引产虽然成功率较高，但对已存在肝、肾功能损害的病人不宜使用，对各种原因导致的羊水过少的病人，效果较差。米非司酮联合米索前列醇引产时间较长，且也具有一定的肝、肾功能损害的副作用。水囊引产时间较长，可能增加感染风险，需要注意严格进行无菌操作，辅以前列腺素制剂或缩宫素。对于重度子痫前期并发胎盘早剥、急性心力衰竭、肺水肿、子痫、高血压危象等危重病人也可选择剖宫取胎术。

死胎后引产者，由于可能存在母体并发症或宫内死胎遗留时间较长，应注意发生产后干预和出血并发症的风险较高。来自芬兰的一项回顾性病例对照研究，比较了 2003—2015 年期间，214 例单胎死胎与正常活产的分娩特征和不良妊娠结局，结果表明死胎组分娩时间明显缩短、胎盘早剥更为常见、需要输血者增加。

本节关键点

1. 在严密监护下瘢痕子宫引产是可行的，但妊娠中晚期引产应在三级医疗机构中开展，引产前可应用超声判断子宫瘢痕的部位和愈合情况。
2. 前置胎盘引产前需用超声检查前置胎盘的类型，引产前应做好输血、输液准备，并应在有剖宫取胎及子宫全切术技术条件的医院实施。
3. 有严重产科合并症及并发症的孕妇在进行引产前，需对其病情进行充分评估，再选择合适的时机及适宜的引产方法终止妊娠，以确保母体安全。
4. 死胎后引产者，应注意发生产后干预和出血并发症的风险较高。

（王谢桐　连岩）

参 考 文 献

1. 曹泽毅. 中华妇产科学. 3 版. 北京：人民卫生出版社，2014：3092-3093.
2. BERGHELLA V，BELLUSSI F，SCHOEN CN. Evidence-based labor management：induction of labor（part 2）. American Journal of Obstetrics and Gynecology，2020，2（3）：100136.
3. PEKKOLA M，TIKKANEN M，GISSLER M，et al. Stillbirth and subsequent pregnancy outcome—a cohort from a large tertiary referral hospital. J Perinat Med，2020，48（8）：765-770.
4. GROBMAN WA，RICE MM，REDDY UM，et al. Labor induction versus expectant management in low-risk nulliparous women. The New England Journal of Medicine，2018，379（6）：513-523.

第三节

胎盘植入

导读

胎盘植入是严重的产科并发症，发病率报道不一，ACOG2002 年报道为 1/2 500，北京妇产科医院 2004 年报道为 1/1 000。近 30 年来，随着剖宫产率的不断升高，胎盘植入有逐年增加的趋势，发生率增高了 10 倍。胎盘植入已经发展成产科最严重的问题之一。

一、概述

（一）定义

在《威廉姆斯产科学》（第 25 版）中，描述胎盘植入的术语是“morbidly adherent placenta”，直译为病理性黏附胎盘。其特征是胎盘的植入、侵袭或黏附性异常，把这些疾病统称为植入综合征（accrete syndromes）。

Chattopadhyay 于 1993 年首先提出：既往有剖宫产史，此次妊娠为前置胎盘，且胎盘附着于原子宫瘢痕部位者，伴有或不伴有胎盘植入称为凶险性前置胎盘。此类病例产后出血多，手术操作困难，需多学科协作处理。

（二）病因

在胎盘植入中，胎盘与子宫肌层黏附异常，部分原因是基蜕膜的部分或全部缺失，以及纤维蛋白层（或称 Nitabuch layer）的发育不全。在正常情况下，在妊娠第 4 周时开始，细胞滋养层壳与子宫蜕膜之间出现一层纤维蛋白物质沉淀，即为纤维蛋白层。如果蜕膜海绵层部分或全部缺失，则生理性界限缺失，部分或全部胎盘小叶被紧密锚定。在显微镜下，胎盘绒毛附着在平滑肌纤维而不是蜕膜细胞上。这种蜕膜缺陷会阻碍分娩后胎盘的正常分离。植入的深度和面积因人而异，但所有受累胎盘都可能导致严重的出血。植入综合征并不仅仅是由解剖层缺陷引起的，滋养细胞也可能通过血管生成等因素控制对蜕膜的侵袭，在这些组织标本中，常显示滋养细胞具有“高侵袭性”。有剖宫产史者发生胎盘植入的风险是无剖宫产史者的 35 倍；如胎盘附着于子宫下段、子宫峡部及子宫角部、黏膜下子宫肌瘤局部的黏膜萎缩，因此处内膜非常薄，有利于绒毛侵入宫壁肌层；经产妇生育过多易导致子宫内膜损伤及发生炎症的机会增多，进而易引起蜕膜发育不良而发生胎盘植入，胎盘植入在初产妇中的发生率较低，而随着生育次数的增加，发生率逐渐升高。

（三）分类

按照胎盘附着部位的不同，胎盘植入可以分为胎盘附着部位正常的胎盘植入和前置胎盘并胎盘植入。两种情况的临床处理大不相同。

根据胎盘植入的深度可以分成三种（图 7-3-1）：粘连性胎盘（placenta accreta），胎盘绒毛附着于子宫肌层，不能自行剥离排出；植入性胎盘（placenta

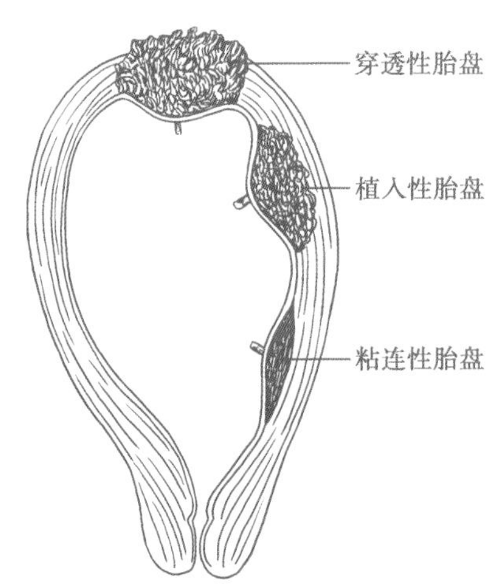

图 7-3-1　胎盘植入深度的分类

increta，PI)，胎盘绒毛侵入到子宫肌层；穿透性胎盘(placenta percreta，PP)，胎盘绒毛穿透子宫肌层达浆膜面，可致子宫破裂。

根据胎盘小叶与子宫接触面的大小，分为完全性与部分性胎盘植入两种。

二、诊断

(一) 临床表现

正常位置的胎盘植入在妊娠期可无任何临床表现，少数至中晚期妊娠发生自发性子宫穿孔或破裂，出现急腹症症状；胎儿娩出后30分钟胎盘仍不剥离且无出血，或虽然胎儿娩出不久伴有大量出血，用手探查宫内发现宫壁与胎盘之间没有分离(完全植入)或胎盘与宫壁之间牢固粘连而部分胎盘已剥离(部分植入)，试图剥离胎盘失败。有子宫内膜致病因素史者，也应高度怀疑本病。

对于前置胎盘并植入的孕妇，可表现为前置胎盘导致的产前出血、胎头浮动、胎位异常、胎儿生长受限等。孕期无出血者完全性胎盘植入的可能性更大，胎盘植入穿入膀胱者，可能表现有血尿。

(二) 辅助检查

1. **超声检查** 妊娠期超声检查可明确胎盘位置，灰阶超声可见胎盘后低回声区消失或者不规则，胎盘和子宫肌层界限不清，附着处肌层非常薄甚至消失；植入部位子宫肌层界面缺失和连续性中断，局部团块突向膀胱；胎盘中出现瑞士型干酪样低回声区(血窦和血管湖)(图7-3-2)。膀胱子宫浆膜交界面出现过多血管；胎盘周围血管明显扩张；由于植入胎盘的血管位于胎盘下方，使胎盘悬浮于扩张的血管和血窦之上，而胎盘下方有明显的静脉丛或血流信号区域。阴道超声检查优于腹部超声，两者诊断植入胎盘的敏感性、特异性分别为77%和96%，阳性和阴性预测值分别为65%和98%。

三维超声可以更形象地观测植入胎盘整体，以及与周围组织器官的关系，目前正尝试在临床上应用。

有剖宫产史的妇女妊娠后，早期评估妊娠囊的位置十分重要，以期早期发现凶险性前置胎盘。

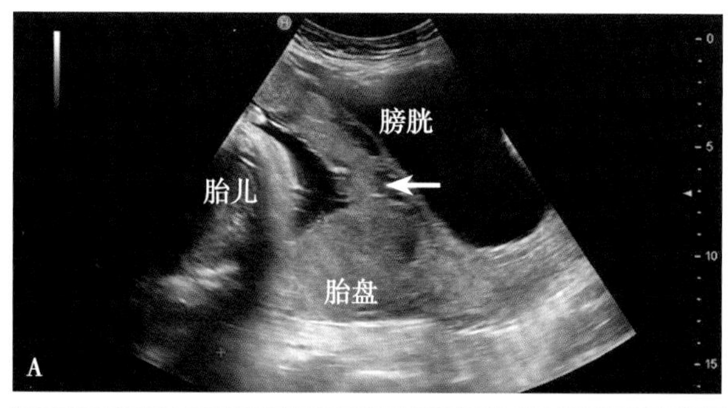

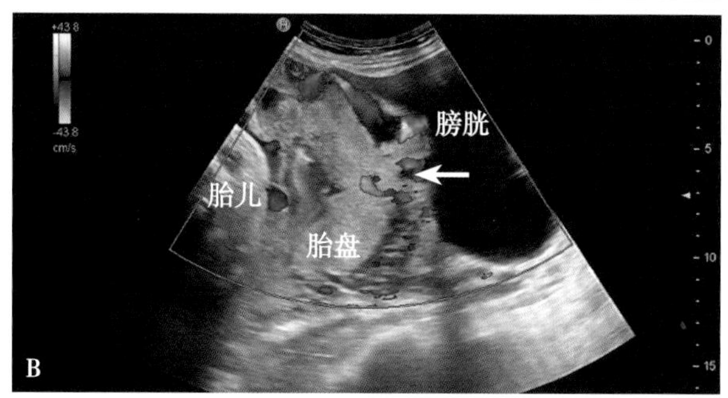

图7-3-2 前置胎盘并植入
A. 彩色多普勒超声可见胎盘内血管异常扩张伴有弥漫性血窦血流(白箭头)；
B. 胎盘中出现瑞士型干酪样低回声区(白箭头)

孕早期超声表现为：宫腔和颈管空虚，孕囊位于子宫前壁剖宫产瘢痕处；膀胱与孕囊之间的肌壁变薄，孕囊周围的肌壁中断；孕囊周围有高速低阻血流。

北京大学第三医院妇产科提出了超声评分系统预测胎盘植入凶险程度(表7-3-1)，对于预测术中出血、子宫切除风险，是否术前放置腹主动脉球囊具有很好的参考价值。该量表将胎盘植入按照超声影像学特征，以不同分值为界值，可以术前预测胎盘植入的类型：以评分≥5分为界，分别用以预测粘连性和重性(植入/穿透性)胎盘植入。其中，评分≥10分时，穿透性植入可能性大。该量表评分越大，出血风险越高，子宫切除的可能性越大。

2. **磁共振检查** 尤其是在前置胎盘并植入时，磁共振成像能更直观地显示胎盘及其周围器官的解剖轮廓，识别对邻近组织器官的侵蚀。表现为子宫下段膨大，胎盘不均匀增厚，形态不规则，胎盘内信号强度不均质，多呈T_1加权成像低信号、T_2加权成像胎盘内黑色条带；局部胎盘与子

表 7-3-1 胎盘植入超声评分量表

项目	0分	1分	2分
胎盘位置	正常	边缘或低置（距离宫颈内口 <2cm）	完全前置
胎盘厚度 /cm	<3	3~5	>5
胎盘后低回声带	连续	局部中断	消失
膀胱线	连续	中断	消失
胎盘陷窝	无	有	融合成片，伴“沸水征”
胎盘基底部血流信号	基底部血流规则	基底部血流增多、成团	出现“跨界”血管
宫颈血窦	无	有	融合成片，伴“沸水征”
宫颈形态	完整	不完整	消失
剖宫产史	无	1 次	≥2 次

宫壁分界不清，子宫壁局部变薄；胎盘与子宫周围器官（膀胱、直肠、宫颈、输尿管等）组织界限不清（图 7-3-3）。以上影像诊断植入胎盘的敏感性和特异性分别为 88% 和 100%，阳性和阴性预测值分别为 100% 和 82%。妊娠期磁共振检查是安全的，但应尽量避免于妊娠早期进行磁共振检查。

3. **膀胱镜** 用于观测胎盘侵蚀膀胱的部位、范围和程度，为手术治疗提供依据。可同时放置输尿管支架，防止术中输尿管损伤。

三、处理

胎盘植入若处理不当，可发生棘手的产后大出血，危及产妇生命。子宫切除治疗胎盘植入，可以有效降低产后出血的风险，但对处于生育期的产妇会造成生理和心理上的损伤，为保留生育功能，改善产妇的生存质量，对于多数正常位置的胎盘植入和部分前置胎盘并植入可采取保守治疗并能获得成功。

（一）正常附着部位胎盘植入的保守治疗

附着部位正常的胎盘植入，多为胎儿娩出后胎盘不能自行剥离，手取胎盘时发现胎盘部分或全部与子宫壁相连才可以诊断。胎盘部分植入且侵入肌层不深者，强行剥离后部分胎盘组织仍在子宫肌层内，创面的有效止血是处理的重点。对于胎盘全部未剥离或部分剥离后无活动性出血的胎盘植入病例，生命体征稳定者可将胎盘留于原位，继以药物治疗有很高的保守治疗成功率。

1. **去除植入胎盘的保守治疗方法** 对于植入范围 <8cm，植入深度不超过子宫肌层的 2/3，植入部位未在宫底者，可采取植入灶局部切除缝合术。沿植入灶楔形切除胎盘组织，修剪胎盘组织至子宫壁肌层。用可吸收线行局部“8”字或间断环状缝合出血面。植入灶去除后的创面止血较困难，在应用药物加强宫缩的同时，可以试行以下方法保守治疗：

子宫动脉上行支结扎简单易行，应作为首选

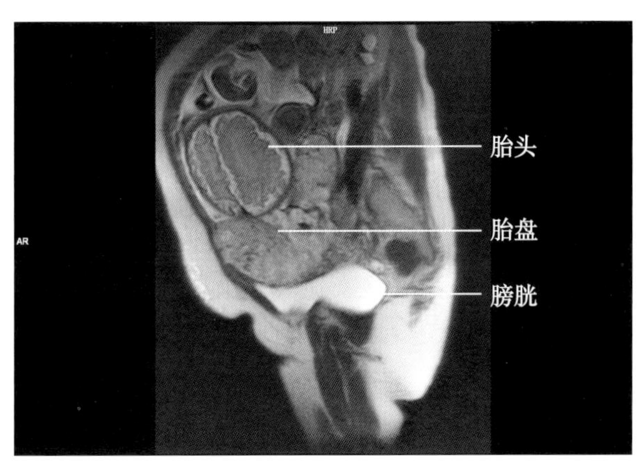

图 7-3-3 前置胎盘并植入的磁共振表现，胎盘与部分膀胱界限不清

的保守性手术方法。以 1-0 可吸收线于剖宫产子宫切口稍下方将针从前向后距子宫侧缘 2~3cm 处穿过子宫肌层，再由后向前穿过阔韧带无血管区出针打结，缝合时应尽量多缝些子宫肌层，以利于止血，且不易损伤子宫旁的血管而导致血肿发生。从前向后进针时，助手协助将肠管向上推，防止刺到肠管。在第一针控制出血不佳或持续子宫下段出血的病例，可行第二针缝合。充分下推膀胱后，第二针结扎在第一针下方 3~5cm 处，可缝扎大部分供应子宫下段的血管及一支供应宫颈的分支。

子宫压迫缝合术包括很多方法：B-Lynch 缝合法、Cho 四边形缝合法等。B-Lynch 缝合法无法完全解决胎盘剥离面局部出血活跃的问题。而 Cho 四边形缝合法采用了子宫前后壁对缝的方式，在出血较活跃的局部将前后壁相互压迫在一起以止血。但是这可能会干预子宫复旧的生理过程及导致宫腔引流不畅，增加了宫腔粘连和感染的潜在威胁。在临床实践中，将两种术式结合使用，治疗植入胎盘去除后的创面出血效果更好。

对于胎盘植入表浅，胎盘剥离后附着面渗血者，可以选择用纱布条或宫腔水囊压迫止血。但用纱布条吸血时，当我们意识到继续出血时为时已晚，不易立即判断治疗是否有效，其临床应用尚有争议。双侧髂内动脉结扎术及腹主动脉阻断术可以控制盆腔出血，但是手术难度对于产科医师较大，不宜轻易采用。

2. 胎盘留于原位的保守治疗

(1) 全身用药：常用的药物有氨甲蝶呤、米非司酮、氟尿嘧啶、天花粉及中药等。

氨甲蝶呤(methotrexate，MTX)是一种叶酸拮抗剂，对滋养细胞高度敏感。传统的氨甲蝶呤应用一般为全身性应用。用药方案：1mg/kg 单次给药；20mg/d 连续 5~7 天或序贯疗法(第 1、3、5、7 天给氨甲蝶呤 1mg/kg 肌内注射，第 2、4、6、8 天各给予四氢叶酸 0.1mg/kg)。

米非司酮为孕激素拮抗剂，能阻断孕酮的生理活性，使底蜕膜变性坏死；抑制绒毛增殖，诱发和促进其凋亡发生，抑制绒毛增长，增加绒毛和蜕膜的纤溶活性，促进细胞外基质的水解，有利于剥脱。米非司酮 50mg，每 12 小时 1 次。根据随访情况决定用药的时间。联合使用米非司酮及氨甲蝶呤，有疗效相加的作用，两药合用是治疗胎盘植入较安全有效的方法。

(2) 经导管子宫动脉化疗栓塞术(uterine artery chem-embolization，UACE)：随着介入治疗的广泛应用，超选择性子宫动脉灌注氨甲蝶呤及子宫动脉栓塞(uterine artery embolization，UAE)术成为治疗胎盘植入的重要方法。UAE 术前经子宫动脉局部注入氨甲蝶呤，可使药物直接进入靶血管，输入到植入的胎盘组织内，避免首过效应，提高局部血液中的药物浓度，提高疗效。栓塞子宫动脉，阻断了胎盘的血供来源，使胎盘组织局部在较长时间内保持药物高浓度，使绒毛组织在短时间内变性、坏死，停止浸润性生长，显著提高氨甲蝶呤的化疗疗效。

动脉栓塞术治疗可能在栓塞术后 2~3 天因子宫局部或者周围组织缺血、坏死而引起非炎症反应，表现为局部疼痛、发热、恶心、呕吐等。由于栓塞范围较为广泛，致使该区域神经的营养供血发生障碍，可引起下肢麻木、乏力及感觉异常，甚至出现广泛性麻痹或下肢瘫痪的合并症。远期并发症有月经减少、闭经或卵巢功能减退。

(3) 超声引导下氨甲蝶呤局部注射：2002 年笔者开始尝试在超声引导下向植入的胎盘组织内注射氨甲蝶呤，并配以中药等治疗，监测 hCG 下降情况、残留胎盘血流和胎盘附着部位子宫肌层厚度，现已治疗 100 多例，子宫切除率 <3%。

适应证：产后胎盘全部或部分不能娩出，超声检查胎盘附着处肌层变薄，血流丰富，超声诊断为胎盘植入；产后阴道流血少于月经量，生命体征平稳；体温正常，恶露无异味，子宫无明显压痛，或曾有宫腔内感染，但经抗生素治疗已控制；血象及肝、肾功能正常，无化疗药物的使用禁忌证；产妇及家属知情同意，有保留子宫的强烈愿望。

操作步骤：产妇排空膀胱后平卧于手术台上。用 B 超仔细检查宫内情况，对胎盘植入的位置、植入深度和残留胎盘大小进行判断(图 7-3-4)。下腹部常规消毒铺巾后，在超声引导下，于耻骨联合上以 23G 的经皮穿刺活检(percutaneous cholangiography，PTC)针经腹壁刺入子宫内胎盘组织中，分 3~4 点均匀注入氨甲蝶呤溶液 10~15ml

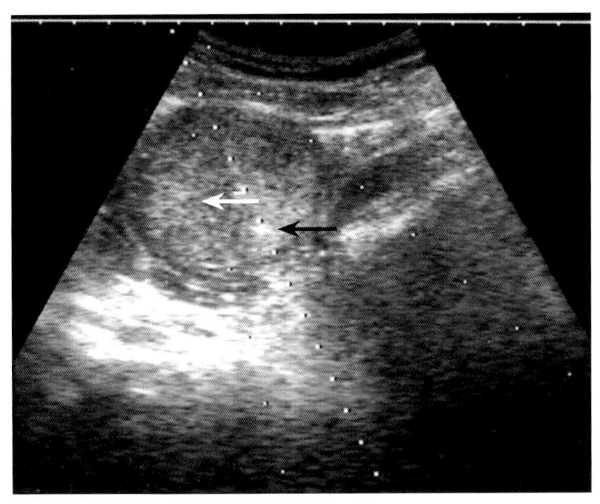

图 7-3-4　超声引导下局部应用氨甲蝶呤治疗胎盘植入
黑色箭头为穿刺针尖；白色箭头为残留的植入胎盘

(50~75mg)，注入时注意回抽观察有无回血。术后观察产妇情况，尤其是体温、腹痛、阴道流血，以及有无胎盘组织物的排出。监测 hCG 的下降情况、残留胎盘血流和胎盘附着部位子宫肌层的厚度。1 周后复查血 hCG，下降缓慢时(<50%)，复查血象及肝、肾功能正常者，可多次间隔 1 周注射氨甲蝶呤。同时用中药加味生化汤，生化汤可以活血化瘀、补血养血，促进残留部分胎盘组织排出。

当血 hCG 降至正常，残留胎盘及附着处无明显血流，附着部位肌层变厚，可口服米索前列醇 600μg，观察是否有胎盘组织排出。残留胎盘组织完全自然排出，阴道流血不多，超声检查宫内无残留者，无须处理。残留胎盘组织大部分自然排出，超声检查宫内仍有少量残留者，行清宫术。胎盘组织未排出或大部分未排出，但出现大量流血或感染者，应做好开腹准备，并在超声引导下行清宫术。hCG 降至正常后继续中药治疗，多数可自然排出，1~3 个月仍不能自然排出者，应在超声引导下行钳刮术或宫腔镜电切术。在治疗过程中，出现大量阴道流血，或有明显感染，保守治疗无效者，需行子宫全切术。

超声引导下局部氨甲蝶呤治疗胎盘植入，操作简单、安全、并发症少，是治疗胎盘植入的一种有效方法。具有 hCG 下降快、胎盘组织排出快、全身副作用小、子宫保留率高、产后出血少的特点。在治疗成功率和不良反应方面都优于全身应用氨甲蝶呤和经导管子宫动脉化疗栓塞术(uterine artery chem-embolization，UACE)。

（二）前置胎盘并植入手术处理的变迁

1. 前置胎盘并植入手术的处理大致经历了三个阶段。最初处理时，按照一般的前置胎盘处理，术前也给予足够重视，除了充足备血和由熟练的医师做手术外，并无其他额外准备。仍是采用原腹壁切口进入腹腔，见到下段怒张的血管也无特殊处理措施，直接切开胎盘迅速娩出胎儿后强行剥离胎盘，此时常出血汹涌。在决定切除子宫时因大量出血，伴有周围粘连者界限不清楚，切除子宫困难，有时被迫采用局部压迫暂时止血，行双侧髂内动脉结扎或经腹部的腹主动脉阻断，常伴有膀胱损伤，有的出血量达上万毫升，且有孕产妇死亡的报道。在经历了大量失血的手术后，逐渐改进了处理方法而进入第二阶段。术前详细的超声和 MRI 检查评估胎盘位置、胎盘血流、植入范围深度，以及下段子宫肌层情况，于 35~37 周计划分娩，术前多学科充分讨论，必要时进行膀胱镜检查并放置输尿管导管。行全身麻醉，做腹壁纵切口进入腹腔，为尽量避开胎盘而采用不同的子宫切口，迅速娩出胎儿后，牵拉胎盘若不能自行娩出时，则保留胎盘于子宫内，快速缝合子宫切口立即行子宫切除。如此术中出血明显减少，但未娩出胎盘的子宫下段膨大，会增加子宫切除难度。以此处理后尽管减少了出血，但子宫切除率较高。为了减少出血，尽量减少子宫切除，用腹主动脉球囊、髂内动脉球囊，以及在止血带压迫辅助下凶险性前置胎盘剖宫产术逐步在临床推广应用，其术前评估准备同第二阶段，术前行介入放置动脉球囊，胎儿娩出后充盈球囊阻断动脉或止血带绑紧子宫下段，此时剥离胎盘出血多数会明显减少。胎盘剥离后根据子宫下段肌壁情况决定手术方式，应用宫缩剂、子宫动脉上行支结扎、子宫下段上下折叠缝合、“8”字缝合、Cho 四边形缝合、B-Lynch 缝合，子宫保留率可达 80% 以上。即使行子宫切除，此时胎盘剥离后下段变小，且血流阻断，手术容易，出血和损伤较小。

2. 在《威廉姆斯产科学》(第 25 版) 中关于前置胎盘并植入的剖宫产手术的表述是：在分娩前，应该估计到为防止大量失血而需要子宫全切术的风险。在确定为胎盘植入或穿透者，几乎都需要子宫全切术，如此能最大限度地减少剥离胎盘过程中的大量失血。在切开子宫之前尽量向下推膀胱，同时向两侧推，暴露出胎盘附着的子宫下段，随后，采用古典子宫切口或偏向宫底的横切口来避开胎盘。胎儿娩出后，根据胎盘侵犯的范围和程度决定是否是手取胎盘，但在子宫全切术前尝试部分或全部剥离胎盘会导致两倍的失血量。一般来说，如果有明显的胎盘植入或穿透，胎盘留在原位并行子宫全切术通常是最好的治疗方法。《威廉姆斯产科学》(第 25 版) 描述的这种方法是笔者采用腹主动脉球囊阻断下剖宫产术之前常用的方法，尽管减少了失血量，但子宫切除率明显增加。

（三）前置胎盘伴胎盘植入的处理

前置胎盘并胎盘植入，尤其是植入到剖宫产瘢痕位置者，是产科医师工作中必须掌握的难点，术中处理十分棘手，更应重视的是术前的充分评估和准备。随着产前保健对高风险孕妇的重视及辅助检查水平的提高，大多数前置胎盘并植入者能在产前检查时发现，但胎盘植入程度的评估和术中处理仍较困难。

1. **产前管理** 妊娠 35 周之前，如无阴道流血或腹痛，可在家休养，确保全天有一成人陪同，具备出血、腹痛或宫缩时能够立即住院的条件。入院后给予糖皮质激素促进胎肺成熟，流血时间长者酌情使用抗生素预防感染，子宫敏感者使用宫缩抑制剂，改善孕妇营养状况，尽力纠正贫血，关注胎儿生长发育状况，告知孕妇长期卧床导致血栓的风险。明显宫缩或流血多于月经量且不止者，应尽快行剖宫产手术。

2. **分娩时机** 终止妊娠的时机应考虑孕妇及胎儿两方面的利益。由于前置胎盘并植入的紧急剖宫产的产妇严重不良后果的发生率高，因此在胎儿成熟后早产分娩是合理的。推荐个体化处理。如无紧急剖宫产指征，推荐在 35~37 周择期手术，之所以采用如此宽泛的分娩时机，主要是选择医院人力、物力最佳的时间。当然，对于这样的孕妇，应有急诊手术的处理预案。

3. **术前评估和准备** 术前详细的超声、磁共振和膀胱镜检查，对于胎盘的宫内位置和形态、植入的范围和程度，以及周围脏器的受累情况非常重要，以做好手术方案、人员、设备和血液制品的准备，估计孕妇的预后。

孕妇应在有良好医疗救护设备的三级医疗中心救治，术前进行产科、介入、妇瘤科、泌尿科、麻醉科、手术室、血库、新生儿科的多学科会诊，加强多学科团队协作，术中加强生命体征检测，建立畅通的静脉通道，制订大量输血方案，准备足够的血源，向孕妇及家属交代手术风险，可能会给予切除子宫，术后进加强监护病房治疗。

4. **胎儿娩出前的处理**

(1) 腹部切口选择：无论前次手术是何切口，对于前置胎盘并植入的剖宫产手术均应选择腹部纵切口，以利于下一步手术操作的进行。遇到子宫下段与腹壁粘连严重，子宫下段不能暴露时，不要盲目分离，以免损伤胎盘附着部位的粗大血管而导致严重出血。应向上寻找游离的腹膜，切开后进入腹腔。

(2) 膀胱处理：膀胱是前置胎盘并植入最常侵犯的器官，膀胱受累显著增加了术中出血和并发症的发病率。即使没有侵犯膀胱，由于子宫下段前壁多有增生纡曲的粗大血管，且膀胱与子宫下段常紧密粘连、界限不清，下推膀胱时极易损伤而引起大量出血，导致胎儿未娩出时无法采取有效的止血措施。因此，在胎儿娩出前切勿处理膀胱。待胎儿娩出后再行处理。

(3) 子宫切口选择：术前手术者应亲自参与超声检查、认真阅读磁共振图像，以了解胎盘的具体位置，确保术中子宫切口避开胎盘附着位置，特别是胎盘植入部位。当胎盘附着于整个子宫前壁时，可以将腹壁切口延长至脐上，把子宫移出腹腔，由子宫底垂直切开至子宫后部，以避免切到胎盘，减少出血。如果术前考虑胎盘植入，切忌触动胎盘。对于那些术前没有诊断前置胎盘并植入的病例，若开腹后发现子宫下段血管纡曲怒张、子宫下段膨隆明显增宽时，应引起高度警惕，考虑胎盘植入可能，子宫切口应避开血管纡曲怒张区域，避免切到胎盘，在怒张血管的上方切开子宫。胎儿娩出后轻拉脐带，胎盘不能剥离，即可诊断胎盘植入。在不具备处理凶险性前置胎盘的医疗机构，如果术前没能诊断，而既往有剖宫产史，开腹后发现下段怒张血管时，立即关腹转至三级医疗中心救治也不失为明智之举。

5. 胎儿娩出后的处理 胎儿娩出后，立即对宫体注射缩宫素和卡前列素氨丁三醇，轻拉脐带，如胎盘不能娩出，应按胎盘植入处理。

(1) 胎盘留在原位：胎儿娩出后不触动胎盘，在无明显出血的情况下，可将胎盘留置于原位，随后进行保守治疗。如此能避免大量出血并保留产妇的生育功能，但术后的感染和再出血风险使得对于采用此方法有一定的顾虑。2002 年，Butt 首先报告了留置胎盘治疗凶险性前置胎盘的个案，但因子宫破裂失败。2008 年中国香港 Chan 等报道了 3 例，均成功保留产妇的子宫，没有发生严重并发症。尽管国内也有医院进行了尝试，但感染和出血常使保守治疗失败。对于如何选择适合于保守性手术治疗的胎盘植入病例，目前尚无明确标准，但最基本的是生命体征稳定，无继续出血及感染征象。应当遵循个体化的原则，结合产妇的一般情况、胎盘植入的类型及部位、手术医师的技巧、医疗机构的抢救能力、产妇的生育要求等，综合分析，及时作出正确判断。

(2) 尝试剥离胎盘：术前超声及磁共振评估很重要，若胎盘没有侵犯周围脏器，胎盘植入范围较小且下段肌层尚有一定厚度，可谨慎地下推膀胱，结扎子宫动脉上行支，然后在子宫下段尽可能低的位置放置橡胶带进一步压迫子宫血管，尝试手法剥离胎盘，若植入较少胎盘容易剥离，可以考虑保留子宫，常因子宫下段薄弱，松开止血带后出血明显，此时可行子宫下段肌层的“8”字缝合，缺如者行修补术后再缝合。

关于使用止血带：操作简单，止血迅速可靠，安全易行。在出血汹涌时，止血带的使用可使术者有时间考虑下一步处理或等待会诊医师。但是，胎盘植入到膀胱、子宫下段周围广泛粘连、子宫下段明显膨大增粗时，不适合使用止血带。

(3) 子宫下段压迫缝合：胎盘剥离后，此时肌层很薄甚至只存有浆膜层，“8”字缝合效果欠佳，此时可行 Cho 四边形前后壁压迫缝合。在此种情况下，往往子宫下段后壁较少受累，肌层较厚，前后壁压迫时可以利用较厚的后壁作为缝合的支撑以压迫前壁止血，一般缝两个四边形即可，两个四边形相距 1cm 的距离，以保证宫腔积血的排出。低位的 B-Lynch 缝合也有一定的效果，尤其是宫体收缩欠佳者。也有医师采用宫腔填塞纱布或球囊的方法止血，但应警惕发现纱布吸血造成的血止假象。处理无效或胎盘大面积植入者应果断行子宫全切术。

(4) 子宫全切术：目前仍然是包括胎盘植入在内的难治性产后出血的有效治疗方法。但术前直接决定子宫切除的情况越来越少，往往是术前已充分评估，产妇胎盘植入程度严重，考虑侵及膀胱，与产妇家属反复交流，且无生育要求，选择剖宫产术时立即行子宫全切术；而多数是在保守治疗效果不佳的情况下才决定切除子宫。2014 年中华医学会妇产科学分会产科学组《产后出血预防与处理》指南指出：如果保守治疗措施如局部缝扎或楔形切除、血管结扎、压迫缝合、子宫动脉栓塞等无法有效止血，应早期做出切除子宫的决策，以免发展为失血性休克和多器官功能衰竭而危及产妇生命。因此子宫切除的时机应依据产后出血量、出血速度、休克程度、血源的供应量，以及参与抢救人员的能力和经验等综合考虑。

6. 侵犯膀胱时的处理 术前评估有膀胱侵犯时，应直接考虑行子宫全切术，因为在此种情况下多是胎盘植入面积大，植入得也更深。决定子宫切除后不要触动胎盘，缝合子宫切口后开始子宫切除。先将子宫卵巢血管、圆韧带和子宫旁组织切断后再处理膀胱。当胎盘侵入膀胱时，子宫与膀胱粘连严重，之间常有粗大的血管，也就是超声多普勒显示的下段和膀胱间的丰富血流，此时强行分离膀胱将导致难以控制的大量出血。此时可由泌尿外科医师协助切开膀胱，切除与子宫下段的粘连部分后再修补膀胱。必要时尚可利用膀胱切口，放入输尿管支架，预防子宫切除时输尿管受伤。有的医师遇到此种情况时先由子宫后方入手，即先切断骶韧带进入阴道后，再沿阴道周围向前分离膀胱，出血会较少，亦可分清子宫颈、阴道及膀胱的界线。

7. 血管阻断

(1) 髂内动脉栓塞：对于胎儿不能存活者可以在考虑剖宫产子宫全切术前，先将髂内动脉或子宫动脉栓塞，可以减少子宫切除时的失血。

(2) 预防性髂内动脉球囊栓塞：剖宫产手术前将血管栓塞球囊置入髂内动脉，暂不充盈。娩出胎儿后，暂不剥离胎盘，先将球囊膨胀以阻断髂内动脉，此可减少动脉压力的 85%，此时再行子宫全切术，可减少手术时出血。双侧髂内动脉球囊阻断或双侧子宫动脉球囊阻断虽可以减少术中出血量，但部分子宫存在异位供血，如卵巢动脉和/或髂外动脉参与供血，单纯阻断双侧子宫动脉或双侧髂内动脉的止血效果理论上较阻断腹主动脉差。阻断双侧子宫动脉或双侧髂内动脉需要超选择插管，耗时长，所受射线暴露剂量增加，胎儿虽经保护，仍将遭受辐射影响。

(3) 术中髂内动脉结扎：髂内动脉结扎的作用有争议，有研究认为双侧髂内动脉结扎以后其侧支循环立即开放，且随时间推移侧支循环开放数目逐渐增多，有超过 50% 的失败率。

(4) 术中低位腹主动脉阻断：止血效果显著。此方法适用于出血迅速且大量出血的病例。有经验的手术者，可以使用血管压迫装置进行压迫止血效果好。但当出血汹涌不能采用此装置时，可以采用指压法压迫阻断腹主动脉下段，暂时控制出血，迅速行子宫切除或部分膀胱切除修补术，去除出血灶，也有一定的效果。

(5) 腹主动脉球囊阻断：目前，山东省立医院开展凶险性前置胎盘的处理措施是术前 2 小时行介入手术放置腹主动脉球囊（图 7-3-5，图 7-3-6），

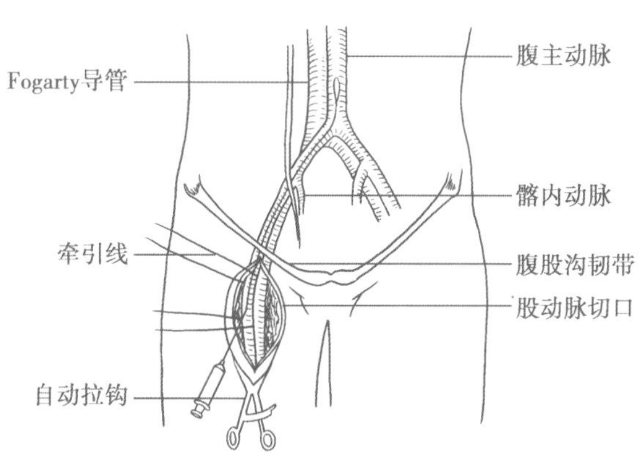

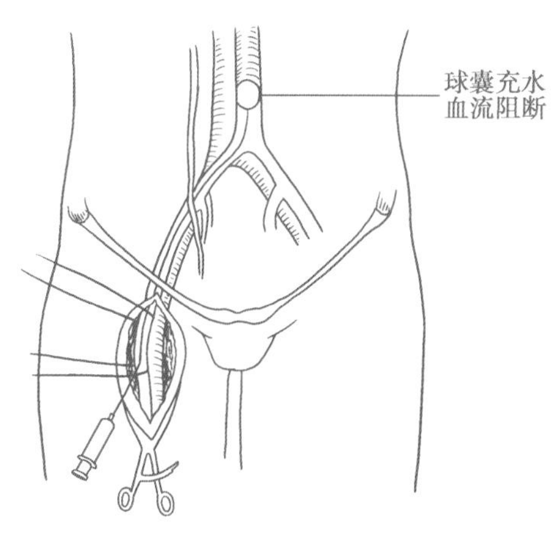

图 7-3-5　放置腹主动脉球囊示意图

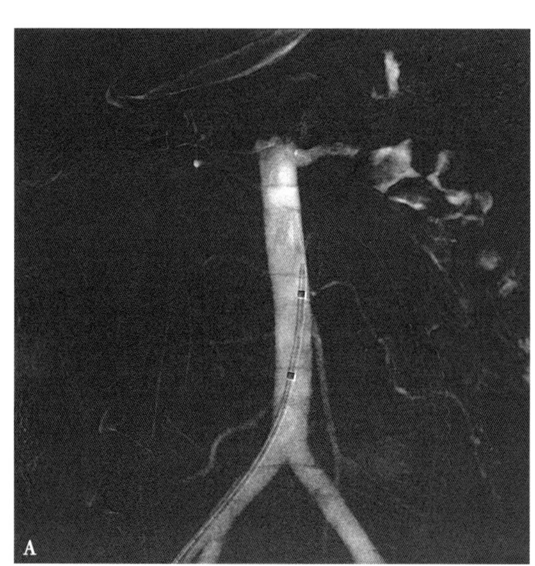

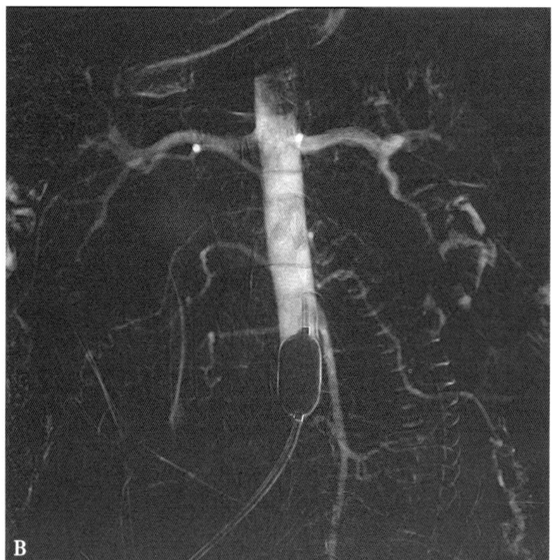

图 7-3-6　放置腹主动脉球囊
A. 球囊充盈前腹主动脉造影；B. 球囊充盈后腹主动脉造影

胎儿娩出后充盈球囊阻断腹主动脉，然后剥离胎盘，胎盘剥离后根据子宫下段肌壁情况决定手术方式。每次阻断时间不超过 40 分钟。放空球囊 10 分钟后可以再次充盈阻断。应用宫缩剂、子宫动脉上行支结扎、"8" 字缝合、Cho 四边形缝合、B-Lynch 缝合，保留子宫。即使行子宫全切术，此时胎盘剥离后下段变小，血流被阻断，手术容易且出血较少。放置球囊可能的并发症有肾动脉阻断及急性肾衰竭、血压不稳定、动脉血栓形成和血管损伤。

处理技巧

1. 术前细致地评估，使用超声、磁共振、膀胱镜评估，观察放置输尿管导管情况。
2. 于 35~37 周计划分娩。
3. 充分的术前准备，多学科会诊。
4. 做腹壁纵切口进入腹腔，采用不同的子宫切口，尽量避开胎盘娩出胎儿。
5. 术中根据胎盘植入的情况，个体化处理。

(1) 牵拉胎盘不能娩出时，及时行子宫全切术，可减少手术中出血。

(2) 放置止血带。

(3) 腹主动脉阻断下手术

1）于术前 2 小时行介入手术放置腹主动脉球囊，胎儿娩出后充盈球囊阻断腹主动脉，然后剥离胎盘。

2）胎盘剥离后根据子宫下段肌壁情况决定手术方式，应用宫缩剂、血管结扎和压迫缝合保留子宫。

3）保守治疗失败者行子宫全切术，此时胎盘剥离后下段变小，血流被阻断，手术容易且出血较少。

(4) 侵犯膀胱时应直接对膀胱部分切除。

经验分享

1. 胎盘全部未剥离或部分剥离后无活动性出血的胎盘植入病例，生命体征稳定者可将胎盘留于原位，继以用药物保守治疗。
2. 去除植入胎盘的保守治疗方法有植入灶楔形切除后局部缝合，继以行子宫动脉上行支结扎、B-lynch缝合法、Cho 四边形缝合法或宫腔填塞。
3. 胎盘留于原位者采用全身用药，如氨甲蝶呤、米非司酮、氟尿嘧啶、天花粉及中药等。超声引导下氨甲蝶呤局部注射配以中药治疗具有操作简单、安全，hCG 下降快，胎盘组织排出快，全身副作用小，子宫保留率高，产后出血少的特点。
4. 胎盘保留者还可行介入术联合米非司酮口服，等待胎盘萎缩坏死、hCG 下降接近正常时进行清宫，平均时间在产后 15~30 天内。

本节关键点

1. 正常位置的胎盘植入常在产后胎盘不能娩出时诊断，在无感染和出血的情况下可以采用保守治疗，其中氨甲蝶呤于残留胎盘内局部注射保留子宫的成功率高，但疗程较长。
2. 前置胎盘并植入是产科疑难重症，多在产前诊断。仔细的影像学评估、充分的术前准备和多学科协作是救治成功的关键。术中根据植入的程度，采用多种止血方法进行个体化处理。若合并穿透性膀胱植入，则子宫切除常较困难，需有有经验的妇科医师、泌尿外科医师协助手术。

（王谢桐　连岩）

参考文献

1. CUNNINGHAM FG，LEVENO KJ，BLOOM SL，et al. Williams Obstetrics. 25th ed. New York：McGraw Hill Education，2018：777-782.
2. 张春华，王谢桐. 凶险性前置胎盘子宫切除术式及评价. 实用妇产科杂志，2017，33(09)：654-656.
3. ZHANG C，LI H，ZUO C，et al. Retrospective analysis：conservative treatment of placenta increta with methotrexate. J Obstet Gynaecol Res，2018，44(5)：907-913.
4. 种轶文，张爱青，王妍，等. 超声评分系统预测胎盘植入凶险程度的价值. 中华围产医学杂志，2016，19(09)：705-709.
5. 中华医学会妇产科学分会产科学组. 产后出血预防与处理指南(2014). 中华妇产科杂志，2014，49(09)：641-646.

第四节

早产

导读

早产(preterm birth)是指妊娠达到28周但不足37周分娩者,此时分娩的新生儿称早产儿(preterm neonates)。早产儿的各器官发育不够成熟,对缺氧耐受能力差,新生儿致病率、死亡率高,NICU住院费用明显较足月新生儿高。同时,早产儿的远期并发症,如脑性瘫痪、进行性发育落后、慢性肺部疾病、视觉及听觉缺陷等发病率也将会增加。因此,当早产不可避免时,如何合理选择分娩方式,如何正确处理产程,如何对早产儿进行急救才能有效提高早产儿生存质量,降低早产儿死亡率及致残率,这成为产科领域内具有挑战性的问题。

一、早产分娩方式的选择

当早产不可避免时,合理选择早产分娩方式,将有利于新生儿的结局及产妇预后。但目前临床上对早产儿分娩方式的选择仍存在争议。有人认为,早产儿体重较低,其发生头盆不称的机会相对较少,这对阴道分娩是有利的。然而,早产儿各器官发育不成熟,其对宫缩压力及缺氧的耐受性较差,阴道分娩容易导致新生儿窒息、新生儿颅内出血、缺血缺氧性脑病,甚至死亡,因此很多人认为,择期剖宫产是对早产胎儿的一种保护措施,可避免新生儿产伤,尤其是神经系统损伤的发生。但实际上择期剖宫产对产妇也是一种巨大的创伤,且再次妊娠及分娩时风险增加。选择何种分娩方式对母婴均有利,这需要根据孕周、胎位及早产原因进行综合分析。

(一)孕周与分娩方式

1. 妊娠<28周极早早产分娩方式选择 近年来,国内围产医学水平有了很大的提高,特别是在综合诊治水平较高的三级医院,其对新生儿治疗护理技术有了很大的进步,部分28周前分娩的超低体重儿也可以存活。对于这种妊娠<28周的极早早产,新生儿并发症多且严重,生存能力极低,娩出后需要极多的医疗资源支持其生命,且可能存在长期的神经功能受损的后遗症。所以,在选择分娩方式时,我们应该充分考虑到极不成熟早产儿的生存质量问题,并侧重于减少对产妇的损伤,阴道分娩是理想的选择。

2. 28~32周早产分娩方式的选择 从妊娠28周开始,肺泡表面活性物质(pulmonary surfactant,PS)产生增多,此时的早产儿存活率明显升高,国外报道在28周后新生儿经积极抢救可以达到80%以上的成活率。但早产儿尤其是妊娠<32周的极早产儿由于胎肺不成熟,神经系统尚未发育完善,故出现严重并发症和病死率的可能性仍很高。对于28~32周发生的早产,剖宫产术是否能降低早产儿致病率,提高早产儿生存质量呢?近年来,国内外有关早产的指南及相关循证医学证据表明,剖宫产术并不能降低早产儿致病率及死亡率。因此,并不推荐常规选择剖宫产,但应尽可能转诊到有早产儿救治能力的三级医院分娩,加强产程中胎心监护,有明确剖宫产指征时选择手术分娩。

3. >32周的早产分娩方式的选择 妊娠32周以后,胎肺产生和分泌表面活性物质的肺泡Ⅱ型上皮细胞显著地被诱导出来,此时出生的新生儿发生呼吸窘迫综合征(respiratory distress syndrome,RDS)的概率明显降低,其生存率明显升高,可在严密监测产程的情况下选择阴道分娩。

（二）胎先露与分娩方式

胎位是影响阴道分娩成功率的一个重要因素，对分娩方式的选择非常重要：若为头位，由于胎儿较小并能较好地适应产道，在适当的孕周及无产科合并症的情况下应选择阴道分娩；若为臀位，早产儿冠 - 臀径的相差较悬殊，胎儿后出头无产道的适应性变化，不利于胎头通过产道，且早产儿头颅骨及其血管脆弱，以及早产本身对胎儿有不利影响，阴道分娩时新生儿发生产伤、窒息的危险性增大，围产儿死亡率增高，应选择剖宫产；若为横位则不能阴道分娩，需行剖宫产术。

（三）早产原因与分娩方式

按发生原因的不同，早产可分为自发性早产（spontaneous preterm labor）和治疗性早产（preterm birth for medical and obstetrical indications）。自发性早产的高危因素可能有：早产史、妊娠间隔短于18个月或长于5年、孕早期有先兆流产（阴道流血）、宫内感染（主要为解脲支原体和人型支原体感染）、细菌性阴道病、牙周病、不良生活习惯（每天吸烟≥10支，酗酒）、贫困和低教育人群、孕期高强度劳动、子宫过度膨胀（如羊水过多、多胎妊娠）及助孕技术后妊娠等。治疗性早产是指由于母体或胎儿的自身合并症不允许继续妊娠，在未足37周采取引产或剖宫产终止妊娠。常见原因包括：产科并发症，如重度子痫前期、胎盘早剥、前置胎盘、胎儿生长受限和发育异常等；妊娠合并症，如慢性高血压、糖尿病、心脏病、肾病、肝病、妊娠合并系统性红斑狼疮、急性阑尾炎等。

不同原因导致的早产其分娩方式选择不同。对于没有产科并发症及妊娠合并症的自发性早产病人，或者有产科并发症或合并症但病情较轻时可考虑阴道分娩，例如轻度子痫前期、血糖控制良好的妊娠期糖尿病、病情平稳的内科合并症（如肾病、肝病、系统性红斑狼疮）等，均可选择阴道分娩。当有严重产科并发症或妊娠合并症而不得不在未足月终止妊娠时，如发生中央型前置胎盘大出血、胎盘早剥、胎儿窘迫、母体严重合并症且不能耐受阴道试产时，应采取剖宫产终止妊娠。

（四）宫颈环扎术后与分娩方式

宫颈功能不全（uterine cervical incompetence）是导致早产的重要原因，宫颈环扎术（cervical cerclage）是治疗宫颈功能不全的主要方式。宫颈环扎术通常是在妊娠时经阴道进行，但对于因先天性宫颈短，后天性阴道部宫颈短、残缺、几乎缺失或缺失（如阴道分娩所致宫颈损伤、宫颈环切或锥切、广泛宫颈切除术后），宫颈严重瘢痕，宫颈阴道瘘，穹窿部严重撕裂后，既往1次或多次经孕期经阴道宫颈环扎失败等，难以经阴道进行宫颈环扎术的病人，可考虑孕前行经腹宫颈环扎术。

经阴道的宫颈环扎术缝线一般于妊娠37周给予拆线，并等待自然临产，未足月者在安胎过程中宫缩频繁、密集、难以抑制时亦应及时拆线，以避免宫颈裂伤，甚至宫颈离断。要注意，宫颈功能不全病人在阴道试产过程中，也受产力、产道、胎儿大小、胎位等因素影响，且病人孕期活动减少，甚至长期卧床，也有难产发生的可能。经腹宫颈环扎术病人妊娠晚期必须采用剖宫产术终止妊娠。

二、早产阴道分娩的产程处理

早产阴道分娩时，胎儿孕周越小越不成熟，分娩时风险越大。在产程中应更注意加强胎儿监测，提高接产技巧，加强产后管理，才能最大限度地降低早产儿死亡率及致残率，以及减少产妇产褥期并发症的发生。

（一）第一产程

由于早产儿对缺氧的耐受性差，临产后应避免应用吗啡、哌替啶、乙醚等抑制新生儿呼吸中枢的药物。产程中应给予产妇间断吸氧，注意胎心监护，有条件者可使用持续胎心监护仪及胎儿血氧饱和度监测，以便及早发现宫内缺氧，减少新生儿窒息及死亡。早产的胎儿监护有以下几方面的特点：

1. 当出现胎心率基线升高、基线变异性降低或胎动有关的变异减速时要特别重视。

2. 由于早产儿的交感神经占优势，当出现胎儿窘迫时易出现胎儿心动过速，不易出现足月妊娠常发生的减速。

3. 早产儿易出现酸中毒，且无明显的胎心率改变。

4. 早产儿对缺氧的耐受性较差，易发生较严重的神经系统损伤。

5. 低体重早产儿的变异减速的发生率较高，但当基线和变异性正常时围产儿预后往往良好。

6. 当胎心监护出现明显异常时，病情加重的速度较快。因此，当早产儿产程中出现胎心监护异常时，要行阴道检查，判断是否能在短时间内经阴道分娩，及时结束分娩。

（二）第二产程

早产儿颅内出血的危险性较足月儿明显增加，接产时操作须轻柔，以防颅内出血。第二产程不提倡常规行会阴侧切，阴道助产手术对早产儿胎头创伤性大，可增加颅内出血的风险，因此应该尽量避免阴道助产术。

（三）第三产程及产后

胎儿娩出后，除对胎儿进行一系列抢救复苏措施外，应注意对母体进行产后并发症的预防。

1. **积极预防产后出血** 在发生难免早产前，多数产妇曾经过宫缩抑制剂治疗，且胎儿娩出后，产妇担心早产儿情况会产生焦虑情绪，这些因素均容易导致产后出血，因此，胎儿娩出后应积极预防产后出血的发生。

2. **积极预防感染** 感染是早产的主要原因之一，产后应积极预防感染。产后胎盘检查对早产的病因确定有十分重要的意义。大体检查胎盘是否存在急性或慢性的感染，或局部的血管梗死等病灶。在早产的胎盘中，绒毛血管炎、蜕膜病变，以及绒毛组织炎等改变明显增加。应常规送病理检查。

三、早产剖宫产的注意事项

早产剖宫产时，子宫下段往往形成不良，手术难度较足月剖宫产增加，应由有经验的手术医师施行。手术时应注意切口的正确选择，以及娩出异常胎位的胎儿时的技巧。

（一）腹部切口的选择

腹部横切口虽然腹膜反应轻，术后瘢痕小而美观，但操作技术与纵切口相比相对复杂、费时；腹部纵切口具有操作简单、费时短、暴露充分、出血较少等优点，适于急于在短期内完成的剖宫产手术。因此，对于存在胎儿窘迫的早产，可考虑选择腹部纵切口。由于早产儿胎头颅骨骨化不全、骨质软，若腹部切口相对小，易致出胎头时发生“皮梗阻”，胎头受挤压变形容易造成大脑镰、小脑幕的撕裂伤而发生颅内出血。无论选用何种腹部切口，其大小应以充分暴露子宫下段及能顺利娩出胎儿为宜。

（二）子宫切口的选择

早产时其子宫下段往往没有充分扩张，术者选择子宫切口时应慎重。选取子宫下段横切口时，可将子宫下段横切口切成大的弯弧状，即通过加大横切口的弯度，增加胎儿娩出的空间，在某种程度上可避免由于子宫切口不够大所致的“子宫切口梗阻”。

（三）异常胎位取胎儿时的技巧

1. **早产臀位剖宫产** 手术时腹壁与子宫切口要足够大，麻醉效果不良者，应尽量等待松弛后再娩胎儿；胎儿单足位于子宫切口时，最好不要率先提出露在切口的单足，而是以提臀的方式先娩出胎儿的臀部为好；若胎儿一足已达母体阴道，术者如果强行牵拉胎儿另一足，可导致胎儿阴道内的下肢骨折。臀位胎儿的一足或双足降入阴道内的剖宫产，仍然建议选择子宫下段横切口，娩足时要慢，注意不要损伤胎儿；剖宫产术中以臀牵引娩出胎儿最终牵出胎头时，不能过猛，也不能太慢。过猛牵出胎头，则因外界压力骤减，可使脑血管突然扩张、破裂，诱发颅内出血。牵出胎头过慢，缺氧窒息，也有可能引起胎儿颅内出血；单臀先露应用示指牵拉胎儿腹股沟，娩出过程注意不要钩住大腿牵拉，否则会导致胎儿股骨骨折；与头位剖宫产不同的是臀位剖宫产不需要助手按压子宫底。尽量不在胎足娩出过程中按压子宫底，因为有可能导致子宫屈曲，胎儿下肢与子宫切口有压力支点，易造成骨折。臀位剖宫产导致的产伤多在下肢骨，所以新生儿出生后首次体格检查必须特别注意新生儿下肢的活动情况、局部是否有畸形、是否有限制性体位，活动后是否有异常哭闹，必要的时候可考虑行 X 线检查，了解是否有骨折。

2. **早产横位剖宫产** 手术时因多需要行内倒转，如羊水流尽，子宫收缩，内倒转将十分困难。因此，对于横位者，在切开子宫后，助手应吸羊水，主刀医师的右手同时伸入宫腔，沿胎儿臀部或腹部找到胎儿足部后，按臀牵引式将胎儿牵出。

四、早产儿的复苏及处理

早产儿发生死亡的主要原因为呼吸窘迫综合征。因此在产前、产后联合治疗呼吸窘迫综合征是降低围产儿死亡率的重要措施。所以，在新生儿娩出前必须准备好一切抢救用物，要保证抢救工作迅速、准确。一支有力的由产科、新生儿科和麻醉科医师所组成的复苏队伍是新生儿抢救成功的有力的支撑条件。早产儿的处理需注意：体位、呼吸道的开放、保暖、预防感染及防止颅内出血。

（一）体位

为防止新生儿的血液向胎盘逆流，在娩出后，应使其躯体低于胎盘水平；为促使新生儿咽喉部的黏液、血液和羊水排出，应先使新生儿面朝下或取头偏向一侧的仰卧位，用盐水纱布轻轻挤捏鼻腔及擦拭口腔。

（二）清理及开放呼吸道

在第一次呼吸前，清除呼吸道内的黏液、血液和羊水至关重要。应使新生儿的头部伸展，用电动负压或口咽导管吸净咽喉部液，而后轻击其足底，刺激其啼哭。早产儿对子宫外生活环境的适应能力因胎龄及出生体重不同而异。如出生前胎盘功能良好，出生时多数能适应新环境，一般在娩出后 1~2 分钟内开始自然呼吸。若出生时体重过低（<2 000g），则其延髓中的呼吸中枢对物理和化学刺激反应性弱。此外，早产儿在娩出过程中脑部易受损伤，而发育不成熟、缺氧、颅内出血等均为呼吸中枢反应性迟钝的诱因；胸廓肌肉薄弱，又不能充分维持呼吸运动，以致出生后出现肺泡扩张不全，呈肺不张状态，往往发生呼吸障碍。呈苍白窒息者，应迅速行气管插管，吸出气管内黏液后，进行输氧、加压呼吸。在抢救时对窒息儿抢救动作要轻巧、准确、迅速。复苏开始越晚，复苏越困难，脑损伤可能性越大，病死率越高，选择气管插管口径要适合，药物浓度要准确。

（三）断脐

在清理呼吸道、复苏的同时，应立即断脐，以减少高胆红素血症的发生而增加肝脏负担。

（四）保暖

早产儿往往体重较轻，皮下脂肪少，御寒能力差，容易发生新生儿硬肿症，因此对早产儿保暖十分重要。应在新生儿辐射台上救护及处理脐带，断脐后迅速擦干全身，但不必擦去皮肤表面可起保温作用的胎脂，以预热的毯子包裹躯体避免散热过多，但也要避免过热引起呼吸抑制。

（五）抗生素预防感染

当产妇有胎膜早破或合并其他感染时，新生儿出生后均应在儿科医师协助下使用抗生素。

（六）预防颅内出血

早产儿肝功能差，凝血因子缺乏，容易发生颅内出血，出生后应当给予维生素 K 类药物肌内注射。

本节关键点

1. 根据孕周、胎位及早产原因合理选择早产的分娩方式。
2. 早产儿阴道分娩时应加强胎儿监测，提高接产技巧，加强产后管理。
3. 早产儿剖宫产时应选择正确的切口，注意娩出异常胎儿时的技巧。
4. 早产儿娩出时应做好一切抢救准备，及时新生儿复苏，转新生儿重症监护病房治疗。

（张建平　祝丽琼）

参考文献

1. KOTASKA A，MENTICOGLOU S. No. 384：management of breech presentation at term. J Obstet Gynaecol Can，2019，41（8）：1193-1205.
2. 曹泽毅. 中华妇产科学. 3 版. 北京：人民卫生出版社，2014：473-475.
3. 谢幸，孔北华，段涛. 妇产科学. 9 版. 北京：人民卫生出版社，2018：95.
4. American College of Obstetricians and Gynecologists. Practice bulletin no. 171：management of preterm labor. Obstetrics and Gynecology，2016，128（4）：e155-164.
5. 中华医学会妇产科学分会产科学组. 早产临床诊断

与治疗指南(2014). 中华妇产科杂志,2014,49(07):481-485.
6. MOL BW, BERGENHENEGOUWEN L, ENSING S, et al. The impact of mode of delivery on the outcome in very preterm twins. J Matern Fetal Neonatal Med, 2020, 33(12): 2089-95.

第五节

胎膜早破

导读

胎膜早破是指临产前胎膜自然破裂。根据发生的孕周不同,可分为未足月胎膜早破(preterm premature rupture of membranes, PPROM)及足月后胎膜早破(term premature rupture of membranes, TPROM)。未足月胎膜早破在所有妊娠中的发生率为1%~3%,占早产的30%~40%,若处理不当,围产儿致病率和病死率上升。足月胎膜早破对母婴也有许多不利影响,如并发绒毛膜羊膜炎、子宫内膜炎,剖宫产率、产后出血、胎儿窘迫、新生儿感染及围产儿病死率均比无胎膜早破者明显增高。因此,胎膜早破仍是当今产科临床最棘手的问题之一。

一、病因

胎膜早破是威胁母婴健康的一个常见产科并发症,要减少母婴并发症,防止胎膜早破的发生至关重要。只有熟悉胎膜早破的原因,才能采取适当的措施有效地预防其发生。目前胎膜早破的确切病因尚未完全明确,对其病因的研究多倾向于多种因素相互作用的结果。胎膜张力及弹性回缩力下降、胎膜变薄或者宫腔内压力异常增高时均可发生胎膜早破。

(一)胎膜本身因素

胎膜由羊膜及绒毛膜组成,由细胞外基质相连。细胞外基质由纤维状蛋白质通过多糖凝胶植入形成羊膜绒毛膜的结构支架。胎膜的弹性与组成细胞外基质的胶原成分有关。细胞外基质通过持续地滑动调节来适应随妊娠进展不断发生的容量和张力变化。正常情况下,妊娠中期以后胎膜停止生长,到妊娠晚期变薄。有学者通过对早破胎膜的病理形态、厚度、张力、弹性变异度和免疫组织化学进行研究,发现胎膜早破孕妇的胎膜和绒毛膜的胶原纤维、基底膜和成纤维细胞等发育不良、老化,而且胎膜变薄,使其抗张性及弹性变性能力下降。

机体内某些微量元素的缺乏可以导致上述情况的发生。如维生素C缺乏时可使胎膜中胶原酶的浓度及其活性增加;铜元素缺乏或含量不足时,可导致胶原纤维和弹性纤维合成发生障碍,羊膜变薄,使胎膜弹性及韧性下降而易发生破裂。锌参与核酸、蛋白质代谢及纤维细胞增殖和胶原纤维合成,缺锌或锌含量不足导致了胶原纤维合成减少,使胎膜变脆、变薄而易发生破裂。

(二)感染

感染导致胎膜早破主要是从两条路径实现的:一是减少胎膜韧性;二是增加前列腺素释放。细菌感染后,炎症细胞能够产生膜蛋白水解酶,水解胎膜的细胞外物质,而使其抗张强度下降,白细胞弹性蛋白酶释放致羊膜中胶原纤维受损,使胎膜脆性增高。此外,感染可以激活多种细胞因子,

如白细胞介素 -1、6、8，TNF-α 等作用于前列腺素合成酶基因启动子，调节基因表达，使前列腺素合成增加；另一途径是刺激磷脂酶、环氧化酶的释放，使花生四烯酸、前列腺素合成增加，引发子宫收缩，宫腔压力增大，使胎膜易于破损。

（三）宫腔内压力异常

在正常妊娠中，随孕龄增加，宫腔内压力与胎膜强度也增大并维持一定平衡。当子宫内压力过高，超过胎膜所能承受的强度时，即可能发生胎膜早破。在多胎妊娠、巨大胎儿、羊水过多等情况下，羊膜腔内容物体积增加较快，胎膜长期处于紧张状态而使其伸张性减弱，加上子宫内压升高，容易发生胎膜早破。当骨盆狭窄、头盆不称时易导致胎先露不入盆或衔接不良，引起胎位异常，头盆之间形成间隙，当宫内压力发生变化或受外加压力时，这种压力通过间隙作用在前羊膜囊上，致使前羊膜囊所受压力不均，加上某些产妇宫颈口部的胎膜发育不良、感染、张力及弹性回缩力下降，胎膜则难以承受宫腔局部增加的压力，导致胎膜早破。此外，剧烈咳嗽、劳累、排便用力等，也可造成宫腔内压力急剧增高，导致胎膜早破。

（四）宫颈功能不全

正常的宫颈具有一种类似括约肌的作用，能够承受妊娠子宫逐渐增加的压力而处于关闭状态，直到妊娠足月。而宫颈功能不全是指由于宫颈内口形态、结构和功能异常而引起的非分娩状态下的宫颈病理性松弛和扩张，不能维持妊娠至足月的现象。宫颈功能不全病人至妊娠中期后，宫颈内口即不能承受妊娠子宫内容物的压力而被动扩张，胎膜失去宫颈的支持作用，加上子宫内容物重力的作用，胎膜逐渐突向宫颈口方向，当其承受压力达到一定程度时即出现胎膜破裂。此外，突向宫颈外口的胎膜与阴道内多种细菌直接接触，当阴道内存在致病菌时容易导致感染而发生胎膜早破。

（五）创伤

近年来，羊膜穿刺术、诊断性的胎儿镜检查技术广泛用于临床。已证实若多次羊膜穿刺失败或行胎儿镜检查均有发生胎膜早破的危险。此外，妊娠期腹部受外力猛烈撞击、妊娠晚期性交活动、行盆腔检查、剥膜引产都可能引起胎膜早破。

二、并发症

（一）胎膜早破与早产

发生于未足月的胎膜早破在所有妊娠中的发生率为 1%~3%，占早产的 30%~40%。未足月胎膜早破如发生于妊娠中期，一般很少能使妊娠延迟至足月分娩，破膜后 80%~85% 将于 1 个月内分娩，70%~75% 于破膜后 2 周内分娩，故早产常不可避免。由于早产儿各系统器官发育不成熟，其死亡率高达 15%。

未足月胎膜早破在安胎过程中，大量羊水流出使羊水量减少，胎儿可发生相关并发症：羊水为胃肠道黏膜生长的重要因素，破膜后羊水减少，此作用消失；因羊水过少致肺发育不良常发生在妊娠 17~26 周，往往与破膜早晚并持续至分娩潜在时期的长短及羊水过少程度有关。此外，羊水过少时胎儿在宫内受压，活动受限，出生时可见骨骼及软组织变形，其程度与羊水过少持续至分娩的时间及羊水量有关，如有多处变形者，常提示宫内受压，活动受限时间较长。除变形外还可见到肢体的姿势异常，有时双髋部可呈痉挛屈曲及下肢过度伸直的现象，髋脱位亦可因此而增加。当婴儿离开限制性环境后多数变形会自发地好转，远期预后良好，但亦偶见有肢体生长受影响者。

（二）胎膜早破与难产

临床上胎膜早破与难产常互为因果。产道及胎儿异常是胎膜早破的常见诱因；而胎膜早破可导致宫内感染及羊水减少，出现子宫收缩乏力及产程延长、胎儿窘迫，致使难产及手术分娩概率增加。

1. **有难产因素存在时易发生胎膜早破** 如骨盆狭窄、胎位异常、头盆不称时可使胎先露与骨盆间有更多的间隙，宫腔压力增加时，压力可通过骨盆间的空隙传递到前羊水囊，使胎膜发生早破。

2. **胎膜早破使难产率及手术分娩发生率增加** 胎膜早破时，大量羊水流出使羊水量减少，容易发生不协调宫缩，阻碍胎先露下降及旋转，不能完成分娩机转；破膜羊水减少后，脐带受宫壁及宫体双方挤压可致脐带血液循环障碍，胎儿缺氧而致胎儿窘迫，使手术率增加；另外，胎膜早破使阴道、宫颈的感染上行蔓延，出现宫内感染炎性反应，子宫肌纤维水肿变性，子宫收缩乏力，产程延长，导致难产。胎膜早破后产妇和家属过度紧张，产妇恐惧及精神紧张使大脑皮质功能紊乱，导致子宫收缩乏力而出现难产。另外，对于未足月胎膜早破病人，大部分病人宫颈仍不成熟，且破膜后促宫颈成熟手段受到一定限制，故剖宫产率增加。

因此，胎膜早破常被视作难产的一个信号。

（三）胎膜早破与母胎并发症

1. **母胎感染** 胎膜早破后丧失了屏障保护功能，病原菌自阴道上行至子宫腔导致绒毛膜羊膜炎、子宫内膜炎，甚至盆腔腹膜炎及败血症等一系列感染症状，严重时甚至会危及孕产妇生命；有绒毛膜羊膜炎的新生儿患病率也增加，胎儿经吸入、吞入污染的羊水或血行感染后可获得感染。

2. **胎儿窘迫** 胎膜破裂后，羊水外溢，宫内羊水过少而失去缓冲作用，可使脐带受压，进一步影响胎儿循环，容易造成胎儿缺氧。胎膜早破并发难产时，也可因胎头受压时间过长而导致胎儿缺氧。

3. **脐带脱垂** 若胎头先露未衔接入盆或胎位不正突然破膜时，脐带可沿胎先露与骨盆壁的缝隙滑出宫颈甚至阴道外，造成脐带脱垂，胎儿可在短期内死亡。

三、处理

一旦发生胎膜早破，确定孕周十分重要。不同孕周发生的胎膜早破其处理原则不同：对于足月后胎膜早破，胎儿已经成熟，原则上应尽快终止妊娠；对于未足月的胎膜早破则要根据孕周、胎儿成熟度及有无母胎并发症，来决定进一步处理措施。

（一）足月胎膜早破的处理

足月后发生胎膜早破，应给予卧床休息，保持外阴清洁；应积极寻找原因，包括检查胎位、胎儿大小、胎先露的衔接情况，还要仔细检查骨盆。如无明确剖宫产指征，则宜在破膜后 2~12 小时内积极引产。目前最常使用的引产方法是采用缩宫素持续性静脉滴注：缩宫素 2.5U 加入 5% 葡萄糖溶液 500ml，从每分钟 8~10 滴（即 2.5mU/min）开始，根据宫缩强弱进行调整，维持宫缩时宫腔压力达到 50~60mmHg，宫缩间隔 2~3 分钟，维持 40~60 秒。缩宫素用于引产时，应有专人监护，剂量由低到高调整。产程中应注意监测产妇脉搏、体温、血常规变化，有感染者应及早进行抗感染治疗，无感染者如胎膜早破超过 12 小时，也应常规予抗生素预防感染。

（二）未足月胎膜早破的处理

根据胎儿成熟度、产后生存能力及相应孕周将未足月胎膜早破分为：围存活期 PPROM（妊娠 <24 周）、早期 PPROM（妊娠 24~33 周 $^{+6}$）及晚期 PPROM（妊娠 34~36 周 $^{+6}$）。PPROM 是采取期待治疗还是考虑终止妊娠，取决于孕周、胎儿成熟度及有无宫内感染。

1. 不同孕周 PPROM 的处理

（1）晚期 PPROM（妊娠 34~36 周 $^{+6}$）：既往指南推荐妊娠≥34 周的所有 PPROM 孕妇终止妊娠。最新 ACOG《胎膜早破临床实践指南（2020）》解读推荐妊娠 34~36 周 $^{+6}$ 的 PPROM 孕妇，在权衡母胎利弊的情况下，不论是采用期待疗法还是立即分娩都合理，但是终止妊娠周数不应超过 37 周。对妊娠 34~36 周 $^{+6}$ 的 PPROM 孕妇不推荐使用宫缩抑制治疗。若有羊膜腔感染，应尽快终止妊娠。

（2）早期 PPROM（妊娠 24~33 周 $^{+6}$）：此孕周 PPROM 指南推荐期待治疗，包括：

1）一般治疗（卧床休息等）。

2）抗生素的应用：一般根据阴道分泌物培养的结果来选择抗生素的种类，在结果未出前或阴道培养阴性者，预防性给予广谱抗生素。

3）宫缩抑制剂的应用：由于 PPROM 发生后，宫缩常不可避免，应尽早使用宫缩抑制剂，而不应等到出现宫缩后才使用。目前临床一线药物是 β2 肾上腺素受体激动剂（盐酸利托君），如果对其有禁忌证可选用缩宫素受体拮抗剂（阿托西班）。

4）糖皮质激素的使用：多个前瞻性随机研究表明，单个疗程产前用药临床效果肯定，长期随访未见有任何副作用。糖皮质激素促进胎肺成熟的机制是它能与肺Ⅱ型细胞的特异性受体结合，产生多种糖皮质相关性蛋白，然后作用于肺泡Ⅱ型细胞，促进肺表面活性物质的合成与释放并储存在肺泡Ⅱ型细胞的板层体中，降低肺内毛细血管渗透压，减少肺水肿，从而降低呼吸窘迫综合征发生。产前糖皮质激素治疗方案有：地塞米松 6mg，每 12 小时 1 次，共 4 次。

5）连续监测中出现临产、绒毛膜羊膜炎、胎盘早剥、胎儿窘迫的征象，无论孕周大小，均应终止妊娠。

（3）围存活期 PPROM（妊娠 <24 周）：对于 <24 孕周的胎膜早破，在期待治疗过程中母胎并发症多，感染概率大，远期并发症多，目前医疗条件不足，费用巨大，故不宜继续妊娠，建议引产终止妊娠。

2. PPROM 伴有绒毛膜羊膜炎（chorioamnionitis，CAM）的诊断及处理 目前学者们公认 PPROM 与 CAM 密切相关——CAM 可诱发 PPROM，而 PPROM 发生后，孕妇在期待治疗的过程中又极易并发 CAM。由于 CAM 可导致母胎的严重并发症，如母体败血症、感染性休克、宫内死胎、新生儿肺炎、缺血缺氧性脑病等，故发生 PPROM 时必须先排除 CAM 方可进一步期待治疗。

CAM 的诊断主要根据临床症状及实验室检查。临床如出现：孕妇体温≥37.8℃；产妇或胎儿心动过速（孕妇心率≥100 次 /min，胎心率≥160 次 /min）；子宫激惹；子宫压痛；阴道分泌物呈脓性或者有恶臭味，应考虑临床绒毛膜羊膜炎。如无明显临床表现，仅出现以下实验室指标异常：孕妇血 WBC≥15×10^9（中性粒细胞≥90%），CRP 升高，血沉加快，IL-6 升高，则考虑亚临床绒毛膜羊膜炎。羊膜腔穿刺进行羊水培养是诊断宫内感染的金标准，但缺点是获得培养结果的时间较长。目前多数 CAM 呈现亚临床表现，不容易做出早期诊断，而出现明显临床征象时往往已是宫内感染的晚期。宫内感染时间越长，发生母胎严重并发症的可能性就越大。因此，发生 PPROM 时及在进一步期待治疗过程中，CAM 的严密监测是重点也是难点。

一旦确诊 CAM，无论孕周大小，应在给予广谱抗生素的同时尽快结束妊娠。对于分娩方式的选择，CAM 并不是剖宫产的指征，如果产程顺利，估计短时间内可以结束分娩者，可选择经阴道分娩。但由于 CAM 常伴有子宫收缩乏力，容易导致产程延长，使剖宫产率及产后出血的风险明显增加。因此，CAM 诊断后，其分娩方式应综合评估母胎情形而定，并积极预防产妇子宫收缩乏力性产后出血及产褥感染，积极预防新生儿感染及缺血缺氧性脑病。

本节关键点

1. 胎膜早破是多种因素相互作用的结果，胎膜张力及弹性回缩力下降、胎膜变薄或者宫腔内压力异常增高时均可发生胎膜早破。
2. 胎膜早破可增加母婴发病率，如早产、难产、宫内感染、胎儿窘迫等。
3. 对于未足月胎膜早破者需根据孕周、胎儿成熟度及有无羊膜腔感染选择相应的处理方法；对于足月胎膜早破者除了寻找原因外，更重要的是要积极终止妊娠，排除难产因素后选择合适的分娩方式或引产方式。

（张建平　祝丽琼）

参考文献

1. The American College of Obstetricians and Gynecologists. Preterm premature rupture of membranes. Obstet Gynecol，2013，122（4）：918-930.
2. 中华医学会妇产科学分会产科学组．早产临床诊断与治疗指南（2014）．中华妇产科杂志，2014，49（07）：481-485.
3. 谢幸，孔北华，段涛．妇产科学．9 版．北京：人民卫生出版社，2018：154-156.
4. 冉雨鑫，尹楠林，漆洪波．ACOG《胎膜早破临床实践指南（2020）》解读．中国实用妇科与产科杂志，2020，36（08）：736-739.
5. 中华医学会妇产科学分会产科学组．胎膜早破的诊断与处理指南（2015）．中华妇产科杂志，2015，50（01）：3-8.

第六节

多胎妊娠

导读

多胎妊娠(multiple pregnancy)本身即是难产的高危因素,母儿均有潜在的风险,孕妇妊娠期合并症增多,而胎儿也常因早产、低体重发生并发症,故对于多胎妊娠的分娩方式,以及分娩时机的选择一直存在争议。对于阴道分娩潜在的风险应与病人及其家属充分沟通交流,制订个体化的分娩方式。经阴道分娩者应制订分娩计划,产程中加强监护,尤其注意避免第二个胎儿发生新生儿窒息,减少母儿并发症的发生。

近30年来,随着促排卵药物的应用和辅助生殖技术的广泛开展,多胎妊娠的发生率呈明显升高趋势。关于多胎妊娠分娩时机及方式的选择目前尚无统一规范。在孕期管理中需加强孕期保健,对母儿并发症严密监测,根据绒毛膜性决定超声监测频率,注重对于妊娠期高血压疾病、妊娠期糖尿病、早产及妊娠期贫血等并发症的预防和治疗,为分娩做好准备。

对于无并发症及合并症的双胎妊娠孕妇多在孕36~38周终止妊娠,其分娩方式应根据双胎儿的胎方位、胎儿体重、有无孕期合并症及并发症、宫颈成熟度及胎儿情况等综合判断,制订个体化的治疗方案,可适当放宽剖宫产指征,但目前没有足够证据支持双胎妊娠剖宫产或阴道分娩哪一种分娩方式更好。三胎及以上多胎妊娠分娩的最佳途径亦无定论。

一、双胎妊娠经阴道分娩的注意事项

双胎妊娠孕妇经阴道分娩前应做好详细的准备工作,与病人及家属充分沟通交流,使其了解分娩过程中可能发生的风险及处理方案,了解剖宫产手术的近期及远期风险,充分考虑后共同决定分娩方式。阴道试产前应注意以下几个因素:

(一)双胎的膜性

双绒毛膜双胎(dichorionic diamniotic twins,DCDA)妊娠的两个胎儿之间无交通血管,因此在孕期及分娩期的胎儿监测策略均与单胎类似,决定其分娩方式的主要因素是胎位。而单绒毛膜双胎(monochorionic-diamniotic twins,MCDA)由于两胎儿存在胎盘间的交通血管吻合,孕期有发生双胎输血综合征、选择性胎儿生长受限、双胎贫血-红细胞增多序列等并发症的风险,发生晚期流产及早期早产的可能性比DCDA明显增多。这种双胎在产程中需要更加严密地监测胎心,尤其对于体重较轻的胎儿,可能因胎盘灌注不足或脐带因素更容易发生胎儿窘迫,不能耐受产程,因此在试产过程中应加强胎心监护,及时发现胎心异常。对于单绒毛膜单羊膜囊(monochorionic monoamniotic,MCMA)双胎妊娠,因脐带缠绕的发生率较高(40%~80%),整个孕期包括围产期均可能因脐带缠绕而导致突发的胎死宫内,故大多数产科医师均建议此类产妇避免阴道试产。

(二)胎方位

双胎妊娠均为头位时可经阴道分娩。需要注意的是,产程中胎先露可能会发生变化,腹部和阴道检查及床旁超声检查对及时发现胎位异常非常重要。如第一个胎儿为头位,第二个胎儿非头位、估计胎儿体重为1 500~4 000g,只要产科医师拥有娴熟的臀位接生技术,均可进行阴道试产。如第二个胎儿估计体重为500~1 500g,尚无有力证据支持剖宫产或经阴道分娩哪个更好。初产妇如第一个胎儿为臀先露，则主张剖宫产结束分娩，经产妇臀先露并非阴道分娩的绝对禁忌，但臀位分娩过程中有发生脐带脱垂、后出头困难、胎儿窘迫等并发症的风险，常选择行剖宫产终止妊娠。

（三）人员与设备

由于双胎孕妇的子宫过度膨大，肌纤维过度延伸，故与单胎孕妇相比，其产程可能更长，发生胎儿窘迫、难产及产后出血的风险相对较高，故建议双胎孕妇的阴道分娩在二级或三级医院实施，由丰富经验的产科专家及助产士共同观察产程。分娩时需有新生儿科医师在场协助处理新生儿。产时应有能够同时监测双胎胎心的胎儿监护仪，严密观察胎心率的变化。产房最好配备床旁超声设备，临产后可用超声对每个胎儿的胎产式和先露做进一步评估。第一个胎儿娩出后，由于宫内的空间相对增大，第二个胎儿的胎方位及胎产式可能发生变化，甚至可能转为横位而发生梗阻性难产。因此，分娩时台下需要专人负责固定胎位，在第一个胎儿娩出后立即于产妇腹部固定第二个胎儿尽可能为纵产式，防止第二个胎儿活动范围过大而转成横位，同时需专人负责监测第二个胎儿的胎心率。双胎分娩前应建立有效的静脉通道，必要时需备血，充分做好急诊剖宫产手术及产后出血抢救的准备。

（四）双胎妊娠的终止妊娠时机

2016 年发表的一项荟萃分析研究表明，在双绒毛膜双胎孕妇中，孕 37 周 $^{+0\sim6}$ 的胎儿宫内死亡率和出生后新生儿死亡率相当，二者的风险差异仅为 1.2‰（95% 置信区间为 -1.3~3.6），而延迟至孕 38 周之后终止妊娠会增加 8.8‰的围产儿死亡风险（95% 置信区间为 3.6‰~14‰），因此 37~38 周终止妊娠双绒毛膜双胎围产儿存活率最高。而对于单绒毛膜双胎，孕 34~35 周时新生儿死亡率明显大于胎死宫内率，孕 36 周之后胎死宫内的发生率（9.6‰）较新生儿死亡率（3.6‰）增加，因此 36~37 周可能是单绒毛膜双胎孕妇最佳的分娩时机。关于单绒毛膜单羊膜囊（MCMA）双胎分娩孕周，最近的一项荟萃分析总结了 1 628 例病例资料，结果显示胎死宫内发生率最高的时期为孕 24~30 周，为 4.3%（95% 置信区间为 2.8~6.2），而在孕 31~32 周仅有 1%（95% 置信区间为 0.6~1.7），在孕 33~34 周胎死宫内的发生率为 2.2%（95% 置信区间为 0.9~3.9），而如果孕周超过 35 周，胎死宫内的发生率为 0。因此，在严密监测胎动正常的情况下，可谨慎观察至 34~35 周行剖宫产终止妊娠。

二、产程的处理

（一）第一产程

与单胎类似，第一产程中产妇可适当活动、合理饮食以保存体力。因双胎产妇的子宫过度膨大，肌纤维过度拉伸，第一产程可能延长，应注意保证产妇能量及水分的补充。若子宫收缩乏力致产程停滞，可使用常规剂量的缩宫素静脉滴注加强宫缩，若催产效果不佳或有其他产科指征，宜改行剖宫产结束分娩。

（二）第一个胎儿的娩出

如果第一个胎儿为头位，其分娩过程基本同单胎妊娠。但应注意的是第一个胎儿娩出时应控制娩出速度不宜过快，以免由于脐带过度牵拉而引起胎盘早期剥离。对于双胎妊娠是否可延迟脐带结扎，目前尚无证据支持或反对，通常情况下建议第一个胎儿娩出后尽早断脐，因为接生者还需要考虑到第二胎儿是否发生胎位变化而需要紧急处理的情况。

（三）第二个胎儿的娩出

根据孕周的不同，第一个胎儿娩出后，第二个胎儿胎产式自然变化的比例可高达 20%。文献报道，在双头位双胎分娩过程中，第二个胎儿需要借助臀牵引分娩的比例为 0.8%~3.9%。先露的异常会增加脐带脱垂的风险，因此第一个胎儿娩出后要立即于孕妇腹部固定第二个胎儿尽可能为纵产式，以防由于宫内压力突然减低及宫腔容积仍然较大、第二个胎儿活动范围大而转成横位，一旦出现横位，则会给产妇和第二个胎儿带来极大风险，需密切观察胎心及宫缩情况。阴道检查或床旁超声检查确定为头或臀先露且胎心正常者可耐心等待。如无干预，两个胎儿娩出的时间间隔约有 25% 是在 20 分钟内，约 75% 在 20~60 分钟。若第一个胎儿娩出后应立即进行手术助娩第二个胎儿，会增加胎儿创伤，而若相隔时间太长，宫口回缩也会导致难产。目前对恰当的分娩间隔时间是有争议的。在胎心监护仪及床旁超声并未广泛应用的时代，为避免发生宫内缺氧，大多数医师认为双胎分娩间隔时间应该控制在30分钟之内。随着持续胎心监护的应用，有学者认为只要有可靠的持续胎心监护，双胎的分娩不存在明显的时间界限，甚至有学者发现在持续胎心监护下间隔1小时以上分娩也无不良反应发生。但在临床工作中应采取积极的措施缩短两胎儿分娩的间隔时间，如第一个胎儿娩出后超过15分钟仍无有效宫缩，可行静脉滴注缩宫素促进子宫收缩，待先露入盆后可行人工破膜。如发现脐带脱垂、胎盘早剥及胎心率异常时应立即行阴道助产，可以产钳助产或臀牵引迅速娩出胎儿，如胎头高浮，若短期内不能结束分娩，应立即转剖宫产。

对于非纵产式第二个胎儿的分娩方式也存在争议，有学者主张不论第二个胎儿为臀位还是横位，一律外倒转成头位分娩，也有学者主张转成臀位行臀牵引分娩。有文献报道对第二个胎儿横位者行臀牵引与外倒转为头位分娩相比较，臀牵引所导致胎儿窘迫、中转剖宫产术的发生率明显低于外倒转为头位者。总之，对第二个胎儿为横位者，应根据孕周和胎儿状况，根据接生者的经验综合处理，并且做好随时中转剖宫产手术的准备。

（四）第三产程的处理

第三产程应于产妇腹部置沙袋压迫，以防回心血量的突然迅速增加导致产妇心力衰竭。在第二个胎儿前肩娩出时，给予缩宫素20U肌内注射，并加速缩宫素滴注，以防产后出血。胎盘娩出后，应仔细检查胎盘个数、胎盘小叶及胎膜是否完整，根据胎盘、胎膜的组成情况进一步确认双胎的绒毛膜性，对于单绒毛膜双胎胎盘应记录脐带的插入位置与胎盘份额的比例。

三、特殊情况的处理

（一）胎头嵌顿

双头位分娩时，如孕妇的骨盆较宽大而两胎头均较小，两胎头可同时进入骨盆从而发生相互碰撞，表现为产程延长、第一个胎儿胎头俯屈不良、胎头或胎体内旋转困难、胎先露下降缓慢，甚至宫颈口开全胎先露仍位于坐骨棘上或者坐骨棘平面，宫缩频繁时可能导致胎儿宫内缺氧等，故一旦诊断胎头嵌顿（图7-6-1），可行床旁超声检查，如第二胎头最宽的部分已位于耻骨联合下，应由经验丰富的产科医师采取一手向宫体一侧推移胎体，另一手在宫体另一侧上推第二胎头的方法，使第一胎头得以下降。如上推胎头失败或出现胎儿窘迫表现，应立即改行剖宫产术。

（二）胎头交锁

当第一个胎儿为臀位、第二个胎儿为头位，分娩时可能发生胎头交锁，多表现为臀位胎儿出头困难、胎儿窘迫。需要床旁超声进行诊断，如怀疑胎头交锁（图7-6-2），有经验的医师可尝试手法松解，胎儿情况良好者可行剖宫产终止，如第一胎已死亡，则行断头术以利于第二个胎儿顺利娩出。因此，如果双胎妊娠胎方位为一臀二头时，通常建议行剖宫产终止妊娠。

（三）脐带脱垂

如第一个胎儿发生脐带脱垂，处理原则同单胎妊娠的脐带脱垂，若不能尽快分娩，应抬高床尾，让产妇保持合适的体位，同时一名医护人员将手放入阴道，以温盐水纱布托脐带，尽量避免脐带在先露部和骨盆之间受压，尽快进行剖宫产术。双胎妊娠的脐带脱垂更容易发生在第二个胎儿。当第一个胎儿娩出后，第二个胎儿由于常有胎位异常，如先露位置较高，破膜后易发生脐带脱垂。若发现脐带脱垂时，应争取时间尽快娩出胎儿：若第二个胎儿为头先露，胎头已衔接，则行产钳或胎头负压吸引术，迅速娩出胎儿，同时做好新生儿抢

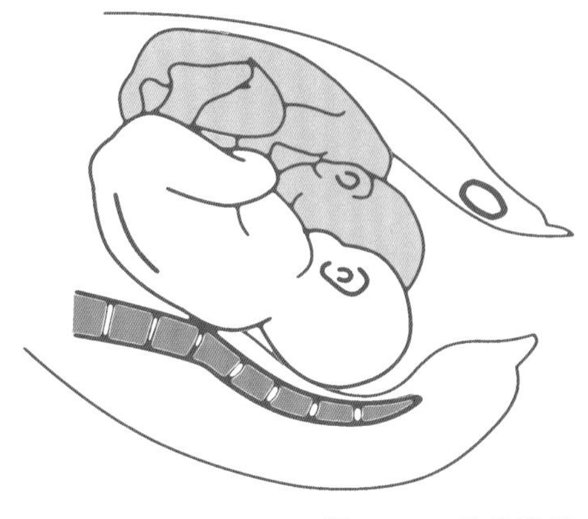

图7-6-1 胎头嵌顿

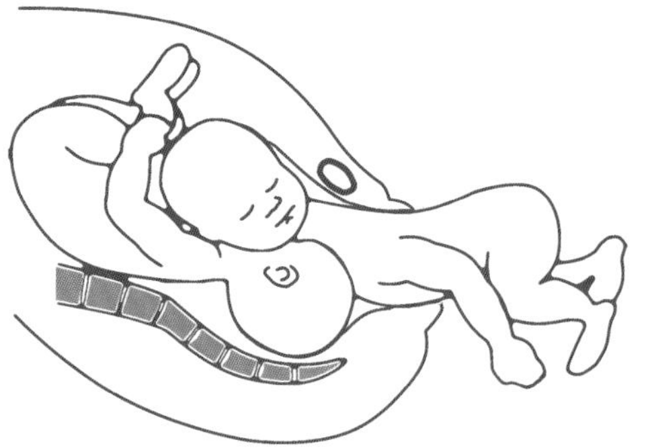

图 7-6-2 胎头交锁

救准备;如胎头浮动或为其他胎位,应做内倒转或臀牵引术娩出胎儿,不宜做脐带还纳手术以免延误胎儿娩出。

（四）双胎的延迟分娩

延迟分娩指在胎儿和产妇没有其他分娩指征时,对双胎妊娠中发生一胎流产或早产后的剩余胎儿进行保胎,将第二个胎儿保留在子宫内继续维持妊娠数天至数周后分娩,以提高尚未娩出的第二个胎儿的生存机会。

在第一胎分娩后,应该在宫颈处用可吸收线将脐带尽可能高位结扎,残端留在宫颈内口上方。实施延迟分娩时应该考虑第一个胎儿分娩的孕周、有无绒毛膜羊膜炎、存活胎儿是否存在胎膜早破、有无胎盘早剥和产妇异常情况等。一般认为首次妊娠、早产或者流产发生于中孕后期或晚孕早期(24~28 周)是延迟分娩的相对适应证,一般用于双绒毛膜双胎。有学者报道,在第一个胎儿娩出后高位结扎宫颈管内的脐带并行宫颈环扎手术,绝对卧床,预防性应用抗生素并在孕 24 周后应用糖皮质激素,新生儿存活率可达 40%。但在延迟分娩过程中存在发生严重母儿感染的风险,产科医师需向产妇及其家属详细告知风险利弊,慎重决定。

总体而言,双胎妊娠的分娩方式和分娩时机的选择需要进行个体化分析,孕期建议进行妊娠合并症和妊娠并发症的监测和识别。单绒毛膜双胎妊娠容易发生复杂性双胎并发症,建议在有新生儿抢救条件的三级医院分娩。分娩计划的制订需要在产妇及家属充分知情后实施,在分娩期需要加强监护,需要具备处理产程中急性并发症的能力。

经验分享

1. 单绒毛膜双胎孕妇的分娩孕周及分娩方式需综合产妇意愿、胎儿情况、有无复杂性双胎并发症及新生儿重症监护水平等制订个体化方案。
2. 应配备能同时监测双胎胎心的胎儿监护仪及床旁超声设备,临产后需对每个胎儿的胎产式和先露做进一步评估。
3. 双胎妊娠均为头位时可经阴道分娩。如第一个胎儿头先露,第二个胎儿为非头位,接产者需拥有娴熟的助产技术。
4. 第一个胎儿臀先露时,通常建议行剖宫产终止妊娠。
5. 双头位分娩时,如果胎先露下降情况与宫口开大程度不相符,需警惕有无胎头嵌顿。
6. 第一个胎儿娩出后应有专人于产妇腹部固定第二个胎儿尽可能为纵产式,接生者尽快行阴道检查判断第二个胎儿的胎位及先露位置。
7. 如第一个胎儿娩出后超过 15 分钟仍无有效宫缩,可行静脉滴注缩宫素促进子宫收缩,待先露入盆后可行人工破膜。

本节关键点

1. 双胎妊娠分娩时机及分娩方式的选择取决于双胎的膜性、胎方位,应制订个体化分娩计划。
2. 双胎的阴道分娩应在二级或三级医院实施,由有丰富经验的产科专家及助产士、新生儿科医师共同处理。
3. 尽量缩短两胎儿之间分娩的间隔时间,如发现脐带脱垂、胎盘早剥及胎心率异常时应立即行阴道助产,若短期内不能结束分娩,立即转为剖宫产。

（原鹏波 赵扬玉）

参考文献

1. CHEONG-SEE F, SCHUIT E, ARROYO-MANZANO D, et al. Prospective risk of stillbirth and neonatal

complications in twin pregnancies: systematic review and meta-analysis. BMJ, 2016, 354(2): 4353.
2. 谢幸, 孔北华, 段涛. 妇产科学. 9版. 北京: 人民卫生出版社, 2018: 141-147.
3. D'ANTONIO F, ODIBO A, BERGHELLA V, et al. Perinatal mortality, timing of delivery and prenatal management of monoamniotic twin pregnancy: systematic review and meta-analysis. Ultrasound Obstet Gynecol, 2019, 53(2): 166-174.
4. BEREZOWSKY A, MAZKERETH R, ASHWAL E, et al. Neonatal outcome of late preterm uncomplicated monochorionic twins: what is the optimal time for delivery. J Matern Fetal Neonatal Med, 2016, 29(8): 1252-1256.
5. AVIRAM A, LIPWORTH H, ASZTALOS EV, et al. Delivery of monochorionic twins: lessons learned from the twin birth study. Am J Obstet Gynecol, 2020, 223(6): 916.e1-9.
6. ALGERI P, ORNAGHI S, VAGLIO TESSITORE I, et al. Delivery and feto-neonatal outcomes of diamniotic twin pregnancies in women with no chronic disease or gestational complications: impact of mode of conception. J Matern Fetal Neonatal Med, 2020, 33(12): 2081-2088.
7. BUCA D, PAGANI G, RIZZO G, et al. Outcome of monochorionic twin pregnancy with selective intrauterine growth restriction according to umbilical artery Doppler flow pattern of smaller twin: systematic review and meta-analysis. Ultrasound Obstet Gynecol, 2017, 50(5): 559-568.
8. LISONKOVA S, METCALFE A, JOSEPH KS. The risk of stillbirth and infant death by each additional week of expectant management in twin pregnancies. Am J Obstet Gynecol, 2015, 213(5): 746-747.
9. SHINAR S, AGRAWAL S, HASAN H, et al. Trial of labor versus elective repeat cesarean delivery in twin pregnancies after a previous cesarean delivery—a systematic review and meta-analysis. Birth, 2019, 46(4): 550-559.
10. GOOSSENS S, ENSING S, VAN DER HOEVEN M, et al. Comparison of planned caesarean delivery and planned vaginal delivery in women with a twin pregnancy: a nation wide cohort study. Eur J Obstet Gynecol Reprod Biol, 2018, 221: 97-104.

第七节

肥胖

导读

孕前 BMI≥28kg/m^2 的孕妇可诊断为妊娠合并肥胖，不仅会增加妊娠期糖尿病、子痫前期、血栓事件等母体合并症风险，而且巨大胎儿、肩难产、剖宫产风险明显增加，因此，孕期需通过以运动、饮食为主的生活方式干预，严格管理孕妇体重增长，以减少不良妊娠结局。肥胖并不是剖宫产指征，但有巨大胎儿、妊娠合并症或并发症者，需结合母胎情况个体化评估分娩方式，并且产时、产后应加强母儿监护。

一、流行病学

各国对于肥胖的定义不尽相同，但均根据体重指数(body mass index, BMI)制定相关标准，WHO 对肥胖的定义为：BMI<18.5kg/m^2 为体重过低；BMI 18.5~24.9kg/m^2 为标准体重；BMI 25~29.9kg/m^2 为超重；BMI≥30kg/m^2 为肥胖；BMI 30~34.9kg/m^2 为Ⅰ度肥胖；BMI 35~39.9kg/m^2 为Ⅱ度肥胖；BMI≥40kg/m^2 为Ⅲ度肥胖。我国标准为：BMI<18.5kg/m^2 为体重过低；BMI 18.5~23.9kg/m^2 为标准体重；BMI 24~27.9kg/m^2 为超重；BMI≥28kg/m^2 为肥胖。我国整体居民超重率为 17.6%、肥胖率

为 5.6%。美国育龄女性的肥胖率高达 40% 以上。

二、肥胖对母体的影响

肥胖孕妇的孕期合并症增多。肥胖使妊娠期糖尿病（gestational diabetes mellitus，GDM）、子痫前期的风险升高 3 倍（*OR*=3.15，95% 置信区间为 2.96~3.35）、深静脉血栓的风险升高 4 倍（*OR*=4.4，95% 置信区间为 1.6~11.9）、肺栓塞的风险升高近 15 倍（*OR*=14.9，95% 置信区间为 3.0~74.8）。肥胖孕妇发生焦虑和抑郁等精神疾病的风险也增加。肥胖妇女分娩期需要引产、分娩镇痛、人工破膜等人工干预增多，出现产程延长、剖宫产、产后并发症也增多。肥胖是孕期及分娩期发生血栓事件的高危因素；产后尿失禁也与妊娠期肥胖（*OR*=2.09，95% 置信区间为 1.07~4.08）和孕前肥胖（*OR*=1.53，95% 置信区间为 1.28~1.83）有关。

三、母体肥胖对胎儿及新生儿的影响

肥胖与后代发生早产、死产、先天畸形、巨大胎儿（fetal macrosomia）、产伤、儿童肥胖明确相关。与正常体重孕妇相比，Ⅰ度肥胖的孕妇，婴儿死亡率增加了 42%（*OR*=1.42，95% 置信区间为 1.24~1.63）；Ⅱ度肥胖的孕妇，婴儿死亡率升高 1 倍（*OR*=2.03，95% 置信区间为 1.61~2.56）。肥胖孕妇后代患神经管畸形的风险是标准体重妇女的 2 倍，另外，肥胖与胎儿畸形的超声检出率下降有关，建议肥胖的妇女加大叶酸的摄入：从受孕前至少 1 个月开始，并在妊娠的前 3 个月每天补充 5mg 叶酸。染色体异常的血清学筛查检出率随 BMI 升高而下降，考虑到肥胖女性产前筛查的局限性，可考虑行产前诊断。Ⅰ度肥胖孕妇行绒毛膜穿刺或羊膜穿刺术的胎儿丢失风险与正常体重孕妇相比没有增加，Ⅲ度肥胖孕妇的胎儿丢失较正常孕妇增多（*OR*=2.2，95% 置信区间为 1.2~3.9）。

肥胖孕妇的新生儿高血糖症发病率和新生儿重症监护病房（neonatal intensive care unit，NICU）入院率增加，肥胖会导致生理性泌乳延迟，并难以维持母乳喂养；且肥胖孕妇的乳汁中多不饱和脂肪酸含量较正常孕妇升高，进一步影响新生儿的生长发育；另外肥胖孕妇的后代多动症的风险增加（*RR*=1.92，95% 置信区间为 1.84~2.00）。

四、肥胖孕妇的管理

对肥胖妇女的孕前咨询与指导非常重要。临床医师应加强肥胖妇女孕前减重的宣教，建议对其从饮食、运动、生活习惯等各方面进行指导，使其尽量达到满意的孕前体重。对其提供有关体重控制和生活方式的建议。妊娠早期应帮助其制订妊娠体重增加的目标，以减少孕期合并症和新生儿的风险。同时应告知其孕期进行有规律的强度运动可以带来健康益处，并且与不良反应无关；孕期久坐可能增加不良妊娠结局的风险。肥胖孕妇妊娠期糖尿病、妊娠期高血压疾病、静脉血栓栓塞、睡眠呼吸暂停综合征等风险增高，应注意对这些疾病的筛查。

（一）减重手术

在孕前 BMI 相同的情况下，接受过减重手术的妇女，其新生儿出生体重较轻，总妊娠体重增加无差异，流产、死产、早产等婴儿不良结局的风险没有增加；患子痫前期、GDM、LGA 的风险均较低（*OR*=0.45，95% 置信区间为 0.25~0.80；*OR*=0.47，95% 置信区间为 0.40~0.56；*OR*=0.46，95% 置信区间为 0.34~0.62）。但是，有一项系统评价提示孕期贫血、早产、小于胎龄儿（small for gestational age infant，SGA）、入住 NICU 的发生率也更高（*OR*=3.41，95% 置信区间为 1.56~7.44；*OR*=1.31，95% 置信区间为 1.08~1.58；*OR*=1.93，95% 置信区间为 1.52~1.5；*OR*=1.33，95% 置信区间为 1.02~1.72）。由于减重手术后胃肠道对铁、钙、叶酸、维生素 B_{12}、维生素 D 等营养元素的吸收下降，所以孕期应监测以上营养物质的含量，必要时进行补充治疗。建议减重手术后至少等待 12~18 个月再尝试怀孕，以避免营养不足对母儿的影响。减重手术史不是剖宫产指征。

（二）二甲双胍

对二甲双胍在肥胖孕妇中的应用尚有争议。一项纳入 3 项随机对照试验（randomized controlled trial，RCT）研究，共 1 034 名肥胖孕妇入组的系统评价显示二甲双胍和安慰剂相比，其LGA、妊娠期高血压疾病、子痫前期、妊娠期糖尿病的发生率无明显区别；孕期体重增加略有降低，平均差异（*MD*=-2.60kg，95%置信区间为-5.29~0.10）。在副作用方面，腹泻增多（*RR*=2.34，95%置信区间为1.74~3.14），但腹痛、头痛、剖宫产、早产、肩难产、会阴裂伤或产后出血等发病率无明显差异；对婴儿出生体重、低血糖、黄疸、新生儿窒息、死产和新生儿死亡等方面也无明显差异。

（三）妊娠期体重增加

不同国家对肥胖的定义和孕期体重增长的推荐不尽相同，在美国指南推荐增加11~20磅（1磅=0.45kg），加拿大推荐增加15磅，英国指南中没有正式建议。一项纳入10项研究，共740 000名肥胖孕妇入组的系统评价结果显示，Ⅰ度肥胖的女性的最佳体重增加为5~9kg；Ⅱ度肥胖的最佳体重增加为1~5kg；Ⅲ度肥胖时，体重不变为宜。另一项研究显示，对所有肥胖的孕妇，孕期体重减轻或轻度增加（0~5kg）时大于胎龄儿（large for gestational age，LGA）发生率下降；对Ⅰ度肥胖的女性，孕期体重轻度增加（0~5kg）比体重增加5~9kg的女性发生妊娠期高血压疾病的可能性下降54%（*OR*=0.46，95%置信区间为0.21~0.99），且不增加低体重儿（low birth weight infant，LBWI）、小于胎龄儿（small for gestational age infant，SGA）和NICU入住率。

（四）生活方式干预

1. 运动 运动是减少孕期体重增加的一项重要措施。英国国家卫生与临床优化研究所（National Institute for Health and Care Excellence，NICE）推荐孕期进行游泳、快走等活动，并建议根据孕前的健身水平个性化定制运动方案：孕前不锻炼的女性，孕期锻炼建议从每周3次，每次15分钟，逐渐增加到每天1次，每次30分钟。一项纳入300名孕前肥胖或超重妇女的RCT研究显示，孕期规律运动组孕期体重增加减少［（8.38±3.65）kg *vs.*（10.47±3.33）kg，*P*<0.001］、GDM发生率降低（22.0%*vs.*40.6%，*P*<0.001），同时早产率没有增加。另一项纳入9项RCT，共1 502名肥胖孕妇（BMI≥25kg/m^2）的系统评价显示，从怀孕初期开始规律进行有氧运动（每次30~60分钟，每周3~7次）降低了早产和GDM的发生率（*RR*=0.62，95%置信区间为0.41~0.95；*RR*=0.61，95%置信区间为0.41~0.90），同时不增加低体重儿和死产的发生。另一项纳入13项研究，共13 439名孕妇的系统评价显示，BMI≥30kg/m^{2}的孕妇孕期体育锻炼可减少妊娠体重增加（*MD*=-1.14kg，95%置信区间为-1.67~-0.62）和妊娠期糖尿病的风险（*RR*=0.71，95%置信区间为0.57~0.89），但是妊娠期高血压疾病、子痫前期、剖宫产率、出生体重、SGA、LGA和早产等其他结局无明显差异。

2. 饮食干预 多项研究显示，对肥胖孕妇进行饮食和生活方式干预，未发现妊娠结局的改善，但是妊娠期体重增加略有减少，有趣的是，对BMI正常人群进行生活方式干预后，其妊娠期体重增加明显降低。目前尚不清楚这些差异是否与依从性差或代谢差异有关。

（五）心理健康检查与治疗

肥胖是妊娠期抑郁和焦虑的高风险因素，建议所有孕妇，尤其是肥胖孕妇，在孕期进行抑郁症筛查。一项研究显示，孕期进行助产士访谈后，妊娠期体重增加和焦虑水平均下降，但是另一项包括饮食、生活方式和运动干预的RCT研究显示，在孕期发生抑郁、焦虑和生活质量评分方面没有变化。

五、肥胖孕妇的分娩期处理

肥胖妇女出现产程延长、紧急剖宫产、产后出血等并发症的概率增大，发生死产的风险增加，同时肥胖可导致胎儿体重估计困难、胎心听诊困难等情况，所以应与产妇及家属充分沟通，结合本人意愿，由多学科（至少包括产科、儿科、麻醉科）制订详细的分娩计划。

（一）引产时机

肥胖妇女足月后选择性引产可能会减少行剖宫产的机会，而不会增加不良结局发生的风险。如可疑巨大胎儿时可考虑足月后引产。一项系统评价显示，当可疑为巨大胎儿时，不论孕妇肥胖与否，足月后引产与期待治疗相比，肩难产和新生儿骨折的发生风险降低，且不增加新生儿窒息、中转剖宫产和手术助产发生的风险。

（二）分娩方式

肥胖不是剖宫产指征，但肥胖程度与剖宫产率增加有关。与体重正常人群相比，BMI≥25kg/m^2、BMI≥30kg/m^2、BMI≥40kg/m^2 时的剖宫产率分别增加（*OR*=1.53，95% 置信区间为 1.48~1.58；*OR*=2.26，95% 置信区间为 2.04~2.51；*OR*=3.38，95% 置信区间为 2.49~4.57）。在肥胖孕妇经阴道分娩前应做好详细的准备工作，充分评估产力、产道、胎儿因素，警惕巨大胎儿、肩难产的发生；与病人及家属充分沟通交流，使其了解分娩过程中可能发生的风险及处理方案，共同决定分娩方式；肥胖妇女产时并发症增多，紧急剖宫产率升高，应加强生命体征监测，分娩早期建立静脉通路，必要时增加第二条通路。

（三）剖宫产

肥胖产妇的术后并发症增多，如产后出血、手术时间延长、切口愈合不良、子宫复旧不良等。对所有的肥胖产妇均建议术后预防性使用抗生素，并适当增加抗生素的用量。皮下脂肪超过 2cm 的产妇应缝合皮下组织，以减少伤口感染和伤口分离的风险。缺乏高质量的证据支持负压引流、屏障牵引和皮下引流管在减少伤口并发症方面的应用。

（四）麻醉

肥胖增加了腰椎穿刺的难度，但硬膜外阻滞或椎管内麻醉仍是分娩镇痛和剖宫产麻醉的常用方式。若选择全身麻醉，由于肥胖亦可造成插管困难等情况。所以肥胖产妇应由产科医师和麻醉师共同讨论制订分娩计划并加以记录。

（五）胎儿监测

肥胖产妇发生死产的风险增加，同时肥胖会导致胎儿体重估计困难、胎心听诊困难等情况，在分娩期应进行产时胎儿监测；如果外部触诊困难，超声可作为替代或补充方法。

（六）产后处理

产后需警惕产后出血、静脉血栓等并发症的发生。对无下肢静脉血栓形成的肥胖产妇，建议术后多活动或使用下肢静脉泵等方法预防血栓形成，对长期卧床、行动不便等有高凝倾向的肥胖产妇应加用低分子量肝素治疗。在产前和产后加强对母乳喂养益处的宣教，并提供专业指导，以尽早开始哺乳并延长哺乳时间。产后应指导避孕，考虑到激素类避孕药有增加静脉血栓的风险，肥胖妇女应慎重使用。产后继续进行饮食、体育锻炼等生活方式的干预，帮助产妇合理地控制体重，并告知肥胖远期可能引起高血压、糖尿病等多种疾病的风险。

经验分享

妊娠合并肥胖孕妇妊娠期的管理是关键。严格控制体重，避免妊娠期高血压疾病和妊娠期糖尿病等并发症的发生。孕晚期应认真评估胎儿体重。产程中加强监护，需要剖宫产时应请麻醉科医师评估麻醉风险，术时需要由有经验的麻醉科、产科和儿科医师共同协作。

（王颖　赵扬玉）

参考文献

1. American College of Obstetricians and Gynecologists. ACOG practice bulletin no 156：obesity in pregnancy. Obstet Gynecol，2015，126（6）：e112-126.
2. CARLSON NS，LESLIE SL，DUNN A. Antepartum care of women who are obese during pregnancy：systematic review of the current evidence. J Midwifery Womens Health，2018，63（3）：259-272.
3. BARBOSA L，BOAVIAGEM A，MORETTI E，et al. Multiparity，age and overweight/obesity as risk factors for urinary incontinence in pregnancy：a systematic review and meta-analysis. International Urogynecology Journal，2018，29（10）：1413-1427.
4. MEEHAN S，BECK C R，MAIR-JENKINS J，et al. Maternal obesity and infant mortality：a meta-analysis. Pediatrics，2014，133（5）：863-871.
5. DENISON FC，AEDLA NR，KEAG O，et al. Care of women with obesity in pregnancy：green-top guideline no. 72. BJOG，2019，126（3）：e62-106.
6. LI L，LAGERBERG T，CHANG Z，et al. Maternal pre-pregnancy overweight/obesity and the risk of attention-deficit/hyperactivity disorder in offspring：a systematic review，meta-analysis and quasi-experimental family-based study. Int J Epidemiol，2020，49（3）：857-875.
7. AL-NIMR RI，HAKEEM R，MORESCHI JM，et al. Effects of bariatric surgery on maternal and infant outcomes of pregnancy—an evidence analysis center

systematic review. J Acad Nutr Diet, 2019, 119(11): 1921-1943.

8. DODD J M, GRIVELL R M, DEUSSEN A R, et al. Metformin for women who are overweight or obese during pregnancy for improving maternal and infant outcomes. Cochrane Database of Systematic Reviews , 2018, 7: CD010564.
9. WANG C, WEI Y, ZHANG X, et al. A randomized clinical trial of exercise during pregnancy to prevent gestational diabetes mellitus and improve pregnancy outcome in overweight and obese pregnant women. Am J Obstet Gynecol, 2017, 216(4): 340-351.
10. DU MC, OUYANG YQ, NIE XF, et al. Effects of physical exercise during pregnancy on maternal and infant outcomes in overweight and obese pregnant women: a meta-analysis. Birth, 2019, 46(2): 211-221.
11. BOULVAIN M, IRION O, DOWSWELL T, et al. Induction of labour at or near term for suspected fetal macrosomia. Cochrane Database of Systematic Reviews, 2016(5): CD000938.

第八节

高龄妊娠

导读

随着接受高等教育人群的增长及社会压力的增大，孕妇首次分娩的年龄越来越大。高龄孕妇（advanced maternal age，AMA）是指年龄≥35 岁的孕妇，近年来也有人提出超高龄孕妇（very advanced maternal age，VAMA），是指年龄≥45 岁的孕妇。1980 年英国的调查研究发现，在其妊娠人群中，高龄孕妇占 6.2%，2016 年这一比例达到了 22.3%。高龄孕妇合并症较低龄孕妇多，医源性引产率增加，分娩时又存在体力不足等因素，产程异常的风险明显增加。近年，父亲高龄对妊娠的影响也逐渐受到人们的关注。

一、高龄对母儿预后的影响

高龄孕妇的孕前合并症较多，有 1.3%~6.8% 的孕妇孕前合并高血压，0~2% 合并糖尿病，11.6% 有抑郁表现；随着年龄的增加其孕期并发症亦增多，高龄孕妇的妊娠期高血压发生率升高 2~4 倍、妊娠前和妊娠期糖尿病的发生率升高 3~6 倍。具体来说，子痫前期在非高龄人群的发病率为 3%~4%，≥40 岁人群的发病率为 5%~10%，≥50 岁人群的发病率为 35%；妊娠期糖尿病在非高龄人群的发病率为 3%~6%，≥40 岁人群的发病率为 7%~12%，≥50 岁妊娠期的发病率高达 30%。高龄孕妇发生产后出血、切除子宫、血栓形成、住院时间延长、转重症监护病房（intensive care unit，ICU）的风险升高，发生尿失禁的风险也增加（*OR* =1.53，95% 置信区间为 1.45~1.62）。孕产妇死亡率也随着年龄的增长而增长。

高龄孕妇并发胎儿预后不良的风险亦增高，并随着孕妇年龄的增加而增加。与非高龄人群相比，高龄孕妇发生死产（*OR* =1.76，95% 置信区间为 1.63~1.90）、小于胎龄儿（*OR* =1.16，95% 置信区间为 1.06~1.27）、低体重儿（*OR* =1.37，95% 置信区间为 1.26~1.50）、早产（*OR*=1.45，95% 置信区间为 1.38~1.53）、新生儿死亡（*OR* =1.48，95% 置信区间为 1.30~1.67）、转 NICU（*OR*=1.49，95% 置信区间为 1.34~1.66）的风险明显升高。35~40

岁女性的初孕流产率为17%~25%,40~45岁为33%~51%,≥45岁为57~75%;35~39岁和40岁以上的女性中期妊娠丢失率分别为1.0%~1.5%和1.7%~2.2%。与非高龄孕妇相比,35~39岁女性发生死胎的风险 *aOR* 为1.42,≥40岁女性发生死胎的风险 *aOR* 为2.12。

父亲高龄对妊娠结局的影响在调整产妇年龄后,父亲年龄≥45岁与早产(*OR*=1.14,95%置信区间为1.13~1.15)、癫痫(*OR*=1.18,95%置信区间为0.97~1.44)风险增加有关;另外父亲高龄也与产妇孕期并发症增多有关,妊娠期糖尿病的风险增加14%(*OR* =1.34,95%置信区间为1.29~1.38)。

二、高龄孕妇分娩的注意事项

(一)分娩方式

因高龄孕妇与围产结局不良有关,故对于高龄孕妇,应与病人及家属充分沟通交流后决定分娩方式。随着年龄的增高,剖宫产率逐渐升高,选择剖宫产的原因多为高龄初产或既往有剖宫产史。一项队列研究显示,25~34岁女性的剖宫产率为20%,而45~49岁女性的剖宫产率逐渐上升到36%,≥50岁女性的剖宫产率高达61%。但是另一项回顾性队列研究显示,计划剖宫产组的孕产妇死亡率比计划阴道分娩组要高得多(2.56/10 000 *vs.* 0.44/10 000),计划剖宫产组的并发症也较多,如切除子宫、心搏骤停、急性肾功能不全和败血症等。

(二)分娩时机

对于没有合并症的高龄孕妇,孕39周后可考虑引产,一项随机对照研究显示,39周引产组和期待组的剖宫产、阴道助产、孕产妇死亡率、围产儿死亡率无明显差别。年龄>40岁的孕妇在妊娠39周时死胎的风险已超过非高龄女性在妊娠41周时的死胎风险,并在孕39周后继续快速上升。其次,越来越多的证据表明引产组围产期不良损伤减少,同时不增加手术干预的风险。产程中应加强监护,减少母儿并发症的发生;高龄孕妇经阴道分娩,分娩前应详细做好准备工作,使其了解分娩过程中可能发生的风险及处理方案,共同决定分娩方式。根据合并症和并发症的情况,个体化地制订分娩计划,如合并高血压及糖尿病的孕妇,应注意血压及血糖的监测。因高龄产妇的子宫收缩力、腹肌收缩力等产力欠佳,其第一产程可能延长,应注意保证产妇能量及水分的补充。若子宫收缩乏力致产程延长,可使用常规剂量的缩宫素静脉滴注,以加强宫缩。

经验分享

高龄孕妇,尤其是年龄>40岁的孕妇,孕前应进行相关的基础疾病的检查和评估,孕期应积极进行监测,尤其是密切关注其血压和血糖的异常,进行细致的产前胎儿结构畸形的筛查和染色体异常的产前诊断,控制体重,制订个体化的分娩计划。

(王颖　赵扬玉)

参考文献

1. Martin J A, Hamilton B E, Osterman M, et al. Births: final data for 2018. National vital statistics reports: from the Centers for Disease Control and Prevention, National Center for Health Statistics, National Vital Statistics System, 2019, 68(13): 1-47.
2. ATTALI E, YOGEV Y. The impact of advanced maternal age on pregnancy outcome. Best practice and research. Clinical obstetrics and gynaecology, 2020, 70(2): 9.
3. BARBOSA L, BOAVIAGEM A, MORETTI E, et al. Multiparity, age and overweight/obesity as risk factors for urinary incontinence in pregnancy: a systematic review and meta-analysis. International Urogynecology Journal, 2018, 29(10): 1413-1427.
4. HEAZELL AEP, NEWMAN L, LEAN SC, et al. Pregnancy outcome in mothers over the age of 35. Curr Opin Obstet Gynecol, 2018, 30(6): 337-343.
5. LEAN SC, DERRICOTT H, JONES RL, et al. Advanced maternal age and adverse pregnancy outcomes: a systematic review and meta-analysis. PLoS One, 2017, 12(10): e0186287.
6. KHANDWALA YS, BAKER VL, SHAW GM, et al. Association of paternal age with perinatal outcomes between 2007 and 2016 in the United States: population based cohort study. BMJ, 2018, 10(31): 363..
7. MARTIN JA, HAMILTON BE, OSTERMAN MJ, et al. Births: final data for 2015. Natl Vital Stat Rep, 2017, 66(1): 1.

8. LAVECCHIA M, SABBAH M, ABENHAIM HA. Effect of planned mode of delivery in women with advanced maternal age. Matern Child Health J, 2016, 20(11): 2318-2327.

9. WALKER KF, BUGG G J, MACPHERSON M, et al. Randomized trial of labor induction in women 35 years of age or older. N Engl J Med, 2016, 374(9): 813-822.

第九节

Rh 血型不合

导读

Rh 血型不合是因暴露于异种红细胞抗原引起的产妇红细胞同种异体免疫。妊娠期胎儿经胎盘向产妇输血是同种异体免疫最常见的原因。当 Rh 阴性产妇第一胎怀有 Rh 阳性的胎儿时，胎儿红细胞通过生理性胎母输血进入母体循环中，发生原发性免疫反应，产生的 IgM 抗体并不通过胎盘，但再次妊娠 Rh 阳性胎儿则出现次发免疫反应，此时的 IgG 抗体可通过胎盘进入胎儿血循环，导致胎儿贫血、水肿、心力衰竭，以及新生儿溶血性疾病，甚至死胎或新生儿死亡。明确产妇及其伴侣的 Rh 血型抗原、孕期合理及时地监测是非常重要的。预防性应用抗 D 抗体可以减少再次妊娠发生溶血的风险。胎儿发生溶血性贫血时，应尽快到胎儿医学中心就诊，充分检测和评估，必要时应进行宫内输血（intrauterine transfusions，IUTs）。

一、概述

（一）定义

Rh 血型系统包括 5 种抗原：C、c、D、E、e，未发现有 d 抗原，由于 D 抗原的抗原性最强，故无 D 抗原者称为 Rh 阴性或 D 抗原阴性。至妊娠第 38 日，D 抗原会在红细胞膜上表达出来，与其他抗原（例如，A、B、M、N）不同，D 抗原仅存在于红细胞上。母体免疫系统暴露于 D 抗原阳性红细胞时，会发生同种异体免疫。一旦抗 D IgG 抗体出现在母体循环中，就会穿过胎盘并对胎儿的红细胞产生破坏，然后胎儿的红细胞在胎脾中被巨噬细胞吞噬。

（二）病因

胎儿红细胞可能携带来自父亲的红细胞抗原，表现为胎儿血型不同于母体，当一定量的胎儿红细胞进入母体的血液循环后，诱导母体的免疫系统产生抗体。D 抗原引起的最初反应发生在 6 周 ~12 个月，反应通常很弱，抗体主要是 IgM，不通过胎盘。因此，第一次妊娠一般能顺利完成分娩，当再次被 Rh 阳性胎儿致敏时，引起次发免疫反应，产生抗体的速度快，所产生的抗体较强，为 IgG 抗体，滴度很高，通过胎盘进入胎儿血液循环，结合、破坏胎儿红细胞，引起胎儿贫血、水肿、心力衰竭等，并可导致新生儿贫血、溶血性黄疸和胆红素脑病等，严重者甚至发生死胎或新生儿死亡。

（三）妊娠期 Rh 阴性孕妇的处理

所有的孕妇均应在初次产前就诊时进行 D 抗原分型和抗体筛查。对于初次抗体筛查为阴性且无妊娠并发症的 D 抗原阴性女性，在妊娠第 28 周左右重复进行抗体筛查，并在分娩时再次筛查。可在同一家医院使用稳定的技术做间接 Coombs 试验，结果既具有可重复性，又在预测胎儿疾病的严重性方面具有临床价值。每个实验室都有一个最低滴度，临床医师应熟悉该阈值以避免临床错误。美国母胎医学会(Society for Maternal-Fetal Medicine，SMFM)2015年发布了《胎儿贫血诊断及管理指南》，具体流程如下：所有Rh阴性孕妇首次就诊时均应行间接Coombs试验，筛查有无抗D抗体。

1. 若母体间接Coombs试验值小于实验标准值，则为阴性，未致敏。孕期处理为对于未检出抗D抗体的Rh(D)阴性孕妇，若所怀胎儿是或者可能是Rh(D)阳性，则适合在以下时间使用抗D免疫球蛋白：28孕周、分娩Rh(D)阳性新生儿后、在增加母胎输血风险的产前事件发生后。母体同种免疫最常出现在输血、分娩相关胎母输血综合征、创伤、自然或人工流产、异位妊娠，或产科有创操作时。怀有Rh(D)阴性胎儿的Rh(D)阴性女性使用抗D免疫球蛋白并无益处。

2. 若母体间接Coombs试验值大于等于标准值，则为已致敏，需行胎儿父亲基因型检测：①若胎儿父亲基因型为纯合子，胎儿血型亦可推断为Rh阳性，存在母胎Rh阴性血型不合风险，需行胎儿大脑中动脉(middle cerebral artery，MCA)多普勒超声评估。②若胎儿父亲基因型为纯合子或未检查，则行胎儿游离DNA检查Rh(D)状态，或羊水穿刺查胎儿Rh(D)基因型。同时告知介入性操作有致敏的可能，术后应给予Rh免疫球蛋白注射。若胎儿抗原阳性，则行大脑中动脉收缩期峰值流速(middle cerebral artery peak systolic velocity，MCA-PSV)检查。若胎儿抗原阴性，则无须进一步检查。③若抗原阴性，需明确胎儿父亲身份，若明确为胎儿生物学父亲，胎儿血型可推断为Rh阴性，不存在母胎Rh阴性血型不合的风险，不需其他检查。以相应孕周正常值的中位数倍数(multiples of the median，MoM)为单位，若MCA-PSV<1.5MoM，则连续监测MCA-PSV。若MCA-PSV≥1.5MoM，同时孕周<35周，则行脐带血穿刺。若MCA-PSV≥1.5MoM，但孕周≥35周，则需检测MCA-PSV趋势。若PSV稳定，可于孕38~39周计划分娩。若PSV升高，可考虑计划性分娩。

需要注意既往妊娠时胎儿是否出现溶血，分为首次致敏和再次致敏。大多数首次致敏的孕妇，孕期只需定期监测抗体水平，20孕周后只要滴度在临界值以下，就可隔2~4周重复测定抗体滴度。如滴度超过临界值，评估后可进行2种选择：胎儿抗原检测[无创DNA测Rh(D)或羊水穿刺测胎儿Rh基因型]或MCA多普勒超声评估。胎儿抗原检测的潜在优点是可避免抗原阴性的胎儿进行连续多次超声评估MCA(通常每周1次)。然而，胎儿游离DNA检测Rh(D)的灵敏度并非100%，特别是在妊娠早期，所以选择这种方法可能会使少数有风险的胎儿漏诊。在少数情况下，胎儿抗原阴性的产妇抗原滴度也可能增加。不确定胎儿抗原状态时，仅用MCA多普勒超声检测严重贫血的假阳性率约10%，可能会行不必要的操作甚至有创检查。临床医师处理同种免疫孕妇时应意识到这些潜在问题。而对再次致敏者，本次妊娠胎儿的受累程度较前次妊娠有加重的趋势，更可能需要宫内干预。且再次致敏的孕妇的抗体滴度不足以评估病情程度及胎儿溶血风险，故孕期不建议检查抗体滴度。

二、胎儿贫血的处理

(一)胎儿贫血的诊断

1. 胎儿贫血的定义 胎儿贫血可用血红蛋白浓度和血细胞比容来定义。血红蛋白浓度低于平均值2个或2个以上标准差时可诊断为胎儿贫血。根据不同孕周血红蛋白(hemoglobin，Hb)浓度中位数倍数(multiples of the median，MoM)，胎儿贫血的严重程度分为轻度(0.65MoM≤Hb<0.84MoM)、中度(0.55MoM≤Hb≤0.64MoM)、重度(Hb<0.55MoM)。临床上常将胎儿血细胞比容<30%作为临界值来确定胎儿贫血，与血红蛋白浓度同样可靠。一般通过胎儿血液采样确诊胎儿贫血，而通过MCA多普勒超声来筛查胎儿贫血。

2. 确诊方法 可采集水肿胎儿或超过MCA多普勒超声临界值的高风险胎儿的血液标本来直接诊断胎儿贫血。这些操作存在潜在风险，包括胎儿或产妇感染、胎膜早破、流产、早产、胎儿或产妇出血、加重同种免疫或胎儿死亡。据报道，采集胎儿血液标本所致胎儿丢失的发生率为1%~2%，与孕周有关，孕周越早风险越高。

3. 筛查方法 无论病因如何，胎儿贫血可通过多普勒超声测量 MCV-PSV 的增加情况来检测。在胎儿无贫血或仅轻度贫血时,MCA-PSV 与胎儿血红蛋白浓度之间没有明显相关性;当血红蛋白浓度下降时,MCA-PSV 随之增加并可用于近似地预测胎儿血红蛋白水平。将 MCA-PSV>1.5MoM 作为筛查严重胎儿贫血的标准。

（二）胎儿贫血的治疗

如果经多普勒超声检查认为胎儿有重度贫血风险(MCA-PSV>1.5MoM),但孕周≥35 周,则需检测 MCA-PSV 趋势,若 PSV 稳定,于孕 38~39 周计划分娩;若 PSV 动态升高,可考虑计划性分娩。如果经多普勒超声检查认为胎儿有重度贫血风险(MCA-PSV>1.5MoM),且 <35 周,可在征得父母同意后行脐血穿刺采集胎儿血液标本。进行该操作,胎儿血样采集和宫内输血团队合作非常重要,建议转诊至有侵入性胎儿治疗经验的中心。按胎儿贫血的定义,胎儿血细胞比容 <0.30,建议进行宫内输血。

1. 宫内输血的指征 虽然胎儿贫血诊断以胎儿血红蛋白浓度为标准,但目前国际上胎儿宫内输血的指征均为血细胞比容 <0.30。对于 <34 孕周者,建议常规给予地塞米松促胎肺成熟,同时在手术室行宫内输血。

2. 宫内输血的途径 首选血管内输血。应根据胎盘位置、胎儿孕周决定。超声引导下的脐静脉输血是应用最为广泛的途径。理想状态下,选择脐带插入胎盘处作为穿刺部位。但有时因后壁胎盘胎儿遮挡,导致操作困难。如果采用游离段输血,推荐在操作前使用胎儿肌松药物,以免发生由胎动导致的穿刺针移位或血管撕裂等严重并发症。如果脐静脉穿刺困难,可选择行肝内静脉作为输血途径。如孕周过小(<20 孕周),血管内输血困难,可尝试应用腹腔内输血。

3. 宫内输血量 目前一般认为,34~35 孕周后不建议行宫内输血。如胎心持续异常,必要时可行剖宫产终止妊娠。胎儿 >24 孕周,输血量的简单计算方法是估计胎儿体重(g)乘以增加胎儿血细胞比容对应的系数,公式为:输血量(ml)= 胎儿估重(g)× 系数,该系数与血细胞比容的预期增量有关,例如预期增量为 10%,则系数为 0.02;预期增量为 15%,则系数为 0.03;预期增量为 20%,则系数为 0.04;预期增量为 25%,则系数为 0.055;预期增量为 30%,则系数为 0.06。

宫内输血后经常需进行再次输血,尤其是孕周距足月尚远的胎儿。孕妇宫内输血后,胎儿血红蛋白将每天下降约 0.4g/dl,血细胞比容每天下降约 1%。再次输血的时间通常难以确定,但目前推荐用 MCA-PSV 准确评估何时再次进行胎儿血样的采集,首次宫内输血后诊断胎儿贫血需再次输血的界值较高(MCA-PSV>1.69MoM)。如果输血后已知或可估计血细胞比容,也可通过胎儿血细胞比容预期下降来计算再次输血的时间。随后的输血时间(第三次及以上)应个体化,而不是根据 MCA-PSV 决定。

4. 宫内输血并发症 研究表明,与操作相关的并发症的总体发生率为 3.1%,其中胎死宫内者为 0.9%,新生儿病死率为 0.7%。短暂胎儿心动过缓是宫内输血最常见的并发症,可能是由于误穿刺脐动脉导致,常可逆。

三、终止妊娠时机与新生儿的预后

目前对于胎儿贫血行宫内输血后何时应该终止妊娠,尚无定论。一般认为,应权衡胎死宫内风险、胎儿贫血预后、再次宫内输血风险和早产风险等,建议于 37~38 孕周计划分娩。

随着宫内输血的应用,严重胎儿贫血引起的围产期死亡率已下降至 10% 以下。出生后新生儿溶血病的治疗主要以光疗和换血疗法为主,以预防高胆红素血症引起的胆红素脑病。其他近期并发症还包括新生儿贫血、血小板减少、胆汁淤积和呼吸系统疾病。多次进行宫内输血的新生儿在出生后往往缺乏网织红细胞,因输入血的红细胞主要含成人型血红蛋白。所以,这些新生儿又会出现贫血,需要在出生后的几周内追加输血。当结合型胆红素升高时,有患新生儿胆汁淤积症的风险。新生儿溶血病所致胆汁淤积发病机制暂不清楚,可能与多次宫内和出生后输血所致高铁血红蛋白血症以及肝脏铁超负荷有关。

四、Rh 阴性孕妇的预防

根据 2017 年美国妇产科医师学会(American

College of Obstetricians and Gynecologists，ACOG）用于预防 Rh（D）阴性妊娠女性发生 Rh（D）同种异体免疫的方法。

（一）基于 A 级证据

未发生 Rh（D）同种免疫的 Rh（D）阴性孕妇在妊娠 28 周时应常规给予免疫球蛋白。如果出生后婴儿为 Rh（D）阳性，孕妇应于分娩 Rh（D）阳性胎儿后的 72 小时内给予免疫球蛋白。

（二）基于 B 级证据

当胎儿可能是 Rh（D）阳性时，建议在所有侵入性诊断中使用 Rh（D）免疫球蛋白，如绒毛取样或羊膜穿刺术。

（三）基于 C 级证据

1. 外倒转术与发生胎母出血（fetomaternal hemorrhage，FMH）相关，抗 D 免疫球蛋白适用于未致敏 Rh（D）阴性妇女。

2. 对 Rh（D）阴性、怀疑葡萄胎并进行清宫的妇女，给予抗 D 免疫球蛋白是合理的。

3. 虽然同种异体免疫风险很低，但后果可能严重，因此在妊娠早期自然流产的情况下应该考虑使用 Rh（D）免疫球蛋白，特别是对于发生晚期流产的病人。

4. 由于同种异体免疫的较高风险，Rh（D）阴性的妇女行人工流产时应该予 Rh（D）免疫球蛋。

5. 不论药物流产还是人工流产，Rh（D）阴性的流产妇女应予 Rh（D）免疫球蛋白。

6. 推荐异位妊娠的 Rh（D）阴性妇女使用 Rh（D）免疫球蛋白。

7. 抗 D 免疫球蛋白推荐用于 Rh（D）阴性、妊娠 20 周后出现产前出血的妇女。

8. 抗 D 免疫球蛋白应给予 Rh（D）阴性的出现腹部外伤的妇女。

9. 抗 D 免疫球蛋白应给予 Rh（D）阴性、妊娠中期或晚期出现胎儿死亡的妇女。

经验分享

1. **预防非致敏孕妇发生溶血病** ①常规进行 Rh 阴性妇女的筛查并在孕期规律进行检查；②28 周预防性使用抗 D 免疫球蛋白；③在可能引起致敏事件后（如羊水穿刺等）给予预防性抗 D 免疫球蛋白。
2. **已致敏孕妇的孕期监测** ①首次致敏的孕妇，通常孕期只需定期监测抗体水平，20 孕周后只要滴度在临界值以下，就可隔 2~4 周重复测定抗体滴度。如滴度超过临界值，建议监测胎儿 MCA-PSV。②再次致敏者，孕妇的抗体滴度不足以评估病情程度及胎儿溶血风险，故孕期不建议检查抗体滴度，应每周进行大脑中动脉峰值流速监测。
3. **溶血性贫血胎儿的处理** ①孕 34 周前进行宫内输血，成功的输血治疗可以降低胎儿和新生儿发生溶血性贫血相关并发症；②最好选择脐静脉输血。
4. **新生儿处理** ①出生后进入儿科监护；②光疗；③如果病情严重，进行换血治疗，可能需要大量输血或长期使用补血治疗。

本节关键点

1. 应在孕期常规进行 Rh 阴性妇女筛查。
2. 建议将 MCA-PSV 作为检测胎儿贫血的首要方法。
3. 溶血性贫血胎儿可于孕 34 周前进行宫内脐静脉内输血。
4. 新生儿出生后，需检查血型，必要时进入儿科监护、治疗。

（陈叙）

参考文献

1. 孙笑，孙瑜，杨慧霞．母胎 Rh 阴性血型不合的孕期监测与处理．中华围产医学杂志，2016，19（6）：406-411.
2. MARI G，NORTON M E，STONE J，et al. Society for Maternal-Fetal Medicine（SMFM）clinical guideline no.8：the fetus at risk for anemia—diagnosis and management. Am J Obstet Gynecol，2015，212（6）：697-710.
3. ZIPURSKY A，PAUL V K. The global burden of Rh disease. Archives of Disease in Childhood Fetal and Neonatal Edition，2011，96（2）：84-85.
4. American College of Obstetricians and Gynecologists. Practice bulletin no.181：prevention of Rh D alloimmunization. Obstetrics and Gynecology，2017，130（2）：e57-70.

第十节

过期妊娠

导读

过期妊娠可能导致胎死宫内、产程中胎儿缺氧或分娩时肩难产的发生风险。过期妊娠引产是产科中最常见的干预措施。过期妊娠的病理生理学尚不清楚，还需要更多的基础研究。权威机构（RCOG、SOGC）发布的公告显示，对过期妊娠孕妇常规引产可降低围产死亡率。

一、概述

（一）定义

国际上推荐的过期妊娠标准为：凡既往月经周期规律，妊娠达到或超过 42 周（ ≥294 天）尚未分娩者，称为过期妊娠（postterm pregnancy）。发生率占妊娠总数的 4%~19%，其围产儿（又称过期儿）发病率和死亡率均显著升高，为足月分娩的 3~6 倍，而且随妊娠期延长而增加。过期儿产时死亡率明显增加的主要原因为头盆不称引起的产程延长、宫内缺氧和畸形。

（二）病因

过期妊娠的病因尚不完全清楚，可能与下列因素有关：

1. **雌、孕激素比例失调** 正常妊娠足月分娩时，雌激素增高，孕激素降低。内源性前列腺素和雌二醇分泌不足而孕酮水平增高，会导致孕激素优势，抑制前列腺素和缩宫素作用，延迟分娩发动，导致过期妊娠。高龄初产妇易出现过期妊娠，就可能与妊娠晚期其体内孕激素下降缓慢有关。

2. **头盆不称** 部分过期妊娠胎儿较大，可导致头盆不称或胎位异常，胎儿先露部不能与子宫下段及宫颈密切接触，反射性子宫收缩减少，导致过期妊娠。复合先露时胎先露入盆困难，与头盆不称有相同效果。

3. **胎儿畸形** 如无脑儿，促肾上腺皮质激素产生不足，胎儿肾上腺皮质萎缩，从而雌激素前身物质 16α- 羟基硫酸脱氢表雄酮分泌不足，使雌激素形成减少，导致过期妊娠。

4. **遗传因素** 某家族、某个体常反复发生过期妊娠，提示过期妊娠可能与遗传因素有关。Kistka 及其同事（2007）研究表明，如果第一胎为过期妊娠，那么第二胎的过期妊娠发生率从 10% 上升到 27%，如果前面连续两次过期妊娠，则过期妊娠发生率将上升至 39%。Mogren 及其同事（1999）的研究显示，产妇为过期妊娠，则其女儿发生过期妊娠的危险性增加 2~3 倍。胎盘硫酸酯酶缺乏症是一种罕见的伴性隐性遗传病，亦可导致过期妊娠。

5. **其他危险因素** 肥胖、高龄初产妇、过期妊娠孕产史、精神心理因素等。

（三）病理生理

1. **胎盘** 过期妊娠的胎盘可能有老化现象，胎盘表面梗死及钙化，切片上见绒毛间隙血流量减少，合体细胞结节增多，绒毛紧密融合坏死纤维素样变化等。

2. **羊水** 妊娠 42 周后约 30% 羊水减至 300ml 以下，羊水胎粪污染率明显增高，是足月妊娠的 2~3 倍，若同时伴有羊水过少，羊水粪染率达 71%。

3. **胎儿过熟综合征** 过熟新生儿有特征性外观，包括皮肤多皱纹、瘢痕和蜕皮及身体瘦长等，提前成熟表现在胎儿已经睁开眼，通常很警觉，皮肤在手底和足底特别明显，指甲通常很长。过熟综合征一直被认为继发于胎盘老化，但是目前研究者未能证实过期的胎盘在组织学上有变

表 7-10-1　过期妊娠的母儿并发症

母体的风险	围产儿的风险
• 引产率增加 • 功能障碍性分娩 • 巨大胎儿相关的产伤 • 产后出血 • 羊水过少	• 胎粪吸入综合征 • 巨大胎儿及出生相关损伤

性，也没有发现存在形态学或量的变化。实际上，大多数情况下过期胎儿的体重仍在继续增长，虽然增长速度较之前慢，但还是有发生巨大胎儿风险，说明在大多数过期妊娠中胎盘功能没有下降。

（四）并发症

1. 对母体的影响　因胎儿窘迫、巨大胎儿等使母体产伤及手术发生率增加。

2. 对围产儿的影响　除上述胎儿过熟外，胎儿窘迫、新生儿窒息、胎粪吸入综合征等发生率也增高（表 7-10-1）。

二、诊断

应正确核实孕周，并确定胎盘功能是否正常。

（一）核实孕周

1. 以末次月经计算　对于平时月经规则、周期为 28~30 天的孕妇，以末次月经第一天计算，停经≥42 周（294 天）尚未分娩者，可诊断为过期妊娠。

2. 根据排卵日计算　对于月经周期不规则、月经周期长、哺乳期受孕或末次月经不清的孕妇，可根据基础体温提示的排卵期推算预产期。若排卵后≥280 天以上仍未分娩者，可诊断为过期妊娠。

3. B 超检查　妊娠 20 周内，B 超检查对确定孕周有重要意义。妊娠 5~12 周内以测定妊娠囊直径、胎芽和胎心出现时间、胎儿顶臀径推算预产期较准确，妊娠 12~20 周内以胎儿双顶径、股骨长度推算预产期较好。

4. 其他　妊娠初期血、尿 hCG 增高的时间、早孕反应（孕 6 周左右出现）时间、胎动出现时间（孕 18~20 周），以及孕早期妇科检查发现的子宫大小均有助于推算预产期。

（二）判断胎盘功能

1. 胎动计数　对妊娠 40 周后未分娩的孕妇，应计数胎动进行自我监护，如胎动（fetal movement，FM）每 12 小时 <10 次或逐日下降超过 50%，而又不能恢复，应视为胎盘功能减退，提示胎儿缺氧。孕妇自我检测胎动的方法虽简单易行，但假阳性率高。

2. 胎心率（fetal heart rate，FHR）电子监护仪检测　无应激试验（non-stress test，NST）每周 2 次，胎动减少时应增加检测次数。NST 无反应型需进一步做缩宫素激惹试验（oxytocin challenge test，OCT），若多次反复出现胎心晚期减速（late deceleration，LD）或严重变异减速（varied deceleration，VD），基线胎心率（baseline fetal heart rate，BFHR）变异减少，胎动后无 FHR 加速为阳性，提示胎盘功能减退，胎儿明显缺氧。因 NST 存在较高假阳性率、相对较高假阴性，需结合 B 超检查，估计胎儿的安危。

3. B 超检查　观察羊水量、胎动、胎儿肌张力、呼吸样运动，每周 2 次。若羊水最大暗区垂直深度（amniotic fluid volume，AFV）<3cm 提示胎盘功能减退，<2cm 提示胎儿明显缺氧。有学者认为羊水指数（amniotic fluid index，AFI）≤5.0cm 预测胎儿预后的敏感度高于 AFV≤2.0cm。通过彩超或脐血流仪测定胎儿脐动脉血流 S/D 比值和搏动指数（pulse index，PI）的变化，协助判断胎盘功能与胎儿安危。

4. 孕妇尿雌三醇（E_3）及尿雌三醇 / 肌酐（E/C）比值测定　如连续多次 E_3<10mg/d、12 小时 E/C<10 或下降超过 50%，提示胎盘功能不良。测定 E/C 值虽不精确，但能满足临床的需要，可作为筛选和连续监测的方法。

5. 孕妇血清游离雌三醇（E_3）和人胎盘催乳素（hPL）测定　若 E_3<40nmol/L，hPL<4μg/ml 或骤降 50%，表示胎儿 / 胎盘功能减退。该方法是国际上普遍采用的检测方法，是判断胎盘功能最准确的检测手段。

6. 羊膜镜检测　观察羊水颜色，了解羊水有无胎粪污染。为有创性检查方法，临床应用不多。若已破膜可直接观察羊水的性状。

三、处理

在妊娠42周$^{+0}$~42周$^{+6}$，由于围产儿致病率及死亡率明显增加，推荐引产。应根据胎盘功能、胎儿大小、宫颈成熟度综合分析，选择恰当的分娩方式。

（一）期待疗法（41周$^{+0}$~42周$^{+0}$）

若胎盘功能正常，羊水量正常，宫颈条件尚未成熟，可以严密观察，等待自然分娩。

（二）终止妊娠

1. 终止妊娠的指征 已确诊为过期妊娠，有下列情况应立即终止妊娠：

(1) 宫颈条件成熟。

(2) 胎儿体重≥4 000g或胎儿生长受限或胎儿窘迫。

(3) 12小时内胎动<10次或NST为无反应型，OCT阳性或可疑。

(4) 尿E/C比值持续低值，24小时尿E_3值下降50%或低于10mg。

(5) 羊水过少（羊水暗区<3cm）和/或羊水粪染。

(6) 并发重度子痫前期或子痫。

2. 终止妊娠的方式

(1) 阴道分娩：宫颈已成熟、Bishop评分>7分者，应予以引产，通常行人工破膜，破膜时羊水多而清亮，可静脉滴注缩宫素，在严密监护下进行阴道分娩。

宫颈未成熟、Bishop评分≤7分，先行促宫颈成熟，常用方法有：①阴道放置可控释地诺前列酮栓，应用时注意，在临产后、放置24小时后出现过强和过频宫缩、过敏反应或胎心率异常时要及时取出；②小剂量低浓度缩宫素静脉滴注：缩宫素2.5U加至5%葡萄糖500ml中，速度为10~15滴/min，8小时滴完，连续3天。目前国内许多医院都采用该法用于引产，成功率高，但由于所需时间较长，部分孕妇不愿接受。

(2) 物理方法：包括低位水囊、Foley管、昆布条、海藻棒等。进入产程后，应鼓励产妇左侧卧位、吸氧。产程中最好连续胎心监测，注意羊水性状，有条件者可取胎儿头皮血测pH，及早发现胎儿窘迫，并及时处理。对羊水Ⅲ度污染者，胎头娩出后应立即清除口咽部黏液，胎儿娩出后，立即在喉镜指引下清理呼吸道，并进行气管插管吸出气管内黏液，以减少胎粪吸入综合征的发生。

(3) 剖宫产分娩：出现胎盘功能减退或胎儿窘迫现象时，不论宫颈条件成熟与否，均应行剖宫产术，以尽快结束分娩。剖宫产指征：引产失败；产程长，胎先露部下降不满意；产程中出现胎儿窘迫；头盆不称；巨大胎儿；臀先露伴骨盆轻度狭窄；高龄初产妇；破膜后，羊水少、黏稠、粪染；同时存在妊娠合并症或并发症，如糖尿病、慢性肾炎、重度子痫前期等。

经验分享

1. 产前处理

(1) 尽可能早地确定孕周。

(2) 孕早期应进行超声测量冠-臀长（CRL）来准确估计孕周。孕早期通过超声测量确定孕周，可减少因弄错时间而造成的过期妊娠的发生率。

2. 孕41周时的处理

(1) 为了识别特定的风险，应在孕41足周时重新评估孕妇和胎儿条件，评估可能存在的风险因素。

(2) 如果存在特定的风险，应及时分娩。

(3) 应该给出关于这两个处理策略的危险和好处的完整信息，包括为避免死胎发生而实施的引产的次数。

(4) 引产前应评估宫颈成熟度。首先应促进宫颈成熟。引产不增加剖宫产及阴道助产的发生率。

(5) 如果选择期待疗法，应密切监测母体和胎儿情况。但胎心监测、羊水量测定，以及胎儿生物物理评分均可能导致较多的假阳性率，尚无证据显示这些监测对胎儿和新生儿有明显的益处。

(6) 不论是引产还是自然分娩，对于过期妊娠都建议进行产时胎儿监测。

(7) 分娩时应对胎儿出生时可能发生的肩难产及新生儿窒息提供正确的帮助。

本节关键点

1. 过期妊娠的诊断应综合末次月经、孕早期超声等综合判定。
2. 孕 41 周时，重新评估母胎条件和风险，必要时及时分娩。
3. 孕 41 足周期待治疗时，应密切监测母胎情况，应根据胎盘功能、胎儿大小、宫颈成熟度综合分析，选择恰当的分娩方式。

（陈叙）

参考文献

1. CUNNINGHAM FG, LEVENO KJ, BLOOM SL, et al. Williams Obstetrics. 25th ed. New York: McGraw Hill Education, 2018.
2. American College of Obstetricians and Gynecologists. Practice bulletin no. 146: management of late-term and postterm pregnancies. Obstetrics and gynecology, 2014, 124(1): 390-396.
3. MANDRUZZATO G, ALFIREVIC Z, CHERVENAK F, et al. Guidelines for the management of postterm pregnancy. J Perinat Med, 2010, 38(2): 111-119.
4. 中华医学会妇产科学分会产科学组. 妊娠晚期促宫颈成熟与引产指南(草案). 中华妇产科杂志, 2008, 1: 75-76.

第八章

处理难产常用的技术

……

第一节
阴道检查

导读

产程评估可以通过多方面的指标，比如腹部触诊、宫缩情况及母体的自觉症状等，但通过阴道检查（vaginal examination，VE）获得的宫口扩张情况与胎先露下降情况是判断产程进展的“金标准”，尽管其存在主观性偏差和侵入性不适等缺点，但目前临床上尚未发现其他可替代的检查手段来评估产程进展。

一、概述

阴道检查是每一位临产产妇个体化护理和评估的重要组成部分。应该意识到每一次阴道检查对产妇来说都具有侵入性，在没有充分地沟通取得产妇理解同意以前，粗暴或草率的阴道检查将会对产妇带来生理和情感上的伤害，在长产程或胎膜破裂的产妇中频繁地进行阴道检查将增加产科感染的风险。因此产程中的常规阴道检查应具有一定的频次限制并严格掌握检查指征。

二、检查指征与内容

WHO 于 2018 年发布了“产时管理改进分娩体验”，建议“在低危人群第一产程活跃期，常规阴道检查应每 4 小时 1 次”。中华医学会妇产科学分会产科学组于 2020 年发布了《正常分娩指南》，建议对于自然临产的产妇，潜伏期每 4 小时进行 1 次阴道检查，活跃期每 2 小时进行 1 次阴道检查。虽然目前尚无大样本量随机对照试验研究来评估产程中阴道检查的间隔与母儿感染发生率之间的关系，但由于前面提到的阴道检查的侵入性，尤其对于长产程或胎膜破裂的试产人群中，可能带来潜在性的感染风险是增加的，并同时带来不适感、尴尬和情感伤害等不良体验，因此每次阴道检查时应充分了解产程相关信息，以便尽可能准确地协助产程判断，在未达到检查时间间隔时，需严格掌握阴道检查指征。

（一）阴道检查指征和时机

1. 初次接触临产产妇，应行阴道检查获取产妇基础信息，包括内骨盆情况，以利于对头盆关系及随后产程的判断。

2. 产程进展的评估　对于自然临产的孕妇，潜伏期每 4 小时进行 1 次阴道检查，活跃期每 2 小时进行 1 次阴道检查；出现胎膜破裂，排便感，宫缩变频、变强时，可通过阴道检查判断产程进展程度、了解是否出现脐带脱垂等情况；产程进展具有延长趋势，需重新判断头盆关系时可进行阴道检查。

3. 采用产程干预措施时，如人工破膜、缩宫素静脉滴注后一段时间后判断其是否有效。

4. 有胎心改变、阴道出血增多、宫缩异常、母体一般状况变差等表现时。

5. 其他　如根据助产士对产程和个体的认识和经验，结合产妇的需求进行检查。

（二）阴道检查应该了解的内容

1. **观察会阴部情况**　是否存在急性炎症、陈旧性瘢痕、疱疹、赘生物等，如有分泌物或羊水流出，应观察其性状与气味。

2. **头盆关系**　包括判断是否入盆，初次检查时了解骶岬、坐骨棘、骶尾关节、耻骨联合及耻骨弓角度等情况。

3. **辨识胎先露**　判断其位置及下降情况、胎方位、胎头是否塑形、是否存在产瘤等。

4. **了解宫颈条件**　宫颈容受情况、软硬度、开口朝向、扩张情况、水肿与否等。

5. **判断胎膜状态** 是否完整，如已破裂则需了解羊水性状、是否存在脐带脱垂等。

（三）步骤

1. 检查前必须取得产妇的理解和同意，让产妇排空膀胱，取仰卧位。

2. 检查者洗净并温暖双手，站在产妇的右侧，先行四部触诊法，了解胎先露和胎方位的基本信息。

3. 产妇双腿屈曲分开，臀下铺产褥垫和消毒巾，必要时可加垫枕头，增加舒适感，观察会阴部情况，行会阴消毒。

4. 戴无菌手套，一手分开大小阴唇（图 8-1-1），暴露阴道口，减轻不适感，在进入阴道前应尽可能避免将检查手指与外阴接触。

5. 在宫缩间歇期，检查者先将一只手指插入阴道，然后再增加一指，紧贴阴道后壁缓缓进入，并嘱产妇尽可能地放松肌肉配合检查。

6. 手指进入 3~4cm 后，手指向上翻转，评估宫颈、阴道、先露及骨盆的情况（图 8-1-2，图 8-1-3）。

7. 根据检查结果，记录相关信息。

（四）操作要点

1. 接触产妇的手一定要干净、干燥和温暖。

2. 首次接触产妇时，必须介绍自己，并进行语言和眼神交流，尽可能消除产妇对检查的抵抗性。

3. 观察产妇对检查的反应，并做相应调整。

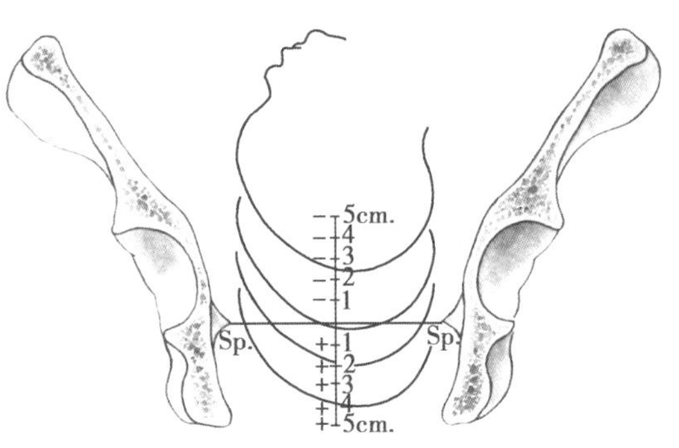

图 8-1-2 以坐骨棘平面为 0 位，通过阴道检查明确先露位置

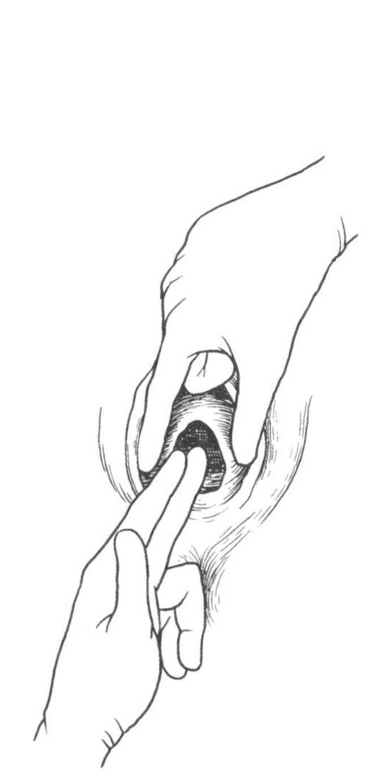
图 8-1-1 阴道检查前分开大小阴唇

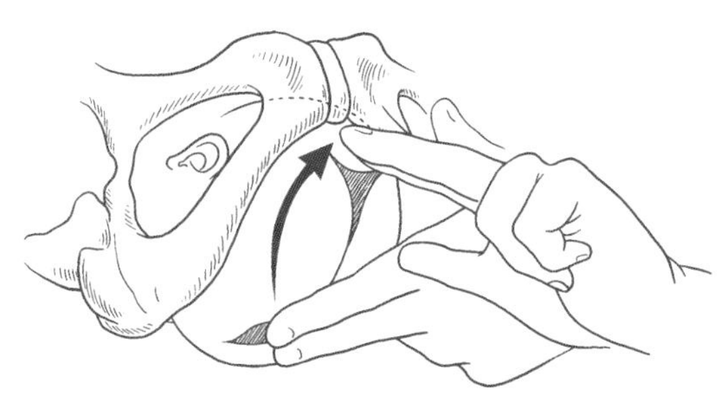
图 8-1-3 阴道检查胎方位

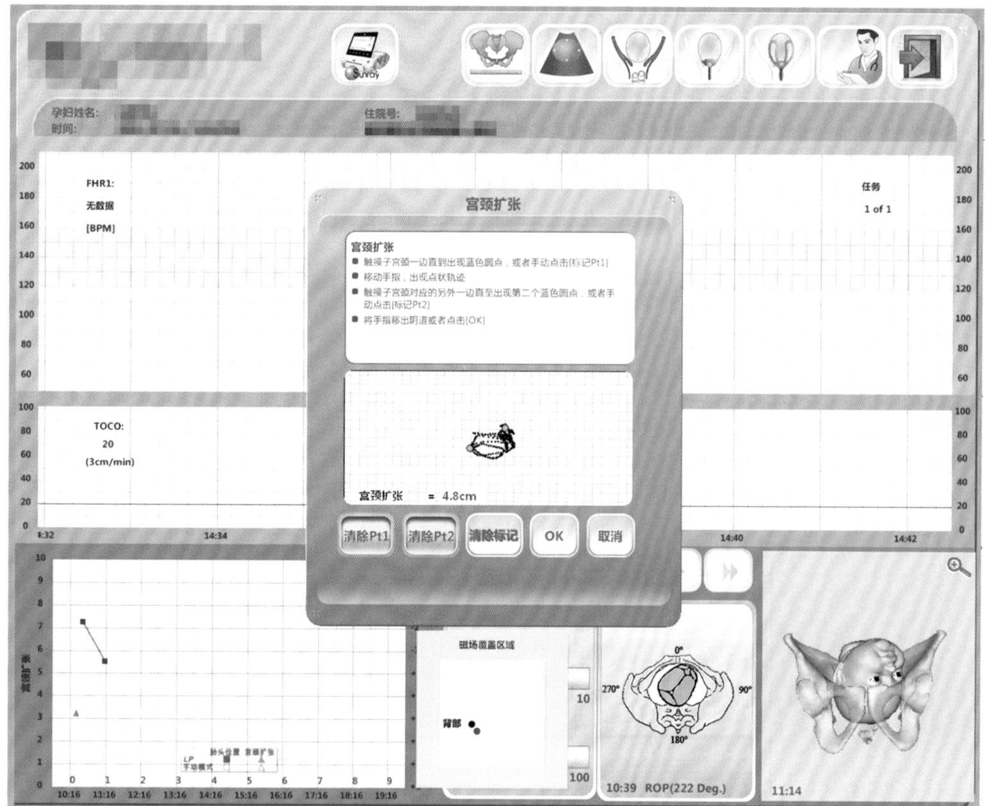

图 8-1-4 应用指尖索引探头测量宫口扩张

4. 要细心观察产妇的外在表现，耐心听取产妇的感受，以决定检查时机。

5. 可选择其他体位检查，但需要坚持无菌原则并由经验丰富的检查者进行。

6. 检查完毕后应详细、客观地记录相关信息，适时分析产程。

（五）扩展知识

由于阴道检查存在难以克服的主观认识的偏差，比如对同样大小的宫口扩张情况，不同的检查者的判断存在差异。有研究发现以经验丰富的检查者为“标准”，临床医师或助产士的符合度仅为 49.2%，而此处的“标准”仍为人为判断，缺乏客观的准确性，这已然成为产程研究和判断的难点。相关的测量仪器一直处于研发中，近期较为成熟的监护系统为 SonoVCAD Labor（三维超声计算机辅助产程监测系统），其运用了计算机软件控制的磁定位跟踪器和超声技术进行产程及骨盆相关数据采集。将一个磁场发射机置于厚 5cm 以上的床垫下产生一个低功率的磁场，3 个微型位置（直径 1.3mm）传感器接收到由发射机产生的磁场，并由系统控制器计算出每个传感器在三维空间的位置和方向，即可测量标记在空间中的两点之间的距离，此跟踪系统的准确度是 0.1cm。传感器分别贴在操作者的指尖、产妇腰骶部及超声系统的腹部探头上，使系统能识别出空间中每个超声像素的精确三维位置和方向（图 8-1-4，图 8-1-5），并能三维成像，自动生成产程图等相关记录。此设备为客观测量宫口、胎先露及内骨盆径线提供了技术支持，但其相关的应用领域及前景还处于探索阶段。

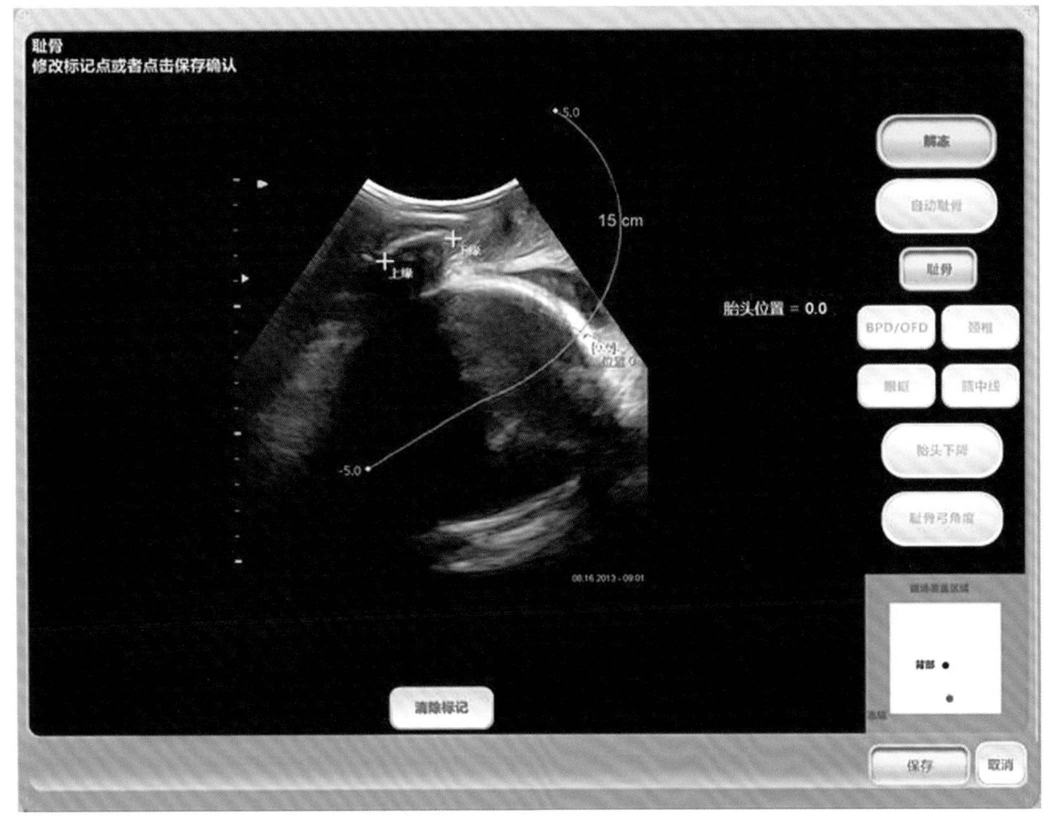

图 8-1-5 应用超声索引探头标注出胎先露位置

本节关键点

1. 对产程的判断应该是综合性的判断，但宫口扩张和胎先露下降是主要参数。
2. 临床上主要通过阴道检查获得宫口扩张和胎先露下降的情况，但阴道检查需了解的内容不仅仅限于此两项。
3. 对于自然临产的产妇，潜伏期应每 4 小时进行 1 次阴道检查，活跃期应每 2 小时进行 1 次阴道检查。
4. 严格把握阴道检查指征，尽可能避免不必要的阴道检查。
5. 每次检查前需取得产妇同意，严格无菌操作，轻柔、规范地进行。

（漆洪波　石琪）

参考文献

1. World Health Organization. WHO recommendations for prevention and treatment of maternal peripartum infections. Geneva: World Health Organization, 2015: 14.
2. World Health Organization. WHO recommendations: intrapartum care for a positive childbirth experience. Geneva: World Health Organization, 2018.
3. 中华医学会妇产科学分会产科学组. 正常分娩指南. 中华围产医学杂志, 2020, 23(6): 231-370.
4. SIMKIN P, HANSON L, ANCHETA R. The Labor Progress Handbook: Early Interventions to Prevent and Treat Dystocia. 4th ed. Hoboken: Wiley-Blackwell, 2017.
5. 石琪, 朱文平, 漆洪波. 产程三维导航系统在产程研究及规范产程管理中的应用价值. 中国实用妇科与产科杂志, 2015, 31(2): 132-136.

第二节
妊娠晚期促宫颈成熟与引产

导读

引产是指在自然临产前通过药物等手段使产程发动，达到分娩的目的。是产科处理高危妊娠最常用的手段之一。引产是否成功主要取决于宫颈成熟程度。促宫颈成熟与引产方法应用不得当，将危害母儿健康。因此，应严格掌握引产的指征、规范操作，以减少母儿并发症的发生。

一、引产的适应证

1. **延期妊娠** 对延期妊娠（妊娠已达41周）或过期妊娠的孕妇应给予引产，以降低围产儿死亡率，以及导致剖宫产率增高的胎粪吸入综合征。

2. **母体合并严重疾病** 母体合并严重疾病的孕妇需要提前终止妊娠，例如有妊娠期高血压疾病、糖尿病、肾病等内科疾病的产妇且能够耐受阴道分娩者。

3. **胎膜早破** 发生足月胎膜早破时如无明确的剖宫产指征，宜在破膜2~12小时内积极引产。

4. **胎儿及附属物因素** 包括：①胎儿自身因素，如严重胎儿生长受限（fetal growth restriction，FGR）、死胎及胎儿严重畸形；②附属物因素，如羊水过少、胎盘功能不良，但胎儿尚能耐受宫缩者。

5. **其他** 对于可疑巨大胎儿是否作为独立的催产、引产指征尚存在争议。

其他引产指征参阅《妊娠并发症和合并症终止妊娠时机的专家共识》（2020）。

二、引产的禁忌证

（一）绝对禁忌证

1. 孕妇有严重合并症及并发症（如心力衰竭、重型肝肾疾患、重度子痫前期并发脏器损害者等），不能耐受阴道分娩或不能阴道分娩者。

2. 子宫手术史，主要是指古典式剖宫产史、子宫破裂史等。

3. 前置胎盘或前置血管。

4. 明显头盆不称，不能阴道分娩者。

5. 胎位异常，如横位、混合臀位，估计经阴道分娩困难者。

6. 宫颈浸润癌。

7. 某些生殖道感染性疾病，如未经治疗活动期的生殖器单纯疱疹感染等。

8. 未经治疗的人类免疫缺陷病毒（human immunodeficiency virus，HIV）感染者。

9. 生殖道畸形或手术史、软产道异常、产道阻塞，估计阴道分娩困难者。

10. 严重胎儿、胎盘功能不良，胎儿不能耐受阴道分娩。

11. 脐带先露或脐带隐性脱垂。

12. 对引产药物过敏者。

（二）相对禁忌证

1. 臀位（符合阴道分娩条件者）。

2. 羊水过多。

3. 双胎或多胎妊娠。

4. 经产妇分娩次数≥5次者。

5. 未知切口的前次剖宫产史。

6. 穿透子宫的肌瘤剔除术史。

三、引产手术前的准备

1. 仔细核对引产指征和预产期，防止医源性早产和不必要的引产。

2. 判断胎儿成熟度，如果胎肺未成熟，情况许可，尽可能先进行促胎肺成熟后再引产。

3. 详细检查骨盆大小及形态、胎儿大小、胎位、头盆关系等，排除阴道分娩禁忌证。

4. 在引产前应行胎心监护和超声检查，了解胎儿状况。

5. 有妊娠合并内科疾病及产科并发症者，在引产前，应充分估计疾病的严重程度及经阴道分娩的风险，并进行相应的检查，制订详细的防治方案。

6. 医护人员应熟练掌握各种引产方法及其并发症的早期诊断和处理，要严密观察产程，做好详细记录，引产期间需配备适于阴道助产及剖宫产的人员和设备。

四、促宫颈成熟

促宫颈成熟的目的是促进宫颈变软、变薄并扩张，来降低引产失败率、减少从引产到分娩的时间。

若引产指征明确且宫颈条件不成熟，就应采取促宫颈成熟的方法。对于宫颈不成熟而实施引产的初产妇，剖宫产的风险会提高2倍，且引产的产程进展明显较自然临产慢。

（一）促宫颈成熟与Bishop评分

宫颈成熟度最常用的方法是改良Bishop评分法，它是通过对宫颈的质地、长度、位置，胎先露的位置，宫口开大情况进行综合评价而得出分值。评分≥6分提示宫颈成熟，评分越高，引产的成功率越高；评分<6分提示宫颈不成熟，需要促宫颈成熟。若对宫颈不成熟的产妇实施引产，剖宫产的风险会提高2倍，而引产的产妇产程进展明显较自然临产产妇的产程进展慢。医务人员应认真对宫颈成熟度进行评价，以决定适合的引产方式并预测成功概率。引产前，医务人员应将产妇子宫颈Bishop评分详细记录在病历中。

（二）促宫颈成熟的方法

1. 前列腺素制剂 常用的促宫颈成熟的药物主要是前列腺素制剂。目前在临床常使用的前列腺素制剂如下：

（1）可控释地诺前列酮栓：可控释前列腺素E_2（PGE_2）栓剂，含有10mg地诺前列酮，以0.3mg/h的速度缓慢释放。

1）优点：可以控制药物缓慢释放，在出现宫缩过频时能方便取出；缺点：需低温保存。

2）使用方法：外阴消毒后将可控释地诺前列酮栓置于阴道后穹窿深处，将其旋转90°，使栓剂横置于阴道后穹窿，易于保持原位。在阴道外保留2~3cm终止带以便于取出。在药物置入后，嘱产妇平卧20~30分钟以利于栓剂吸水膨胀。2小时后复查，栓剂仍在原位后可活动。

3）出现以下情况时应及时取出：①出现规律宫缩（每3分钟1次的规律性疼痛的宫缩）并同时伴有宫颈成熟度的改善，宫颈Bishop评分≥6分；②自然破膜或行人工破膜术；③子宫收缩过频（每10分钟5次以上的宫缩）；④置药24小时；⑤胎儿宫内不良状况证据，如胎心电子监护结果分级为Ⅲ类或Ⅱ类，经过处理短期内不改善；⑥出现不能用其他原因解释的母体不良反应，如恶心、呕吐、腹泻、发热、低血压、母体心动过速或者阴道流血增多；⑦取出后，至少30分钟后方可静脉滴注缩宫素。

4）禁忌证：有哮喘、青光眼、严重肝肾功能不全等合并症；有急产史的经产妇或有3次以上足月产史；瘢痕子宫妊娠；有宫颈手术史或宫颈裂伤史；已临产；Bishop评分≥6分；急性盆腔炎；前置胎盘或不明原因出血；胎先露异常；可疑胎儿窘迫；正在使用缩宫素；对地诺前列酮或任何赋形剂成分过敏。

（2）米索前列醇：人工合成的前列腺素E_1（prostaglandin E_1，PGE_1）制剂。

1）优点：价格低、性质稳定易于保存、作用时间长，尤其适合基层医疗机构应用。

2）使用规范：美国食品药品监督管理局（Food and Drug Administration，FDA）2002年批准米索前列醇用于孕中期促宫颈成熟和引产，美国妇产科医师学会（American College of Obstetricians and Gynecologists，ACOG）2009年又重申对米索前列醇在产科领域使用的规范。结合我国米索前列醇临床使用经验，中华医学会妇产科学分会产科学组在制定的《妊娠晚期促宫颈成熟及引产指南（2014）》中提出米索前列醇在妊娠晚期促宫颈成熟的应用常规如下：①用于妊娠晚期未破膜而宫颈不成熟的孕妇，是一种安全有效的引产方法。②每次阴道放药剂量为 25μg，放药时不要将药物压成粉末。③如首次用药 6 小时后仍无宫缩，在重复使用米索前列醇前应做阴道检查，重新评价宫颈成熟度，了解原放置的药物是否溶化、吸收，如未溶化和吸收者则不宜再放。④每天总量不超过 50μg，以免药物吸收过多。多数母体和胎儿使用米索前列醇产生的不良后果与每次用药量超过 25μg 相关。⑤如需加用缩宫素，应该在最后一次放置米索前列醇后 4 小时以上，并阴道检查证实药物已经吸收才可以加用。⑥使用米索前列醇者应在产房观察，监测宫缩和胎心率，一旦出现宫缩过频，应立即进行阴道检查，并取出残留药物。

3）应用前列腺素制剂促宫颈成熟的禁忌证及药物取出指征与可控释地诺前列酮栓相同。

2. 机械性促宫颈成熟的方法 包括低位水囊、Foley 导管等，需要在阴道无感染及胎膜完整时使用。主要原理是通过机械刺激宫颈管，促进宫颈局部内源性前列腺素合成与释放而促进宫颈软化成熟。

（1）适应证：①妊娠≥37 周；②具备催产、引产指征；③单胎妊娠；④胎头先露；⑤胎膜完整；⑥宫颈改良 Bishop 评分 <6 分。

（2）禁忌证：①存在阴道分娩禁忌证；②2 周内诊断生殖道急、慢性炎症；③活动性阴道出血；④胎盘低置；⑤体温≥37.3℃；⑥孕晚期生殖道 B 族链球菌（group B streptococcus，GBS）培养阳性。

（3）术前准备：①体温测量；②生殖道 GBS 培养；③阴道分泌物微生态检查；④胎心监护；⑤1 周内产科超声；⑥骨盆测量；⑦宫颈改良 Bishop 评分；⑧签署水囊促宫颈成熟的知情同意书。

（4）水囊放置操作步骤：排空膀胱，取膀胱截石位。常规消毒外阴及阴道，铺无菌孔巾。采用 14~18 号 Foley 导管自制水囊，测试球囊可否充盈，确认完整性，在球囊下缘下 2cm 处做无菌标注线。用阴道窥器或上下叶暴露宫颈，用干棉球拭净阴道内分泌物，以 0.5% 碘伏棉球消毒子宫颈外口、阴道及穹窿 3 遍。用无齿卵圆钳夹住宫颈前唇或后唇，用 0.5% 碘伏棉签消毒并清除宫颈管内黏液 2 遍。无齿卵圆钳夹住水囊下端标记线处，将水囊顶端缓缓送入宫腔，使水囊完全放入于胎囊与宫颈内口之间，标志线达子宫颈外口水平。经水囊注入无菌生理盐水 30~60ml，轻轻向下牵拉水囊，受阻后停止，用胶带固定于大腿内侧，水囊末端连接尿袋。放置完毕后听胎心。

（5）注意事项：①严格遵守无菌操作规程，轻柔操作，水囊放置时应避免碰触阴道，以防感染。②放置过程中若有活动性出血或操作困难，应立即停止操作。③放置水囊后，不限制体位，鼓励起床在室内自由活动。④放置后常规听胎心，2 小时后常规行胎心监护。⑤密切观察产妇主诉、体征，监测体温及脉搏，查血常规，如出现感染征象，应考虑取出水囊并给予抗感染治疗。⑥严密监测宫缩情况，如出现宫缩过频或过强，应立即取出水囊后评价。⑦如可疑胎膜早破，应立即取出水囊，评价母儿情况，若无异常，按胎膜早破常规处理。⑧放置水囊满 12 小时应予以取出，取出前先将水囊内液体全部放出，取出球囊后应评价宫颈管条件。⑨若水囊在放置过程中脱落，应评价宫缩情况后改用其他方法催产、引产。

与前列腺素相比，机械性促宫颈成熟的方法优点为成本低、在室温下稳定和引发宫缩过频的风险低；其缺点是有潜在致感染、胎膜早破、宫颈损伤的可能。在宫颈条件不成熟的引产女性中，使用机械性宫颈扩张器促宫颈成熟可有效缩短临产时间；与单独使用缩宫素相比，可有效地降低剖宫产率。

五、常规引产方法

（一）缩宫素静脉滴注

小剂量静脉滴注缩宫素为安全、常用的引产方法，但在宫颈不成熟时，引产效果不好。其优点是：可随时调整用药剂量，保持生理水平的有效宫缩，一旦发生异常可随时停药。缩宫素半衰期短，为 5~12 分钟。

1. 使用方法 静脉滴注缩宫素时推荐使用低剂量，有条件者最好使用输液泵。具体应用方法是：

1）静脉滴注药的配制方法：应先用乳酸钠林格注射液 500ml，用 7 号针头行静脉滴注，按每分钟 8 滴调好滴速，然后再向输液瓶中加入 2.5U 缩宫素，将其摇匀后继续滴入。切忌先将 2.5U 缩宫素溶于葡萄糖溶液中直接穿刺行静脉滴注。

2）掌握合适的浓度与滴速：因缩宫素个体敏感度差异极大，静脉滴注缩宫素应从小剂量开始循序增量，起始剂量为 2.5U 缩宫素溶于乳酸钠林格注射液 500ml 中，即为 0.5% 的缩宫素浓度，以每毫升 15 滴计算，相当于每滴液中含缩宫素 0.33mU。从每分钟 8 滴开始，根据宫缩、胎心情况调整滴速，一般每隔 20 分钟调整 1 次。应用等差法，即从每分钟 8 滴（2.7mU/min）调整至 16 滴（5.4mU/min），再增至 24 滴（8.4mU/min）；为安全起见，也可以从每分钟 8 滴开始，每次增加 4 滴，直至出现有效宫缩。

有效宫缩的判定标准为 10 分钟内出现 3 次宫缩，每次宫缩持续 30~60 秒，伴有宫颈的缩短和宫口扩张。最大滴速不得超过 40 滴 /min，即 13.2mU/min，如达到最大滴速，仍不出现有效宫缩时可增加缩宫素浓度。增加浓度的方法是在乳酸钠林格注射液 500ml 中加 5U 缩宫素，变成 1% 缩宫素浓度，先将滴速减半，再根据宫缩情况进行调整，增加浓度后，最大增至 40 滴 /min（26.4mU/min），原则上不再增加滴数和浓度。

2. **缩宫素的副作用** 主要与剂量相关，最常见的副作用是宫缩过频和胎心率曲线异常。宫缩过频会导致胎盘早剥或子宫破裂。小剂量给药和低频率加量可能减少伴胎心率改变的宫缩过频的发生。大剂量给药和高频率加量可能缩短临产时间、减少绒毛膜羊膜炎和因难产而导致的剖宫产，但可能增加伴胎心率变化的宫缩过频。

3. **注意事项**

（1）要有专人观察宫缩强度、频率、持续时间及胎心率变化并及时记录，调好宫缩后行胎心监护。破膜后要观察羊水量及有无胎粪污染及其程度。

（2）警惕过敏反应。

（3）禁止肌内注射、皮下注射、穴位注射及鼻黏膜用药。

（4）使用时间不宜过长，以防止发生水中毒。

（5）子宫收缩过强时应及时停用缩宫素，必要时使用宫缩抑制剂。

（6）引产失败：缩宫素引产的成功率与宫颈成熟度、孕周、胎先露高低有关，如连续使用 2~3 天，仍无明显进展，应改用其他方法引产。

（二）人工破膜术

1. **定义** 用人工方法使胎膜破裂，引起前列腺素和缩宫素释放，诱发宫缩。

2. **适应证** 应针对理想的宫颈条件实施（改良 Bishop 评分≥6 分）。适用于头先露并已衔接的产妇。

3. **禁忌证** ①明显头盆不称；②产道有梗阻者；③胎位异常（横位或臀位）；④宫颈不成熟；⑤脐带先露；⑥血管前置。

4. **操作方法** 产妇取膀胱截石位，常规消毒会阴。戴无菌手套，检查宫颈条件后，一只手的示指及中指置于宫颈内口处，另一只手持血管钳于两个手指之间伸入宫颈，抵达胎头下方的胎膜处，于宫缩间歇期夹破羊膜囊。偶可见胎儿毛发，或有多量羊水流出。

5. **人工破膜术相关的潜在风险** 包括：脐带脱垂或受压、母儿感染、前置血管破裂和胎儿损伤。不适用于胎头浮动的产妇。

6. **注意事项**

（1）阴道检查时应准确查清宫口大小、位置和羊膜囊局部状况，以防钳夹宫颈引起出血。

（2）破膜前要排除阴道感染。

（3）应在宫缩间歇期破膜，以避免羊水急速流出引起脐带脱垂或胎盘早剥。

（4）破膜前后要听胎心，破膜后要观察羊水性状和胎心变化情况，准确记录。

（5）破膜 12 小时以上者，应给予抗生素预防感染。

（6）观察并记录羊水的性质和量。

单独使用人工破膜术引产时，引产到发动宫缩的间隔难以预料。单纯应用人工破膜术效果不好时，可加用缩宫素静脉滴注。人工破膜术加缩宫素的方法有效缩短了产妇从引产到分娩的时间。

六、足月胎膜早破的引产

目前，最大的随机对照临床研究发现，缩宫素引产减少了从胎膜早破到分娩之间的时间，亦减少了绒毛膜羊膜炎、产褥期患病，以及新生儿抗生素治疗的发生率，未增加剖宫产率和新生儿感染率。建议对于未临产的足月胎膜早破且无明显规律宫缩者，在破膜 2~12 小时内积极引产。入院后使用小剂量缩宫素静脉滴注尽早引产，以减少绒毛膜羊膜炎的风险。在静脉滴注过程中应加强监护。

七、引产中的相关注意事项

1. 引产时应严格遵循操作规程，严格掌握适应证及禁忌证，严禁无指征的引产。如果引产不成功，则对引产的指征及引产方法需要重新评价。

2. 所有妊娠妇女最好在孕早期进行超声检查，以确定孕周。

3. 根据不同个体选择适当的引产方法及药物用量、给药途径。

4. 不能随意更改和追加剂量。

5. 操作应准确无误，密切观察产程，仔细记录。

6. 一旦进入产程应常规行胎心监护，随时分析监护结果。

7. 催产、引产过程中若出现宫缩过频、胎儿窘迫，以及梗阻性分娩、子宫先兆破裂、羊水栓塞等并发症，应：①立即停止使用催产、引产药物；②立即左侧卧位、吸氧、静脉输液（不含缩宫素）；③静脉给予子宫松弛剂，如羟苄麻黄碱或硫酸镁等；④立即行阴道检查，了解产程进展。可疑胎儿窘迫而未破膜者给予人工破膜，观察羊水有无胎粪污染及其程度。经上述综合处理尚不能消除危险因素，短期内又无阴道分娩可能者，或病情危重者，应迅速行剖宫产术终止妊娠。

本节关键点

1. 引产时应严格遵循操作规程，严格掌握适应证及禁忌证，严禁无指征的引产。
2. 在宫颈条件不成熟的引产女性中，使用机械性宫颈扩张器促宫颈成熟可有效缩短临产时间。
3. 米索前列醇对于妊娠晚期未破膜而宫颈不成熟的孕妇，是一种安全有效的引产方法。

（刘喆　杨慧霞）

参 考 文 献

1. 中华医学会妇产科学分会产科学组．妊娠晚期促子宫颈成熟与引产指南(2014). 中华妇产科杂志，2014，49(12)：881-885.
2. 曹泽毅．中华妇产科学．3 版．北京：人民卫生出版社，2014：830-832.
3. American College of Obstetricians and Gynecologists. ACOG practice bulletin no. 107：induction of labor. Obstetrics and Gynecology，2009，114(2 Pt1)：386-397.
4. 刘喆，杨慧霞．规范使用催引产技术促进自然分娩．实用妇产科杂志，2015，31(4)：251-253.
5. 中华医学会妇产科学分会产科学组．妊娠并发症和合并症终止妊娠时机的专家共识．中华围产医学杂志，2020，23(11)：721-732.

第三节
人工破膜术

导读

人工破膜术(artificial rupture of membranes,ARM)是引产和产程处理中最常用的操作技术。通过人工方法使胎膜破裂,刺激内源性前列腺素和缩宫素释放,诱发宫缩,促进临产和产程进展。

一、指征

1. **引产** 因母胎因素需要提前分娩或预产期延期需要终止妊娠,并且宫颈已成熟,Bishop 评分 >6 分者。

2. **加速产程** 产程中宫缩不协调致产程停滞时、产程延长或前羊膜囊阻碍先露下降时。Garite 于 1993 年发现在产程中早期行人工破膜可减少缩宫素用量,而且更为重要的是,对胎儿、新生儿均无不良影响。

3. **胎儿监护** 产程中为进行胎儿监护,需要内置胎儿电子监护仪时,或胎儿监护异常需要进行胎儿头皮血样本采集时。

4. **胎膜未破** 第二产程胎膜未破。

5. **了解羊水情况** 产程中或分娩前胎心监护异常或超声提示羊水量处于临界值以下,并且已有人工破膜的条件,可以破膜了解羊水情况,包括羊水量和颜色,以确定胎儿状况和分娩方式。

6. **宫腔内减压** 合并羊水过多的孕妇准备自然分娩时,可以行人工破膜,以减轻宫腔内压力。

7. **胎盘早期剥离处理** 临床上认为人工破膜在胎盘早剥处理过程中应尽可能早实施。破膜的基本原理为,羊水的流出可以增加子宫收缩,减少继续剥离;有可能减轻剥离处的压力,以减少促凝物质进入母体血液的循环,然而目前没有足够的证据表明破膜可以达到这两个目的。

二、人工破膜的条件

决定阴道试产的分娩条件:

1. 骨盆外测量和内测量结果均为正常。

2. 宫颈条件成熟,宫颈可容一指以上。

3. 无人工破膜禁忌证,如无明显头盆不称、先露异常、脐带脱垂可能和生殖道严重感染等。

三、方法

1. 手术前排空膀胱,听取胎心,取膀胱截石位,会阴部按产科要求消毒、铺巾,做阴道检查。了解骨盆情况,宫颈扩张情况,先露部为头位,未扪及脐带、血管和胎盘。在宫缩间歇破膜。

2. 先用手指进入扩张的宫颈内触到前羊膜囊,然后用齿钳在手指引导下,置于羊膜囊表面,在宫缩间歇时轻柔地钳破或戳破胎膜,让羊水缓慢流出(图 8-3-1)。破膜后,术者的手应暂时停留在阴道内,以免羊水流出过快,发生脐带脱垂。如羊水流出不多,可用手指扩大胎膜破口或将先露部稍向上推,有利于羊水流出。羊水过多者,在破膜时宜用长针头于高位穿刺破膜,穿刺点应略高于子宫内口水平,使羊水沿针头流出。羊水大量涌出时,应将手堵住宫口,使羊水缓慢流出,防止其急骤流出而引起腹压骤降性休克、胎盘早期剥离、脐带脱垂或胎儿肢体脱出等。

3. 破膜后了解羊水情况,根据胎儿矢状缝和囟门确认胎方位,以及宫缩时先露的下降情况。

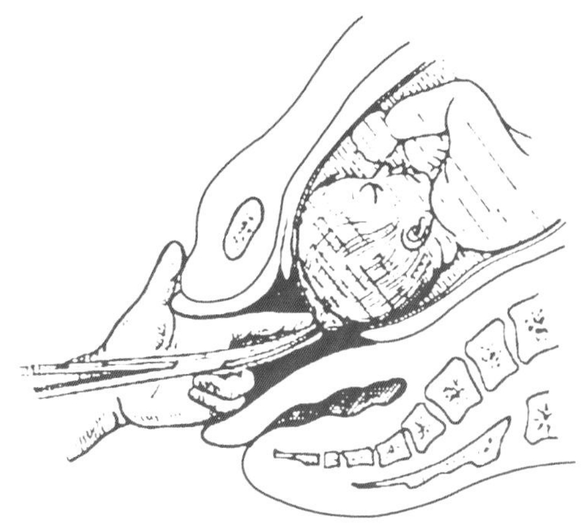

图 8-3-1 手指引导下以齿钳人工破膜

破膜后需仔细听胎心或进行胎儿监护。

四、人工破膜术术后处理

1. 保持外阴清洁，定时消毒护理。

2. 严密观察产妇的一般情况、体温、宫缩及胎心等，先露未完全入盆者，禁止下地活动。

3. 羊水过多行人工破膜者，应收集流出的羊水，测量羊水量及观察羊水颜色，如有血性羊水应检查有无胎盘早期剥离的征象。

4. 一般破膜引产者，在破膜后 1~2 小时内即可有宫缩，如破膜 2 小时后仍无宫缩，可用缩宫素静脉滴注。

5. 破膜后 12 小时尚未结束分娩者，必须用抗生素预防感染。

五、并发症

1. 胎儿头皮损伤　常见于无前羊膜囊的人工破膜，应注意操作时鉴别出胎膜已破。出生后应注意新生儿检查，局部消毒。

2. 脐带隐性脱垂可引起脐带脱垂。

3. 羊水流出过急、过多，易发生腹压骤降性休克、胎盘早期剥离。

4. 破膜 12 小时以上易发生感染。有报道称其可使绒毛膜羊膜炎和脐带炎性改变的发生率增加 23% 和 12%。

5. 在宫缩时破膜或同时行剥膜的，极少数可发生羊水栓塞，人工破膜时应避免剥膜。有文献进行 15 项回顾研究，涉及 5 583 名产妇，得出如下结论：人工破膜者与无人工破膜者的自然分娩在第一产程、剖宫产和新生儿情况方面没有明显的统计学差异，不建议将人工破膜术引入常规标准产程管理和护理，应为在有指征时进行的产科处理。

本节关键点

1. 人工破膜前应严格掌握其操作指征和禁忌证。
2. 操作前应清洁洗手，戴无菌手套，严格执行无菌操作，以防感染。
3. 破膜前后听取胎心，于宫缩间歇期破膜，破膜后观察羊水性状，避免羊水流出过快。
4. 破膜 2 小时后如仍无宫缩，可静脉滴注缩宫素。
5. 破膜 12 小时后如仍未分娩，需使用抗生素预防感染。

（刘铭）

参考文献

1. 刘兴会，贺晶，漆洪波．助产．北京：人民卫生出版社，2018：181-182.
2. 刘兴会，徐先明，段涛，等．实用产科手术学．2 版．北京：人民卫生出版社，2020：63.
3. SMYTH RM，ALLDRED SK，MARKHAM C. Amniotomy for shortening spontaneous labour. Cochrane Database of Systematic Reviews，2013，63(1)：204-205.

第四节

宫颈阴道探查术

导读

宫颈阴道探查术常在阴道分娩后进行，特别是在器械助产阴道分娩后。检查的目的是及时发现阴道分娩后的宫颈裂伤和阴道裂伤，是避免严重产后出血的方法。

一、指征

1. 器械助产后，特别是在产钳助产分娩后，由于产钳助产增加了胎头的周径，并且产钳是硬的手术器械，易损伤宫颈及阴道，尤其是在进行有困难的产钳分娩时。

2. 急产，由于分娩及宫颈扩张过快，阴道没有充分扩张，胎儿通过时易引起宫颈或阴道损伤。

3. 胎儿巨大，阴道分娩易发生软组织损伤时。

4. 既往有宫颈手术史，如宫颈物理治疗或宫颈电环切除术(loop electrosurgical excision procedure，LEEP)，导致宫颈有瘢痕，组织弹性差，分娩时易发生裂伤。

5. 任何阴道分娩，怀疑软产道有损伤时。

二、手术器械

宫颈阴道探查包需要有三把无齿卵圆钳、上下双叶阴道拉钩和纱布若干。

三、手术方法

大多数宫颈阴道探查是在阴道分娩后，也有一些在分娩结束后，发现有阴道出血，再进行探查术。如为器械助产的，应在会阴切开伤口缝合前进行；如会阴伤口已缝合，需再次探查时，为避免伤口撕裂或暴露不清，可以拆除部分缝线。

手术方法为：在良好的光线下，取膀胱截石位，外阴常规消毒、铺巾，行导尿术排空膀胱。助手用上下阴道拉钩，充分暴露宫颈和阴道。手术者先后用三把卵圆钳沿宫颈前叶钳夹，看清夹着的宫颈情况后，放开中间的一把卵圆钳，向第三把外侧钳夹宫颈，每次均为放开中间的一把，检查宫颈一周。特别需要注意的地方为宫颈两侧，3 点钟和 9 点钟处为宫颈最易裂伤处。宫颈裂伤不超过 1cm 时，常无明显出血，无须特殊处理；超过 1cm 伴有活动性出血时，应立即用可吸收线缝合裂伤。宫颈裂伤缝合至宫颈游离缘上 0.5cm 为止，不能缝合至宫颈边缘，以防宫颈缩复后形成宫颈管狭窄。

宫颈探查后，助手用拉钩拉开宫颈，可以暴露宫颈的前、后穹窿和两侧穹窿，以及阴道伤口的顶端和阴道的四周。如有撕裂，应一一及时缝合。探查后，可以再缝合阴道及会阴的伤口，并做肛门检查，避免缝线穿透。探查结束后，应做好详细记录。

本节关键点

阴道分娩后，对于可疑软产道损伤者，均应探查宫颈阴道；探查宫颈后，注意检查阴道前后穹窿和两侧穹窿。同时因阴道检查的侵入性可能给产妇带来不适感，因此在探查前应与产妇充分沟通，告知其检查的目的。

(刘铭)

参考文献

刘兴会，徐先明，段涛，等．实用产科手术学．2 版．北京：人民卫生出版社，2020：134-135.

第五节

会阴切开及缝合术

导读

会阴切开术是指旨在减少分娩时会阴阻力、避免会阴阴道严重撕裂伤并保护盆底功能，因此而施行的产科技术。现有证据并不支持常规的会阴切开术在避免严重会阴阴道裂伤及保护盆底功能方面优于限制性的会阴切开术，不推荐行无指征的会阴切开术。会阴切开术包括会阴正中切开术和会阴侧切开术，切口规则整齐，易于修补。术者在严格把握会阴切开术指征的前提下，应充分评估产妇的具体情况，正确选择会阴切开术式。在正确的时机行会阴切开至关重要。

一、概述

阴道分娩常并发会阴阴道撕裂伤，严重时可导致肛门括约肌甚至直肠撕裂伤，特别是在急产或产力过强的情况下。会阴切开术（episiotomy）是在第二产程末用剪刀或解剖刀在会阴做一外科切口以扩大阴道出口的手术，旨在使胎儿更易通过产道，避免严重的会阴阴道撕裂伤并获得易于修补的外科切口。近年来，对会阴切开术的深入研究表明，会阴切开术能够为产科操作提供更多空间，减少肛门括约肌张力，但增加了Ⅲ度及Ⅳ度会阴阴道撕裂伤即肛门括约肌损伤的风险。考克兰图书馆（Cochrane Library）系统评价认为，限制性会阴切开术较常规会阴切开术能获得更多益处，限制性会阴切开术严重会阴阴道撕裂伤、会阴阴道后壁撕裂伤、阴道手术修补，以及愈合后并发症等发生率（7 天内）均低于常规会阴切开术，限制性会阴切开术不会增加产后疼痛、尿失禁及性交困难的发生率，但有更高的会阴阴道前壁撕裂伤的发生率。1996 年，爱母分娩行动联盟（Coalition for Improving Maternity Services，CIMS）得到 WHO 及联合国儿童基金会（United Nations International Children's Emergency Fund，UNICEF）的支持，倡导会阴切开率≤20%，争取≤5%。目前根据临床证据及经验不推荐常规应用会阴切开术，应当为有指征地使用。严格把握会阴切开术手术指征，并进行恰当的临床判断，这是应用该手术的最佳指南。

二、术前评估

经阴道分娩者应动态评估产妇盆底及会阴条件，尤其在第二产程，应根据胎儿情况、产程进展、头盆关系、盆底及会阴条件等，经知情同意，在以下情况下酌情考虑行会阴切开术：

（1）会阴坚韧、肌肉组织厚重、水肿，会阴有手术瘢痕形成。

（2）会阴体较短、阴道后壁和直肠前壁空间较小、耻骨弓狭窄等，估计会阴阴道撕裂伤不可避免或不进行会阴切开可能导致更严重的会阴阴道损伤。

（3）阴道助产：胎头吸引术助产、产钳助产、臀位助产术和处理肩难产等。

（4）第二产程延长、子宫收缩乏力、胎儿窘迫、产妇存在合并症或并发症（如妊娠期高血压疾病等）须缩短第二产程，尽快娩出胎儿结束分娩。

（5）胎儿因素：胎儿异常（早期早产儿、巨大胎儿）、胎位异常（持续性枕后位、面先露和臀位等）。

（6）预防性切开：保持盆底的完整性，为产科操作提供更多的空间，偶尔用于为扩大手术视野的经阴道手术。

会阴切开术的重要问题包括切开时机、切口

类型及修补技术。如过早进行会阴切开，会损伤较多的盆底组织，可能导致不必要的失血。如切开过晚，盆底组织可能过度扩张，无法避免盆底及会阴阴道损伤。通常的经验是：胎头拨露明显，会阴高度扩张变薄后于宫缩时切开，估计经1~2次宫缩胎头即娩出；当阴道助产时。

目前使用的会阴切开术包括会阴正中切开术（图8-5-1）及会阴侧切开术。会阴正中切开术修补容易，极少发生愈合不良，术后疼痛轻，解剖复位较好，出血少，性交困难少见，但可能发生切口延长，导致Ⅲ度或Ⅳ度会阴阴道撕裂伤。应合理选择病例，如出现会阴体较短、胎儿过大、胎位或胎先露异常及阴道助产时避免使用。会阴侧切开术切开组织较多，出血较多，修补恢复解剖层次较多，可能发生愈合不良的现象，术后疼痛多见，但切口延长少见，能够获得更大的切口及阴道空间，直肠损伤的风险较低。

三、手术步骤

1. 手术准备 取膀胱截石位，常规消毒外阴阴道、导尿、铺无菌巾。

2. 会阴正中切开术

（1）麻醉：会阴体局部浸润麻醉。

（2）切开：沿会阴后联合正中向肛门方向垂直切开会阴体2~3cm，注意不要损伤肛门括约肌。切开的组织包括处女膜、阴道黏膜、皮肤及皮下组织、会阴中心腱。手术助产、胎儿大或接产技术不够熟练者均不宜采用。具体切开步骤同下面“会阴侧切术”。

3. 会阴侧切术

（1）麻醉：采用椎管内麻醉、阴部神经阻滞或局部浸润麻醉。分娩镇痛使用椎管内麻醉。阴部阻滞麻醉操作步骤：将一手中、示指伸入阴道，触及坐骨棘作为指引，另一手持长针头注射器，在肛门与坐骨结节中点进针，注射0.5%利多卡因5~10ml。先皮下注射一皮丘，将针头刺向坐骨棘尖端内下方阴部神经经过处，回抽无血，注射1/2后，边退针边注射，逐步退回至皮下向阴唇后联合方向，沿拟切开的切口做扇形注射。若为阴道助产术准备，宜做双侧阴部神经阻滞麻醉，可更好地松弛盆底组织。建议在预计1~2次宫缩后胎儿可以娩出时实施。

（2）切开：左手中、示指伸入阴道内，撑起左侧阴道壁并推开胎儿先露部，右手持会阴切开剪刀或钝头直剪刀，剪刀一叶置于阴道内，另一叶置于阴道外，沿阴道内手指的引导，使剪刀切线与会阴后联合中线呈旁侧30°~60°角，从阴唇系带后缘向坐骨结节方向，于胎头拨露后、着冠前、会阴高度扩张变薄后、宫缩开始时，剪开会阴4~5cm。切口向左侧或右侧由操作者习惯决定。如有出血，纱布压迫或1号丝线结扎止血。

4. 宫缩时保护会阴 协助胎头俯屈，使胎头以最小径线在宫缩间歇期缓慢通过阴道口。

5. 缝合 促进子宫收缩，胎盘娩出且检查完整性后，消毒外阴及阴道，阴道纱条填塞阴道后穹窿及阴道上段，上推子宫，暴露阴道下段，仔细检查产道有无裂伤及血肿，探明切口顶端及底部。

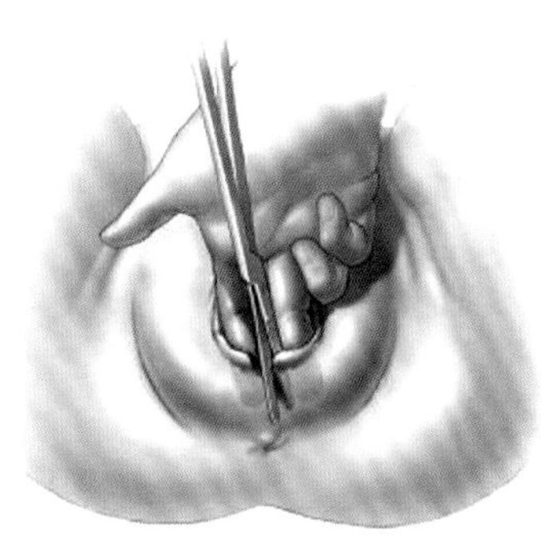
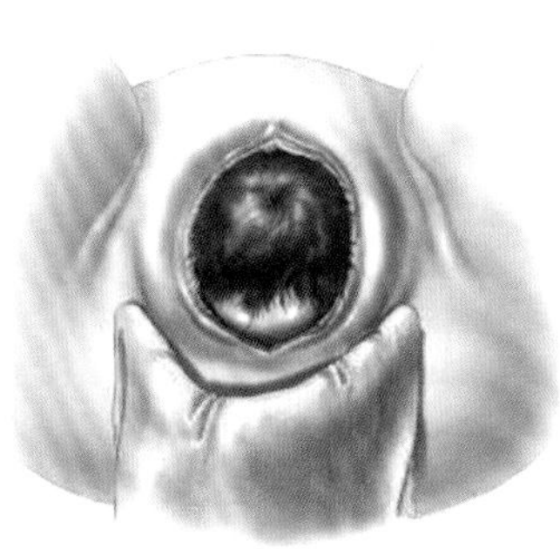
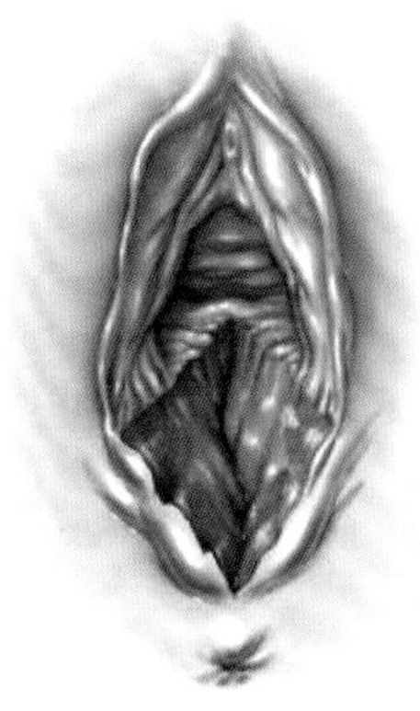

图8-5-1 会阴正中切开术

缝线选择需要根据组织的类型及愈合的时间(皮肤及皮下黏膜 5~7 天,肌层 7~14 天)进行。有感染风险时可选择抗菌可吸收缝线。会阴切开后的缝合应在常规处理宫颈、会阴阴道裂伤后进行。

(1) 缝合阴道黏膜:用中、示指撑开阴道壁,暴露阴道黏膜切口顶端、底部及整个切口,用 2-0 或 3-0 可吸收线,自切口顶端上方 0.5~1cm 处开始,间断或连续锁边缝合阴道黏膜及黏膜下组织,直到处女膜缘。应对齐创缘,不留无效腔。

(2) 用 2-0 可吸收线间断缝合会阴体肌层、会阴皮下组织,达到对合、止血的目的。可以选择防刺伤针。

(3) 用 3-0 可吸收线连续皮内缝合会阴皮肤。

6. **检查** 取出阴道内纱条,仔细检查缝合处有无出血或血肿。常规进行肛门检查有无缝线穿透直肠黏膜,如有,应立即拆除,重新消毒缝合。

四、并发症的防治

会阴切开缝合术最常见的并发症是感染、水肿、裂开等。接产、缝合时应清洁、消毒创面,仔细止血,缝合不留无效腔、对合组织结构,术后应保持外阴局部清洁,注意消毒,这些是防治并发症的重要措施。除非有感染的高危因素,不常规用抗菌药物。

会阴切开术切口裂开主要是由于缝合止血对合不良形成无效腔、血肿,或由于感染而造成。小面积的裂开可用坐浴,由于有充分引流,几天到几周内可逐步愈合良好;更严重的裂口可用抗生素抗感染和坐浴治疗,当活动性感染征象消退后,在局部麻醉下进行清创二次缝合或二期修补术,如Ⅲ度或Ⅳ度裂伤切口裂开,宜行二期修补术。如会阴水肿,在术后 24 小时内,可用 95% 酒精湿敷或冷敷;24 小时后可用 50% 硫酸镁湿纱布热敷或进行超短波或红外线照射。保持大便通畅。

技术难点

把握会阴切开的时机和深刻领会接产要领,是减少会阴切开创伤、防止软产道撕裂和手术并发症的关键。要充分暴露切口,探明切口顶端及底部,缝合第一针应超过顶端 0.5cm 以上,逐层缝合,正确对合,松紧适宜,不留无效腔,避免盲目缝合穿透直肠。

处理技巧

1. 阴道分娩时没有必要常规做会阴切开术,仅用于有指征且知情同意的产妇。
2. 会阴切开术包括会阴正中切开术和会阴侧切开术,应个体化地选择切开方式,会阴正中切开可能导致Ⅲ度甚至Ⅳ度会阴撕裂伤的风险增加,应谨慎使用。
3. 会阴切开应在胎头拨露后、着冠前、会阴高度扩张变薄后、宫缩开始时进行,宫缩时应保护会阴,协助胎头俯屈,使胎头以最小径线在宫缩间歇期缓慢通过阴道口。
4. 把握会阴切开时机和深刻领会接产要领是减少会阴切开创伤、防止软产道撕裂和手术并发症的关键。

经验分享

1. 阴道分娩是一个自然过程,应尽量避免不必要的干预。
2. 循证医学证据表明,限制性会阴切开术较常规会阴切开术能获得更多益处,包括减少严重会阴阴道裂伤的发生率、会阴阴道后壁撕裂伤的发生率、手术修补率和愈合后并发症的发生率,不增加产后疼痛、尿失禁及性交困难的发生率。
3. 严格把握会阴切开的手术指征,提倡限制性会阴切开术,倡导会阴切开率≤20%,争取≤5%。合理选择病例,个体化选择会阴切开方式,发挥其优点,避免其缺点。

会阴切开及缝合术请见视频 1(a、b)。

视频 1a
会阴侧切缝合术

视频 1b
会阴正中切开缝合术

视频 1 会阴切开及缝合术

本节关键点

1. 第二产程应根据胎儿情况、产程进展、头盆关系、盆底及会阴条件，以及助产者的经验等，严格把握会阴切开术指征，经知情同意后行会阴切开术。
2. 会阴切开应在胎头拨露后、着冠前、会阴高度扩张变薄后、宫缩开始时进行。
3. 深刻领会接产要领，是减少会阴切开创伤、防止软产道裂伤的关键。
4. 会阴切开缝合应仔细止血，缝合不留无效腔，组织结构对合良好。

（王晓东）

参考文献

1. CUNNINGHAM FG, LEVENO KJ, BLOOM SL, et al. Williams Obstetrics. 25th ed. New York: McGraw Hill Education, 2018.
2. GLENN DP, JESSICA D, AMANDA YB, et al. Oxorn-Foote Human Labor and Birth. 6th ed. New York: McGraw Hill Education, 2013: 390-430.
3. American College of Obstetricians and Gynecologists. ACOG practice bulletin no. 198: prevention and management of obstetric lacerations at vaginal delivery. Obstetrics and Gynecology, 2018, 132(3): e87-102.
4. APUZZIO JJ, VINTZILEOS AM, BERGHELLA V, et al. Operative Obstetrics. 4th ed. London: CRC Press, 2017.

第六节

软产道损伤缝合术

导读

软产道组织血管丰富且容易愈合。修补的原则包括止血和组织对合。组织对合应准确、张力适宜，否则可能继发水肿，导致疼痛加重甚至组织坏死。

一、会阴阴道裂伤修复术

（一）术前评估与术前准备

胎儿、胎盘娩出，常规检查胎盘、胎膜完整性后，若阴道口仍有持续鲜血流出，在排除子宫性出血后，常规行阴道宫颈检查，识别会阴阴道裂伤。对剖宫产后阴道分娩（vaginal birth after cesarean, VBAC）者，还应经阴道及宫腔探查子宫下段完整性。

（二）手术步骤

会阴阴道裂伤的修补应遵循以下原则：①修补应在有助手及有适当的照明、相关手术设备的分娩室或手术室内进行；②可选择局部麻醉、阴部神经阻滞麻醉或硬膜外阻滞；③充分暴露、清洁创面；④恰当止血、组织结构对合是修复的重点。

1. Ⅰ度会阴阴道裂伤修复术 Ⅰ度会阴阴道裂伤可能涉及阴道黏膜、阴唇系带、阴蒂及尿道口周围、大小阴唇皮肤黏膜的损伤及处女膜环的断裂，一般裂伤很小，应尽量简单缝合。缝合的目的在于止血、恢复组织结构。可用2-0可吸收线间断缝合或连续缝合阴道黏膜和阴唇系带。如果出血较多，可采取“8”字缝合止血，如血运丰富，可采用连续锁边缝合。用3-0可吸收线对会阴皮肤行间断缝合或皮内连续缝合。缝合打结不宜过紧，以免造成张力过大或局部不适。

2. Ⅱ度会阴阴道裂伤修复术 Ⅱ度会阴阴道

裂伤常致会阴浅横肌、深横肌甚至肛提肌及其筋膜撕裂，常位于阴道后壁中央，延伸至会阴体。也可沿两侧阴道旁沟向上延伸导致阴道黏膜及黏膜下组织撕裂伤，重者可达阴道穹窿，导致阴道后壁呈舌形撕裂。Ⅱ度会阴阴道裂伤的修复应逐层进行。

(1) 用阴道纱条填塞阴道后穹窿及阴道上段，上推子宫，暴露会阴阴道裂伤部位。

(2) 用 2-0 可吸收线间断缝合或连续缝合裂伤处阴道黏膜及黏膜下组织，第一针应超过裂口顶端 0.5~1cm，避免回缩的血管持续出血；如果无法看清裂伤的顶端，可以先尽可能高地缝一针，并以此为工具牵拉裂伤的顶端进入视野。

(3) 用 2-0 可吸收线间断缝合撕裂的会阴体深部肌层。

(4) 用 3-0 可吸收线行会阴皮肤间断缝合或连续皮内缝合，如血管丰富，可采用连续锁边缝合，打结不宜过紧。

(5) 取出阴道纱条，常规行直肠指检，检查直肠黏膜的完整性及有无缝线暴露(若有需要可及时拆除)，并感觉肛门括约肌的收缩力及有无血肿形成。

3. **Ⅲ度、Ⅳ度会阴阴道裂伤修复术** Ⅲ度、Ⅳ度会阴阴道裂伤延伸至会阴体，累及肛门外、内括约肌，甚至撕裂直肠阴道隔、直肠前壁和直肠黏膜。Ⅲ度及Ⅳ度会阴阴道撕裂伤应分层修补，修复的重点是恢复组织结构，促进功能康复。

(1) 选择恰当的麻醉。

(2) 充分暴露撕裂部位，清洁冲洗撕裂创面。

(3) 缝合直肠前壁，裂口内松松地塞入一条无菌纱布，用细圆针穿 3-0 可吸收线，由裂口顶端上 0.5~1cm 处开始，间断内翻缝合撕裂的直肠前壁黏膜下及肌层组织，使黏膜对合，注意勿穿过直肠黏膜层，边缝边退出纱布。再间断或连续缝合直肠肌层(避免穿透直肠黏膜)及直肠阴道隔筋膜加固(图 8-6-1)。

(4) 肛门括约肌在断裂后回缩，应在撕裂的肛门黏膜两侧寻找此结构，用 Allis 钳钳夹两侧挛缩的肛门括约肌断端，尽可能完整地拉出。缝合可采用端端缝合或重叠缝合，端端缝合可对合撕裂的肌肉断端，但应避免“8”字缝合，以防组织缺血。重叠缝合可将两侧的肌肉断端重叠 1~1.5cm，用 2-0 可吸收线间断缝合，注意所有的缝合应精确对合。再将两侧肛提肌相对缝合覆盖在直肠壁上(图 8-6-2)。

(5) 用 2-0 可吸收线间断或连续缝合撕裂的阴道黏膜及皮下组织，如血管丰富，可采用连续锁边缝合。

(6) 用 2-0 可吸收线间断缝合其他撕裂的会阴体肌层。

(7) 用 3-0 可吸收线行会阴皮肤间断缝合或连续皮内缝合。打结不宜过紧。取出纱条，常规行直肠指检。

Ⅲ度会阴撕裂伤的修补缝合与完全性撕裂伤

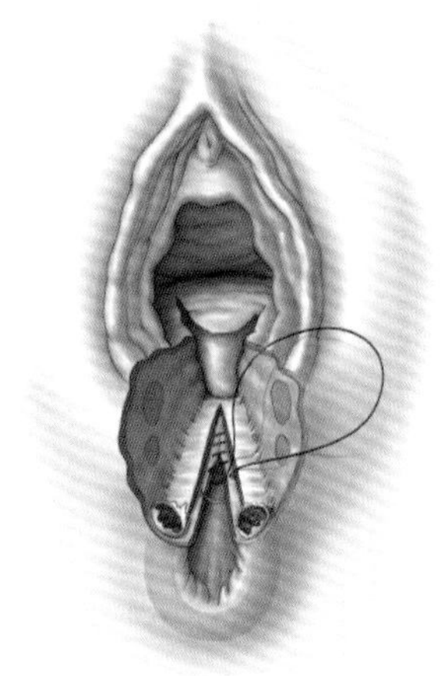

图 8-6-1 直肠前壁缝合

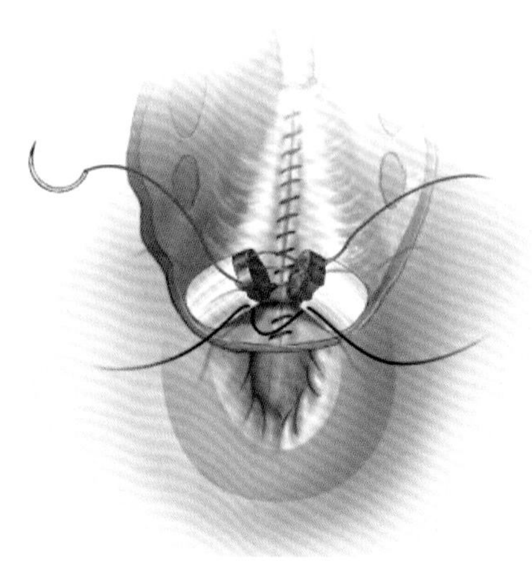

图 8-6-2 肛门括约肌缝合

基本相同,但其直肠壁完整,修补缝合从肛门括约肌的断端开始。对位置高且广泛的阴道裂伤,有必要在缝合后用纱布行阴道填塞以压迫止血,防止血肿形成,并留置导尿管。纱布和尿管可以在12~24小时后取出,推荐常规使用广谱抗生素预防感染。

4. **阴道前壁裂伤修复术** 阴道前壁裂伤可能涉及尿道旁区、小阴唇、阴道侧壁、阴蒂、尿道口等。浅表的小撕裂伤无须修补,大的撕裂伤应间断缝合裂口边缘,以促进伤口愈合。深部撕裂伤必须修补,活动出血处可行“8”字缝合修补裂口及止血。在部分情况下,裂伤可位于静脉曲张处,缝合可能引起新的出血,此时可按压或填塞压迫止血。撕裂伤接近尿道者修补困难,为避免损伤尿道,应安置导尿管以引导缝合,修补后应留置尿管。

(三) 并发症防治

会阴阴道裂伤修复后最常见的并发症是伤口裂开、感染、血肿、肛门括约肌功能不全、性交困难、直肠阴道瘘等。60%~80%的肛门括约肌损伤病人在修复12个月后无任何症状,少数病人可能存在肛门括约肌功能异常或压力性大便失禁。在修复缝合过程中应清洁创面,仔细止血、不留无效腔并充分对合组织结构;修复术后应保持局部清洁消毒,适当使用缓泻剂,保持大便稀软通畅;Ⅱ度及以上会阴阴道裂伤应及时应用抗菌药物预防感染等,这些都是防治并发症的重要措施。术后6~12周内行理疗及盆底肌肉锻炼对恢复盆底功能具有积极意义。对前次分娩有肛门括约肌撕裂伤史的妇女,再次妊娠经阴道分娩发生肛门括约肌功能异常及更严重症状的风险增加,但尚无证据支持行预防性会阴切开术。如前次分娩造成有症状的肛门括约肌损伤或直肠测压异常,再次妊娠时建议分娩方式选择择期剖宫产术。

手术相关问题的研究与探讨

1. 深刻理解并正确把握接产要领是预防会阴阴道裂伤的关键。
2. 凡产后子宫收缩良好而有阴道持续流血者,应常规行阴道宫颈检查,正确评估会阴阴道裂伤分度,由具有产科四级手术授权的高年资医师按相应修复方案及时止血恢复组织结构。检查会阴阴道下段有无撕裂,撕裂部位、深度、广度等。复杂Ⅱ度及以上裂伤,应警惕阴道穹窿及宫颈的撕裂,或累及膀胱直肠的撕裂,同时要探查,以排除阴道深部血肿。
3. 满意的麻醉效果和病人的配合对于清晰地暴露和准确地修复缝合是非常重要的。阴部神经阻滞麻醉适合大多数会阴阴道裂伤修复术,是修复Ⅲ度、Ⅳ度会阴阴道裂伤的理想麻醉方式,对不能耐受手术不适而不配合手术者,可以选择静脉麻醉。对于修复耗时较长的复杂会阴阴道裂伤,硬膜外阻滞持续给药可以提供良好的麻醉效果。将局部麻醉药注入局部组织,也可以获得良好的麻醉效果。
4. 关于直肠壁缝合,传统采用细圆针穿3-0可吸收线间断内翻缝合撕裂的直肠前壁全层,把线结打在肠腔内,再间断内翻缝合直肠肌层(避免穿透直肠黏膜)及筋膜加固。手术者也可根据各自的经验、技术和具体情况选择。
5. 会阴阴道裂伤修复术后应书写完整的手术记录。其内容应包括对撕裂的详细描述和相应的分度;修复的简单步骤;修复术后完整的检查结论,包括阴道黏膜及处女膜缘对合完好,无活跃性出血或血肿,肛门括约肌张力存在且收缩力好,直肠壁无缺损、无缝线暴露等。

处理技巧

会阴阴道裂伤是阴道分娩的常见并发症,恰当止血、组织结构良好对合以及创面清洁处理,是良好愈合和功能恢复的关键。

1. 充分暴露、正确识别和评价会阴阴道裂伤分度是修复的基础。清晰暴露、准确进行手术的关键包括:用阴道纱条填塞后穹窿及阴道上段,上推子宫;良好的麻醉,如阴部神经阻滞麻醉、静脉麻醉,甚至是硬膜外阻滞;术者示指和中指的巧妙应用等。
2. 对于撕裂创面的清洁处理,可以用0.5%甲硝唑液、1%聚维酮碘液等冲洗创面。这是Ⅱ度以上裂伤修复的必要手术步骤,可进一步辨明解剖结构,确定修复方案,防治产后感染。

3. 止血是修复的第一要务。产时软产道高度扩张，会阴、阴道及盆底撕裂的血管产后回缩，导致止血困难。仔细探查创面出血及血肿情况，恰当止血，防治创面积血和血肿是撕裂修复的首要任务。要求在超过撕裂顶端 0.5~1.0cm 行“8”字缝合，缝合复杂的阴道壁撕裂及会阴体撕裂时不能留无效腔。对无活跃性出血、修复困难的复杂阴道撕裂，用阴道纱条填塞压迫可能更有效，但应注意同时填塞压迫撕裂顶端以上的阴道穹窿及撕裂两侧的阴道侧壁，防止出血及血肿形成。
4. 组织结构对合是修复的重点。断裂处女膜缘及肛门括约肌的完整对合是修复组织结构的标志，缝合修复直肠壁及阴道壁是手术的基础，缝合修复肛提肌及会阴体肌层是盆底功能康复的关键。
5. 直肠腔为高压腔，要防止粪瘘的发生。直肠壁修复缝合要密实，针距为 0.5cm。要求内翻对合，黏膜下层进针、出针应尽量靠撕裂缘，浆肌层进针、出针距撕裂缘 0.5cm。为避免缝线穿过直肠黏膜，必要时助手可将示指置入肛门内作引导。

二、宫颈撕裂缝合术

（一）术前评估及术前准备

对有宫颈撕裂高危因素的产妇，产后子宫收缩良好而有阴道持续流血者，产后常规进行阴道宫颈检查即能识别及评估宫颈撕裂。充分暴露宫颈，用 2 把无齿卵圆钳依次交替夹住袖口状的宫颈外口边缘，从 12 点钟处开始，循序详细检查宫颈 1 周，避免遗漏。对波及阴道穹窿的宫颈撕裂，还应经阴道及宫腔探查子宫下段的完整性。严重的宫颈撕裂可能不表现为外出血，而以内出血为主，形成阔韧带血肿或腹膜后血肿，对有内出血表现者，应即时行剖腹探查，评估子宫下段撕裂、阔韧带等盆腔出血或血肿情况。

（二）手术步骤

1. 宫颈检查发现撕裂超过 1cm 或有活动性出血者，将 2 把无齿卵圆钳分别夹住撕裂的宫颈两侧裂缘，向下牵拉，尽量暴露撕裂全貌，直视撕裂的顶端。

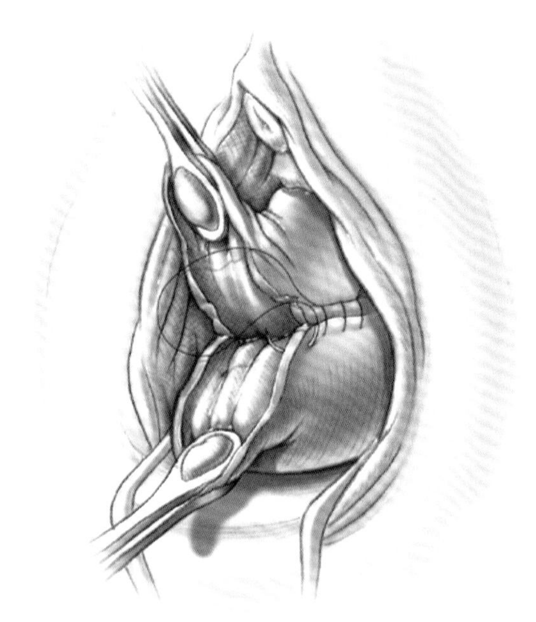

图 8-6-3　宫颈撕裂缝合术

2. 用 2-0 可吸收线于撕裂顶端 0.5~1cm 以上“8”字缝合第 1 针，打结的松紧程度以刚好能够控制出血和对合组织为宜。继而间断内翻缝合或连续锁边缝合撕裂的宫颈全层，至宫颈游离缘上 0.5cm 为止。宫颈血运极为丰富，连续锁边缝合后可仍有渗血，进一步缝合可能仅增加出血点而没有效果，此时可用卵圆钳钳夹渗血的部位止血(图 8-6-3)。

3. 对宫颈环形撕裂或撕脱者，可横向间断缝合止血。

4. 对波及阴道穹窿的宫颈撕裂，或宫颈撕裂向上延伸超过宫颈阴道部不能暴露撕裂顶端，按子宫破裂行剖腹探查，在直视下处理高位撕裂。

（三）并发症防治

宫颈撕裂缝合至宫颈游离缘上 0.5cm 为止，不能缝合至宫颈边缘，以防宫颈缩复后形成宫颈管狭窄。仔细修补宫颈撕裂伤至关重要，不仅能够控制出血，还能够预防瘢痕形成和慢性上行性感染。

手术相关问题的研究与探讨

对波及阴道穹窿的宫颈撕裂，或宫颈撕裂向上延伸超过宫颈阴道部不能暴露撕裂顶端，不要勉强经阴道修复，可剖腹探查，评估子宫下段撕裂、阔韧带等盆腔出血和血肿情况，在直视下处理高位撕裂，避免误伤输尿管。

处理技巧

1. 凡产后子宫收缩良好而有阴道持续流血者，即应常规进行阴道宫颈检查，循序详细检查宫颈1周，避免遗漏，对波及阴道穹窿的宫颈撕裂，还应经阴道及宫腔探查子宫下段的完整性。
2. 缝合宫颈要掌握“两个0.5cm”原则，即第1针于撕裂顶端0.5cm以上“8”字缝合，可有效缝扎撕裂处已经回缩断裂的血管；最末1针至宫颈游离缘上0.5cm为止，不能缝合至宫颈边缘，以防宫颈缩复后形成宫颈管狭窄。要求内翻缝合。

三、子宫破裂

（一）术前评估及术前准备

凡妊娠晚期或分娩期疑诊为子宫破裂者，应按子宫破裂启动应急预案，抑制宫缩，交叉配血备用，通知超声科医师、麻醉医师及具有产科四级手术授权的高年资医师合作处理，积极按子宫破裂行剖腹探查，控制出血，同时快速输血进行支持治疗。术中根据年龄，胎次，生命体征，子宫破裂的程度，破裂时间长短，子宫裂口是否整齐，创面有无感染，当时、当地医疗救助及社会、经济、交通条件，产妇保留生育功能的意愿等，在充分知情同意的前提下，决定行子宫破裂清创缝合修补术或子宫全切术。

（二）手术步骤

1. 尽快剖腹取出胎儿及其附属物。如胎儿部分或全部脱出宫腔，应由破裂口迅速娩出胎儿及其附属物。

2. 将子宫托出腹腔，用血浆管环形捆绑子宫下段（子宫下段环形捆绑术）临时止血。全面探查子宫及宫旁损伤出血灶，包括识别及评估子宫撕裂、阔韧带血肿、膀胱损伤、直肠损伤等，进行全面的阴道宫颈检查，评估宫颈、阴道撕裂伤等。充分评估病人的状态，创面情况，设备条件，术者的经验，病人保留子宫和生育能力的意愿，当时、当地医疗救助及社会、经济、交通条件等因素选择最终的术式。

3. 子宫破裂在12小时以内、裂口边缘整齐、无感染征象、病人生命体征平稳、有再生育要求、子宫肌肉组织适宜修复重建者可行子宫破裂清创止血缝合修复术。清除宫旁积血及血肿，仔细止血，必要时行双侧髂内动脉结扎术。用1-0可吸收线分层缝合子宫裂口，一般为2~3层。剖宫产瘢痕破裂在修补时可修剪边缘瘢痕并重新缝合周围新鲜组织。如经充分评估，病人不适宜再次妊娠或无生育要求者，可在知情同意的前提下行双侧输卵管结扎术。

4. 对子宫破裂无法行裂口修补术或无法控制的大出血，在没有明显感染征象且破裂未累及宫颈和阴道旁组织时，可选择子宫次全切除术。对于子宫破裂无法行裂口修补术、存在无法控制的大出血、伴有明显的感染征象或累及宫颈和阴道旁组织时，有必要行子宫全切术。如撕裂伤延伸至宫颈，但无法切除宫颈，应对宫颈仔细缝合止血。

5. 术中需准确地识别膀胱并保持其远离术野。子宫下段（特别是子宫下段剖宫产瘢痕）破裂时，由于膀胱与子宫下段相粘连，常伴有膀胱壁撕裂。应仔细探查，清创修复膀胱、输尿管、直肠等损伤。

6. 阴道宫颈检查证实宫颈、阴道撕裂，行经腹经阴道联合会阴阴道裂伤修复术，保留子宫者，行经腹经阴道联合宫颈撕裂缝合术。

（三）并发症防治

1. 出血和感染是子宫破裂导致的最主要的威胁产妇生命的两大原因。有效的液体复苏和积极的输血治疗是剖腹探查的基础；缝合修复子宫破口，清除血肿，全面探查宫旁的损伤出血灶，仔细止血修复，必要时行子宫全切术、填塞压迫止血，围手术期使用抗生素，是控制出血、防治感染的关键。

2. 全面探查子宫周围组织脏器损伤，包括阔韧带血肿、膀胱损伤、直肠损伤、宫颈及阴道裂伤等，及时清创止血缝合。在清创止血缝合过程中要辨明组织解剖结构，防止误夹、缝扎，损伤膀胱、输尿管和盆腔大血管及静脉丛等。

3. 预防血栓。

手术相关问题的研究与探讨

1. 待产分娩过程中怀疑子宫破裂时，应立即采取措施抑制子宫收缩，缓解子宫破裂的进程。可肌内注射哌替啶 100mg，或静脉注射硫酸镁或β受体激动剂等。
2. 子宫破裂胎儿未娩出者，即使死胎也不应经阴道娩出胎儿，应迅速剖腹取胎。避免加重子宫撕裂、增加出血、促使感染扩散。
3. 挽救生命比留住子宫更重要，若血流动力学不稳定，子宫复杂性撕裂如撕裂延及宫颈或为多发性撕裂，撕裂修复失败或超过 12 小时未修复、组织水肿或有明显感染征象时，应积极行子宫全切术。手术者也可以根据病人的具体情况和各自的经验、技术，尽可能地清创止血缝合，争取保留子宫。
4. 剖宫产率飙升和子宫肌瘤手术指征泛滥的问题：前次剖宫产术和子宫肌瘤剥除术成为瘢痕子宫最常见的原因。近年瘢痕子宫再次妊娠的阴道分娩率明显提高。爱母分娩行动联盟（Coalition for Improving Maternity Services，CIMS）以及 WHO、联合国儿童基金会（United Nations International Children's Emergency Fund，UNICEF）倡议，剖宫产后阴道分娩率≥60%，争取≥75%。瘢痕子宫再次妊娠分娩的安全性与前次手术技术、子宫切口修复情况、术后炎症及盆腹腔脏器粘连等因素密切相关，在严格控制剖宫产率的同时，必须规范剖宫产术的机构和岗位技术准入，规范剖宫产术操作流程。

处理技巧

1. 全面探查识别子宫及宫旁损伤出血灶，及时清创止血缝合；术中需准确地识别膀胱并使其远离术野。
2. 对血流动力学不稳定、子宫破裂修复及清创止血缝合困难者，应积极行子宫全切术，必要时进行盆腔填塞压迫止血。

四、子宫内翻

（一）术前评估及术前准备

凡在胎儿娩出后出现剧烈腹痛、阴道大量出血及休克，休克程度与出血量不符时，应考虑到急性子宫内翻的可能。阴道 - 腹部双合诊和超声检查可明确诊断子宫内翻并确定内翻程度。当内翻子宫已脱出宫颈口或阴道口时，诊断并不困难。胎盘未剥离的子宫内翻，易被误诊为娩出的胎盘，而再次牵拉会加重病情及疼痛。在积极防治感染和进行液体复苏抗休克的同时，应镇静、止痛，交叉配血备用，通知麻醉医师及具有产科四级手术授权的高年资医师合作处理，评估产妇一般状况及休克程度、产道及内翻子宫局部情况，积极准备复位子宫。

（二）手术步骤

1. 麻醉　由麻醉医师评估麻醉的可行性，如果产妇已有硬膜外阻滞，可追加剂量充分麻醉；如病人循环不稳定甚至休克，可考虑全身麻醉，辅助子宫松弛。

2. 急性子宫翻出，子宫颈尚未回缩紧束翻出的宫体，可行经阴道子宫内翻徒手复位术。通常在子宫内翻发生 1 小时内进行，成功率为 75%~80%。方法如下：产妇取膀胱截石位，导尿。术者一手伸入阴道，手指缓慢扩张子宫颈翻转环后，手掌托住翻出的宫底，手指放置在子宫颈体交界处，向子宫施加压力，以“最后翻出的宫腔壁最先还纳，先翻出的宫腔壁最后还纳”的顺序依次向上推送还纳翻出的宫腔壁，缓缓上推，最后还纳宫底；另一手置于耻骨联合上以协助，帮助扩张子宫底部凹陷。当翻出部分完全复位时，停止麻醉，在宫腔内的手变成握拳式，抵住子宫底，将整个子宫向上托起，超过脐平面，伸展、拉紧子宫韧带，使内翻子宫完全复位，保持 3~5 分钟，并注射宫缩剂，增加子宫肌壁的张力，减少出血，防止再次内翻，待子宫收缩后，视宫缩、子宫下段和宫颈缩复情况慢慢退出。若复位后子宫仍处于乏力状态，子宫颈和下段收缩力差，扩张明显时，可在宫腔内填塞纱条，24 小时后取出，防止再次翻出。

如宫颈收缩环过紧，可皮下注射 1/10 000 肾上腺素 0.3ml 或静脉注射地西泮 10mg 或肌内注射阿托品 0.5mg，协助松弛宫颈翻转环。

3. 如手法复位失败，可试用经阴道水压复位，往往能收到满意效果。首先要确保子宫、宫颈没有破口，如发现有，要立即缝合。在托着宫底的手的引导下，将导管置于后穹窿，持续向内滴 1L 温生理盐水，另一手将阴道口盖住，防止水溢出，使穹窿部扩张，从而扩大宫颈翻转环，使子宫能够通过翻转环，逐步复位。

4. 如经阴道徒手复位失败，可行经腹子宫内翻复位术，包括经腹组织钳牵拉子宫复位术(Huntington 手术)、经腹子宫后壁切开复位术和经腹子宫前壁切开复位术。其中 Huntington 术式(图 8-6-4)是基础，要点是松解、扩大子宫翻出后形成的内翻“杯口”狭窄环，松解方法包括全身麻醉、子宫松弛药物、手法松解和手术松解，采用两把组织钳由“杯口”下 2cm 开始逐渐上提翻出的子宫壁直到完全复位。当内翻“杯口”狭窄环太紧时，强行使用 Huntington 手术可能使子宫肌肉撕裂，可联合经阴道子宫内翻徒手复位术。助手经阴道依次并向上推送还纳翻出的宫腔壁协助经腹牵拉复位，可减少 Huntington 术式难度，增加成功率。如 Huntington 术复位失败，可使用经腹子宫切开复位术，以输卵管及各对韧带为标志、正中纵行切开子宫壁及“杯口”狭窄环(图 8-6-5)，切开子宫前壁前要下推膀胱。用 Allis 钳钳夹提拉子宫底，术者左手加戴一只手套，示指从切口伸入阴道内，将宫体向上挑起，使子宫逐步复位。复位后加强子宫收缩、缝合子宫切口。

5. 对于严重感染或组织坏死、复位困难失败者，应考虑子宫全切术。

亚急性子宫内翻往往宫颈已收缩，立即复位子宫是不可行的。此时可在阴道内填塞纱布，将宫颈上推至腹腔，安置导尿管。补充液体及电解质，纠正休克，及时输血，使用抗生素防治感染，以改善病人全身状况，等待内翻的子宫可能自动复位；未自动复位的子宫，48 小时后可选择行腹腔镜或腹会阴联合手术复位。慢性子宫内翻还可选择经阴道子宫后壁切开复位术或经腹子宫后壁切开复位术。

（三）并发症的防治

子宫内翻一般是在非直视下经阴道徒手复位，复位不充分可造成子宫周围的韧带伸展不良甚至再次翻出。复位一定要充分，将子宫体上推至脐部水平，使子宫各韧带充分伸展。另外，复位动作粗暴或顺序错乱均可导致子宫破裂，操作时间不宜过长，操作要准确轻柔，力争一次复位成功。

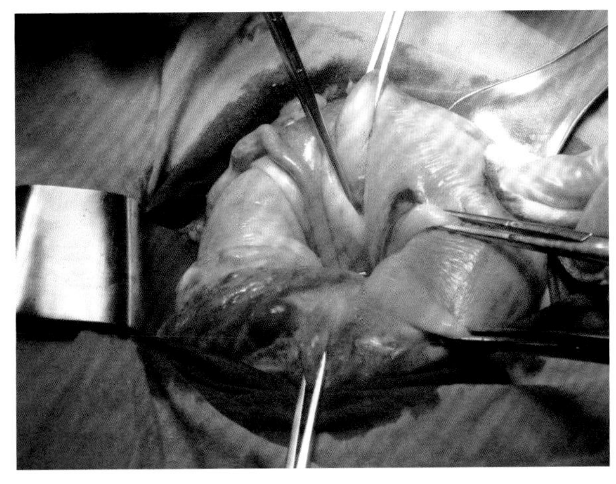
图 8-6-4 经腹组织钳牵拉子宫复位术

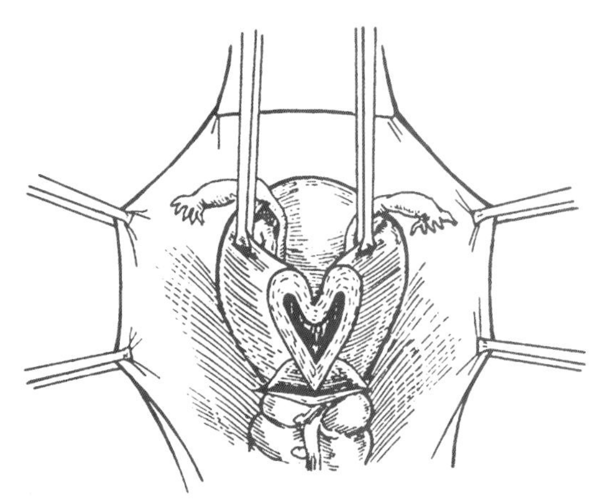
图 8-6-5 正中纵行切开子宫壁及内翻“杯口”狭窄环

手术相关问题的研究与探讨

应避免多次经产，并应规范处理第三产程，子宫内翻是可以预防的。循证医学证据表明，胎儿前肩娩出后及时使用缩宫素维持子宫张力，是规范处理第三产程的主要措施。对于积极牵拉脐带主动娩出胎盘并无循证医学证据支持。

1. 一旦确诊子宫内翻，在复位前应停止使用宫缩剂。应保持血流动力学稳定，必要时可使用宫缩抑制剂，如硫酸镁或β受体激动剂。
2. 子宫内翻时，如胎盘与内翻子宫壁粘连未剥离，可于复位后剥离胎盘，避免复位前剥离胎盘，加重出血及休克。对于因胎盘附着而复位困难或胎盘部分剥离而伴有大出血者，可先剥离胎盘。
3. 子宫内翻休克复苏：急性子宫内翻可能同时存在创伤性休克和低血容量性休克，在液体复苏和输血治疗的同时，镇静止痛和全身麻醉对神经性（创伤性）休克复苏具有积极意义。
4. 子宫复位成功后，应常规使用宫缩剂8~12小时，加强子宫颈及子宫体收缩，以加强子宫肌壁张力，防止复发。
5. 及时加强应用抗菌药物24~48小时，以防治感染。

处理技巧

1. 积极防治感染和进行休克复苏、镇静止痛和麻醉，是子宫内翻复位的基础。
2. 在子宫内翻复位过程中用温生理盐水纱垫包裹保温翻出的子宫，可维持子宫循环和张力、保护子宫内膜。
3. 徒手复位术的原则是最后翻出的部分先行复位，操作时间不宜过长，操作要准确、轻柔，力争一次复位成功。
4. 松解子宫内翻形成的宫颈翻转环及内翻“杯口”狭窄环，对子宫内翻复位至关重要。
5. 在进行经腹经阴道联合子宫内翻复位术时，助手经阴道依次向上推送还纳翻出的宫腔壁协助经腹牵拉复位，可减少手术难度，缩短手术时间，增加成功率。

软产道损伤缝合术见视频2。

视频2
外阴静脉曲张阴道分娩

本节关键点

1. 深刻理解并正确把握接产要领是预防会阴阴道裂伤的关键。必须进行全面的产后阴道、宫颈、盆腔检查。挽救生命比留住子宫更重要。
2. 组织结构对合是产道损伤修复的重点。断裂处女膜缘及肛门括约肌的完整对合是修复组织结构的标志。缝合修复直肠壁及阴道壁是手术的基础，缝合修复肛提肌及会阴体肌层是盆底功能康复的关键。
3. 宫颈撕裂第1针于撕裂顶端0.5cm以上开始，行“8”字缝合，间断内翻缝合撕裂的宫颈全层，最末1针至宫颈游离缘上0.5cm为止。
4. 在子宫破裂时抑制子宫收缩、液体复苏和输血治疗是积极剖腹探查的基础。缝合、修复子宫破口，清除血肿，全面探查宫旁损伤出血灶，仔细止血修复，必要时行子宫全切术。
5. 子宫内翻时应停止使用宫缩剂，在液体复苏和输血治疗的同时，进行镇静、止痛和全身麻醉；松解子宫内翻形成的宫颈翻转环及内翻“杯口”狭窄环，对子宫内翻复位至关重要。经腹经阴道联合子宫内翻复位术更容易、成功率更高。正确处理第三产程至关重要。

（王晓东）

参考文献

1. CUNNINGHAM FG，LEVENO KJ，BLOOM SL，et al. Williams Obstetrics. 25th ed. New York：McGraw Hill Education，2018.

2. GLENN DP, JESSICA D, AMANDA YB, et al. Oxorn-Foote Human Labor and Birth. 6th ed. New York: McGraw Hill Education, 2013: 390-430.
3. APUZZIO JJ, VINTZILEOS AM, BERGHELLA V, et al. Operative Obstetrics. 4th ed. London: CRC Press, 2017.
4. 刘兴会,徐先明,段涛,等. 实用产科手术学. 2版. 北京:人民卫生出版社,2020:234-279.

第七节

剖宫产术

导读

孕龄达28周的妊娠,通过剖腹、切开子宫娩出胎儿的手术称为剖宫产术,以往也有定义为剖腹切开子宫取出胎儿及其附属物的手术称为剖宫产术。而不足28周妊娠时剖腹切开子宫取出胎儿及其附属物的手术称为剖宫取胎术更为确切。剖宫产术的目的是为保证母儿安全,若因手术而损害母儿安全,这就有违剖宫产的本来目的。剖宫产术主要用于解决高危妊娠的分娩问题,对于高危妊娠而言,剖宫产术起到了重要作用。近年来随着输血、麻醉及抗生素等相关领域的进展,剖宫产手术安全性已得到了极大的提高。但不能因此而滥用此术,否则将增加手术中意外情况及远期并发症的发生风险。因而,严格掌握手术指征,规范手术操作极为重要。

剖宫产是产科常见而重要的手术,古典式剖宫产术(子宫体部剖宫产术)因并发症多,目前已极少采用;腹膜外剖宫产术因操作复杂、并发症较多,目前也很少采用;经腹子宫下段剖宫产术是目前临床应用最广泛的剖宫产术式,新式剖宫产术(包括以色列的Stark术式和中国香港的周基杰术式)即对传统经腹子宫下段剖宫产术的某些步骤进行了一定改进,以使剖宫产手术更快、更安全。

一、术前评估及术前准备

(一)术前评估

应了解胎儿情况,如胎儿大小、胎位、胎盘位置、先露高低,以及有无手术适应证和禁忌证,若有内科合并症及并发症,应请相关专业医师共同商定手术中可能出现的意外情况的处理对策。详细询问产妇生育史及手术史,充分估计剖宫产术中可能出现的意外情况,如腹腔粘连、胎盘植入、前置胎盘等。

(二)术前准备

择期手术前禁食应长于6小时,禁水长于4小时,清洁皮肤,备血,做好新生儿复苏及抢救准备。

(三)术前常规检查

血、尿常规,血型鉴定及凝血功能检查是最基本的检查项目,必要时应根据产妇的具体情况行心电图及肝、肾功能等生化检查了解重要脏器功能有无异常。

(四)手术适应证

1. 胎位不正。横位无法矫正,或胎儿畸形,行毁胎术有困难者。初产妇臀位胎儿体重估计超过3 500g者。

2. 绝对骨盆狭窄、胎儿过大或相对头盆不称者。

3. 极低体重儿(<1 500g),剖宫产较安全。

4. 因患其他疾病生命垂危,需抢救胎儿者,或产妇有其他严重疾病不宜继续妊娠而短期内又无法经阴道分娩者。

5. 胎儿窘迫需尽快娩出胎儿者。

6. 宫颈口未全开而有脐带脱出时。

7. 2 次以上胎儿、婴儿死亡和不良产史。

8. 产妇血小板减少,担心胎儿的血小板也减少,若经阴道分娩受挤压可能引起新生儿脑内出血。

9. 前置胎盘、胎盘早剥。

10. 其他:如瘢痕子宫、软产道梗阻、软产道特殊感染等。

(五)手术禁忌证

1. **胎死宫内** 若胎儿过大或产妇有阴道流血,如前置胎盘、胎盘早剥等情况仍需行剖宫产术。

2. **胎儿畸形** 若胎儿畸形阴道分娩有困难者,如连体双胎等,也可行剖宫产术。

3. **孕妇全身情况不佳** 如暂不能耐受手术,例如孕妇合并严重的内、外科疾病,暂时不能耐受手术者,应进行积极有效地治疗,待病情好转后再行手术。

4. **严重胎儿窘迫** 胎心率持续下降到 70 次 /min 以下,剖宫产应慎重,应知情告知产妇胎儿可能在剖宫产手术过程中胎死宫内。麻醉起效后应常规听胎心。

二、经腹子宫下段剖宫产术操作要点

(一)切开腹壁打开腹腔

剖宫产腹壁切口主要采用下腹正中纵切口和下腹横切口。

1. 下腹正中纵切口操作要点

(1)切开皮肤和皮下脂肪:在脐与耻骨联合中点之间做纵切口,切口下端距耻骨联合上 1cm 为宜,顺次切开皮肤和皮下组织。

(2)切开腹直肌前鞘和分离腹直肌:钝性分离腹直肌时动作不宜粗暴,避免损伤腹直肌和其下的血管。

(3)打开腹膜:先用手指钝性分离腹膜外脂肪,即可清楚看到腹膜和其下方的子宫,主刀医师和助手用中弯止血钳(Kelly 钳)轻轻提起腹膜,用刀切开,并用剪刀向上向下扩大切口。

2. 下腹横切口操作要点

(1)切口位置:一般采用 Pfannenstiel 切口,即耻骨联合上 2 横指(3cm)的浅弧形切口。切口的长度以 12~13cm 为宜(图 8-7-1)。

(2)切开腹壁打开腹腔:切开皮肤层(表皮及真皮),于中线处切开 5cm 长的脂肪,在中线两侧筋膜各切一小口,钝头弯剪沿皮肤切口的弧度向两侧稍剪开筋膜(注意剪刀尖应向上翘,勿损伤筋膜下方的肌肉组织)(图 8-7-2A、B)。

主刀医师和助手也可分别用两示指从中线向两侧同时撕拉开脂肪及筋膜至与皮肤切口等长,也可先撕开皮下脂肪层后再撕开筋膜层(图 8-7-3A、B),皮肤及皮下出血用纱布压迫止血,一般不需结扎,少数较大的血管断裂出血者,可用蚊式止血钳钳夹至开腹,多可达到止血的目的。撕拉脂肪层对腹壁血管损伤较少(图 8-7-3C)。

主刀医师和助手分别用鼠齿钳(Allis 钳)提起筋膜上切缘中线两侧,示指钝性向脐孔方向从筋膜下游离两侧腹直肌,并用钝头弯剪剪断筋膜与腹白线的粘连;同法用 Allis 钳提起筋膜下切缘中线两侧,将锥状肌从筋膜下游离(图 8-7-4A、B、C)。

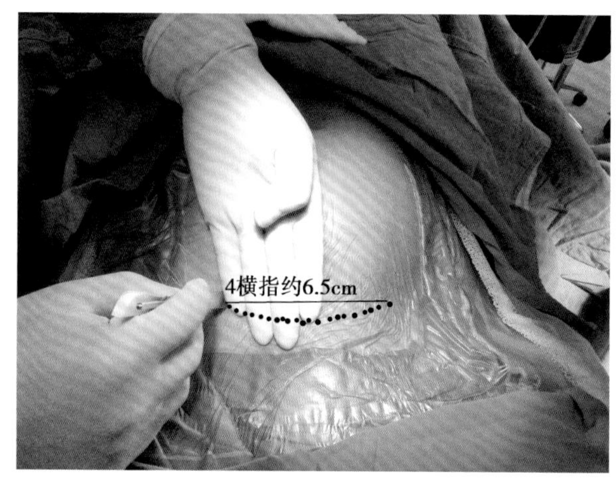

图 8-7-1 下腹部横切口位置

用 Kelly 钳沿中线分离两侧腹直肌，并用手指上下钝性分离(注意手指应垂直，勿向腹直肌下方弯曲以免损伤其下的血管)，如有锥状肌阻挡，应从中间剪开。向两侧钝性拉开腹直肌，暴露腹膜外脂肪，手指钝性分离腹膜外脂肪，暴露腹膜(图 8-7-5A、B)。

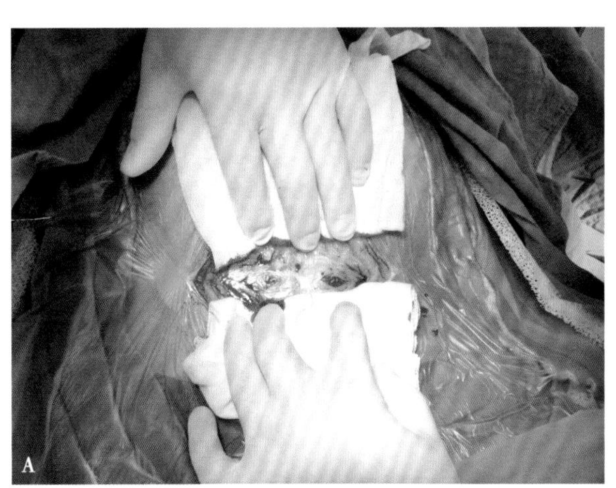

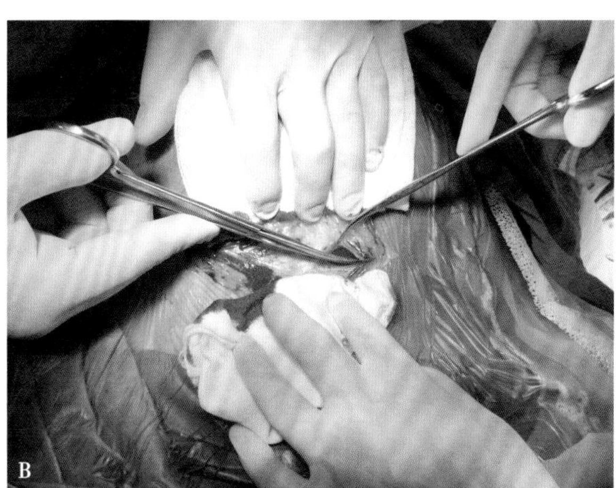

图 8-7-2　下腹部横切口逐层切开步骤
A. 切开真皮及皮下脂肪层；B. 中线向两侧剪开筋膜层

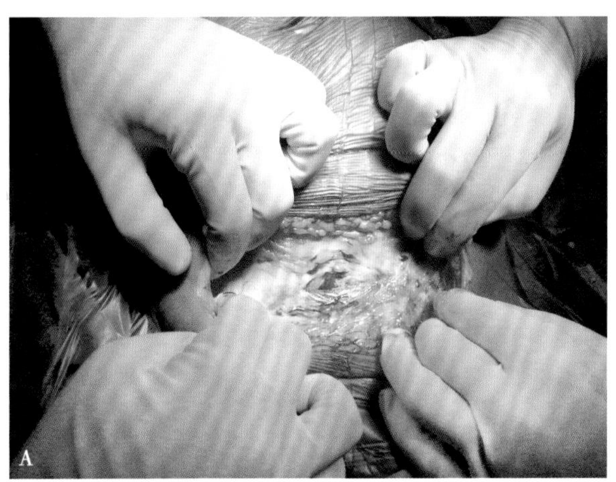

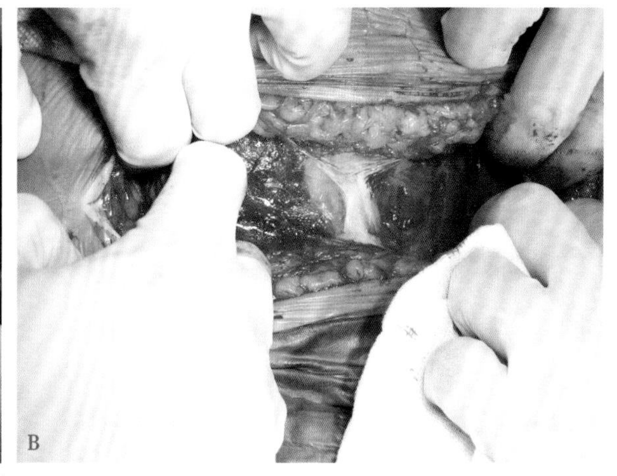

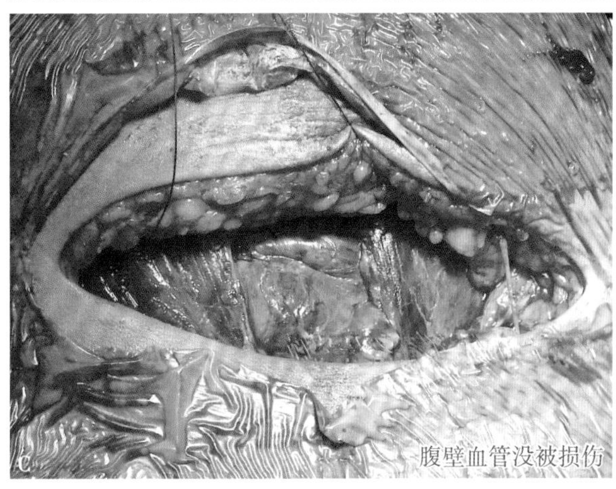

图 8-7-3　逐层钝性扩张横切口的步骤
A. 用手钝性撕开两侧皮肤层；B. 用手钝性撕开筋膜层；
C. 双手钝性撕裂、扩张切口可减少腹壁血管损伤

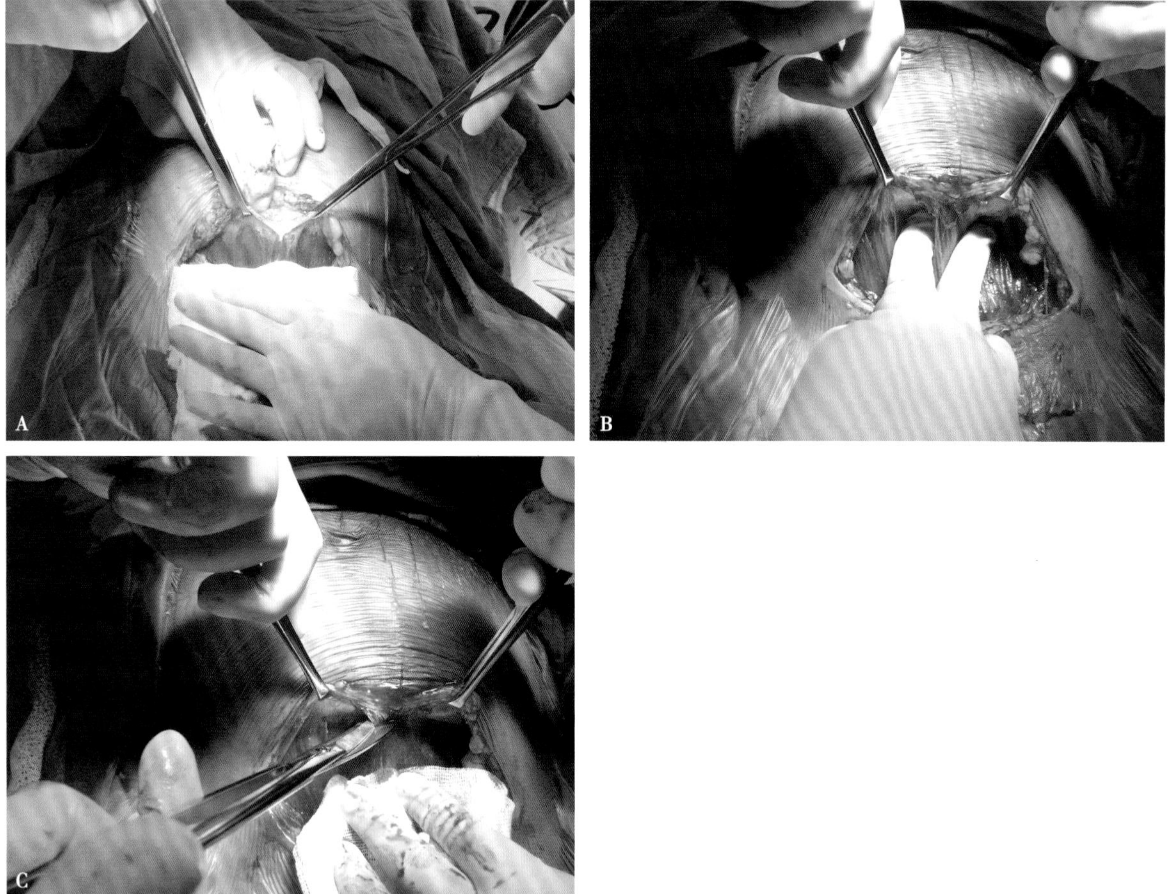

图 8-7-4　逐步分离筋膜层与腹直肌层的步骤

A. Allis 提起筋膜上缘；B. 钝性游离腹直肌；C. 钝性剪开分离筋膜与腹白线的粘连带

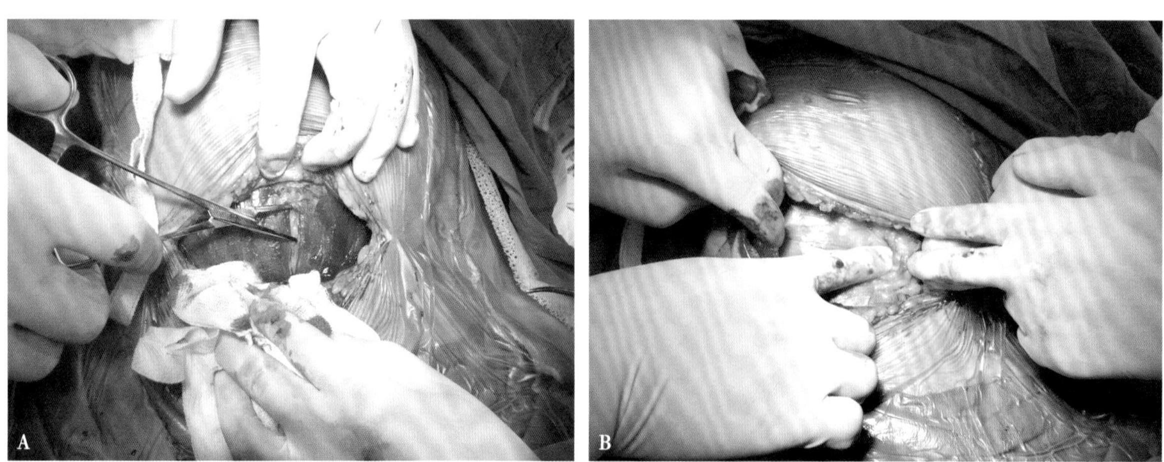

图 8-7-5　打开腹膜、进入腹盆腔的步骤

A. 分离腹直肌自然间隙，暴露腹膜外脂肪；B. 钝性分离腹膜外脂肪，暴露腹膜

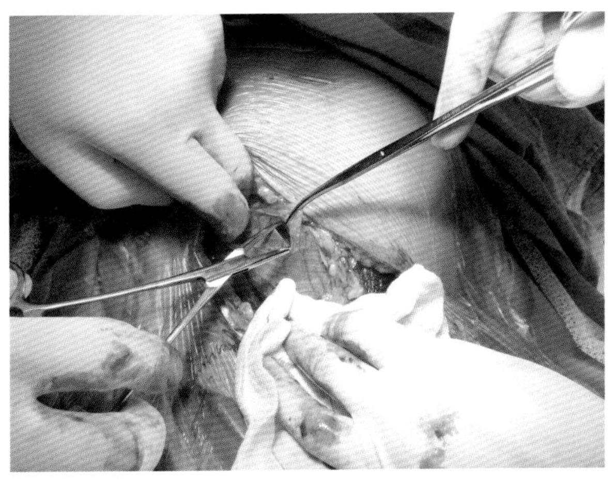
图 8-7-6 Kelly 钳轻提并打开腹膜

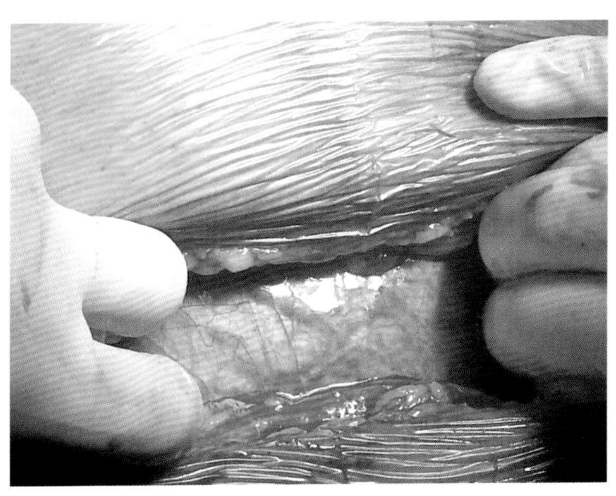
图 8-7-7 双侧牵拉扩大腹壁切口

Kelly 钳轻轻提起腹膜，先用刀切开一小孔或用 Kelly 钳打洞，再用剪刀向两侧各横向剪开 1~2cm（横向剪开的目的是避免撕开时向下损伤到膀胱肌层），然后左右撕开腹膜（图 8-7-6）。

主刀医师和助手双手重叠放入腹腔，提起两侧腹壁和腹膜，向两侧牵拉以扩大腹壁和腹膜切口，用力应均匀、缓慢，逐渐增强，此时主刀医师应评估腹壁切口各层大小是否能顺利娩出胎儿，必要时扩大切口（图 8-7-7）。

（二）暴露和切开子宫下段

操作要点为：

1. **暴露子宫下段** 观察子宫旋转方向，子宫下段形成情况（宽度和高度），看清子宫膀胱腹膜反折（子宫下段上缘的标志）和膀胱的位置，必要时用右手进入腹腔探查。耻骨上放置腹腔拉钩，充分暴露子宫下段（图 8-7-8）。

2. **切开子宫下段** 将子宫扶正，于子宫下段腹膜反折下 2cm 之中线处，横弧形（弧形凹面向上）切开反折腹膜及子宫肌层 3~4cm 长，主刀医师用左手示指和右手拇指分别放在子宫切口两端绷紧切口，减少羊水进入切口血窦的可能，待羊水基本吸净后，主刀医师两手指均匀用力，缓慢地向两侧稍呈弧形撕开子宫切口至约 10cm 长（图 8-7-9）。

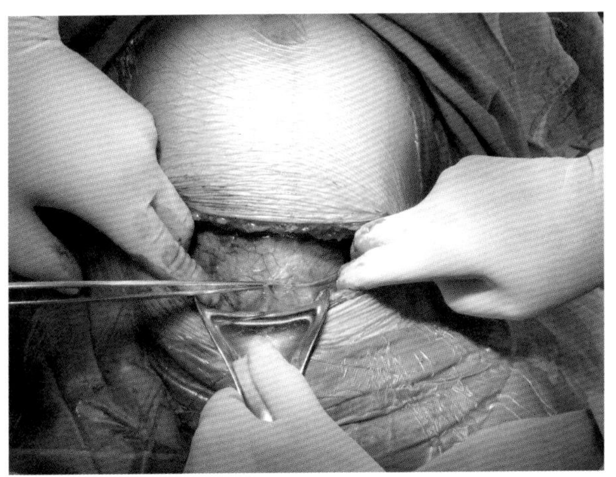
图 8-7-8 充分暴露子宫下段

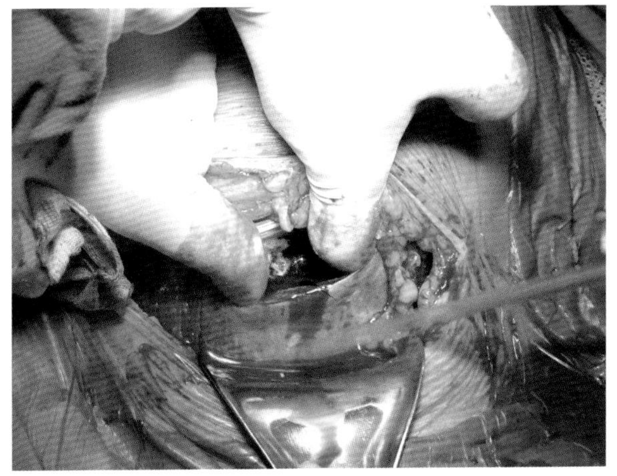
图 8-7-9 用刀腹切开子宫下段肌层后，用手指弧形撕开子宫切口

（三）娩出胎儿和胎盘

操作要点为：

1. 子宫切口扩大后，继续快速吸净羊水，移除耻骨上腹腔拉钩；主刀医师以右手进入宫腔，四指从胎头侧方越过头顶到达胎头后方，托胎头于掌心，手掌要达到枕额周径平面；主刀医师手指以盆底为支点，屈肘向上向孕妇足方向用力，同时助手左手向上向孕妇头方向提起子宫切缘上份，右手在宫底加压，利用杠杆原理缓慢将胎头娩出子宫切口。

2. 胎头娩出后，主刀医师立即用手挤出胎儿口腔、鼻腔中液体；继而助手继续向下推宫底，主刀医师顺势牵引，娩出前肩、后肩和躯干；主刀医师将胎儿置于头低位，再次用手挤出胎儿口腔、鼻腔中的黏液和羊水，助手钳夹切断脐带，胎儿交台下人员处理。

3. 胎儿娩出后（图 8-7-10），台下人员在静脉输液中加入缩宫素（常规是 500ml 晶体液加入缩宫素 10U，给药速度根据产妇反应调整，常规速度是 250ml/h）以预防产后出血，主刀医师和助手迅速用卵圆钳钳夹子宫切口出血点，要特别注意钳夹好切口两端，以免形成血肿，卵圆钳钳夹困难时可换用 Allis 钳。钳夹切口完成后，应在子宫肌壁注射缩宫素 10U（前置胎盘、多胎妊娠、羊水过多等产后出血高危产妇，可考虑直接在宫壁注射卡前列素氨丁三醇 250μg）。

4. 给予宫缩剂后，不要急于徒手剥离胎盘，耐心等待胎盘自然剥离后牵引娩出，以减少出血量。娩出胎盘时要注意完整娩出胎膜，特别注意子宫切口边缘及宫颈内口上方有无胎膜残留。

5. 胎盘娩出后，检查胎盘胎膜是否完整，并用卵圆钳钳夹纱布块擦拭宫腔 3 次。蜕膜组织过多者，可用有齿卵圆钳伸入宫腔悬空钳夹清除。

（四）缝合子宫

操作要点为：用 1-0 可吸收缝线，分两层连续缝合。第一层从主刀医师对侧开始，先用 2 把 Allis 钳夹好切口顶部，在其外侧 0.5~1cm 做“8”字缝合后，打结，不剪断缝线，然后全层连续缝合至主刀医师侧，最后 1 针给予扣锁缝合，但也要超出子宫切口角部 0.5~1cm。第二层从主刀医师侧向对侧将浆肌层（包括反折腹膜）做连续包埋缝合，应在第一层缝线中间进针，缝到对侧后，与第一层保留的缝线打结（图 8-7-11A、B）。

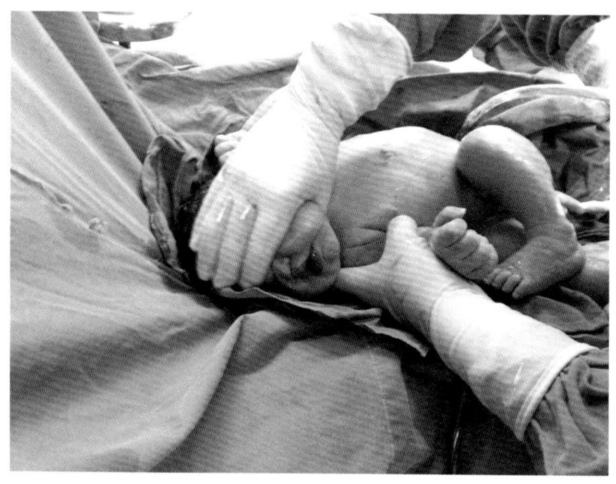

图 8-7-10　主刀医师用手挤出胎儿口腔、鼻腔中的液体

（五）关腹

操作要点：

1. 关腹前先检查子宫及双附件有无异常，如发现异常则给予相应处理。彻底清除盆腹腔积液，仔细清点纱布器械无误。

2. 2-0 可吸收缝线或 1 号丝线连续缝合腹膜。

3. 检查，止血，用 2-0 可吸收缝线或 4 号丝线间断缝合腹直肌 2~3 针。

4. 2-0 可吸收缝线或 4 号丝线间断或连续缝合腹直肌前鞘或筋膜。

5. 0 号丝线间断缝合皮下脂肪。

6. 4-0 可吸收缝线皮内缝合或 1 号丝线间断缝合皮肤。

7. 切口覆盖纱布，按压宫底，挤出宫腔内积血。

三、并发症的防治

1. 切口感染的预防　国内外大量研究表明，伤口感染多为病人自身皮肤表面的细菌所致，因而，手术前的皮肤消毒要严格、规范。如按不同消毒剂要求进行，同时要保证足够的消毒范围，因为术中常有羊水外溢造成污染范围扩大。腹壁缝合

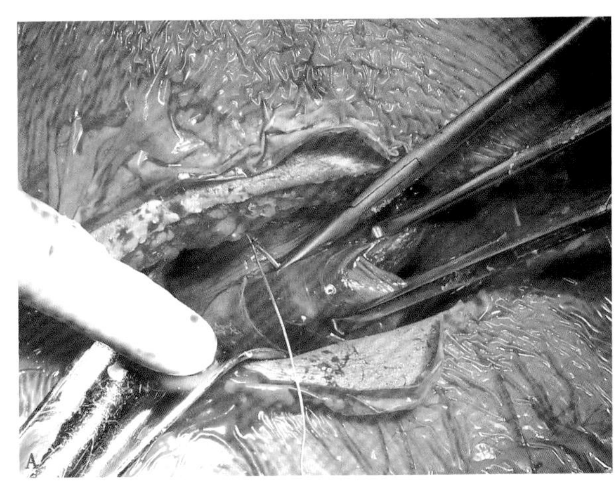

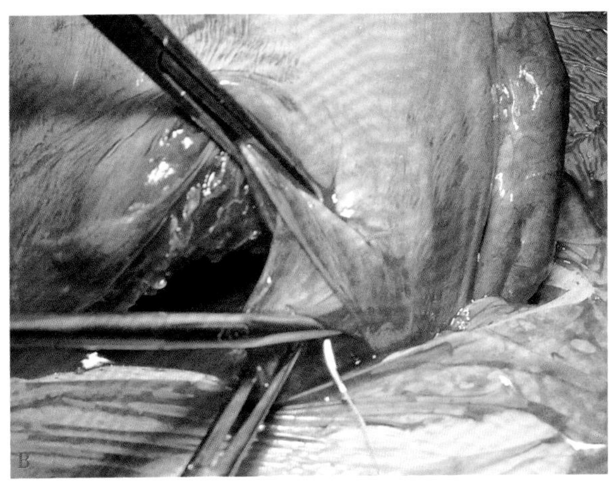

图 8-7-11 子宫下段横切口缝合时的要点

A. 第一针应在子宫切口顶部外侧 0.5~1.0cm 处，“8”字缝合打结；B. 最后一针同样应超出子宫切口角部 0.5~1.0cm

时要注意对合整齐，不留无效腔，止血彻底。

2. **子宫切口血肿的预防** 子宫切口血肿是剖宫产术中比较多见的并发症，若术中规范操作多可避免。首先，子宫切口第一针应缝合在切口顶端外侧 0.5~1cm 处，以防回缩的血管漏扎。其次，打结宜紧不宜松。

3. **避免子宫切口愈合不良** 在缝合子宫切口时打结应松紧适度，以达到止血为度，针距一般以 1.5cm 为宜，子宫切口上下段对合整齐，尤其是当子宫上下段厚薄不一时更应注意，因为子宫切口下段多较薄，缝合时可以将切口下缘全层与上缘子宫肌层对合缝合。

4. **避免胎儿损伤** 胎儿损伤多为切开子宫时误伤胎儿先露部或胎儿娩出过程中发生骨折，前者可以通过小心作子宫切口而避免，切开方法采用“漂切法”，即用刀腹分次轻轻划开（切勿用刀尖做深切，以免损伤胎儿，在羊水过少及再次剖宫产时尤其应小心），边切边用左手示指触摸感觉，当感觉仅有极薄的肌纤维未切开时，改用 Kelly 钳划开肌纤维及胎膜，助手立即吸羊水。必要时适度上推胎先露以帮助其形成小的羊膜囊，这样可以避免胎儿损伤。胎儿娩出时动作应轻柔，不用暴力，按正确的分娩机转娩出胎儿。

5. **产后出血** 详见第八章十六节。

剖宫产术请见视频 3（a、b）。

视频 3a
剖宫产术

视频 3b
双胎剖宫产术及子宫肌瘤挖除术

视频 3 剖宫产术

四、手术中的难点与技巧

剖宫产术使用得当对于减少母儿并发症、保证母婴健康发挥了重要作用，若使用不当也会导致严重的母婴并发症。这些并发症的发生多与手术中突发的困难有关，因此要重视剖宫产手术中的一些突发困难的处理及防范，这对于减少母婴不良预后有重要意义。以下就常见的突发困难分别进行讨论。

胎儿娩出困难是剖宫产术中最多发生的问题，常见的原因有麻醉效果不佳使得肌肉松弛不够，腹壁及子宫切口选择不当（切口过短、切口位置过高或过低）、胎儿过大、胎儿过小、胎头高浮、胎位异常、胎头深陷等。当然主刀医师的经验及手术操作技巧也是重要的影响因素之一。即使子宫切开后只要没有大量出血，且没对胎儿进行刺激，一般胎儿在宫内不会有太大危险，当然原有胎儿缺氧另当别论。因此，在娩出胎儿前应尽量吸尽羊水，预防羊水栓塞。娩出胎儿一定要沉着、稳健、宁慢勿快，避免急躁、粗暴，切忌一见胎头就急欲娩出而行暴力，引起胎儿损伤或子宫切口的撕裂。一旦失败反而增加胎儿缺氧的发生概率。

（一）胎头深陷的处理

何为胎头深陷，不同经验的医师可能会有不同的定义，通常在剖宫产中娩出胎儿时，由于胎头过低致使主刀医师无法或很困难地从胎头侧面顺利地把手伸到胎头的顶部（底部），导致胎儿娩出困难者即可考虑是胎头深陷。胎头深陷的原因多数是由于产程中宫口已经扩张到 5cm 以上，头先露时颅骨的最低点已下降到坐骨嵴水平以下。剖宫产率越低的医院这种情况发生率越高，发生胎头深陷的多数产妇是在产程发动后进行剖宫产的。宫口扩张越大、先露越低发生这种情况的概率也就越大。

在经验不足时，多数主刀医师的处理方法是强行或用暴力把手伸至胎头侧面再强力进入先露底部，有时勉强会成功，但这种做法的最大危险是，极易造成子宫下段切口撕裂，这种撕裂可以是切口延长性撕裂，也可能是切口纵向性撕裂。前者可能会造成阔韧带撕裂而出现严重出血，甚至损伤输尿管。纵向性撕裂可致切口缝合困难，且影响子宫切口的愈合。有时主刀医师与助手轮流操作以求快速娩出胎儿，但这种做法，若不是由于主刀医师或助手的技术问题，有时也同样会发生上述错误。加上反复操作会加重对胎儿的刺激，使得胎儿的自主呼吸增加，从而增加胎儿羊水吸入及胎儿缺氧的风险。有时主刀医师勉强把手插入胎头与骨盆之间，但用力方向不对也难以娩出胎儿，且会导致严重的子宫撕裂。正确的处理方法应该是，术前应对胎头深陷有所预估，在阴道分娩试产过程中，如产程已进入活跃期尤其是在进入第二产程先露较低时，产程进展不顺改行剖宫产者就应想到有胎头深陷的可能。这时手术应由技术比较熟练的医师进行，台下应备有助产士或医师，必要时进行协助。

1. 调整体位，使头低臀高 此法适用于深陷的胎头与骨盆壁之间可以容下主刀医师四指时，主刀医师上半身弯曲右肩适当向术野靠近（以主刀医师立于产妇右侧为例），使右臂与子宫的长轴平行，以利于右手四指插入胎头与骨盆之间，等待宫缩间隙期以持续缓慢的斜向上的力量使胎头逐渐移动至子宫切口处，若无法判定子宫收缩与否，应把手置于胎头下方，向前上方用力需持续达 1 分钟以上，多数情况下会发现胎头突然松动。这与子宫收缩间隙期到来有关，有时主刀医师操作数秒或数十秒不成功又更换主刀医师再次进行操作，上述困难依旧，反而增加胎儿缺氧的风险。一旦胎头上移，则按常规即可轻易娩出胎儿。本法的原则是使胎头缓慢水平地退出骨盆腔，若违背平行原则，一是胎头上移困难，二是因手臂紧压子宫切口的下缘，使其张力增加，导致娩出胎头过程中切口撕裂。

2. 上推胎肩法 若在子宫切开前预估到有可能胎头深陷，可以通过触摸胎头位置，再次证实胎头深陷，这时子宫下段切口应适当向上移到子宫体与子宫下段交界下 2cm，这里子宫肌层较厚，切开后扩张性较好，在娩出胎儿时不易撕裂。子宫切开后，可发现切口下是胎儿的肩部，进一步确实胎头深陷。此法适用于深陷的胎头与骨盆壁之间难以容下主刀医师四指时。主刀先用双手示指和中指分置左右胎肩，以持续向斜上的力量上拉胎肩，使胎头从盆腔脱出至切口水平，再娩出胎头，持续用力的时间有时可能需达到 1 分钟以上，胎儿多会在宫缩间隙期向上松动，接着以常规方法娩出胎儿。

3. 阴道内上推胎头法 估计出头困难者，应术前行外阴阴道消毒，在切开子宫前，台下助手应做好上推胎头的准备。术中确实困难者，台下助手应用手指持续向上用力推动胎头，胎头松动后再从台上娩出胎儿。

4. 使用单叶产钳 若主刀医师对产钳操作比较熟练，也可用单叶产钳助娩胎儿，用剖宫产出头产钳置于胎头下方，持续缓慢用力，逐渐将胎头撬出切口。忌用大角度暴力上撬胎头，以避免子宫下段的严重撕裂。

（二）胎头高浮的处理

胎头高浮与胎头深陷相反，多见于择期剖宫

产术,尤其是在未足月、胎儿偏小时更易发生。有时主刀医师用力不当,把正常位置的胎头上移过多,也可造成胎头高浮。通常的做法是,需在切开子宫前有所预估,适当把子宫下段切口位置取高一些,这样可以减少多数胎头高浮。切开子宫后应尽可能待羊水吸净后,助手应先在宫底施加一定的持续性的下推力,使胎头下降至切口下方后,主刀再进手取胎头,主刀和助手一定要充分利用杠杆原理,多可顺利娩出胎头。若胎儿过大,胎头高浮用上述方法难以起效时也可使用双叶产钳助娩。更应注意用双叶产钳助娩时应动作稍缓慢,以免子宫切口撕裂。对于胎儿过小的胎头高浮,主刀医师也可以用手进宫腔,抓取胎儿足部行内倒转后以臀位娩出胎儿,有时反较头位更方便娩出胎儿。这种情况在胎儿越小时成功的可能性越大。对于胎儿偏大者不宜用此法。

(三)出血多时手取胎盘的技巧

子宫收缩差,胎盘尚未剥离时,最好不要手剥胎盘,以免出血过多,这时首先应是尽快使子宫收缩,待子宫收缩后再行手剥胎盘。若子宫收缩差、胎盘已有部分剥离且出血多时,主刀医师可用左手(左立位者用右手)伸入腹腔置于子宫底部,按压子宫底部及体部,稍做按摩后分别用拇指和小指压迫左侧和右侧的子宫动脉,可以明显减少因子宫收缩乏力引起的出血,且可促进子宫收缩。这时若子宫收缩仍不满意,可使用宫缩剂,使子宫满意收缩后再行手剥胎盘。

五、手术相关问题探讨

(一)腹壁切口选择

腹壁切口无论是横切口还是纵切口,都可选择,一般纵切口肌肉损伤小,故术后膜壁粘连较横切口更少。但横切口美观、愈合快,尤其对腹壁脂肪厚的孕妇更为适用,但产妇重度肥胖时,脐上纵切口可能优于脐下纵切口。因此,腹壁切口应依据病人的个体要求以及病人的病情来选择。与横切口相比,正中纵切口可以让医师更快进入腹内、减少出血和浅表神经损伤,而且在需要扩大术野的时候更容易地向头侧延伸。因此,对一些可能出现危重并发症的孕妇,如凶险性前置胎盘、妊娠合并巨大卵巢囊肿、娠合并凝血功能障碍者等建议选择下腹正中纵切口。横切口有多种选择,可以选择耻骨联合上缘切口、耻骨联合上 2~3cm、下腹皮下脂肪横行自然皱褶处(骨盆线处也称 Pfannenstiel 切口),也可用双侧髂前上棘连线下 2~3cm 的横切口,此为 Stark 术式的切口(Joel-Cohen 切口),但位置太高,不太美观;而周基杰术式(又称"周氏剖宫产术")的切口(耻骨联合上 1~2cm)位置太低,增加手术困难,初学者操作较难。周氏剖宫产术恰在阴毛线水平或稍下方,术后阴毛遮盖后较为美观,但个别病人因为此位置毛孔多,瘢痕有时反而可能较为明显。因此,一般仍推荐行骨盆线切口。切口的大小应根据胎头双顶径的大小来选择,对于异常胎位者,如臀先露、横位等,可以适当选择较大切口以避免后出头困难。正中纵切口至分娩的中位时间短于横切口(首次剖宫产为 3 分钟 *vs.* 4 分钟;再次剖宫产为 3 分钟 *vs.* 5 分钟),但新生儿结局无改善,并且纵切口组的一些产妇和新生儿结局更差,例如产妇的产后输血率增加和新生儿的产房插管率也更高。结局较差的原因可能是有未能发现的混杂因素,因为皮肤切口的选择和剖宫产指征有关。

(二)子宫下段切口的选择

子宫下段切口常采用子宫下段横切口,传统手术方法是适当下推膀胱,在膀胱后方的子宫下段切开子宫,这种术式对膀胱功能有一定的影响,增加膀胱子宫的粘连,同时,切口撕裂延长时可增加损伤膀胱、输尿管及血管的机会。近年来国内外学者均推荐不下推膀胱,在子宫体与子宫下段交界处下方 2cm 处选择切口,可以减少上述损伤的机会,切口愈合良好,而且可减少子宫切口出血量(见图 8-7-8)。总之,子宫切口的选择要点在于切口大小必须足以让胎儿无创伤娩出。需要考虑的因素包括:胎儿的位置和大小、胎盘的位置、有无子宫肌瘤、子宫下段的形成情况及未来的妊娠计划。对比子宫下段横切口和纵切口的小型研究显示,这两种方法的切口至分娩时间和近期母婴结局并无显著差异。但低位纵切口的女性日后妊娠并选择阴道试产时,子宫破裂的风险更高。在做子宫切口之前,医师应知晓胎盘和胎儿的大体位置,这有助于避免撕裂胎盘,也有助于胎儿分娩。如果产程延长且胎头在骨盆深处，那么子宫下段可能非常薄且向上回缩。此时的切口不能过低，否则可能会切割宫颈或阴道。

子宫下段纵切口现临床很少采用，由于下段较短，手术切口不能延长，胎儿娩出困难，切口只能向上延至子宫体下部，使子宫肌肉损伤，增加下次手术风险。因此这种切口只能用于孕周较小时，一般建议在足月妊娠时不采用此类切口。

（三）子宫切口缝合问题

目前大概有两种子宫切口缝合方法，即单层缝合法及双层缝合法，目前，有大量循证医学证据表明，子宫切口双层缝合法有利于子宫切口愈合，国外曾有作者进行一项大样本回顾性研究显示，子宫切口单层缝合再次妊娠时子宫破裂的风险比双层缝合明显增加。单层和双层缝合的短期产妇结局相似，但单层缝合速度更快。荟萃分析通过对比研究发现，单层和双层缝合子宫切口的总体产妇感染性并发症、子宫内膜炎、伤口感染和输血发生率相近，但单层缝合的手术时间缩短 6 分钟。目前尚无证据表明单纯连续缝合和单纯连续扣锁缝合之间的近远期有何差异，但因单纯连续缝合更为简单易行，故推荐应用。

（四）腹膜缝合问题

缝合腹膜可能会增加部分腹膜牵拉痛，而不缝合腹膜这种疼痛会减少，但目前有更多的文献支持缝合腹膜再次手术时腹腔内的粘连会比不缝合腹膜更少，因而建议缝合腹膜，但不必过分收紧缝线。这更符合外科手术原则。不闭合腹膜对粘连形成的影响仍不清楚。不缝合腹膜可能会使增大的子宫粘连于腹前壁或阻碍腹膜自发闭合，而闭合腹膜可能会导致缝线异物反应和组织损伤。

（五）不必要的操作

1. 宫颈扩张 在关闭子宫前，临产或非临产的女性都不需要常规接受人工/器械性宫口扩张。对照研究发现这种操作不会改善术后血红蛋白水平，也不能降低发热或伤口感染的发生率，同样手术结束也没有必要常规从阴道扩张宫颈，但手术结束清理阴道可能的积血还是有一定的积极意义的。

2. 子宫冲洗 没有必要在关闭子宫前冲洗子宫。没有强有力的证据表明，与切开前用肠外抗生素预防相比，抗生素溶液冲洗子宫更有利于预防术后感染。同样子宫缝合结束在关腹前也没有必要常规冲洗腹腔，因为这样并不减少发生感染的机会，也没有提示可以降低剖宫产术后子宫内膜异位症的发生风险。

本节关键点

1. 严格掌握手术指征，完善术前各项准备。
2. 腹壁切口应大小适中。娩出胎儿前应尽量吸净羊水。胎头及胎盘娩出应稍慢。
3. 子宫切口缝合时需在两顶端外侧 1cm 左右，以免遗漏退缩的血管。

（徐先明）

参考文献

1. DODD JM，ANDERSON ER，GATES S，et al. Surgical techniques for uterine incision and uterine closure at the time of caesarean section. Cochrane Database of Systematic Reviews，2014，7(3)：CD004732.
2. 徐丛剑，华克勤 . 实用妇产科学 . 4 版 . 北京：人民卫生出版社，2017.
3. WATERFALL H，GRIVELL RM，DODD JM. Techniques for assisting difficult delivery at caesarean section. Cochrane Database of Systematic Reviews，2016，1(1)：CD004944..
4. ABALOS E，ADDO V，BROCKLEHURST P，et al. Caesarean section surgical techniques：3 year follow-up of the coronis fractional，factorial，unmasked，randomised controlled trial. Lancet，2016，388(10039)：62-72.

第八节

再次剖宫产术

导读

由于全球剖宫产率的持续攀升,再次剖宫产手术(repeat cesarean delivery)明显增加。手术中的盆腹腔粘连、子宫撕裂、前置胎盘、胎盘粘连、胎盘植入等情况的发生使手术难度加大,产后出血、子宫切除、脏器损伤、新生儿窒息等发生率增加,甚至危及母儿生命。对有剖宫产史的孕妇,应加强孕期保健,正确掌握剖宫产指征,再次剖宫产时应高度重视,充分准备,以保证母儿的安全。

一、概述

(一) 定义

第一次剖宫产为初次剖宫产,两次及以上的剖宫产称为再次剖宫产。临产前所进行的剖宫产术称为选择性剖宫产术。

(二) 再次剖宫产术增加导致剖宫产率升高

根据国家卫生健康委员会发布的《中国妇幼健康事业发展报告(2019)》,2018 年我国剖宫产率为 36.7%,较此前 WHO 对我国统计的剖宫产率 46.2% 已有所下降。近年来高危妊娠增多,剖宫产率随之上升,剖宫产术后瘢痕子宫的比例和数量也相应地增加。由于剖宫产术后瘢痕子宫妊娠和分娩时的高风险,剖宫产术后再次妊娠者大多仍选择再次剖宫产终止妊娠。甚至既往的剖宫产史已成为再次剖宫产的首要原因。有研究报道 2016 年上半年,上海 20 家医院共分娩 62 653 人,约占上海总分娩数的一半,剖宫产终止妊娠有 10 855 例,其中再次剖宫产 7 764 例,占 71.5%,位居剖宫产指征的首位。

剖宫产术后再次妊娠的分娩方式有选择性再次剖宫产(elective repeat cesarean section,ERCS)和剖宫产术后再次妊娠阴道试产(trial of labor after cesarean section,TOLAC)两种,根据中华医学会妇产科学分会产科学组发布的《剖宫产术后再次妊娠阴道分娩管理的专家共识(2016)》,有 TOLAC 意愿的孕妇必须在产前充分评估、具备阴道分娩适应证、规范的产时管理、具备相应的应急预案的前提下实施 TOLAC,同时严格把握再次剖宫产的指征。

二、再次剖宫产术对产妇、新生儿围产期发病率的影响

(一) 对产妇的影响

Landon 等报道 VBAC 和再次剖宫产组孕产妇死亡率无明显差异。但前置胎盘、胎盘粘连、胎盘植入、产科出血、盆腔粘连、脏器损伤、子宫切除、伤口愈合不良等明显增加。

1. 前置胎盘、胎盘植入发生率增加 剖宫产后再次妊娠前置胎盘及胎盘植入的风险明显增高,一次剖宫产后前置胎盘的风险增加 50%,且随剖宫产次数的增加而显著升高。这与剖宫产术后再次妊娠时,子宫瘢痕处蜕膜化不足,或胎盘滋养细胞延伸到蜕膜化不良的子宫内膜部位及滋养细胞的过度侵入有关。因此,再次手术时发生子宫收缩乏力、产后大出血等概率大大增加。Clark 在一项对 30 132 名妊娠妇女的研究中发现,第 1 次剖宫产的病人,胎盘粘连及植入发生率为 0.24%,而第 4、5、6 次剖宫产时分别为 2.13%、2.33% 和 6.74%。其中在 723 名前置胎盘妇女中,第 1、2、3、4 次和≥5 次剖宫产的病人,胎盘粘连及植入发生率分别为 3%、11%、40%、61% 及 67%。

若瘢痕子宫合并前置胎盘且胎盘附着于子宫

前壁下段，则形成凶险性前置胎盘，是威胁产妇生命的极为严重的并发症，可导致产时及产后顽固性大出血、弥散性血管内凝血、多器官功能损害甚至死亡，也是导致产时子宫切除的主要原因之一。2011 年，Lyell 报道，第 6 次及以上剖宫产时子宫切除是第一次剖宫产时子宫切除风险的 15 倍。

2. **盆腹腔粘连** 剖宫产后由于炎症、出血、血肿机化、机械性损伤等因素而易形成盆腹腔粘连。2011 年，Lyell 文献报道，再次剖宫产后盆腹腔粘连发生率高达 46%~65%。此外，膀胱、肠管、输尿管等器官损伤的发生率亦会升高。剖宫产术中缝合脏层及壁腹膜可减轻粘连的程度。

3. **影响伤口愈合** 由于子宫下段的瘢痕血运不良，愈合能力较差，在再次剖宫产时，易出现愈合不良、切口感染，甚至晚期发生产后出血，需切除子宫。

（二）对胎儿、新生儿的影响

由于前次剖宫产缝扎了子宫的部分血管，可能影响了再次妊娠时子宫血管的形成及胎盘附着的中断等，导致胎死宫内、胎儿生长受限、早产有所增加。再次剖宫产术中的盆腹腔粘连可导致手术时间延长，紧密的粘连与新生儿脐动脉血气 pH<7.1 和 5 分钟 Apgar 评分减低有关。

三、再次剖宫产术适应证

1. 存在瘢痕子宫 VBAC 的禁忌证时，建议行再次剖宫产。不赞成因产妇有绝育的要求而选择再次剖宫产。

2. 前次剖宫产为古典式剖宫产，即子宫体部纵行切口或者是“T”形切口。

3. 有子宫破裂病史。

4. 有不能经阴道分娩的内科或产科并发症。

5. 有阴道分娩的产科禁忌证，如前置胎盘或先露异常。

6. 不具备急诊剖宫产及抢救的能力。

7. 有两次子宫瘢痕而没有阴道分娩史。

8. 前次于妊娠中期行剖宫取胎术，因孕中期子宫下段形成不佳，子宫切口一般偏高，分娩方式多倾向于再次剖宫产术。

9. VBAC 失败者。

10. 与产妇及家属商讨，拒绝行阴道试产者。

四、再次剖宫产手术相关问题

（一）再次妊娠及手术时机

妊娠间隔时间与再次妊娠子宫破裂相关。研究表明，瘢痕在术后 2~3 年肌肉化达到最佳状态。但随着时间延长，肌肉逐渐退化失去弹性。妊娠间隔少于 18 个月者与子宫破裂风险显著增高有关，故一般认为剖宫产术后的妇女应严格避孕 2 年，以降低再次妊娠子宫破裂的风险。《威廉姆斯产科学》（第 25 版）认为选择性再次剖宫产应在孕 39 周后实施，同初次剖宫产术，以降低新生儿的发病率，除非有证据证实胎肺已成熟，如进行羊水穿刺术行泡沫实验已验证等。

（二）手术技巧

1. 首次剖宫产时多选择子宫下段中上 1/3 处的横切口，子宫下段形成良好时，不推荐为过多分离膀胱腹膜反折而下推膀胱，钝性分离子宫切口，要减少腹腔内不必要的干预和操作，保证组织血液供应，减少组织损伤，将手术创伤减少到最低。应用广谱抗生素，减轻炎症反应。术后应尽早翻身，及早下床活动。以尽可能地减少腹腔粘连的发生。

2. 再次剖宫产时，于腹壁原切口处楔形切除腹壁瘢痕组织。由于网膜或肠管可能粘连在腹膜的下表面，进入腹腔时应注意避免损伤膀胱、肠管等。选择子宫下段横切口时，位置要恰当。

若切口位置过低，可能为宫颈组织，平滑肌组织少，结缔组织多，愈合能力差，且切口过低靠近阴道，容易导致感染，并且下段狭窄，容易撕裂，不利于愈合。若位置过高，位于子宫体及下段交界处，切口上下缘肌层厚薄严重不对称，缝合时难免对合不良，愈合不佳。若选择原子宫瘢痕切口，则因为原切口主要为纤维组织，非常薄、弹性差，易向两侧撕裂，血运差，不易愈合。故认为子宫切口宜选择高于原切口瘢痕上方 1cm 处的横切口。

再次剖宫产的子宫切口选择亦强调个体化，要根据子宫下段厚薄、长短、胎头位置等，选择在原切口瘢痕处之上或选择在旧瘢痕处，以减少损伤、恢复解剖关系为原则。

处理技巧

1. 瘢痕子宫扩大切口时常在子宫下段上 2cm 处取切口，不完全切透子宫肌层，用止血钳小心地钝性分离肌层，选用剪刀向两侧缘稍向上剪开子宫下段至足够大，娩胎头宜轻柔，避免撕裂切口而损伤子宫动、静脉。
2. 子宫切口双层缝合优于单层缝合，连续单层缝合优于锁边缝合。以 Allis 钳夹好切口顶部，多使用 1-0 可吸收线，从一侧子宫切口顶端外 0.5~1.0cm 开始连续缝合子宫肌层全层，尽量不穿透内膜，注意对合，针间距以 1.0~1.5cm 为宜，针与切缘间距约 0.5cm。顶端最后一针超过切口顶端 0.5~1.0cm。子宫切口第二层缝合将子宫体部浆肌层（含子宫肌层外 1/3~1/2 及反折腹膜）使用 1-0 可吸收线做连续缝合，进针应在第一层针距间。缝合过疏，不利于止血，而过紧过密，会影响血液循环，都会影响伤口愈合。对于瘢痕子宫，缝合时更要掌握拉线的力度，以免用力过大，造成切口瘢痕处撕裂。缝合后应仔细检查切口、针眼有无出血，必要时加针缝合。
3. 对粘连较重、腹腔严重充血或羊水污染严重者，术中可用甲硝唑等冲洗盆、腹腔。术后尽早翻身，及早下床活动。
4. 关于多次剖宫产，根据 Silver 等报道，随着再次剖宫产次数的增加，子宫感染、前置胎盘、胎盘粘连、肠管膀胱损伤、输血、呼吸机治疗、手术时间、住院时间、ICU 监护、子宫切除、产妇死亡率等明显上升。

经验分享

剖宫产术后再次妊娠作为高危妊娠管理的范畴，孕期应做好产前检查，及时发现妊娠并发症，手术时尽量减少母儿并发症的发生。

本节关键点

1. 初次剖宫产率的升高导致再次剖宫产术增加。
2. 再次剖宫产次数的增加，使得孕产妇、胎儿、新生儿致病率明显增加。
3. 存在瘢痕子宫 VBAC 的禁忌证时，建议行再次剖宫产术。
4. 掌握剖宫产技巧，减少产时、产后并发症的发生。

（范玲　丁新）

参考文献

1. 中华医学会妇产科学分会产科学组 . 剖宫产手术的专家共识(2014). 中华妇产科杂志，2014，49(10)：721-724.
2. 中华医学会妇产科学分会产科学组 . 剖宫产术缝合技术及材料选择专家共识(2018). 中国实用妇科与产科杂志，2018，34(04)：405-408.
3. CUNNINGHAM FG，LEVENO KJ，BLOOM SL，et al. Williams Obstetrics. 25th ed. New York：McGraw Hill Education，2018：859-898.
4. ANANTH CV，FRIEDMAN AM，KEYES KM，et al. Primary and repeat cesarean deliveries：a population-based study in the United States，1979-2010. Epidemiology，2017，28(4)：567-574.
5. MING Y，LI M，DAI F，et al. Dissecting the current caesarean section rate in Shanghai，China. Scientific Reports，2019，9(1)：2080.
6. LINDBLAD WOLLMANN C，AHLBERG M，SALTVEDT S，et al. Risk of repeat cesarean delivery in women undergoing trial of labor：a population-based cohort study. Acta Obstet Gynecol Scand，2018，97(12)：1524-1529.
7. SON M，ROY A，GROBMAN A. Attempted operative vaginal delivery *vs.* repeat cesarean in the second stage among women undergoing a trial of labor after cesarean delivery. Am J Obstet Gynecol，2017，216(4)：407.e1-5.
8. 刘兴会，徐先明，段涛，等 . 实用产科手术学 . 2 版 . 北京：人民卫生出版社，2020：100-126.

第九节

产钳助产术

导读

产钳助产术(forceps delivery)是指产妇进入第二产程后,由产科医师借助产钳对胎头进行牵引而帮助胎儿娩出。多数学者认为产钳助产术具有剖宫产术和胎头吸引术不具备的独特优点,非其他产科手术所能完全取代,在产科临床工作中具有一定的地位。

一、概述

Chamberlin 家族于 1600 年左右首次发明并使用产钳。直到 18 世纪,产钳及其应用才被世人广泛知晓。目前临床常用的产钳有 Simpson 产钳、Kielland 产钳、Piper 产钳和剖宫产产钳。

二、产钳结构及功能

产钳由相互交叉的两部分(即左、右叶)组成,每部分包括:钳叶、胫、锁扣及柄四部分。钳叶具有两个弯曲,头弯与胎头的形状相一致,骨盆弯基本上与产轴相匹配。钳叶通过胫与钳柄相连。Simpson 产钳,左、右叶产钳的胫是平行的。左、右产钳叶间的连接常见的方法为英式扣锁,但在 Kielland 产钳中为滑动扣锁。

(一) Simpson 产钳

具有头弯和盆弯,左、右叶钳胫是平行的(图 8-9-1),钳叶交叉处为英式扣锁(图 8-9-2)。最常用于出口产钳术及低位旋转产钳术。

(二) Kielland 产钳

Kielland 产钳又称转位产钳,有头弯,无盆弯,钳叶瘦长而薄,对产道及胎儿损伤较小,左叶的钳锁可以与右叶钳胫的任何一点扣合,上下滑动(图 8-9-3),放置于骨盆任何径线可以旋转,可适应胎头大小避免胎头过度受压,钳尖间距离可大可小,可以交叉,故对胎头位置较高或倾势不均时具有特殊作用。当放置呈不均倾时,仍能扣合而夹持胎头,适用于旋转胎头。

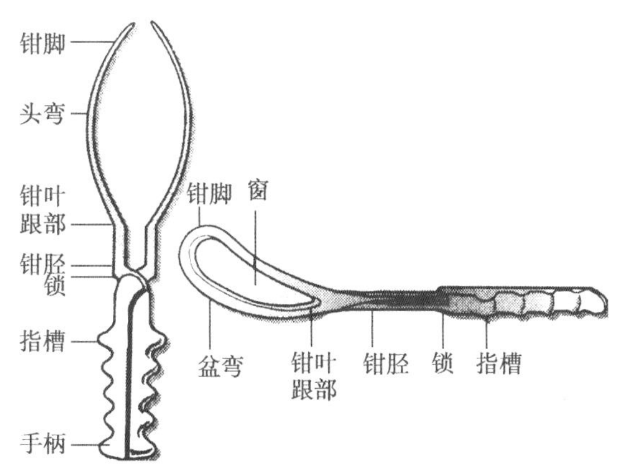

图 8-9-1 Simpson 产钳

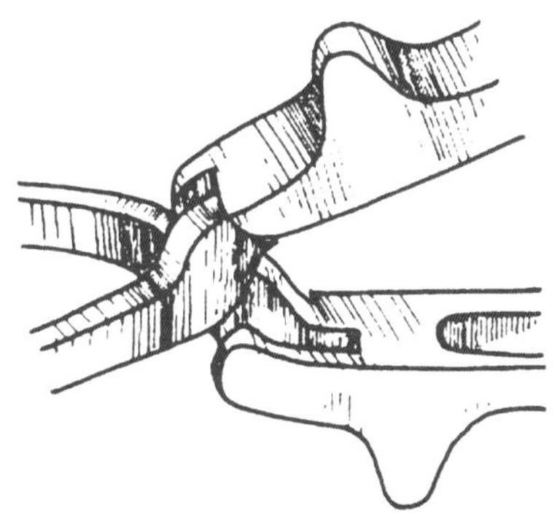

图 8-9-2 扣锁

（三）Piper 产钳

由 Edmund B. Piper 于 1924 年设计问世。其特点是产钳的钳柄比较长，钳柄的弯曲与骨盆弯曲方向相反，独特的结构给钳叶提供了较大的扩展空间，从而减少了胎头所受的压力（图 8-9-4）。

适用于臀位分娩时胎头娩出困难或手法娩出胎头失败者。使用的前提条件是胎儿上肢已经娩出，胎头已经入盆并转正。其优点在于在实施过程中 Piper 产钳下垂的钳柄使得产钳可以直接放置于胎头两侧而不必过高地上举胎体，以避免损伤胎儿颈部。缺点在于 Piper 产钳钳叶的骨盆弯曲曲度小，在实施过程中容易引起会阴部的损伤。

（四）剖宫产产钳

该产钳柄短，钳叶仅有胎头弯曲（图 8-9-5），现主要用于剖宫产手术。常用于胎头高浮、胎头深入盆腔或用手娩出胎头困难者。通常是用双叶产钳娩出胎头，也有使用单叶产钳者。

（五）循轴牵引钳

该钳也称 Tarnier 产钳，是法国产科医师 Stephan Tarnier 根据牵引带骨盆弯的产钳柄部的方向与牵引儿头所经路线不一致的概念，将 Simpson 产钳加以改良而成，于 1877 年设计问世。适用于中位或低位产钳助产。每叶产钳匙后部附以弯曲杠杆，杠杆的另一端连接于一中央横棒，以备执握及牵引，此牵引结构含数节能活动的关节（图 8-9-6）。应用时，将此横棒向后下方牵引，胎头的位置虽略高或略有斜置，但仍可循有利的产道自然方向下降。

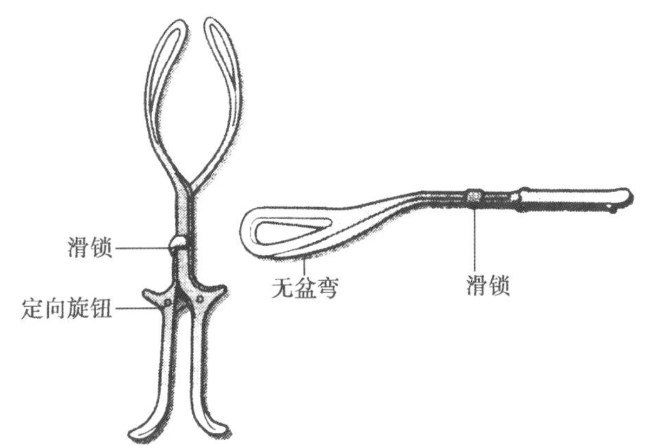

图 8-9-3　Kielland 产钳

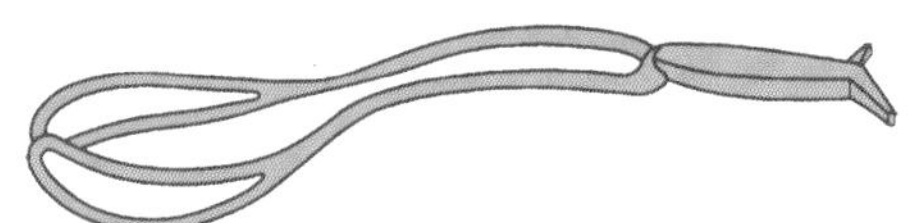
图 8-9-4　Piper 产钳

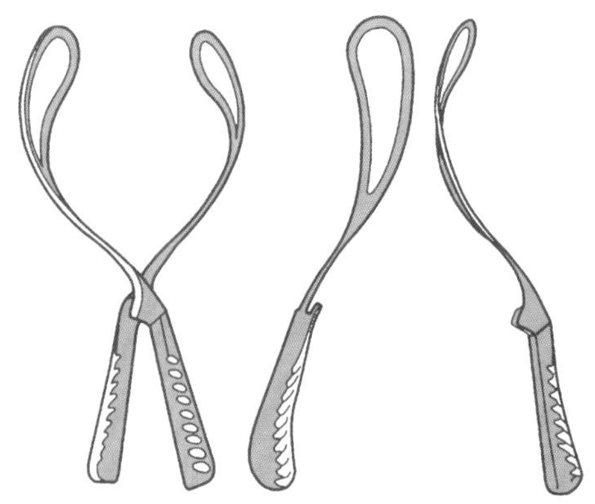
图 8-9-5　剖宫产产钳

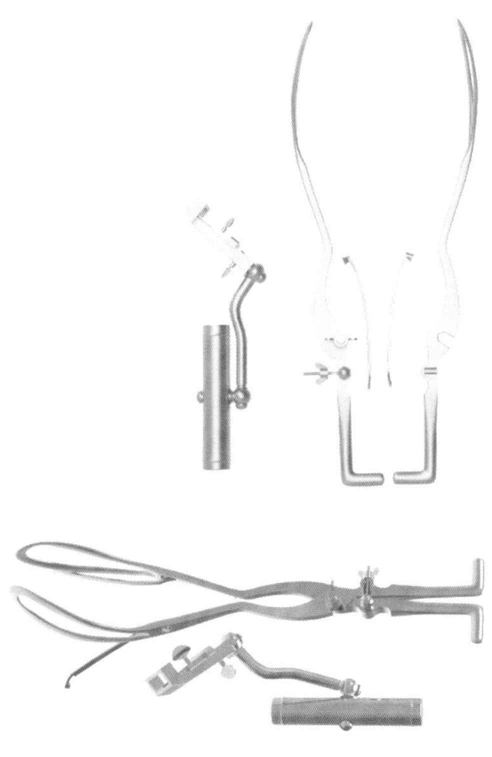
图 8-9-6　Tarnier 循轴牵引产钳

三、产钳助产分类

根据助产时胎头骨质最低部在骨盆内的位置，中华医学会妇产科学分会产科学组提出《阴道手术助产指南(2016)》，参照美国妇产科医师学会(American College of Obstetricians and Gynecologists，ACOG)2001年、2015年指南做出产钳助产术的分类标准如下：

（一）出口产钳

1. 胎头已拨露或着冠。

2. 胎儿颅骨骨质部最低点已达到骨盆底。

3. 胎头达到会阴体部。

4. 矢状缝位于骨盆前后径上，或为左枕前、右枕前，或为左枕后、右枕后。

5. 胎头旋转不超过45°，旋转至枕前位或枕后位均可实施。

（二）低位产钳

1. 胎头颅骨骨质部最低点位于坐骨棘+2cm或以下，但未达骨盆底。

2. 胎方位应旋转至枕前位，包括旋转≤45°至枕前位或枕后位，以及旋转≥45°至枕前位。

（三）中位产钳

1. 胎儿颅骨骨质部最低点在坐骨棘+2cm以上，但在坐骨棘水平以下。

2. 胎方位应旋转至枕前位，包括旋转≤45°至枕前位或枕后位，以及旋转≥45°至枕前位。

3. 中位产钳应用的风险较大，技术要求高，而且容易失败，只在紧急情况下使用。

（四）高位产钳

腹部可扪及2/5或以上的胎头，且颅骨骨质部最低点位于坐骨棘水平以上，此时应用的产钳为高位产钳。高位产钳已经废弃。

产钳助产术需要由经验丰富的产科医师进行操作。

四、术前评估与术前准备

（一）施行产钳助产术应具备的条件

1. 宫颈口必须开全、胎心存在、阴道检查产道无异常、明确胎方位、胎头双顶径平面已通过宫颈口，确定所需用助产产钳的种类。

2. 胎膜已破。

3. 胎头已经衔接，无明显头盆不称，即胎头已降入骨盆腔达到盆底，在耻骨联合上方扪不到胎头，阴道检查胎头颅骨无明显重叠，其矢状缝已与骨盆出口前后径平行或接近。

4. 术时取膀胱截石位，置放钳叶前需导尿排空膀胱，行双侧会阴阻滞麻醉或持续性硬膜外阻滞，为避免会阴裂伤，可行会阴切开术。同期开放静脉。

5. 术前与产妇及其委托人充分沟通，告知实施产钳术的原因及可能导致的母胎并发症及可能的替代方案，征得产妇知情同意选择及签字后方能实施。

6. 所在单位具备新生儿复苏的人员及设备支持。

7. 实施者具备熟练的产钳助产技能。

8. 具备实施产钳助产失败的紧急预案。

（二）适应证

1. 孕妇患有各种合并症及并发症，需缩短第二产程，如心脏病、哮喘、急性肺部疾病或慢性肺部疾病急性发作或其他导致肺功能减退的疾病、妊娠期高血压疾病等。

2. 第二产程延长。

3. 胎儿窘迫。

4. 剖宫产胎头娩出困难者、臀位后出头困难者。

5. 胎头吸引术失败，经检查可行产钳助产者。

6. 早产第二产程需要助产时。

（三）禁忌证

1. 骨盆狭窄或头盆不称。

2. 颏后位、额先露、高直位或前不均倾等其他异常胎位。

3. 宫颈口未开全者。

4. 确定死胎、死产者。

五、手术步骤

（一）Simpson产钳手术步骤

1. 确认抢救新生儿的人员、药物、用品准备到位。

2. 产妇取膀胱截石位。常规消毒外阴，铺消毒巾，导尿，进行会阴阻滞麻醉。

3. 阴道检查　再次阴道检查，确定宫颈口已开全，触摸囟门位置和产瘤大小、胎方位及先露下降平面，再次排除头盆不称。

4. 检查产钳，并涂以滑润剂。

5. 开放静脉通道，行会阴侧切术。

6. 放置产钳左叶　左手以握毛笔方式握左叶钳柄，钳叶垂直向下，右手伸入胎头与阴道壁之间做引导，使左叶产钳沿右手掌慢慢进入胎头与阴道壁之间，直至到达胎头左侧顶颞部，钳叶与钳柄在同一水平位，钳柄内面正向产妇左侧，将左钳柄交助手握住并保持原位不变(图 8-9-7)。

7. 放置产钳右叶　右手垂直握右钳柄(如前述)，以左手中、示指伸入阴道后壁与胎头之间诱导右钳叶(在左产钳上面)缓慢滑向胎头右侧方到达与左侧对称的位置(图 8-9-8)。

8. 合拢钳柄，两个产钳放置在正确位置后，左右产钳锁扣恰好吻合，左右钳柄内面自然对合。

9. 检查钳叶位置　再次检查产钳位置，检查钳叶与胎头之间有无夹持宫颈组织。

10. 扣合锁扣，宫缩来临时指导产妇屏气，并用右手保护会阴，左手向外向下牵引胎头，当先露部拨露时，应逐渐将钳柄向上旋转使胎头逐渐仰伸而娩出(图 8-9-9，图 8-9-10)。有条件时可双人协作进行产钳助产术，扣合锁扣后当宫缩来临时，助手可用右手保护会阴，术者右手或双手叠压向外、向下牵引胎头，当先露部拨露时，应逐渐将钳柄向上旋转使胎头逐渐仰伸而娩出。

11. 取出产钳　当胎头双顶径露出会阴口时应取出产钳。按照放置产钳的相反方向先取出右叶产钳，再取出左叶产钳，随后娩出胎体。

12. 胎盘娩出后，行宫颈阴道探查术，查看宫颈、阴道有无撕裂伤，以及会阴切口情况，然后逐层缝合。

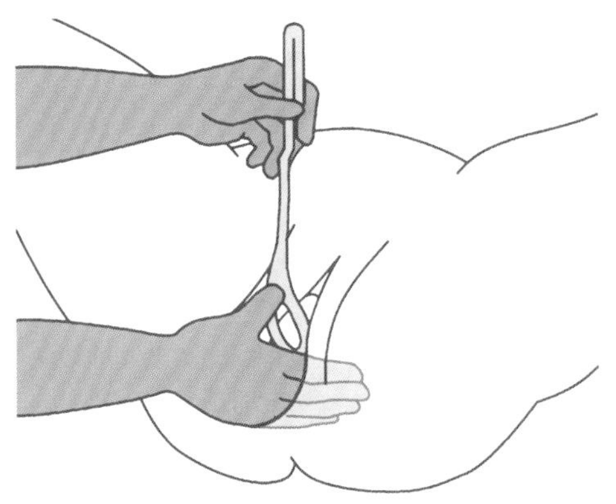

图 8-9-7　放置产钳左叶

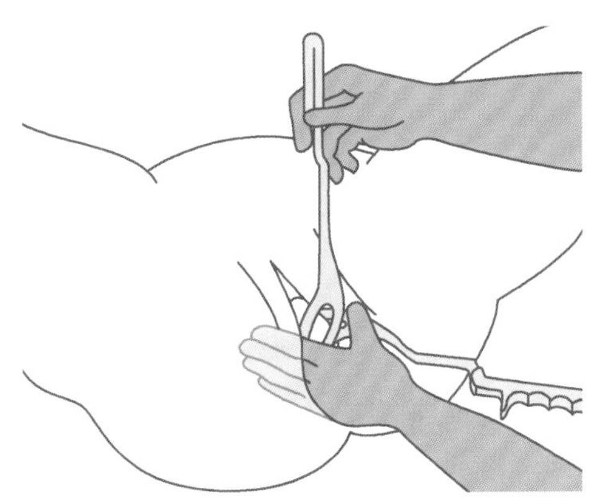

图 8-9-8　放置产钳右叶

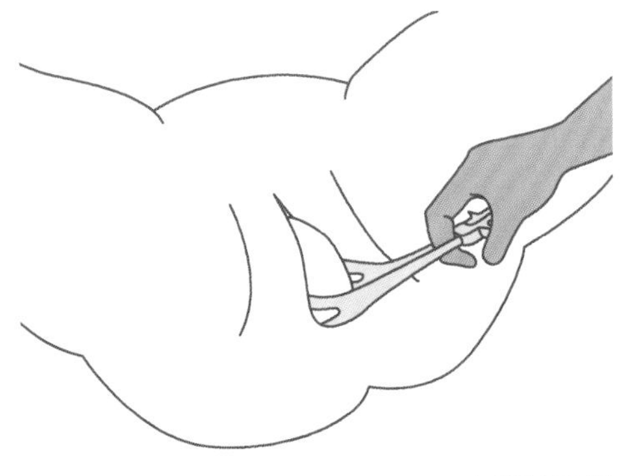

图 8-9-9　产钳试牵引

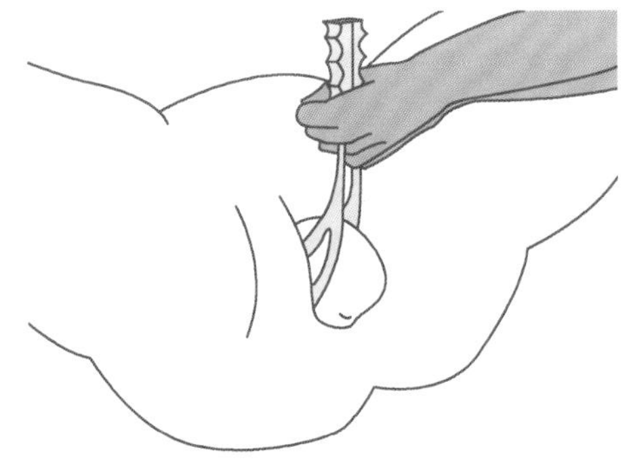

图 8-9-10　产钳牵引

（二）Kielland 产钳手术步骤

Kielland 产钳操作方法共有五个步骤：上钳、合锁、旋转、牵引、下钳。

1. **上钳** 最常用的 Kielland 产钳上钳方法为迂回法上钳，以枕左横位为例。

（1）上前叶：左手的拇、示、中三指握产钳的左叶柄，右手示、中二指伸入阴道内的左侧作为钳叶前进的引导，且手指应沿胎头呈弧形，保护阴道壁，直至钳叶完全进入阴道内位于胎头枕部，然后将钳柄徐徐向下方及中央移动，使钳叶沿胎头滑向耻骨联合的下方、胎头的侧方颞顶部，同时右手两指轻推钳叶的下缘使钳叶滑行。如耻骨后空隙小，钳叶滑行紧时，可考虑将胎头稍向上推，前叶产钳安放正确时，钳柄应与水平面呈 60°。

（2）上后叶：右手握后叶产钳自前叶的内侧向骨盆后侧插入，以左手的示、中二指或全部手掌放入阴道后壁做引导，使后叶产钳顺胎头与手掌之间轻轻插入，使钳叶达胎头的另一侧颞顶部，钳柄逐渐向下。

2. **合锁** 由于 Kielland 产钳锁扣的特殊性，只要两叶均位于骨盆中线，钳肩即使不在同一高度（胎头不均倾入盆时），两叶也很容易合拢。但要注意不要夹住会阴组织，合锁后，钳锁一般均指向下方，与水平线呈 60°。

如果产钳两肩不在同一高度，表示胎头有不均倾，应给予纠正。方法是将高一侧的钳肩往下拉，拉到与另一钳肩同一高度为止。而不应将低的向上推。

3. **旋转** 胎头降至骨盆最宽平面，为旋转胎头的最好条件。先核对一下产钳放置是否正确。如不正确，应给予调整或重新置钳，转头一般无困难，拇指推产钳前肩，示、中指钩后肩。使胎头向着所需方向旋转 90°。一般一次即可完成。旋转时动作要轻柔，使阴道壁有机会自产钳和胎头的表面滑移，否则容易造成阴道壁撕裂。在旋转时若遇到阻力，可将产钳柄稍稍抬高或压低，然后再作旋转，如果仍不成功，应放弃使用这种产钳。

4. **牵引** 牵引前重新检查胎头是否转正，核对是否系双叶握头。如果都正确即可做试牵。证实产钳与胎头牢固吻合不会滑钳即可。做旋转和牵引时，应绝对避免紧握钳柄，否则会损伤胎儿。术者取低坐位，两脚蹬在产床的脚上，手持产钳。其方法是用一只手的示指和中指分别放在产钳的两肩上施力，如果一只手的力不够，可将另一只手的中指和示指叠在该手的手指上，但绝不能用其他方法。牵引按产轴方向进行，先向水平线下 60° 方向牵引，当胎头拨露时则改为作水平方向牵引，缓慢用力直至胎头娩出。

5. **下钳** 当胎头被牵引至着冠时，应将产钳取出。下钳顺序是先下右侧的一叶，待胎儿头部右顶骨外露后，钳柄向对侧倾斜有助于该叶取下。然后，用同样方法取出另一叶。

使用 Kielland 产钳时，需完成旋转胎头后再行牵引，不可同时进行，Kielland 产钳的两钳间距较大，会阴切口范围需适当增加。

与 Simpson 产钳相比，其优势为有旋转胎头和牵引胎头的双重功能，适用于持续性枕后位及持续性枕横位时旋转胎头，以及胎头位置较高或者是倾势不均时。但操作难度、所要求的操作技巧及经验均大于 Simpson 产钳，不适合在基层医院的临床推广。

（三）臀位后出胎头产钳手术步骤

臀位（助产及牵引术）后出头分娩困难时，可用臀位后出头产钳助产，即 Piper 产钳助产，使用的前提条件是胎儿上肢已经娩出，胎头已经入盆并转正。

1. 胎儿上肢及胎肩娩出后，胎头已经入盆且为颏后位时，才能使用 Piper 产钳。放置产钳前，应再次确定胎方位。

2. 操作时助手使用手术巾包裹并提起胎体，同时将胎体有控制地移向母体的右侧，移动过程中胎体保持呈水平位，术者采取跪式或低坐位，左手执产钳左叶，沿骨盆左侧上置产钳左叶于胎儿右耳上（图 8-9-11）。

3. 助手将胎体移向母体的左侧，移动过程中胎体保持呈水平位，术者以右手沿骨盆右侧壁置入产钳右叶至胎儿左耳上（图 8-9-12）。

4. 合拢锁扣，钳柄置于术者右手手掌上，中指放于钳胫之间的空隙中，向下牵引，至会阴口显现颏部，后边牵引边向上抬高钳柄，以顺应骨盆轴的弯曲弧度。牵引的同时，术者右手的拇指在钳柄上方要抓住胎儿的股部，左手的示、中指下压胎

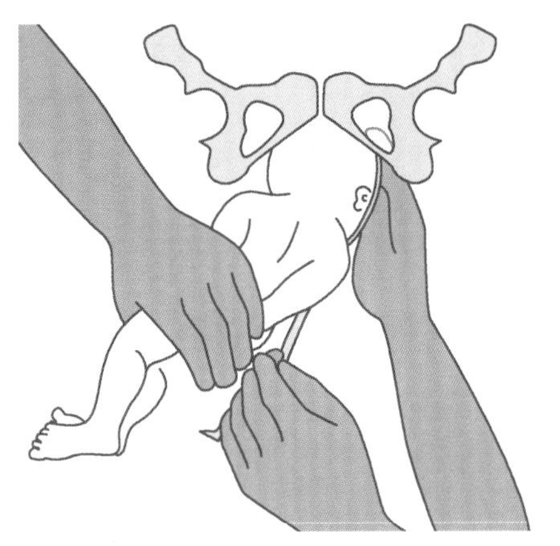
图 8-9-11　上置产钳左叶

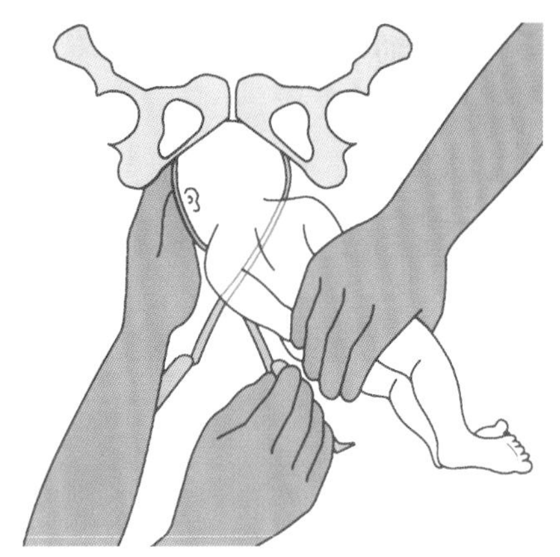
图 8-9-12　上置产钳右叶

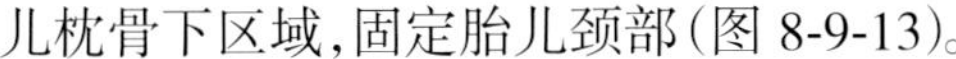

儿枕骨下区域，固定胎儿颈部（图 8-9-13）。

5. 向上抬高钳柄接近水平位，俯屈牵引娩出胎头（图 8-9-14）。

（四）循轴牵引钳手术步骤

循轴牵引钳两叶放置的步骤与 Simpson 产钳类似。左叶先插入，牵引条可以附连于产钳胫部；然后放入右叶。两叶联锁后，左右两牵引条即可自然下垂于产钳柄的后方。随即将左右两牵引条与中轴、牵引横棒相连接，以备牵引。

产钳的两叶必须放置于胎头两侧，当胎头位置不正时，须先手转胎头至枕前位，然后插放产钳。循轴产钳的牵引部分有关节设备，牵引时可以允许有限度的胎头旋转。当胎头枕部露出于耻骨弓下时，将产钳徐徐改向前方牵引。此时可将产钳卸下，或者将牵引部分拆开，术者右手执握产钳柄，即可如出口产钳术一样将分娩完成（图 8-9-15）。

循轴产钳牵引时，应注意两点：①牵引早期，牵引方向应为母体的后下方。当胎头下降时，产钳向前进，牵引条应接近于产钳胫部，这样胎头的牵引将沿产道轴的自然方向进行。②牵引应与子宫收缩同时进行。两次牵引间，应将产钳锁部的螺旋放松，以减轻对胎儿的压迫。如无头盆不称，牵引所需的力量不大，便能将胎头顺利分娩，循轴牵引钳牵引力运用效率高、省力。

（五）面先露产钳术手术步骤

面先露产钳适用于颏前位的手术助产。将钳叶沿枕颏径方向置于胎头侧，此时盆弯指向胎儿颈部，向下牵引，待颏部出现在耻骨联合下时，

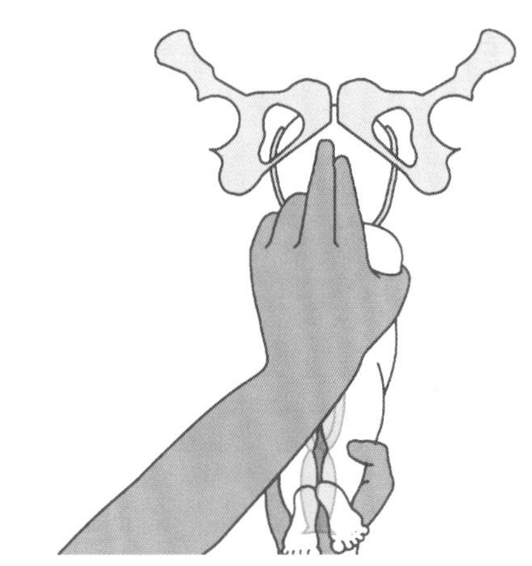
图 8-9-13　臀位后出头产钳牵引方法

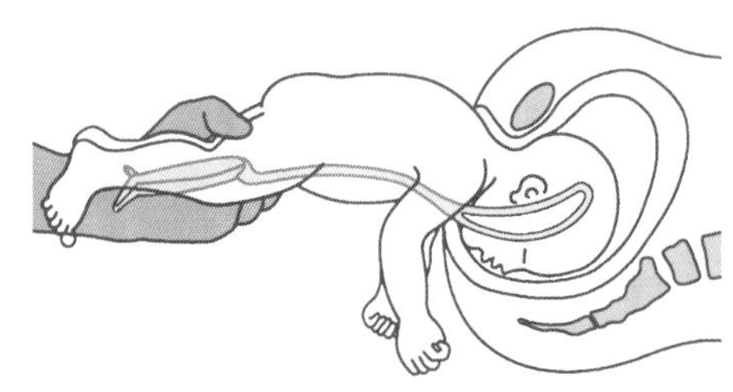
图 8-9-14　臀位后出头产钳牵引时侧面观

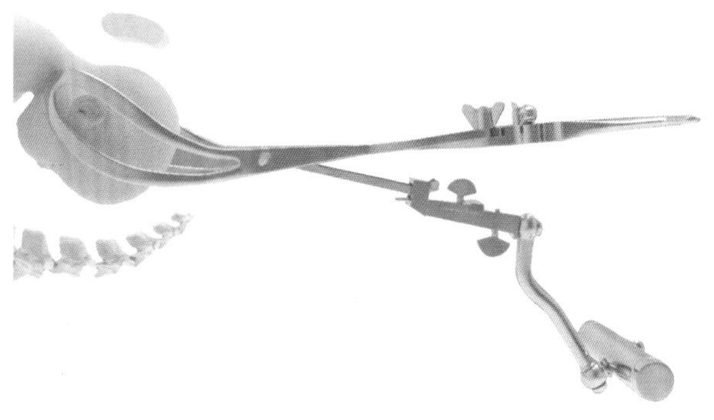
图 8-9-15　Tarnier 循轴牵引钳的应用

钳柄向上牵引，随后按鼻、眼、眉及枕部顺序娩出。在颏后位，不能应用产钳助产，该种胎方位无法行阴道分娩。

面先露产钳助产术操作难度大，不建议在临床中使用。

（六）剖宫产术中产钳助产的手术步骤

通常是用双叶产钳娩出胎头，也有用单叶产钳者。

1. 双叶产钳术

(1) 用右手检查确定胎头方位，如为持续性枕后位，以右手示指伸入胎儿口内，使胎面转向宫壁切口，拭去胎儿鼻腔内羊水。

(2) 产钳放置在胎头两侧枕颏径上，产钳的弯面朝向骨盆，先向上牵引产钳使胎头仰伸，直至颏部完全显露于子宫切口外，然后将产钳柄向母体腹部方向压，使胎头屈曲，便于牵出胎头。

2. 单叶产钳术 当胎头双顶径在子宫切口稍上方或胎头双顶径已达切口时，可选用单叶产钳滑进在胎儿顶额部或面额部与子宫壁之间，直至产钳滑到其头弯位于胎头的一侧后，于宫缩时轻轻将胎头撬出，助手可推压宫底以协助。

（七）瘢痕子宫产钳助产术

对于有剖宫产史的孕妇试产应特别注意了解上次剖宫产术指征、术式、胎儿体重、胎儿是否健存、胎儿或新生儿死亡原因，以及术后是否有异常发热、感染等情况。如上次剖宫产原因为绝对指征，如骨盆明显狭窄、畸形、软产道异常，或上次手术指征此次又存在，或此次又有新的剖宫产适应证，或妊娠晚期、临产后原手术瘢痕处有明显压痛或有子宫先兆破裂征兆者均应再次行剖宫产术。

如产妇无以上情况，本次孕期产前检查正常，距上次手术时间大于2年，估计本次胎儿体重不超过上次，且胎位正常者，可考虑进行阴道试产，产程中需认真观察产妇和胎儿的情况，尤其应注意瘢痕部有无压痛，如产程进展顺利亦应缩短第二产程，应用低位产钳助产是比较妥当的分娩方式。

（八）产钳助产术并发症

1. 母体并发症

(1) 产道损伤：常见，主要是软产道的撕裂伤，如会阴裂伤、阴道壁裂伤、宫颈裂伤。严重时发生会阴Ⅲ度及以上裂伤，会阴Ⅲ度及Ⅳ度裂伤可达8%~12%。大部分情况下实施产钳术都需要行会阴侧切术。会阴部裂伤除与会阴保护技术有关外，也和助产时会阴切口过小、产钳牵引时未按产轴方向或暴力牵引、产钳牵引速度过快有关。

阴道壁裂伤多为沿会阴侧切口黏膜向上延伸，而在中位产钳时可深达穹窿部，因此术后常规的软产道检查和处理是十分重要的，特别是瘢痕子宫的产钳助产术，一定要检查子宫瘢痕情况，防止瘢痕破裂导致产妇严重并发症的发生。Hagadorn-Freathy等报道，13%的出口产钳术可发生Ⅲ~Ⅳ度的会阴裂伤，在低位产钳旋转<45°者中的发生率为22%，旋转≥45°者中的发生率为44%，而在中位产钳者中的发生率为37%。

(2) 阴道壁血肿：由裂伤出血所致，向上可达阔韧带及腹膜后，向下可达会阴深部。

(3) 感染：阴道检查、会阴切开、产钳放置、牵引时损伤产道等，均可增加感染机会。

(4) 产后出血：产道的损伤增加了产后出血量。

(5) 伤口裂开：多与术前多次阴道检查及切口裂伤较深、缝合时间过长等有关。

(6) 远期后遗症：术时盆底软组织损伤，可有膀胱、直肠膨出或子宫脱垂等后遗症。严重的损伤还可以有生殖道瘘及骨产道的损伤。

目前临床上已废弃高中位产钳术，严重的产道损伤已少见。

2. 新生儿并发症

(1) 头皮血肿：较常见，发生率可达1%~12%。

(2) 头面部皮肤擦伤：常见，发生率达10%。

(3) 新生儿窒息：文献报道发生率达10.88%，低位产钳和出口产钳的新生儿窒息率与正常分娩比较差异无显著性，而中位产钳的新生儿窒息率与正常分娩比较差异有显著性。

(4) 颅内出血：胎头位置较高的中位产钳术或产钳旋转不当，均可造成颅内出血，严重者可致新生儿死亡，存活者可发生瘫痪、行为异常、智力低下、脑积水等后遗症。文献报道产钳术致新生儿颅内出血的发生率为1/664。

(5) 其他：面瘫、臂丛神经损伤、颅骨骨折、锁骨骨折、新生儿死亡等。

产钳助产术请见视频4(a、b、c)。

视频4a
产钳助产1

视频4b
产钳助产2

视频4c
产钳助产3

视频4　产钳助产术

技术难点

产钳术技术要求高,较难掌握,要求施术者具备一定的经验和技术操作技巧,同时要熟悉其所用标准器械的适用性、安全性和有效性以及恰当的应用时机。掌握好适应证,熟练而正确地施行产钳助产术,这就是一项比较安全而实用的助产方法,在一定程度上可降低剖宫产率,并在降低母儿致病率和新生儿病死率方面起一定的作用。产钳助产不当则可导致母儿严重创伤。

处理技巧

在具体实施过程中应注意:

1. 根据不同情况选择适宜的产钳术　Simpson产钳适用于枕前位牵引娩出。Piper产钳则适用于臀位后出头的助产。Kielland产钳具有旋转胎头及牵引胎头的双重功能,适用于枕横位、枕后位的牵引及旋转;Kielland产钳较普通产钳(Simpson产钳)优势在于不用手转胎头,不易头位脐带脱垂,对产妇软产道损伤小、伤口延裂血肿少,胎儿损伤小及不易伤及眼。但在使用Kielland产钳时,需完成旋转胎头后再行牵引,不可同时进行;由于两钳间距较大,助产时会阴切口要适当增大。Tarnier产钳适合于胎头位置偏高的产钳助产,在助产过程中Tarnier产钳通过产钳力臂和支点的改变,胎头娩出的角度可以循产道轴自行顺势调整,很省力,特别适合没有头盆不称的产妇在第二产程中胎头没有达到坐骨棘下3cm时,出现了急性胎儿窘迫、胎盘早剥等需尽早分娩,或因分娩镇痛的应用第二产程时间长而出现的继发性子宫收缩乏力,产妇无法配合屏气用力的情况时的助产。Tarnier产钳还适用于在双胎分娩过程中,当出现第一个胎儿娩出后,第二个胎儿以头位分娩,但胎头迟迟未能娩出,为防止宫口回缩而需进行的产钳助产,或者发现脐带脱垂、胎盘早剥及胎心率异常时需紧急行阴道助产者。
2. 施行产钳助产术前应进行严格的术前评估,包括手术的必备条件、适应证、禁忌证等,确定实施手术的必要性和合理性。经评估应属于出口产钳或低位产钳,可行产钳术;同时,在产程中如出现危及母儿的情况,选择产钳不能增加母儿危险性,否则应选择剖宫产术。
3. 放置钳叶后发现钳柄难于合拢或易滑脱时,应取出产钳,行内诊复查,无明显异常者,重新放置产钳,试行牵引,如再次失败应及时改行剖宫产术。
4. 牵引应在宫缩时进行,宜持续缓慢加力,方向要遵循骨盆轴方向,切忌暴力牵引及左右摇摆钳柄。
5. 胎头娩出时应注意保护会阴,缓慢娩出胎头,避免严重的会阴裂伤。
6. 胎儿娩出后应仔细检查会阴、阴道、子宫颈等处有无裂伤,胎儿有无损伤,并再次导尿和进行肛门检查,观察有无膀胱、尿道、直肠损伤,如有损伤应立即处理。
7. 产后应酌情使用抗生素预防感染。

经验分享

1. 产钳术的优势　与胎头吸引助产术相比,产钳术所致的新生儿并发症,如头皮血肿、视网膜出血等,明显减少,助产成功率高,适用于早产分娩的助产,但对母体软产道的损伤及盆底损伤明显高于胎头吸引助产术。与胎头吸引助产术相比,产钳术操作手术技巧要求较高。胎头吸引助产术未成功再改用产钳术者,其新生儿头颅血肿、面神经损伤、颅内出血、出生后机械通气及视网膜出血的发生率较自然分娩、仅产钳助产或仅胎头吸引助产者均明显增加。

2. 以下特殊情况不宜行产钳助产 ①施术者无实施产钳术的经验。②胎位不明确，胎头未入盆、胎方位异常，如面先露、额先露等。③腹部及盆腔检查疑为头盆不称。④胎儿存在某些病理情况时，选择产钳助产术应慎重，例如胎儿存在骨折的潜在因素，如患有成骨不全等；胎儿已被诊断或疑患有出血性疾病，如血友病、免疫性血小板减少症等。
3. 针对不同个体情况应作出个性化的治疗选择，充分评估实施产钳助产的利弊，施术前应征得产妇及其家属的书面同意。
4. 实施产钳助产术前，要充分考虑使用产钳的先决条件，综合评估产妇及胎儿情况、在实施过程中所能得到的产科及新生儿医护人员的支持、施术者使用产钳的熟练度、实施产钳术失败后有无条件改行急诊剖宫产术，对并发症如肩难产、软产道裂伤的修补、产后出血等的处理能力等。评价可行性后谨慎使用产钳，并选用最适宜产妇状态的产钳类型，将母儿的并发症发生风险降到最低。

本节关键点

1. 严格掌握产钳助产术的适应证和必备条件。
2. 放置钳叶后发现钳柄难于合拢或易滑脱时，应取出产钳，行内诊复查，重新放置后试行牵引，如再次失败应及时改行剖宫产术。
3. 牵引应在宫缩时进行，持续缓慢加力，切忌暴力牵引及左右摇摆钳柄。

（余海燕 孙强）

参考文献

1. 中华医学会妇产科学分会产科学组．阴道手术助产指南(2016). 中华妇产科杂志，2016，51(08)：565-567.
2. 刘兴会，段涛，徐先明，等．实用产科手术学．2版．北京：人民卫生出版社，2020：60-65.
3. CUNNINGHAM FG，LEVENO KJ，BLOOM SL，et al. Williams Obstetrics. 25th ed. New York：McGraw Hill Education，2018.
4. BLACK M，MURPHY DJ. Forceps delivery for non-rotational and rotational operative vaginal delivery. Best Practice and Research Clinical Obstetrics and Gynaecology，2019，56：55-68.
5. Goetzinger KR，Macones GA. Operative vaginal delivery：current trends in obstetrics. Women's Health，2008，4(3)：281-290.
6. STAAT B，COMBS CA. SMFM special statement：operative vaginal delivery：checklists for performance and documentation. Am J Obstet Gynecol，2020，222(5)：B15-b21.
7. MURPHY DJ，STRACHAN BK，BAHL R. Assisted vaginal birth：green-top guideline no. 26. BJOG，2020，127(9)：e70-112.

第十节

胎头吸引助产术

导读

胎头吸引助产术(vacuum extraction)是指产妇进入第二产程后，因子宫收缩乏力、第二产程延长、产妇合并其他疾病需要短期内终止妊娠、胎儿窘迫等原因，由产科医师借助胎头吸引器对胎头进行牵引或旋转而帮助胎儿娩出的助产手术。

一、概述

胎头吸引助产术最初是由 James Yongt 尝试通过一个空气泵将杯状玻璃器皿吸附在胎儿头皮上来助产。在 1953 年由 Malmstrom 改进后进行了临床推广。目前仍在临床中广泛应用。

二、胎头吸引器构造

胎头吸引器一般是由吸引杯、牵引柄、吸引管三部分组成。吸引杯的材质包括金属、塑料、橡胶、硅胶等。常用的胎头吸引器为金属型及硅胶型(图 8-10-1A~C)。金属吸引杯的使用导致母体阴道损伤和胎头皮肤、颅骨的损伤率增加。吸引杯材质的不断改进,有效降低了助产失败率、母体阴道损伤率、胎头皮肤和颅骨损伤率。Kiwi Omni 胎头吸引器是最新研制的一次性的胎头吸引器,由吸引杯及主干两个部分组成,其主干部分包括牵引装置、手动真空泵手柄及牵引力指示器;吸引杯是由软硅胶材料制成,其背面有一凹槽,与主干部分相连接(图 8-10-1D)。与传统胎头吸引器相比,Kiwi Omni 胎头吸引器具有更容易操作的主干部分,主干与杯体在同一水平面连接,接生者单人就可以完成操作。Kiwi Omni 胎头吸引器是近年来国外应用比较广泛的阴道助产分娩工具。

三、术前评估与术前准备

(一) 施行胎头吸引助产术应具备的条件

1. 宫口必须开全或接近开全、胎心存在、阴道检查产道无异常、明确胎方位。

2. 胎膜已破。

3. 无明显头盆不称。

4. 胎儿最大横径应达坐骨棘水平以下。

5. 胎头位置异常矫正后,可将胎头吸引器置于胎头顶先露部位。

6. 术时取膀胱截石位,助产前导尿排空膀胱,行双侧会阴阻滞麻醉,为避免会阴撕伤,可行会阴切开术。同时开放静脉通道。

7. 术前与产妇及其委托人充分沟通,告知其实施胎头吸引助产术的原因及可能导致的母儿并发症,征得患方知情同意后方能实施。

8. 所在单位具有新生儿复苏的人员及设备的支持。

9. 实施者具备熟练的胎头吸引助产的技能。

(二) 胎头吸引助产术适应证

1. 因持续性枕横位或枕后位、子宫收缩乏力致第二产程延长者。

2. 母体患有某些疾病,如心脏病、高血压、妊娠期高血压疾病、肺结核、严重贫血或哮喘等,需要缩短第二产程者。

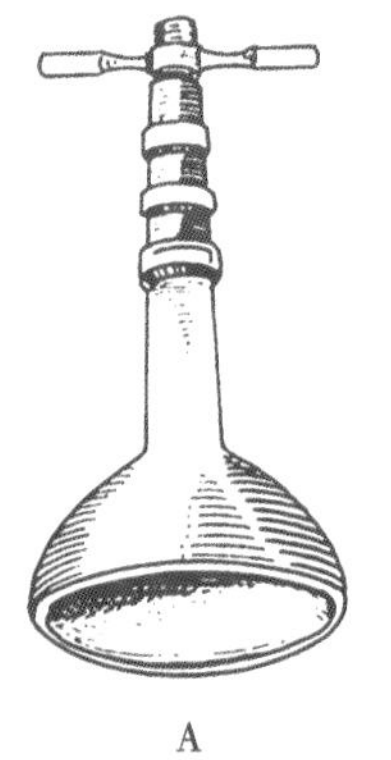
A

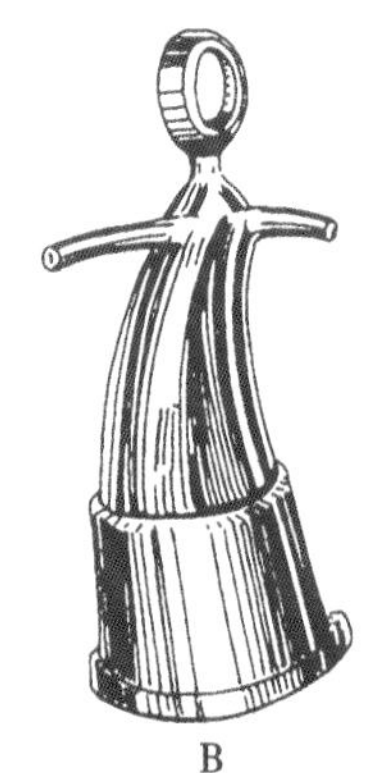
B

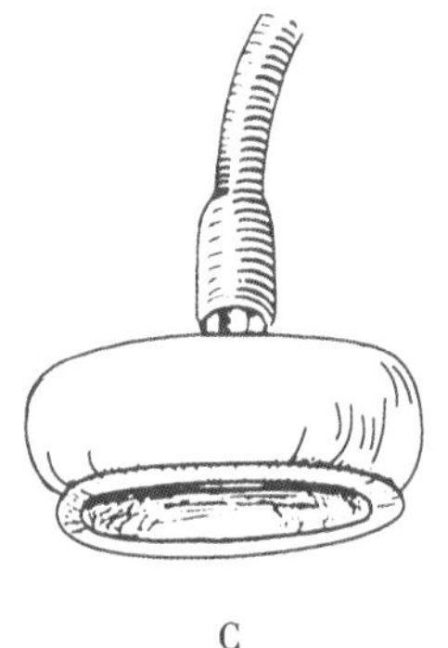
C

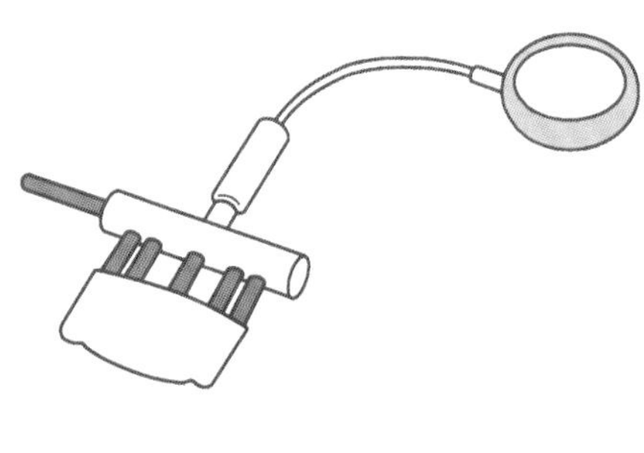
D

图 8-10-1 胎头吸引器
A. 硅胶喇叭形胎头吸引器;B. 金属牛角形胎头吸引器
C. 金属杯状胎头吸引器;D. Kiwi Omni 胎头吸引器

3. 有剖宫产史或子宫手术史，不宜在分娩时增加腹压用力屏气者。

4. 轻度头盆不称，胎头内旋转受阻者。

5. 胎儿窘迫需要尽快结束分娩者。

（三）胎头吸引助产术禁忌证

1. 胎儿不宜从产道分娩者，如严重的头盆不称、产道畸形、产道阻塞、宫颈癌、子宫脱垂手术后、尿瘘修补术后等。

2. 异常胎位，如颜面位、额位、横位。

3. 臀位后出头。

4. 胎头未衔接。

5. 胎膜未破。

6. 确诊为巨大胎儿。

7. 极早早产，疑胎儿凝血功能异常，最近进行过头皮采血者。

四、手术步骤

（一）使用常用胎头吸引器的手术步骤

1. 产妇取膀胱截石位。

2. 常规消毒外阴，铺消毒巾，导尿。

3. 阴道检查　再次进行阴道检查，确定宫口情况，触摸囟门位置和产瘤大小、胎方位及先露下降平面，再次排除禁忌证。

4. 确认抢救新生儿人员、窒息药物、用品准备到位。

5. 检查吸引器有否损坏、漏气，橡皮套是否松动，接橡皮接管至吸引器空心管柄上，并涂以润滑油。

6. 开放静脉通道，行双侧阴部神经阻滞麻醉。可行会阴切开术。

7. 放置吸引器：吸引器大端外面涂以润滑油，用左手分开两侧小阴唇，暴露阴道口，以中、示指掌侧向下，撑开阴道后壁，右手持吸引器将大端下缘向下压入阴道后壁前方。随后左手中、示指掌侧向上，撑开阴道右侧壁，使吸引器大端右侧缘滑入阴道内，继而右手指转向上，提拉阴道前壁，将大端上缘滑入阴道内。最后以右手示指撑开阴道左侧壁，使大端完全滑入阴道内并与胎头顶部紧贴（图 8-10-2，图 8-10-3）。

在放置时胎头吸引器的中心应位于胎头的“俯屈点”。胎头俯屈点是指矢状缝上、后囟前方两横指（约 3cm）处。胎头吸引器的中心应位于这个俯屈点上，在牵引时才能让胎头更好地俯屈并沿骨盆轴方向娩出（图 8-10-4）。

放置位置：大多数负压杯直径为 5~6cm，负压杯应放置在胎儿的俯屈点，这样在该点进行牵引胎头将以最短的枕下前囟径（9.5cm）娩出。前囟和俯屈点的距离估计为 6cm，俯屈点位于后囟前方 3cm 左右，故将放置负压杯后缘达到后囟，并超过俯屈点，负压杯前缘和前囟之间应该有 3cm 的间隔。将吸引器放置在正确的俯屈正中点，头

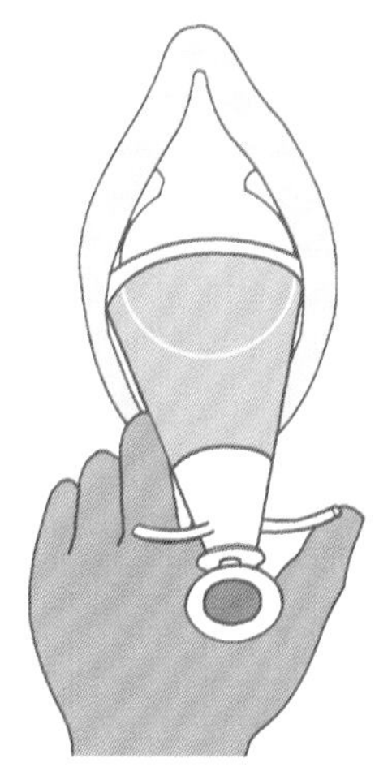
图 8-10-2　胎头吸引器放置（正面观）

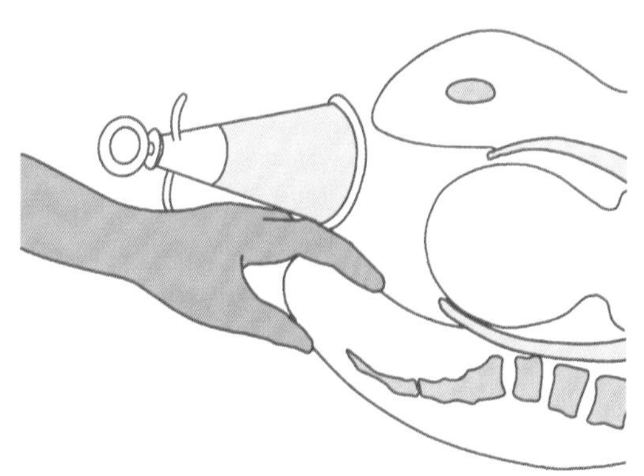
图 8-10-3　胎头吸引器放置（侧面观）

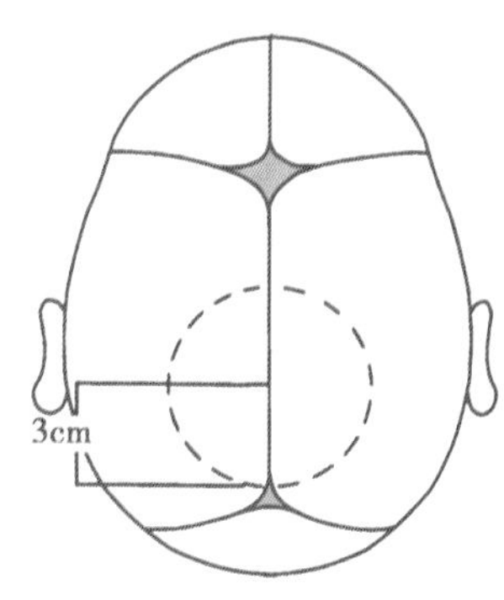

图 8-10-4　俯屈点

皮损伤的概率最小。

8. 检查吸引器 一手扶持吸引器并稍向内推压，另一手示、中指伸入阴道沿吸引器大端口与胎头衔接处摸一周，以排除有阴道组织或宫颈组织嵌入。同时调整吸引器小端的两柄方向与矢状缝相一致，以作为旋转胎头的标记。

9. 在2~3分钟内逐渐缓慢形成所需的负压，使胎头在由小到大的负压作用下，逐渐形成一个产瘤。如用电动吸引器抽气法，将吸引器牵引柄气管上的橡皮接管与吸引器的橡皮接管相接，然后开动吸引器抽气，所需负压为40~66.7kPa(300~500mmHg)。若用注射器抽气法，则用50ml或100ml注射器逐渐缓慢抽吸，金属吸引器抽吸150~180ml，硅胶吸引器抽吸60~80ml即可达所需负压。负压形成后以血管钳夹紧橡皮接管。

10. 牵引与旋转吸引器 牵引前轻轻、缓慢、适当地用力试牵，了解牵引器与胎头是否衔接、是否漏气，以握式或拉式根据先露所在平面，循产道轴方向在宫缩时进行。宫缩间歇期停止牵引。以枕左横位胎头位于坐骨棘水平为例，先向下向外稍向逆时钟方向旋转牵引，先露部到达会阴部时则向外牵引，双顶着冠时则逐渐向上牵引，直至双顶径娩出(图8-10-5)。用力不能太大，牵引力的牵引重量不超过3~4kg。持续性枕后位最好用手旋转至枕前位后施行吸引术。

11. 取下胎头吸引器 胎头娩出后，应拔开橡皮管或放开夹橡皮管的血管钳，取下吸引器。按正常分娩机转分娩胎儿。

12. 胎儿、胎盘娩出后，依次检查子宫颈、阴道有无裂伤以及会阴切口，然后逐层缝合。

整个实施过程中负压形成不宜过快、过大，吸引时间以不超过10分钟为佳，如发生滑脱，应仔细检查是否不适于经阴道分娩，经检查无明显禁忌证时，可第二次重新放置吸引器，一般不超过两次，如果失败应改用产钳或剖宫产结束妊娠。

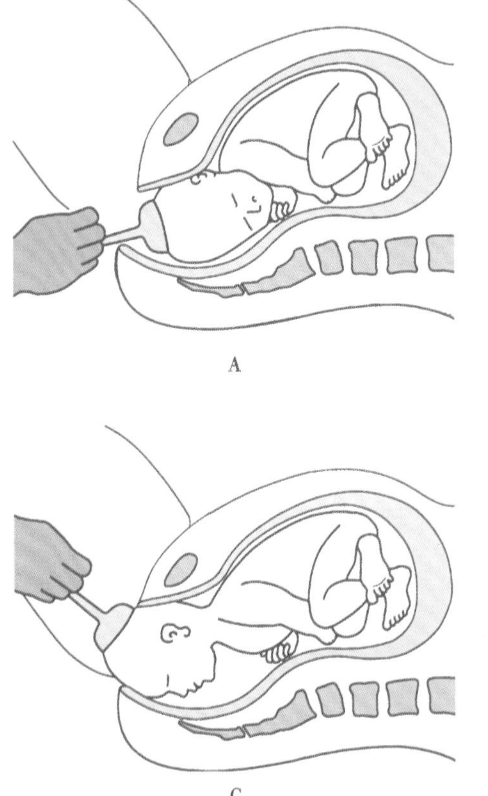

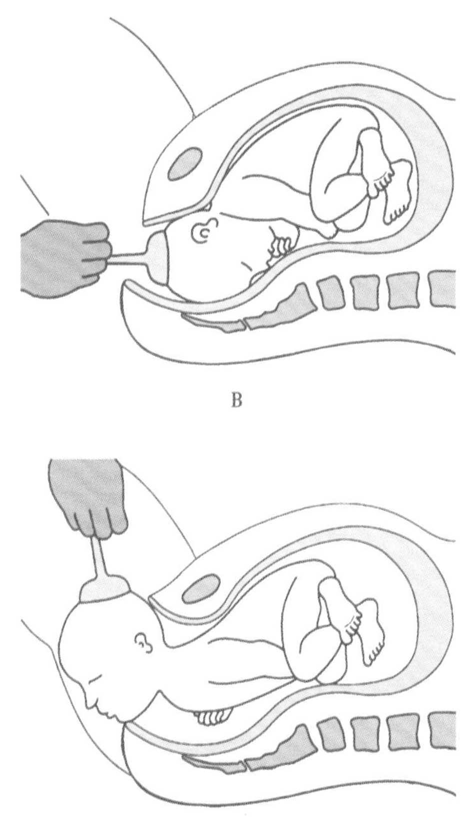

图8-10-5 胎头吸引器牵引
A. 于胎头俯屈点放置真空杯；B. 旋转胎头为枕前位；C. 循产道轴方向牵拉胎头；D. 胎头枕部达耻骨联合下缘时，向上牵引胎头仰伸

（二）Kiwi Omni 胎头吸引器方法

产妇取截石位，导尿，排空膀胱，再次行阴道检查，排除头盆不称并确定宫颈口已开全，确定胎方位及胎先露的高低。用消毒的石蜡油润滑吸引杯，将其放置于胎头俯屈点，并检查吸引杯内有无嵌顿其他软组织，确定无其他软组织嵌顿后使用手动真空泵，将压力调至 39.9~66.5kPa，当孕妇子宫收缩时，主力手沿骨盆轴方向持续、缓慢地牵拉真空泵手柄，另一只手轻轻固定吸引杯，直至胎头娩出。

五、胎头吸引助产术并发症

（一）新生儿并发症

1. **头皮下血肿**　负压过大或牵引力过大，牵引时间过长所致。

2. **头皮擦伤**　牵引时间过长可发生头皮水疱，吸引器粗糙致使头皮擦伤。

3. **颅内出血**　发生于吸引术多次滑脱失败或再改用产钳术者，文献报道胎头吸引助产术新生儿颅内出血发生率为 1/860。

4. **头皮坏死**　吸引时间过长，或多次牵引，或旋转过急过大所致。

5. **颅骨损伤**　吸引负压过大或牵引力过大所致。

（二）母体并发症

1. 宫颈裂伤　宫口未开全牵引所致。

2. 外阴阴道裂伤。

3. 阴道血肿　由于阴道壁置入吸引器所致。

胎头吸引术请见视频 5。

视频 5
胎头吸引术

手术技巧

胎头吸引助产术要求施术者具备一定的经验和技术操作技巧，同时要熟悉其所用器械的适应性、安全性和有效性以及恰当的应用时机。在掌握好适应证，熟练而正确地施行胎头吸引助产术的前提下，本手术是比较安全而实用的助产方法，在一定程度上可降低剖宫产率，并在降低母儿致病率和新生儿病死率方面起一定的作用。在具体实施过程中应注意：

1. 施行胎头吸引助产术前应进行严格的术前评估，包括手术的必备条件、适应证、禁忌证等，确定施术的必要性和合理性。
2. 杯体应该放置于胎头俯屈点，这样才能使胎头以最小径线娩出，并且可以使胎头吸引器的轴线与母体骨盆轴保持一致，减少牵引所需要的力量。
3. 胎头吸引器负压不宜过高，负压越大，胎头损伤越重。带有负压的杯体吸附于胎头上，建议时间控制在 10 分钟以内，最长不应该超过 20 分钟，以免对胎儿头皮造成严重损伤。
4. 牵引应在宫缩时进行，宜持续缓慢加力，方向要沿着骨盆轴方向，避免旋转或左右移动正在施力的胎吸装置，以免造成杯体滑脱。
5. 对于牵引困难或牵引时滑脱次数超过 2 次者，应该进一步细致进行临床评估，确定阴道分娩是否安全或是否需要进行剖宫产，以改用产钳助产术或紧急剖宫产术。
6. 一旦胎头娩出，应立即去除负压并移去杯子。
7. 胎儿娩出后应仔细检查软产道有无裂伤。新生儿科医师应密切关注新生儿有无损伤相关的症状和体征。

手术相关问题的研究与探讨

胎头吸引术和产钳术是解决困难分娩的重要产科助产手术。两者在临床中应用广泛，但不能完全相互代替，应根据具体情况选择实施。在实施助产时，要充分考虑使用助产器械的先决条件，综合评价产妇的一般情况、骨盆情况，胎儿的一般情况、大小、胎位、颅骨重叠程度等，以及考虑到在实施过程中所能得到的设备及人员的支持、施术者使用助产器械的熟练度。使用时需严格掌握适应证，按操作规范进行，尽量减少手术并发症的发生。

胎头吸引器不占据骨盆侧壁空间位置，不易造成产道软组织损伤，实施时将杯体置放于胎头上,不会造成胎儿面部损伤。胎头吸引器的旋转不受限制,对于枕横位者尤其适用。该法操作简便,容易掌握。Kiwi Omni 胎头吸引器带有牵引力指示器,可以将牵引触感与可视刻度相互关联起来,有助于提高阴道助产的安全性。但是,胎头吸引器是将负压牵引力直接作用于胎儿头皮,故对于牵引困难、牵引时间长者,容易出现新生儿头皮下血肿、头皮擦伤等风险。与胎头吸引助产术相比,产钳术操作技巧要求较高,对母体软产道的损伤明显高于胎头吸引助产术。

本节关键点

1. 严格掌握产钳助产术适应证和必备条件。
2. 放置胎头吸引器时,其中心应位于胎头的"俯屈点",即矢状缝上后囟前方约 3cm 处。
3. 牵引应在宫缩时进行,持续缓慢加力,切忌暴力牵引及左右摇摆。

(余海燕　杨祖菁)

参考文献

1. 中华医学会妇产科学分会产科学组 . 阴道手术助产指南(2016). 中华妇产科杂志,2016,51(08):565-567.
2. 王青青,白小艺,侯红瑛 .Kiwi Omni 胎头吸引器在阴道助产分娩中的应用 . 新医学,2016,47(09):600-603.
3. 刘兴会,段涛,徐先明,等 . 实用产科手术学 . 2 版 . 北京:人民卫生出版社,2020:60-65.
4. APUZZIO JJ, VINTZILEOS AM, BERGHELLA V, et al . Operative Obstetrics. 4th ed. London: CRC Press, 2017.
5. ROTTENSTREICH M, ROTEM R, KATZ B, et al. Vacuum extraction delivery at first vaginal birth following cesarean: maternal and neonatal outcome. Arch Gynecol Obstet, 2020, 301(2): 483-489.
6. VAN DEN AKKER T. Vacuum extraction for non-rotational and rotational assisted vaginal birth. Best Practice and Research Clinical Obstetrics and Gynaecology, 2019, 56: 47-54.

第十一节

徒手转胎头术

导读

头位难产时的胎头位置异常可导致胎头俯屈不良或出现不同程度的仰伸,使其通过骨盆的径线增大,常常见于持续性枕横位和枕后位。但这种情况亦具有可变性,即通过徒手转胎方位术可将胎头旋转至枕前位,使其通过骨盆的径线缩小,从而增加阴道分娩的机会,降低剖宫产率。但手术同时具有相应的风险,需要经验丰富的医务人员严格掌握手术适应证和禁忌证,谨慎操作,减少母儿并发症的发生。

一、术前评估及术前准备

术前应消毒外阴、导尿,保持良好的产力。再次明确胎儿情况,如胎儿大小、胎心监护、羊水性状等情况。术前再次进行阴道检查或 / 和超声检查确定胎位为枕横位或枕后位(高直后位、前不均倾位、颜面位、额位等均需除外)、先露高低、胎头有无明显水肿或血肿(胎头无明显产瘤形成、胎头不变形、颅骨不重叠)、宫口扩张程度、骨盆情况,以及有无手术适应证及手术禁忌证。详细询问孕妇生育史及有无难产病史,充分估计术中可能出现的意外情况(如胎盘早剥、脐带脱垂、胎儿窘迫等)并签署知情同意书。

(一)手术适应证

1. 持续性枕后位或枕横位宫口开全进入第二产程后,可进行预防性徒手旋转胎头。需除外骨盆畸形或狭窄、软产道异常、明显头盆不称者。

2. 第二产程延长,需行产钳助产或胎头吸引以缩短第二产程,而胎方位为枕横位或枕后位。

(二)手术禁忌证

1. 骨盆狭窄或头盆不称。

2. 前置胎盘、胎盘早剥者。

3. 子宫病理性缩复环或子宫先兆破裂者。

4. 胎儿窘迫。

5. 合并严重内科合并症无法耐受阴道分娩者,如心脏病,心功能Ⅲ、Ⅳ级。

二、手术步骤

(一)阴道检查胎方位

有两种检查胎方位的方法:

1. **触摸胎儿囟门法** 右手伸入阴道,用示指及中指触摸胎头的骨缝及囟门,如骨缝呈“十”字形者为前囟门,呈“人”字形者为后囟门(图8-11-1)。

2. **触摸胎儿耳郭法** 如胎头水肿,颅骨重叠时则骨缝不易查清,此时可用触摸胎儿耳郭法,即向胎头两侧高位触摸胎耳轮廓,以示指及中指触摸及拨动胎儿耳郭,耳郭边缘所在方向为枕骨的方向。因胎儿耳郭柔软,一定要摸清耳轮、耳孔及耳根,仔细辨认,方可确定胎方位(图8-11-2)。

(二)超声检查胎方位

当阴道检查胎方位不确定时,超声评估是检查胎方位和观察胎位动态变化的重要方法,能及早地诊断胎方位,诊断准确率在90%以上。超声检查可经腹经阴道或经会阴进行,但经阴道和经会阴超声因避免了母体盆骨的遮挡,往往在头位较低时可以提供更清晰的图像。

如果超声扫描发现胎儿双眼眶均在母体左侧,则为枕右横位;如果双眼眶都在母体右侧,则为枕左横位。胎头衔接后经阴道或经会阴超声扫描可发现大脑中线回声是水平的或接近水平的,胎儿脊柱在母体右侧,则为枕右横位;胎儿脊柱在母体左侧,则是枕左横位。将超声探头经腹横向放在耻骨联合正上方,如果胎儿颜面部朝向探头,则枕后位诊断成立。

(三)旋转胎头

1. **手指旋转** 在施行这一操作之前需要产妇排空膀胱。术者手掌向上伸入阴道。手指旋转

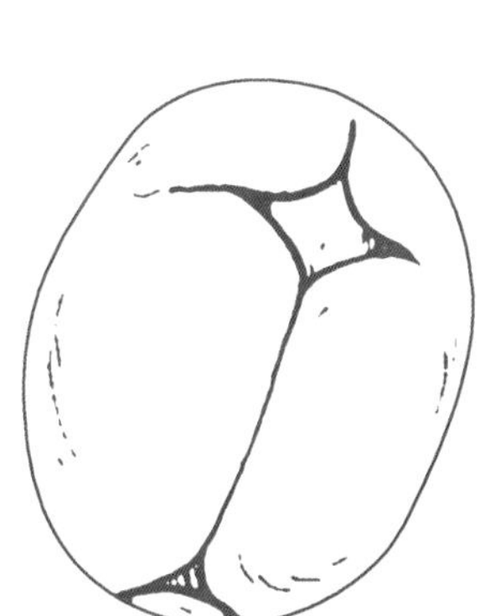

图8-11-1 胎儿囟门

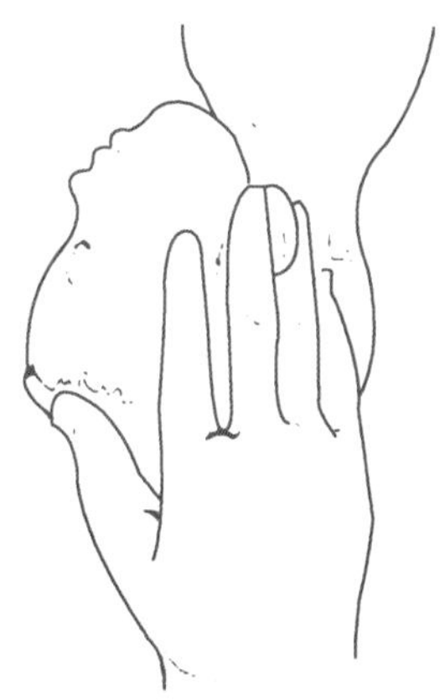

图8-11-2 触摸胎儿耳郭

时，将示指和中指的指尖放在人字缝前部接近后囟的地方(图 8-11-3)。术者用手指屈曲并轻轻松动头顶，通过转动手和前臂将胎头旋转至枕前位。也可用拇指轻柔地在更靠近前部的顶骨上向下轻压帮助旋转。

2. **徒手旋转** 如果手指旋转不成功，术者也可以将四根手指放在后顶骨后面，掌心向上，拇指放在前顶骨上实施手法旋转。左枕后位用右手，右枕后位用左手。用拇指尖和其余四指手指尖抓住胎头。宫缩时，鼓励病人向下用力，同时术者试着屈曲并向前旋转胎头。有时，轻轻向上的压力可能帮助胎头稍稍上移，更加便于旋转。可能需要尝试多次旋转。阴道助产前实施手法旋转几乎不会增加产妇和胎儿的风险 。

胎头枕部应完整地控制在手掌中。轻轻上推胎头以利于俯屈和旋转，此后胎头顶部转到被枕骨占据的一侧(图 8-11-4)。

旋转胎头的同时，另外一只手放置在产妇腹部使胎肩向中线方向靠拢(图 8-11-5)。

3. **固定胎头** 经几次宫缩转位成功后，给予缩宫素加强宫缩，促进胎头下降以固定，即完成了手转胎头术。

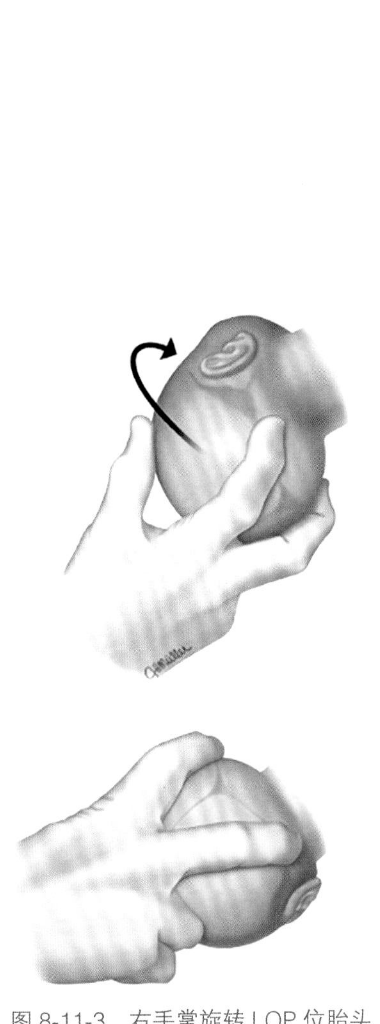

图 8-11-3 右手掌旋转 LOP 位胎头

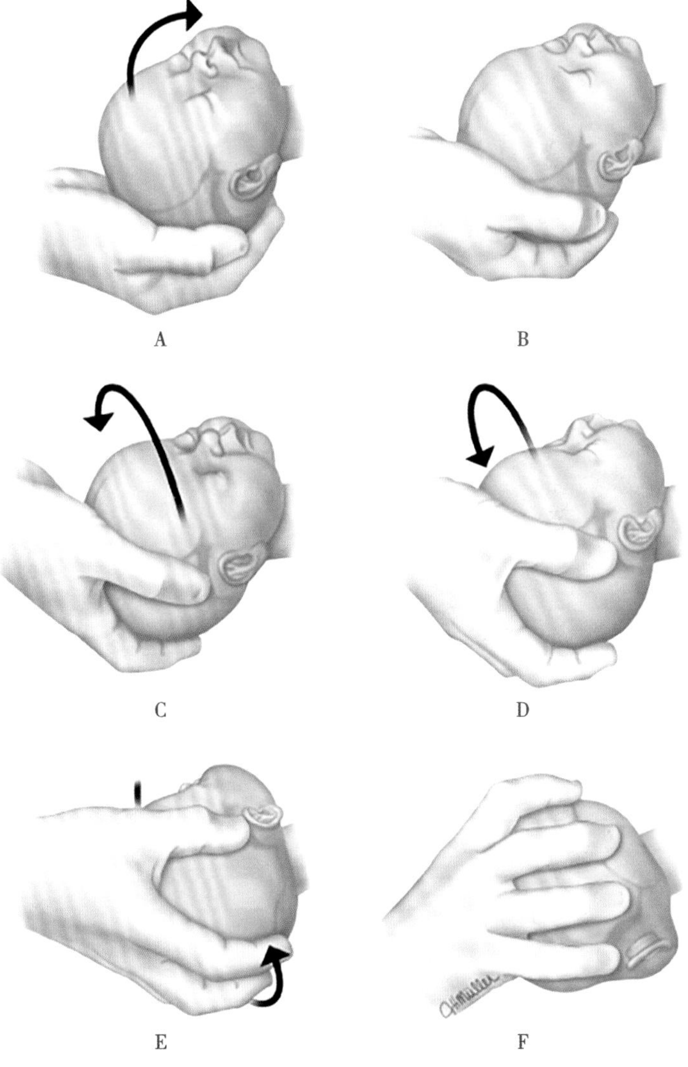

图 8-11-4 上推胎头

A. 上推胎头；B. 扪及后囟；C. 示、中指固定后囟两侧；D. 配合宫缩顺时针旋转；E. 转至枕左前位；F. 或转至正枕前位

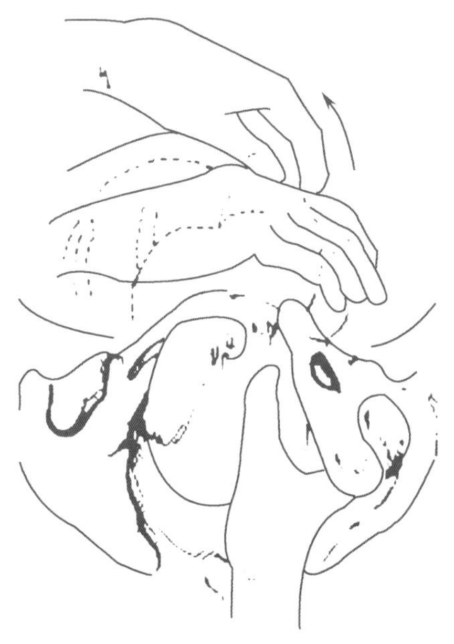

图 8-11-5 另一手于腹部协助胎肩向中线靠拢

三、并发症防治

(一) 母体并发症

1. **产道损伤** 多与以下因素有关:①子宫口未开,上推宫颈前唇使宫口迅速开全;②旋转的次数太多;③操作不规范,手法粗暴。胎儿、胎盘娩出后,应常规检查宫颈、阴道等软产道。

2. **产后出血** 头位难产产程延长,易发生继发性子宫收缩乏力,而且由于旋转胎方位的手术操作,软产道损伤性出血的机会也增加。及时发现并积极处理难产,可有效预防产后出血。

3. **产褥感染** 产后应给予抗生素预防感染。

(二) 围产儿并发症

1. **脐带脱垂** 操作中胎头不能上推过高,避免脐带脱垂。如发现脐带脱垂或脐带隐性脱垂,应立即停止操作,抬高床尾,帮助脐带缩回,并改用其他方式,立即结束分娩。

2. **颈部脊髓损伤** 头位难产产程延长,羊水少,子宫壁紧贴胎体,在这种情况下,旋转胎头时胎肩被子宫束缚不能同时旋转,从而导致颈部脊髓极易受伤。此外,缺氧可能会导致胎儿肌张力减退,松软的颈部和肩部肌肉不能保护颈部脊髓,因此在胎儿缺氧的状态下,应避免进行胎头旋转。理论上讲,胎头旋转时应该同时伴随胎肩部的旋转。

3. **颅内损伤** 这与旋转过程中胎头与母体骨盆相互挤压有关,包括颅内血肿、头颅骨折等,发生率较小。操作中切忌粗暴操作,避免旋转时力量集中在一个作用点上,新生儿出生后应立即注射维生素 $K_1$10mg。

4. **胎儿窘迫** 旋转时一过性的胎心改变与胎头受压致迷走神经的兴奋,可给予吸氧纠正;但如出现持续胎心下降、反复重度变异减速、晚期减速,需考虑胎儿窘迫,应立即结束分娩。

5. **新生儿窒息** 做好新生儿复苏准备。

处理技巧

旋转胎方位成功与否,重点在于以下几个方面:

1. 旋转前要确定胎方位。
2. 在两次宫缩间歇期旋转胎头,在宫缩期要固定胎头。旋转时发现头盆紧贴不易转动时可将胎头向上推动少许,感胎头较松动时,转位才容易成功。
3. 有胎心异常时,必须先改善胎心再转胎头。胎儿如发生宫内窘迫,短时间不能结束分娩时,应权衡利弊,谨慎旋转。
4. 宫口近开全又常迟迟不能开全时会影响胎头下降,可上托宫颈,使胎头较大径线越过后再抽手,有利于产程进展以及胎头的内旋转。
5. 手转胎头失败 2 次以上时,应停止操作,改行剖宫产或用产钳助产,一般不宜用胎头吸引器再进行旋转。

经验分享

1. **旋转前超声评估胎位** 可提高手法旋转的成功率。常规超声检查胎方位的必要性不大,但应在胎方位和脊柱位置不确定时进行该检查。一项随机对照试验对 58 例第二产程停滞的胎儿枕后位初产妇进行超声检查,结果显示,了解胎儿脊柱位置的术者比不了解该信息的术者手法旋转成功率更高(83% *vs.* 41%),并且病人的自然分娩率更高(69% *vs.* 28%),产妇结局更好(如会阴完整,出血更少),两组的新生儿结局相似。

2. 徒手旋转胎方位的时机 目前对何时旋转胎方位还有争议，活跃期早期宫口扩张较小，胎头位置偏高，旋转时容易造成羊水流出过多，出现脐带脱垂或胎心变化；一部分活跃早期的枕后位试产到活跃晚期时，在盆底肌力量的参与下，还有自然旋转的可能，过早干预可能会增加感染和出血的机会。等宫口开全时，由于胎头偏低，胎头往往嵌于阴道内，形成产瘤，发生脐带脱垂可能性较活跃早期小，但手的有效操作空间较小，徒手旋转有一定困难，且有可能造成胎头上移、宫颈裂伤等软产道裂伤等风险。一项前瞻性研究结果建议初产妇在第二产程开始 1 小时内、经产妇在第二产程开始 30 分钟内接受手法旋转。

本节关键点

1. 术前明确有无手术适应证及有无手术禁忌证。
2. 手术分为检查胎方位、旋转胎头、固定胎头三个步骤。
3. 注意防止母儿并发症的发生。

（漆洪波 余昕烊）

参考文献

1. 凌萝达，顾美礼．难产．2 版．重庆：重庆出版社，2000：290-321.
2. JAMES D，STEER PJ，WEINER CP，et al. High-Risk Pregnancy. 5th ed. London：Cambridge University Press，2018.
3. ARULKUMARAN S，ROBSON M. Munro Kerr's Operative Obstetrics. 13th ed. Philadelphia：Elsevier，2019.
4. 曹泽毅．中华妇产科学（临床版）. 北京：人民卫生出版社，2010.
5. 谢幸，孔北华，段涛．妇产科学．9 版．北京：人民卫生出版社，2018：50-53.
6. MASTURZO B，FARINA A，ATTAMANTE L，et al. Sonographic evaluation of the fetal spine position and success rate of manual rotation of the fetus in occiput posterior position：a randomized controlled trial. Journal of Clinical Ultrasound，2017，45（8）：472-476.

第十二节

臀位助产术

导读

臀位是胎位异常中较常见的一种，占足月胎儿的 3%~4%，臀位阴道分娩的新生儿并发症的发生率和死亡率比头位高。臀先露临产的产妇首选剖宫产终止妊娠，但临床上存在急产、院外分娩、致死性胎儿异常或死胎等情况时，也会出现臀位阴道分娩的情况。需要强调的是，臀位阴道分娩时，在胎臀下降、拨露和着冠过程中不需进行人为干预，可鼓励产妇用力。仅仅当需要接生者协助完成部分机转才能经阴道分娩时，才可进行臀位助产。因此，掌握臀位阴道接生的同时，医师和助产士仍需要掌握和熟悉臀位助产术。极少部分的臀位分娩，胎儿由下肢开始直至胎头全部由接生者手法牵引娩出，称臀牵引术，对胎儿损伤极大，在现代产科学中已极少采用，尤其是在单胎妊娠时，应避免使用臀位牵引术。故本节着重讲解臀位助产术。

一、术前评估及术前准备

为保证臀先露安全阴道助产，持续电子胎心监护至关重要。做好即刻进行剖宫产的准备。麻醉医师和手术室均应准备完善，并征得产妇知情同意。操作现场保证有两名产科医师待命，并配备儿科团队。操作台上常规放置备用器械，并且准备特制的臀位后出头产钳（Piper 产钳）和毛巾。产程期间可使用硬膜外镇痛，有利于控制与指导第二产程顺利进行。孕妇取膀胱截石位，外阴消毒，导尿。会阴切开术仅在助产必需及胎儿肛门已出现在产妇外阴处时才进行。

（一）适应证

1. 死胎或估计胎儿出生后不能存活。

2. 孕龄≥34 周、单臀或完全臀位、估计胎儿体重 2 000~3 500g（尤适合于经产妇）、胎头俯屈、母体骨盆大小适当、无其他剖宫产指征者。

3. 孕妇及其家属要求并进行详尽的知情同意。

（二）禁忌证

1. 骨盆狭窄或软产道异常。
2. 足先露（不完全臀先露）。
3. 估计胎儿体重 >3 500g。
4. 胎头仰伸者。
5. 脐带先露或隐性脐带脱垂。
6. 电子胎心监护图形可疑或产程停滞。

二、手术步骤

（一）臀位第一助产法

又称压迫法，要点立足于“堵”。即适度用力阻止胎足娩出阴道，使宫缩反射性增强，迫使胎臀下降，胎臀与下肢共挤于盆底，有助于宫口和软产道充分扩张。

1. 堵臀 见胎儿下肢露于阴道口时，即用一消毒巾盖住阴道口，并用手堵住。每次宫缩时以手掌抵住，防止胎足早期脱出。这样反复宫缩可使胎臀下降，充分扩充阴道，直至产妇向下屏气强烈，手掌感到相当冲力时，即准备助产（图 8-12-1）。

2. 娩出臀部 待宫口开全，会阴膨起，胎儿粗隆间径已达坐骨棘以下，宫缩时逼近会阴时，做会阴切开。然后趁一次强宫缩时嘱产妇尽量用力，助产者放开手，胎臀及下肢即可顺利娩出。

3. 娩出肩部 助产者用治疗巾裹住胎儿下肢及臀部，避免胎儿受冷空气刺激而引起呼吸以致将羊水和黏液吸入。助产者将双手拇指放在胎儿背部髂骨边缘上，其余四指放在臀部侧方，紧握胎儿臀部徐徐转动，骶左前向左侧，骶右前向右侧转动 45°，使双肩径落于骨盆前后径上（图 8-12-2）。

边旋转边向下牵引直至胎儿脐部露于阴道口外，将脐带轻轻向外牵引出数厘米，以免脐带绷得过紧影响胎儿循环（图 8-12-3）。

继续向外、向下牵引胎儿躯干的同时助产者

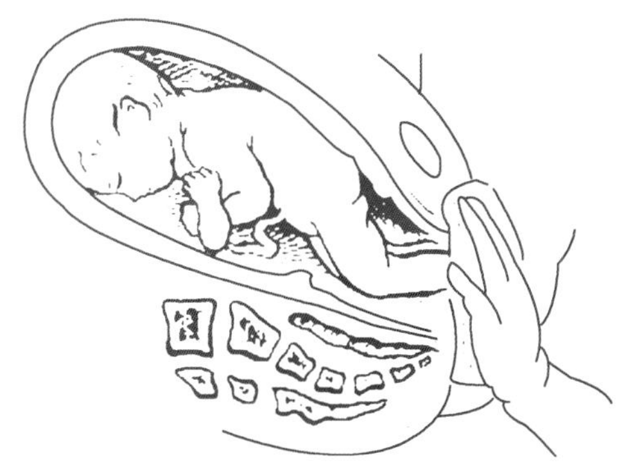

图 8-12-1 堵臀

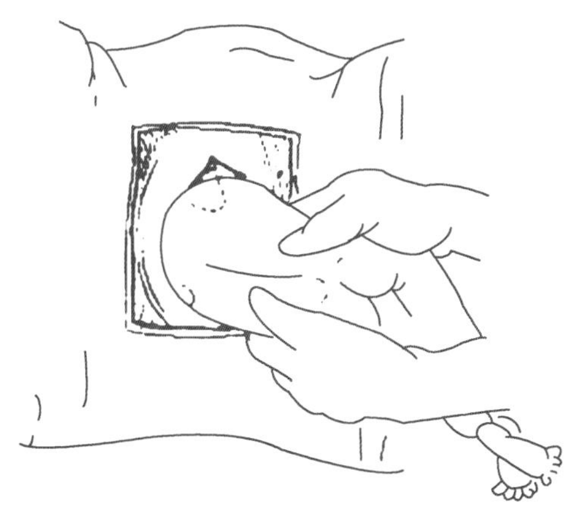

图 8-12-2 娩肩

须逐渐下蹲，向下向外用力牵拉，使胎儿前肩部分暴露于耻骨联合下（图 8-12-4）。

助产者的示指和中指顺胎肩滑至胎儿肘关节，并将其钩住使上肢紧贴胎儿胸部，顺势牵拉拔出（图 8-12-5）。

切勿钩住肱骨、尺骨和桡骨，以免造成长骨骨折。然后助产者用右手拇指、示指及中指将胎儿双足紧紧钳住提起胎体，并将胎体尽量提举，使胎头后肩显露于阴道口，再依前法取出后臂（图 8-12-6）。

4. **娩出胎头** 将胎背转至前方，使胎头矢状缝与骨盆出口前后径一致，助手迅速在母体耻骨联合上方加压，使胎头俯屈入盆，然后用下述两法之一娩出胎头：

(1) 胎头枕骨达耻骨联合下时，将胎体向产妇腹部方向上举，甚至可翻至耻骨联合上，胎头即可娩出。

(2) Mauriceau 法（后出头法）：将胎体骑跨在术者左前臂上，同时术者左手中指伸入胎儿口中，上顶上腭，示指及无名指附于两侧上颌骨；术者右手中指压低胎头枕部使其俯屈，示指及无名指置于胎儿颈部两侧，先向下牵拉，同时助手在产妇下腹正中向下施以适当压力，使胎儿保持俯屈。当胎儿枕部低于耻骨弓下时，逐渐将胎体上举，以枕部为支点，使胎儿下颌、口、鼻、眼、额相继娩出（图 8-12-7）。

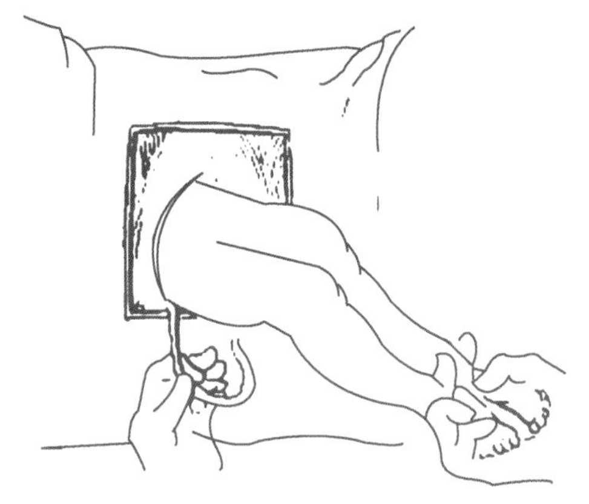

图 8-12-3 轻牵出脐带

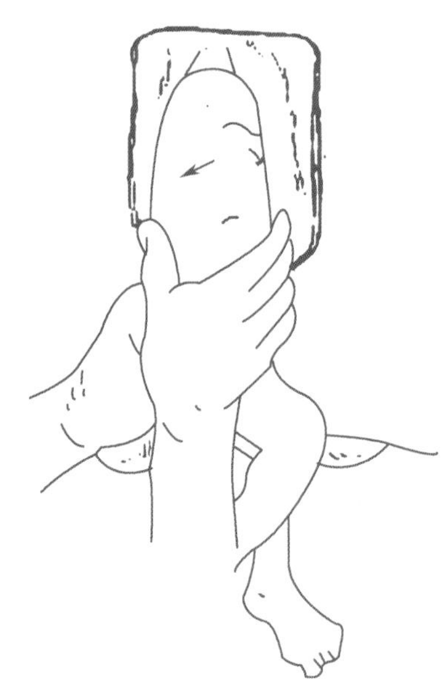

图 8-12-4 向下向外牵引胎体，暴露部分前肩于耻骨联合下

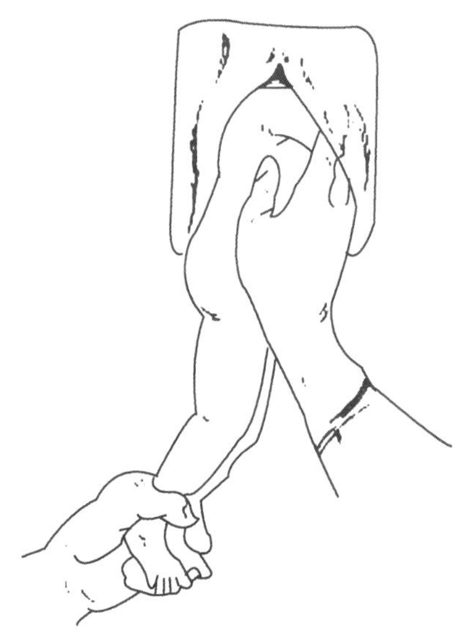

图 8-12-5 钩住肘关节，紧贴胎儿胸部牵拉出前臂

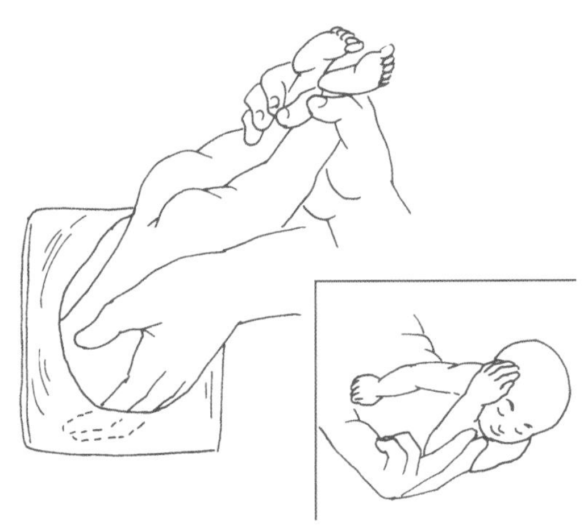

图 8-12-6 提举胎体，显露后肩，取出后臂

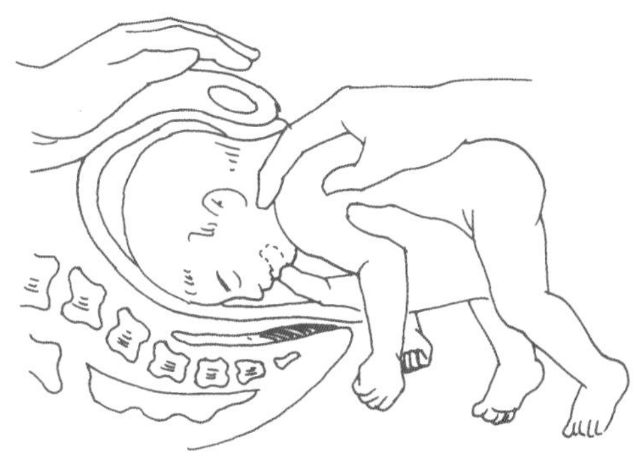

图 8-12-7 后出头法

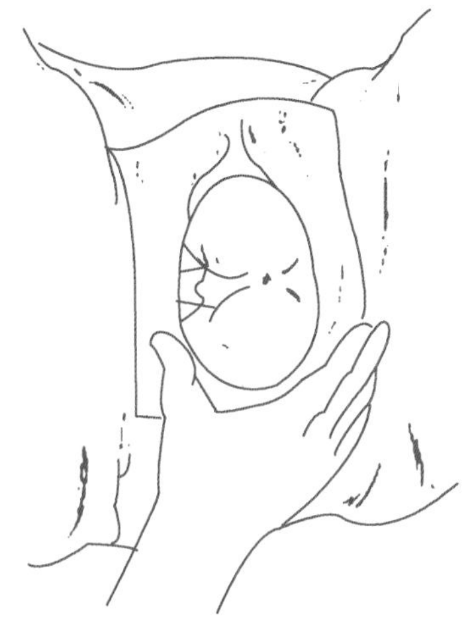

图 8-12-8 单臀位

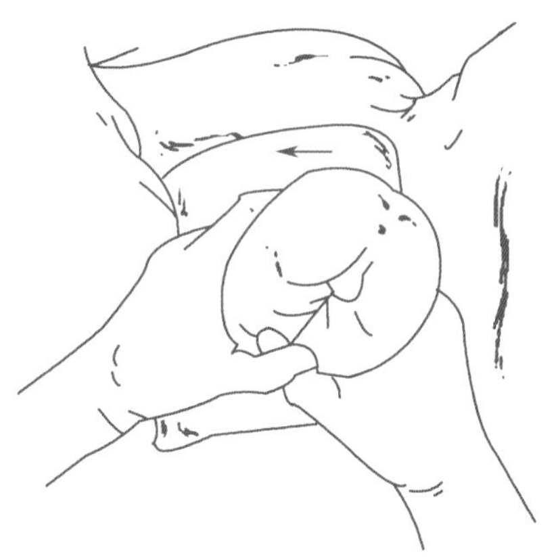

图 8-12-9 紧握胎臀使胎背朝上并斜向一侧

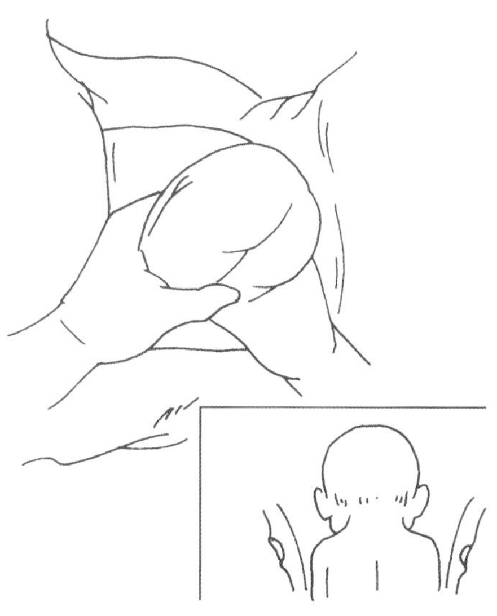

图 8-12-10 宫缩时向上抽拔胎体及双腿

（二）臀位第二助产法

臀位第二助产法又称扶持法，其要点立足于"拔"，只应用于单臀位。接生过程中始终保持胎儿的小腿伸直折叠于胎体上，压住交叉在胸前的双臂使之不致上举，压住胎儿颏部使胎头不致仰伸。单臀位时显露为臀及双侧大腿，周径较大，遇到的阻力较大，千万不能像臀位第一助产法那样堵先露部，而是要很好地指导孕妇屏气用力使先露部尽早排出(图 8-12-8)。

第二产程宫缩不佳、产程有延长趋势时，可静脉滴注催产素加强宫缩，帮助胎先露部娩出。当胎臀及双侧大腿显露后，助产者可使胎背朝向上略斜向一侧，让臀部的最大径(股骨粗隆间径)适应骨盆出口面的斜径。助产者用手紧握胎臀的两侧，拇指压在胎儿腿部，其余四指在骶部(图 8-12-9)。

每次宫缩时将胎体及双腿向上抽拔，宫缩间歇期助产者拇指及其他四指顺着胎腿及胎体下滑至阴道口，使双腿紧贴胎体不致脱出阴道口外(图 8-12-10，图 8-12-11)。

胎儿双上肢被压在大腿下交叉于胸前，提拔肢体与双腿时，将上肢同时拔出，由于双肩保持于骨盆出口斜径上，故出肩一般无困难(图 8-12-12)。

出肩后双腿仍然保持原位压住胎儿颏部，胎头不致仰伸，再继续将胎体及双腿向耻骨联合、

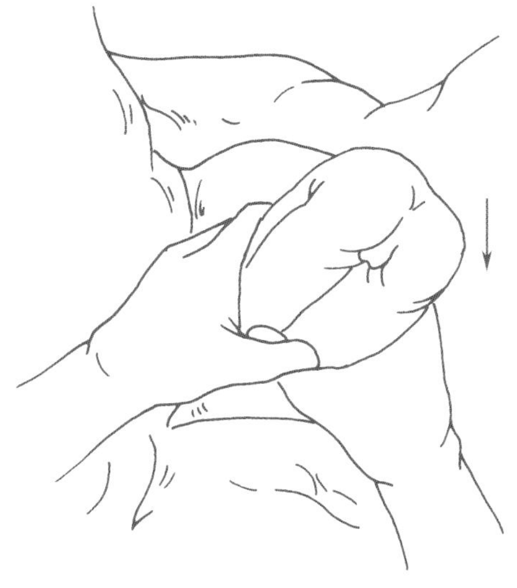

图 8-12-11 宫缩间歇期双手顺胎腿及胎体下滑至阴道口

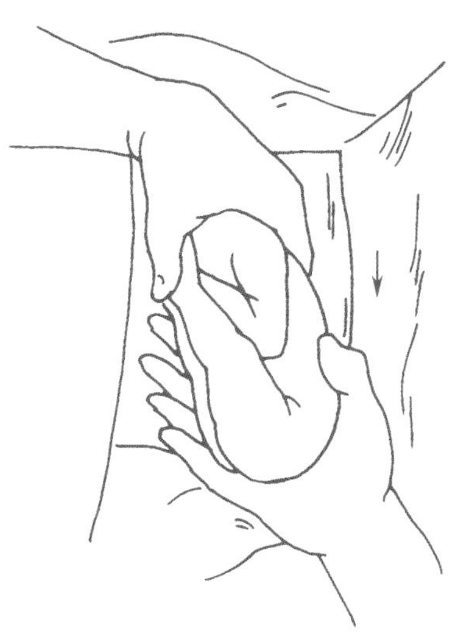

图 8-12-12 同时提拔出双腿、肢体和上肢

向母体腹部方向提举，胎头即可保持俯屈为顺利娩出。

若在提举胎体过程中下肢或上肢脱出，则为第二助产法失败，只有改用第一助产法娩出胎体、胎肩及胎头以完成分娩。

三、并发症防治

（一）母体并发症

1. **产道损伤** 多与以下因素有关：①子宫口未开全行阴道助产、牵引或后出头产钳术；②堵臀时间不够或过长；③操作不规范，手法粗暴。胎儿、胎盘娩出后，常规检查宫颈，疑有子宫破裂应行宫腔探查。有先兆或完全破裂者，应立即剖腹探查，按破裂程度与部位决定手术方式。

2. **产后出血** 与臀先露不能均匀有力地压迫子宫下段，而不能诱发良好的子宫收缩有关。加之手术操作机会多，产后子宫收缩乏力及软产道损伤性出血的机会也增加。及时发现并积极处理难产，杜绝滞产，可有效预防产后出血（详见第十一章第十五节）。

3. **产褥感染** 产后给予抗生素预防感染。

（二）围产儿并发症

1. **颅脑及脊柱损伤** 胎头仰伸未能入盆，应设法使其俯屈，并使胎头选择适当的径线（以枕横位）入盆，切忌在胎头未入盆时强行牵拉胎体造成小脑幕撕裂、脊柱损伤或断裂。

2. **臂丛神经损伤** 臀位胎头未入盆时强行牵拉胎体，或强行牵拉胎臀都可造成臂丛神经损伤。臂丛神经损伤重在预防，一旦发生只能等待其自然恢复，损伤严重者往往需要 6 个月甚至更长的时间恢复。

3. **骨折** 是最常见的并发症。胎臂上举最易造成锁骨或肱骨骨折，违反分娩机制的助娩可导致下肢骨折。骨折损伤重在预防，切忌使用暴力。

4. **胎儿及新生儿窒息** 做好新生儿复苏准备。

技术难点

臀位阴道助产分娩成功的关键点和难点是后出头娩出是否顺利。后出头困难可由多种失误造成，这时及时、正确地处理显得尤为关键，处理不当可引起诸多围产儿并发症，甚至导致死产。

处理技巧

后出头困难可由多种失误造成，针对不同的原因可进行相应的技术处理：

1. **宫颈口未开全** 若胎头娩出困难时由于宫颈口未开全即强行牵出胎体所引起，致使宫颈形成一痉挛性的缩窄环卡在胎儿颈部，助产者越抽拉胎体，此环越紧。因此，发生此情况时切忌继续牵拉胎体，应即刻向宫颈注射利多卡因，若仍不能松弛，可用全身麻醉，必要时可使用 Piper 产钳娩出胎头（图 8-12-13）。

2. **胎头仰伸** 在胎臀娩出后，应随宫缩逐渐娩出胎体和胎肩，若牵拉过急，会使牵拉着力于胎颈部而造成胎头仰伸；或娩出胎头时未等胎头枕骨达耻骨联合下方，就过早地将胎体上翻，造成胎头过度仰伸。仰伸的胎头将以枕颏径入盆，盆腔内旋转困难，胎头难于娩出。此时术者可将手伸入阴道，压胎儿上颌部，使胎儿颏部俯屈向胎胸部靠拢，并让助手在母体耻骨联合上加压于胎头枕部，两者配合让胎头俯屈即可使胎头娩出。

3. **胎头成枕直位** 胎肩内旋转尚未完成时术者就急于向外下牵引，可使胎头以枕直前位嵌顿于入口前后径上而不能入盆。这时应在宫缩间歇期将胎背再恢复到侧方，使双肩位于骨盆入口前后径上，术者以一手在阴道内协助胎头额部与胎肩同时配合转动，从而保证胎头的双顶径衔接于骨盆入口的前后径上，使胎头入盆。

4. **胎头成枕后位** 臀位助产未按分娩机制进行，还可能误将胎儿牵成枕后位。此时若胎头俯屈良好，可按 Prague 手法助娩，即牵引胎体至鼻根抵达耻骨联合下，再将胎体举过耻骨联合上方，使胎头按枕、顶、额的次序娩出（图 8-12-14）。

若胎头俯屈不良，胎儿下颏卡于耻骨联合上，应先上提胎体，以保持胎体前屈。术者将手伸入阴道，上推胎枕部使胎头俯屈，再向下牵引，让胎儿颏部移向耻骨联合下，继续向下牵引胎体，同时自阴道按压胎儿颏部、上颌，胎儿口鼻即可自阴道娩出，至鼻根抵达耻骨联合下，再按 Prague 手法助娩。

5. **胎臂上举** 与不按分娩机制操作并牵引胎体过急有关。因胎儿上肢与头被阻于骨盆入口以上不能下降，牵拉胎体感到阻力大，难以暴露肩胛下缘，如强行牵拉，势必损伤胎儿。解脱受阻上举上肢的方法有 2 种：

(1) 放置胎体法：如左骶前位右上肢上举，逆时针旋体，右肩胛、右上臂和前臂就可自耻骨弓下滑出，再顺时针旋转胎体，即可娩出另一上肢（图 8-12-15）。

(2) 牵拉上肢法：如右骶前位右臂上举，术者以右手经胎儿前肩背侧伸入阴道内，沿肱骨压上臂，使之自胎儿面部及胸前滑向阴道内，同样滑动胎儿的左上臂，两肩及两上肢就可娩出。旋转胎体法较易掌握，也不会发生上肢骨折；牵拉上肢法较为困难，有时需在全身麻醉下操作（图 8-12-16）。

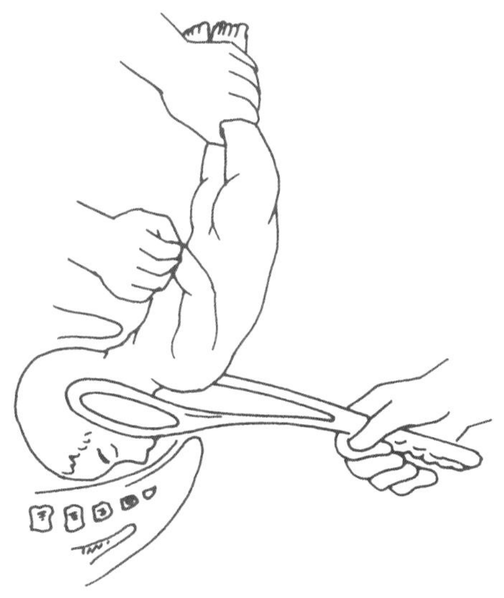

图 8-12-13 Piper 产钳娩出胎头

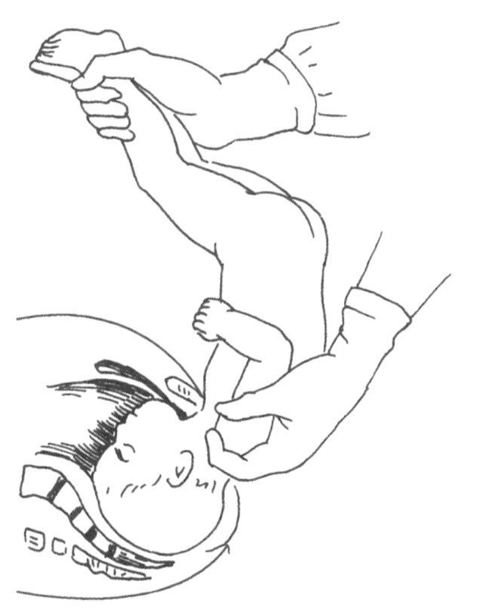

图 8-12-14 Prague 助娩手法

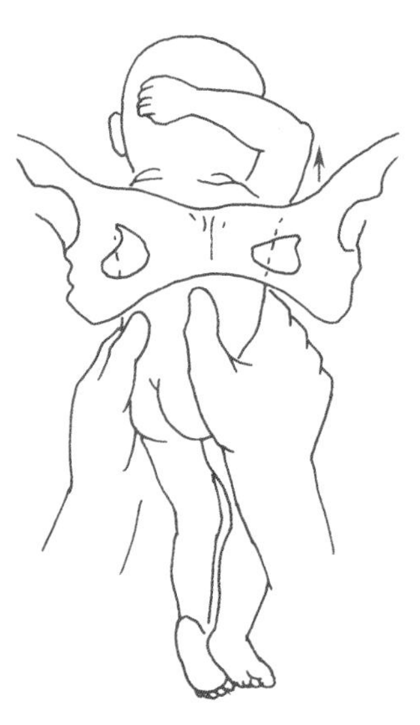

图 8-12-15 放置胎体法

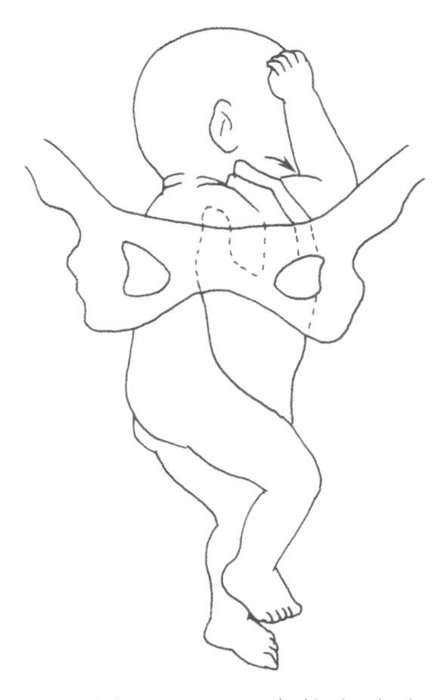

图 8-12-16 牵拉上肢法

如遇两臂环抱于颈后，可将两法结合使用，即先将胎体向一侧旋转 180°使一臂脱离枕部，术者伸手帮助娩出后再反向转 180°，以解脱另一胎臂。

经验分享

1. 臀位助产时需避免操作过早或过于积极，以免对胎儿造成不利影响，主要原因为以下两个方面：第一，宫颈的完全扩张状态需要维持足够的时间，才能延迟其回缩，以减少后出的胎头嵌顿。过早使躯干娩出可能导致扩张的宫颈回缩；第二，只有宫缩和产妇用力使胎儿头颈部保持俯屈，胎儿才能安全下降和分娩。若试图通过牵引胎儿加速产程，可能会使胎儿颈部发生仰伸而导致胎头以枕额径进入骨盆入口，这样往往导致灾难性的后果。操作过于积极、加速分娩也可导致胎臂上举，即胎儿一个或两个上肢困于胎头后方，嵌顿在骨盆入口之上。胎臂上举会显著增加胎儿通过产道的体积，使阴道助产变得更加困难。
2. 胎头嵌顿是臀位助产的严重并发症。未足月胎儿发生胎头嵌顿的风险较高，因为其头围 / 腹围之比大于足月儿或近足月儿；因此，臀位助产未足月胎儿的胎头可能嵌在部分扩张的宫颈处，造成脐带压迫从而引起急性窒息。胎儿较大时也可能发生胎头嵌顿，尤其当产妇在宫颈口开全之前就开始向下用力时。对于臀位的未足月胎儿和足月儿，胎头在通过骨性骨盆时可能没有充足的时间进行适形，这也可能引起胎头嵌顿，还可导致在分娩过程中损伤枕骨。如果发生胎头嵌顿，此时需松弛子宫才能娩出胎头。将产妇置于 McRoberts 位(产妇的膝盖和髋屈曲，从而使大腿前部抵住腹部)，可静脉给予 β 肾上腺素受体激动剂松弛子宫，直至产妇心率达到 120 次 / min 时尝试娩出胎头。此外，全身麻醉诱导也可引起子宫和宫颈放松，但在这种情况下给药和起效需要的时间过长，需要产房有立即进行全身麻醉的设施和人员的配合。

本节关键点

1. 臀位阴道助产术前首先应明确有无手术适应证及禁忌证，并充分沟通母儿并发症。
2. 臀位助产主要有压迫法和扶持法两种，充分扩张宫颈十分重要。
3. 助产者应熟悉并掌握后出头困难的处理方式。

(漆洪波　余昕烊)

参考文献

1. 凌萝达,顾美礼.难产.2版.重庆:重庆出版社,2000:347-354.
2. JAMES D,STEER PJ,WEINER CP,et al. High-Risk Pregnancy. 5th ed. London:Cambridge University Press,2018.
3. ARULKUMARAN S,ROBSON M. Munro Kerr's Operative Obstetrics. 13th ed. Philadelphia:Elsevier,2019.
4. 曹泽毅.中华妇产科学(临床版).北京:人民卫生出版社,2010.
5. 谢幸,孔北华,段涛.妇产科学.9版.北京:人民卫生出版社,2018:50-53.
6. MORTON R,BURTON AE,KUMAR P,et al. Cesarean delivery:Trend in indications over three decades within a major city hospital network. Acta Obstet Gynecol Scand,2020,99(7):909-916.
7. BIN YS,ROBERTS CL,FORD JB,et al. Outcomes of breech birth by mode of delivery:a population linkage study. The Australian and New Zealand Journal of Obstetrics and Gynaecology,2016,56(5):453-459.
8. JETTESTAD MC,SCHIøTZ HA,YLI BM,et al. Fetal monitoring in term breech labor—a review. Eur J Obstet Gynecol Reprod Biol,2019:239.

第十三节

内倒转术

导读

内倒转术是转胎术的一种,术者用手转动胎儿,使其从不利于阴道分娩的胎位转变为有利于分娩胎位。本节讨论的内倒转术常指足式内倒转术,即术者手进入宫腔握住胎儿单足或双足向宫颈外牵拉,将横位胎儿或其他胎位胎儿变成臀位,然后以臀位牵引方式娩出胎儿。因该类手术母胎相对危险大,对术者临床水平要求高,目前产科临床应用很少,因此,需严格掌握相关适应证、禁忌证及手术方式等。

一、概述

(一)定义

内倒转术(internal version)是术者的手通过阴道进入孕妇子宫腔,握住胎儿单足或双足,向宫颈口缓慢牵拉,促使横位胎儿或其他胎位转变成臀位的手术。这种手术容易导致子宫破裂,母胎死亡率较高,故曾被认为是产科最危险的手术。在剖宫产指征严格掌握的年代以及在医疗条件较差的地区,对于横位或头位脐带脱垂、额位、颏位和高直后位所致难产,内倒转术是挽救母胎生命快捷而有效的手段之一。近年来,随着剖宫产技术的不断进步,剖宫产安全性增加,一些胎位异常和产科并发症病人往往选择剖宫产进行处理,内倒转术适用范围已经大为缩小,临床较少采用。横位是异常胎位中对母子最不利的胎位之一,常以剖宫产术结束分娩,但在农村及偏远地区,当无法立即行剖宫产术时,可采用内倒转术使横位转成臀位或足先露,使胎儿顺利经阴道分娩。

(二)适应证

1. 横位活胎,无条件转院或实施剖宫产者。
2. 胎儿为致死性发育异常,不能存活。
3. 胎儿死亡伴胎肩嵌顿。
4. 双胎之第二个胎儿为横位或胎儿窘迫、脐带脱垂,不能立即经阴道娩出者。

（三）必备条件

1. 先露胎肩尚未嵌顿于盆腔者，宫颈口开全或近开全，能容操作者的手完全能进入宫腔。

2. 胎膜未破或破膜不久，子宫腔内尚存在足量羊水。

3. 无先兆子宫破裂、子宫破裂的症状和体征。

4. 无骨盆狭窄或剖宫产术、子宫整形术、子宫修补术史。

（四）禁忌证

1. 估计头盆不称，不能经阴道分娩者。

2. 瘢痕子宫，易发生子宫破裂或已有先兆子宫破裂者。

3. 宫颈口未开全或未接近开全者。

4. 子宫腔内未存在足量羊水者。

5. 忽略性横位，羊水极少者。

二、手术步骤

1. **术前评估** 术前详细评估病人的一般情况，无手术禁忌证，一般情况良好，能耐受该操作。应进行术前讨论，选择经验丰富的高年资医师操作，制订手术失败的相应补救措施。病人应充分地知情同意。建立静脉通道，严密监测病人的生命体征。操作前常规备血，同时做好开腹手术的术前准备。

2. **麻醉和体位** 在全身麻醉或进行药物分娩镇痛的条件下，孕妇取膀胱截石位，排空膀胱。麻醉是内倒转术成败的关键之一，子宫若能完全松弛，基本无宫缩，则手术操作可较顺利进行，且子宫破裂的概率较小。

3. **消毒及导尿** 消毒外阴、铺巾，导尿排空膀胱，并留置尿管。胎膜未破者先行人工破膜。

4. **再次进行阴道检查** 了解骨盆是否相称、宫颈口是否开全、胎先露和胎方位，判断有无手术适应证及手术禁忌证。

5. **手法** 术者一手入宫腔，另一手在腹壁外配合，明确胎先露。沿胎儿背部移动，先在近头端一侧摸到胎儿腋窝，再向反方向摸到臀端，探知其下肢所在，再沿大腿摸到胎足，寻找并握住胎足，向下缓慢牵引。切忌误把胎手判断为胎足。如胎背在母体前方，应牵引胎儿下方的胎足；如胎背在母体后方，则牵引胎儿上方的胎足（图 8-13-1、图 8-13-2）。

6. **倒转胎儿** 术者用拇指、示指和中指抓住胎足慢慢向下牵拉，同时另一只手在腹壁协助，待胎足拉至宫颈口近阴道时，与孕妇的腹壁保持胎位呈纵产式，继续牵引胎足，直至膝关节露出阴道口，即完成内倒转术。如宫颈口已开全，立即按臀牵引分娩机转娩出胎儿。

7. **胎心监测** 如宫颈口未开全，胎儿无窘迫，则可密切注意胎心，等待宫颈口开全后，再做臀位助产或臀位牵引术。

8. **抢救准备** 活胎必须准备好新生儿抢救人员及物品。

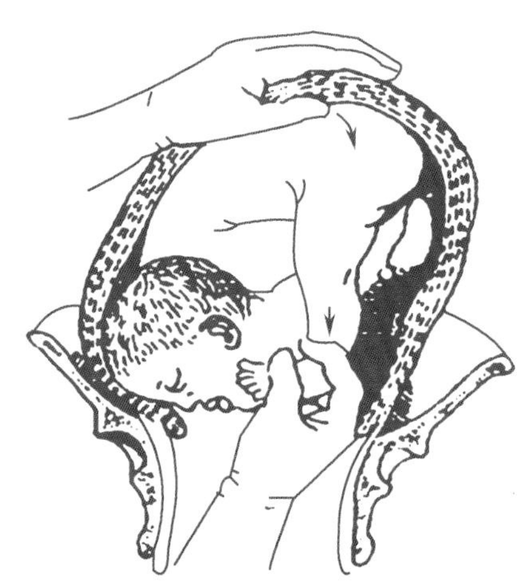

图 8-13-1 内倒转术——向下推胎臀

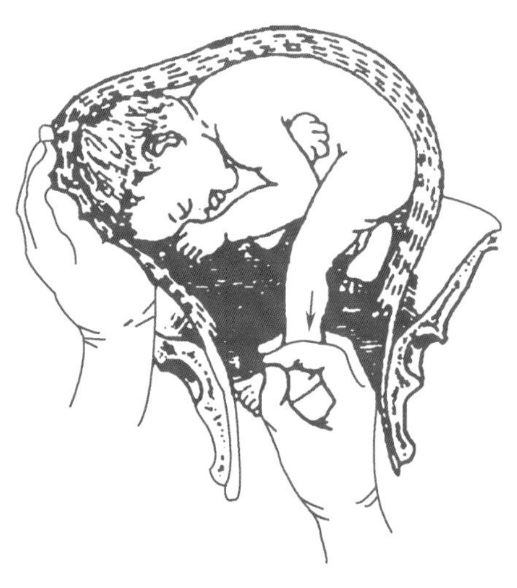

图 8-13-2 内倒转术——向上推胎头

三、注意事项

1. 术中密切注意产妇一般情况、密切监测生命体征,导尿,观察尿的颜色及每小时尿量。出现血尿提示可能子宫破裂。保持静脉通道通畅以备抢救时使用。

2. 术前应做好抢救新生儿的各项准备工作。

3. 牵引时应操作轻柔,力量应均匀缓慢,切忌不可用暴力,以免损伤子宫下段。

4. 娩出胎盘后,需常规探查宫腔,检查宫颈,注意子宫下段及宫颈有无裂伤以便及时处理。

5. 术后可给予缩宫素促进宫缩,防止产后出血,术后应严密观察 6~8 小时。

6. 根据产妇情况酌情进行预防性的抗感染。

本节关键点

1. 掌握内倒转术的适应证及禁忌证。
2. 了解内倒转术操作步骤。良好的麻醉是手术成功的关键之一。
3. 掌握内倒转术术后处理。

(常青　王丹)

参考文献

1. 凌萝达,顾美礼. 难产. 2版. 重庆:重庆出版社,2000:277-278.
2. 曹泽毅. 中华妇产科学. 3版. 北京:人民卫生出版社,2014.
3. CUNNINGHAM FG,LEVENO KJ,BLOOM SL,et al. Williams Obstetrics. 25th ed. New York:McGraw Hill Education,2018.
4. 刘新民. 妇产科手术学. 3版. 北京:人民卫生出版社,2003:852-871.
5. 刘兴会,徐先明,段涛,等. 实用产科手术学. 2版. 北京:人民卫生出版社,2020.

第十四节

外倒转术

导读

外倒转术是将胎儿由臀位或横位经孕妇腹壁转成头位的一种产科手术操作。循证证据证实,外倒转术可以降低臀位相关的分娩并发症,并降低剖宫产手术的相关风险。在当前剖宫产分娩率过高的形势下,如何矫正臀位或横位达到阴道分娩的目的,再次引发大家关注,但手术存在的一些潜在风险让很多产科医师望而却步。本节对外倒转术文献证据进行梳理和更新,旨在指导产科临床实践。

一、概述

(一) 定义

外倒转术(external cephalic version,ECV)是术者通过向孕妇腹壁施加压力,用手向前或向后旋转胎儿,使其由臀位或横位变成头位的一种产科手术,可以降低臀位阴道分娩的并发症以及剖宫产的相关风险。不同文献报道的 ECV 成功率不同,为 16%~100%,平均为 58%。虽然 ECV 存在潜在风险,包括胎盘早剥、胎儿窘迫、母胎出血及早产等,甚至有子宫破裂、死胎等严重不良预后的报道,但其仍然是一项有价值的技术,选择合适人群实施 ECV 对母儿产生的风险很小。因此，全面、充分评估母儿风险，充分做好剖宫产准备，保障紧急剖宫产随时可以实施，至关重要。

（二）适应证

1. 单胎。

2. 无阴道分娩禁忌证。

3. 无 ECV 禁忌证。

4. 充分知情同意。

（三）绝对禁忌证

1. 严重羊水过少。

2. 近 7 日内有产前出血，可疑前置胎盘、胎盘早剥。

3. 异常胎心监护图形，显示胎儿状态不良。

4. 胎儿或子宫存在明显畸形。

5. 胎膜早破。

6. 胎头过度仰伸。

7. 产程进入活跃期伴胎先露下降。

8. 多胎妊娠（除外第一个胎儿已娩出，第二个胎位异常需要 ECV 时）。

（四）相对禁忌证

1. 多普勒参数异常的小于胎龄儿。

2. 妊娠期高血压疾病。

3. 妊娠合并肥胖。

4. 羊水过少。

5. 瘢痕子宫。

6. 胎位易变。

（五）外倒转时机

既往多主张于妊娠 32~34 周实施手术，目前国内外学者更主张 36 周及以后进行，亦有指南建议至少达到 37 周再考虑 ECV。原因如下：首先，37 周前仍有自然回转为头位的可能性；其次，虽然 37 周前 ECV 有更高的成功率，但自然回转为臀位的风险也更高；最后，术中一旦出现并发症需要紧急剖宫产，37 周后的 ECV 可以降低早产率，围产儿预后更好。因此，建议妊娠 36~37 周再实施 ECV。若孕周超过 37 周，经过充分评估亦可以尝试外倒转术。

二、外倒转术流程

外倒转术前，必须充分、全面评估，排除 ECV 禁忌证。首先超声检查以确定胎位，了解臀位类型、羊水量、胎盘位置、脐带绕颈情况等，个体化评估 ECV 的手术风险及获益，然后为孕妇提供充分咨询。充分咨询包括告知手术可能存在的风险、获益、大致成功率、自然回转为臀位的可能性，以及术前或术中使用宫缩抑制剂和 / 或区域麻醉。术前需要通过胎心监护或胎儿生物物理评分评估胎儿健康状况以及宫缩情况，并必须在做好剖宫产准备的前提下进行（图 8-14-1）。

三、术前准备

1. 签署知情同意书。

2. 术前 15~30 分钟皮下注射特布他林或进行区域麻醉，协助子宫松弛。

3. 排空膀胱。

4. 术前 1~2 小时禁食。

5. 建立静脉通道，做好紧急剖宫产的准备。

四、手术步骤

1. 孕妇取仰卧位，略向左或向右倾斜，可为头低臀高位，双腿略屈曲。

2. 超声再次确定胎位和胎盘位置，并了解胎儿脊柱方向及脐带缠绕情况，动态监测胎儿，并同时进行胎心监护，确定胎心良好。

3. 操作前应查清胎先露是否入盆。若胎臀已经入盆，术者可以面向孕妇足部，将两手插入先露部下方，再向上提拉，使得先露上移至骨盆入口之上（图 8-14-2）。若先露较低，上述方法不能奏效时，也可让助手协助，一手示、中两指伸入阴道，沿阴道前壁将先露部轻轻向上托起，尽量协助胎臀至骨盆入口之上。

4. 术者立于易顺势转胎位的一侧，在孕妇腹部涂抹超声凝胶后开始操作。一手轻握胎头，通过向腹壁施压将胎头轻轻沿胎儿腹侧方向转动，并向骨盆入口处转移；另一手轻握胎臀，将胎臀向反方向推动，两手相互配合，使得胎儿整体向前倒转（图 8-14-3）。手术可由 1~2 人完成，如果向前倒转失败，亦可尝试向后倒转。操作时动作要轻柔、连续，用超声和胎心监护仪间断、密切地监测

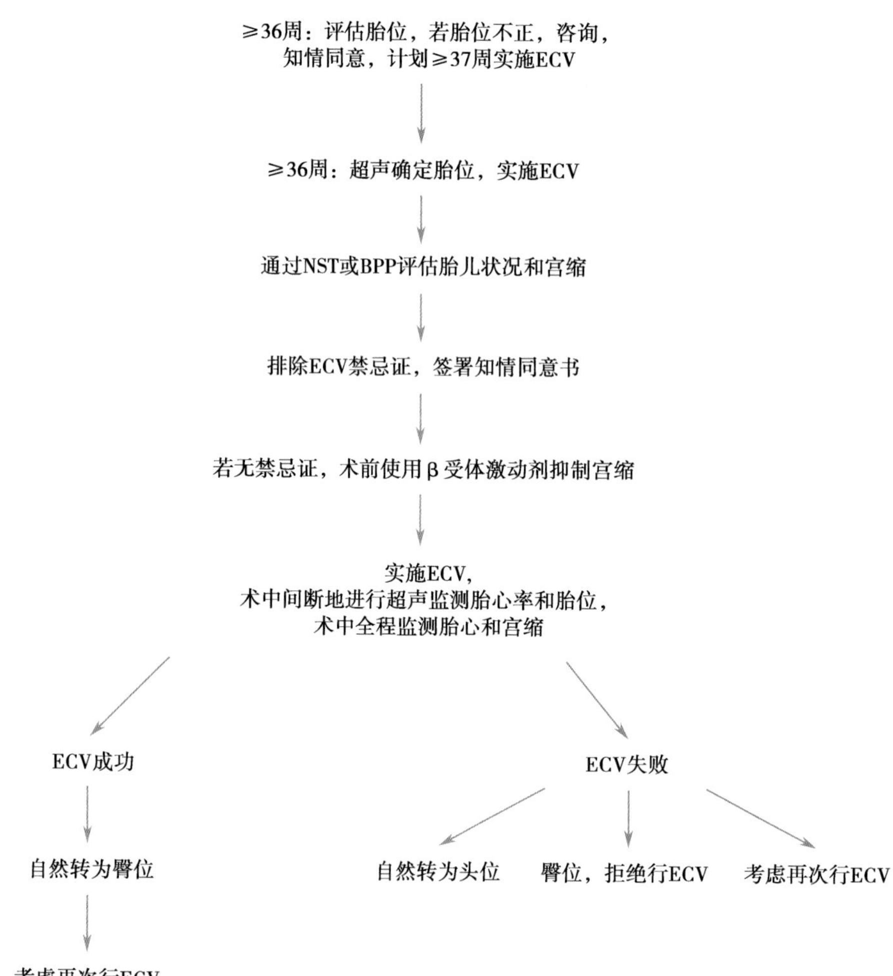
≥36周：评估胎位，若胎位不正，咨询，
知情同意，计划≥37周实施ECV
≥36周：超声确定胎位，实施ECV
通过NST或BPP评估胎儿状况和宫缩
排除ECV禁忌证，签署知情同意书
若无禁忌证，术前使用β受体激动剂抑制宫缩
实施ECV，
术中间断地进行超声监测胎心率和胎位，
术中全程监测胎心和宫缩
ECV成功
ECV失败
自然转为臀位
考虑再次行ECV
自然转为头位
臀位，拒绝行ECV
考虑再次行ECV

图 8-14-1 ECV 流程图

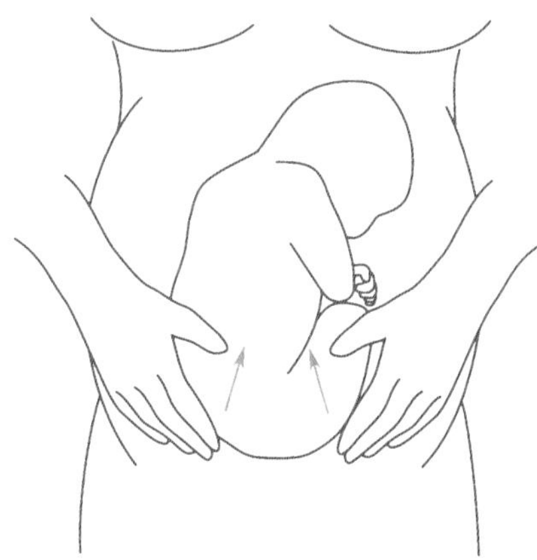

图 8-14-2 外倒转术：自盆腔上推胎臀

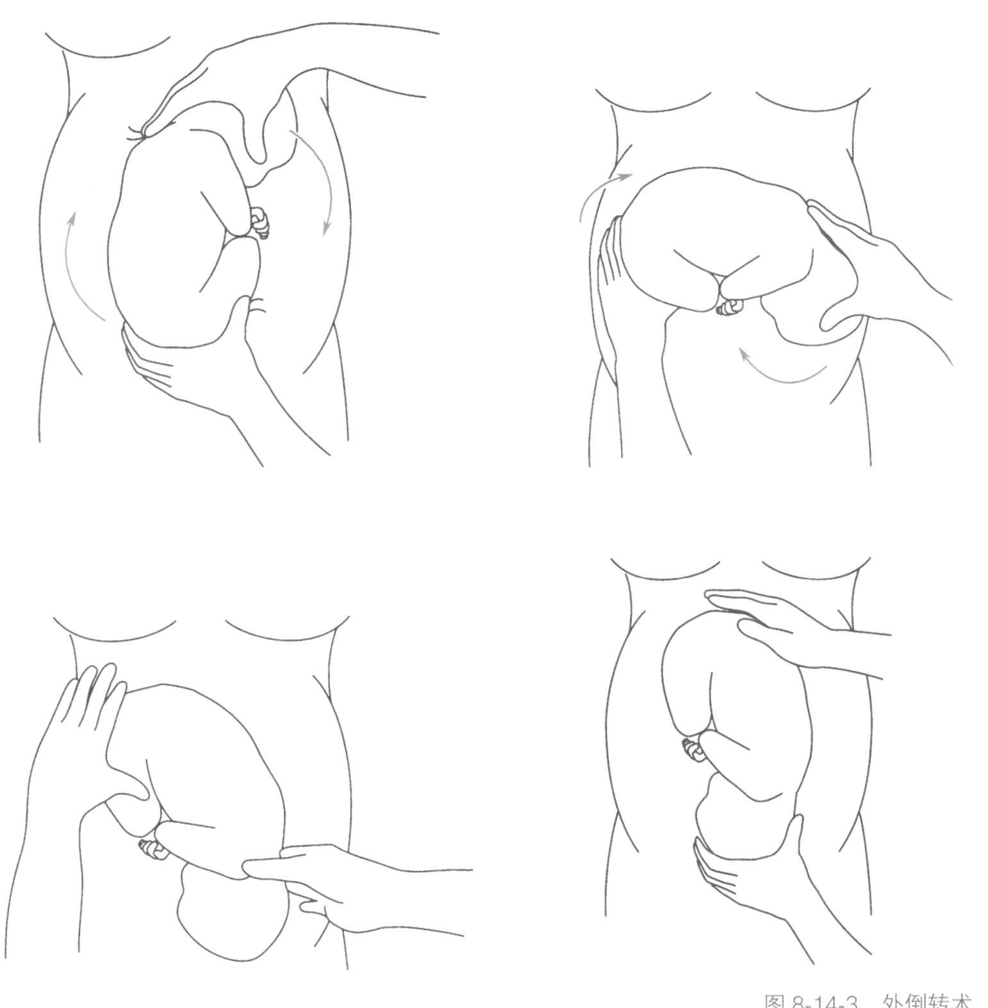

图 8-14-3 外倒转术

胎心和胎位。一旦出现胎心异常或者孕妇明显不适时，应该立即停止操作，必要时恢复胎儿原来位置。当按照上述手法难以完成时，切忌强行操作，以免发生意外。最好于 10 分钟内完成操作。

5. 术毕，不管手术是否成功，需对胎儿再次评估，连续胎心监护 40~60 分钟，并观察孕妇至少 30 分钟，必要时可延长监测时间。胎心监护和 B 超检查均正常后，可用腹带包裹腹部，从而相对固定胎位，之后每周检查 1 次，直到胎头入盆衔接取下腹带。对接受外倒转术的 Rh 阴性孕妇，不管成功与否，均建议注射 Rh 免疫球蛋白，除非已经明确胎儿血型为 Rh 阴性，或已经致敏，或将于 72 小时内分娩并已经充分评估致敏风险。没有证据支持成功外倒转后立即引产以防止胎位自然回转为臀位。

五、手术并发症

研究所报道的可能并发症包括死胎、胎盘早剥、紧急剖宫产、脐带脱垂、一过性胎心改变、阴道出血和胎膜破裂，并可能引起或加重同种免疫，但发生率低。所有不良事件的汇总发生率约为 6.1%，胎盘早剥的发生率约为 0.18%，紧急剖宫产的概率约为 0.5%，甚至更低。虽有 ECV 后死胎病例的报道，但研究并没有发现死胎与 ECV 存在着直接的因果关系。ECV 期间胎心率变化并不十分少见，但停止操作后，胎心率通常恢复正常。尽管 ECV 的手术并发症低，但是确实存在。因此，需要术者及时评估母儿情况，做好随时剖宫产的充分准备，必要时可随时终止妊娠。一般情况下，ECV 术中孕妇感到轻微疼痛或不适，少数孕妇在整个手术过程中无任何不适，疼痛难耐者约占5%。

六、预测ECV成功与否的因素

对影响ECV成功与否的因素存在争议，比较一致的观点认为产次、胎盘位置、羊水量、先露是否衔接以及胎头是否可及，是预测ECV成功与否的重要因素。产次往往是最重要的影响因素，经产妇由于腹壁和子宫张力低，可明显提高手术成功率。羊水量正常或羊水量增多、横位或斜位亦可增加成功率。对于孕妇肥胖、胎儿体重<2 500g、后壁胎盘、足先露可降低ECV成功率，有不同的观点。目前国外在探讨的ECV预测模型尚不能很好地预测ECV的成功率，无法指导临床实践，需要进一步探索。

外倒转术见视频6。

视频6
外倒转术

注意事项

1. **术前** 需要充分、全面评估母儿情况，包括：①回顾病史，整体把握病情，排除ECV禁忌证；②胎心电子监护，至少持续20分钟，必要时在超声下进行胎儿生物物理评分，以除外胎儿窘迫；③超声检查，了解胎位、胎儿脊柱方向、胎盘位置、羊水、脐带缠绕情况等；④提供充分咨询并签署知情同意书，告知孕妇ECV利弊、可能成功率、手术相关风险及实施紧急剖宫产的可能性，并告知外倒转术成功后自然回转为臀位的可能性、手术前后注意事项等。
2. **术中** 建议：①在具备手术条件的产房或手术室进行，以便于实施紧急剖宫产术；②产房或手术室内备超声仪及胎心监护仪，术中应进行监测胎儿情况；③每2分钟监测1次胎心，最好于10分钟内完成ECV操作；④切忌粗暴操作，若孕妇感到极度不适或胎心减慢持续低于110次/min，应立即停止手术；⑤详细记录术中情况。
3. **术后** 无论ECV是否成功，需要再次评估母儿情况，进行40~60分钟胎心监护，了解胎儿状况，评估有无发生胎盘早剥等并发症。若手术成功，评估母儿状况良好后可按计划出院，告知孕妇注意事项，每周复查胎心监护，必要时结合超声加强监测。若手术失败，则评估再次实施ECV的可能性，以及讨论实施剖宫产终止妊娠的时机。

本节关键点

1. 术前给予全面病情评估、充分知情同意，尊重孕妇决定。
2. 对于手术时机，一般建议于妊娠36~37周进行。
3. 手术需在具备紧急剖宫产设施的产房或手术室进行，做好随时紧急手术的准备。
4. 术中应加强监测，并轻柔操作，一旦出现胎心异常或孕妇不耐受，应立即停止操作。
5. 术中、术后应加强监测，及时发现并处理ECV的可能并发症，谨防严重不良结局。
6. 术后，应再次充分沟通后续的注意事项以及可能的风险。

（刘铭）

参考文献

1. 刘兴会，贺晶，漆洪波. 助产. 北京：人民卫生出版社，2018：227-230.
2. American College of Obstetricians and Gynecologists. External cephalic version：ACOG practice bulletin，number 221. Obstetrics and Gynecology，2020，135（5）：e203-212.
3. HOMAFAR M，GERARD J，TURRENTINE M. Vaginal delivery after external cephalic version in patients with a previous cesarean delivery：a systematic review and meta-analysis. Obstetrics and Gynecology，2020，136（5）：965-971.
4. MELO P，GEORGIOU EX，HEDDITCH A，et al. External cephalic version at term：a cohort study of 18 years' experience. BJOG，2019，126（4）：493-499.

第十五节
处理肩难产的技术

导读

肩难产难以预测、预防，因此熟练掌握肩难产处理技术非常重要。接产过程中一旦发生肩难产，应避免惊慌，迅速通知相关人员，详细地进行阴道检查，明确诊断，了解胎儿、产妇当时具体情况，给予孕妇充分供氧、建立静脉通道，密切监测生命体征，迅速清理婴儿口鼻黏液，给予吸氧。在积极处理肩难产的同时准备新生儿复苏相关人员、器械设备及药物。

一、概述

（一）肩难产处理流程

应制定常规。肩难产常突然发生，据死产和婴儿死亡秘密调查(confidential enquiry into stillbirths deaths in infancy，CESDI)报道，肩难产时47%的新生儿会在胎头娩出后5分钟内死亡。若要做到在紧急情况下仍能准确无误地做好每一项操作，最重要的是要提前制定肩难产抢救流程，对医院所有可能参与肩难产抢救的人员进行培训，反复训练及考核，使所有医务人员能够各尽其职。只有这样才能为紧迫的肩难产抢救赢得时间。

美国妇产科医师学会介绍处理肩难产的口诀为“HELPERR”：

Help：请求帮助，请产科高年资医师、助产士、麻醉科、儿科医师迅速到位，导尿排空膀胱。

Episiotomy：做会阴侧切，以利手术操作及减少软组织阻力。

Leg：McRoberts 手法，协助孕妇大腿向其腹壁屈曲。

Pressure：耻骨联合上方加压配合接生者牵引胎头。

Eenter：旋肩法。

Remove：牵后臂法。

Roll：如以上方法失败，采用 Gasbin 法，孕妇翻身，取双手掌、双膝着床呈跪式。

每项操作所用时间应控制在30~60秒。要注意虽然口诀有先后顺序，但操作不必按照口诀先后顺序完成，可以同时应用多项操作。有效且合理地使用每项操作比按部就班地完成口诀重要。

（二）肩难产处理方法

1. **McRoberts 法**　处理肩难产首选方法，1985年由 Gonik 等首先提出，简单、有效。

具体操作：孕妇大腿极度屈曲，并压向腹部。此方法可使骶骨连同腰椎展平，胎儿脊柱弯曲、胎儿后肩越过骶岬，进一步下降到骶骨窝内；同时因缩小了骨盆倾斜度，使母体用力方向与骨盆入口平面垂直。因孕妇耻骨向其头部方向靠拢，使受压胎儿前肩松解。McRoberts 法在处理肩难产的成功率为42%~58%。但在严重肩难产时反复尝试 McRoberts 法会增加臂丛损伤的风险。另外有 McRoberts 法导致产妇耻骨联合分离和暂时性股神经病变的个案报道。因此，在操作过程中要警惕屈曲过度和产妇大腿在腹部过度外展(图8-15-1)。

2. **压前肩法**　助手在孕妇耻骨联合上方触及胎儿前肩，按压胎肩使胎肩内收或向前压下使胎肩通过孕妇耻骨联合。实施该方法前孕妇膀胱需排空。压前肩法常与 McRoberts 手法同时应用。持续加压、间断加压均可。应注意避免在实施处理肩难产操作过程中加腹压，因为产妇直接用力已经不能娩出胎肩，增加腹压只会进一步冲击耻骨联合后的胎肩，而加剧胎肩嵌顿；另外，增加腹压还可能使新生儿发生 Erb-Duchenne 麻痹、胸髓

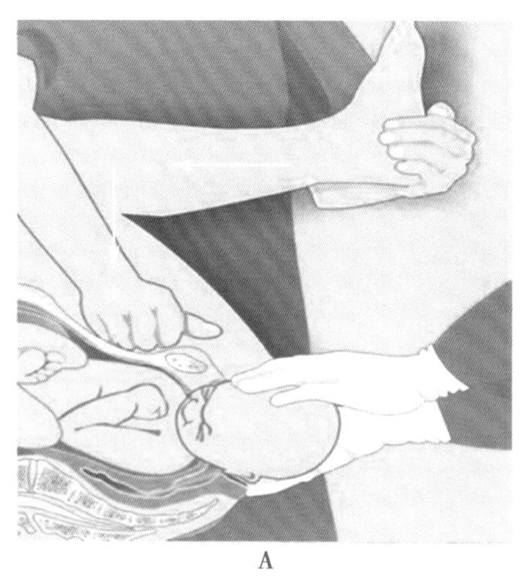

A

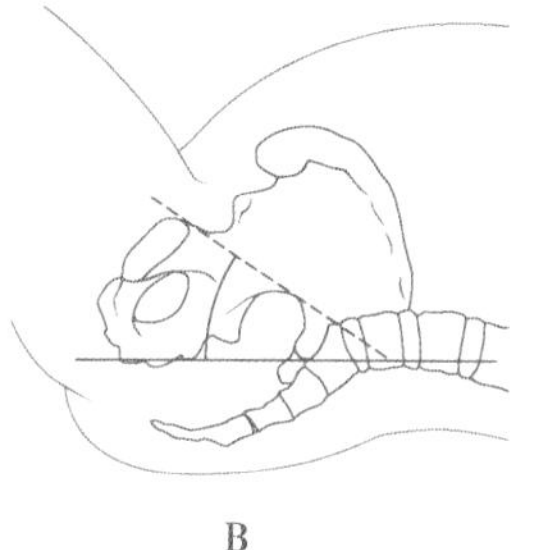

B

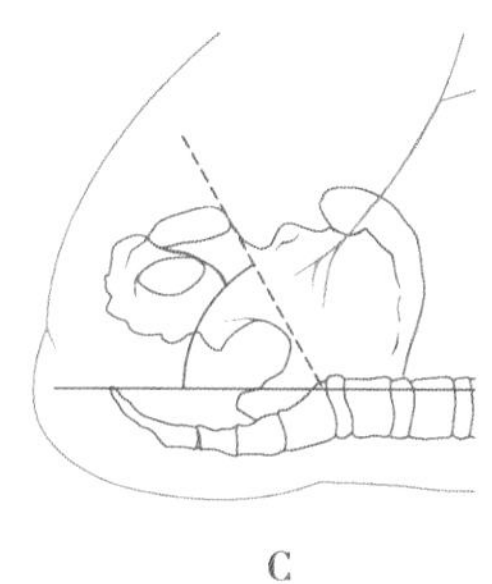

C

图 8-15-1 McRoberts 手法
A. 产妇体位；B. 屈大腿前骨盆倾斜度；C. 屈大腿后骨盆倾斜度

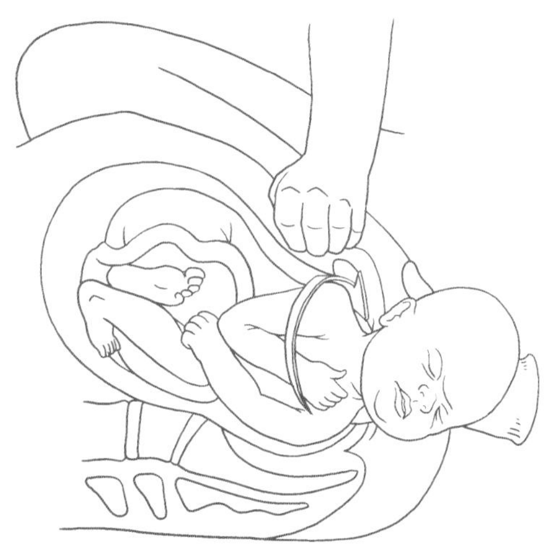

图 8-15-2 压前肩法

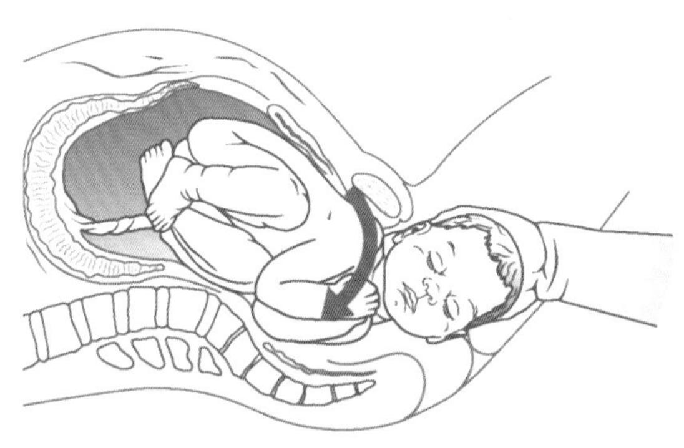

图 8-15-3 Rubin 法
箭头指示胎肩旋转方向

损伤风险增加(图 8-15-2)。

3. **旋肩法** 旋肩法包括Rubin法和Woods法。

(1) Rubin 法由 Rubin 于 1964 年首次报道并命名。术者将手指伸入孕妇阴道内，置于胎儿前肩或后肩背侧，将胎肩向其胸侧推动。

(2) Woods 法由 Woods 于 1963 年首次报道并命名。术者将手从胎儿一侧进入到胎儿后肩处，向胎儿后肩前表面施压外展后肩。

如未能起效，还可以尝试采用 Rubin 法和 Woods 法联用。术者一只手放在胎儿前肩背侧、向胸侧压前肩(Rubin 法)，另一只手从胎儿前方进入胎儿后肩处向背侧压后肩(Woods 法)。两手协同使胎肩在耻骨联合下转动，像转动螺丝钉一样将胎肩旋转解除嵌顿。

需注意肩难产时胎肩嵌顿在耻骨联合下，阴道内充满了胎体，常很难将手指插入阴道。在旋转过程中，注意勿转动胎儿颈部及胎头，以免损伤臂丛神经，旋肩法不宜牵拉胎头，以减少胎儿损伤(图 8-15-3、图 8-15-4)。

4. **牵后臂法** 1945 年 Barnum 首次报道。该操作是将胎儿后臂拉出，以腋肩径代替双肩峰径，使胎儿降到骨盆陷凹内，使胎前肩内收从前方解脱嵌顿的手法。

术者一手进入阴道，找到胎儿后臂，并使胎儿

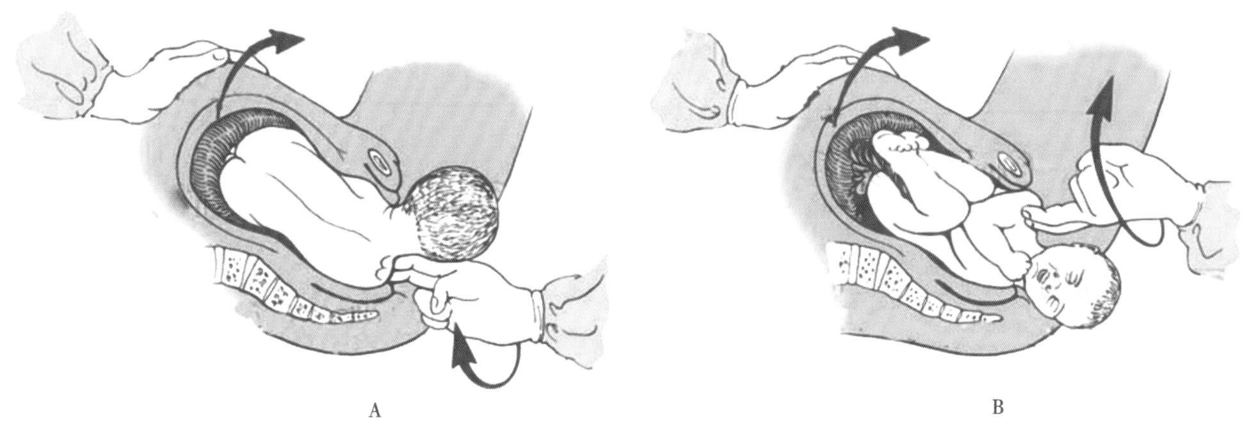

图 8-15-4 Woods 法
A. 压后肩前面的锁骨，旋转后肩，箭头示用力旋转方向；
B. 前肩从耻骨下解除嵌顿，在母体腹部旋转胎体，以配合胎肩的旋转

手臂肘关节屈曲，紧接着将胎儿后臂掠过胎儿胸部，以"洗脸"的方式使后臂从胸前娩出。通常先拉出手，然后是胳膊，最后是肩膀。当手臂被拉出时，胎儿呈螺旋样旋转。前肩转至耻骨联合下方，然后娩出。

注意：①有时候需要旋转胎体使胎后臂转至前面以利于牵出；②术者正确的着力点应在胎儿后臂肘窝处，使肘关节屈曲，胎臂从胎儿胸前滑出。不能紧握和直接牵拉胎儿上肢，以免造成骨折（图 8-15-5）。

5. 手 - 膝位（Gasbin 法） 以美国助产士 Gasbin 名字命名。又称"四肢着床"操作法（all-fours maneuver），是处理肩难产一种安全、快速、有效的操作方法。Bruner 等报道了 82 例通过这种"四肢着床"体位来处理肩难产的病例，其中 68 名产妇（83%）未借助额外措施成功分娩，未增加母婴并发症。

该方法实施时可迅速将孕妇由膀胱截石位转为双手掌和双膝着床，呈趴在床上的姿势（图 8-15-6）。向下的重力和增大的骨盆真结合径和后矢状径可以使部分胎肩从耻骨联合下滑出。如无效，可先借助重力轻轻向下牵拉胎头，先娩出靠近尾骨的后肩；如胎肩仍无法娩出，Gasbin 法还可以与上文所提到的肩难产操作手法（压前肩法除外）相结合进行助产。其中最常用到的就是 Gasbin 法 + 牵后臂法。当孕妇翻转后，后肩变成了前肩，但是应该注意体位改变后，一般术者不适应孕妇体位变化，常发生接生者对胎儿定向错误。正确操作手法是不再保护会阴，操作者从胎儿面部、胸部一侧，将同侧手掌进入阴道，例如胎儿面部朝向术者右侧，则右手进入阴道，反之则左手进入阴道。找到胎儿在母体骶尾关节下方的手臂（多选择后臂，此时后肩已变成前肩），并使胎儿手臂肘关节屈曲，紧接着将胎儿后臂掠过胎儿胸部呈"洗脸式"，通过会阴娩出。通常先拉出后臂的手，然后是胳膊，最后是肩膀，当手臂被拉出时，前肩就会解除嵌顿，随后娩出。该方法非常有效，建议推广应用（图 8-15-7）。

注意：①将孕妇翻转后迅速放低产床便于操作；②选择从阴道一侧进入，术者需根据胎儿面、胸部朝向选择左手或右手进入阴道助娩，术者进入阴道的手与母体骶尾关节下方胎儿的手呈左右配对，否则操作困难，不易成功；③进入阴道后如胎儿肘关节呈伸直状，难以屈曲，术者应将手指放置胎儿腋下，顺产道先将一侧胎肩娩出。

6. 胎儿锁骨切断法 锁骨切断法大部分是在比较早的文献中被提及，即在邻近产妇耻骨支方向折断锁骨。尽管这样可以减小胎儿双肩周径，但损伤臂丛和肺脉管系统的风险明显增加。此外，国外尚有文献报道锁骨切断术，用刀片或剪刀将锁骨切断，这将在胎儿皮肤上形成永久性瘢痕，且可能会导致胎儿死亡，因此，国内有专家不提倡用

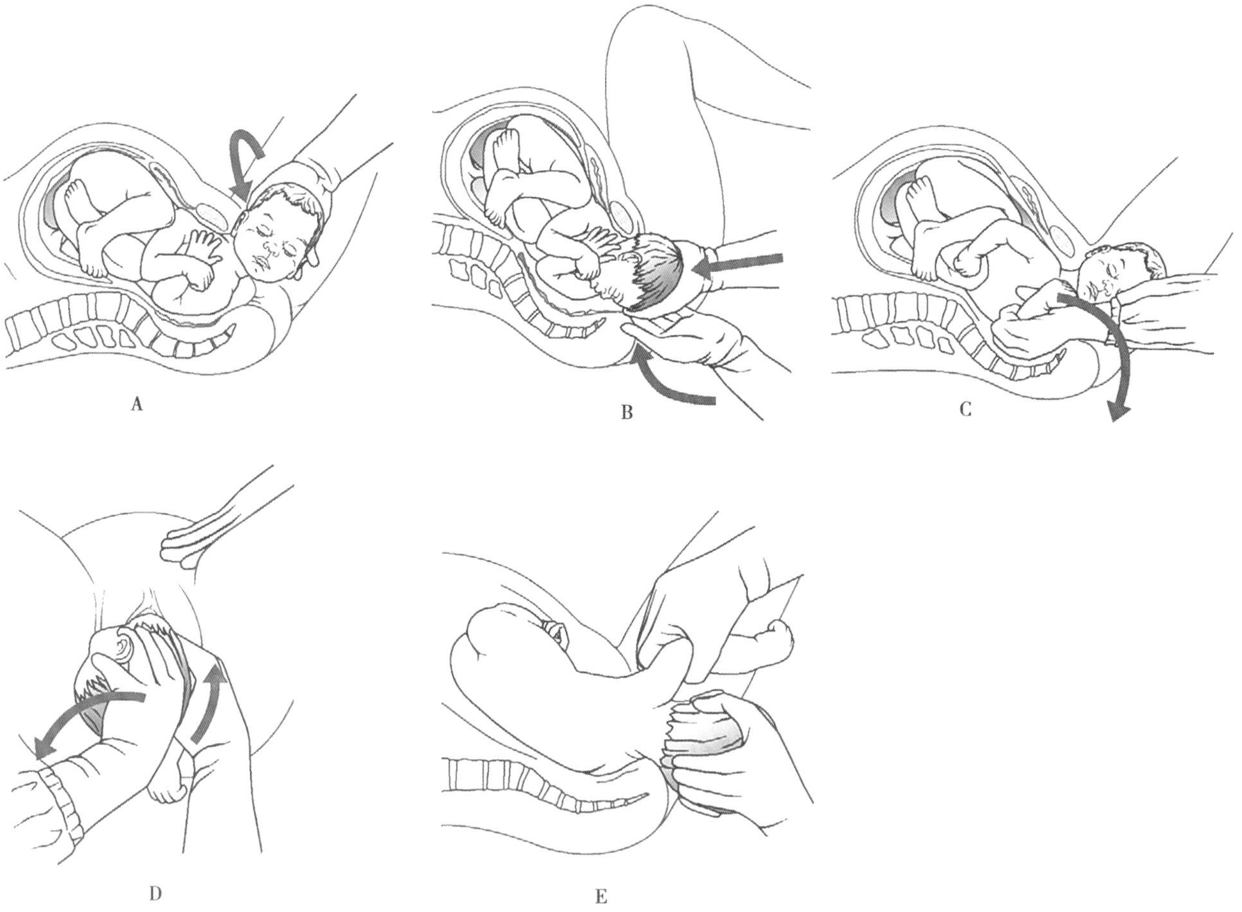

图 8-15-5 牵后臂法

A. 操作者手能进入阴道；B. 一只手托住胎头，另一只手滑向后方；C. 屈胎儿肘窝，抓住胎儿后臂；D. 娩后臂，使胎儿旋转，松解嵌顿前肩；E. 旋转、娩出胎儿

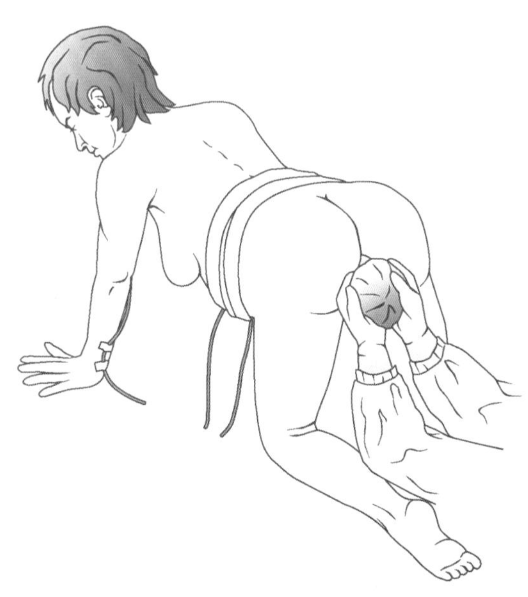

图 8-15-6 四肢着床体位

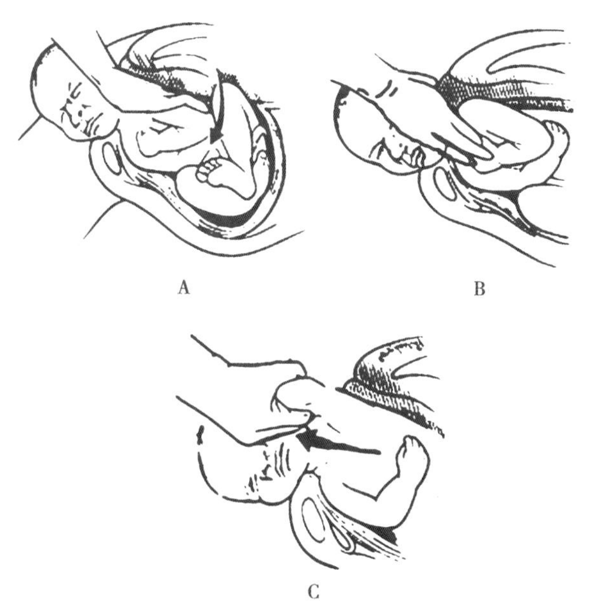

图 8-15-7 四肢着床 + 牵后臂法

A. 手从阴道一侧进入；B. 术者手与骶尾关节下方胎儿的手呈左右配对；C. 术者将手指置于胎儿腋下，将一侧胎肩娩出

器械行锁骨切断法，即便在万不得已情况下，也应实施三指法压断锁骨。

7. **Zavanelli 法** 即胎头复位剖宫产。对于处理困难的肩难产，胎头复位、子宫切开术和耻骨联合切开术是最后可求助的手段。Zavanelli 法是一种必要的分娩过程的逆转，胎儿颈部俯屈时，胎头旋转恢复到枕前位，应用指压使胎头在宫腔内复位。宫缩抑制剂可与其他麻醉药物联合应用有助于手法成功完成，然后行剖宫产结束分娩。Sandberg 回顾了 12 年的关于 Zavanelli 手法的文献，报道有 92% 的成功率。而 Sandberg 提到这些婴儿多数损伤是由于行 Zavanelli 手法之前的操作和延长缺氧时间的造成。报道的产妇并发症包括子宫破裂和阴道裂伤。美国妇产科医师学会强调 Zavanelli 手法与明显增加的胎儿发病率、死亡率及产妇死亡率相关，Zavanelli 手法只有在其他常规方法实施无效的严重肩难产情况下才能使用。

8. **耻骨联合切开术** 耻骨联合切开术与膀胱颈损伤、感染等产妇并发症明显相关，因此，只能在尝试挽救胎儿生命时才能使用。要施行耻骨联合切开术，病人应处于过度外展的膀胱截石位体位，留置尿管。局部麻醉成功后，医师切开或剪开耻骨联合。Goodwin 等报道了一系列病例，分别在出现肩难产后大约 12、13 和 23 分钟实施紧急耻骨联合切开术，不幸的是 3 例婴儿均因重度缺氧而死亡。因此，Goodwin 提出，由于操作者经验不足及出于对产妇合并症的担忧，紧急耻骨联合切开术在抢救肩难产中的应用价值仍不明确。此外，笔者强调由于从做出决定到开始这个操作至少需要 2 分钟，因此在胎头娩出后 5~6 分钟内应立即进行该项操作。这项操作在国内的应用尚未见过报道。

9. **子宫切开术** 严重肩难产时，于全身麻醉后行剖宫产子宫切口，之后术者经腹部在子宫切口内以类似于 Woods 旋转手法转动胎肩，另一位医师经阴道牵拉出胎儿。

二、肩难产操作中严禁使用的方法

肩难产操作过程中加腹压会进一步压迫胎肩、增加嵌顿，增加宫腔内压力，因此增加了胎儿永久性神经损伤风险和骨损伤的风险。Hankins 报道了一个病例，在肩难产时加腹压导致了胎儿下胸段脊髓永久性损伤。美国妇产科医师学会关于肩难产的实践公告也指出："在宫底加腹压可加重肩部的嵌塞，可能导致子宫破裂。" 因此，在肩难产时应避免在宫底加压，同时应告知孕妇避免增加腹压。

胎头娩出后，一旦疑诊肩难产，胎儿有任何方式的脐带绕颈，都不应该切断或钳夹脐带，因为即使面对伴有脐带绕颈的肩难产，仍有部分脐带血液循环会继续，而一旦剪断脐带，因仅有胎头娩出，无法建立正常有效的呼吸，将加重胎儿缺氧和低血压。Iffy 和 Varandi（1995）报道了 5 例肩难产胎儿娩出前剪断脐带的病例，断脐至分娩延迟时间间隔 3~7 分钟，结果所有 5 例新生儿均发生脑瘫。

三、产后处理

肩难产是产科医疗诉讼的四个常见原因之一。资料显示因肩难产导致的医疗诉讼占所有产科诉讼的 10% 以上。如何提高医疗质量，减少母胎并发症，如何处理因肩难产导致的医疗诉讼是产科医师面对的难题。在所有难产中，有关医疗诉讼较重要的信息是：①胎儿娩出后立即进行脐动脉、脐静脉血气分析；②与孕妇及其家属进行告知；③详实、准确地记录分娩过程。

Acker（1991）推荐肩难产干预措施的记录应该包括以下信息：

（1）难产被诊断的时间及方法。

（2）产程（活跃期和第二产程）。

（3）胎头位置及旋转。

（4）会阴切开术的记录。

（5）麻醉方法。

（6）牵拉力量的估计。

（7）所使用手法的顺序、持续时间和结果。

（8）肩难产持续时间。

（9）在开始分娩诱导和加强前骨盆测量记录。

（10）胎儿娩出后新生儿评分。

（11）分娩前及肩难产发生后告知孕妇出现

肩难产信息。

但临床工作中大部分肩难产病历记录是不完整的，导致在应对法律性判断时会显得明显支撑证据不足，使得在诉讼过程中处于劣势。

本节关键点

1. 迅速呼救。
2. 几种方法可同时进行，如屈大腿、压耻骨法、内旋转法，如果不行可立即改为四肢着床法等。
3. 新生儿抢救。
4. 手术后详细记录。

（常青　王丹）

参考文献

1. JAMES D, STEER PJ, WEINER CP, et al. High-Risk Pregnancy. 5th ed. London: Cambridge University Press, 2018.
2. 张为远. 中华围产医学. 北京：人民卫生出版社，2012：1033-1039.
3. MARSHALL JE, RAYNO MD. Myles Textbook For Midwives. 17th ed. New York: Elsevier, 2020.
4. 谢幸，孔北华，段涛. 妇产科学. 9版. 北京：人民卫生出版社，2018：202-203.
5. American College of Obstetricians and Gynecologists. Practice bulletin no 178: shoulder dystocia. Obstetrics and Gynecology, 2017, 129(5): e123-133.
6. CUNNINGHAM FG, LEVENO KJ, BLOOM SL, et al. Williams Obstetrics. 25th ed. New York: McGraw Hill Education, 2018.
7. EGAN AM, DUNNE FP. Optimal management of gestational diabetes. British Medical Bulletin, 2019, 131(1): 97-108.

第十六节

产后出血相关手术

导读

产后出血是产科重要的急症之一，是导致孕产妇死亡的第一大原因。针对产后出血的病因进行相关处理极为重要。因此，妇产科医师必须掌握处理产后出血的相关手术操作，例如：徒手剥离胎盘术、清宫术、宫腔填塞术等。

一、徒手剥离胎盘术

（一）概述

徒手剥离胎盘术，又名人工剥离胎盘术(manual removal of placenta)，是采用手法剥离并取出滞留于宫腔内胎盘组织的手术。如何正确、及时地施行徒手剥离胎盘术是预防和减少产后出血的重要环节。

（二）术前评估及术前准备

绝大多数产妇的第三产程3~5分钟结束，胎儿娩出后30分钟胎盘尚未娩出称为胎盘滞留。大量研究发现第三产程时间对产后失血量有显著影响，2019年荷兰学者对7 603例单胎阴道分娩的研究表明，第三产程中位数时间（四分位数间距）为10分钟(7~16分钟)；第三产程每增加10分钟，产后出血的风险显著增加；当第三产程超过60分钟后，产后出血的风险增至21.2%。一项回顾性队列研究表明，当第三产程>10分钟，产后出血量显著增加(OR=2.1，95%置信区间为1.6~2.6)；>20分钟出血量呈双倍显著增加(OR=4.3，95%置信区间为 3.3~5.5);受试者操作特征曲线(receiver operator characteristic curve,ROC curve),简称 ROC 曲线 R,显示 18 分钟为人工剥离胎盘预防产后出血的合理时间。另一项大样本研究表明,第三产程 >30 分钟使输血风险增加 3 倍,ROC 曲线显示 17 分钟为人工剥离胎盘预防产后出血的理想时间。

综合国内外文献,徒手剥离胎盘术的适应证为:①胎儿娩出后,胎盘部分剥离引起子宫出血(>100ml),经按摩子宫及应用宫缩剂等处理,胎盘仍不能完全剥离排出者;②阴道分娩胎儿娩出后 15~30 分钟、剖宫产胎儿娩出后 5~10 分钟,胎盘仍未剥离排出者。

术前准备包括:①建立静脉通道;②交叉配血备用;③给予宫缩剂加强宫缩。

(三)手术步骤

因剖宫产术中为直视操作,较容易,故只叙述经阴道操作的步骤:

1. 产妇取膀胱截石位,排空膀胱。重新消毒外阴并重新铺巾,术者更换手术衣及手套。

2. 术者右手涂抹碘伏,五指并拢成圆锥状,将脐带轻握其中,沿脐带伸入宫腔(图 8-16-1);左手放在腹壁上,依骨盆轴方向向下推压子宫体。

3. 伸入宫腔的右手沿脐带摸到胎盘边缘,如胎盘为已剥离但被宫颈嵌顿者,可将胎盘握住,按一个方向,旋转取出。若胎盘尚未剥离,术者可四指并拢,手背紧贴宫壁,掌面朝向胎盘的母面,以手指尖和手掌的尺侧缘慢慢将胎盘自宫壁分离;固定子宫体的左手与宫腔操作的右手要注意配合动作(图 8-16-2,图 8-16-3)。如胎盘附着于子宫前壁,手掌朝向胎盘面操作困难时,亦可将手掌朝向子宫前壁贴于宫壁剥离胎盘(图 8-16-4)。

4. 待整个胎盘剥离后,将胎盘握在手掌中取

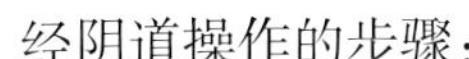

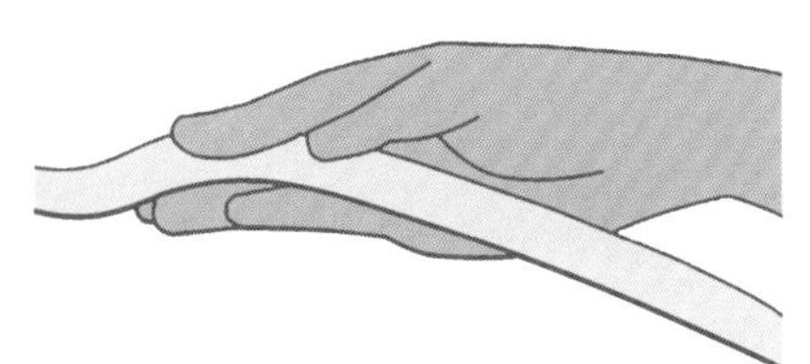

图 8-16-1 五指并拢呈圆锥状,将脐带轻握其中,沿脐带伸入宫腔

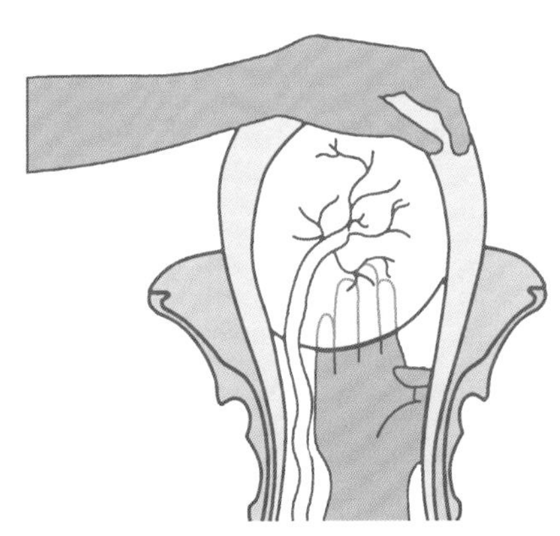

图 8-16-2 四指并拢,手背紧贴宫壁,掌面朝向胎盘的母面,以手指尖和手掌的尺侧缘慢慢将胎盘自宫壁分离

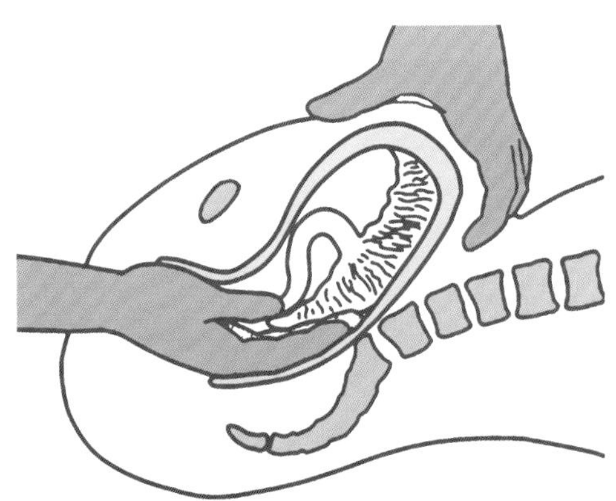

图 8-16-3 固定子宫体的左手与宫腔操作的右手互相配合

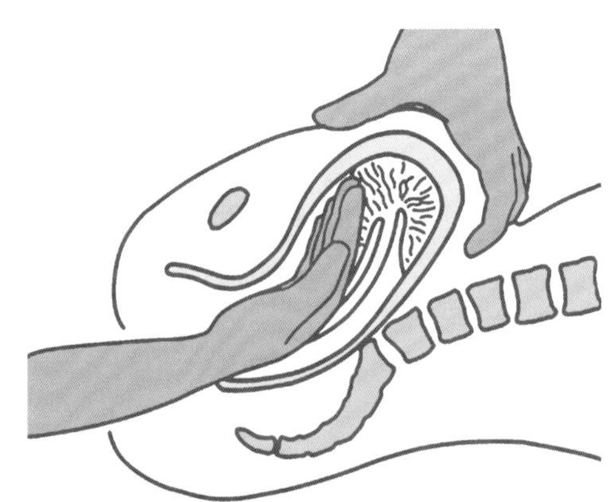

图 8-16-4 前壁胎盘可采取手掌朝向子宫前壁并贴宫壁剥离胎盘

出(图 8-16-5)。

5. 立即检查胎盘胎膜是否完整,如有残留,再伸手进入宫腔寻找并剥离残留部分并取出(图 8-16-6)。

6. 残留的小块胎盘组织如用手指难以剥离时,可用卵圆钳或大刮匙轻轻进行钳除或刮除(图 8-16-7)。

7. 术毕继续给予宫缩剂加强宫缩,同时给予抗生素预防感染。

(四) 并发症防治

1. **出血** 注意产妇一般情况,建立静脉通道,术前应备血。如因失血过多导致一般情况差者,应在抗休克的同时尽快取出胎盘;但也应注意手术指征,胎儿娩出后不出血者,应耐心等待胎盘自然剥离,切忌在胎儿刚娩出而子宫尚未收缩处于松弛状态时进行操作,以免造成人为的大出血。操作中应待整个胎盘剥离后,将胎盘握在手掌中取出,切忌抓住部分胎盘牵扯,人为造成胎盘破碎,增加出血。对于植入性胎盘,切勿强行剥离,以免造成不可控制的大出血。

2. **子宫穿孔** 在操作时应给予宫缩剂让子宫收缩,手法要正确轻柔,勿强行撕拉,勿用手指抓挖子宫壁。尤其是当胎盘位于子宫角部时,该部肌层非常薄,胎盘与宫壁界限常不清,操作时应特别小心,以免用力不当穿破宫壁。子宫下段是又一薄弱部位,当子宫下段及宫颈内口已收缩时,动作粗暴易造成子宫下段及宫颈上段不完全地撕裂,此时最好在麻醉下使宫颈内口松弛后再施行手术。

3. **子宫内翻** 要注意手术的适应证,切忌在胎儿刚娩出子宫尚未收缩、处于松弛状态时,用力向阴道方向按压子宫底部或用力牵拉脐带;进行人工剥离胎盘操作时,手法要正确轻柔,勿强行撕拉,以免子宫内翻。

4. **感染** 要严格无菌操作,应尽量一次完成操作,不可反复进出宫腔,增加感染机会;术毕给予抗生素预防感染。

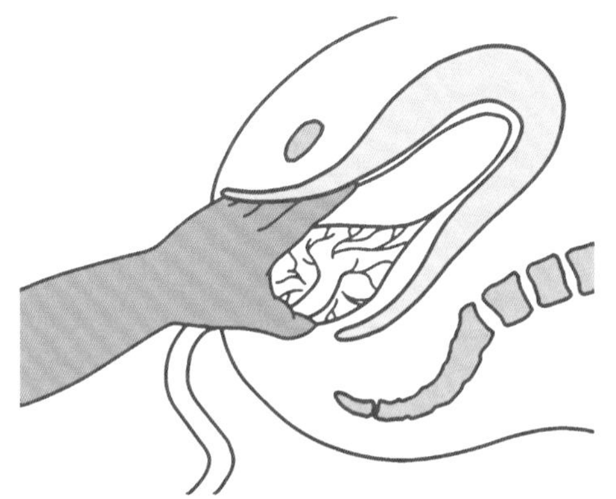

图 8-16-5 整个胎盘剥离后,将胎盘握在手掌中取出

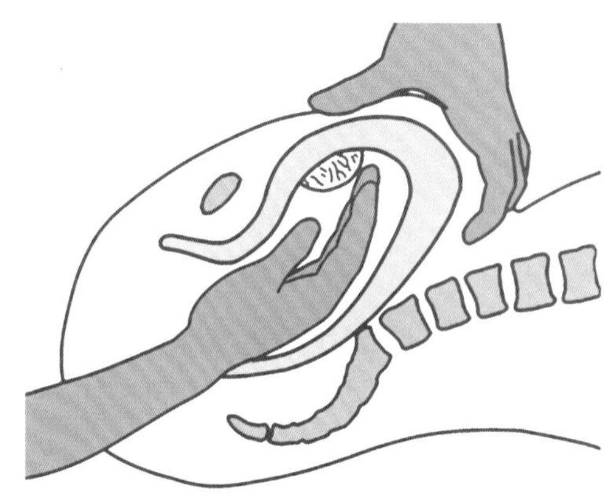

图 8-16-6 用手寻找并剥离残留胎盘组织并取出

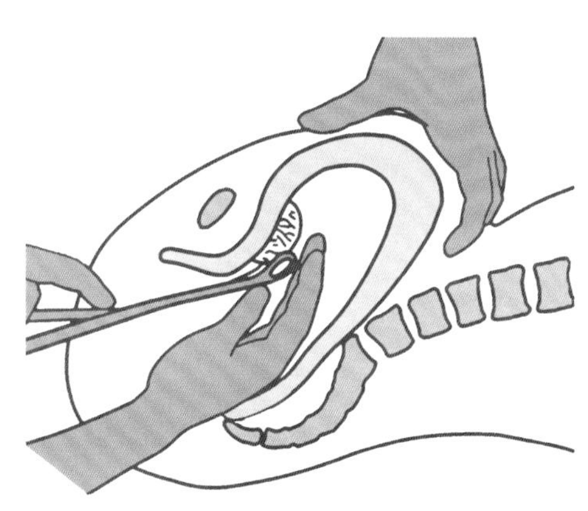

图 8-16-7 用卵圆钳钳除残留的胎盘组织

手术相关问题的研究与探讨

1. 剥离时发现胎盘与子宫壁之间界限不清，找不到疏松的剥离面，不能分离者，应疑为植入性胎盘，切不可用力强行剥离。遇此情况时可在B超引导下操作，如B超监测发现胎盘与宫壁间无间隙，牵拉胎盘宫壁随之运动，应高度怀疑为胎盘植入，如不出血，可考虑保守性药物治疗，如给予氨甲蝶呤或/和米非司酮、高强度聚焦超声治疗（high intensity focused ultrasound，HIFU），俗称海扶刀，出血多者考虑行子宫动脉栓塞术，必要时行子宫全切术。对部分植入性胎盘，可将已剥离的部分胎盘取出，植入部分胎盘暂行保守治疗。经药物或介入等治疗后，留在宫壁上的残留胎盘组织可因血运不良而自行脱落，或因组织自溶而自愈，也可在保守治疗后择日行钳夹术。
2. 手术时应给予镇痛或麻醉以减轻病人的痛苦。可给予哌替啶50mg静脉滴注、哌替啶50mg及异丙嗪25mg肌内注射镇痛、镇静；当宫颈内口过紧或关闭时，可静脉给予硝酸甘油松弛宫颈；必要时可用乙醚吸入麻醉或静脉麻醉。但情况异常紧急时可以不考虑麻醉。

关键点

1. 把握指征，严格无菌操作，使用抗生素预防感染。
2. 操作轻柔，勿强行抓挖。
3. 产时、产后应用强效宫缩剂。

（张力　刘兴会）

二、清宫术

清宫术（dilation and curettage）是产科的基本手术操作之一，包括流产后清宫术及产后清除胎盘、胎膜等妊娠组织的手术，是每个妇产科医师应熟练掌握的手术操作之一。

（一）概述

清宫术是指利用刮匙、吸管、卵圆钳等工具清除子宫内残留妊娠组织，是产科常用的一项手术操作。清宫术适用于难免流产、不全流产、稽留流产、吸宫不全、葡萄胎、中期妊娠引产后或阴道分娩后妊娠组织残留等情况，常为人工剥离胎盘术的后续手段，运用得当可有效减少因宫腔残留所致的并发症及产后出血的发生。

（二）术前准备

清宫术前应做好以下准备工作：

1. 适应证　清宫术的适应证包括以下几点：①难免流产；②不全流产；③稽留流产；④人工流产所致的吸宫不全；⑤葡萄胎；⑥孕中期引产或者阴道分娩胎盘娩出后仍有部分妊娠组织残留；⑦产后出血及晚期产后出血考虑子宫内妊娠组织残留者。

2. 禁忌证　清宫术的禁忌证包括以下几点：①病人全身健康状况不佳无法耐受手术者；②生殖道急性炎症未经治疗者；③稽留流产凝血功能异常未纠正者；④流产感染未规范治疗者。

3. 术前应详细询问现病史及月经婚育史，再次复习相关检查，注意病人有无高危因素。如：多次人工流产史，剖宫产术后1年内，哺乳期，生殖道畸形或者发育异常，子宫极度倾屈，曾有子宫穿孔史、子宫手术史等。

4. 术前完成体格检查，监测生命体征，评价心、肺功能，完成妇科检查，了解有无生殖系统的严重炎症或者感染。

5. 术前完成血常规、凝血功能，必要时完成心电图等检查，如有异常应及时处理。

6. 术前应进行充分医患沟通，交代手术必要性及相应的风险，并签署手术知情同意书。

7. 术前应准备宫缩药物，如缩宫素、卡前列素氨丁三醇、米索前列醇等。

8. 术前病人应排空膀胱。

9. 有条件者应该在超声监测下完成操作。

（三）手术步骤

清宫术应由经验丰富的医师施行，台下应有助手协助操作。手术医师及助手应掌握子宫损伤、人工流产综合征及产后出血的抢救流程。对于存在高危因素的病人建议在超声监测下行清宫术。

1. 建立有效静脉通道，必要时交叉配血备用。

2. 病人排空膀胱，采取膀胱截石位。

3. 常规消毒外阴、阴道并铺巾。

4. 行双合诊检查了解子宫大小、位置、倾屈度及附件情况，并更换无菌手套。

5. 放置窥阴器，暴露宫颈，再次消毒宫颈，用宫颈钳固定宫颈前唇，沿子宫体方向将探针送至子宫底部，了解子宫大小及子宫位置、宫腔深度及方向。如为产后即刻清宫，可不用探针探测宫腔深度。

6. 用宫颈扩张器以执笔式逐号轻柔扩张宫颈，扩张程度应该比所用吸管大半号或者大 1 号。如是中期妊娠引产者或孕晚期阴道分娩后因宫颈口尚未关闭者通常不需扩张宫颈。

7. 对于中期妊娠引产或者孕晚期阴道分娩后的清宫，因宫腔较大可直接选择合适的有齿的卵圆钳探入宫腔，深度不应超过探针所探查的宫腔深度，然后轻柔钳夹出妊娠组织，切勿动作粗暴，以防子宫穿孔。对孕早期清宫则可先行吸宫术。

8. 如自觉已将绝大部分妊娠组织钳夹出来，可行负压吸引。在无负压下，将吸管送入宫腔。然后维持负压(400~500mmHg)，进行吸宫，整个过程动作要轻柔。吸宫时如遇组织堵塞吸头，应将组织夹取后再继续操作。吸宫时应特别注意两侧宫角及宫底部，如感觉仍有组织，可用刮匙搔刮一遍。如感觉到子宫壁已变粗糙，表明妊娠组织已被清出，可结束手术，不可过度搔刮宫腔，以免引起宫腔粘连。

9. 手术过程应注意监测病人生命体征、注意询问病人有无特殊不适，必要时采用心电监护，注意子宫收缩及阴道流血情况，清宫时可静脉滴注缩宫素 10~20U，也可予宫颈注射缩宫素 10U，尽量准确估计阴道失血量。

10. 清宫术通常不需麻醉，如果病人不配合可选择进行宫颈浸润麻醉或者静脉麻醉。

11. 术毕可将清出的组织送病理检查。

12. 术后可酌情选用抗生素预防感染。

（四）清宫术并发症的防治

1. **出血** 中期引产、葡萄胎或者晚孕产后子宫大而软，甚至器械无法探及宫腔底部，清宫过程中常合并子宫收缩乏力，导致产后出血，因此在整个手术过程中应该时刻关注子宫收缩的情况，尽量准确地估计阴道流血量，及时按摩子宫，并尽早使用宫缩剂。对于难度较大的清宫术应该监测生命体征，交叉配血备用，建立有效的静脉通道，台下应配备助手协助对病人的观察及抢救。发生产后出血时应按照产后出血抢救流程进行抢救。

2. **子宫损伤** 发生子宫损伤与手术者经验不足、暴力操作、未明确子宫大小及子宫体与宫颈关系、产后子宫大而软、瘢痕子宫、胎盘粘连或植入等因素有一定的关系。为避免子宫损伤应强调：由经验丰富的医师施行手术；配备助手在台下协助按摩子宫并确定宫底位置；推荐在超声监测下完成手术操作；如果清宫时感觉妊娠组织与宫壁致密粘连，不应暴力牵拉，如出血不多可待产后 3~7 天加强宫缩后再行处理。如子宫损伤为探针穿孔又无明显症状者，可加强宫缩、预防感染，待子宫穿孔自愈后再施行手术；如为卵圆钳或吸管穿孔，应严密观察、加强宫缩、预防感染，必要时剖腹探查或者行腹腔镜检查。

3. **人工流产综合反应** 人工流产综合反应是病人在术中及术毕出现的心动过缓、心律不齐、恶心、呕吐、胸闷、头昏、面色苍白、大汗等症状，严重者可出现血压下降、晕厥、抽搐等迷走神经兴奋症状。常与手术疼痛、局部刺激、病人情绪、身体状况及手术操作有关，多发生在孕早期清宫过程中。术前应重视精神安慰，手术动作轻柔，避免反复吸刮，适当使用麻醉及镇痛药物。发生人工流产综合反应后应立即停止手术、给予吸氧，监测心率及脉搏，多可自行恢复，严重时给予阿托品 0.5~1.0mg 肌内注射或者静脉滴注。

4. **感染** 注意无菌操作，对于有感染危险因素，如胎膜早破超过 12 小时、人工剥离胎盘等病人，可预防性使用抗生素。对于不全流产合并感染者行清宫时不应反复搔刮宫腔以免感染扩散。

5. **远期并发症** 清宫术有宫颈粘连、宫腔粘连、慢性盆腔炎、月经失调、继发性不孕等远期并发症，应该注意无菌操作、避免过度吸刮，预防性使用抗生素。

处理技巧

1. 术前做好医患沟通，交代相关风险，并签署手术知情同意书。
2. 术者应为经验丰富的医师，应有助手在台下协助。术者及助手均应熟悉清宫术相应突发事件的诊断及治疗。
3. 术中应该注意器械送入宫腔的方向，并注意宫体与宫颈可能存在一定角度，切勿动作粗暴，以防子宫穿孔，如有条件可在超声监测下完成手术。术者应该灵活运用吸宫、搔刮、钳夹等操作，尽量清除宫内组织。
4. 如清宫时感觉组织与宫壁致密粘连，应警惕胎盘植入可能，不应盲目暴力牵拉，可严密观察子宫收缩及阴道流血情况，如果出血不多，可暂行观察。
5. 如果病人发生产后出血或者晚期产后出血，建议先进行超声检查，明确是否存在组织残留及残留组织大小，以便指导清宫操作。若产后出血导致病人出现休克征象，应在抗休克、促宫缩同时行清宫术。
6. 中期引产后或者产后，应仔细检查胎盘胎膜是否完整，如果胎盘欠完整，建议及时清宫；如果仅有少许胎膜残留，病人出血不多，可加强宫缩，严密观察，待产后 7~10 天子宫复旧后复查超声，再决定是否进行清宫。
7. 对于剖宫产后短期内超声提示“宫腔残留”者，应该谨慎对待，因剖宫产时为直视下娩出胎盘，发生胎盘胎膜残留的概率较小，除非病情需要，否则不要盲目清宫。
8. 应收集清出的组织并称重，估计是否已完全清除宫内残留组织。必要时送病理检查。

关键点

1. 清宫术应由经验丰富的医师施行，应配备助手在台下协助。术者及助手应该掌握清宫术相关突发事件的抢救流程。
2. 推荐在超声监测下行清宫术。
3. 术前应签署手术知情同意书，建立有效静脉通道，准备宫缩剂。
4. 术中时刻关注病人生命体征、病情变化及子宫收缩情况，尽量准确估计阴道流血量。
5. 术中、术后应警惕出血及子宫损伤的发生。
6. 术后应将清出组织送检。

（姚强　刘兴会）

三、子宫按摩与压迫术

（一）概述

按摩或压迫子宫（uterine massage）是处理产后出血最简单而应急的方法，不需要任何器械，只需要产科医护人员的一双手。可分为经腹部按摩法（单手法）和经腹经阴道联合压迫法（bimanual uterine compression，双手法）两种方法。

（二）术前评估及术前准备

1. **适应证**　产后子宫收缩乏力或前置胎盘等产后子宫下段不收缩致产后出血者。

2. **术前准备**　①建立静脉通道；②应用宫缩剂；③交叉配血备用。

（三）手术步骤

1. **经腹部按摩法**　一手在耻骨联合上方上推子宫，另一手拇指在子宫底部前方，其余四指在子宫底部后方，均匀有力地按摩子宫底刺激宫缩，并压迫宫体迫使宫腔内积血排出（图 8-16-8）。若是子宫下段收缩乏力出血，则用一手拇指和其余四指分别放在子宫下段两侧，抓住子宫下段进行按摩（图 8-16-9）。经腹部按摩法对腹壁肥胖的产妇效果较差。

2. **经腹经阴道联合压迫法**　一手戴消毒手套并涂抹碘伏后，伸入阴道，先清理出阴道和子宫下段的积血和血凝块，然后向上挤压子宫，另一只手放在腹部宫底宫体部，与阴道内的手相对应压迫子宫，又可分为下述两种手法：

（1）方法一：将一手伸入阴道内握紧子宫颈部，或置于后穹窿，另一手在腹壁将宫底向下推压，使宫颈和宫体重叠压紧（图 8-16-10）。该法对子宫下段的压迫作用明显，更适用于前置胎盘所致的产后出血。

（2）方法二：一手伸入阴道，做握拳状置于前穹窿顶住子宫前壁，另一手自腹壁推压宫体后壁

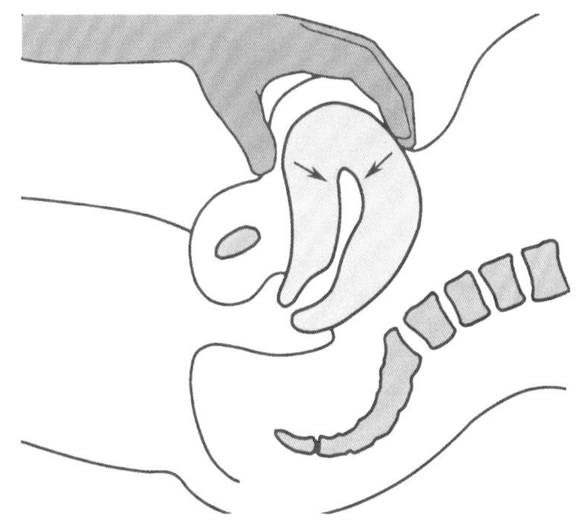

图 8-16-8 经腹部按摩法拇指在子宫底部前方，其余四指在子宫底部后方，均匀有力按摩子宫底刺激宫缩

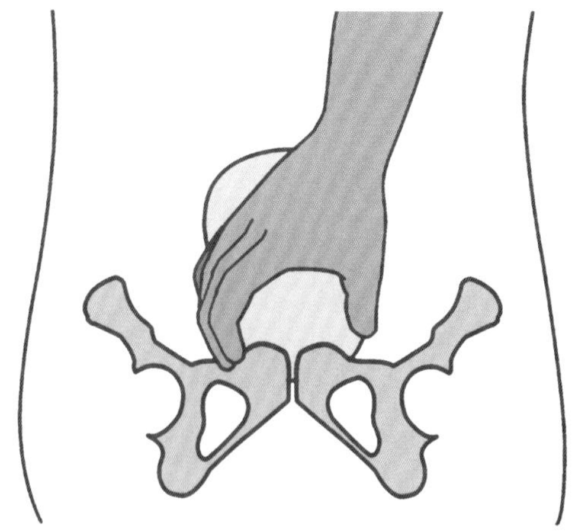

图 8-16-9 按摩子宫下段，刺激收缩

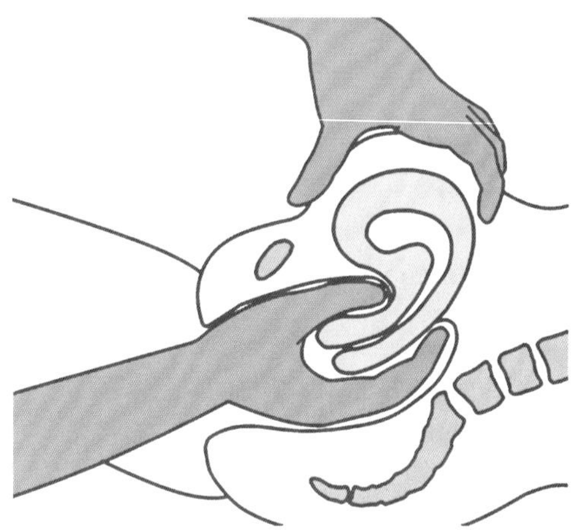

图 8-16-10 一手伸入阴道内握紧子宫颈部，另一手在腹壁将宫底向下推压，使宫颈和宫体重叠压紧

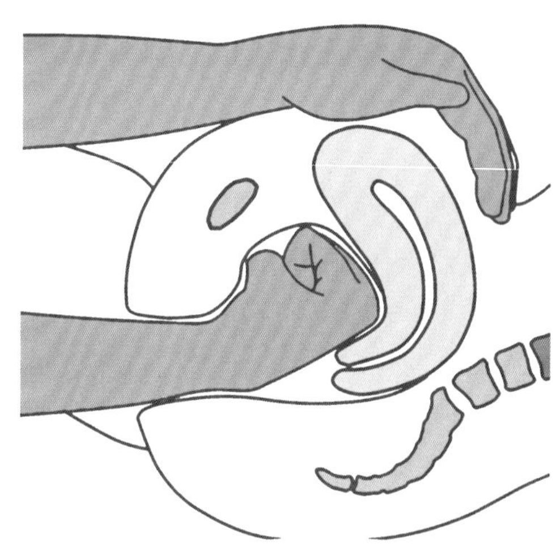

图 8-16-11 一手伸入阴道，做握拳状置于前穹窿顶住子宫前壁，另一手自腹壁推压宫体后壁并使宫底前屈，两手相对紧压宫体

并使宫底前屈，两手相对紧压宫体(图 8-16-11)。该法主要着力点在子宫体，更适用于子宫收缩乏力所致的产后出血。

手术相关问题的研究与探讨

1. 医师的责任心非常重要，按摩或压迫一定要有效，过轻的压力会导致宫腔积血掩盖病情。我们长期的临床经验表明一个人用力按压最多可坚持 5~10 分钟，因此需要多人轮换，最好是组成一个抢救小组；经腹经阴道联合压迫法如果一人操作困难，可以两人配合，一人负责经阴道内压迫，另一人负责经腹壁压迫。国外的最新研究也支持上述观点，认为一个人能够有效按压的时间上限是 150 秒，两人组合的有效按压时间上限是 5 分钟，并认为最好是组成一个抢救小组。
2. 经腹部按摩法和经腹经阴道联合压迫法可以配合序贯应用，出血紧急汹涌时，应迅速实施经腹经阴道联合压迫法，不仅可以清理出阴道和子宫下段的积血，而且更有效，出血控制后改为经腹部按摩法。
3. 按摩或压迫中要反复评估病人的情况，要定时评估阴道流血量。
4. 按摩或压迫时间以子宫恢复正常收缩，并能保持收缩状态为止，有时可长达数小时。

5. 按摩或压迫时要配合应用宫缩剂，可将缩宫素10~40U加入500ml晶体液中，用静脉泵以5~10U/h持续输注，必要时联合应用多种宫缩剂，如深部肌内注射前列腺素制剂卡前列素氨丁三醇和/或注射麦角新碱等。

关键点

1. 迅速组织抢救小组，保证操作的有效性。
2. 紧急情况时先采用双手法，出血控制后改为单手法。
3. 操作时必须配合应用宫缩剂，在缩宫素基础上，必要时迅速加用前列腺素制剂和/或麦角新碱。

（张力　刘兴会）

四、宫腔填塞术

（一）概述

宫腔填塞术（uterine packing）包括宫腔纱条填塞术（intrauterine gauze packing）和宫腔球囊填塞术（intrauterine balloon tamponade）。

宫腔纱条填塞术是一个古老的方法，对技术要求较高，必须压紧并不留空隙。对该方法的应用曾经有争议，有学者认为纱条填塞仅是掩盖了出血的真相，不符合子宫复旧的生理特点，且担心填塞后宫腔隐匿出血或并发严重感染。近年来，国内外产科医师经过长期临床实践后对其进行重新评价，表明该法应用得当，仍然是一种快速、安全、有效、可行的急救措施。

宫腔球囊填塞是近年来的新方法，较纱条填塞法更简单而快速，最近的文献表明它的推广应用减少了子宫或髂内动脉栓塞术及其他保守性手术的实施。

宫腔填塞的止血原理是：①宫腔填塞可以刺激子宫感受器，通过大脑皮质激发子宫收缩；②宫腔填塞后整个宫腔被充分扩张，使宫腔内压力高于动脉压，使动脉出血停止或减少；③纱条或球囊也可以压迫胎盘剥离面血管而暂时止血，同时有利于形成血栓而牢固止血。

（二）宫腔纱条填塞术

1. 术前评估和术前准备

（1）适应证：宫腔纱条填塞术适用于子宫收缩乏力或前置胎盘所致的产后出血，经联合应用多种宫缩剂和持续子宫按压等治疗无效者。许多学者的研究均表明此法在剖宫产术中（尤其宫颈口未开者）应用成功率高，因直视下操作方便，容易填满宫腔，效果明显；而阴道长者，因操作不便，且宫颈松弛效果较差。

（2）术前准备：①准备宫腔填塞纱条，宽4~6cm、长2~5m、四层、边缘光整，高压灭菌备用；②建立静脉通道；③交叉配血备用；④应用宫缩剂加强宫缩。

2. 填塞方法　取灭菌宫腔填塞纱条，用碘伏浸透并拧干，从宫底开始自一侧填至另一侧，不断往返，即“之”字形有序填塞，务必填紧，不留空隙。阴道分娩与剖宫产手术时发生产后出血均可行宫腔纱条填塞术，填塞方法稍有不同。

（1）经阴道填塞法：应重新消毒外阴、阴道并重新铺巾，术者更换手术衣及手套，严格无菌操作，可分为以下两种手法：①用手填塞法，即术者将一手放在腹壁上固定子宫底，另一手掌心向上，伸入宫腔内，以示指和中指夹持纱布条送入宫腔，从左侧子宫角开始，自左向右折回，呈“之”字形来回填塞，并用除拇指外的四指指尖把纱条压紧（图8-16-12）。应警惕内松外紧，造成宫腔上部积血而无阴道流血的假象（图8-16-13）。应自上而下均匀而坚实地填满整个子宫腔，使宫腔内不留无效腔（图8-16-14）。②用器械填塞法，即助手在腹壁上固定子宫底，术者用左手伸入宫腔内为引导，右手持卵圆钳夹持纱布条送入宫腔，填塞方法的次序同用手指填塞法，需填紧（图8-16-15）。术毕留置导尿管。

（2）经剖宫产切口填塞术：①对子宫收缩乏力以宫体为主的出血，填塞从宫底部开始，由上而下呈“之”字形来回填塞，注意两侧宫角部位，应用力填实，不留无效腔。填塞到切口附近时，要根据子宫下段的长度估计剩余部分所需的纱条长度。先用卵圆钳把纱条的断端从宫颈口塞到阴道内2~3cm，更换卵圆钳再从子宫下段往上填塞

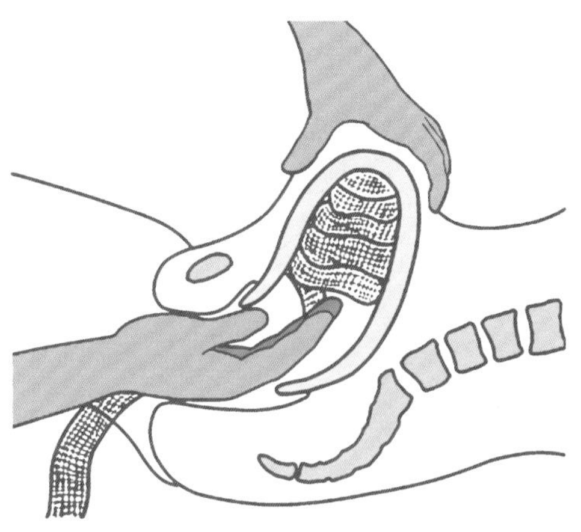

图 8-16-12 以示指和中指夹持纱布条送入宫腔，从左侧子宫角开始，自左向右折回，呈“之”字形来回填塞，并用除拇指外的四指指尖把纱布压紧

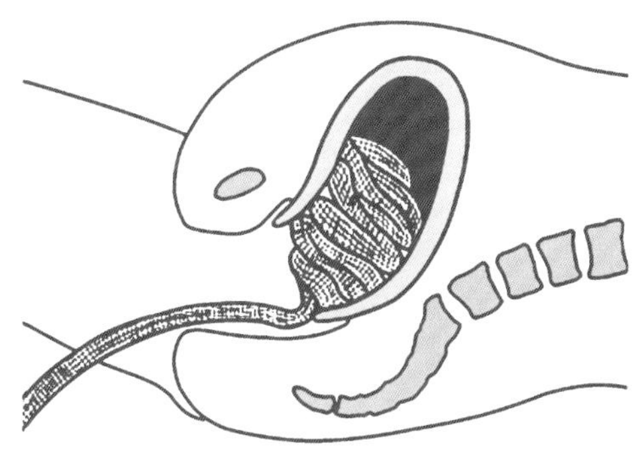

图 8-16-13 填塞不正确时造成宫腔上部积血而无阴道流血的假象

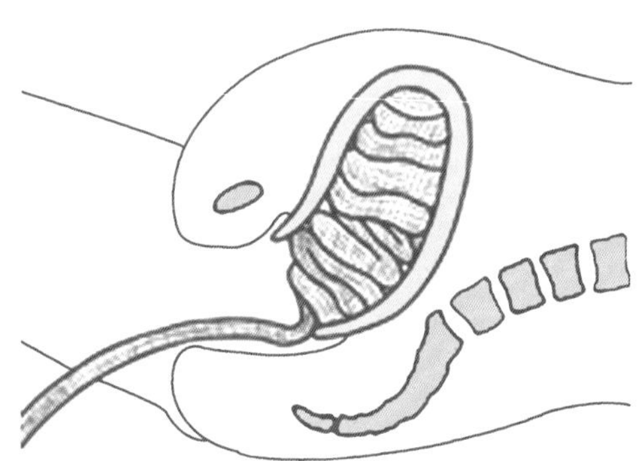

图 8-16-14 自上而下均匀而坚实地填满整个子宫腔，使宫腔内不留无效腔

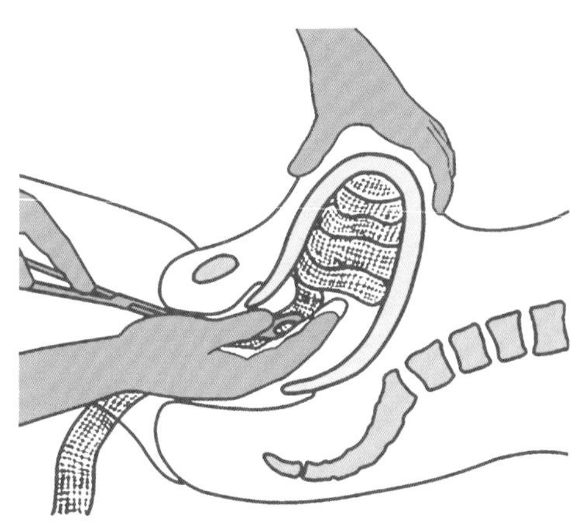

图 8-16-15 左手伸入宫腔内作为引导，右手持卵圆钳夹持纱布条送入宫腔进行“之”字形填塞

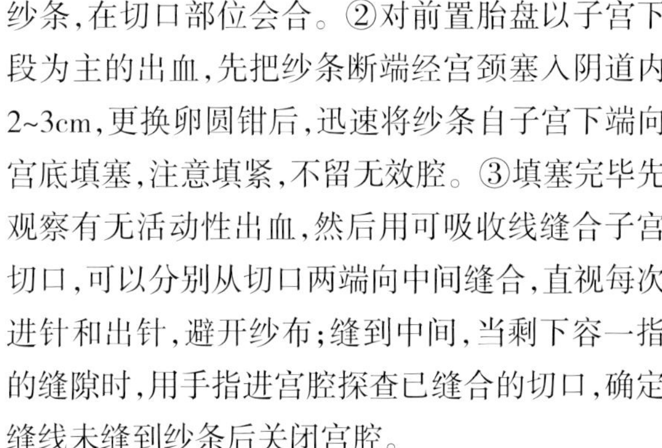

纱条，在切口部位会合。②对前置胎盘以子宫下段为主的出血，先把纱条断端经宫颈塞入阴道内2~3cm，更换卵圆钳后，迅速将纱条自子宫下端向宫底填塞，注意填紧，不留无效腔。③填塞完毕先观察有无活动性出血，然后用可吸收线缝合子宫切口，可以分别从切口两端向中间缝合，直视每次进针和出针，避开纱布；缝到中间，当剩下容一指的缝隙时，用手指进宫腔探查已缝合的切口，确定缝线未缝到纱条后关闭宫腔。

手术相关问题的研究与探讨

1. 术前保持静脉通道畅通，监测生命体征，做好输血准备。
2. 填塞前先确定宫腔内没有胎盘胎膜残留和没有产道裂伤。
3. 需要几条纱条填塞时，应在纱条间行牢固的端端缝合。
4. 剖宫产术中填塞纱条，在缝合子宫切口时要特别小心，避免缝到纱条，导致取出困难。
5. 因纱条有很强的吸血作用可能发生隐匿性积血，因此纱条填塞速度要快，而且务必使整个子宫腔和阴道（经阴道填塞者）填满纱条，填塞应紧而均匀，不留空隙，才能达到有效止血的目的。
6. 填塞术中和术后均需配合应用宫缩剂，术毕监测生命体征，密切观察宫底高度和阴道流血量，留置尿管，定期观察尿量。子宫腔内填塞纱条后，若仍存在宫腔内出血，往往表现为低血容量和贫血的症状和体征，与阴道流血量不一致；需要根据阴道出血量、宫底高度改变、低血容量表现等情况综合分析，必要时行超声检查以观察有无宫腔内隐匿性积血；一旦确定出血继续存在，需要再次手术或其他处理产后出血的措施。

7. 术中严格无菌操作，术中和术后给予广谱抗生素预防感染。
8. 纱条放置 24~48 小时取出。取纱条前要备血和应用宫缩剂，建立静脉通道；抽取纱条要在手术室进行，动作要缓慢、轻柔，同时，要应用宫缩剂或按摩宫底等方法促进宫缩。若取出纱条后应用各种方法仍有宫腔内出血，需要再次手术或采取其他处理产后出血的措施。
9. 文献报道宫腔纱条填塞术前出血量与填塞效果有关，填塞前出血量越少，填塞效果越好，差异有统计学意义。因此，当产后出血经常规处理（子宫按摩或按压加宫缩剂）无效时，应果断采取宫腔填塞术止血。

（三）宫腔球囊填塞

1. 术前评估和术前准备

（1）适应证：宫腔球囊填塞适用于阴道分娩后子宫收缩乏力或前置胎盘引发的产后出血，联合应用多种宫缩剂及持续子宫按压无效者，在介入治疗（子宫动脉或髂内动脉栓塞术）或者手术干预（如 B- Lynch 缝合术、子宫或髂内动脉结扎术或者子宫全切术）之前；剖宫产术中、术后或者既往有剖宫产史阴道分娩后出现产后出血也适用。

（2）术前准备：准备填塞用器械，可供填塞的球囊有专为宫腔填塞而设计的 Bakri 球囊导管（Bakri balloon）和双球囊导管（ebb uterine tamponade system），原用于其他部位止血的球囊，如 Rusch 泌尿外科静压球囊导管和三腔二囊胃管，以及 Foley 导尿管；或者当实在没有其他合适物品可用时，尤其在经济条件差的落后地区，甚至可以用尿管和避孕套自制。

Bakri 紧急填塞球囊导管是专门用于保守性治疗产后出血的装置，硅胶球囊膨胀后可用于压迫宫壁止血，导管前端有开口，可监测宫腔内出血（图 8-16-16）。

尿管和避孕套自制球囊最早报道来自于孟加拉国，是将无菌 16 号橡胶导尿管插入避孕套内，避孕套口处用丝线扎紧，做成简易球囊装置来填塞宫腔（图 8-16-17）。

术前还应建立静脉通道，交叉配血备用，并应用宫缩剂加强宫缩。

2. 填塞方法 以 Bakri 紧急填塞球囊导管为例，可分为经阴道填塞和剖宫产术中经宫腔直视下填塞两种方法。

经阴道填塞时，先留置保留尿管。术者在超声引导下将导管的球囊部分插入子宫腔，确保整个球囊通过了宫颈内口后，注入 250~300ml 的无菌生理盐水膨胀宫腔，当观察到导管的排血孔流血减少或停止时，表明治疗有效，厂商推荐注水 500ml，必要时也可根据宫腔情况增加注水至 1 000ml。为防止球囊脱出，阴道内填塞无菌纱布。

剖宫产术中经宫腔填塞时，术者从剖宫产切

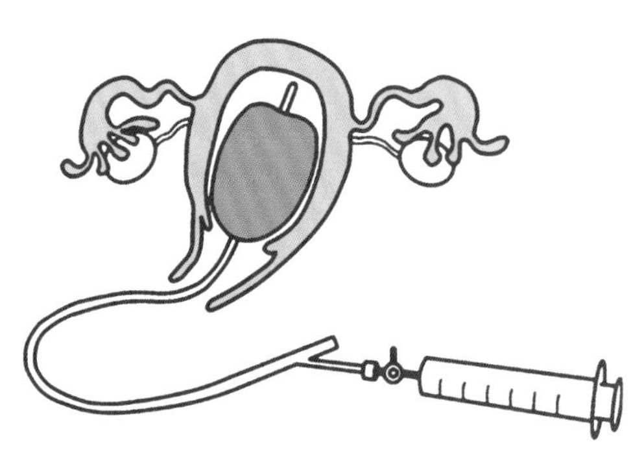

图 8-16-16 Bakri 紧急填塞球囊导管

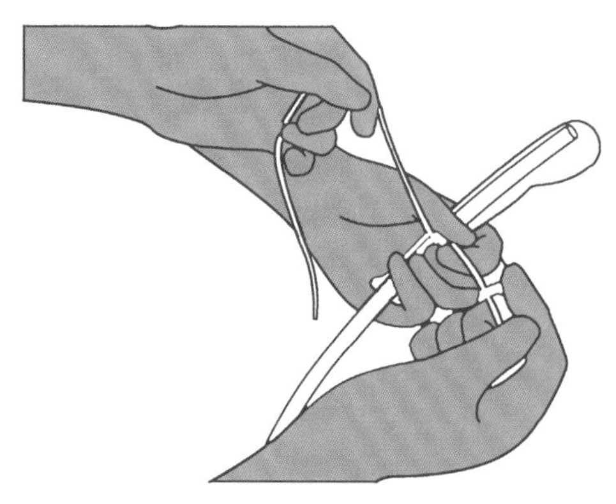

图 8-16-17 用橡胶导尿管和避孕套自制球囊装置

口将填塞球囊放入宫腔，末端经宫颈进入阴道，助手经阴道端边注入无菌生理盐水，边牵拉导管末端，使膨胀的球囊底部压迫于宫颈内口，当观察到导管的排血孔流血减少时，常规缝合关闭子宫切口，注意缝针不要刺破球囊。

手术相关问题的研究与探讨

1. 术前保持静脉通道畅通，监测生命体征，做好输血准备。
2. 填塞前先确定宫腔内没有胎盘胎膜残留和大的动脉出血，没有产道裂伤。
3. 在球囊填充期间需要预防性使用抗生素和应用宫缩剂。
4. 球囊一般在放置12~48小时后取出。但最近有文献比较了2~12小时内取出和>12小时取出的利弊，两组出血、输血以及需要其他保守性手术甚至子宫切除的比例无统计学差异，但>12小时取出组发热比例明显升高（*OR*=2.33，95%置信区间为1.07~5.11）。因而，现临床上球囊安置时间一般不超过12小时。
5. 取球囊前要备血和应用宫缩剂，建立静脉通道，并在手术室进行。应慢慢放出球囊内液体，每15分钟放水100ml，待水完全放空后缓慢牵出球囊，切忌强行牵扯。
6. 文献报道，对于宫颈口很松弛者，填塞球囊容易滑脱，可以配合施行宫颈环扎术以加强球囊填塞的效果。
7. 文献也证明了即使应用了B-Lynch缝合，也可以再联合应用球囊填塞治疗难治性产后出血。
8. 文献表明，球囊填塞联合阴道填塞和子宫按压可以提高止血成功率。

宫腔Bakri球囊压迫手术见视频7（a、b）。

视频7a
经阴道Bakri
球囊安置

视频7b
剖宫产术中Bakri
球囊安置

视频7 宫腔Bakri球囊压迫

关键点

1. 把握指征，严格无菌操作。
2. 规范填塞，不留无效腔。
3. 配合应用宫缩剂促进宫缩及抗生素预防感染。

（张力 刘兴会）

五、子宫缝合止血

子宫压迫缝合术（uterine compression suture，UCS）是20世纪90年代后期兴起的治疗产后出血的一系列新方法。1996年德国Schnarwyler等首先提出宫底部压迫缝合术治疗子宫收缩乏力性产后出血。子宫的加压缝合已应用数十年，如在前置胎盘的病人采用“8”字形缝合子宫下段。近年来，一些特殊缝合技术应用于子宫缝合止血，这些止血缝合大多用于剖宫产，也可用于经阴道分娩后其他方法不能奏效的产后出血。其中，使用最多的是B-Lynch和改良B-Lynch缝合术。

（一）概述

1. 定义 子宫压迫缝合术最常用的是B-Lynch缝合术，适用于子宫收缩乏力、胎盘因素和凝血功能异常性产后出血，子宫按摩和宫缩剂无效并有可能切除子宫的病人。先试用两手加压，观察出血量是否减少以估计B-Lynch缝合术成功止血的可能性，应用可吸收线缝合。

2. 并发症 B-Lynch缝合术后并发症的报道较为罕见，但有感染和组织坏死的可能，应掌握手术适应证。

（二）处理、手术方法及步骤

1. 术前评估及术前准备 子宫压迫缝合术对操作者的技术技巧要求低，对医疗器械无特殊要求，但要做好关于子宫压迫缝合术的有效性和近期、远期并发症的交代。操作前要做以下准备：将子宫托出腹腔，行子宫压迫试验，加压后出血基本停止，则成功可能性大。进行子宫压迫缝合后，可立即显现止血效果，即使止血失败也可迅速改行其他手术治疗，不延误抢救时机，所以便于在各级医院尤其是在基层医院进行推广。但掌握各种方法的适应证非常重要。

2. **手术适应证** 子宫收缩乏力、胎盘因素(前置胎盘、胎盘粘连等)引起的产后出血,不同子宫压迫缝合术的适应证有所不同。B-Lynch 缝合术和 Hayman 缝合术主要用于子宫收缩乏力性产后出血;Cho 缝合术主要用于子宫收缩乏力性产后出血和前置胎盘引起的产后出血;针对前置胎盘子宫下段胎盘剥离面出血的止血方法有子宫下段水平峡部 - 宫颈压迫缝合法、子宫下段平行垂直压迫缝合法、子宫峡部 - 宫颈环状压迫缝合法和子宫下段横行环状压迫缝合法。子宫压迫缝合术还可用于晚期产后出血经保守治疗无效,孕早、中期流产或引产后的出血等。

3. **手术禁忌证** 产道损伤引起的产后出血。

4. **手术步骤**

(1) B-Lynch 缝合术:B-Lynch 及其同事于 1997 年首次描述并命名了子宫的加压缝合术。这种缝合术主要用于低位横切口的剖宫产,术后子宫收缩不良,而病人对促子宫收缩剂的反应欠佳时。步骤如图 8-16-18 所示。

1) 将子宫自腹部切口取出,行子宫压迫试验,加压后出血基本停止,则成功可能性大;下推膀胱腹膜反折,进一步暴露子宫下段。

2) 用 >70mm 的钝圆针进行缝合。首先从子宫外部于剖宫产横切口侧缘下方 3cm 处进针,经宫腔从剖宫产切口上方 3cm 处出针,缝线环绕宫底并向下达正对切口的子宫后壁,穿过后壁进入宫腔并自另一侧正对切口侧缘的后壁出针。然后缝线环绕子宫后壁并向下直至前壁,从子宫前壁剖宫产切口另一侧缘上方 3cm 穿入宫腔,再从切口侧缘下方 3cm 穿出。进针与出针点均距子宫侧缘大约 4cm。助手用双手对子宫前后壁持续施加压力的同时,慢慢将两侧的线头向一起扎紧。环绕宫底的缝线环距每侧的子宫侧缘大约都是 4cm。用 1~2 分钟逐渐加压并收紧缝线十分关键,完成后缝线两端的结位于剖宫产横切口中线的下方。

3) 助手再次仔细检查阴道流血情况,以明确缝扎是否有效。若效果明显,按常规方法缝合子宫下段横切口并关腹。

(2) 改良 B-Lynch 缝合:Bhal 等提出了一种更为简单的 B-Lynch 缝合方式。缝合的原则相同,但其分别采用两根单独的缝线缝合子宫两侧。图 8-16-19 显示了该方法双侧的进针和出针点。同 B-Lynch 缝合法一样,逐渐加压并收紧缝线至关重要,每一缝线都在中线处打结。这一方法的优点在于比较容易记忆且每侧用一根缝线,标准长度的多聚酯 910 缝线(70cm)对每侧均够用,而 B-Lynch 方法需要接合两根缝线的长度才能完成整个缝合。

(3) Hayman 缝合术(图 8-16-20):主要适用于宫体收缩乏力。

压迫试验后下推膀胱腹膜反折,进一步暴露子宫下段;从右侧子宫切口右侧下缘 2cm、子宫内侧 3cm 的前壁进针到后壁出针,然后绕到宫底打结;左侧采用同样方法操作。

(4) Cho 缝合术(图 8-16-21):

1) 缝合步骤:在子宫出血严重处任选第一个进针点,从子宫前壁到后壁贯穿缝合;在第一个进针点一侧 2~3cm,从子宫后壁到前壁贯穿缝合;然

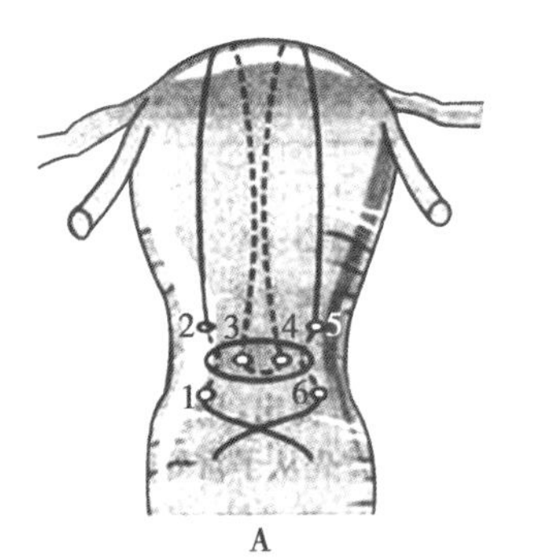

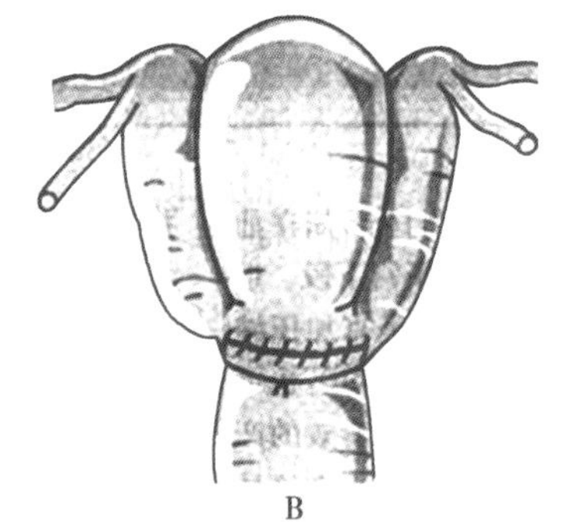

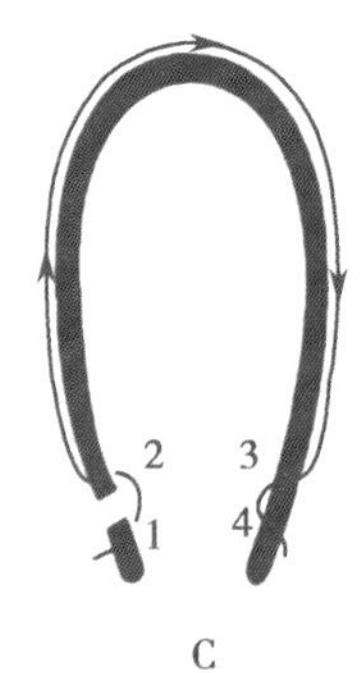

图 8-16-18 B-Lynch 缝合法

A. 缝合进针位置;B. 缝合完毕如图;C. 矢状面显示缝合走向

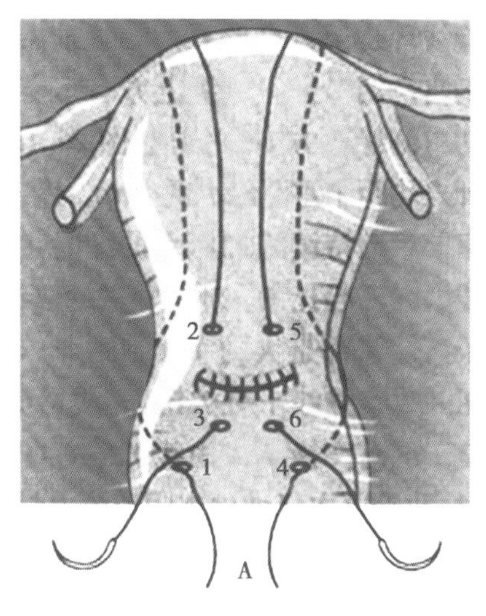

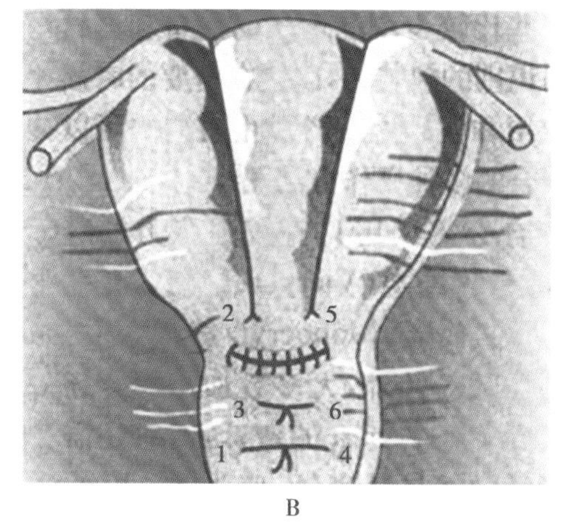

图 8-16-19 改良 B-Lynch 缝合术
A. 缝合进针位置；B. 缝合完毕如图

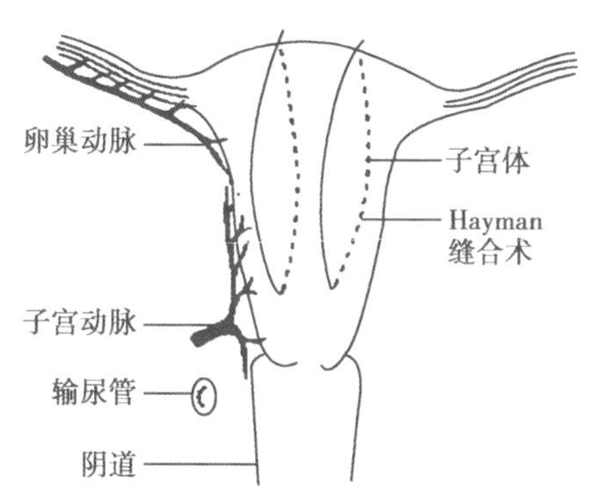

图 8-16-20 Hayman 缝合术

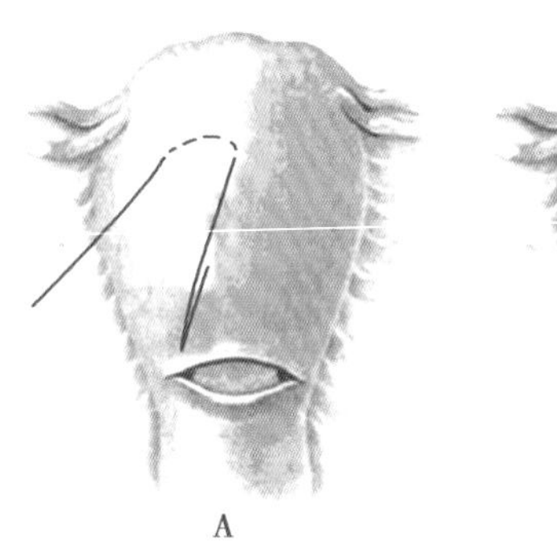

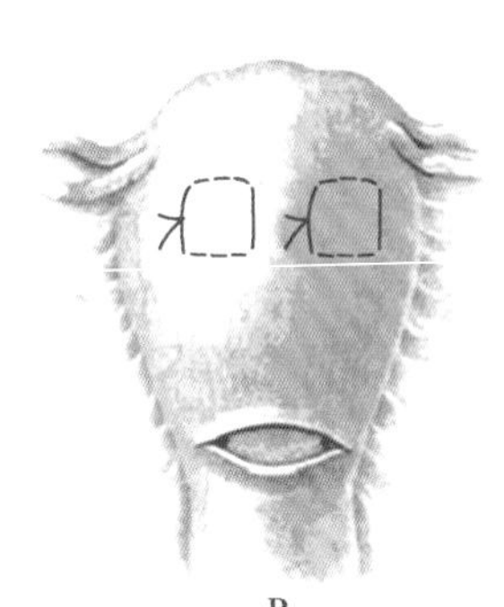

图 8-16-21 Cho 缝合术
A. 第 1 针；B. 缝合打结后

后再第二进针点一侧 2~3cm，从子宫前壁到后壁贯穿缝合；在第三进针点一侧 2~3cm，从子宫后壁到前壁贯穿缝合；组成一个方形，然后打结。

2）若子宫收缩乏力则从宫底到子宫下段进行 4~5 个缝合；若胎盘粘连则需胎盘剥离面进行 2~3 个缝合；若系前置胎盘剥离面的出血，在缝合之前需下推膀胱。

3）子宫放回腹腔观察，若正常即逐层关腹。

(5) 子宫下段横行环状压迫缝合术（图 8-16-22）：缝合步骤也是先进行压迫试验；然后先从右侧子宫切口下缘 2~4cm、子宫内侧 0.5~1cm 处进针从前壁到后壁，然后将缝合线拉至左侧，在与右侧相对应处由后壁到前壁贯穿缝合；助手双手加压子宫下段，同时收紧两根缝线，检查无出血即可打结。

（三）并发症的防治

1. 缝合线滑脱和肠管套叠 缝线滑脱及滑脱引起的肠管套叠，这是进行子宫压迫缝合术时常有的担心，目前还没有缝线滑脱和肠管套叠的文献报道。有些学者对经典的子宫压迫缝合术（B-Lynch 缝合术）进行改良，在缝线绕行宫底过程中，分别在子宫前、后壁垂直褥式缝合子宫浆肌层 3~4 针，将缝线固定于子宫以防止缝线滑脱。

实际上，子宫压迫的效果只需维持数小时，当子宫内膜处血管闭合、血栓形成后，即使子宫复旧缩小，缝线滑脱，也不会再增加出血机会。

2. 子宫坏死 1997—2010 年已有 6 例子宫压迫缝合术后子宫坏死的报道，4 例发生在 B-Lynch 缝合术后，2 例发生在 Cho 缝合术后，诊断时间为术后 12 小时 ~6 个月，坏死部位多出现

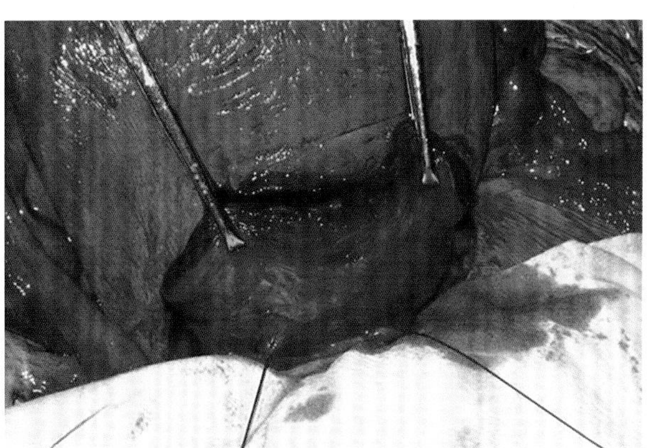

图 8-16-22　子宫下段横行环状压迫缝合术

在宫底部，4 例需切除子宫。子宫坏死可能与缝合太紧导致影响子宫血供有关，虽然 B-Lynch 缝合术自问世以来没有严重并发症或引起死亡的病例，但随 B-Lynch 技术的广泛推广和普及，其并发症的发生有增加的趋势，需引起重视。

3. **盆腔粘连和宫腔粘连**　Crtzias 报道 B-Lynch 缝合时用不可吸收线，术后 4 周腹腔镜检查发现大网膜有粘连、子宫前后壁有粘连，故应避免使用。新型的缝线对周围组织的炎性反应减少，应用可吸收缝线后无相应的不良反应报道。Baskett 在 7 例 B-Lynch 术后再次妊娠行选择性剖宫产的手术中，发现其中只有 3 例可见可能为前次子宫压迫缝合的痕迹，例如宫底膜状粘连等。

B-Lynch 缝合术因不造成子宫前、后壁的贴合，故很少存在宫腔引流不畅的问题。Goojha 等报道了 1 例 B-Lynch 缝合联合动脉结扎治疗产后出血后发生严重 Asherman 综合征并导致继发不孕的病例。宫腔粘连主要见于 Cho 缝合术后，目前已经有多例报道。

处理技巧

1. 助手双手持续压迫子宫以减少出血。
2. 必须保持子宫下端没有完全闭塞，可以使血液及恶露流出。
3. 术时及时清理阴道内血块，对子宫加压并观察是否能有效止血。
4. 所有缝合都需注意避免误伤膀胱，必要时下推膀胱。

经验分享

1. 加压缝合术的并发症较少，往往是施行子宫全切术前最后的措施。根据大多数报道的病例及笔者医院多年来实施的病例，子宫加压缝合术能成功止血，从而避免施行子宫全切术。
2. 缝合线的选择

(1) 缝线的选择对于子宫压迫缝合术十分重要，理想的缝线应可吸收、张力能维持 48~72 小时以上，且对组织刺激少。

(2) 针亦可选用较大的钝圆针，大的钝针更易于持握，也更安全；线长更易于操作，可利于较大子宫的缝合打结，且不易滑脱断裂。

3. 手术方式选择　针对不同原因选用合适压迫缝合技术非常重要。

(1) B-Lynch 缝合术和 Hayman 缝合术主要用于子宫收缩乏力性产后出血。

(2) 针对前置胎盘子宫下段胎盘剥离面出血的止血方法有子宫下段水平峡部 - 宫颈压迫缝合法、子宫下段平行垂直压迫缝合法、子宫峡部 - 宫颈环状压迫缝合法和子宫下段横行环状压迫缝合法等。

(3) Cho 缝合术用于子宫收缩乏力性产后出血和前置胎盘引起产后出血。

(4) 不管是针对子宫收缩乏力引起的产后出血，还是胎盘粘连或前置胎盘引起的产后出血进行的子宫压迫缝合术，核心之处为“在需要之处进行缝合（suture where need）”。

4. 手术时机　B-Lynch 以及改良子宫压迫缝合术原来是作为在难治性产后出血、一般药物及保守手术治疗无效的情况下，当考虑子宫切除前进行的一项尝试。随着子宫压迫缝合技术的推广，其安全性得到了更多的肯定，故选择缝合的时机越来越提前，目前大多数的操作者认为在常用药物治疗无效、出血的危险有进一步扩大的可能时即可行子宫压迫缝合。但对于出血量到多少是合适的缝合时机尚没有达成共识。

2011 年，Kayem 等利用 2007 年 9 月—2009 年 3 月期间英国产科监测系统数据分析发现：如果“分娩 - 子宫压迫缝合术”间隔时间在 2 小时以上则子宫切除的风险增加将近4倍（*OR*=4.60,95%置信区间为1.62~13.1）。对于中央型前置胎盘剖宫产时如果出血达到500ml及以上，可以考虑应用子宫下段横行环状压迫缝合术。

关键点

1. 正确选择合适的子宫压迫缝合术。
2. 进行压迫缝合术前，首先进行子宫压迫试验。
3. 逐渐加压并收紧缝线至关重要。
4. 选择可吸收缝合线。
5. 并发症较少且有效，可作为子宫切除前进行止血的最后尝试。

（应豪　段涛）

六、血管结扎

盆腔血管结扎术的主要指征是子宫出血且要求保留子宫，阴道和阴道旁损伤而局部止血措施无效。这些适应证包括：前置胎盘、胎盘植入、发生胎盘卒中的胎盘早剥等引起的出血，对宫缩剂无反应的子宫无张力，子宫下段剖宫产切口延伸至阔韧带或阴道，子宫破裂，阴道旁血肿和广泛的宫颈和/或阴道裂伤等。

剖宫产术中或因子宫破裂行开腹手术时发生出血，在早期试行大血管结扎术以保留子宫是合理的。

（一）概述

1. **定义**　盆腔血管结扎术，包括子宫动脉结扎和髂内动脉结扎。子宫血管结扎术适用于难治性产后出血，尤其是剖宫产术中子宫收缩乏力或胎盘因素的出血，经宫缩剂或按摩子宫无效，或子宫切口撕裂而局部止血困难者。适用于子宫颈或盆底渗血、子宫颈或阔韧带出血、腹膜后血肿、保守治疗无效的产后出血。

2. **并发症**　临床报道的并发症包括损伤（包括输尿管、血管等）、宫腔粘连、子宫内膜缺损、子宫缺血坏死伴持续性感染、卵巢功能受损和继发不孕。

（二）处理、手术过程及步骤

1. **解剖和血流动力学**　髂总动脉于腰骶接合水平的骶髂关节前分叉，髂外动脉走行于外上方，而髂内动脉向中线下行至髂窝。输尿管在分叉处的下方走行于髂内动脉的外前方，髂外静脉位于髂内动脉的后方，两者距离很近，在结扎髂内动脉的时候易损伤该静脉。髂内动脉下行3~4cm后分叉为前干和后干，后干又有3个分叉：髂腰动脉、骶外侧动脉和臀上动脉。臀上动脉自坐骨大孔穿出离开盆腔，供应臀肌的血液。前干通常有8个分支：膀胱上下动脉、闭孔动脉、直肠中动脉、子宫动脉、阴道动脉和终末的阴部内动脉以及臀下动脉（图8-16-23）。当然，也存在血管变异，阴部内动脉和闭孔动脉可起源于后干。

此处存在多个血管侧支的吻合，主要的3处吻合如图8-16-24所示。

（1）起源于主动脉的腰动脉同起源于髂内动脉的髂腰动脉吻合。

（2）起源于主动脉的骶正中动脉同起源于髂内动脉的骶外侧动脉吻合。

（3）起源于主动脉的肠系膜下动脉的终末支直肠上动脉汇入起源于髂内动脉的直肠中动脉。

其他连接主动脉和髂内动脉之间的侧支：卵巢动脉和子宫动脉的吻合支，股动脉和阴部内动脉通过股深动脉和旋股动脉形成的吻合，以及起源于髂总动脉的旋髂动脉和起源于髂内动脉的臀上动脉之间的吻合。

Burchell于20世纪60年代描述了髂内动脉

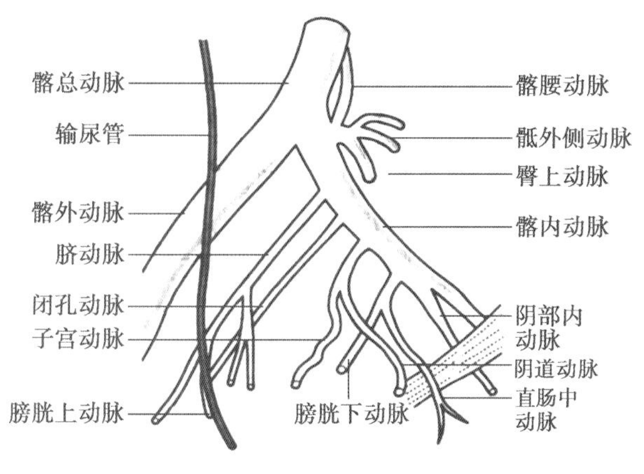

图8-16-23　髂内动脉的分支

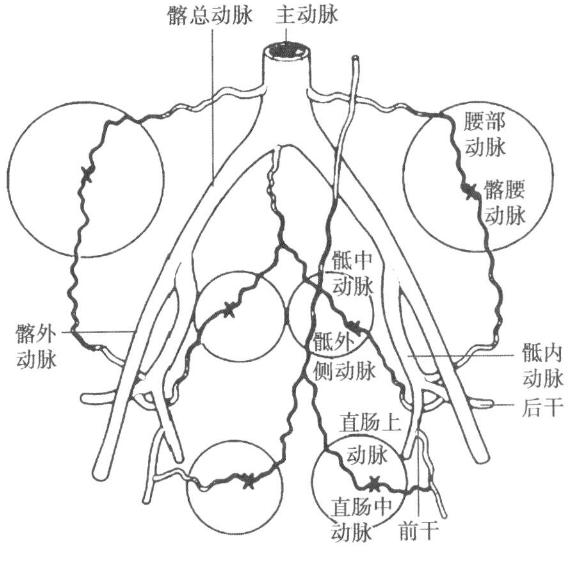

图 8-16-24　髂内动脉分支同主动脉之间的 3 处主要吻合

结扎术后盆腔的血流动力学。他指出，结扎单侧髂内动脉，同侧脉压减少 75%，而结扎双侧髂内动脉，脉压减少 85%，平均动脉压减少 25%，血流则减少 50%。因此，结扎双侧髂内动脉能使脉压降低至静脉水平，从而使血液凝固，而由于上述侧支吻合的存在，血流并未完全停止。这些侧支吻合通道在结扎髂内动脉后迅速开放，且血流是逆向的。因此，髂内动脉的所有分支将再次充满流动的血液，但压力降低了。侧支系统的开放迅速且有效，既可以结扎双侧髂内动脉，也不会引起组织坏死或影响以后的月经或生育功能。

宫体的大部分血供来自于子宫动脉。卵巢动脉于肾动脉下方直接起源于主动脉，下行至盆腔，经骨盆漏斗韧带至卵巢系膜和输卵管系膜；上行至卵巢，发出分支至卵巢和输卵管，其末端于卵巢固有韧带水平与上行的子宫动脉吻合。因此，卵巢动脉的血液也部分供应宫底。

2. 术前评估及准备

(1) 血管结扎术的术前评估

1) 手术切口是否能足够暴露手术视野。

2) 盆腔脏器解剖：有无解剖异常、局部粘连等。

3) 评估病人产后出血原因、血流动力学是否稳定，根据生育意愿及手术者技术水平等选择具体手术方式：子宫动脉结扎对子宫收缩乏力引起的产后出血较为有效，而对于胎盘粘连引起的产后出血并没那么有效，同时其对子宫撕裂引起的产后出血无效。

4) 评估病人一般情况能否承受完成该项手术过程。

(2) 术前准备：除了缝线、直角钳等手术器械外，无须特殊医疗器械和材料的准备。结扎血管前先将病人子宫脱出于腹腔外，并向结扎血管对称地牵拉子宫以充分暴露术野，辨认所要结扎的血管、输尿管等重要解剖标志。

(3) 手术适应证：血管结扎术适用于对药物等治疗无效的难治性产后出血病人，尤其是子宫收缩乏力或胎盘因素的出血，或子宫切口撕裂、子宫破裂而局部止血困难者。

(4) 手术禁忌证：关于血管结扎手术禁忌证的报道甚少，局部粘连、解剖结构层次不清或手术者不熟悉手术操作、解剖结构或病人血流动力学不稳定均为血管结扎术的相对禁忌证。

3. 手术步骤

(1) 子宫动脉结扎（uterine artery ligation，UAL）：子宫动脉结扎是最简单易行的大血管结扎术，对子宫出血有效。通常与卵巢动脉结扎一起进行。由于此方法描述的是结扎子宫动脉上行支，所以仅对宫体部的出血有效，而对子宫下段、宫颈和阴道旁的出血效果不佳。

1) 自腹部切口提出子宫并将宫底向结扎对侧倾斜。

2) 用带有 0 号或 1 号可吸收缝线的大圆针在距子宫侧缘约 2cm 处从前向后穿过肌层（图 8-16-25），然后从阔韧带的无血管区返回并打结。

3) 子宫肌层很好的“缓冲”作用使结扎包括了所有子宫动脉的分支并有助于稳定结扎（图 8-16-26）。

4) 结扎的水平位于子宫下段剖宫产横切口的下方 2~3cm。

5) 结扎时应确定膀胱远离结扎的部位，以避免损伤输尿管或膀胱，另一侧以同样的方法结扎。

据报道，处理剖宫产时出现的对宫缩剂反应欠佳的产后出血，子宫动脉结扎术的成功率为 80%~95%。当然，并非所有病人都有如此高的成功率，但子宫动脉结扎术确实简便易行、安全、能够快速实施，并且对病人以后的月经和生育功能无不良影响。

(2) 子宫动脉去血管化（uterine devascularization）：卵巢动脉结扎术。

为了进一步减少子宫血流，可在双侧子宫动脉结扎的基础上进行双侧卵巢、子宫血管阻断，使子宫去血管化从而治疗产后出血。

1) Abd Rabbo 逐步法（stepwise sequential ligation）：①用 O'Leary 法结扎双侧子宫动脉上行支。②结扎子宫动脉近端，包括宫颈 - 阴道支，这一步的关键是辨认和保护输尿管，结扎的位置在第一步结扎位置以下数厘米、子宫动脉弯曲入子宫的上方结扎，游离子宫动脉、分离阔韧带，结扎离断圆韧带以便于将阔韧带推向侧下方，再次确认输尿管位置。③双侧卵巢悬韧带和卵巢血管结扎（图 8-16-27）。

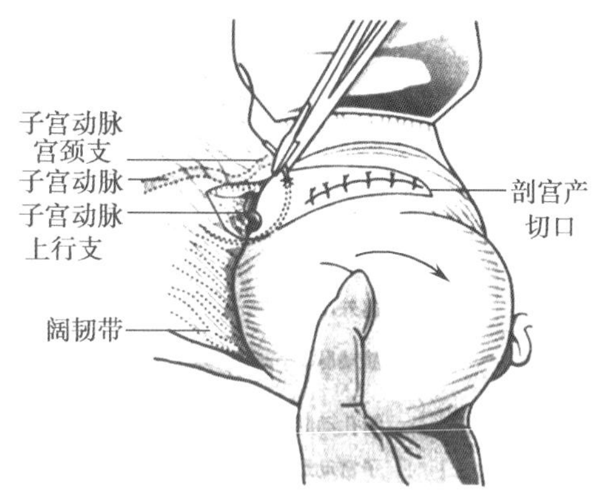

图 8-16-25　子宫动脉结扎术：将宫底向结扎对侧倾斜
结扎的水平位于子宫下段剖宫产横切口的下方 2~3cm，包括 2~3cm 子宫侧缘肌壁

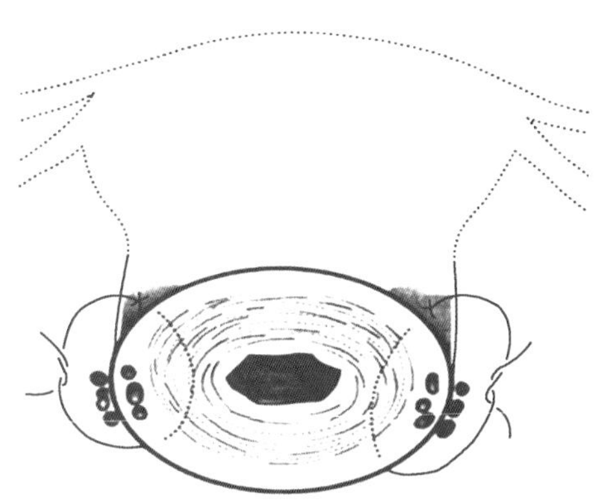

图 8-16-26　子宫动脉结扎术：子宫下段的冠状切面图
缝合包括邻近的肌层和所有的子宫动脉分支

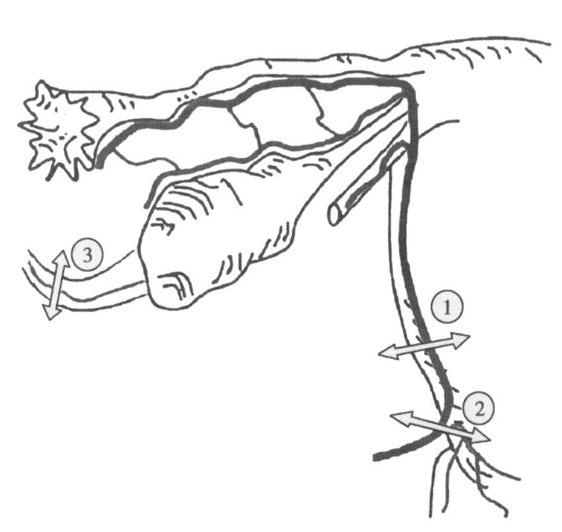

图 8-16-27　Abd Rabbo 逐步法
第一步，双侧子宫动脉上行支结扎（①）；第二步，双侧子宫动脉近端结扎，包括宫颈 - 阴道支（②）；第三步，双侧卵巢悬韧带和卵巢血管结扎（③）

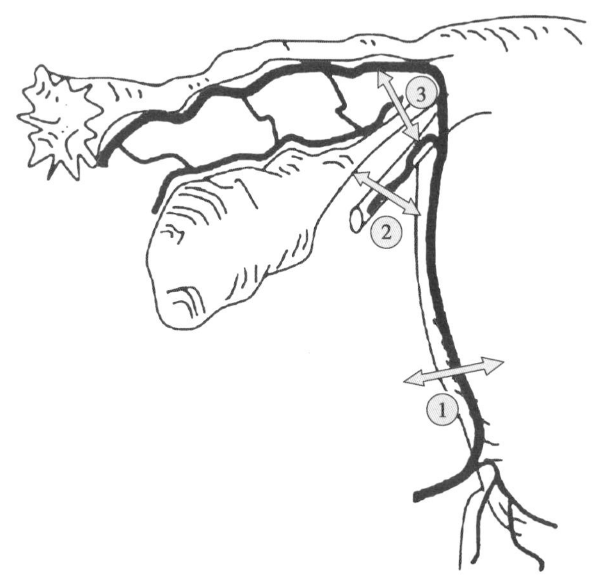

图 8-16-28　Tsirulnikov 三步法
第一步，子宫动脉上行支结扎（①）；第二步，圆韧带结扎（②）；第三步，子宫 - 卵巢动脉吻合支结扎（③）

2）Tsirulnikov 三步法（Tsirulnikov triple ligation）：结扎离断圆韧带及其内在血管，打开膀胱子宫腹膜反折，按 O'Leary 法结扎子宫动脉上行支，然后再结扎子宫 - 卵巢动脉吻合支（图 8-16-28）。用同样方法处理对侧血管。

3）O. Morel 五步法：①O'Leary 法结扎双侧子宫动脉上行支；②双侧圆韧带结扎；③双侧卵巢固有韧带结扎（而非卵巢悬韧带结扎）；④双侧子宫动脉近端结扎；⑤双侧髂内动脉结扎（图 8-16-29）。

（3）髂内动脉结扎术（hypogastric artery ligation，HAL/internal iliac artery ligation，IIAL）：子宫和卵巢动脉结扎术仅能使宫体的出血减少或停止，而子宫下段、宫颈、阔韧带、阴道，以及阴道旁区域的出血需要行髂内动脉结扎。对大多数妇产科医师而言，这是一个较为复杂的操作，但其原则其实很简单，关键在于熟悉腹膜后间隙的解剖，在妇科，选择性经腹子宫全切除术最易于学习。

1）自腹部切口提出子宫并将宫底向结扎的对侧倾斜。

2）钳夹圆韧带的中部并于两把钳子之间切断，这样可以进入腹膜后间隙，锐性分离并打开阔韧带后叶的无血管区。

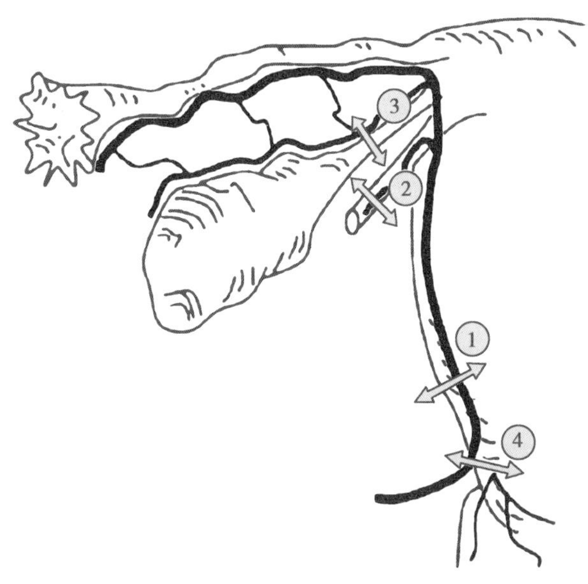

图 8-16-29　O. Morel 五步法

第一步，双侧子宫动脉上行支结扎（①）；第二步，双侧圆韧带结扎（②）；第三步，双侧卵巢固有韧带结扎（③）；第四步，双侧子宫动脉近端结扎（④）；第五步，双侧髂内动脉结扎（详见图 8-16-30）

3）用海绵钳夹取湿纱布，进行轻柔的钝性分离，打开后腹膜间隙。

4）如果没有立即看到髂总动脉及其分叉，可以触摸定位。

5）此时，应辨别输尿管，将其同相连的腹膜一起拉向中间。

6）可用一小吸管或"花生"大小的湿海绵辨认髂总动脉的分叉，并明确其内侧分支周围的蜂窝脂肪组织。

7）最好同时认清髂外动脉，并触摸股动脉的搏动。

8）结扎髂内动脉的最大风险在于可能损伤邻近的髂外动脉或位于髂内动脉下方的髂内静脉。

理论上，仅结扎髂内动脉的前干具有一定的优越性，结扎前干可以保留后干的终末分支臀上动脉，从而可以避免极少数病人发生的缺血性臀部疼痛。然而，有时并不容易分辨前干和后干，在辨别的过程中还有可能损伤邻近的静脉。因此，最好于距髂总动脉分叉 3cm 处结扎髂内动脉，在此处结扎应该可以避免结扎后干。用 Babcock 钳轻轻抬高动脉，用直角钳从动脉下方穿过两股 1 号可吸收缝线，钳子应从外侧向中间移动，以减少损伤邻近静脉的风险。因此，动脉即被双重结扎而未被分离（图 8-16-30）。同法结扎另一侧髂内动脉。据文献报道，髂内动脉结扎成功率高低不一，为 40%~90%。

（4）盆腔去血管化（pelvic devascularization）：在子宫去血管化的基础上结扎髂内动脉即达到盆腔去血管化的目的，可以尽可能地减少盆腔脏器血流。2014 年中华医学会妇产科学分会产科学组颁布的《产后出血预防与处理指南（2014）》推荐实施三步血管结扎术法：①双侧子宫动脉上行支结扎；②双侧子宫动脉下行支结扎；③双侧卵巢子宫血管吻合支结扎。此方法简单快速，止血效果明显，每实施一步时即需观察出血量、出血速度。如果采取第一、二步骤时即已止血，则可以不用第三步骤。在用以上方法止血时均需以强有力的宫缩剂促进子宫收缩（图 8-16-31）。

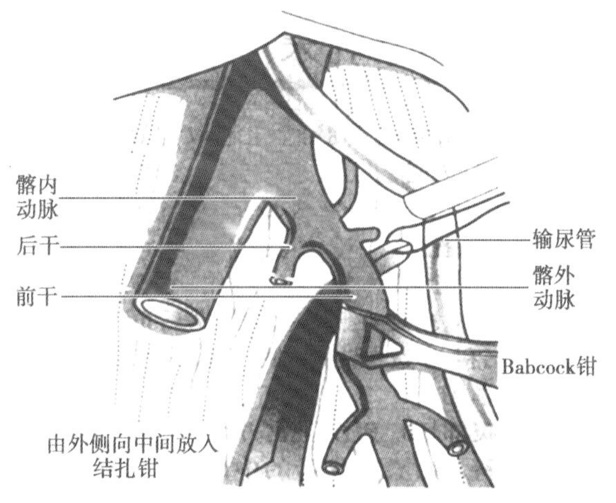

图 8-16-30　髂内动脉结扎术

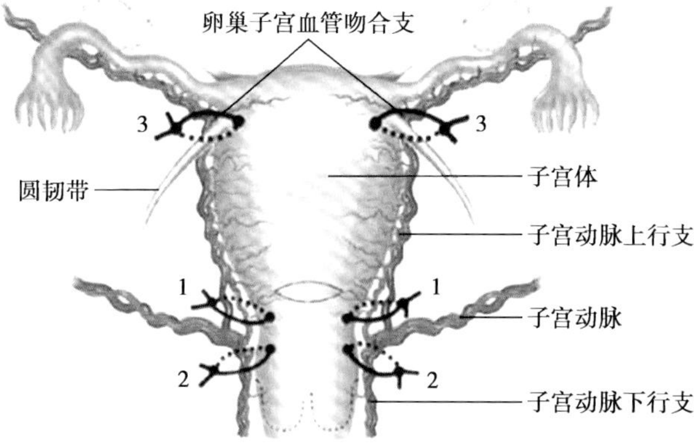

卵巢子宫血管吻合支
3
3
圆韧带
子宫体
子宫动脉上行支
1
1
子宫动脉
2
2
子宫动脉下行支

图 8-16-31　盆腔血管结扎三步法
1. 双侧子宫动脉上行支结扎；2. 双侧子宫动脉下行支结扎；3. 双侧卵巢子宫血管吻合支结扎

4. **并发症防治**　临床报道的并发症发生率各不相同，这取决于术者对血管结扎技术、解剖结构的掌握程度，扎实的手术技术可避免手术操作的失败和术后并发症。

(1) 损伤（包括输尿管、血管等）：结扎子宫动脉可造成输尿管损伤、结扎髂内静脉可误伤髂内静脉和髂外动脉。结扎子宫动脉要尽量下推膀胱腹膜反折；结扎髂内静脉最好由有妇科肿瘤手术经验的医师进行，结扎髂内静脉前应确认有无误扎髂外动脉（触摸足背动脉搏动情况）。

(2) 宫腔粘连、子宫内膜缺损、子宫缺血坏死伴持续性感染、卵巢功能受损继发不孕：此类并发症报道主要集中在结扎卵巢动脉的 Abd Rabbo 逐步法子宫去血管化结扎后的病人，目前多用其他子宫去血管化法。

经验分享

血管结扎主张从低风险、保守性的手术方式开始。多个指南将血管结扎术作为非一线止血方案，但可作为药物治疗无效后治疗产后出血的一种尝试。

1. 血管结扎需要熟练的外科手术技术，操作不好会出现严重的后果。操作关键仍是准确把握盆腔解剖结构关系、熟练掌握手术操作技术。
2. 在左侧髂内动脉结扎时，沿 Toldt 筋膜分离可能更容易暴露乙状结肠肠系膜。辨认输尿管与髂血管走行，注意不要损伤静脉。最好于距髂总动脉分叉 3cm 处结扎髂内动脉，在此处结扎应该可以避免结扎髂内动脉后干。如结扎位置较高（2cm 以内），意味着发生间歇性跛行的高风险。
3. 如结扎后仍出血不止、危及病人生命，应及时用其他方法或行子宫全切术。只有在病人血流动力学稳定并以血管结扎作为首选手术干预的情况下，才可尝试其他手术方式以争取保留生育功能，如子宫压迫缝合术、盆腔血管栓塞术等。
4. 鉴于去血管化术后并发症主要发生于卵巢动脉结扎术后，因此主张行卵巢固有韧带结扎术，而不建议行卵巢动脉结扎术。
5. 手术方式的选择必须根据术者所掌握的手术技术、经验以及医疗条件来决定。干预时机对于手术有效性非常重要，多个研究建议对其积极处理，不能迟疑，必须在出血过多之前实施进行。
6. 盆腔血管结扎术在控制严重的产后出血方面具有一定的作用，其目的在于有效止血并保留子宫。经剖宫产分娩的妇女若发生子宫出血，常规建议行简单安全的子宫动脉和卵巢动脉联合结扎术。如果出血来源于子宫下段和阴道旁组织，行双侧髂内动脉结扎术成功率较高。但问题在于这往往超出了一般产科医师的能力，且即使实施了动脉结扎术，如果没有成功止血，再实施血管栓塞术将很困难，甚至由于导管不能到达髂内动脉而无法实施。

关键点

1. 盆腔血管存在多重吻合，侧支系统为血管结扎后的组织提供安全、低阻力的血供；对于产后出血的病人应视出血量、速度和部分选择恰当的术式结扎血管。
2. 子宫动脉结扎是产后出血药物治疗效果不佳时的首要选择，但在应用时需以强有力的宫缩剂促进子宫收缩。
3. 子宫下段或阴道旁组织的出血可行髂内动脉结扎术。

（应豪　段涛）

七、介入手术

介入手术与传统手术相比，具有微创、保留子宫和生殖功能的优势，术后恢复快，适用于治疗各种原因引起的早晚期产后出血。其疗效肯定、及时且并发症少，结束了产妇产后出血常规治疗失败而不得不切除子宫的历史，是一种保留生殖功能、提高产妇未来生活质量的人性化治疗手段。对于产后出血保守治疗无效的病人，有条件的医院应优先选择介入手术，而不是外科干预。

（一）概述

产后出血介入手术是在数字减影血管造影（digital subtraction angiography，DSA）设备监视下，利用导管和导丝等器械，选择性插管至子宫动脉或髂内动脉，行子宫动脉或髂内动脉栓塞术以控制出血，保留子宫和生育功能的技术。1979 年，Brown 首次将介入手术应用于治疗产后出血获得成功，国内 1992 年李选应用介入方法有效地治疗了产后出血。近 30 年来，国内介入手术治疗产后出血得到广泛普及和发展，结束了产后出血常规治疗无效、需切除子宫的历史，提供了一种简单、迅速而有效治疗产后出血的新技术，成为常规保守治疗产后出血无效后首选的治疗技术。

（二）术前评估及术前准备

产科医师应充分认识介入栓塞对治疗产后出血的意义。在常规保守治疗产后出血无效时应尽早采用介入手术，避免失血性休克导致生命体征极度不稳定和弥散性血管内凝血（disseminated intravascular coagulation，DIC）而错失介入手术时机。术前产科医师应与介入医师沟通，在生命体征相对平稳、无严重 DIC 及内脏出血、无严重心、肺、肝、肾等脏器功能障碍并且产妇宜搬动的前提下施行介入手术，同时尽可能明确产后出血的原因，这有助于介入医师术中选用适当的药物和栓塞材料，例如针对胎盘植入所致的产后出血，介入术前应准备氨甲蝶呤（methotrexate，MTX），术中经子宫动脉灌注 MTX 后再栓塞子宫动脉，如生殖道损伤可能导致创伤性假性动脉瘤或动静脉瘘，术前应准备永久性栓塞材料不锈钢弹簧圈和聚乙烯醇（polyvinyl alcohol，PVA）颗粒。

术前应常规进行血常规、血型及凝血功能等基本检查项目，并行心电图、肝肾功能等生化检查了解重要脏器功能有无异常。常规术前禁食、备皮、留置导尿管，术前肌内注射苯巴比妥 100mg 镇静、镇痛，开通静脉通道，使用 500ml 生理盐水加入 5mg 地塞米松（有助于补液和避免术中对比剂过敏），备齐介入手术所需的药物（对比剂、肝素、利多卡因或 MTX），备齐介入所需导管、导丝、鞘组和栓塞材料。

介入导管室应常规备齐介入所需药品和器械，开通绿色通道，以应对凶险危重产后出血病人。对有明显活动性出血的危重产后出血病人，术前准备不必拘泥于禁食、备皮、术前镇静等细节，应以抢救病人生命为前提，有效减少术前准备时间，急诊行介入手术。

1. 手术适应证

(1) 经保守治疗无效的各种难治性产后出血的病人，如子宫收缩乏力性产后出血，胎盘植入、前置胎盘和胎盘粘连导致大出血，软产道撕裂伤大出血。

(2) 产后出血 1 000ml 以上，经保守治疗仍有出血倾向的病人。

(3) 胎盘植入处理胎盘前，为控制和预防再次出血及避免子宫切除，行预防性动脉化疗栓塞。

(4) 晚期产后出血经保守治疗后仍有出血或出血倾向的病人。

(5) 子宫动脉结扎或子宫切除后仍有活动性出血的产妇。

2. **手术禁忌证**

（1）严重的凝血机制异常。

（2）严重的心、肝和肾等重要器官功能障碍的病人。

（3）生命体征极度不平稳的病人。

（三）介入手术操作步骤和操作要点

1. **股动脉穿刺** 常规采用 Seldinger 技术穿刺右侧股动脉。

穿刺点选择：腹股沟韧带中点下方 1~2cm 股动脉搏动最明显处。

（1）进针角度：将穿刺针对准穿刺点，进针角度为 30°~40°。

（2）穿刺：穿刺针斜行穿入股动脉前壁和后壁，推出针芯后缓慢退针，退至有动脉血从针尾端喷出时迅速插入导引导丝，退出穿刺针鞘，沿导丝送入血管扩张器和血管鞘，撤出导丝和血管扩张器，留置动脉血管鞘，完成股动脉穿刺操作。当导丝导入股动脉有阻力时，不能强行继续送入导丝及沿导丝导入血管扩张器和血管鞘，避免股动脉夹层或内膜损伤。熟练的介入医师常采用改良 Seldinger 技术，即穿刺针仅刺穿股动脉前壁，不刺穿血管后壁，这样可减少发生穿刺局部血肿并发症。

（3）操作要点：股动脉穿刺关键是穿刺点定位准确。穿刺点位置过高，拔管后不易压迫止血，容易引起腹膜后血肿，穿刺点太低导致进入股动脉远侧分支，穿刺点偏向内侧时可能误穿股静脉。

2. **髂内动脉插管**

（1）导管选择：妇产科血管介入导管常选用的导管直径为 5F，应根据介入医师的操作习惯和病人的血管构型灵活选用合适导管。

（2）导丝：超滑导丝是选择性插管必备的介入器械，对于辅助选择性插管，避免血管内膜损伤有重要意义。临床多选用直径 0.035 英寸（in）（1in=2.54cm）的黑泥鳅导丝，导丝前端有 135° 的弯头。

（3）髂内动脉插管操作要点：将 Cobra 导管经动脉鞘进入右侧髂外动脉，在 DSA 透视下，上推导管经右髂总动脉到达腹主动脉分叉，多数情况下导管可利用自身头端的弯曲经腹主动脉分叉顺利进入左髂总动脉，Cobra 导管无须成袢可直接进入左髂总动脉是使用 Cobra 导管的一大优势，导管进入左髂总动脉后，利用超滑导丝引导将导管导入左侧髂内动脉。选择性右髂内动脉插管需使用成袢技术。成袢技术对选择性髂内动脉以及进一步子宫动脉插管有重要意义。妇产科血管介入常用如下 4 种成袢技术：

1）导丝辅助成袢法：将 Cobra 导管插入左侧髂总动脉，插入 5cm 为宜，不宜插入过深，送入导丝硬头至预期袢顶（双侧髂总动脉分叉处），同时向上推进导管和导丝，使插入髂总动脉的导管插入部回退至腹主动脉形成袢，成袢后撤出导丝硬头下拉导管即可选择性进入右侧髂内动脉。注意导丝硬头有损伤袢顶导管的可能，操作时用力应柔和，成袢后及时撤出导丝硬头。

2）肾动脉成袢法：常见于使用 Yashiro 导管和 Cobra 导管，导管头端越过主动脉分叉上行部分进入左肾动脉后受阻，继续推进导管，导管体部会继续上顶形成袢，插入肾动脉的导管头端会退出肾动脉进入腹主动脉，下拉导管使导管头端进入右侧或左侧髂总动脉。

3）髂内动脉成袢法：将 Cobra 导管插入左侧髂内动脉，不断推进导管，导管头端在髂内动脉分支受阻后，腹主动脉下端的导管体部向上弯曲成袢，扭转导管上推使导管头端进入腹主动脉分叉，调整导管头端角度下拉进入右侧髂总动脉。该法推送导管时应尽可能轻柔，为避免导管头端损伤血管，应尽量少用。

4）RUC 导管成袢法：RUC 导管在"J"形超滑导丝引导下经右侧髂动脉和腹主动脉分叉，进入左侧髂总动脉和左髂外动脉，当透视下看到预成袢标志时，撤出导丝，上推导管自然成袢。在使用 Cobra 导管或 Yashiro 导管选择性子宫动脉插管失败时，可以先把 Cobra 导管或 Yashiro 导管头端插到左髂外动脉，利用交换导丝撤出 Cobra 导管或 Yashiro 导管，经导丝导入 RUC 导管，重复上述操作，可以提高选择性髂内动脉和子宫动脉插管成功率。

3. **选择性子宫动脉插管和造影** 精确的双侧子宫动脉插管对于控制和预防产后大出血有重要意义。除非急症产后大出血选择性子宫动脉插管困难，原则上都应选择性进行子宫动脉插管栓塞，否则将导致膀胱、输尿管等非靶器官损伤，导致严重并发症。

子宫动脉插管操作要点为：导管进入髂内动脉后，根据“Road map”路径图，确定子宫动脉开口和走行，借助超滑导丝引导，将导管插入子宫动脉。子宫动脉是髂内动脉前干分支，开口可能与其他前干分支重叠，可将DSA球管和影像增强器内旋25°~30°，足侧倾斜15°~19°，有助于显示子宫动脉开口。技术熟练的介入医师经常可以不借助路图技术，直接根据超滑导丝头端走行确定导丝是否进入子宫动脉，导丝插入子宫动脉稍远侧，导管沿导丝跟进进入子宫动脉，同时缓慢回撤导丝，操作应轻柔，避免子宫动脉痉挛或内膜损伤。透视确定导管进入子宫动脉后造影，观察子宫动脉分支走行，明确有无活动性出血和血管损伤（图8-16-32A）。

在实际工作中，仅凭单一型号导管难以保证双侧子宫动脉导管插管成功，应根据子宫动脉开口方向和走行灵活地选用不同导管。笔者使用超滑5F-Yashiro导管选择性地进行双侧子宫动脉插管成功率较高，子宫动脉插管困难时改用RH导管或RUC导管，必要时加用微导管，能显著提高插管成功率。目前临床常用Progreat微导管系统，利用同轴导管技术，可经Cobra导管等导入微导管和微导丝，选择性进入子宫动脉。少数情况子宫动脉开口纡曲反折，呈钩形或倒钩形，微导丝和微导管难以通过子宫动脉开口，可人工塑形微导丝头端，提高插管成功率。

微导管对于精细的子宫动脉插管有重要意义，临床上在子宫动脉插管造影时，如果发现明显的子宫动脉膀胱支或输尿管支，利用微导管避开上述分支血管，对于避免严重的膀胱和输尿管缺血坏死有重要价值。

4. 子宫动脉栓塞　产后出血必须同时栓塞双侧子宫动脉，不应仅栓塞造影时有出血的一侧子宫动脉。双侧子宫动脉在子宫内有大量交通支，一侧栓塞后可以由对侧子宫动脉侧支代偿供血。

产后出血常用栓塞剂为新鲜的明胶海绵颗粒，将明胶海绵裁成直径0.5~1mm小颗粒，与生理盐水均匀混合，用2ml注射器间断推注明胶海绵颗粒，并用生理盐水缓慢冲管，以使明胶海绵颗粒进入子宫动脉远侧分支，堵塞出血血管，避免过早栓塞子宫动脉主干或导管堵塞。当推注明胶海绵颗粒阻力增加时，及时行透视下对比剂造影，当

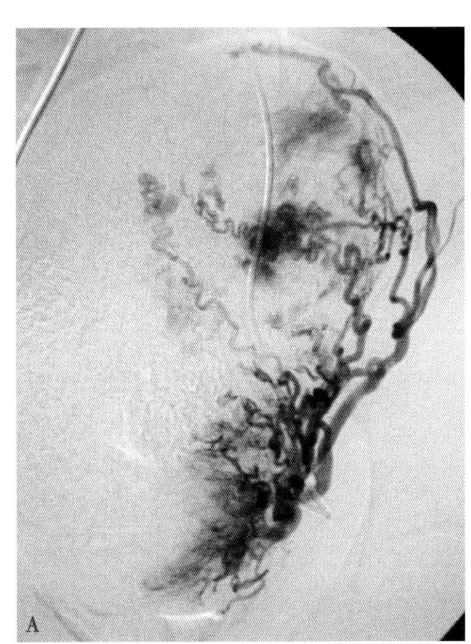

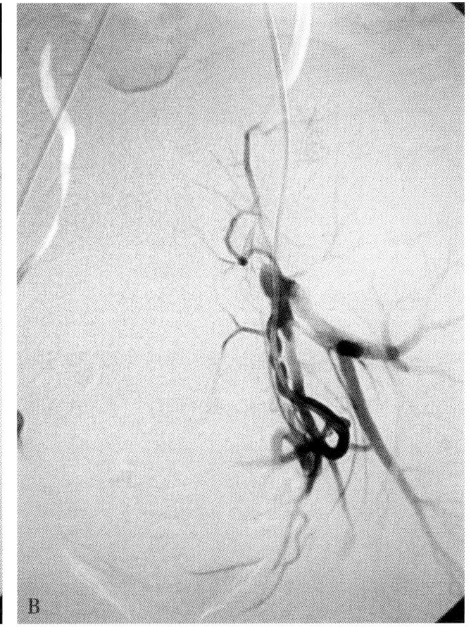

图8-16-32　子宫动脉栓塞术治疗子宫收缩乏力性产后出血

A. 选择性左侧子宫动脉造影，子宫增大，子宫动脉增粗，宫体有局灶性对比剂浓染和少量对比剂溢出，示子宫活动性出血；B. 左子宫动脉栓塞术后造影，明胶海绵和PVA颗粒栓塞左侧子宫动脉后造影，子宫动脉近侧对比剂呈柱状停滞，远侧子宫动脉未见显影

对比剂在子宫动脉内停滞或反流时,停止栓塞(图8-16-32B)。如果造影发现创伤性子宫动静脉瘘或假性动脉瘤时,可选择长效或永久性栓塞剂,如PVA颗粒和弹簧圈,栓塞病变血管,避免病变血管再通,再发生出血。有子宫动静脉瘘存在时,栓塞时务必谨慎,推注栓塞剂需缓慢,密切注意病人术中反应,如有肺栓塞时,病人会出现胸痛和咳嗽等症状,应及时停止栓塞。

对于胎盘因素尤其胎盘植入所致的产后出血,栓塞前应适量使用氨甲蝶呤(MTX),常规在子宫动脉栓塞前灌注 MTX 50mg,使植入的胎盘组织绒毛滋养细胞变性坏死,破坏绒毛滋养层组织。子宫动脉直接灌注 MTX 提高了局部药物浓度,增加了药物效价和疗效,减少了药物副作用。

5. **阴道动脉和阴部内动脉栓塞** 少数产后出血病人,如凶险性前置胎盘产后出血、宫颈或阴道等软产道撕裂伤,选择性栓塞阴道动脉或阴部内动脉,可有效控制产后出血。因此,术前和产科医师沟通了解产后出血原因,术中在双侧子宫动脉栓塞术后回退导管,在子宫动脉开口附近或髂内动脉内造影,明确有无阴道动脉、阴部内动脉或其他侧支血管参与出血或子宫供血,对于提高介入成功率有重要意义。

6. **术后处理** 介入术后在股动脉穿刺点用纱布卷覆盖加压包扎,压迫止血,避免穿刺点出血、血肿或假性动脉瘤形成,穿刺侧下肢制动 6 小时,平卧 12~24 小时,注意观察穿刺点有无渗血,观察足背动脉搏动、下肢和臀大肌皮肤温度和色泽,常规抗感染、镇痛及对症处理。

(四)介入手术并发症防治

1. **对比剂不良反应** 对比剂不良反应表现为恶心、呕吐、荨麻疹、呼吸困难、休克和昏迷。对比剂过量可引起心、肾功能受损。近年来,对比剂肾病越来越受到临床重视。

介入手术应选用非离子对比剂,对高危病人也可考虑使用等渗对比剂,术前建立静脉通道,常规术前静脉滴注地塞米松 5mg,可有效预防和减轻对比剂不良反应。术中应尽可能减少对比剂使用量,避免对比剂肾病发生,术后适量补液、补水。介入室应有相关急救药品、氧气和心电监护等设备,相关工作人员应接受对比剂反应防治知识的培训。

2. **插管并发症** 股动脉穿刺可导致穿刺部位出血、血肿和假性动脉瘤,严重时腹膜后血肿形成导致出血性休克,常发生于介入治疗后。拔管后应注意穿刺点压迫止血。笔者建议穿刺点用手压 2 小时,手压后再用 1kg 沙袋压迫 4 小时,穿刺侧下肢制动 6 小时。注意观察穿刺远侧肢体皮色、温度和感觉,测足背动脉搏动,防止血栓形成。手压时力度应适当,既要避免手压力度过重影响下肢供血或力度过轻导致穿刺点渗血,又要避免长时间压迫导致静脉血栓形成,严重时会导致致命性肺栓塞。

选择性子宫动脉插管容易导致血管痉挛和子宫动脉内膜损伤,建议使用超滑导管或子宫动脉导管,有助于减少血管损伤。另外,导管进入子宫动脉后如遇明显阻力,导管头端不宜强行继续推进。术中发生痉挛时,可予以罂粟碱 30mg 直接血管内注射,1~2 分钟后注射对比剂观察是否解痉。产妇生命体征平稳时,可以暂时停止插管操作,停顿几分钟痉挛多可自然缓解。子宫动脉内膜损伤时应停止继续插管,避免立即拔管。应在损伤处用明胶海绵颗粒适量栓塞受损血管,并适量后退导管,观察对比剂停滞情况,停滞后拔管。选择性子宫动脉插管时应选用合适的导管轻柔操作,避免插入过深,以及在推注栓塞剂有阻力时避免强力推注栓塞剂,可以减少血管损伤发生率。

3. **动脉栓塞并发症** 子宫动脉栓塞后可能出现腹胀、下腹疼痛、发热、恶心和呕吐等栓塞后综合征,多数病人可以自然缓解。疼痛是最常见症状,表现为下腹胀痛,如果臀部、下肢或足部出现缺血疼痛症状,需要警惕异位栓塞可能。如果栓塞后疼痛剧烈,术后可给予强力镇痛剂哌替啶等止痛。发热病人给予消炎镇痛的非甾体药物,常规用广谱抗生素预防感染,避免产后出血介入栓塞病人继发感染。

非靶器官栓塞导致的膀胱和输尿管损伤是子宫动脉栓塞或髂内动脉栓塞术后严重并发症。膀胱损伤轻者可无临床症状,尿常规可见镜下血尿和白细胞增多,可自愈;中度有尿频和尿急等膀胱刺激症状;重度会出现顽固性尿急、尿频、尿痛和血尿。介入术中选择性插管应避免意外栓塞膀胱上动脉和下动脉，尽量避开子宫动脉膀胱支，术后常规留置尿管24小时，保持膀胱空虚，有助于恢复膀胱血供。输尿管损伤表现为长时间下腹隐痛、肾区叩痛、肾积水和输尿管扩张。输尿管损伤多发生于子宫动脉栓塞时栓塞子宫动脉输尿管支，介入术中造影发现输尿管支时，可以采用微导管超选择性子宫动脉插管，避开子宫动脉输尿管支。严重泌尿系统损伤者需由泌尿外科医师手术修复。

（五）介入手术相关问题

1. 栓塞剂的选择 栓塞剂既可栓塞血管达到止血目的，同时也可以导致正常组织缺血坏死，栓塞时应避免过度栓塞导致子宫缺血坏死，避免异位栓塞卵巢，导致卵巢功能早衰。明胶海绵作为中期栓塞剂，吸收时间为14~90天，对人体无抗原性，易于吸收，为常用栓塞剂。过量的小颗粒明胶海绵颗粒栓塞子宫动脉，仍能导致子宫缺血损伤，损伤子宫内膜和浅肌层，导致子宫性闭经。笔者建议栓塞时首先使用明胶海绵浆，栓塞子宫动脉分支远端，制备方法为将明胶海绵剪碎或用手撕碎，放入20ml注射器内，浸泡在生理盐水或生理盐水和对比剂的混合液内，和另一10ml注射器通过医用三通管相连，反复抽吸将明胶海绵打成明胶海绵浆，明胶海绵浆易于推注，有利于沉积于子宫动脉远侧血管分支，止血效果切实可靠，同时降低堵管概率。对子宫收缩乏力性子宫出血，子宫复旧不良，子宫血管明显增粗、血供丰富，或有明显血管损伤导致子宫动静脉瘘或假性动脉瘤者，可适量使用PVA颗粒栓塞子宫动脉，可有效止血，防止复发，减少栓塞剂使用量。

液体栓塞剂如碘油，不能用于产后出血的介入治疗，过于细小的、不可降解的栓塞颗粒（如PVA直径≤500μm）同样不建议使用，建议选用500~710μm中等大小的PVA颗粒，可有效栓塞毛细血管前小动脉，且不宜用量过多，避免过度栓塞导致子宫或盆腔其他器官缺血坏死。少量中等大小的PVA颗粒联合明胶海绵颗粒栓塞，可增加栓塞的有效性和安全性，同时降低治疗费用。

弹簧圈仅栓塞出血动脉主干，不推荐或谨慎使用弹簧圈栓塞子宫动脉，且不宜单独使用。如果有明显血管损伤，存在子宫动脉假性动脉瘤、动静脉瘘或明显活动性出血者，可以在使用明胶海绵颗粒或PVA颗粒栓塞的基础上，联合应用弹簧圈，有助于快速止血，增强栓塞效果。对于有再生育要求或可能需重复介入治疗的产妇，不建议使用弹簧圈。

2. 预防性产前置管 有瘢痕子宫、前置胎盘、胎盘植入或胎盘粘连的高危产妇，如果产前评估产妇有难以控制的产后大出血风险，产前预防性经股动脉植入动脉鞘组，能够减少动脉栓塞手术中穿刺置管时间，为迅速止血赢得宝贵时间。有巨大出血风险的产妇，如凶险性前置胎盘病人，可以预防性地在腹主动脉或双侧髂内动脉内置入球囊导管，待胎儿娩出后迅速充盈球囊，暂时阻断腹主动脉远端或双侧髂内动脉血流，这有助于减少出血，保留子宫。但预防性腹主动脉或双侧髂内动脉球囊导管置入术，不可避免地会导致胎儿受到低剂量X射线辐射的风险，术中或术后产妇会有继发血栓形成等风险，术前应权衡利弊，慎重应用。

处理技巧

1. **股动脉穿刺困难时的处理** 严重活动性产后大出血病人生命体征不平稳，血压低，脉搏细弱，腹股沟穿刺点皮下脂肪厚，增加了股动脉穿刺难度，甚至无法扪及股动脉搏动，可在透视下将穿刺针对准股骨头内侧1/3穿刺；另外，建议同时行双侧腹股沟股动脉穿刺插管，提高穿刺插管成功率，双侧股动脉路径同时或依次完成选择性子宫动脉插管，避免成袢技术的使用，减少手术和透视时间，为抢救病人赢得宝贵时间。在实际操作中无法扪及股动脉搏动穿刺时，穿刺针可能会穿入股静脉，这时候穿刺针不必拔出，用针芯或短导丝封堵穿刺处静脉，利用穿入股静脉的穿刺针或短导丝为指示标志，在股静脉稍外侧股动脉所在位置穿刺进针，能有效提高穿刺成功率。
2. **选择性子宫动脉插管困难的处理** 由于产妇大量失血、血容量不足以及介入术前宫缩剂的使用，盆腔髂内动脉和子宫动脉会痉挛变细，导致选择性子宫动脉插管困难。因而，选择超滑导管以及专用的RUC导管对提高选择性插管的成功率非常重要。另外，部分产妇处于休克状态，有明显活动性出血，为了挽救病人生命，不必强求进行选择性的子宫动脉插管，双侧髂内动脉前干栓塞同样可以达到止血目的。

3. **预防异位栓塞** 双侧子宫动脉栓塞术或髂内动脉栓塞术可以产生严重并发症——异位栓塞，包括输尿管和膀胱坏死、卵巢功能早衰、臀部和下肢异位栓塞等严重并发症。提高双侧子宫动脉插管成功率、避免过量使用明胶海绵颗粒、避免使用颗粒过小的永久性栓塞剂和预防栓塞剂反流是避免严重异位栓塞并发症的关键。产后出血往往是急症手术，产妇出血量多和生命体征不平稳增加了介入医师操作时的紧迫感，为争取抢救时间，容易在快速推注栓塞剂过程中发生反流，增加了异位栓塞的概率。此时应适度降低栓塞剂推注速度并避免栓塞剂堵管，及时使用对比剂观察栓塞程度。若对比剂在子宫动脉内停滞，表明栓塞成功，应停止栓塞。

关键点

1. 介入治疗应作为经保守治疗无效的各种难治性产后出血的首选和常规治疗手段。
2. 术前和术中应采取措施保证病人生命体征平稳，预防合并其他脏器出血的严重DIC的发生。
3. 介入医师应有娴熟的股动脉穿刺、动脉插管和栓塞技巧，缩短介入治疗时间，提高介入手术成功率，避免严重并发症。
4. 对有产后严重出血风险的高危产妇，有条件者应在剖宫产术前开展预防性的腹主动脉或双侧髂内动脉球囊置入术，术中暂时行腹主动脉或双侧髂内动脉球囊阻断术。

（赵福敏　李开明　宁刚）

八、产道血肿清除术

（一）概述

产道血肿由产伤所致外阴、阴道旁、阔韧带和后腹膜血管破裂出血积聚而成。由于出血部位和出血量不同，其所致的血肿大小、范围有别，临床表现形式多种多样。外阴部血肿可因肿痛而容易被发现；阴道旁或直肠旁血肿如果不大则常被忽视，即便较大，亦因其部位深而不易被早期发现；阔韧带血肿因发生于主韧带水平以上及阔韧带疏松间隙内，易形成巨大血肿。

盆腹腔血肿是剖宫产术后的近期并发症之一，其临床处理并无规范化的标准。尤以剖宫产术后阔韧带、后腹膜血肿较为凶险。其出血的主要原因为子宫收缩乏力、胎盘因素、软产道损伤及凝血功能障碍。该病早期不易发现、进展快、死亡率高，如不及时纠正，易出现失血性休克，造成多脏器功能衰竭，甚至死亡（图8-16-33）。

（二）产道血肿形成的原因

1. 营养不良、贫血、低蛋白血症等因素均可致产妇腹壁及器官水肿，血管脆性较大，子宫下段切口附近水肿可致缝线结扎松弛或组织断裂出血，术后水肿消退致子宫切口缝线相对松弛，小血管渗血等，易形成局部血肿。

2. 剖宫产后子宫收缩乏力，如巨大胎儿、产妇精神因素等所致子宫收缩乏力，术后未早期下床活动致宫腔积血不易流出，宫腔内压力增高，子宫切口可有血液渗出，并积于浆膜下形成血肿。

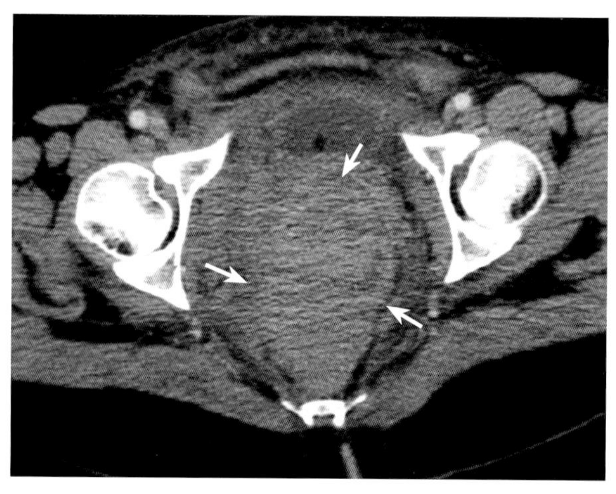

图8-16-33　箭头示产后盆腔巨大血肿

3. 原发性或继发性血小板减少或合并凝血功能异常、血压高产妇，局部切口容易渗血，或当产后一过性低血压，伤口出血不明显，缝扎止血不彻底，待数小时后血压回升，伤口重新出血形成血肿。

4. 分娩损伤及手术损伤，胎儿娩出过快或手术损伤血管致血液局部积聚形成血肿。

5. 宫颈裂伤、子宫侧壁不完全破裂累及子宫动脉及分支，血液聚积阔韧带内或向上延伸形成巨大后腹膜血肿。

6. 手术操作不规范 手术切口位置选择不当，如瘢痕子宫再次剖宫产，切口接近原瘢痕，位置较高；切缘对合不良或血供不足影响愈合，并继发血肿；切口缝合不当，如子宫切口撕裂后反复缝扎，缝合过密则增加局部缝线异物反应，切口缺血、坏死，缝合过稀则达不到止血的目的；缝合止血不彻底，如会阴切开撕裂伤口缝合不当，回缩血管未予缝扎，或较大血管未能单独缝扎、结扎，或手术中局部血管断端回缩未及时发现，术后可发生大出血或形成局部血肿。

（三）诊断

1. 外阴阴道血肿 外阴阴道血肿是外阴、阴道黏膜下静脉破裂出血积聚所致，主要发生于产程活跃期、分娩期和产褥期。但临床更多见于阴道裂伤或会阴切开裂伤，修复缝合、止血不彻底和残留无效腔血液积聚所致。外阴阴道血肿多位于外阴深部及阴道下段侧壁，表现为会阴阴道局部逐渐加重的胀痛和隆起肿块，皮肤、黏膜呈紫红色，触痛明显，易于诊断(图 8-16-34)。肿块一般较小或为中等大小。阴道血肿沿阴道侧壁扩散可形成巨大血肿，而外阴体征不明显，由于没有筋膜的限制，血肿可以扩展至坐骨直肠窝。当血肿增大压迫直肠时可出现肛门坠胀感，压迫尿道时则可出现尿路刺激症状，甚至排尿障碍。若出血迅速可在产后当时或数小时后出现上述表现，且可出现失血性休克；出血缓慢者可在产后 12 小时后察觉。阴道检查可明确血肿的部位与范围大小。

2. 阴道旁和直肠旁血肿 局限于阴道旁或直肠旁的血肿，因血肿部位较深，在外阴部见不到，故早期多不被发现，而是因在产褥早期表现出低热、不明原因的贫血及直肠压迫症状，做阴道检

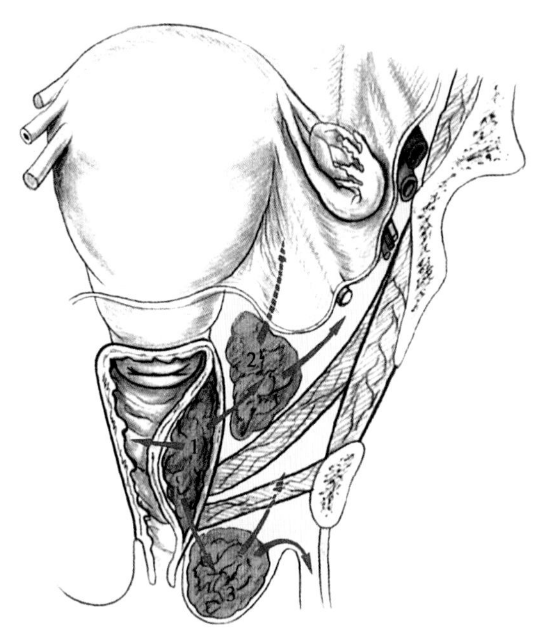

图 8-16-34 产褥期产道血肿（箭头所示为血肿扩展途径）
1. 阴道血肿；2. 腹膜下血肿；3. 外阴阴道血肿

查或肛门检查发现张力大、波动感、触痛明显、紫蓝色肿块时予以诊断。

3. 阔韧带血肿 阔韧带血肿可引起急性贫血，因该处组织疏松，容量大，疼痛症状不明显，常在产妇出现贫血或失血性休克时才被发现。出血多时，血液沿腹膜后间隙向上延伸至肾周围甚至膈下，也可向阴道或腹腔内破裂。在患侧腹股沟上方或宫体旁可触及肿块，压痛、反跳痛及直肠、膀胱压迫症状。须做双合诊或三合诊检查，可发现盆腔内子宫一侧(或双侧)固定性压痛包块，同时应尽早行 B 超检查，可有助于诊断。

（四）处理

1. 外阴阴道血肿

(1) 对已局限或出血已停止的小血肿，应保守治疗，予以局部冷敷、预防性使用抗生素，待血肿自行吸收。

(2) 若血肿较大，保守治疗困难，局部胀痛明显，且存在会阴切开伤口者，可拆除伤口缝线，清除血块，暴露出血部位，找到出血点，缝扎止血，闭合血肿腔。缝合宜用可吸收线。如无会阴伤口，则从血肿侧阴道与皮肤交界处切开至血肿，清除血肿后闭合血肿腔。若血肿腔暴露后找不到出血部位，则应用 2-0 可吸收线间断缝合血肿腔后加压止血，或在血肿腔内填塞止血纱布压迫止血，

24~48 小时后取出纱布，并在外阴部冷敷。

2. 阴道旁和直肠旁血肿

(1) 对已局限、无感染的小血肿，应保守治疗让其自行吸收。

(2) 对较大血肿且伴有压迫症状、感染征象者，应于阴道侧壁血肿下沿做切开引流，清除积血，并寻找出血点一并结扎止血。若找不到出血点，只有大片渗血时，可用明胶海绵或止血纱布压迫 24~48 小时后取出。

(3) 若已有感染，不论血肿大还是小，均应做彻底引流。

3. 阔韧带血肿

(1) 对无继续出血、无明显子宫破裂的较小阔韧带血肿，可卧床休息严密观察，给予止血药和预防性抗生素处理。盆腹腔血肿是否需剖腹探查，需按其血肿范围、血流动力学相关指标变化情况来决定，不可以盲目地剖腹探查，增加手术的风险性。

(2) 如盆腹腔血肿较大，伴子宫不全破裂、严重失血性休克者，应立即行剖腹探查。清除血肿，找到出血点，"8"字缝扎血管；拆除子宫下段切口可吸收缝线，全层连续缝合子宫下段切口，缝合子宫下段切口时超过子宫下段切口两侧 1.5~2cm，观察切口无出血，阔韧带、后腹膜血肿无增大后，常规关闭腹腔。为观察手术效果及清除积血，应放置血肿腔内负压引流管，视引流物情况术后 72 小时可考虑拔除引流管，术后加强抗感染等对症治疗。对于子宫不全破裂者应根据子宫破裂简单还是复杂的程度、感染与否、病人年龄、有无生育要求行单纯修补术或行子宫全切术。

(五) 并发症防治

1. 防治继发感染 产道与外界自然相通，并发血肿时产道内积血更是细菌繁殖的良好培养基，因而，血肿清除术后应积极抗感染，严密观察产妇体温、子宫压痛、恶露颜色、异味，及时复查血象、盆腔或子宫切口超声检查等。

2. 防治再出血 术后应严密观察生命体征、引流量多少及颜色，及时发现再出血，对再次发生出血休克者应再次进行手术探查或进行子宫动脉栓塞术止血。

手术相关问题的研究与探讨

产道血肿简单者，处理也较容易，而复杂的血肿，如发生于阴道旁、直肠旁或阔韧带的血肿，多不易及早发现，且随血肿的胀大，累及范围较广时，盆膈上、下及阔韧带均可同时积血，故手术处理相当困难，应以止血为首要目的。如有继续出血，应想到有较大血管及凝血障碍因素存在，在给予止血、补液等对症治疗外，可针对病因处理。发生于主韧带水平以上的血肿，宜取膀胱截石位先剖腹探查，同时做好腹部和会阴联合手术的准备，及时找到出血血管予以结扎。因阔韧带外侧有输尿管及髂血管，前有膀胱、后靠直肠，处理时切勿发生再损伤。为控制出血和容易寻找出血点，可行髂内动脉结扎；对无明显出血点，或血肿腔不能彻底缝合止血者，可考虑用纱布填塞压迫止血，24~48 小时后取出。

关键点

1. 盆腹腔血肿早期不易发现、进展快、死亡率高，如不及时纠正，易出现失血性休克，造成多脏器功能衰竭，甚至死亡。
2. 盆腹腔血肿的治疗以止血为首要目的，同时需加强抗感染。
3. 切忌反复盲目地缝扎止血，使较多小动脉被刺破引起血肿，而缝合过松也易形成血肿，切口缝合不宜过紧、过密、过多，切口延裂缝合止血应间断或"8"字缝合，血管可以单独结扎。
4. 降低产后盆腹腔血肿的发病率的关键在于严格掌握剖宫产指征，提高剖宫产手术技巧，剖宫产术后严密观察。

（王平　王琪琳）

剖宫产术中产后出血的预防和处理见视频 8。

视频 8
剖宫产术中产后出血的预防和处理

参考文献

1. 谢幸,孔北华,段涛.妇产科学.9版.北京:人民卫生出版社,2018:374-376.
2. REVERT M,COTTENET J,RAYNAL P,et al. Intrauterine balloon tamponade for management of severe postpartum hemorrhage in a perinatal network: a prospective cohort study. BJOG,2017,124(8):1255-1262.
3. VAN AST M,GOEDHART MM,LUTTMER R,et al. The duration of the third stage in relation to postpartum hemorrhage. Birth,2019,46(4):602-607.
4. 刘兴会,徐先明,段涛,等.实用产科手术学.2版.北京:人民卫生出版社,2020.
5. 曹泽毅.中华妇产科学.3版.北京:人民卫生出版社,2014.
6. 中华医学会妇产科学分会产科学组.产后出血预防与处理指南(2014).中华妇产科杂志,2014,49(9):641-646.

第十七节

碎胎术

导读

碎胎术是经阴道将死胎或畸胎分解后娩出的一类手术。其目的在于缩减胎儿体积,防止对产妇的损伤,因手术所用器械皆为锐性,故操作要做到准确、细致,要特别注意不能造成对母体的损伤。如施行得当,可减少剖宫取胎,对于高危孕妇是更好的选择。较常用的有穿颅术、断头术与除脏术。

一、穿颅术

1. 适应证

(1) 胎儿脑积水。

(2) 明确诊断的胎儿严重畸形。

(3) 各种头位的死胎。

(4) 臀先露或横位内倒转术后胎儿死亡,胎头娩出受阻。

2. 禁忌证

(1) 骨盆入口前后径 <5.5cm;虽经穿颅亦不能自然分娩者。

(2) 有先兆子宫破裂征象者。

3. 手术步骤

(1) 取膀胱截石位,消毒外阴,铺巾,导尿。

(2) 阴道检查:确定胎头囟门及矢状缝的位置、先露部高低等情况,胎膜未破者应先行人工破膜。宫颈口需开全或近开全,胎头先露部应达盆底。

(3) 将穿颅器、碎颅器、长剪刀、长组织钳、长针头、单叶宽阴道拉钩等消毒备用(图 8-17-1)。

(4) 固定胎头:助手可于产妇耻骨联合处向下推、压胎头并固定。

(5) 切开头皮:用单叶宽阴道拉钩扩开阴道,以长组织钳钳夹囟门及颅缝处皮肤,向下牵引,再剪开钳夹处的头皮 2~3cm(图 8-17-2)。

(6) 穿颅:右手握闭合的穿颅器,在左手保护下送入阴道,放入头皮切口内,用压力钻使穿颅器尖端穿透囟门或颅缝,垂直刺入颅腔。顶先露时以囟门或骨缝作为穿刺点(图 8-17-3),颜面先露则经眼窝(图 8-17-4)或由口腔经上腭刺入(图 8-17-5),臀位分娩后出头时由枕骨大孔或颈椎刺入(图 8-17-6)。脑积水可用长针头刺入囟门或颅缝放水。并用示指、中指两指将刃部固定于穿刺点上,避免刺进时滑脱损伤产道软组织。

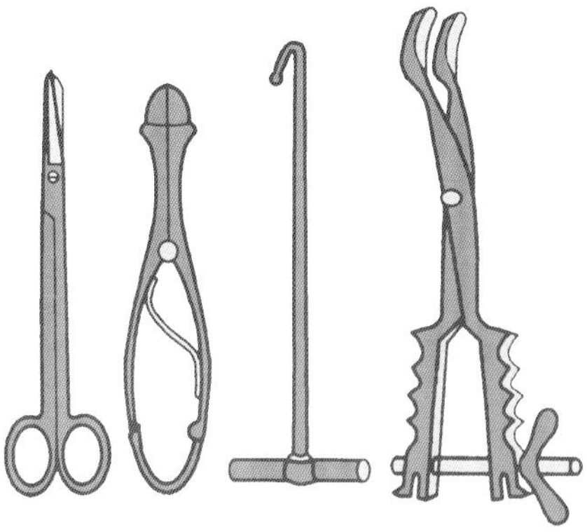

图 8-17-1 毁胎术器械

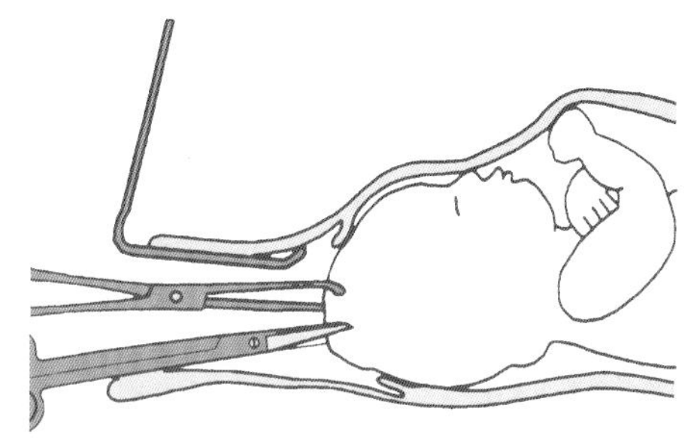
图 8-17-2 剪开皮肤

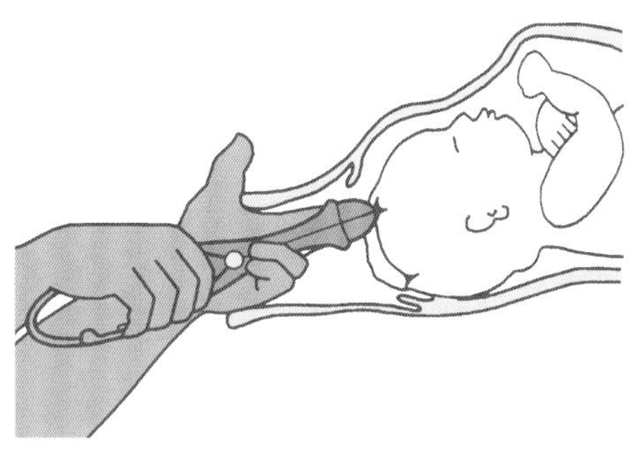
图 8-17-3 经囟门穿刺

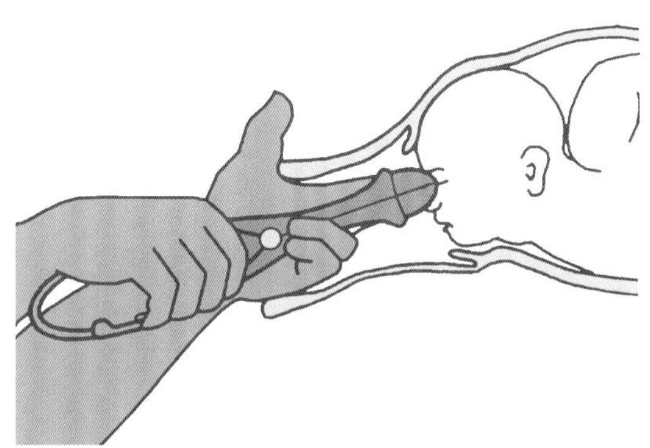
图 8-17-4 经眼窝穿刺

(7) 扩大穿孔：刺入颅内后，张开穿颅器，旋转并多次张开，以进一步扩大穿孔。

(8) 破坏排出脑组织：打开进入穿颅器的轴锁，使穿颅器顶端张开，并向左右旋转以捣碎脑组织（图 8-17-7），可见脑组织或液体大量流出，亦可用负压吸引管吸引颅腔内脑组织或液体。胎头缩小后，将穿颅器合拢，在左手保护下由阴道取出。

(9) 碎颅、牵引：若脑组织排出后，胎头未能迅速娩出，可用碎颅器夹住并压轧颅骨。先将碎颅器的内叶插入穿颅孔直入颅底，该叶凸面指向额骨内面（图 8-17-8），然后放入外叶凹面向着额骨外面（图 8-17-9），经阴道检查确认无宫颈、阴道壁夹在两叶之间，做适当调整将两叶扣合，拧紧柄部螺旋（图 8-17-10）。然后持碎颅器沿产轴渐渐牵出胎头（图 8-17-11），左手应始终置于胎头周围，注意防止颅骨片伤及阴道壁。如无碎颅器，可用有齿长钳数把紧夹颅骨，另将手指伸入胎儿口内扣住上腭协同牵出胎儿。牵引时，应边牵边将胎儿面部向母体盆腔后方旋转，以利娩出。

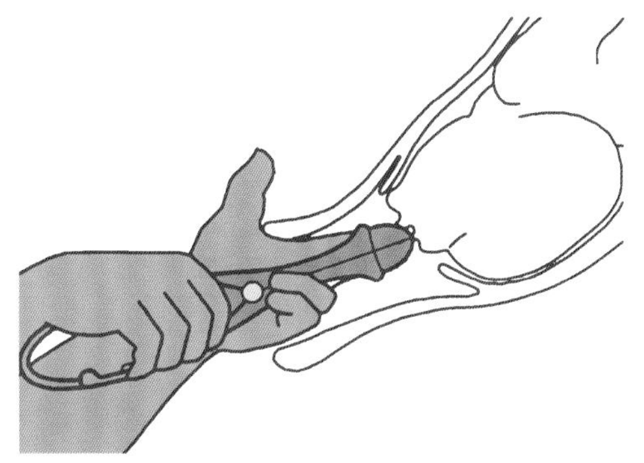
图 8-17-5 经口腔穿刺

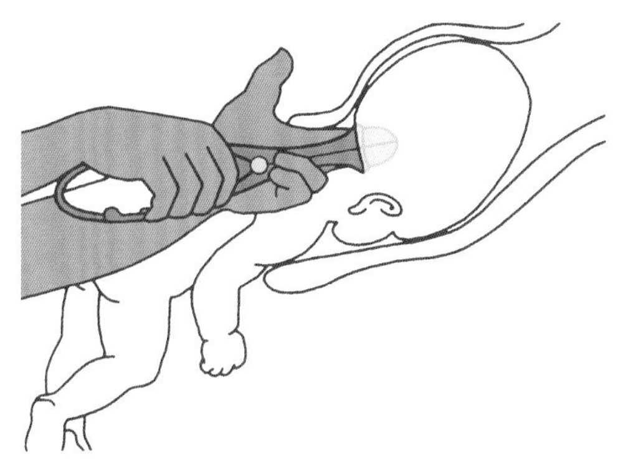
图 8-17-6 经枕骨大孔穿刺

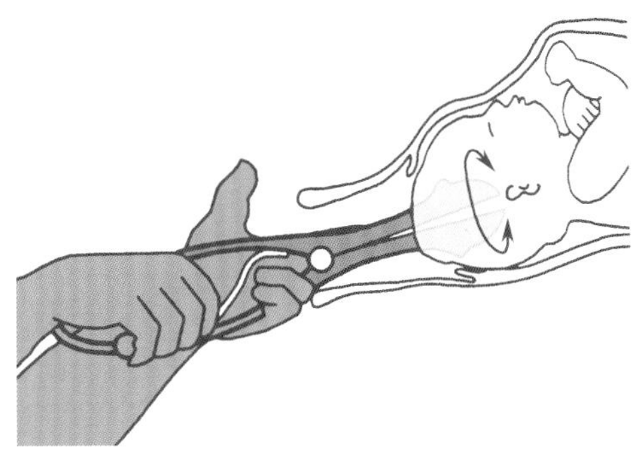
图 8-17-7 张开、捣碎

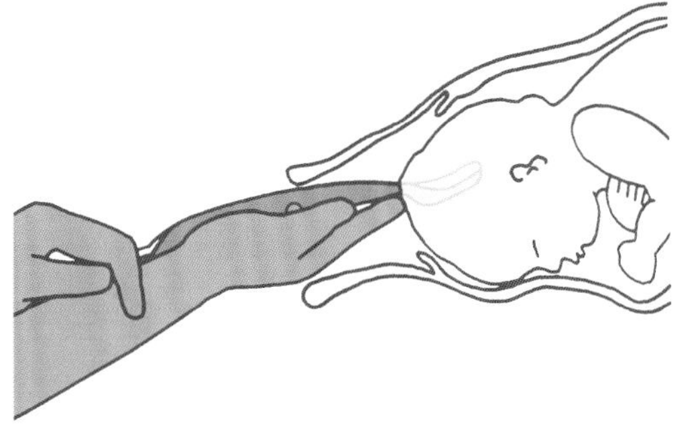
图 8-17-8 置碎颅器内叶

处理技巧

1. 头颅穿刺点选择 以最近于阴道口、能直视、易穿破的胎头部位为穿刺点。
2. 插入穿颅器 右手持穿颅器，在左手掌及示指的指引下进入颅腔，穿颅器需与头颅垂直进入，谨防歪斜、损伤母体。
3. 脑积水合并脊柱裂脊膜膨出者，可用6号吸管经脊柱裂孔送入颅腔，脑积液自行流出；部分未合并脊柱裂脊膜膨出的脑积水胎儿以及臀位需毁胎时，可用咬骨钳咬开胎儿胸椎椎管后，将6号吸管从椎管直送入颅腔，吸管接通吸引器，抽吸脑积水、脑组织，胎儿头径缩小后即可顺利牵出。不需行会阴切开术。

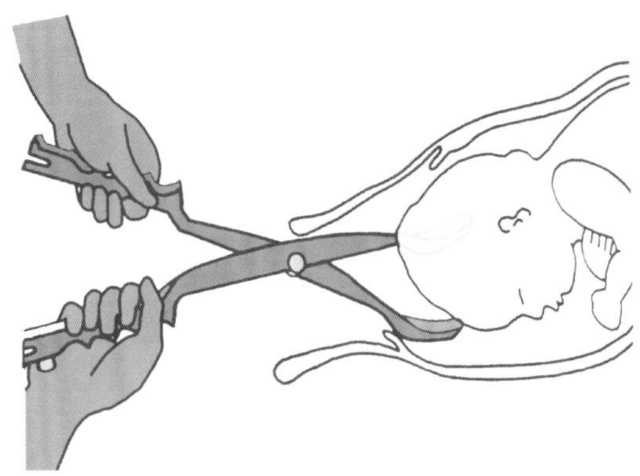
图 8-17-9 置碎颅器外叶

二、断头术

1. 适应证

(1) 横位死胎无法实施内倒转术者。

(2) 双头畸形者。

(3) 双胎双头交锁，第一胎已死者。

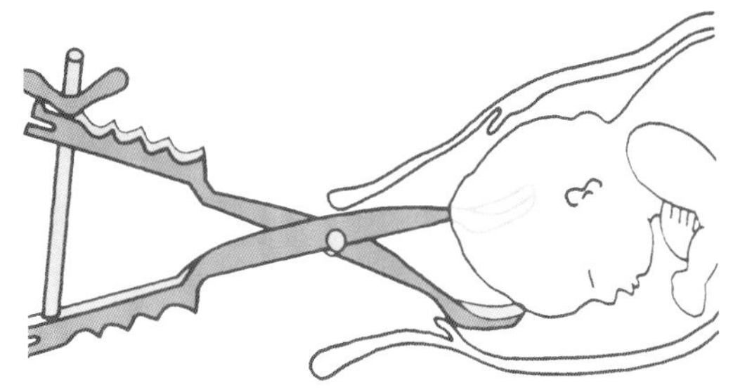
图 8-17-10 固定碎颅器

2. 禁忌证

(1) 有先兆子宫破裂征象。

(2) 骨盆明显狭窄或畸形。

(3) 宫颈口未接近开全。

3. 手术步骤

(1) 取膀胱截石位，消毒外阴，铺巾，导尿。

(2) 阴道检查：探清宫颈扩张情况、胎胸嵌入

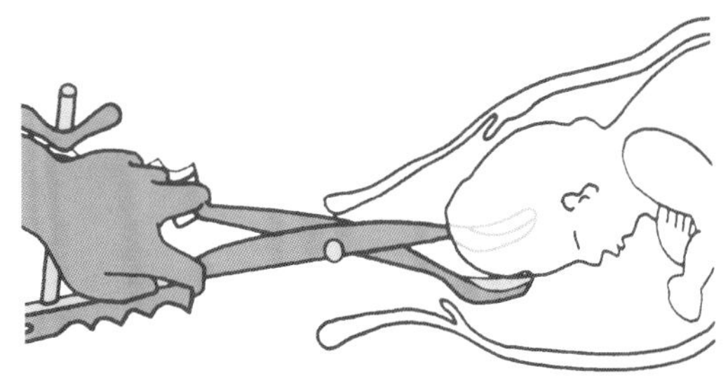
图 8-17-11 牵拉碎颅器娩出

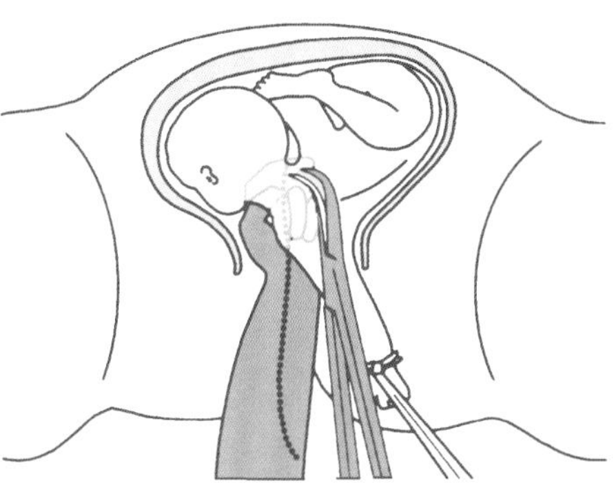
图 8-17-12 送入线锯

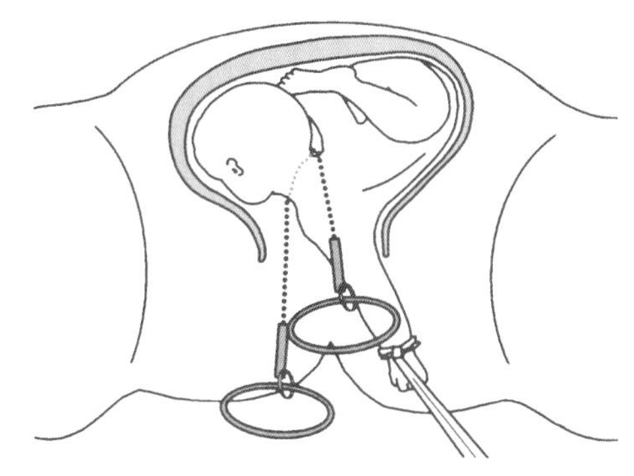
图 8-17-13 接上拉柄

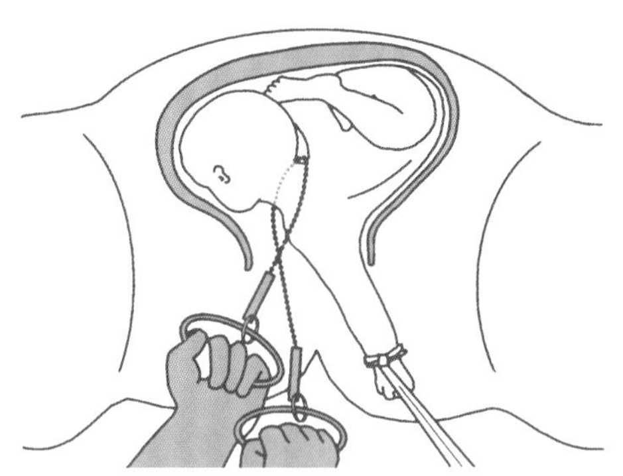
图 8-17-14 来回拉动

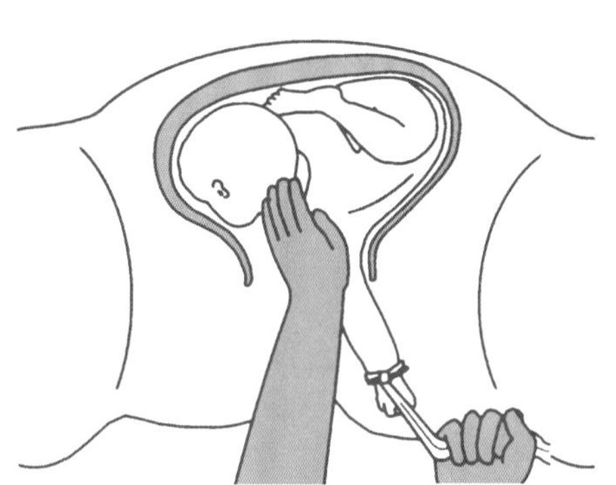
图 8-17-15 牵出胎体

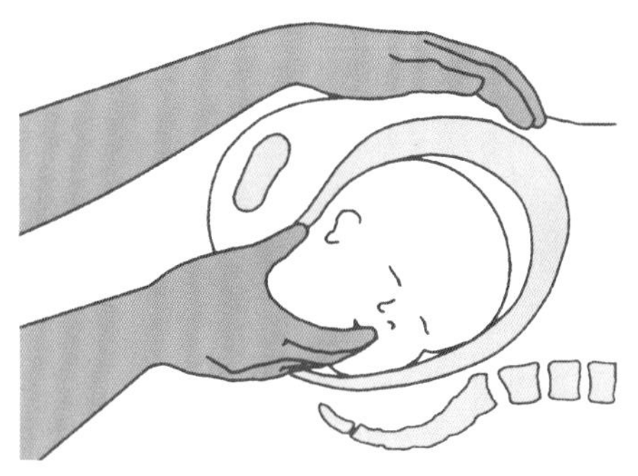
图 8-17-16 牵出胎头

程度、胎头及胎颈部位。宫颈口开全或近开全，胎肩进入盆腔，胎颈接近宫口。

（3）断头：将脱出的手臂适当用力向下牵拉，以利于操作。手臂未脱出者，可先设法使其牵出。胎颈位置低者，安放线锯多无困难；位置较高放置有困难时，可将线锯系于一"顶针"上，套在手指上缓缓带入产道，设法将环由颈后绕送到颈前取出（图 8-17-12），在线锯两头接上拉柄（图 8-17-13），抓住线锯两头来回拉锯，使颈椎离断（图 8-17-14），但不要离断胎颈下面的皮肤，以利于牵出胎头。

（4）娩出躯干：断头后，缓缓牵拉脱出的手臂，即可娩出躯干（图 8-17-15）。牵拉前，可用组织钳夹住胎颈断端皮肤，以防骨骼断端刺伤阴道。

（5）娩出胎头：将手伸入产道，以中指或示、中两指插入胎儿口内，钩住下颌，使胎儿枕骨向上，按臀位后出头机转娩出胎头（图 8-17-16）。

处理技巧

1. 手术难点之一是线锯的放置，需靠术者一手的示指、中指与拇指的配合，助手协助将胎臂尽量向胎头所在的对侧牵拉。
2. 断头后不要将皮肤完全切断，以利于胎头娩出。
3. 由于线锯较锋利，可用一块纱布包住线锯的一端，然后送入，这样较安全。有困难时，可用数把组织钳或用有齿长钳夹住胎颈断端，协同牵引，牵出时应注意防止碎骨戳伤产道软组织。
4. 如发生断头后单胎头无法取出，可在用产钳固定后，用宫颈钳牵引脊柱及周边组织，行穿颅及使用产钳协助胎头娩出。

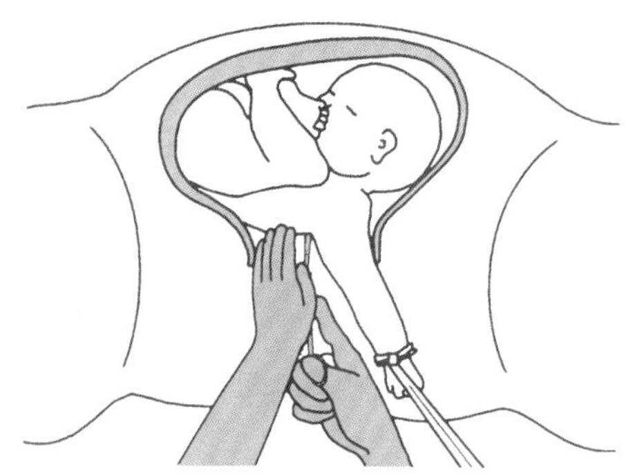

图 8-17-17 切开皮肤

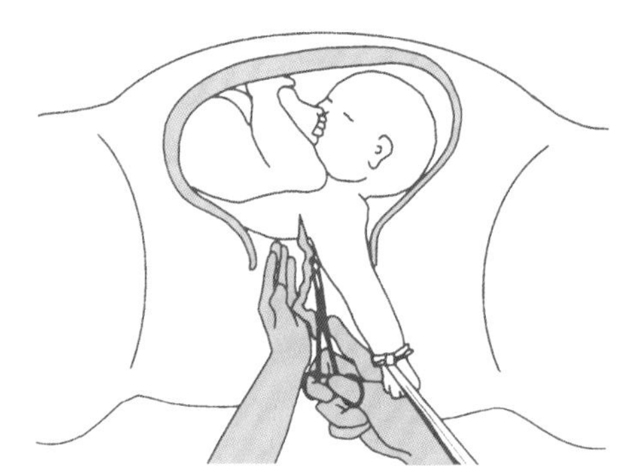

图 8-17-18 除脏

5. 如断头的颈部皮肤也完全断裂致胎头脱离躯干，可将一导尿管自一侧腋下穿过，套住该上肢，并适当用力牵拉使其娩出；同样的方法再娩出另一侧上肢，随后躯干娩出。

三、除脏术

1. 适应证

(1) 忽略性横位，羊水流净，宫缩甚紧，胎头位置高，胸腹部挤入阴道，胎手脱垂于外阴部，行断头术困难者。

(2) 胎儿有胸腹部畸形或肿瘤，胎儿胸腹部过大(胸腔积液、腹水)等。

(3) 胎儿连体畸形。

2. 禁忌证

(1) 有先兆子宫破裂征象者。

(2) 骨盆明显狭窄或畸形。

(3) 宫颈口未接近开全。

3. 手术步骤

(1) 取膀胱截石位，消毒外阴、阴道及脱出于外阴的胎儿上肢，消毒铺巾，导尿，排空膀胱。

(2) 阴道检查：检查骨盆是否狭窄、先露部位高低。

(3) 扩张阴道，外牵脱垂的胎手，暴露其胸腔、肋间隙或腹腔，选择距阴道口最近处，在直视之下做切口(图 8-17-17)。

(4) 术者左手入阴道，扶持切口点，右手持长剪刀在左手掩护下，垂直剪破死胎胸腹部位的皮肤，扩张切口，避免歪斜损伤阴道。

(5) 以卵圆钳刺入胎体切口，进入胎儿胸部或腹部，夹除其内脏(图 8-17-18)，使其胸腹腔塌陷，体积缩小，并用以下方法娩出胎体。

1) 牵拉胎儿上肢，胎体折叠娩出。伸手入宫腔寻找胎足，行内倒转以臀牵引术牵出胎儿。

2) 脱出的手不能内回转时，可行断臂术。将此手上臂中段皮肤、肌肉切开，将肌肉向肩上推，从肩关节处扭断或用剪刀切断上肢，这样使骨断端有上臂肌肉遮掩，不至于损伤软产道。在脱垂手失去牵拉的情况下行内倒转术，牵出胎足，娩出胎儿。

处理技巧

1. 有时胎胸位置较高，助手应尽量向下牵拉出胎臂，以便于暴露及固定。
2. 剪开胸壁时，应尽可能在直视下进行操作，引导手必须定位准确。剪刀的前端不必张开过大，以免伤及周围组织。
3. 除脏术多由胎儿腋窝进入，需注意局部解剖。若不能在直视下剪开肋间隙，剪刀操作必须用手指引，防止损伤软产道。
4. 断臂术必须从肩关节处断开，且保证没有骨断端，此操作并不是很难，只要沿着骨缝一点一点剪开并扭转即可。

本节关键点

1. **穿颅术**

(1) 根据不同胎位选择最佳穿刺部位。在离阴道口最近、最易穿透处实施。

(2) 器械在阴道中操作时术者必须用手保护，防止软产道损伤。

(3) 碎颅器放入颅内时一定要达颅底，并用颅骨夹夹牢，以免滑脱。

2. **断头术**

(1) 由于线锯较锋利，亦可用一块纱布包住线锯的一端，然后送入。

(2) 注意保护颈椎残端，避免软产道损伤。

(3) 全身麻醉者应立即人工剥离胎盘，预防产后出血。

3. **除脏术**

(1) 选择距阴道口最近的、可直视下操作的部位为切口。

(2) 断臂时选择关节处离断。

(3) 剪刀不必张口过大，保护软产道。

（范玲　周莉）

参考文献

1. 张为远．中华围产医学．北京：人民卫生出版社，2012：1046-1050.
2. 刘兴会，徐先明，段涛，等．实用产科手术学．2版．北京：人民卫生出版社，2020：117-123.
3. ROHILLA M，AGGARWAL N，SINGH P，et al. Evisceration as fetal destructive operation：an art revisited. Arch Gynecol Obstet，2015，291（3）：701-703.

第十八节

产时电子胎心监护技术

导读

近年来，电子胎心监护（electronic fetal monitoring，EFM）在产前和产时的应用越来越广泛，目前已经成为产科临床不可缺少的常规监护技术。其通过观察并记录胎心率的动态变化，同时监测子宫收缩和胎动情况，借助描记的图形，反映胎心率、胎动和宫缩三者间的关系。可以准确、实时地让医师了解胎儿在宫内是否安全，从而指导产程处理，对尽早发现胎儿缺氧、降低新生儿窒息的发生率、降低严重的新生儿缺血缺氧性脑病等围产儿疾病的发病率和死亡率有重要的作用。

电子胎心监护可应用于产前和产时。临床上一般将产时的电子胎心监护分为外监护和内监护两大类；前者具有无创、易操作等特点，是临床主要的监护手段，而后者需要在宫口扩张后将监护电极置于胎儿的头皮、面颊或者宫腔，以获取清晰的图形，更加准确地判断胎儿状况，尤其适用于腹壁肥厚或外监护不满意者。但由于内监护属有创的操作，特别是对于携带感染性疾病（例如艾滋病、梅毒和肝炎等）病原体的个体具有宫内感染的风险，故国内目前临床上少用。

产程中胎心率的变化与围产儿结局关系密切，因此对产时电子胎心监护结果的正确判读至关重要。产时电子胎心监护的图形可通过一些指标进行评价，每一个指标的名称和定义详见表8-18-1，而图形的综合评价现多推荐产时的三级评价系统，详见表8-18-2，该评价系统包括了Ⅰ级、Ⅱ级和Ⅲ级胎心监护的具体指标和临床处理原则，为产程的临床处理提供依据。

表 8-18-1 电子胎心监护的评价指标

名称	定义
胎心率基线	指 10 分钟内除外胎心周期性或者一过性变化及显著胎心变异的胎心率平均水平,至少观察 2 分钟 正常胎心率基线为 110~160 次 /min;胎心过速为胎心率基线 >160 次 /min;胎心过缓为胎心率基线 <110 次 /min
基线变异	指胎心率基线存在的振幅及频率的波动。按照胎心率基线的振幅波动分为:①消失型:缺乏变异;②微小变异:变异幅度≤5 次 /min;③中等变异(正常变异):变异幅度 6~25 次 /min;④显著变异:变异幅度 >25 次 /min
胎心加速	指胎心率突然地、显著地增加 孕 32 周及以上的胎心加速标准:胎心加速 >15 次 /min,持续时间 >15 秒,但不超过 2 分钟 孕 32 周以下的胎心加速标准:胎心加速 >10 次 /min,持续时间 >10 秒,但不超过 2 分钟 延长加速:胎心加速持续 2~10 分钟。胎心加速≥10 分钟则考虑胎心率基线变化
早期减速	指伴随宫缩胎心率对称性地、渐进地减慢及恢复。胎心率渐进性地减慢指从开始到胎心率最低点的时间≥30 秒,胎心率的减慢程度是从开始下降到胎心率最低点,早期减速的最低点与宫缩高峰一致;大部分早期减速的开始、最低值及恢复与宫缩的开始、峰值及结束相一致
晚期减速	指伴随宫缩胎心率对称性地、渐进地减慢及恢复。胎心率渐进性地减慢指从开始到胎心率最低点的时间≥30 秒,胎心率的减慢程度是从开始下降到胎心率最低点。晚期减速的发生延后于宫缩,胎心率最低点晚于宫缩高峰。大部分晚期减速的开始、最低值及恢复延后于宫缩的开始、峰值及结束
变异减速	指胎心率突然地、显著地减慢。胎心率突然地减慢指从开始到胎心率最低点的时间 <30 秒,胎心率的减慢程度是从开始下降到胎心率最低点。变异减速程度应≥15 次 /min,持续时间≥15 秒,但不超过 2 分钟。变异减速与宫缩无固定关系
延长减速	指胎心率显著地减慢。延长减速程度应≥15 次 /min,持续时间≥2 分钟,但不超过 10 分钟,胎心减速≥10 分钟则考虑为胎心率基线变化
正弦波	胎心基线呈现平滑的正弦波样摆动,频率固定,3~5 次 /min,持续≥20 分钟
宫缩	正常宫缩:观察 30 分钟,10 分钟内有 5 次或者 5 次以下宫缩 宫缩过频:观察 30 分钟,10 分钟内有 5 次以上宫缩。当宫缩过频时应记录有无伴随胎心率变化

表 8-18-2 产时电子胎心监护的三级评价系统

分级	评价依据	临床处理
Ⅰ级	包括以下全部: • 基线:110~160 次 /min • 正常变异 • 晚期减速或变异减速:无 • 早期减速:有或无 • 加速:有或无	正常的胎心监护图形,提示在监护期内胎儿酸碱平衡状态良好。后续的观察可按照产科情况常规处理,不需要特殊干预

续表

分级	评价依据	临床处理
Ⅱ级	除了Ⅰ、Ⅲ以外的监护波形，举例如下： 包括以下任何一项： • 胎儿心动过缓但不伴基线变异缺失 • 胎儿心动过速 • 变异缺失但不伴反复出现的减速 • 微小变异 • 显著变异 • 刺激胎儿后没有胎心率加速 • 反复出现的变异减速伴基线微小变异或正常变异 • 延长减速 • 反复出现的晚期减速伴正常变异 • 变异减速有其他特征，如恢复基线缓慢、“尖峰”(overshoot)或“双肩峰”(shoulder)	不确定型监护图形，既不能提示胎儿有异常的酸碱平衡状况，但没有充分证据证明是Ⅰ级或Ⅲ级胎心监护。Ⅱ级胎心监护需要持续监护和再评估，必要时实施宫内复苏措施(吸氧、改变体位、停止使用促进宫缩的药物、纠正产妇低血压、抑制子宫收缩等)。如无胎心加速伴微小变异或变异缺失，应行宫内复苏，如宫内复苏后胎心率仍无改善或发展为Ⅲ级监护图形，应考虑立即分娩
Ⅲ级	包括以下任何一条： 基线变异缺失伴以下任何一项： • 反复出现的晚期减速 • 反复出现的变异减速 • 胎儿心动过缓 • 正弦波形	异常的胎心监护图形，提示在监护期内胎儿出现异常的酸碱平衡状态，必须立即进行宫内复苏，同时做好立即终止妊娠的准备。如果进行上述复苏措施后胎心监护图形没有改善，需要立即终止妊娠

本节关键点

1. 电子胎心监护是产时不可缺少的常规监护技术。
2. 掌握电子胎心监护的各项评价指标的概念及临床意义。
3. 掌握产时电子胎心监护的三级评价系统，指导产时的处理。

(王子莲)

参考文献

1. Society of Obstetricians and Gynecologists of Canada. No. 396—fetal health surveillance: intrapartum consensus guideline. J Obstet Gynaecol Can, 2020, 42(3): 316-348.e9.
2. Queensland Health. Maternity and neonatal clinical guideline: intrapartum fetal surveillance (IFS). Queensland: Queensland Health, 2019: 1-29.

第十九节

产时影像学技术

导读

随着现代生物技术的迅猛发展，越来越多的影像学新技术应用到产科临床实践中，为产时的分娩过程提供实时清晰、客观的图像或监护图形，成为临床上指导分娩的不可或缺的监护治疗手段。本节将主要介绍产时超声、CT和MRI技术在产时的应用等，旨在为临床医师正确认识、合理掌握和运用产时影像学技术提供参考。

一、概述

产程监护和管理是影响围产期母婴健康的关键因素之一，也是关系出生人口质量的重要因素。随着电子技术和信息技术的发展，电子胎心监护技术已在围产医学领域普及。而对于分娩过程中产程进展以及分娩参数的监护，经阴道指检到目前为止仍然是产科临床的主要方法，我们一直依赖传统的“数字化”阴道指检了解产妇的骨盆形态大小、胎先露方位、胎先露下降和宫颈扩张，由此评估产程进展并做出分娩方式的决策。1955年，Friedman发表了具有里程碑意义的研究，初次妊娠分娩的图形统计分析可用S形曲线描绘分娩持续时间和宫颈扩张期之间的关系。这种“Friedman曲线”用来定义了一系列分娩异常，如产程迟缓和停滞等。此后，在世界范围内，基于不同标准所确立的各类产程图被广泛应用于临床。然而，这些精确的参数都是通过临床医师或助产士多次主观的阴道指检所获得的，其准确性因人而异，高误判率增加了产程的不确定因素，也导致了围产期的风险增加，此外，多次经阴道测量将导致产妇的不适感和抵抗情绪，并且增加了宫内感染的风险。这些风险逼迫医师寻求更可控的方式，一定程度上促使了剖宫产率在全球范围内逐年上升。因此对分娩参数进行精确的测定和监护成为产科临床亟待解决的课题。

产时影像学技术的发展为分娩期的产程监护管理提供了更多准确的客观数据，也为临床产程的干预保驾护航，成为分娩过程的有力保障之一。自20世纪中叶开始，产科学者便已利用X线测量骨盆各平面径线，了解骨盆形态和各平面的结构，同时在分娩期获取胎头与骨盆之间的关系图像，评估分娩的难易度。X线片测量骨盆虽然准确，但仅能在产前对头盆比例做出静态的评估，且大量的研究数据显示其对产时的头盆不称不能起到很好的预测作用。超声技术作为安全、有效的诊断手段，从1970年开始应用于产科，已经成为目前产前筛查的常规技术手段。分娩过程中，宫口扩张程度、胎先露下降、胎心率、宫缩强弱、胎方位等不断变化。实时超声检查与内诊配合，对临床评估产程进展情况及选择分娩方式具有重要的参考价值。三维超声技术的发展使其在分娩期的应用越来越广。例如自带产程监测系统的小型便携式三维超声(图8-19-1)可经会阴实时监测，采集容积数据，为产科医师和助产士提供了新的自动工具，在第二产程中提供图像和胎先露进展数据，辅助手动检查，提供更为客观的产程文件。2002年，一种基于超声成像和磁场定位的新型产时影像学技术首次面世，创建的产程三维导航系统(图8-19-2)将安全可靠的电磁空间定位技术与先进的B超成像技术相结合，无创、无辐射地精确测定宫颈扩张、胎头位置和方向、骨盆内径等所有分娩参数，动态显示头盆关系，自动描绘产程图，客观、准确地实现对分娩进展的管理，降低产

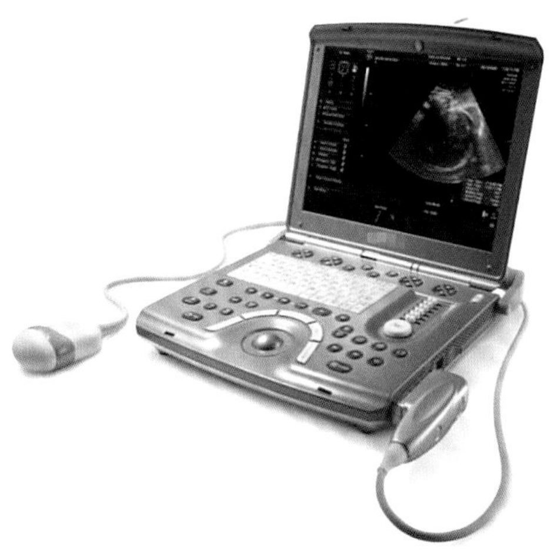

图 8-19-1 产程自动监测系统

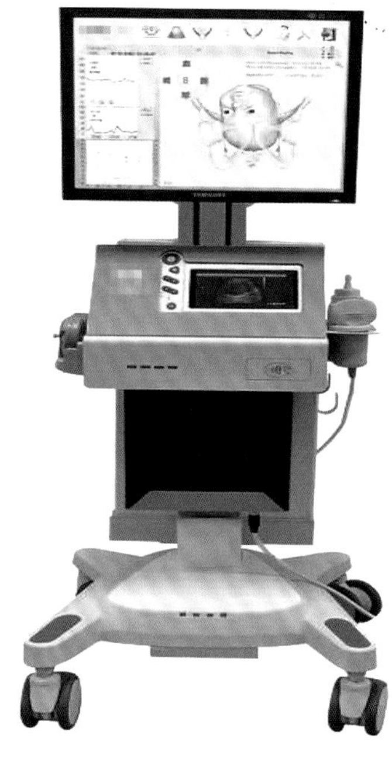

图 8-19-2 LaborPro 产程三维导航系统

科临床操作中评估分娩进展和分析分娩预后对医务人员经验的依赖性和高主观性，降低在分娩进程中产妇和胎儿受感染或损伤的风险，降低潜在的产钳滥用率和剖宫产率，该系统将有可能成为围产期对产程进展监护和评估的新标准。但由于操作技术受限，该系统的临床应用并不广泛。对于其他的影像学技术，计算机断层扫描（computed tomography，CT）和磁共振成像（magnetic resonance imaging，MRI）多用于骨盆各径线的准确测量评估，但检查要求、时机和安全性等问题使其在产时的应用受到了限制。另外，在特殊的危急重症产科中，放射介入技术也是一种不可或缺的干预性产时影像学治疗手段。如胎盘植入面临严重产后出血可能时，可在X线和数字减影血管造影（digital subtraction angiography，DSA）系统的监视引导下进行分娩前预防性髂内动脉或子宫动脉插管或放置球囊，发生产后出血时应及时有效地给予动脉栓塞介入治疗。以下将对上述各类产时影像学技术的应用进行详细阐述。

二、X线

分娩前X线骨盆测量一般可摄骨盆轴位及侧位像两张，即可准确了解骨盆形态、各平面径线尺度、各部的结构及胎头与骨盆之间的关系。1986年，“头盆指数”首次被应用于“头盆不称”诊断的预测，结合二维超声对胎头、腹围的评估，以及X线对骨盆入口、中骨盆径线的测量而计算出的“头盆指数”可在分娩前预测部分头盆不称的发生。但在经历近二十年的研究后，统计数据表明产前X线估测头盆关系对顺利分娩的预测价值低，而产时分娩参数的动态变化需要多次检查获得，为减少或避免胎儿在宫内接受过多的X线照射，目前临床已较少应用。

三、三维超声产程监测

超声技术安全可靠，可重复性好。随着产程进展，宫口扩张程度、胎先露下降距离、胎心率、宫缩强弱、胎方位等不断变化。实时超声检查与内诊配合，对临床评估胎儿产程进展情况及选择分娩方式具有重要参考价值。

临产前，超声检查的主要作用是胎方位的判断、胎儿大小的估计、胎心多普勒的监护。另外，宫颈成熟程度的评估对预测临产时间和分娩方式具有重要意义，早期多采用经腹部途径，检查前需

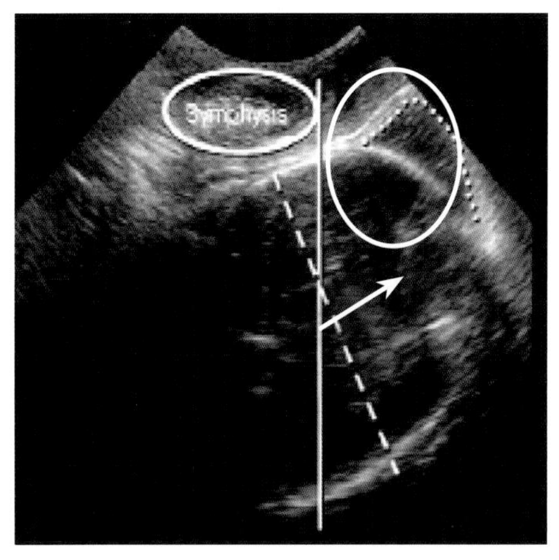

图 8-19-3 阴道指检的局限性
产瘤较大时,影响指诊,导致胎头方向的判断错误

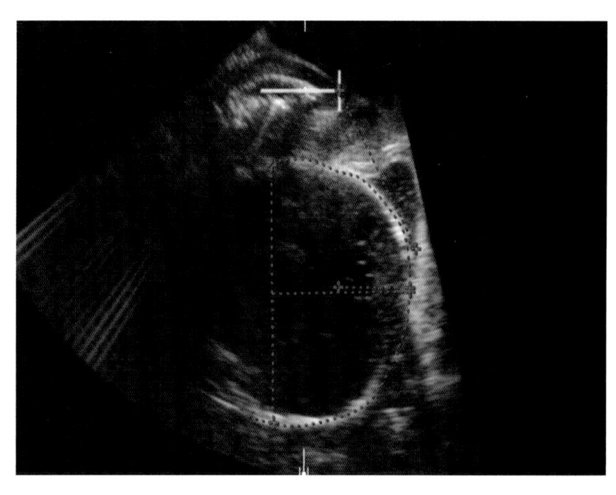

图 8-19-4 自动产程监测系统对胎头嵌入骨盆程度的评估

充盈膀胱,造成子宫下段延长,影响对宫颈长度的准确测量,且妊娠晚期由于胎儿先露部引起声像衰减,宫颈显示受到影响。经阴道超声较为直接,宫颈结构显示满意,但需经阴道操作,可能会增加感染机会。经会阴超声也能较满意地显示宫颈,图像较清晰,直接显示宫颈位置、形态,测得宫颈管长度、内口宽度及先露距阴道外口的距离等。自 20 世纪 90 年代开始,经会阴超声即开始应用于宫颈成熟度的评分,其受主观因素影响小,操作简单,检查前无须充盈膀胱,产妇无不适,易于接受,可重复检查,对肥胖产妇同样适用,但经会阴超声测量的宫颈数据质量仍不如经阴道超声的测量。

临产后虽可通过内诊检查判断胎方位、宫口扩张程度、先露下降等,但是内诊检查往往带有很强的主观性,在有产瘤形成及胎头塑形时,对枕后位胎儿方位判断准确率只有 50%,而错误的检查结果易对临床的处理造成干扰(图 8-19-3),重复多次内诊检查更容易增加感染风险及孕妇不适感。此时,不仅经腹超声检查可以准确判断胎方位,经会阴超声图像还可以清晰显示胎头塑形程度及产瘤大小,为临床监测及处理提供准确、客观的参考依据。胎头衔接后,还需经过胎头下降及内旋转才能顺利分娩。常规二维超声无法直观分析胎先露下降及旋转情况。目前,应用自带产程监测系统)的小型便携式三维超声可经会阴实时监测,采集容积数据,同时显示相交平面,以耻骨联合下线为参考,可获取正确平面分析并测量以下指标评估胎头嵌入骨盆程度(图 8-19-4),可提高产程监测可靠性:

1. **胎头方向角** "胎头方向角"这一概念首先由 Henrich 提出,从耻骨联合下缘垂直画一条线(实线),同时取胎儿颅脑最宽径(虚线)。胎头方向角就是耻骨联合下缘垂线与胎儿颅脑最宽径的垂直线(虚线箭头)的夹角(图 8-19-5)。胎头方向角≥30°,胎头上扬;胎头方向角 <0°,胎头下垂;其他角度,视为水平位。研究表明,在胎头向上时,多提示胎先露已到达坐骨棘下 3cm,经阴道分娩可能性大;在胎头向下时,表示其最低点尚在坐骨棘平面以上,结局多为剖宫产;在胎头水平时,表示其最低点处于坐骨棘水平,结局未知。胎头方向角可以提示产程进展和胎头位置等情况,有助于临床医师决定是否采取器械辅助分娩。

2. **胎头下降距离** 将未孕女性的骨盆进行 CT 二维重建,发现经耻骨联合下缘做其垂线,将此线向尾端平行移动 3cm 即为坐骨棘的位置。

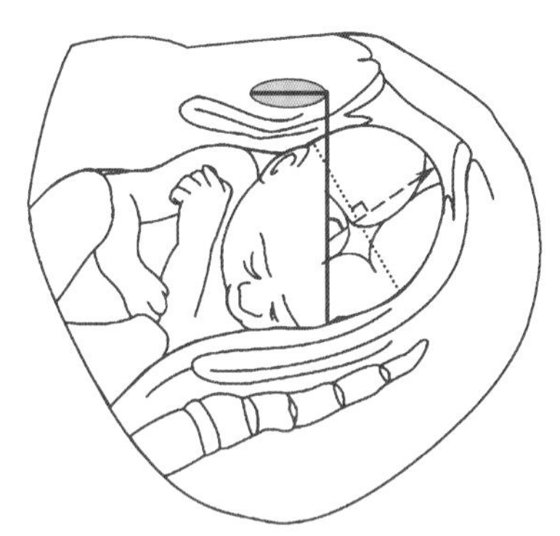
图 8-19-5 胎头方向角
耻骨联合下缘垂线和与胎儿颅脑最宽径的垂直线（虚线箭头）的夹角

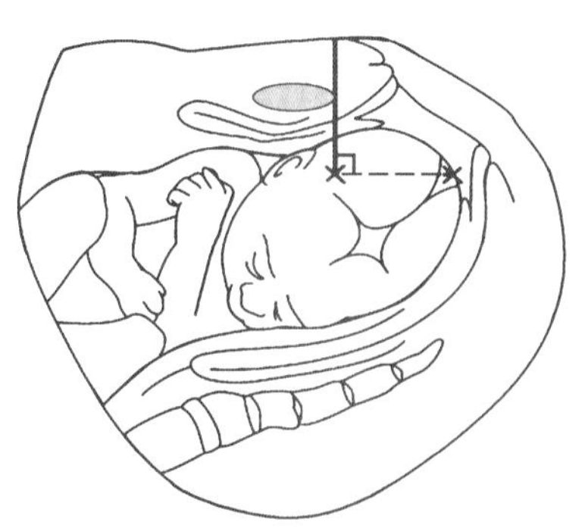
图 8-19-6 胎头下降的距离
以耻骨联合下缘线作为起点，到达先露最外缘（虚线）的距离

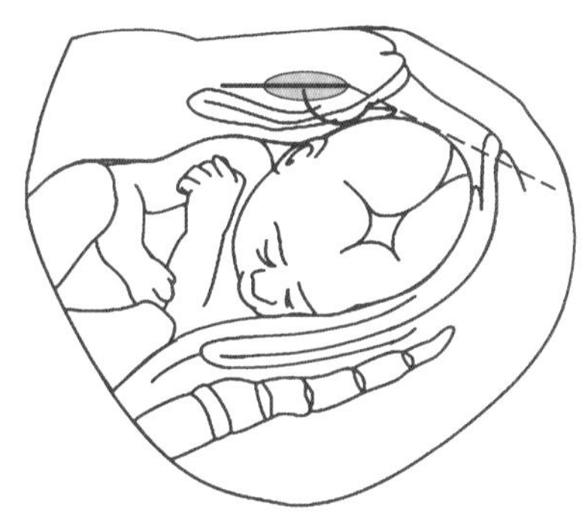
图 8-19-7 胎头进展角度
耻骨联合下缘向胎儿颅骨（先露部分）切线和耻骨联合中间部分的水平线的夹角

以此为基础，Dietz 首先提出胎头下降的距离（以耻骨联合下缘线作为起点，到达先露最外缘间的距离），用其来评估测量胎头与耻骨联合的关系，从而推断其与坐骨棘的关系（图 8-19-6）。早在2005 年时即有研究对超声测量胎头下降距离的意义给予肯定。研究显示其可重复性良好，与胎头下降相关性良好，避免了在中骨盆检查胎先露准确性较差的问题，为第二产程进展评估提供了重要依据。

3. **胎头进展角度** 胎儿在骨性产道中坐骨棘水平以上是沿直线下降，在坐骨棘水平以下则是以耻骨联合为中心沿产道呈曲线下降。而在孕妇骨盆正中矢状切面，经耻骨联合下缘向两坐骨棘之间连线的中点做直线，此线与耻骨联合长轴之间的角度为 99° 时相当于胎先露为 0° 的位置。据此，Dietz 提出进展角度这一概念，它是耻骨联合下缘向胎儿颅骨（先露部分）切线和耻骨联合中间部分的水平线的夹角（图 8-19-7）。当胎头进展角度 >120° 时，自然顺产概率约 90%。

综上所述，实时超声检查通过多参数的定量测量，比较不同时刻各组参数的差异，可明确胎儿先露的变化情况，确定产程是否进行顺畅。尤其对于药物麻醉无痛分娩的产妇，产程的发展会相对延缓，通过产程监测实时动态观察，可以让产妇及医师增强信心，更准确地跟踪进展。对第二产程出现延长的情况，通过数据的量化对比，发现如胎位下降缓慢或胎头较长时间未出现上扬等情况，医师可及早作出判断，确定有效的处理方法，减少难产的发生率。然而，如何合理地运用医疗资源、确定检查间隔时间、及时反馈胎儿信息等，还有待进一步的临床研究及总结来确定。

此外，近年来，分娩过程中可以采用超声多普勒原理计算传感器之间的距离，通过固定在孕产妇腹部髂前上棘附近、耻骨中下部的超声传感器发射超声波到放置于宫颈口两侧的接收器，实现宫颈扩张参数的监测；通过固定在胎头顶部的接收器，实现胎头位置参数的监测（图 8-19-8）。基于超声测距技术测定分娩参数，可以有效地减少经阴道指检的次数，从而减少感染概率，使孕产妇在分娩过程中更加舒适；实现对分娩参数的准确测量，消除医务人员的主观估测误差，客观、准确地评估产程进展和估计分娩预后。但是基于超声测距技术的声纳式分娩参数测量方法，仍然属于侵入式的微创监护方法。此外，声纳式测量系统的数据采集更新率较低，会导致监测结果出现延迟；超声信号的瞄准线及其在传播中的衰减、受传输介质的干扰都会限制其测量的工作范围和精度。

四、CT 与 MRI

由于辐射的安全问题，CT 几乎从没有在产科中应用。近几年来，国外有学者利用螺旋 CT 和三维重建技术对分娩后的产妇进行骨盆扫描和三维成像（图 8-19-9），回顾性分析骨盆各径线、形态与头盆不称、难产的相关性，发现中骨盆矢状径对

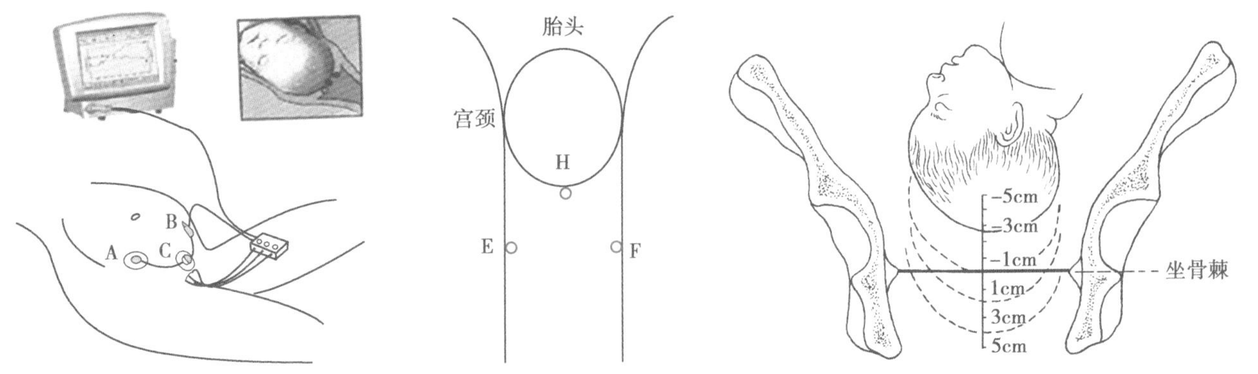

图 8-19-8　基于超声测距技术测定分娩参数方法示意图

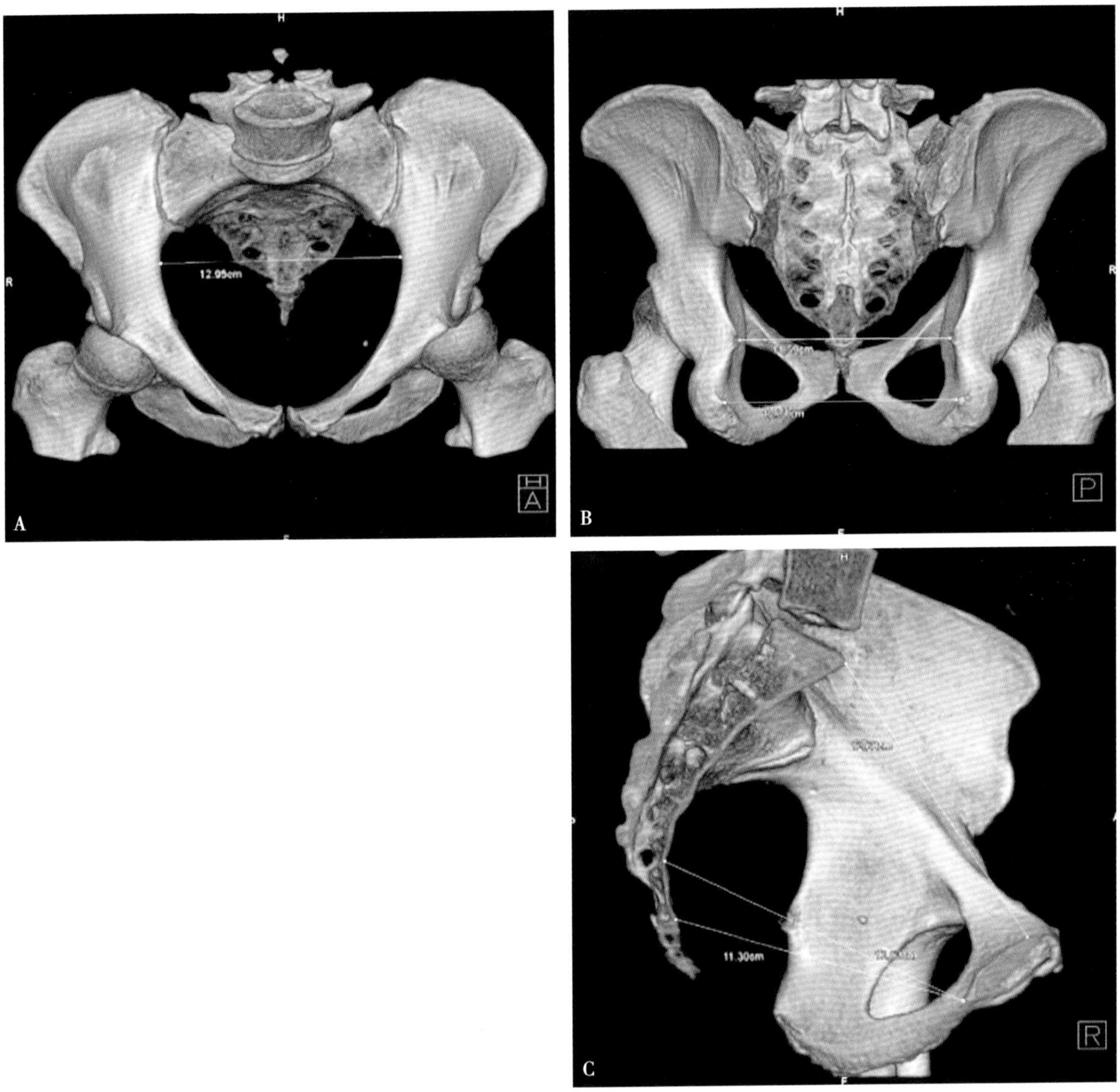

图 8-19-9　CT 扫描并利用三维重建技术成像测量骨盆各径线
A. 骨盆入口横径；B. 坐骨棘、坐骨结节间径；
C. 骨盆入口、中段及出口前后径

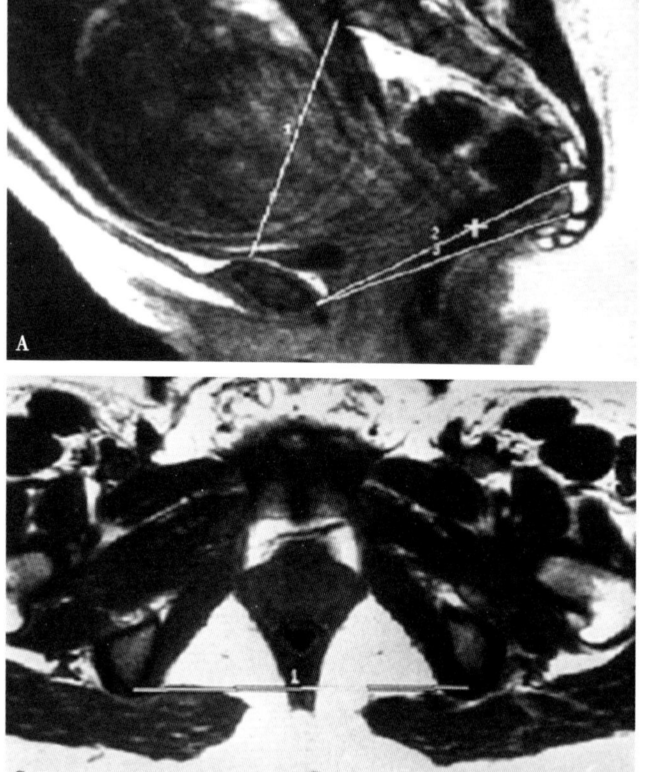

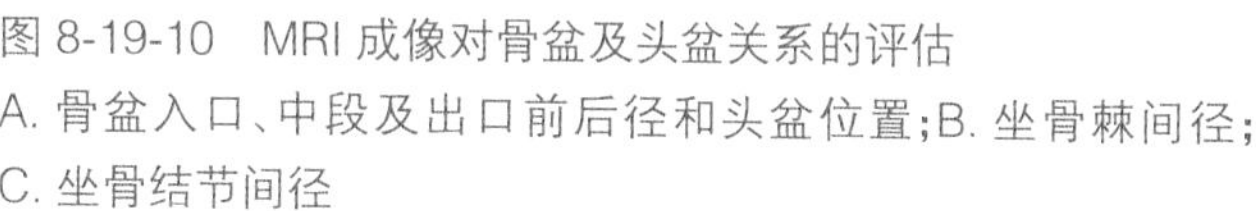

图 8-19-10 MRI 成像对骨盆及头盆关系的评估
A. 骨盆入口、中段及出口前后径和头盆位置；B. 坐骨棘间径；C. 坐骨结节间径

头盆不称具有预测价值。1985 年，Stark 率先提出了应用 MRI 技术对骨盆进行准确直观的测量。MRI 技术与 CT 相比具有其优势：MRI 提供了较 CT 分辨率更高的清晰图像，其可以直观且无离子辐射地进行骨盆测量，以及进行头盆关系的评估（图 8-19-10），围产期可以应用；MRI 可以直接提供清晰准确的多维图像，无须如 CT 一样进行多维重建，即便在肥胖者中应用亦不受影响；MRI 对骨性结构的测量更为精确等。但对放置心脏起搏器、人工电子耳蜗等异物的病人不能应用 MRI 检查。尽管 MRI 对骨盆及头盆关系的评估优势有目共睹，但来源于美国和瑞士的临床研究表明，分娩前应用 MRI 评估头盆不称与难产有部分相关性，但对分娩结局的预测没有统计学意义。此外，在分娩时，头盆位置不断变化，需要多次检查测量了解分娩参数，CT 和 MRI 的应用都受到了极大的限制。

五、盆腔动脉栓塞治疗技术

盆腔动脉栓塞（pelvic arterial embolization，PAE）治疗技术是在 X 线和数字减影血管造影（digital subtraction angiography，DSA）系统的监视引导下，经皮穿刺并将可塑介入导管插到出血动脉——子宫动脉或其上级血管髂内动脉前干，应用适当的栓塞剂闭塞出血动脉。在产科史上，子宫收缩乏力性产后出血一直是产时产后急诊子宫切除的首要原因。然而，随着剖宫产率的升高，胎盘植入的发生率不断上升，在医疗设备精良、救治措施完善的大型三甲医院，胎盘植入已逐渐成为产科子宫切除的首位原因。这种变化主要是由于非创伤性子宫收缩乏力治疗方法的发展，和剖宫产率上升、剖宫产次数增加所导致。

胎盘植入往往与子宫破裂和严重产后出血紧密关联。胎盘植入甚至穿透子宫浆膜层侵及邻近的膀胱或者肠管，是胎盘异常中最棘手的情况。如果不及时干预，出血可能发生在腹腔内，容易导致诊断延误和血流动力学不稳定。

胎盘植入仅有部分可在妊娠期通过影像学检查明确诊断，其临床最大的风险在于产时出现凶险性出血，短时间内危及母儿生命安全。胎盘植入的临床处理方案多样，但当出现致命性产后出血时往往需要切除子宫。随着放射介入技术的发展，有学者尝试利用DSA技术进行动脉栓塞治疗预防产时和产后出血并取得成功。1993年，Mitty等首先在因胎盘植入而面临巨大出血风险的产妇中探讨了分娩前预防性动脉插管的价值。此后，有不少学者进行了类似的尝试，对于产后出血高风险的产妇应于分娩前预防性髂内动脉或子宫动脉插管或放置球囊，分娩时如发生严重产后出血，可先膨胀球囊以临时阻断血流，再进行栓塞治疗，成功后退出球囊导管。这种放射介入治疗方法已被证实安全有效，并有部分产妇可以保留子宫。另一种保守的治疗方法是在剖宫产时将胎盘留在原位，必要时应用化疗药物进行治疗。经过不断地摸索研究，尤其是对于胎盘穿透性植入的产妇，择期剖宫产术前预防性地动脉插管，术中将胎盘留在原位，术中、术后如发生严重出血则及时给予动脉栓塞治疗，逐渐成为一种全新的保守治疗模式，并已有不少成功的案例报道。通过影像学技术可以观察到这些产妇的胎盘组织在治疗后出现退化萎缩，部分可以自行排出，产妇可以恢复正常月经，甚至无须化疗，还可正常哺乳。

本节关键点

1. X线、CT、MRI等放射学检查技术可用于了解骨盆形态、各平面径线，评估头盆关系，但在产程实时监测中应用有限。
2. 便携式三维超声系统可在产时行实时扫描，获取骨盆各平面和胎头下降等参数，预测分娩结局客观、准确，具有较广阔的应用前景。
3. 对于特殊的危急重症性产科疾病，盆腔动脉栓塞也是一种不可或缺的干预性产时影像学治疗手段。

（谢红宁　王子莲）

参考文献

1. LIAO KD, YU YH, LI YG, et al. Three-dimensional magnetic resonance pelvimetry: a new technique for evaluating the female pelvis in pregnancy. European Journal of Radiology, 2018, 102: 208-212.
2. GHI T, EGGEBø T, LEES C, et al. ISUOG practice guidelines: intrapartum ultrasound. Ultrasound Obstet Gynecol, 2018, 52(1): 128-139.

第二十节

分娩期母体体位和运动

导读

促进自然分娩、改善分娩体验已成为产科热点话题，而保障母儿安全、降低产妇疼痛感、提高分娩满意度和促进产后恢复等更是当前国内外学者关注的焦点。事实上，在分娩过程中，母体体位改变和运动可使骨盆径线发生相应改变，通过调整产妇分娩体位及鼓励运动，不仅能够在一定程度上加速产程进展，而且可使分娩更加个体化、人性化和自然化。每种分娩体位都有各自的优点，在产程的不同时期，应根据产妇的意愿及胎方位情况指导其采取适当的体位。

一、概述

分娩期母体体位及运动的定义：产妇在分娩过程中身体所采取的各种不同姿势。它是产程中依靠产妇自身身体变化和/或他人提供产妇支撑的一种技术，是一种非药物性镇痛，让产妇放松、减轻"产痛"的简便方法。母体体位及运动的改变可发挥下列作用：①促进骨盆、骨骼重新调整，一定程度上改变骨盆形状和容积，从而促进头盆相称；②诱发有效子宫收缩，增强产力，缩短产程；③调整"下降角度"，即胎体纵轴与骨盆之间的角度，促进不良胎方位胎头旋转、下降；④发挥重力作用；⑤改善母胎循环，增加胎儿血液供应；⑥减轻疼痛；⑦减少会阴裂伤和会阴切开术的概率。当然，不存在某种分娩期母体体位和运动在任何情况下都合适，所以应鼓励产妇运动，尝试不同体位，从而选择最适合的分娩体位。本节将详细介绍各种分娩期母体体位和运动。

二、分娩期母体体位

分娩期母体体位可分为水平位和垂直位。水平位包括：①卧位（仰卧位、半卧位、侧俯卧位、侧卧位）；②截石位（膀胱截石位、夸张截石位），使用拉绳。垂直位包括：①坐位（支撑式前倾坐位、垂直坐位、半坐位）；②跪位（支撑式前倾跪位、手膝位、膝胸卧位）；③蹲位（支撑式前倾蹲位、半蹲位、弓箭步和摇摆体位、低蹲位）；④站立位（支撑式前倾站位、不对称式直立位）。

（一）水平位

1. 卧位

（1）仰卧位：分为髋部和膝盖弯曲仰卧位、床头稍微升起仰卧位、支撑双腿仰卧位。产妇仰面平躺或上身微微抬起（<45°）仰卧于床上，双腿弯曲放松，双脚平放于床面。目前，仰卧位仍是产程中最常用的体位。

优势：①可使用拉绳（参照第十六章第二节）；②易于接受阴道检查、阴道手术，在需要医疗干预而不能应用其他体位时使用；③产妇分娩时处于该体位，大多数助产人员技术操作娴熟。

劣势：①对抗重力作用，可能影响产程；②可造成仰卧位低血压，减少胎儿血氧供应，造成胎儿窘迫；③骨盆径线缩小，易造成头盆不称的假象；④妨碍枕后位或枕横位胎头转至枕前位；⑤越来越多的研究不支持仰卧位分娩，认为其有妨碍胎儿下降，增加难产、会阴切开术及胎儿窘迫等风险。1996年，WHO在发布的《正常分娩监护实用手册》中指出，产妇呈仰卧位时子宫收缩强度不如直立位。2006年，WHO生殖健康图书馆（The WHO Reproductive Health Library，RHL）的一份报告也指出，在产程中不推荐使用仰卧位，而推荐使用非仰卧位分娩（如侧卧、坐、俯卧和蹲位等）。

（2）半卧位：产妇卧位，上身与床面的夹角为45°~90°，生理状态下孕晚期妇女骨盆倾斜度为55°~60°，半卧位时倾斜角度与骨盆倾斜度相近，使胎体纵轴与产轴保持一致，有利于胎头下降。

优势：①与仰卧位相比，能更好地利用重力作用，减少压迫腹主动脉和下腔静脉，有利于血液供应及回流，提高胎儿血氧供应；②增大骨盆的入口径线；③硬膜外阻滞镇痛时可采用；④产妇舒适，利于产程进展；⑤有利于产妇与医务人员进行目光、情感交流，突显人性化护理的作用。

劣势：①容易发生宫颈和会阴水肿，不建议长时间采用；②枕后位、胎儿窘迫、产妇低血压及产妇非意愿时不应采用。

（3）侧俯卧位：又称为夸张Sims体位（产妇背部与床面或地面非垂直，以左侧俯卧位为例），产妇侧卧于床上，左手臂放置躯体后或前。左腿尽可能伸直，右腿弯曲呈90°，并用枕头垫在右腿下方，身体似转轴，不完全地转向前方（图8-20-1）。当可疑或确诊为持续性枕后位时，可指导产妇采取侧俯卧位以矫正胎方位。

优势：①对抗重力作用；②避免压迫骶尾骨；③促进枕后位胎头旋转；④有助于降低高血压（尤其是左侧俯卧位）；⑤能缓解脐带受压或仰卧位低血压造成的胎心率变化问题，Archer等研究表明产妇左侧卧位时具有最大心排血量，保证胎盘最大血流灌注，增加胎儿血供；⑥使用镇痛药物较为安全；⑦利于产妇休息，缓解疲劳；⑧缓解痔疮。

以下情况可采用：①产程进展过快；②并发妊娠期高血压疾病；③使用镇静药物或椎管内阻滞麻醉镇痛；④第二产程痔疮痛；⑤产妇感觉舒

服，愿意选择。

以下情况不采用：①产妇拒绝；②第二产程进展缓慢；③产妇侧俯卧位 1 小时以上，产程仍无进展者。

注意：侧俯卧位与侧卧位将对胎儿产生不同的影响。通过改变产程中母体体位，并利用胎儿重力和羊水浮力这一对力偶作用，能促进胎头旋转，以最适合的径线通过骨盆。因此，使用该体位的重点及难点是明确胎方位。

(4) 侧卧位（产妇背部垂直于床面，以左侧卧位为例）：产妇侧卧于床上，面向左侧，双臂和膝盖放松，可在双腿之间放置一个枕头或将右腿放置脚架上（图 8-20-2）。第一和第二产程均可应用。因侧卧位和侧俯卧位优势及劣势相似，详见“侧俯卧位”中的描述。

虽然侧俯卧位和侧卧位的优势和劣势相似，但是两者存在本质区别，即胎儿重力对胎方位的影响是不一样的。因此，指导产妇使用上述两种体位纠正异常胎方位，关键在于指导产妇朝哪个方向侧卧。例如：胎位为右枕后位时，若取侧俯卧位（夸张 Sims 体位），产妇应面向左侧躺，重力可促使胎头转至右枕横位再转至右枕前位；若取侧卧位，产妇应该面向右侧躺，有助于胎头从右枕后位转成右枕横位，然后取手膝位，有助于胎头从枕横位转向枕前位。国外有学者主张产妇左右轮换侧躺，在旋转过程异常胎方位可得到矫正。但也有国内学者认为潜伏期或活跃期出现子宫收缩乏力时，侧俯卧位仅能矫正偏斜的胎体纵轴，却无法矫正胎头枕后位。

(5) 侧卧位弓箭步（以左侧卧位弓箭步为例）：产妇左侧卧位，右脚用力蹬在面向床站立的陪伴者髋关节或产床的脚架上（图 8-20-3）。子宫收缩时产妇保持右腿弯曲用力，陪伴者前倾身体向产妇的腿轻微用力，使产妇髋、膝关节屈曲。但陪伴者用力不宜太大，否则会造成产妇骶髂韧带或髋关节过度伸展，造成疼痛和功能损伤。

优势：①以左侧位弓箭步为例，可改变骨盆形状，轻微打开右侧骶髂关节，增大右侧骨盆空间；②有助于枕后位和倾势不均胎头的旋转。

劣势：对抗重力作用，不利于产程进展，因此在产程进展缓慢时不采用。

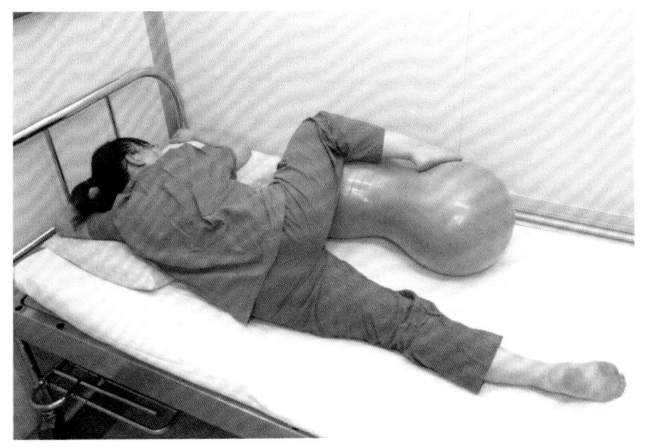

图 8-20-1 侧俯卧位

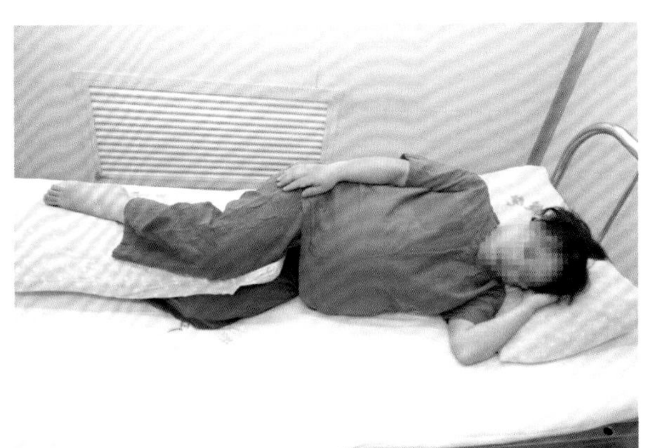

图 8-20-2 侧卧位

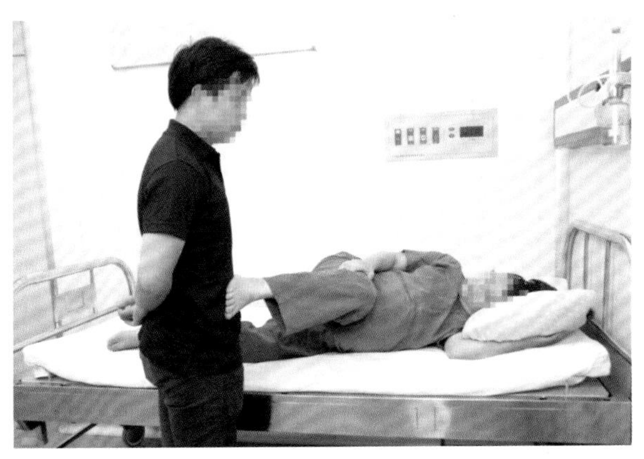

图 8-20-3 侧卧位弓箭步

以下情况可采用：①枕后位或胎头位置异常；②产妇使用镇静药或硬膜外阻滞镇痛；③产妇劳累，不能采用其他体位改变骨盆形状时。不采用的情况同“侧俯卧位及侧卧位”。

2. **截石位**

(1) 膀胱截石位:产妇仰卧,双腿放置于腿架上,将臀部移到床边,髋、膝关节屈曲,最大限度暴露会阴,子宫收缩时双手握住产床两边扶手用力上拉,双腿外展,全身用力往下着力(图 8-20-4)。一般适用于第二产程。

优势:①对抗重力作用;②有一定的促进产程进展的作用,子宫收缩时配合向下屏气用力(Valsalva 式),促进胎头下降,维持屏气时间不超过 6 秒,若出现胎心率改变则不应继续使用该法,因为弊大于利;③第二产程,当产妇体型偏胖、胎儿较大,有助于解除肩难产;④有利于显示视野,方便医护人员助产及突发情况抢救;⑤产妇分娩时处于该体位,国内医护人员技术操作娴熟。

劣势:①子宫压迫腹主动脉和下腔静脉,血液循环受阻,减少胎盘供血,增加胎儿窘迫和新生儿窒息发生概率;②骶尾关节扩张困难,骨盆空间相对于直立位狭窄;③可引起子宫收缩乏力,增加产后出血发生。

(2) 夸张截石位(McRoberts 位):产妇仰卧,双腿过度屈曲外展,并贴近腹部(双膝尽量拉近肩膀,可由产妇自己或他人帮助实现)(图 8-20-5)。在改变骨盆倾斜度基础上,矫正胎头入盆姿势,呈均倾势,解决由于胎头入盆姿势不良造成的产程异常问题。

优势:①可上移耻骨联合,较单纯仰卧位增加骨盆出口前后径约 1.75cm。与普通膀胱截石位比较,耻骨联合可向产妇头侧上移 8cm,能够旋转骨

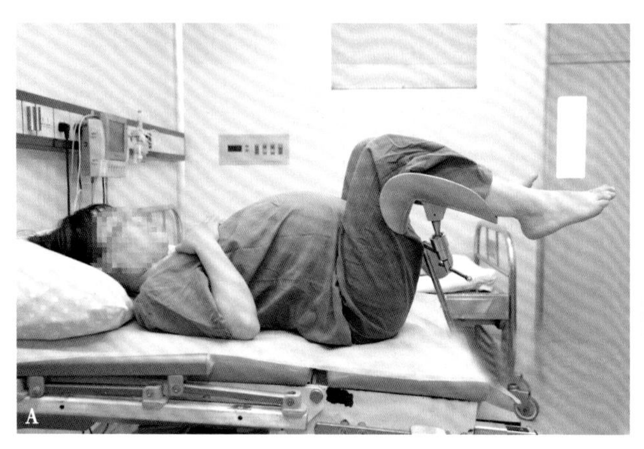

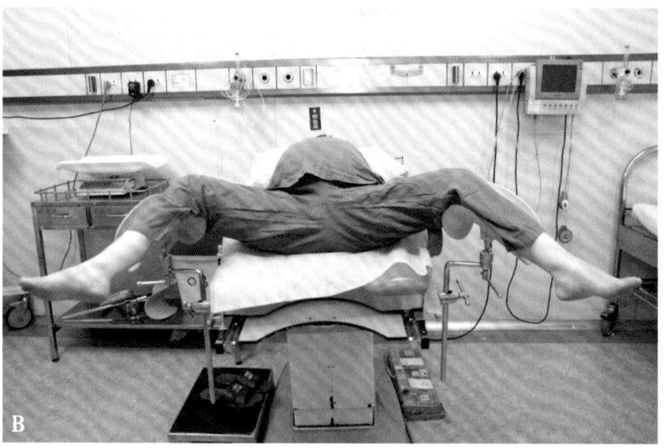

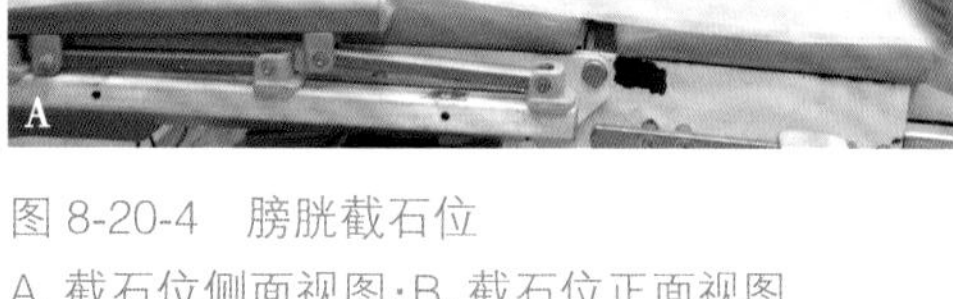
图 8-20-4 膀胱截石位
A. 截石位侧面视图;B. 截石位正面视图

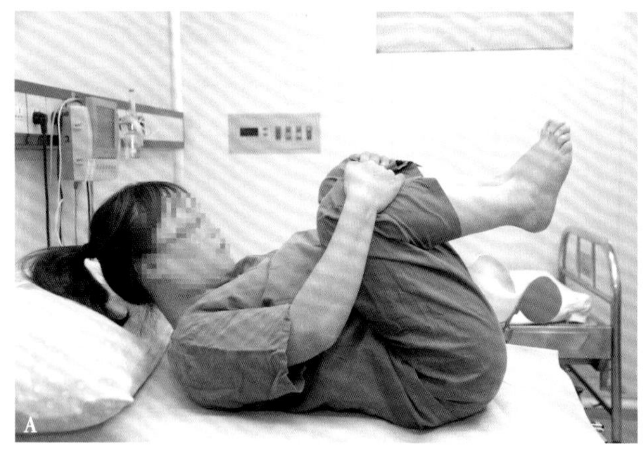

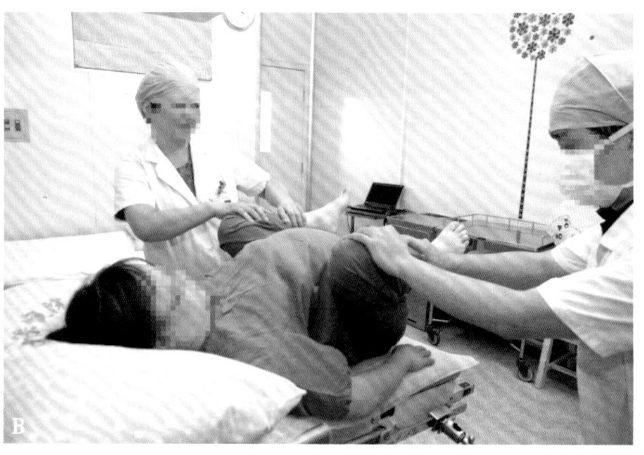

图 8-20-5 夸张截石位
A. 夸张截石位;B. 他人支撑大腿夸张截石位

盆后腔，尽力放平骶部，骨盆入口与第5腰椎平面的夹角由原来的26°缩小为10°，骨盆倾斜度减小。当胎头被"嵌顿"在耻骨联合上时，有助于胎头滑过耻骨联合并下降。②与膀胱截石位比较，可将子宫收缩时的宫腔内压增加2倍，增强产力。③Hoffman等学者研究显示该体位可降低肩难产和骨盆倾斜度过大导致的头位难产及臀位后出头困难。

劣势：①易出现仰卧位低血压，产妇易疲劳；②若陪伴者用力过大，可造成产妇耻骨联合分离、骶髂关节脱位和一过性股神经病变，造成产后耻骨疼痛甚至可能影响行走等活动，因此，在尝试其他压力较小的体位前不应采用；③与普通膀胱截石位比较，产妇骶尾关节伸展更困难；④Storton等学者研究显示该体位易造成胎儿窘迫，还可增加产妇释放儿茶酚胺，抑制产程进展；⑤胎头处于不利于下降的角度，下降缓慢，产程延长、滞产，增加难产及新生儿窒息的概率。

3. **拉绳** 在第二产程，孕妇仰面平躺，双膝屈曲，双脚平放在床上或支撑在横栏的立柱上。绳子或床单可环绕横栏或床尾的栏杆，或陪伴者手持绳子一端，产妇手持另一端。子宫收缩时产妇抓住绳子用力下拉，仰头并利用腹压向骨盆方向着力，避免呈坐位。子宫收缩间歇时躺下休息（图8-20-6）。

优势：对于已行分娩镇痛的产妇，由于神经阻滞后产妇自觉胎头对盆底的压迫感减轻，会影响产妇在第二产程的主动屏气、用力，而拉绳可帮助产妇更有效用力。

劣势：①可能出现仰卧位低血压；②阻碍枕后位或枕横位胎头旋转为枕前位。

（二）垂直位

1. **坐位**

（1）支撑式前倾坐位：产妇双腿平放取坐位，身体向前倾屈，双臂放松置于腿上（也可放在面前同伴或支撑物上）；或产妇分开双腿面向后方，骑坐在椅子或坐便器上，身体放松向前趴在椅背、分娩球或坐便器的水箱上（图8-20-7）。

优势：①有利于借助重力作用；②产妇保持"C"曲线位置，胎体纵轴与骨盆轴一致，重力作用下增加胎儿对宫颈的压力，反射性引起子宫收缩加强，加速产程进展；③骑跨坐位可增大骨盆入口，有利于产力的传导、胎头下降和旋转；④与仰卧位、半卧位比较，更益于促进枕后位胎头旋转；⑤减轻腰骶部、背部疼痛；⑥利于产妇休息；⑦便于按摩腰骶部。

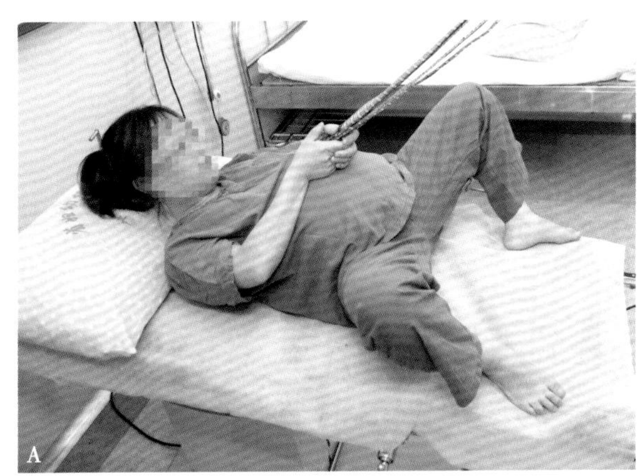

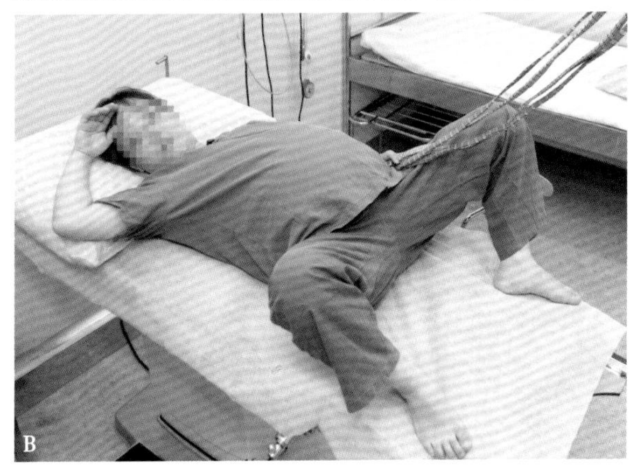

图8-20-6 拉绳
A. 子宫收缩期用力；B. 子宫收缩间歇期休息

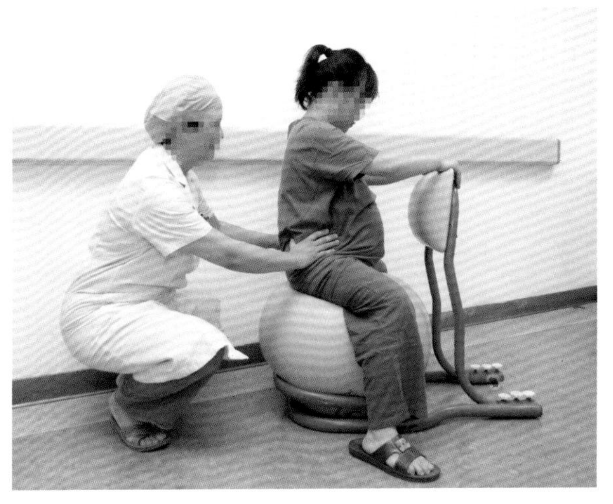

图8-20-7 支撑式前倾坐位

劣势：①若长时间维持该体位，易造成宫颈水肿；②无支撑物支撑时较难维持该体位。

以下情况可采用：①采取半卧位而产程无进展；②产妇骶部疼痛；③产程中产妇感觉该体位舒服。

以下情况不采用：①采用该体位6~8次子宫收缩之后产程仍无进展；②当使用硬膜外阻滞镇痛或镇静药减弱产妇双侧下肢知觉，无法维持该体位的时候。

（2）垂直坐位：产妇坐位，上身与床、椅子等垂直。

优势：①有利于借助重力作用，缩短第二产程；②可减轻子宫压迫腹主动脉及下腔静脉，改善胎盘循环，减少胎儿窘迫、新生儿窒息的发生；③若提供支撑和帮助，便于产妇休息；④便于冷热敷肩部、骶部、下腹部。

劣势：①不便于接生，且易造成会阴裂伤。Jonge等学者研究显示采用此坐位增加产妇会阴切开术的风险，较卧位增加会阴、宫颈裂伤的风险。②分娩时间超过1小时，易致会阴水肿。③增加产后出血的风险。Thies-Lagergren等学者随机对照试验研究比较坐位与非坐位分娩，坐位产后出血量为500~1 000ml的发生率升高。

以下情况可采用：①活跃期进展缓慢时，产妇采用膝盖低于臀部的坐姿有利于产程进展；②使用药物镇痛后，若有陪伴者帮助，可替代仰卧位或侧卧位；③产妇疲惫，骶部疼痛时。

（3）半坐位：与“垂直坐位”的区别是上身与床面或座椅之间的夹角在45°~90°。优、劣势同“半卧位”。

2. 跪位

（1）支撑式前倾跪位：产妇双膝跪在地板或床上，前倾趴在床背、椅背、分娩球或其他支撑物上。

优势：①有利于借助重力作用；②可缓解脐带受压；③促使胎体纵轴与母体骨盆轴一致，利于胎头下降；④与仰卧位、侧卧位或坐位比较，可较大限度地增大骨盆入口；⑤促进胎头旋转；⑥与手膝位比较，能减轻手部关节的劳累；⑦便于按摩产妇骶部。

劣势：①压迫膝盖，产妇可能无法支撑；②若使用硬膜外阻滞等镇痛影响产妇运动神经控制能力时不应采用。

以下情况可采用：①胎头位置较高时，可促进胎头下降；②侧卧位或仰卧位发生胎儿窘迫时；③枕后位；④产妇骶部疼痛。

（2）手膝位：产妇双膝着地，身体向前倾屈，双手或双拳着地支撑身体（图8-20-8）（该体位有别于其他垂直位，因该体位双膝着地，所以将该体位放在“跪位”中描述）。2010年英国皇家妇产科医师学会（Royal College of Obstetricians and Gynecologists，RCOG）的电子问卷调查显示，手膝位或跪位已经成为产程中产妇较常选用的体位，仅次于半卧位。

优势：①可缓解脐带受压；②有助枕后位胎头旋转；③能明显缓解产妇背部疼痛；④易于阴

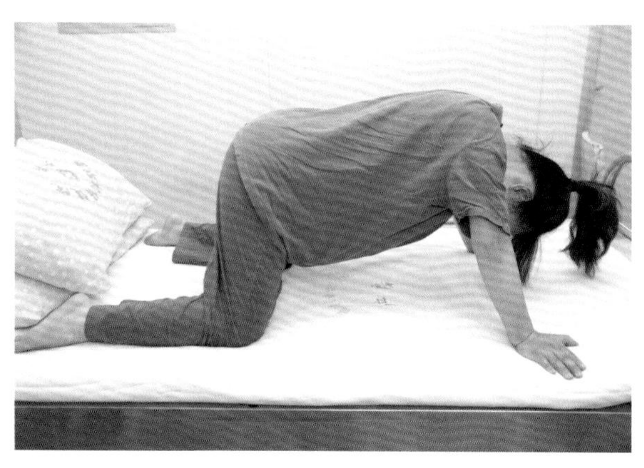

图8-20-8　手膝位

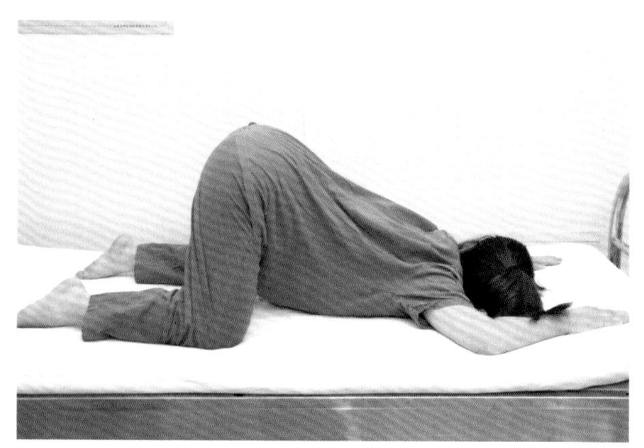

图8-20-9　膝胸卧位

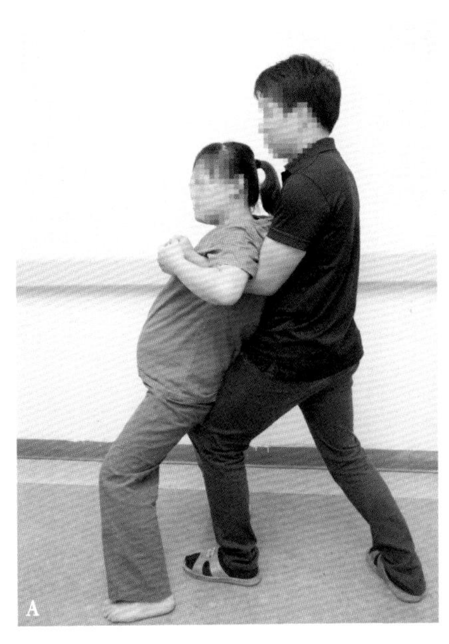
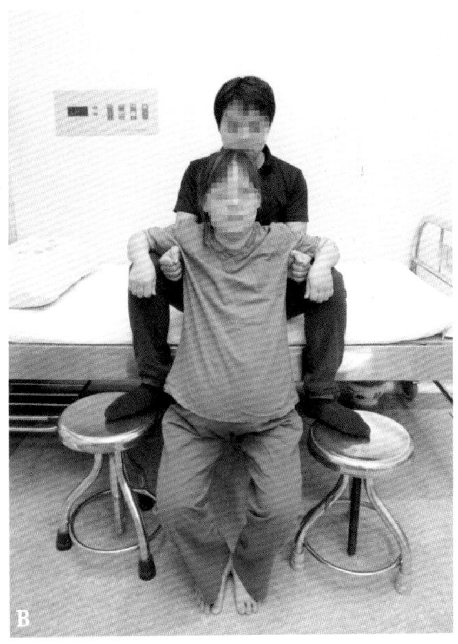
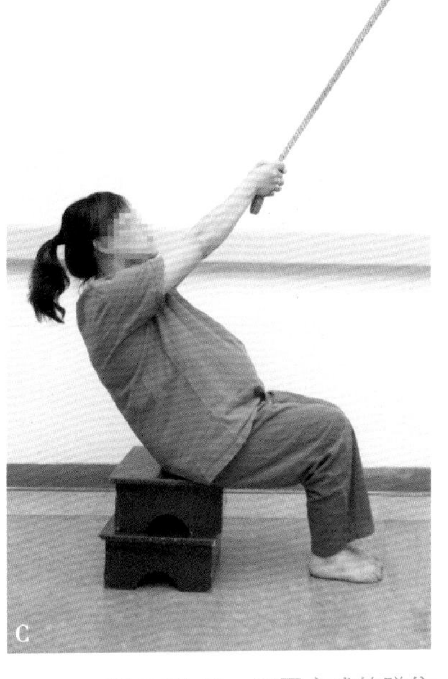

图 8-20-10 不同方式的蹲位
A. 支撑式蹲位；B. 悬吊位；C. 分娩绳悬吊法

道检查；⑤有助于促进第一产程末期宫口扩张；⑥便于按摩骶部，减轻疼痛；⑦可促进产程进展，增加分娩满意度；⑧减轻痔疮。

劣势：①产妇易感疲劳；②在产妇膝盖无法支撑或硬膜外阻滞等镇痛减弱产妇运动神经控制能力的情况下不应采用。

(3) 膝胸卧位：产妇双膝和前臂着地，胸部尽量靠近地板，双臂高于胸部(图 8-20-9)(该体位有别于其他垂直位，因该体位双膝着地，所以将该体位放在“跪位”中描述。)

优势：①对抗重力作用；②缓解脐带受压，避免脐带脱垂；③减轻骶部疼痛；④有助于促进宫口扩张；⑤缓解痔疮。

劣势：①产妇易感疲劳；②存在脐带绕颈、胎儿窘迫及胎盘早剥的风险。

以下情况可采用：①有脐带脱垂；②产妇骶部疼痛；③产妇宫颈水肿或宫口扩张缓慢者。

以下情况不采用：①产妇膝盖病变伴疼痛者；②硬膜外阻滞等镇痛方式减弱产妇运动神经控制能力时；③并发胎儿脐带绕颈、胎儿窘迫者。

3. **蹲位**

(1) 支撑式蹲位：子宫收缩时产妇背靠陪伴者，陪伴者前臂放在产妇腋下并用力托起产妇身体，子宫收缩间歇期产妇站立休息，或“悬吊位”：陪伴者坐在较高的床上或柜台上，双脚放在椅子或脚蹬上，双腿分开，产妇背向陪伴者，并站立于陪伴者双腿之间，手臂自由放置其腿上。子宫收缩时产妇降低身体，陪伴者双腿夹紧产妇胸部两侧，产妇身体重量靠手臂支撑在陪伴者双腿上，子宫收缩间歇期产妇站立休息。也可用固定在天花板的“分娩绳悬吊法”(图 8-20-10)来支撑产妇。使用“分娩绳悬吊法”利于陪伴者省力。

优势：①借助重力作用，促进胎头下降；②骨盆关节具备更多的可变性，有助于缓解头盆倾势不均；③减少腰骶部压迫和缓解腰骶部酸痛；④“悬吊位”和“分娩绳悬吊法”能减少陪伴者劳累；⑤得到陪伴者的支持，增加产妇安全感。

劣势：①可能压迫产妇腋下神经，导致产妇双手感觉不适；②陪伴者费力。

以下情况可采用：①产程缓慢，胎头下降无进展时；②第二产程估计胎头较大、头盆倾势不均、枕后位或枕横位，需增加骨盆关节可变性时。

以下情况不采用：胎儿即将娩出(除非准备以该体位接生)或硬膜外阻滞等镇痛方式干扰产妇身体平衡或腿部麻木时。

(2) 半蹲位、弓箭步和摇摆体位：产妇站立，

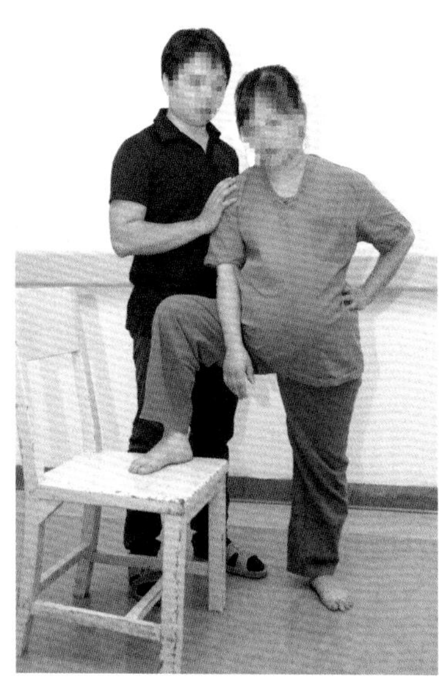
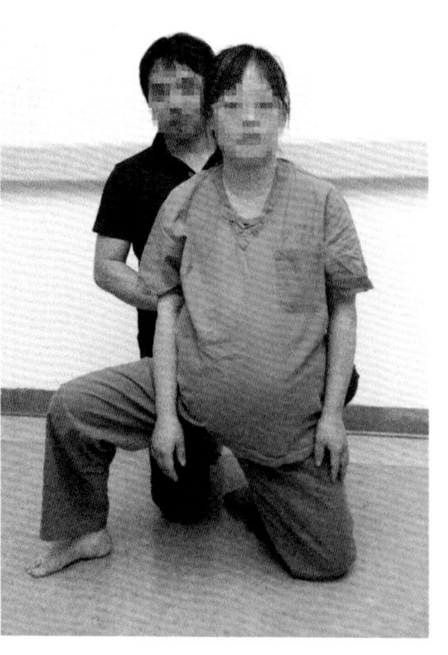

图 8-20-11 弓箭步

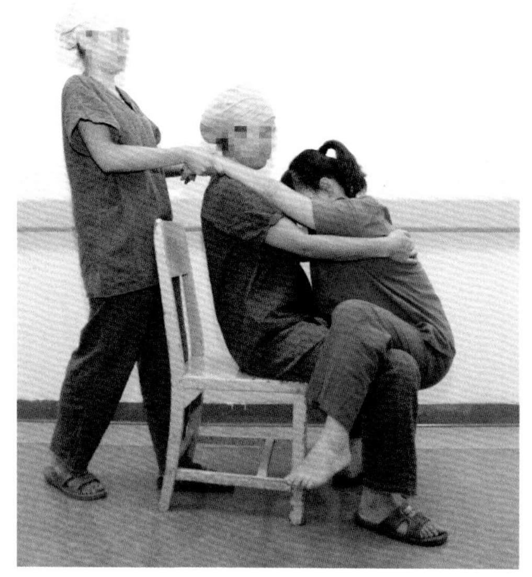

图 8-20-12 低蹲位

双手抓住支撑物，降低身体，背部向后仰，即为半蹲位，也可站立时抬起一只脚放在椅子上，摆为弓箭步(图 8-20-11)。产妇取半蹲位或弓箭步时，可抓住支撑物或陪伴者摇摆身体。

优势：①借助重力作用，利于胎头旋转和下降；②产妇由站位变为半蹲位或处于半蹲位时抬起一只脚做摇摆运动，可以改变骨盆大小；③弓箭步的姿势可改变骨盆形状，增大一侧空间。

劣势：①较难保持产妇身体平衡；②产妇有髋、膝关节畸形或损伤时不应使用。

以下情况可采用：①第二产程胎头下降缓慢；②估计胎头较大、枕后位或枕横位，需增加骨盆关节可变性时；③产妇不能采取完全蹲位时。

以下情况不采用：①胎儿即将娩出(除非准备以该体位接生)；②硬膜外阻滞等镇痛方式干扰产妇身体平衡或腿部麻木时。

(3) 低蹲位：陪伴者坐在无扶手直背椅子上，产妇面向陪伴者骑跨坐在其大腿上并互相拥抱(图 8-20-12)。子宫收缩时陪伴者分开双腿使产妇臀部下沉于其间，同时产妇膝盖弯曲，臀部尽量向低处下沉。另一人站在陪伴者身后，尽量抓住产妇腕关节，保证产妇安全。子宫收缩间歇期陪伴者将双腿合拢，产妇可坐在上面休息。

优势：①借助重力作用，促进胎头下降；②增大骨盆出口径线；③陪伴者的支撑可增加产妇的安全感。

劣势：①如施行分娩镇痛则无法保持身体平衡或可能产生腿部麻木，导致产妇容易跌倒；②胎头倾势不均或枕后位时，效果可能不理想；③对陪伴者的要求高且产妇易疲劳；④不利于观察产程进展情况。

以下情况可采用：①第二产程进展停滞；②产妇采取蹲位或悬吊位困难时。

以下情况不采用：①采用该体位产妇感觉疼痛加剧时；②没有足够强壮的陪伴者支撑时；③硬膜外阻滞镇痛等干扰产妇身体平衡或腿部麻木时。

4. 站立位

(1) 支撑式前倾站位：产妇站立，身体向前趴在同伴身上、较高的床上、分娩球或固定于墙壁的横栏或柜台上。

优势：①有利于借助重力作用；②可调整胎体纵轴与骨盆轴之间的角度；③增大骨盆入口(与仰卧位和坐位比较)；④促进枕后位胎头旋转，尤其配合骨盆摆动等运动时效果更佳；⑤促进胎头俯屈；⑥减轻骶部疼痛；⑦增加产妇向下屏气的力量，缩短产程；⑧较手膝位更易于维持；⑨支撑物或陪伴者的存在可增加产妇的安全感。2010

年，WHO回顾分析21项随机对照研究发现，站立位分娩较卧位分娩第一产程缩短约1小时，可减少使用硬膜外阻滞镇痛，降低剖宫产率，且不影响其他母儿结局。

劣势：①该体位增加助产人员接生操作的难度；②硬膜外阻滞等镇痛方式将干扰产妇运动神经的控制能力，故该体位不能和药物镇痛、镇静联合使用。

以下情况可采用：①产程进展缓慢；②子宫收缩乏力；③产妇骶部疼痛。

(2) 不对称式直立位（站位、跪位、坐位）：产妇坐着、站着或跪着，自行选择抬高一侧下肢，另一侧的膝盖和臀部放松，双下肢不在同一水平面上。

优势：①借助重力作用；②腿部抬高时，可增大骨盆出口径线；③有助于枕后位胎头旋转；④减轻骶部疼痛。

劣势：①费力、难以维持该体位；②应用硬膜外阻滞等镇痛方式，产妇腿部无力或无法保持身体平衡时不能采用。

以下情况可采用：①活跃期进展缓慢；②期望胎头旋转；③可疑胎儿头盆倾势不均；④产妇骶部疼痛。

三、分娩期母体运动

（一）骨盆摆动

在第一产程，产妇取手膝位，收紧腹肌并弓其背部，然后放松恢复到手膝位。趴在椅子或分娩球上行骨盆摆动（图8-20-13），产妇可能感觉更为舒适。当产妇骶部疼痛或可疑枕后位时，可在子宫收缩期有节奏地摆动骨盆。

优势：①有助于改变胎头位置；②缓解骶部疼痛。

劣势：①由于采取手膝位，产妇膝盖容易疲劳；②胎心监护探头可能滑落。

（二）步行或爬楼梯

第一产程，产妇体力足够时实施。

优势：①借助重力作用；②活动时关节重复细微的变化，可促使胎头旋转和下降。美国爱母分娩行动联盟（Coalition for Improving Maternity Services，CIMS）提出“爱母分娩行动”的十大措施之一：“除因医学并发症、合并症的限制外，应满足产妇在分娩期间对自由行走活动的需要”。

劣势：①比较费力，产妇易疲劳；②胎膜早破而胎头未入盆者可发生脐带脱垂，引起急性胎儿窘迫。

（三）慢舞

第一产程产妇倚靠陪伴者身上，从一边到另一边慢慢摇摆身体（图8-20-14）。产妇与陪伴者面对站立，将头放在陪伴者肩膀或胸前，双手放松置于陪伴者身体两侧或将拇指插入陪伴者裤袋或腰带里，陪伴者双手拥抱产妇腰骶部，可随音乐摇摆、舞动。

优势：①借助重力作用；②摇摆时骨盆关节

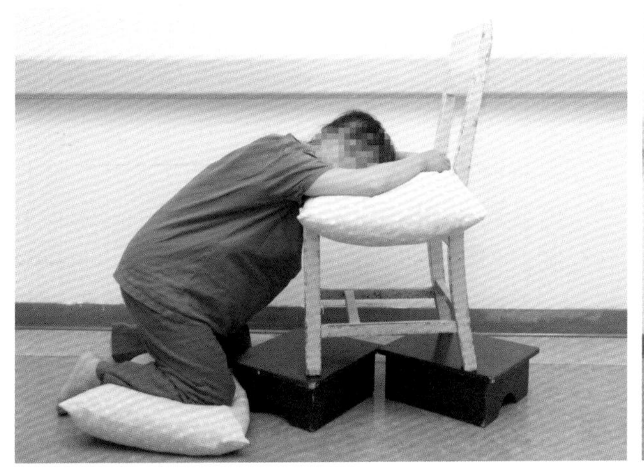

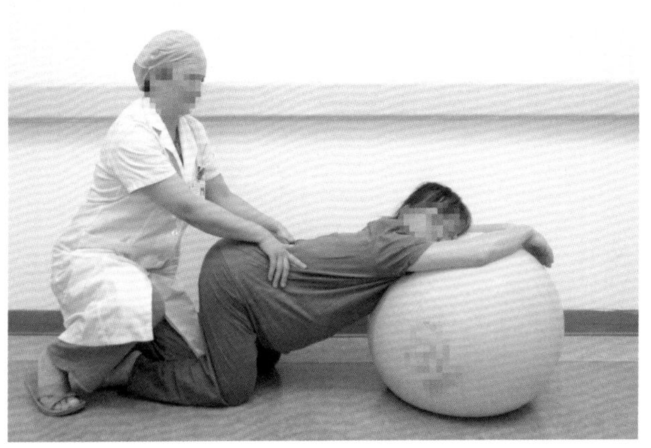

图8-20-13　骨盆摆动

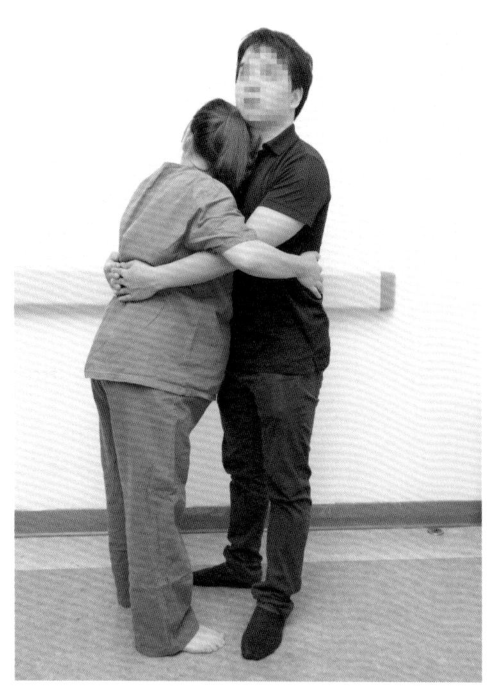

图 8-20-14 慢舞

重复细微的变化，促使胎头旋转和下降；③产妇舒适，缓解紧张情绪；④可替代步行，且不影响使用胎心监护。

劣势：遇到与孕产妇身高相差较多的陪伴者时不能采用该方法。

（四）腹部抚摸

第一产程产妇取手膝位，陪伴者站在胎头枕部的对侧，用手从产妇腹部一侧（即胎头枕侧）向对侧抚摸，到腹中线停止（图 8-20-15）。如胎位为右枕后位时，陪伴者站在产妇左侧，从产妇腹部右侧向左侧抚摸。

优势：与单纯手膝位比较，更有助枕后位胎头转为枕前位。其余优势同“手膝位”。

劣势：可引起强烈子宫收缩，潜在胎盘早剥的可能。余劣势同“手膝位”。

以下情况不采用：①胎方位不明确时；②产妇不能采取手膝位时。

（五）腹部托起

产妇直立，子宫收缩时双手指交叉放在下腹部并向内上方托起，同时微屈双膝，使骨盆翘起。或由陪伴者用披肩或围巾包绕产妇下腹部，子宫收缩时在产妇身后帮助其托起腹部。

优势：①可加速产程进展；②促使胎体纵轴与骨盆轴方向一致，帮助胎头衔接；③减轻骶部疼痛。

劣势：①产妇疲惫或子宫收缩过强，第二产程进展过快的产妇不应采用；②托起腹部可能会压迫脐带。

以下情况可采用：①第一、二产程，产妇自愿；②不受脊柱前突、悬垂腹、短腰、骶部陈旧伤等限制。

以下情况不采用：脐带位置较低或脐带位于子宫前方时。

（六）骨盆按压

产妇站立或蹲位，子宫收缩时陪伴者在产妇髂嵴上用力地朝对侧按压。

优势：①受压的骶骨以骶髂关节为枢纽运动，增宽中骨盆和骨盆出口，可促进胎头下降；②可缓解骶部疼痛。

劣势：关节炎或骨盆外伤史的产妇，硬膜外阻滞镇痛致骶部无知觉的产妇不宜采用。

（七）其他有节律的运动

如坐在摇椅或趴在桌子、分娩球上摇摆，抚摸身体，移动身体等。

优势：①有镇静作用；②可改变胎儿、骨盆的关系，促进产程进展；③可转移产妇注意力，缓解腰骶部疼痛。

（八）水中分娩

1805 年，法国的 Embry 首次报道使用这项技术。2003 年，首例水中分娩在中国开展。

优势：①水的浮力作用让产妇有失重的感觉，易改变体位、放松心情；②温水可松弛肌肉，减轻焦虑，减少儿茶酚胺释放；③改善子宫灌注，利于宫颈扩张，缩短产程；④增加产道弹性，减少裂伤及其程度；⑤减少产后出血。Menakaya 等学者研究比较了水中分娩组与对照组产妇平均出血量和产后出血的发生率，差异无统计学意义。

劣势或禁忌证：①早产；②多胎妊娠；③胎儿窘迫；④头盆不称或胎位不正；⑤脐带绕颈 2 周或以上；⑥有肩难产史或肩难产风险者；⑦4 小时内使用过麻醉药物；⑧硬膜外阻滞；⑨产程中阴道出血多；⑩产程中需持续胎心监护者；⑪存在严重

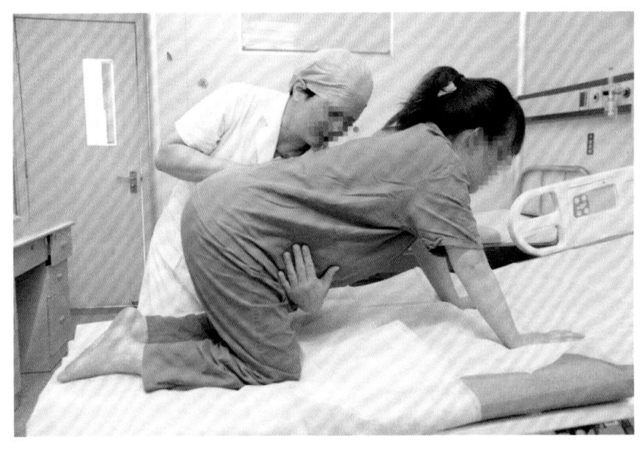
图 8-20-15 腹部抚摸

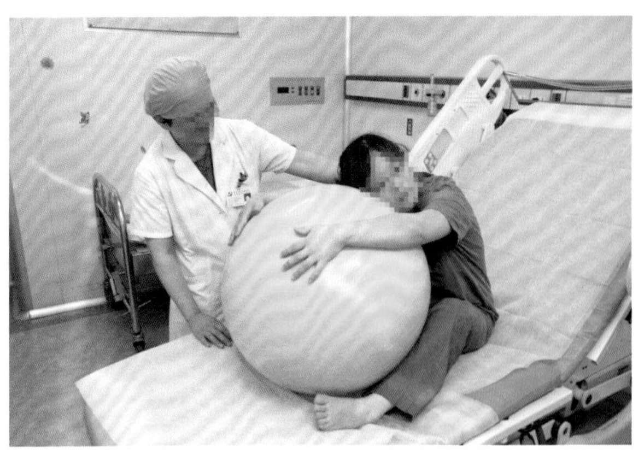
图 8-20-16 分娩球

会阴水肿或陈旧严重会阴裂伤；⑫存在前置胎盘等并发症及合并症，存在疱疹、乙型肝炎等传染性疾病；⑬体温 >37.5℃或可疑母体感染者；⑭移动困难和骨骼受损者；⑮酗酒或吸毒者；⑯顺从性较差者。

（九）分娩球

分娩球又称为瑞士球。20 世纪 80 年代，由 Perez 和 Simkin 介绍作为一种生育辅助工具。分娩球可促进产妇处于最佳体位从而减轻疼痛。

优势：①产妇身体向前卷曲（呈"C"曲线）靠在分娩球上，可促使头盆相称和衔接（图 8-20-16）。骨盆自由活动，松弛盆底肌肉，有利于胎头旋转及下降。②促进宫颈口扩张，增宽骨盆径线。③可减轻腰背或骶部疼痛。Gau 等学者报道，与对照组比较，孕期及产程中有分娩球训练和使用分娩球的产妇，第一产程时间缩短，硬膜外阻滞及剖宫产率降低。

四、产程不同时期的母体体位与运动

持续运动，如骨盆摆动、摇摆，步行等，能使骨盆各骨骼之间和骨盆形状发生连续性变化，使胎头移动到更合适的有利位置，有助于解决枕后位、头盆倾势不均、俯屈不良等问题。没有哪种单一体位适用于任何情境，因此，在产程的不同时期，应根据实际情况适时调整。

（一）潜伏期

通常产程开始时胎头呈不均倾位，当胎头进入骨盆入口后转变为均倾位。然而，有时胎头倾势不均会持续存在，就可能会阻止胎头旋转和下降，使其不能很好地紧贴宫颈，影响子宫收缩。变换母体体位和适当的运动可以纠正胎头倾势不均，有助于改善子宫收缩。

1. **腹直肌弹性良好** 向前倾屈身体时会将胎儿重心前移，均匀地分散或增加胎头对宫颈的压力，有利于胎头旋转到恰当的位置，促使胎头更好地贴合宫颈，从而子宫收缩规律而有效。

2. **腹部肌肉无力或是悬垂腹** 胎儿的重心可能在母体前方较低处，产妇可以采取半卧位姿势使胎儿重心向后移动，有助于保持胎轴与骨盆轴一致。

3. **腰骶部疼痛** 潜伏期产妇子宫收缩频繁、不规则、持续时间短暂，同时伴有严重腰骶部疼痛，宫颈扩张慢或无扩张时，常提示与枕后位有关，建议子宫收缩时托起腹部并倾斜骨盆，有助于重新调整胎儿纵轴与骨盆入口之间的角度，使胎头直接压迫在宫颈上，促进有效的子宫收缩。

（二）活跃期

评估活跃期胎头的旋转和下降情况具有重要意义，可疑枕后位、持续性枕横位、胎头倾势不均、头盆不称或巨大胎儿时，通过改变母体体位和运动，借助重力的优势作用和骨盆径线的调整以调节胎头与骨盆的相对位置。

胎儿枕后位时，产妇会不由自主地、几乎是痉挛性地用力，会造成宫颈水肿甚至宫颈裂伤，产程进展缓慢。依次变换产妇体位为手膝位、侧俯卧位或开放式膝胸卧位，每次 15~30 分钟，可以利用重力使胎头远离宫颈，减轻胎头对阴道后壁的压迫，有助于重新调整胎方位。但使用时需注意综合胎儿体重、羊水浮力、子宫收缩的合力作用使胎儿与产道相互适应，因此保持合适的子宫收缩有助于纠正异常的胎方位。

产程进展缓慢且判断胎方位困难时，通过积极尝试改变分娩体位，可增加骨盆空间，有助于调整潜在异常的头盆因素，如：①身体向前倾屈的体位，以支撑式前倾坐位为例，有利于借助自身重力作用，前移胎儿重心，调整胎体纵轴与骨盆轴之间的角度，有利于胎头旋转到恰当的位置，促使胎头更好地贴合宫颈，从而促使子宫规律而有效地收缩。②侧卧位弓箭步时，产妇的一只脚可稳固地向着产妇头部方向施压，促进产妇髋关节屈曲和外展，使骨盆增宽，增加胎儿旋转的机会。③不对称式直立位时，产妇可自行选择抬高一侧下肢，另一侧的膝盖和臀部放松，双下肢不在同一水平面上，可增大抬高侧下肢的骨盆空间，轻微地改变骨盆内部形状，为胎儿旋转提供更大的空间，有助于枕后位胎头旋转，同时减轻骶部疼痛。④弓箭步则利用重力和臀部外展的拉伸力，通过杠杆作用增宽单侧骨盆空间，增加胎儿旋转的机会，有助于调整胎方位。

（三）第二产程

助产人员应该充分告知产妇第二产程的时长因人而异，采取各种分娩体位的益处及风险，帮助产妇选择舒适的分娩体位：①仰卧位及截石位仍是第二产程最普遍的简易型体位，便于助产人员观察会阴情况、实施会阴切开和阴道助产术，但长时间仰卧位会增加产妇低血压风险，建议应尽量避免长时间仰卧位。②直立体位可降低行会阴切开术及阴道助产的风险，但可能增加产后出血及会阴Ⅱ度以上裂伤的风险。③对于已行椎管内分娩镇痛的产妇，可能会影响产妇第二产程自主用力，目前尚无足够证据支持采用何种体位为最佳体位，应当根据产妇的当时情况及意愿进行个体化选择。④当其他体位无效或发生头位难产时，可积极地尝试夸张截石位（McRoberts 体位），使胎头顺利通过耻骨弓。

技术难点

1. 没有一种体位适合任何情况或产程的任何时期，分娩过程中需要根据实际情况适时调整。
2. 产程的不同时期，应及时辨识潜在的异常头盆因素，帮助产妇根据自己的意愿选择舒适的分娩体位。

处理技巧

1. 分娩期鼓励产妇运动和采取适合的分娩体位。
2. 促进脊柱弯曲，呈“C”曲线　侧俯卧位、侧卧位弓箭步、支撑式前倾坐位、垂直坐位、支撑式前倾跪位、手膝位、支撑式前倾站位和慢舞都具有促进脊柱弯曲成“C”曲线的作用，从而促进胎体纵轴与骨盆轴一致，促进产程进展。
3. 增大产妇子宫与脊柱之间的夹角　支撑式前倾坐位、手膝位和支撑式前倾站位等体位可增大此角度，胎儿利用空间较大的骨盆后半部，利于俯屈、旋转和下降。上述体位可与侧卧位交替使用（30~45 分钟 1 次），促进产程进展。
4. 增加产力　硬膜外阻滞镇痛前，鼓励产妇站立、步行、慢舞，使用摇摆椅、分娩球，可增加产力。硬膜外阻滞镇痛后产妇可使用垂直坐位，增加产力。
5. 促进头盆相称　通过慢舞、骨盆摆动和体位轮换等方式来改变胎儿和骨盆的相对位置，促进胎头俯屈、旋转及下降。
6. 增大骨盆径线　坐位、蹲位等可增大骨盆径线，直立位时抬高一侧下肢可增大骨盆一侧空间。
7. 促进枕后位向枕前位旋转　侧俯卧位、侧卧位时可利用重力作用，帮助胎头旋转。

本节关键点

1. 了解分娩期各种母体体位和运动的优缺点，根据实际情况正确指导产妇使用。
2. 尊重产妇的意愿与体验，产妇自觉舒适时才可能成为促进产程的最佳体位。
3. 正确判断胎方位、胎先露的位置既是技术难点，又是选择合适的分娩期母体体位及运动方式的关键点。

4. 改变母体体位或运动方式时，要注意监测胎儿情况。经过积极变换体位后产程仍无进展或出现胎儿不良情况时，不应再单纯依靠改变分娩体位，而应按诊疗常规进一步酌情处理。换言之，分娩期母体体位和运动是促进自然分娩的一种有效措施，但并不是唯一的措施。
5. 提高医护人员对各种分娩体位的助产技术水平。
6. 没有一种母体体位和运动方式是适合所有产妇的，产妇只能通过尝试和选择，才能寻找到有效、可行的分娩期母体体位和运动方式。

（颜建英　张勤建）

参考文献

1. 贺晶，陈璐．分娩时体位选择．中国实用妇科与产科杂志，2015，02：112-116.
2. BORGES M, MOURA R, OLIVEIRA D, et al. Effect of the birthing position on its evolution from a biomechanical point of view. Computer Methods and Programs in Biomedicine, 2020, 200: 105921.
3. BERTA M, LINDGREN H, CHRISTENSSON K, et al. Effect of maternal birth positions on duration of second stage of labor: systematic review and meta-analysis. BMC Pregnancy Childbirth, 2019, 19(1): 466.
4. GUPTA JK, SOOD A, HOFMEYR GJ, et al. Position in the second stage of labour for women without epidural anaesthesia. Cochrane Database of Systematic Reviews, 2017, 5(5): CD002006.
5. KIBUKA M, THORNTON JG. Position in the second stage of labour for women with epidural anaesthesia. Cochrane Database of Systematic Reviews, 2017, 2(2): CD008070.
6. ELVANDER C, AHLBERG M, THIES-LAGERGREN L, et al. Birth position and obstetric anal sphincter injury: a population-based study of 113 000 spontaneous births. BMC Pregnancy and Childbirth, 2015, 15.
7. 杨慧霞，刘兴会，李博雅，等．正常分娩指南．中华妇产科杂志，2020，55(6)：361-370.
8. OLADAPO OT, TUNçALP Ö, BONET M, et al. WHO model of intrapartum care for a positive childbirth experience: transforming care of women and babies for improved health and wellbeing. BJOG, 2018, 125(8): 918-922.
9. WORLD HEALTH ORGANIZATION. WHO recommendations: intrapartum care for a positive childbirth experience. Geneva: World Health Organization, 2018: 1-165.
10. SIMKIN PP, O'HARA M. Nonpharmacologic relief of pain during labor: systematic reviews of five methods. Am J Obstet Gynecol, 2002, 186: s131-159.

第九章

分娩镇痛

……

第一节

分娩镇痛的历史及特点

导读

分娩(delivery)是一个生理过程,分娩疼痛是一种受多因素影响的内脏疼痛,不同孕妇对分娩疼痛的耐受差异性。人类发展的历史足以证明,大多数女性可以耐受分娩过程中阵发性渐进增强的、钝性的、急性生理性内脏疼痛而不需要药物的治疗,因此人类在非药物镇痛基础上发展了现代医学的药物镇痛技术。药物分娩镇痛的发展基于人们对疼痛的神经传导的研究、麻醉药物与麻醉技术的发展。目前,腰部硬膜外分娩镇痛在世界范围内广泛开展,医务工作者在临床应用各种镇痛方法时,也依然在努力探索对产妇和新生儿更安全可靠的有效镇痛方法。

一、分娩疼痛的概述

分娩疼痛由子宫痉挛性收缩引起,是一种急性生理性的内脏疼痛,贯穿整个分娩过程。

疼痛(pain)是由于机体内外环境改变导致的一种不舒服的主观感觉,可以帮助机体对内外环境的改变进行适应性反应,如临产期宫缩疼痛让产妇为分娩准备。各种内外环境改变形成的刺激,作用于全身各组织器官的游离神经末梢,形成神经冲动,这些神经冲动沿着传入神经纤维,经脊髓背根神经节传到脊髓后角或三叉神经脊束核中的有关神经元,再经由对侧的腹外侧索传至较高级的疼痛中枢——丘脑、其他脑区及大脑皮质,引起疼痛的感觉和反应。疼痛的程度不仅受刺激强度的影响,也受其他很多因素的影响,如低氧代谢产物、炎性因子会增加神经感受器的敏感性,恐惧、焦虑或抑郁情绪可加重疼痛感觉等。

疼痛通常分为躯体疼痛和内脏疼痛。躯体疼痛源于外界刺激作用于体表,如外物打击或极端温度的接触,刺激体表游离神经末梢形成神经信号,经特定神经通路上传到脑部而形成。躯体疼痛具有定位准确、性质尖锐而持续的特点,切割、牵拉、高温、低温等都是躯体疼痛的敏感刺激因素。内脏疼痛源于内环境改变形成的刺激,通过内脏神经末梢及传入纤维上传到脑部而形成。内脏疼痛的敏感刺激是缺血,对切割、低温、高温等不够敏感。内脏缺血产生的低氧代谢产物(如一氧化氮等)达到一定浓度即可松弛内脏平滑肌和血管平滑肌,从而使缺血改善,疼痛终止。内脏神经末梢密度更低,上传通路常与体表特点区域共享,因此内脏疼痛具有定位模糊、阵发且渐进性延长增强、体表特定区域放射、酸胀等特点。

产妇在第一产程的疼痛来自子宫肌肉收缩和宫颈的扩张,表现为阵发性、渐进增强的腹部胀痛和腰背部的酸胀牵拉,疼痛部位不明确,范围弥散。子宫平滑肌痉挛性收缩,导致局部缺血并产生大量低氧代谢产物,这些低氧代谢产物刺激并敏化分布于子宫壁的神经末梢,形成神经冲动经传入神经中的C纤维传入脊髓 T_{10}~L_1 节段,再经脊髓上行纤维上传到大脑,形成令人不愉快的疼痛感觉。T_{10}~L_1 节段的脊髓上行纤维也是腹壁、腰部及大腿感觉的传导通路,因此宫缩痛常映射到这些部位产生酸痛感觉。第二产程的疼痛除来自子宫收缩、宫颈扩张以外,还有胎头对直肠、盆底及会阴软组织的压迫和扩张,此时内脏与躯体神经末梢形成神经信号,经 S_{2-4} 脊神经上传入中枢形成了躯体疼痛感觉。产妇明显感受到伴随疼痛的便意及不自觉的排便呼吸动作,可以观察到产妇直肠受压引起的肛门扩张,但是产妇的会阴区域对切割疼痛相对迟钝,甚至在会阴侧切时感

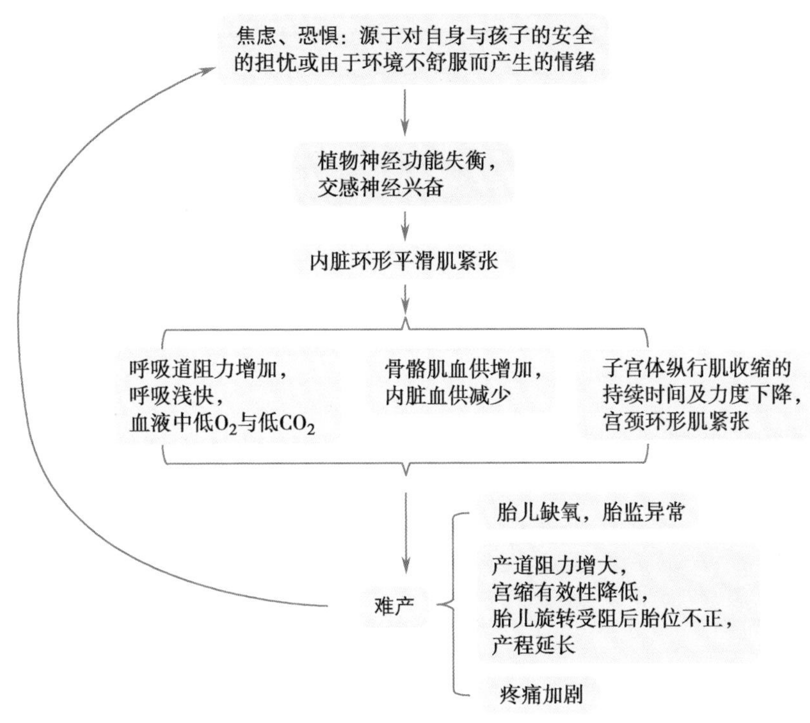

图 9-1-1 恐惧——紧张——难产的恶性循环示意图

受不到疼痛，可能是由于产妇经历数小时的疼痛和应激，生成了大量内源性镇痛物质，如β-内啡肽和儿茶酚胺。

产程中的分娩疼痛受多种因素的影响，如生物因素、心理因素、社会因素、时间与空间环境因素。

1. **生物因素** 宫缩导致局部缺血缺氧并产生大量低氧代谢产物，而低氧代谢产物引起疼痛的同时，也促进环形平滑肌舒张，同时刺激机体释放内啡肽（endorphin）而产生内源性镇痛和松弛内脏平滑肌效果。宫缩强度、胎头与骨盆的相对大小、有无宫腔感染、内源性激素水平等都是影响分娩疼痛程度的生物因素。

2. **心理因素** 心理因素包括孕产妇对分娩及疼痛的认知、基于认知的情绪，以及应对分娩的行为方式。不了解生理疼痛对母子的保护意义、对自身和胎儿的不恰当担心和对分娩环境产生的不舒服感觉诱导焦虑恐惧情绪，使得交感神经过度兴奋，内脏环形平滑肌收缩，进而使骨骼肌血供增加而皮肤和内脏血供减少，同时伴有呼吸浅快引起的低二氧化碳血症和相对低血氧，进一步导致子宫缺血缺氧加重，此时胎儿缺氧可能导致胎儿监护异常；子宫收缩的有效性降低使得产程延长；局部低氧代谢产物增加使得疼痛加剧。严重疼痛、产程延长、胎心异常又进一步增加孕产妇焦虑恐惧情绪，发展为恐惧——紧张——难产的恶性循环（图 9-1-1）。

分娩与性爱活动是由相同的器官参与的生理过程，从发生时间顺序，分娩是性爱的延续，而且疼痛具有刺激内源性镇痛物质生成释放的功能，因此产妇改变认知并合理使用呼吸技术降低交感神经的兴奋性，则可能促进内啡肽等镇痛物质的释放，从而促进产程进展并控制疼痛程度在可耐受范围，甚至可能在娩胎时产生性高潮快感。

3. **社会因素** 社会的生育文化、原生家庭、夫妻感情、婆媳关系、家庭经济状况、对胎儿性别偏见、医疗环境，甚至提供服务的医务人员自身的分娩方式等，都可能直接或间接影响产妇的恐惧、焦虑程度，从而影响分娩疼痛的严重程度。

4. **时间和空间环境因素** 子宫收缩受自主神经-内分泌-免疫网络的调节。自主神经具有昼夜节律，白天交感神经更兴奋而夜间副交感神经更兴奋，因此分娩通常在夜间副交感兴奋时顺利发展，夜间待产时疼痛可能更轻且产程更短。舒适的家庭化待产环境，如柔和的灯光、宜人的温度、令人愉悦的香氛、舒缓的音乐，这些空间因素可以激活大脑旧皮质和副交感神经而减轻疼痛。反之亦然，医疗环境中监护仪的声音、医务人员的语言、消毒水味道、强烈的灯光等，对产妇的视觉、听觉、嗅觉、触觉产生刺激，都可能成为兴奋产妇大脑新皮质和交感神经的因素，增加分娩的阻力和疼痛的严重程度。

产妇对分娩过程中急性生理性内脏疼痛的耐受能力不同，有人感觉难以忍受，也有极少数人有性快感。有人认为分娩疼痛的强度与截断一根手指的疼痛程度相当，但是，分娩疼痛是内脏痛，手指疼痛属于躯体疼痛，两者的性质不同，可比性较差。

孕期教育可以帮助孕妇及家属正确认识分娩疼痛。疼痛是人体自身的一种保护机制，是神经系统监测到内外环境改变后产生的警示信号，有利于机体采取保护性的防范措施。正常分娩过程产生的急性生理性内脏疼痛也有利于人类的生存和繁衍。假设人类在分娩时没有疼痛，孩子可能在母亲劳作过程中出生并受到伤害，人类的繁衍能力可能会降低。即使是初产妇，也能够根据宫缩阵痛的强度和频率判断产程的进展。第一产程，疼痛的持续时间越来越长，间隔时间越来越短，然后疼痛逐渐伴随着便意，表明宫口开全，进入第二产程。第二产程伴随疼痛的强烈便意使产妇不由自主地启动“排便”呼吸反射，推动胎儿娩出体外。

分娩过程中产妇的产道可能因为痉挛性缺血和胎儿的挤压发生损伤，而适度的疼痛应激引起儿茶酚胺大量分泌则可反馈性抑制宫缩，从而调节产道循序渐进地扩张，使产妇的产力、产道与胎儿身体的径线相互适应，实现损伤最小的顺利分娩。

分娩过程中子宫收缩引起的缺血性疼痛和胎儿缺氧也可以促进胎儿出生后适应宫外环境。胎儿在宫内处于相对低氧状态，阵发性宫缩导致的循序渐进的缺氧 / 复氧可以增强新生儿耐受出生后的高氧或缺氧刺激。母体的应激反应及胎儿自身的应激反应也可增加胎儿肺泡表面活性物质，增强肺功能。因此宫缩可增强胎儿从宫内“低氧海洋”到宫外“高氧陆地”的适应能力，这也是人类进化的缩影过程。

人类发展的漫长历史足以证明，大多数女性能够耐受分娩过程中阵发性的、渐进增强的、钝性的、急性生理性内脏疼痛而不需要药物的治疗。当然，随着社会的发展、生活质量的提高及医学技术的发展，孕产妇对镇痛的需求日益增加。1995年，美国疼痛学会主席 James Campbell 教授提出将疼痛列为第五大生命体征。2001 年亚太地区疼痛论坛提出“消除疼痛是病人的基本权利”。虽然医疗服务不能随意消除生命体征，但在安全基础上降低疼痛程度，提升舒适度是符合人类生存需求的。

二、分娩镇痛的历史

分娩过程使大多数产妇经历了令人不舒服的疼痛感觉，因此，对分娩镇痛的需求由来已久。既然疼痛是一种生理与心理共同作用的结果，且分娩疼痛不仅由宫缩的强度与频率决定，还受文化、经验、心理等多因素的影响，因此，分娩镇痛的方法具有多样性，包括非药物镇痛和药物镇痛。

在生物医药尚未发展到能够提供满意的镇痛以前，人们通常接受非药物的镇痛，从而也发展和丰富了非药物分娩镇痛的相关理论和技术。即使在药物分娩镇痛技术已经高度发达的今天，许多医务人员及产妇意识到依靠药物镇痛是对自然分娩生理过程的干预，他们会首选非药物的分娩镇痛，如接受心理准备、呼吸培训、按摩、催眠、水疗或寻求伴侣及专业人士的情感支持等，其中最受关注的是导乐分娩。

药物分娩镇痛的发展是以麻醉药物与技术的发展为基础。1847 年 2 月 19 日，口腔科医师 William Thomas Green Morton 在美国波士顿马萨诸塞州医院公开演示乙醚麻醉，开启了现代麻醉新纪元。3 个月后，James Yang Simpson 将乙醚用于一位骨盆损伤的产妇分娩镇痛，自此开始了分娩镇痛的应用与研究。Simpson 的创新应用引起了同时代产科医师的质疑：乙醚麻醉对产程和分娩痛的干预是否影响会产妇和胎儿的安全。1847年10月，Simpson把氯仿用于分娩镇痛的观察结果发表在《柳叶刀》(*The Lancet*)杂志上，从此标志着分娩镇痛历史的开端。1880年，Stanislav Klikovich首次将80% N_2O和20% O_2的混合气体，成功应用于分娩镇痛。20世纪初，吗啡与东莨菪碱曾用于分娩镇痛，因常导致新生儿呼吸抑制而逐渐停用。随着新型麻醉性镇痛药物的出现、麻醉管理与急救技术的进步，产科医师与产妇逐渐接受麻醉镇痛药物用于分娩镇痛，其中使用最多的麻醉性镇痛药物是哌替啶。

现代的分娩镇痛技术始终追随着局部麻醉技术和局部麻醉药物的发展。1853年，爱丁堡的Alexander Word设计了第一个注射器，把药物注射到神经干区域以减轻神经痛，因此，他被称为神经阻滞之父。1901年，在曼彻斯特产科医院，在可卡因腰椎麻醉下实施了第一例剖宫产手术；1904年，普鲁卡因问世，使腰椎麻醉技术进一步发展；1946年，将重比重辛可卡因蛛网膜下腔阻滞麻醉用于分娩镇痛。1949年，利多卡因出现，推动了局部麻醉的广泛应用。1961年，Bromage证明了分娩疼痛的脊髓传入通路。1963年，合成了作用时间比利多卡因更长、毒性更小的丁哌卡因，成为促进硬膜外阻滞技术用于产科镇痛的重要因素。

随着生活水平的提高和医学科学的发展，腰部硬膜外分娩镇痛在世界范围内广泛开展，医务工作者在临床应用各种镇痛方法时，依然要关注分娩疼痛的生理学意义、分娩镇痛对产妇与胎儿的近期与远期的利弊平衡。直到现在人们仍在努力探索对产妇和新生儿都安全可靠的有效镇痛方法。

本节关键点

1. **分娩疼痛的特点**　分娩是一个生理过程。分娩疼痛是阵发性的、渐进增强的、钝性的、急性生理性内脏疼痛，产妇通过分娩疼痛了解产程的发生与发展，影响疼痛程度的因素包括生理、心理、社会等，不同产妇对分娩疼痛的耐受具有明显的差异性。
2. **分娩镇痛的历史**　疼痛是一种生理与心理共同作用的结果，分娩疼痛不仅由宫缩的强度与频率决定，还受文化、经验、心理等多因素的影响，因此，分娩镇痛的方法具有多样性，包括非药物镇痛和药物镇痛。目前腰部硬膜外分娩镇痛在世界范围内广泛开展，但医务工作者在临床应用各种镇痛方法时，依然要关注分娩疼痛的生理学意义、分娩镇痛对产妇与胎儿的近期与远期的利弊平衡。

（李华凤　冷冬梅）

参考文献

1. 谢幸，孔北华，段涛. 妇产科学. 9版. 北京：人民卫生出版社，2018：177-179.
2. CUNNINGHAM FG，LEVENO KJ，BLOOM SL，et al. Williams Obstetrics. 25th ed. New York：McGraw Hill Education，2018.

第二节

分娩镇痛的方法

导读

分娩镇痛技术的设计以人们对分娩疼痛的认识为基础,所有阻滞分娩疼痛传导神经以及改变分娩疼痛影响因素的措施,都可能成为临床减轻或消除分娩疼痛的镇痛技术。分娩镇痛技术分为非药物镇痛和药物镇痛。可供选择用于分娩镇痛的非药物技术包括通过正规培训让孕妇及家属正确认识分娩及疼痛、指导孕期营养运动减少并发症、优化分娩环境等;镇痛药物包括各种局部麻醉药物及各种全身麻醉或镇痛药物;给药途径包括全身给药及局部注射,目前最广泛使用的是腰部硬膜外阻滞。非药物镇痛具有安全性更高、更方便可行的优点,几乎适用于每位产妇,而药物镇痛可在安全的非药物镇痛基础上实现,因此建议以TROOP模式整体角度应对分娩疼痛,实现安全基础上的舒适服务。无论选择哪种分娩镇痛方法,产程中应对母体和胎儿的全程监测,并具备随时启动紧急救治措施是保证安全的前提。

分娩镇痛技术的设计以人们对分娩疼痛信号产生与传导的认识为基础,所有阻滞分娩疼痛传导神经以及改变分娩疼痛影响因素的措施,都可能成为临床减轻或消除分娩疼痛的镇痛技术,见图9-2-1。

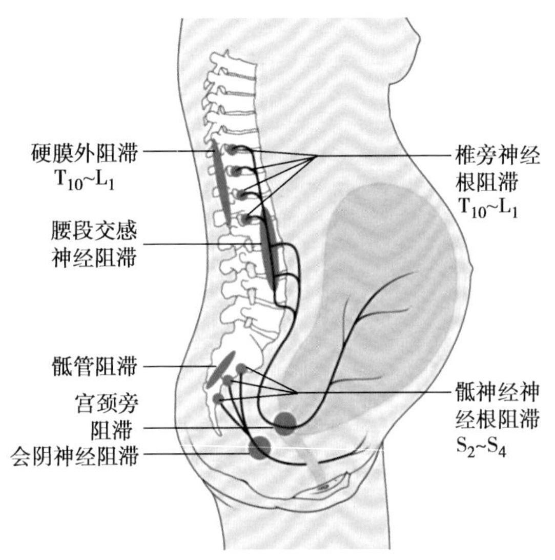

图9-2-1 分娩疼痛的形成及分娩镇痛技术示意图

分娩镇痛方法的选择取决于产妇对疼痛的认识和耐受能力、疼痛的程度、产妇的身体状况、精神状况、产程、胎儿的情况、具备的药物与设备条件、医务人员的经验与能力等多种因素。虽然可选择的分娩镇痛方法很多,不论选择何种方法都具有共同目标:在保证母体和胎儿安全的前提下,满足产妇个体化镇痛的要求,也能根据产程的进展和变化(顺产、器械助产、剖宫产)进行调节。

目前常用的分娩镇痛方法根据是否使用药物分为两类:非药物性方法和药物性方法。非药物性方法包括心理镇痛、身体镇痛、环境优化镇痛等;药物治疗包括全身和局部给药,全身给药又有口服、肌内注射、静脉和吸入麻醉等途径,局部给药主要指椎管内的硬膜外阻滞和腰硬联合麻醉,近年又逐渐出现了持续腰椎麻醉镇痛技术。药物性镇痛根据是否需要麻醉医师参与而分为:不需要麻醉医师参与的镇痛方法、需要麻醉医师参与的麻醉镇痛方法。口服和肌内注射途径的全身给药以及会阴局部阻滞通常不需要麻醉医师实施,而静脉、吸入途径的全身给药、椎管内硬膜外或腰椎麻醉都需要麻醉医师的操作与监测。

值得强调的是，无论选择哪种分娩镇痛方法，产程中对母体和胎儿的全程监测，并具备随时启动紧急救治措施是保证安全的前提。

一、非药物性分娩镇痛法

（一）对身体实施干预的镇痛技术

1. **自由体位** 自由体位指产妇选择自我感觉舒服的体位完成待产和分娩。自由体位可能改变重力对分娩的影响，但重力在进食、吞咽、大小便排泄等生理过程中的作用非常有限，因此不能过度依赖重力作用。自由体位在分娩过程中的重要性主要在于：一方面使产妇主动关注自己的感觉，另一方面也避免长时间的固定体位导致局部缺血，可以让产妇的骨盆与胎位处于相对变化的过程中。但是产程中持续胎儿监护可能限制产妇选择自由体位，即使是无线胎儿监护也需要产妇体位相对固定，避免监护信号不良。越来越多的产科医护主张在产程中仅间断接受胎儿监护，并根据产妇的意愿选择自由体位，包括卧、走、立、坐、跪、趴、蹲等。产妇常用的体位包括：

卧：可选择仰卧、左右侧卧、半卧等，避免强行要求产妇左侧卧位。

走：根据产妇意愿，下床在待产室或附近走动。

立：以床栏为扶手支撑，弯腰站在床旁，或者双手扶床栏，臀部左右摇摆，或者背靠墙站立。

坐：可选择椅子正坐，也可反坐在椅子上，让上半身略微前倾，伏在椅背上。

跪：双脚分开跪在矮床软垫上，双手支撑于床上，臀部翘高或臀部左右摇摆。

趴：双手抱棉被或瑜伽球趴在软垫上。

蹲：双手扶床沿或扶椅子，双脚分开蹲在地上，在产妇感觉到便意时选择蹲位，可能更有助于激活产妇的排便反射，自发调整呼吸，松弛产道，减少娩胎阻力。第二产程蹲位让产妇略微前倾，胎头在产道下滑时，其重量以产妇耻骨为支撑，可以减少对会阴后联合的潜在损伤。

产程中产妇主动运动和调节体位改变能产生积极作用，包括改变产妇的呼吸模式、减轻疼痛、改善母胎循环、促进胎头下降、缩短产程、减少会阴损伤和侧切等。

2. **轻抚触按摩与穴位按摩** 轻抚触按摩指抚触者用温暖的指尖对被抚触者非特定部位皮肤进行轻柔、缓慢的触摸，刺激被抚触者产生立毛肌收缩（鸡皮疙瘩）和瘙痒的感觉，一定时间后即可产生放松、镇静和镇痛的效果。轻抚触镇痛的主要机制在于人体皮肤表面存在密度极高的神经末梢，这些神经末梢在受到刺激后触发皮肤 - 中枢反射，体内释放内啡肽等愉悦激素。痒与痛是相互对抗的感觉，痒也是性愉悦的启动刺激，可以促进生殖道环形肌肉放松。在产程中通常有丈夫对产妇实施轻抚触，因此也提供了夫妇共同参与分娩过程的机会。研究证明，在自然分娩中，轻抚触作为非药物分娩镇痛方法之一，可以降低产妇的疼痛、焦虑，提高分娩过程的舒适度。

穴位按摩（point massage）是以解剖学和中医理论为基础的保健按摩，要求手法渗透力强且配合呼吸运动，具有疏通经络、平衡阴阳、调和脏腑的作用，从而达到改善微循环、放松肌肉、减轻疼痛、促进产程、调节胎位等效果。常用的按摩穴位都是让产妇感觉舒服、放松并能提升呼吸效果和改善盆腔微循环的，包括八髎穴、交感穴、子宫穴、肩井等。

3. **针刺镇痛** 针刺镇痛（acupuncture analgesia）作为中国传统医学的重要组成部分，也可产生分娩镇痛效果。针刺的穴位包括合谷、三阴交和足三里等。近二三十年来，西方国家也开始尝试将它用于分娩镇痛。但针刺技术需要专业人员实施，因此临床应用受限。

4. **经皮电神经刺激** 经皮电神经刺激（transcutaneous electrical nerve stimulation，TENS）仪是 Melzack 依据疼痛的“闸门学说”研制，通过电刺激较粗的传入神经而激活脊髓背角或中枢下行性的抑制系统，从而产生镇痛效果，但其确切的镇痛机制尚不清楚。可能激发了人体内源性镇痛物质内啡肽的产生，提高机体痛阈，同时对相应神经根刺激，可以发挥闸门控制作用，从而达到镇痛目的。1977 年，瑞典的医师将其应用于分娩镇痛。经皮电神经刺激常用的方法：

（1）应用韩氏穴位神经刺激仪：第一产程时将两个电极放置于产妇的夹脊穴（对应脊柱 T_{10}

与 L_1，旁开 3cm)，第二产程时将另两个电极板置于次髎穴(对应脊柱 S_2~S_4，旁开 3cm)，刺激频率 2/100Hz 交替，强度 15~25mA，每小时刺激 1 次，每次 30 分钟，以孕妇的最大耐受强度为限。

(2) 应用 G-6805-2A 电针仪：将电极板贴于双侧合谷、内关、三阴交、太冲穴，外加电针治疗仪进行穴位刺激，每 30 分钟调节 1 次治疗频率直到分娩结束，刺激强度以产妇能耐受为原则。经皮电刺激法使用简单方便，无创伤，易被病人接受，但可能影响胎心持续监测，其镇痛目标为减痛，从而减少镇痛药物的使用量和使用时间。

5. **穴位皮内水注射法** 穴位皮内水注射法(aqua acupuncture)又称为水针，选择八髎穴，也是产痛所涉及神经传导部位注射无菌注射用水，形成皮丘在局部引起机械性强刺激，可能减少由外周神经纤维传入中枢的神经冲动，起控制闸门的作用，也可能使内啡肽水平升高，达到镇痛效果。常用方法是：宫口开大 3cm 后，于产程活跃期在第 5 腰椎棘突划一纵行中线，左右各旁开 2cm 为注射点，由此点上下 2cm，亦可单纯向下 2cm 共 6 点或 4 点，皮内注射 1ml 左右无菌注射用水，形成直径约 1.5cm 大小的皮丘。腹痛明显时，可以在腹部髂前上棘连线水平，向中线旁开 3cm 左右加注两个部位。也可选择在髂后上棘两侧以及其下 3cm、偏内侧 1cm 的位置注射 0.05~0.1ml 灭菌用水，形成 4 个小皮丘(用带 25 号针头的 1ml 注射器)。水针快速刺入的 20~30 秒会产生剧烈疼痛，拔针后随着针刺痛感消退，产妇的腰背部疼痛也会减轻，镇痛可持续 45~120 分钟。如果有需要，皮内注射可重复。Wiruchpongsanon 的研究表明，皮内注射组在注射后 30 分钟、1 小时及 2 小时疼痛减轻，认为皮内水注射是治疗第一产程中产妇背部疼痛的有效方法。无菌注射用水为非药物，对母婴近远期均无影响，使用的目标也是避免或延迟使用麻醉镇痛。

6. **水中分娩** 自 1983 年 Odent 发表第一篇关于水中分娩(water birth)的报道以来，水中分娩在世界范围内广泛应用。产妇于第一产程和 / 或第二产程接受淋浴或浸泡于热水中，靠水温和水的浮力对皮肤的刺激缓解产痛。水的浮力和静水压使产妇有失重感，可降低肌肉紧张度，有助于产妇消除紧张和疲劳感并放松盆底肌肉，也有利于减少娩胎阻力，使得分娩更为自然。此外，合适的水温还能改善子宫灌注，促进节律性宫缩，增加会阴组织弹性，有利于减轻宫缩疼痛及缩短产程。研究证实，水中分娩可以减轻分娩疼痛，减少麻醉和产科干预，可作为产妇缓解分娩疼痛时的选择。如果选择将胎儿于水中娩出，需要评估母体感染与新生儿窒息的风险。理论上胎儿娩出后脐带搏动消失以前，胎盘可能给新生儿供氧，但有必要及时让新生儿暴露于空气中启动自主呼吸。

7. **热疗，冷疗** 热疗(heat therapy)指使用热水袋、电热毯、热湿毛巾等热敷孕妇的腰背部、下腹、腹股沟和会阴部，可改善盆腔的血液循环、缓解疼痛、消除寒战、减少关节僵硬、缓解肌肉痉挛、增加结缔组织的伸展性。冷疗(cold therapy)或称冰疗，通常用冰袋、瓶用冰、冷毛巾等放在孕妇的胸部、面部和背部，以舒适及不感觉寒战为度。必要时可使用冷热交替治疗，刺激局部的血液循环和内源性镇痛物质生成。

8. **分娩球** 分娩球(birth ball)是一个柔和、具有弹性的球体。孕妇可间断骑坐在分娩球上休息；可由旁人指导并协助孕妇在分娩球上进行缓慢骨盆旋转运动，同时接受球体对盆底肌肉的按摩，缓解会阴部和腰骶部的疼痛；也可坐在球上配合深慢的呼吸规律性摆动髋部；或者跪伏在分娩球上改变体位和呼吸方式，并依靠球体对皮肤的弹性接触缓解疼痛。不建议让孕妇在瑜伽球上快速弹跳，以免加重盆底的紧张和水肿。

(二) 心理支持疗法

心理支持疗法(psychological supporting therapy)是改变产妇心理状态、改变影响分娩的神经 - 内分泌 - 免疫调控网络，达到控制产妇紧张情绪、减轻宫缩疼痛的一种非药物疗法。通常需要在孕期对产妇及其家属进行解剖生理和妊娠分娩知识宣教，并训练产妇掌握适当的呼吸、心理暗示和想象技术，使其改变对分娩和疼痛的认知，了解分娩过程和环境，减少恐惧焦虑情绪。心理支持疗法的优越性在于：能积极调动产妇对生育的责任感及主动参与分娩的积极性，使产力与产程趋于正常，避免不必要的医疗干预，如助产、手术产及不必要的分娩镇痛等对母儿的不良影响。

常用的心理支持疗法包括以下几种：

1. 催眠分娩 催眠分娩(hypnobirthing),与温柔分娩(gentle birth)或宁静分娩(calm birth)具有相似的生育健康观点与放松技术,都强调培训和帮助产妇应用放松技术让自己处于类似睡眠的状态,从而促进宫口开放、减轻疼痛、稳定胎心。所有的放松技术基于对分娩和疼痛的正确认知并消除恐惧,再结合呼吸技术、语言暗示、轻抚触按摩等身心技术使产妇能够自我放松与专注,并对内外环境的变化做出适度反应。具体步骤:第一步,进行分娩前预备教育与相关培训,运用心理学技术改变孕妇及家属对分娩过程及分娩疼痛的认知,利用松弛治疗渐进放松、体验放松与自我催眠;第二步,在自然分娩的过程中,产妇处于自由的舒适体位,在催眠音乐与语言的引导中,通过呼吸感知与呼吸调节实现自我放松和催眠。已有的研究显示催眠可减轻分娩疼痛、增加产妇安全性和满意度。

2. 呼吸减痛分娩法 呼吸是由自主神经与随意神经共同调节的内脏运动,呼吸与情绪互为影响,呼吸的效果直接影响产妇的组织氧含量和内环境。通过有意识的呼吸感知与呼吸调节可减轻紧张焦虑并增加副交感神经兴奋性,从而改善内脏器官的血供与氧供,同时减少大脑皮质对疼痛的敏感性,达到减轻疼痛和增加疼痛耐受的目的。

法国医师 Fermmd Lamaze 在 1952 年以自然分娩法和精神预防性分娩镇痛法的基础上提出了拉玛泽(Lamaze)呼吸法。拉玛泽呼吸法的要点包括:潜伏期进行深而慢的腹式呼吸,即每一次宫缩时,从鼻孔吸气,用嘴呼出,也称净化呼吸,以此来缓解紧张和疼痛。在第一产程末期、宫口开全之前,用快而浅的呼吸和喘气,第二产程时向下屏气代替喘气,产妇屈膝,两手握膝,深吸气后屏气用力下推胎儿。

基于对分娩的解剖生理、呼吸与心身状态相互作用的了解,产妇可以根据自己的经验选择能够让自己舒服的呼吸方法,包括类似睡眠的深腹式呼吸可能帮助放松,而排便时的深吸气后短暂屏气和深腹式呼气可能松弛盆底肌肉减少胎儿娩出的阻力。为提高呼吸技术的效果,需要与以下支持技术联合使用:①教育孕妇及家属,消除紧张情绪;②家属支持技术:配合呼吸节律提供不同部位与力度的按摩;③加强与产妇的身心连接,促进产妇获得与性器官刺激相关的愉悦感。

3. 陪伴分娩 也称导乐(Doula)分娩。Doula 陪产是 20 世纪 70 年代美国 Klaus 医师倡导的方法。导乐分娩就是由一个具有生育经验和一定产科专业基础知识的女性,在产前、产时及产后给予产妇持续的心理、生理和情感上的支持与鼓励,使产妇在舒适、安全、轻松的环境下顺利分娩,已成为当今心理疗法的重要模式。有研究表明,导乐分娩可以减轻产痛,减少镇痛药物的使用量。

（三）营造舒适生产环境的镇痛方法

1. 芳香疗法 芳香疗法(aromatherapy)又名"香薰疗法",是指借由芳香植物所萃取出的精油作为媒介,并以按摩、沐浴、熏香等方式,经由呼吸道或皮肤吸收进入体内,刺激嗅觉中枢和身体不同部位神经循环以达到舒缓情绪和促进身体放松的一种自然疗法。茉莉和薰衣草是产程中最常用的精油。临产时,精油香薰可以诱导爱与浪漫的感受,减轻分娩痛苦,给产妇留下愉快的生产体验。阵痛期间,在腹部或下背部涂抹精油并进行圆圈状的按摩运动使产妇放松,可刺激皮肤中枢反射,促进内啡肽释放。Burns 等进行了一项大型的前瞻性研究探索芳香疗法在产程中的效果,结果表明 50% 的孕妇和助产士认为该疗法有效,14% 认为无效,还有 1% 的人对芳香精油有恶心、皮疹、头痛等轻微不适反应。

2. 家庭式分娩 家庭式分娩(family delivery),指医院提供集待产、分娩、产后康复为一体的家庭式产科病房,营造温馨的分娩环境,丈夫或其他家属陪伴产妇,鼓励产妇及其家人参与和决策分娩方式,有效提高了产科质量。家庭式产房的应用不仅可以缩短产程,而且可以减轻分娩疼痛,减少新生儿窒息的发生率。

3. 音乐治疗 音乐治疗(music therapy)具有消除紧张、焦虑、抑郁等不良情绪的作用,可以刺激内啡肽的分泌和降低儿茶酚胺的水平而减轻疼痛或增加疼痛耐受。在音乐的选择上,可以提供音乐的类型和曲目,由产妇按照自己的喜好选择,也可在音乐治疗专业人士的指导下,根据不同产程的宫缩特点选择相应曲目。产妇也可以自行决定是否使用耳机。将音乐应用于整个产程时，如果产妇休息或睡眠，应暂停音乐的播放。如果产妇曾经接受过音乐引导放松与想象的体验，在产程中使用则可能增强效果。

另外，产妇的生物节律也可能影响分娩过程及疼痛。维持孕产妇的正常生活节律也有助于促进顺产和减轻疼痛，比如让产妇保持饮食与睡眠节律，可以维持正常内分泌与自主神经节律。理论上，为了增加围产期安全性的禁饮、禁食原则应该有所调整。临床上也越来越重视饮食的种类而不是禁饮、禁食的时间。在待产过程中按照日常的进食规律摄入清淡易消化的饮食，可以避免饥饿的应激反应和大量高能饮食引起的胃肠负荷过重。

非药物镇痛的注意事项：非药物镇痛具有安全性相对较高的特点，但临床使用过程中不能忽略产妇及胎儿监护，也不能拒绝产妇的药物镇痛需求。

二、药物镇痛

（一）全身应用镇静药

镇静药常常在分娩早期单独使用或与镇痛药联合使用，以减轻产妇的焦虑与疼痛，让产妇得到适当的休息。

虽然产科医师认为地西泮具有镇静催眠作用，同时还具有促进宫颈软化和扩张的作用，但需要注意地西泮用于分娩镇痛时可能发生以下两方面副作用：

1. 地西泮能够快速透过胎盘屏障（placental barrier），在静脉使用时，数分钟之内就能在母体和胎儿体内达到浓度平衡，且地西泮的化学半衰期长，其作用可持续到胎儿出生后，使新生儿肌张力降低、嗜睡、进食减少、低体温、心率异常等。因此，目前不提倡在产程中过量使用地西泮，特别慎用于早产的孕妇。

2. 注射用地西泮制剂含有苯甲酸钠，后者可与胆红素竞争白蛋白上的结合位点，可能加重新生儿黄疸（neonataljaundice），特别是早产儿的神经系统发育不够成熟，使用后可能增加核黄疸的风险。

咪达唑仑具有水溶性、快速显效和作用时间短等优点，在剖宫产术中娩出新生儿后使用较普遍。咪达唑仑在快速静脉输注时可能产生深度镇静和遗忘作用，因此临床上应该注意给药剂量与速度。尚未见更多研究结果比较地西泮与咪达唑仑用于分娩镇痛的差别。

（二）全身应用阿片类药物

全身应用阿片类药物（opioid drugs）的镇痛效果，与呼吸反射抑制的效果通常呈正相关，如果镇痛效果满意，呼吸反射抑制的风险也同时增加。常规镇痛剂量的阿片类药物也可能导致母体的副作用，包括恶心、呕吐、瘙痒、胃肠道蠕动减慢等。另外，既然分娩疼痛是一种阵发性的疼痛，即使在宫缩期尚未达到满意镇痛的药物浓度，在宫缩间隙期也可能产生呼吸反射抑制。近年来，病人自控给药模式逐渐替代间断肌内注射或静脉给药，以减少药物用量、减轻副作用，但全身给药途径决定了镇痛与呼吸反射抑制效应并存。由此也需要强调对全身使用阿片类药物镇痛的孕妇实施严密监测的必要性。

目前最常用的分娩镇痛的阿片类药物介绍如下：

1. **哌替啶**（pethidine） 曾经是分娩镇痛中产科医师使用最广泛的阿片类药物，是非常安全的分娩镇痛药物。哌替啶在母体肌内注射后大约 10 分钟显效，持续 2~4 小时，理论上哌替啶使用后 4 分钟以内和 4 小时以后对新生儿的抑制相对较轻。但哌替啶在新生儿体内完全代谢排泄需要 18~23 小时，而它的活性代谢产物如去甲哌替啶的半衰期在新生儿体内长达 60 小时，即使用小剂量的哌替啶也可能导致早产新生儿出生后呼吸抑制。

2. **芬太尼**（fentanyl） 是麻醉医师倾向选择的合成类阿片类药物，具有高脂溶性、高蛋白结合力的特性，其镇痛效能是哌替啶的 800 倍，起效时间为 3~4 分钟，但重复使用后时效半衰期会延长。有研究表明，分娩镇痛时静脉给予芬太尼的镇痛效果优于哌替啶，但也可能影响产后新生儿哺乳。

3. **舒芬太尼**（sufentanil） 舒芬太尼的起效时间稍长，为 4~6 分钟，在重复给药后其时效半衰期无明显延长，即无明显体内蓄积。与芬太尼相比，舒芬太尼的胎盘透过率相对更低，呼吸抑制作用相对更轻，因此麻醉医师倾向于使用舒芬太尼替代芬太尼用于分娩镇痛。

4. 阿芬太尼（alfentanil） 比其他阿片类药物具有较低的亲脂性和较高的蛋白结合率，具有起效迅速（1 分钟）和持续时间短的特性，用于分娩镇痛对新生儿的抑制作用强于哌替啶，且静脉自控镇痛时阿芬太尼的效能低于芬太尼，因此，目前没有广泛应用于分娩镇痛。

5. 瑞芬太尼（remifentanil） 是一种新型阿片类药物，具有药效强、起效迅速（1 分钟左右显效）的超短效阿片类药物，其时量相关半衰期（$t_{1/2}$）为 3~5 分钟，且通过母体和胎儿的血浆胆碱酯酶代谢，不依赖肝肾代谢，对肝肾功能的影响小、无蓄积作用，静脉输注容易控制，不必担心作用时间延长，因此，很多学者认为瑞芬太尼是分娩镇痛和剖宫产麻醉中具有良好应用前景的全身阿片类药物，尤其适用于有椎管内阻滞禁忌的产妇。

值得强调的是，瑞芬太尼的药理学特性与分娩阵痛的性质决定了瑞芬太尼镇痛的风险。瑞芬太尼的循环呼吸抑制作用相对较强，自控给药时可能在宫缩期给药，在宫缩间歇期达到峰效而导致严重的母体和胎儿呼吸循环抑制，用于分娩镇痛必须加强监护。

（三）全身吸入麻醉药

吸入麻醉药包括氧化亚氮和卤化吸入麻醉剂。因为全身吸入麻醉药物不仅像其他全身应用的镇痛药物一样导致镇痛与呼吸循环抑制并存，且在体内几乎无代谢，需要经呼吸道排除原型麻醉药物，势必对环境造成污染并影响医务工作者，因此在分娩镇痛中的应用明显受限。

氧化亚氮曾经在分娩镇痛中应用较多，临床有提供 50% 浓度氧化亚氮的特殊镇痛装置，在第一产程和第二产程让产妇自持麻醉面罩放置于口鼻部，在宫缩前 20~30 秒经面罩做深呼吸数次，待产痛明显减轻或消失时，面罩即可移去。事实上，产妇自己也很难估计宫缩的发生时间，因此很难保证吸入的氧化亚氮峰效与宫缩同步，通常是宫缩开始吸入，宫缩结束时氧化亚氮达峰效。另外，50% 氧化亚氮吸入能否产生确切的镇痛作用还有待论证；而且，目前的氧化亚氮给药装置依然不能避免环境污染。

卤化吸入麻醉剂中甲氧氟烷曾被用于分娩镇痛，由于明显的副作用而逐渐停止使用。吸入麻醉药在分娩镇痛中使用有限，但在分娩的很多异常情况可能有用，比如胎位异常、胎盘残留时，可给予短时间高浓度的吸入麻醉提供镇痛并松弛子宫。吸入麻醉的风险包括药物过量引起的呼吸循环抑制和保护性反射消失，因此必须在严密监护下谨慎使用，尽量避免发生恶心、呕吐和反流误吸。

（四）局部麻醉药物

局部麻醉药物（local anesthetic）指在疼痛产生的神经末梢或传导的神经通路局部使用麻醉药物达到减轻或消除疼痛的目的。临床常用的局部麻醉药分为酯类（普鲁卡因、氯普鲁卡因、丁卡因）和酰胺类（利多卡因、丁哌卡因、罗哌卡因、左旋丁哌卡因）。酯类局部麻醉药可迅速被血浆胆碱酯酶分解代谢，因此胎盘转运率较低，心血管毒性更弱。酰胺类局部麻醉药与血浆蛋白结合，由肝脏缓慢代谢，其心血管毒性与胎盘转运率相对高于酯类，但是酰胺类的半衰期相对更长，重复使用量及累积使用量更少，也不容易产生耐药现象。

（五）药物镇痛技术

药物镇痛技术分为全身给药技术和局部神经麻醉阻滞技术。

全身给药技术包括吸入 N_2O 和卤化吸入麻醉剂、全身给予苯二氮䓬类镇静剂、全身给予阿片类药物。吸入镇痛对环境的污染及对母儿的呼吸循环抑制限制了临床应用。镇静剂苯二氮䓬类药物可能导致新生儿肌张力降低，临床应用也逐渐减少。全身给予阿片类药物可应用于产程早期或椎管内阻滞禁忌的产妇。

全身应用阿片类药物的镇痛效果与呼吸和反射抑制的副作用通常呈正相关，与母子安全性呈负相关，即镇痛效果越强，呼吸反射的抑制也越强，安全性越低。分娩疼痛使得产妇体内释放内源性镇痛物质，可能常规镇痛剂量的阿片类药物也会导致母体发生明显的呼吸循环抑制副作用。另外，分娩疼痛的阵发性特点也可能增加副作用风险，在宫缩期尚未达到满意镇痛的药物浓度，在宫缩间隙期也可能产生呼吸和反射抑制。

自控给药技术（patients controlled intravenous analgesia，PCIA）可能增加镇痛治疗的安全性，理论上自控给药装置具有以下优点：①病人自己发指令给药，确保处于清醒状态；②给产妇建立自主可控的信心，减少焦虑，减轻疼痛；③设置的一次给药剂量较小，避免单次大剂量的风险；④设置给药锁定时间和时间段的上限总剂量，增加安全性。病人自控给药模式逐渐替代间断肌内注射或静脉给药，以减少药物用量、减轻副作用，但全身给药途径和分娩疼痛特点决定了镇痛与呼吸反射抑制效应并存。

不同阿片类药物的药理特性直接影响分娩镇痛的选择。芬太尼及其衍生物比哌替啶在新生儿体内存留时间更短且镇痛效果更佳；芬太尼呼吸抑制作用相对更轻，甚至被吸毒者滥用；常用于各种术后自控静脉镇痛的舒芬太尼的呼吸抑制作用较芬太尼更弱，胎盘透过率相对更低。虽然芬太尼与舒芬太尼的显效时间长达5分钟，没有成为静脉治疗分娩疼痛的首选，但常常与局部麻醉药物复合注射用于椎管内分娩镇痛。

瑞芬太尼和阿芬太尼比芬太尼、舒芬太尼的显效时间和维持时间都更短，因此被认为适合静脉给药治疗分娩疼痛。但是，强效的瑞芬太尼和阿芬太尼显效时间为1分钟左右，自控给药时可能在宫缩时给药，在宫缩间歇期达到峰效而导致严重的母体和胎儿呼吸循环抑制，有明显的呼吸循环抑制风险。

用于分娩镇痛的局部给药镇痛技术包括局部神经阻滞和椎管内神经阻滞。

1. 局部神经阻滞法 主要由产科医师和助产士实施，包括宫颈旁阻滞（paracervical block）、会阴神经阻滞（pudendal nerve block）和阴部浸润阻滞（perineal infiltration）。

（1）宫颈旁阻滞：产科医师可用宫颈旁阻滞的技术减轻第一产程的疼痛。即以局部麻醉药阻滞宫颈旁的Frankenhauser神经节，该神经节位于宫颈阴道联合的侧后部位。宫颈旁阻滞通常不延长第一产程，但不能阻滞来自阴道下段及会阴的躯体感觉纤维，因此，对第二产程的阴道及会阴扩张性疼痛无明显镇痛效果。因孕期盆腔血液循环容量增加，且侧支循环丰富，宫颈旁阻滞时注射的局部麻醉药入血速度加快，导致胎儿局部麻醉药中毒的风险增加。由于该技术的安全隐患及较低的镇痛效果，临床很少使用。

（2）会阴神经阻滞和阴部浸润阻滞：第二产程的胀痛主要来自于阴道下段及会阴体的扩张，因此会阴神经阻滞对第二产程镇痛效果显著，适用于出口产钳的助产操作，但不能满足中位产钳操作、产后宫颈修补术及宫腔探查术操作。阴部浸润阻滞麻醉只适用于会阴侧切及阴道修补术。在会阴侧切或出口产钳助产时，没有接受分娩镇痛的产妇体内的内啡肽浓度较高，可能不需要神经阻滞，如产房医护可随时要求麻醉医师提供服务，必要时可通过静脉给予相对安全的阿片类药物，如芬太尼或舒芬太尼镇痛；如果待产过程中已经有持续椎管内镇痛，可通过追加椎管内麻醉药物满足需要。

2. 椎管内阻滞 椎管内阻滞（intrathecal block）可达到最确切镇痛，且孕产妇可保持清醒，并能主动参与分娩过程，已成为国内外分娩镇痛的标准选择。临床上甚至以“分娩镇痛”代指椎管内药物治疗分娩疼痛。

椎管内的脊髓周围有一层脑脊液包裹，脑脊液外有常贴合在一起的蛛网膜和硬脊膜，脑脊液存在的腔隙为蛛网膜下腔，硬脊膜与外面的黄韧带之间有一个潜在的腔隙，即硬膜外腔。根据局部麻醉药物作用的部位分为以下三种：

（1）硬膜外腔麻醉镇痛（epidural labor analgesia）：为了适应性调节硬膜外腔麻醉的时间以适应产程及分娩方式的变化，通常经硬膜外腔穿刺针置入导管，即可根据需要经导管补充注射药物。给药方法包括间断推注、持续泵注、病人自控泵注等。硬膜外腔麻醉显效更慢，有时候因局部麻醉药物不能在硬膜外腔充分均匀地扩散而出现花斑样麻醉、麻醉范围不够等麻醉不全现象。硬膜外麻醉需要的药量较多，局部麻醉药中毒的风险相应增加。病人自控泵注指病人根据自己的镇痛需求对输注泵发出指令，因此可实现个体化给药，从而减少局部麻醉药用量，降低中毒风险。

（2）蛛网膜下腔麻醉镇痛（subarachnoid anesthesia）：指将局部麻醉药物直接注入脊髓周

围的蛛网膜下腔治疗分娩疼痛，也称腰椎麻醉镇痛。腰椎麻醉虽然具有局部麻醉药物用量小且快速完全显效的优点，但麻醉快速显效后机体来不及代偿导致的循环和呼吸抑制风险也会增加，且局部穿刺导致的损伤和感染风险也可能增加。近年也有在蛛网膜下腔置入微导管实施持续腰椎麻醉以满足缓慢弹性给药的需求，但是感染和硬脊膜穿破后头痛等限制了持续腰椎麻醉的临床广泛应用。

（3）腰硬联合麻醉（combined spinal and epidural anesthesia，CSEA）：指硬膜外穿刺成功后，通过针内针（硬膜外针内腰椎麻醉针）技术先在蛛网膜下腔注射少量麻醉药物，拔除腰椎麻醉针后再置入硬膜外腔导管，根据手术与镇痛需要经导管向硬膜外腔注射药物。这种联合麻醉方法结合了腰椎麻醉的快速完善显效与硬膜外麻醉的弹性给药特点，在临床得到广泛应用。

学者们认为椎管内麻醉符合分娩镇痛的理想标准：①对母婴影响小；②易于给药，起效快，作用可靠，满足整个产程的需求；③避免运动阻滞，不影响宫缩和产妇运动；④产妇清醒，可参与生产过程；⑤必要时可满足手术的需要。

不论使用哪种药物镇痛技术，都需要考虑镇痛效果对安全性与舒适性的平衡。换言之，镇痛强度与副作用密切相关，因此应加强镇痛期间管理，包括母儿监测、避免过度使用强效椎管内麻醉治疗生理性内脏疼痛，以及探索安全基础上有效满足无痛舒适的医疗服务技术，是增加产科安全的重要途径。

（六）分娩疼痛的整体治疗

分娩是一个生理过程，分娩疼痛属于生理现象。对分娩及疼痛的辩证认识，了解打断“焦虑——恐惧——难产”的恶性循环的技术都可能成为减轻分娩疼痛或者增加疼痛耐受能力的技术，应用于药物镇痛之前，以实现最小剂量和最短时间使用药物来平衡分娩过程安全性和舒适性。非药物技术包括：①通过孕期教育、改善医护人员的沟通质量改变孕产妇的认知；②通过环境优化和有效支持提高孕产妇的安全和舒适感；③培训产妇掌握激活副交感神经与大脑旧皮质活动的放松技术，包括有意识地强化嗅觉、听觉、视觉、味觉、触觉、本体觉。呼吸是一种与情绪互相影响、直接影响自主神经兴奋性且快速调节体内血氧分压与血二氧化碳分压的内脏功能活动，被广泛应用以实现促进产程、改善子宫血供和胎儿氧供，并减轻分娩疼痛的目标。人类发展的历史足以证明，绝大多数女性应该能够耐受分娩过程中阵发性的、渐进增强的、钝性的、急性生理性内脏疼痛，只有少数孕产妇需要药物治疗。

药物镇痛的选择包括全身给药与椎管内给药。非麻醉医师提供的全身给药镇痛与麻醉医师提供的椎管内麻醉镇痛相比，前者的镇痛效果低于椎管内麻醉镇痛，但长期的产科临床已经积累了丰富的经验，也证明全身给药镇痛具有较高的临床安全性，因此，以安全为首要目标的分娩支持措施理应将全身给药镇痛技术置于椎管内麻醉镇痛之前。

综上所述，分娩疼痛的治疗需要强调身心整体干预；强调治疗与预防相结合，产妇、家属与医护相结合。

对分娩疼痛的干预简称分娩疼痛 TROOP 治疗（图 9-2-2）：

（1）培训（training，T）：由专业的医护人员提供孕期培训，让孕妇及家属了解妊娠反应、分娩宫缩、疼痛的特征及其生理保护意义，放下恐惧，放松心情，促进自主神经平衡，减少孕产期并发症发生。

（2）生活规律、心情放松、合理运动（rhythm，relax，respiratory，R）：促进孕期健康，促进母子健康。

分娩是性爱相关的生理活动，需要的环境与性爱类似，要求安全且舒适，通过夫妻陪伴、抚触、水浴、芳疗、舞蹈等行为提升愉悦感，有助于产生高潮感（orgasmic，O），提高内啡肽浓度，促进副交感神经兴奋，加快产程和促进顺产。

（3）饮食（oral，O）：产程中摄入适当的饮食，促进胃肠蠕动，保持大小便通畅，必要时根据生活习惯少量摄入具有镇静、镇痛作用的食物或药物，维持正常的作息睡眠节律。

（4）药物镇痛（pharmacological analgesia，P）：如果产妇的疼痛超过耐受范围，可以要求药物镇痛，首先提供安全性高但镇痛作用相对较弱的肌

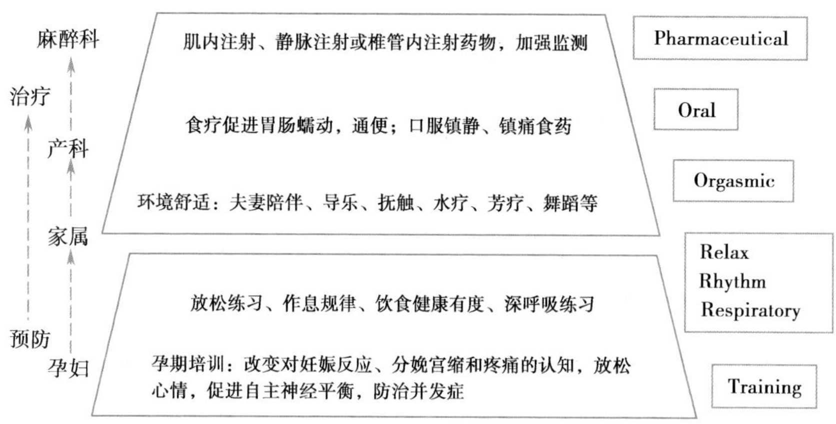
分娩疼痛的整体应对——TROOP模式
麻醉科
治疗
产科
家属
预防
孕妇
肌内注射、静脉注射或椎管内注射药物，加强监测
食疗促进胃肠蠕动，通便；口服镇静、镇痛食药
环境舒适：夫妻陪伴、导乐、抚触、水疗、芳疗、舞蹈等
放松练习、作息规律、饮食健康有度、深呼吸练习
孕期培训：改变对妊娠反应、分娩宫缩和疼痛的认知，放松心情，促进自主神经平衡，防治并发症
Pharmaceutical
Oral
Orgasmic
Relax
Rhythm
Respiratory
Training

图 9-2-2 分娩疼痛的身心整体治疗

内注射或静脉注射,进一步根据需要提供椎管内注射药物镇痛,药物镇痛的同时需要密切监护母胎生命体征并做好急救准备。

本节关键点

1. 分娩镇痛方法包括非药物镇痛和药物镇痛。
2. 非药物镇痛方法的效果可能较低,但具有经济且对母体和胎儿更安全的优点,因此非药物镇痛几乎适用于每个产妇。非药物镇痛技术包括:心理支持治疗、身体支持及环境优化等。
3. 药物镇痛包括全身应用镇静、镇痛药物,局部注射局部麻醉药。全身用药镇痛时必须兼顾母胎的安全性及产妇的无痛、舒适性。全身用药以后的镇痛效果通常与呼吸循环抑制效果呈正相关。局部给药镇痛包括局部神经阻滞和椎管内阻滞。
4. 麻醉专业医师实施椎管内阻滞可达到最有效镇痛且对母体和胎儿镇静作用相对更轻,已在世界范围内成为分娩镇痛的标准选择。但强效的椎管内镇痛技术在给产妇提供舒适感的同时,可能也打断了一些生理性反射,增加了产程中的不良反应。
5. 以 TROOP 模式提供分娩疼痛身心整体干预,强调治疗与预防相结合,产妇、家属与医护相结合。对分娩疼痛的干预贯穿整个孕产期。

(李华凤　冷冬梅)

参考文献

1. 谢幸,孔北华,段涛. 妇产科学. 9 版. 北京:人民卫生出版社,2018:177-179.
2. CUNNINGHAM FG,LEVENO KJ,BLOOM SL,et al. Williams Obstetrics. 25th ed. New York:McGraw Hill Education,2018.
3. CHESTNUT DH. Labor epidural analgesia and breastfeeding. Anesthesiology,2017,127(4):593-595.
4. GUNAYDIN B,EREL S. How neuraxial labor analgesia differs by approach:dural puncture epidural as a novel option. Journal of Anesthesia,2019,33(1):125-130.

第三节

各种不同分娩镇痛的注意事项及技术要点

导读

各种分娩镇痛方法的所有注意事项都是以提高产妇的安全性为基础。当产妇表达强烈的镇痛需求时，首先，应该评估产妇是否具有难产的因素，如头盆不称、胎位异常、产程过长、宫腔感染等；其次，首选并及早提供对产程和胎儿影响轻微的非药物镇痛，同时进行药物镇痛前的生理状态评估；最后，在具备充分的监测及复苏药品设备前提下，提供药物镇痛。

一、全身用药途径的分娩镇痛

全身用药途径的分娩镇痛在达到完全镇痛时对产妇和胎儿的呼吸循环抑制更强，因此，安全实施的细则包括：

1. 准备治疗母胎呼吸循环抑制的药物，如纳洛酮、麻黄碱等。

2. 提前告知产妇，为减少呼吸、循环副作用，只能减轻疼痛，不能消除疼痛。

3. 需要有静脉通道，同时有生命体征监测，特别强调 SpO_2 的连续实时监测，并有异常值报警。

4. 复合使用药物或者追加药物时，需注意呼吸循环抑制的风险可能增加。

5. 由产妇自己控制给药的镇痛系统，需要确认锁定给药时间及给药总量设置，提前对产妇进行培训，避免盲目增加给药量。

6. 使用快速短效的镇静、镇痛药物，如氧化亚氮、瑞芬太尼时，要求陪护人员随时与产妇进行语言交流，以防止宫缩间隙期的深度呼吸循环抑制。

二、局部神经阻滞镇痛

局部神经阻滞镇痛通常由产科医师或助产士实施，应关注的是：局部麻醉药用量过大或误注入血管导致局部麻醉药中毒可能威胁母胎的生命。安全原则包括：

1. 给产妇建立静脉通道，且在监测产妇生命体征和胎心情况下使用。

2. 选择心血管毒性较小的局部麻醉药物，如普鲁卡因、利多卡因；禁用丁哌卡因；慎用罗哌卡因、左丁哌卡因。

3. 使用较低浓度的局部麻醉药物，根据产妇体重等指标限制局部麻醉药物的总量。

4. 使用避免局部麻醉药物误注入血管的正确注射技术。

5. 具备治疗局部麻醉药中毒的技术及药物，包括呼吸循环的支持治疗以及及时使用脂肪乳治疗局部麻醉药中毒等。

三、椎管内麻醉分娩镇痛

椎管内分娩镇痛被广泛认为是麻醉专业医师实施的、最安全有效的镇痛方法，其中硬膜外分娩镇痛的使用最为普遍，甚至经常以“分娩镇痛”代指“硬膜外分娩镇痛”，因此有必要对椎管内麻醉分娩镇痛的技术与管理进行详细阐述。

（一）椎管内麻醉分娩镇痛的安全管理原则

1. **产妇自愿的原则** 分娩是一个自然的生理过程，很大一部分具有正确认知的产妇不需要药物镇痛。自愿要求椎管内麻醉分娩镇痛是必需指征，也应该在非药物镇痛基础上提供麻醉镇痛。

2. **安全第一的原则** 在实施椎管内麻醉镇

痛之前，必须严格评估母体和胎儿情况，以排除分娩镇痛的禁忌证，并对麻醉镇痛方案进行计划，包括麻醉技术、麻醉药物、药物剂量、可能发生的问题及相应处理方案。

产程中椎管内镇痛的绝对禁忌证包括：产妇拒绝、穿刺部位皮肤感染、全身脓毒症（如败血症、菌血症）、凝血功能异常、颅内压增加等。

产程中椎管内镇痛的相对禁忌证包括：穿刺部位附近局限性感染、低血容量、中枢神经系统疾病、慢性腰背痛等。

3. **预见性原则** 椎管内镇痛以后，疼痛及应激减轻，交感神经阻滞外周血管扩张，产妇可能发生低血压，子宫的灌注及收缩状态均有可能发生变化，因此需要常规预防低血压。另外，预见到可能存在椎管内穿刺置管困难、气道困难、循环代偿能力下降的心血管合并症等的病人，可能需要提前实施硬膜外穿刺置管，以提供安全、有效、及时的分娩镇痛。

（二）硬膜外麻醉分娩镇痛的技术细则

1. **复苏设备及药物准备** 实施椎管内麻醉分娩镇痛前，必须准备复苏设备及药物，可将这些设备及药物组合成抢救车，放置在待产与分娩区域，而且强调在每一例分娩镇痛实施前进行核查，最好纳入麻醉镇痛前评估的书面记录。

分娩镇痛复苏相关的设备及药物有：①正压呼吸装置，即呼吸球囊、麻醉机或呼吸机；②氧气供应；③维持气道通畅的装置，即吸引器、面罩、口咽通气道、鼻咽通气道、喉罩、气管导管（成人6.0、6.5、7.0、7.5）、管芯、喉镜和镜片；④药物，包括去氧肾上腺素、麻黄碱、肾上腺素、阿托品、琥珀酰胆碱、丙泊酚或硫喷妥钠、脂肪乳剂、硝酸甘油、钙剂（葡萄糖酸钙或氯化钙）、纳洛酮；⑤准备静脉通道、液体；⑥能够快速调整上下和左右位置的产床；⑦生命体征监护仪；⑧备用的心肺复苏设备，如除颤仪及药物。

2. **孕妇的评估与准备** 对椎管内阻滞孕妇的评估与全身麻醉前评估相似，同时应对拟定的穿刺部位进行检查，预测可能遇到的困难和损伤，记录既往的神经病变；必要时可选择在超声引导下实施椎管内穿刺，以缩短操作时间并增加成功率。

3. **必须具备连续生命体征监护** 包括心率、氧饱和度、心电图的连续实时监测，以及血压、体温间断监测，同时应监测胎心和宫缩状态。

4. **在实施操作以前建立静脉通道** 为镇痛期间的副作用防治提供给药途径。

（三）穿刺置管技术

1. **硬膜外镇痛** 硬膜外分娩镇痛的穿刺和置管方法与硬膜外麻醉相同。通常在脊椎的$L_{2\sim3}$、$L_{3\sim4}$或$L_{4\sim5}$棘突间隙穿刺硬膜外针。

2. **腰硬联合麻醉** $L_{3\sim4}$或$L_{4\sim5}$硬膜外腔穿刺到位以后，从硬膜外针内置入一根细长的腰穿针并刺破硬膜到达蛛网膜下腔，等待脑脊液自腰穿针流出，再经腰穿针推注小剂量的局部麻醉药物和/或阿片类药物，然后拔除腰穿针，置入硬膜外导管。腰硬联合麻醉时硬膜外腔穿刺与置管更确切，减少没有将局部麻醉药注入硬膜外腔的情况，同时蛛网膜下腔给药减少麻醉或镇痛的不完全性，减少再次置管。产程早期可在蛛网膜下腔只注射阿片类药物，再根据需要补充硬膜外低浓度局部麻醉药物镇痛，基于产妇安全提供可利于其行走的分娩镇痛。

3. **蛛网膜下腔麻醉** 用25~26G笔尖式腰穿针穿刺到蛛网膜下腔，观察到脑脊液流出后再注入局部麻醉药或者局部麻醉药复合阿片类药物。可选择的局部麻醉药物包括利多卡因、丁哌卡因、丁卡因或罗哌卡因，可选择的阿片类药物包括芬太尼、吗啡等。影响蛛网膜下腔阻滞范围的因素包括：药物与脑脊液的相对比重、药物的用量、产妇的体型、穿刺体位以及推注药物的剂量与速度等。

（四）给药方法

硬膜外持续输注药物镇痛和硬膜外病人自控镇痛是近年发展起来的较先进合理的镇痛给药方式，逐渐替代了由医护人员间断推注给药的方法。

硬膜外腔持续输注低浓度的局部麻醉药可以保证硬膜外腔恒定的药物容量和血液中稳定的低浓度状态，从而避免间断给药的疼痛波动以及体内药物容量和浓度的波动。另外，持续输注还减少了间断给药时短时间大量药物进入体内导致的副作用，包括呼吸抑制、低血压等，进入胎儿循环的药量也处于低而稳定的水平，因此增加了对母体和胎儿的安全性。

病人自控镇痛的突出优点在于实现个体化给药原则。病人自控镇痛也可增强产妇对疼痛治疗的信心，因此在提高镇痛效果的同时，减少了药物的使用量。临床上为了达到满意镇痛和确保安全，硬膜外腔持续或自控输注期间，必须有经过培训的医护人员进行观察，麻醉医师必须定时检查药物输注装置的准确性，同时了解产妇的镇痛效果、副作用和胎儿的情况，以便及时调整药物种类、浓度或速度。

（五）药物选择和推荐方案

目前可供选择的局部麻醉药包括利多卡因、丁哌卡因、罗哌卡因和氯普鲁卡因等。利多卡因的显效快且作用时间较短，在试探剂量时普遍使用，在手术室麻醉中也是最常用的局部麻醉药。但如果为了达到产程中保留运动功能的分离阻滞，0.75%~1% 的利多卡因的镇痛作用可能不如低浓度丁哌卡因或罗哌卡因理想。

丁哌卡因与罗哌卡因具有较长的作用时间，很少发生耐药，极低浓度也有神经阻滞作用（丁哌卡因单独使用时 0.125%，与阿片类药物合用时可低至 0.04%）。丁哌卡因的蛋白结合率较高，胎盘透过率低，胎儿循环与母体循环内药物浓度比大约为 0.3。因此，低浓度丁哌卡因在分娩镇痛中使用最多，在产程晚期可能需要较高浓度（丁哌卡因单独使用 0.25%，与阿片类药物合用 0.125%）。由于丁哌卡因具有较强的心脏毒性，而且一旦发生中毒难以复苏，在产科临床的使用应非常慎重，必须避免发生血管内注射。已有的丁哌卡因毒性反应的病例报道以产科病人为主，但妊娠妇女易于发生丁哌卡因毒性反应的原因尚不清楚，推测其可能的机制包括妊娠妇女硬膜外腔血管充盈，导管容易误入血管，妊娠期孕酮增加了丁哌卡因的心脏毒性等。另外，妊娠期的生理改变可能使孕妇在发生毒性反应后的复苏更困难。

新型局部麻醉药罗哌卡因的作用时间与丁哌卡因相似，而心脏毒性介于利多卡因和丁哌卡因之间，低浓度时具有明显的感觉运动分离阻滞，对子宫和胎盘血流无明显影响，具有较好的应用前景。相同浓度的罗哌卡因与丁哌卡因用于分娩镇痛相比，自然分娩率有所提高，助产率下降，剖宫产率无明显区别。

氯普鲁卡因是一种快速短效的酯类局部麻醉药。由于它能够被血浆胆碱酯酶快速水解，血浆半衰期只有 21 秒，且胎盘透过率很低，在一些需要快速显效的情况使用具有优势。但该药的缺点在于它可能减弱阿片类药和丁哌卡因的局部麻醉作用。

硬膜外加入局部麻醉药、阿片类药物或者局部麻醉药与阿片类药物混合液都可用于分娩镇痛。

吗啡是最早用于硬膜外分娩镇痛的药物，但是由于吗啡硬膜外使用的显效时间长达 30~60 分钟，即使使用大剂量（7.5mg），硬膜外镇痛的作用也不够理想，在第一产程后期或者第二产程可能达不到满意镇痛。目前临床已较少单独用于硬膜外分娩镇痛。硬膜外注射 100mg 哌替啶可以产生 2.5 小时的良好镇痛，硬膜外注射芬太尼 100μg，可以在 5~10 分钟之内产生满意镇痛，持续时间为 1~2 小时，且副作用较少。部分病人全产程可能需要重复 2~3 次给药，但胎儿循环中芬太尼浓度并不高，也较少发生新生儿呼吸抑制。硬膜外注射舒芬太尼 5~50μg 也可产生剂量相关性的镇痛作用。但目前尚不明确产妇硬膜外注射阿片类药物的安全剂量，因此，如果硬膜外注射阿片类药物不能产生确切镇痛，不应该盲目增加阿片类药物的用量，而应再次确认给药途径是否在硬膜外，必要时选择其他镇痛药物。

硬膜外局部麻醉药与阿片药联合应用明显改进了产科镇痛技术。两种药物作用部位不同，局部麻醉药作用于脊神经，而阿片类药物作用于脊髓的阿片受体，两者作用相加，互相强化，联合应用时各自的用量减少，副作用也相应减少，运动阻滞更轻。硬膜外注射少量局部麻醉药和少量哌替啶（25mg）或芬太尼（80μg）即可产生满意镇痛，且低血压和药物毒副作用较少。

椎管内分娩镇痛时是否给予负荷剂量、负荷剂量的给药部位、负荷剂量的浓度和容量、维持给药的容量和浓度都不是一成不变的（表 9-3-1）。通常以低浓度的局部麻醉药物复合阿片类药物实现运动阻滞轻微的感觉阻滞。

表 9-3-1 椎管内分娩镇痛的推荐给药配方及剂量

给药方法	配方及剂量
硬膜外首次阻滞剂量 （在给予试验量 1.5% 利多卡因 3ml+1/200 000 的肾上腺素 15μg 以后注射）	直接推注硬膜外追加药物配方：10~15ml
	丁哌卡因 0.125%~0.250%（10~15ml）
	丁哌卡因 0.125%（10~15ml）+ 芬太尼 50~100μg
	芬太尼 50~100μg 或舒芬太尼 10~15μg 稀释在 10ml 生理盐水
腰硬联合麻醉的腰椎麻醉首次剂量	丁哌卡因 2.5~5mg
	丁哌卡因 1.25~2.5mg+ 芬太尼 10~25μg（或舒芬太尼 5~10μg）
硬膜外追加药物配方	丁哌卡因 0.10%~0.25%，不加阿片类药物
	丁哌卡因 0.065%~0.125%+ 芬太尼 1~2μg/ml（或舒芬太尼 0.1~0.4μg/ml）
	1/400 000 肾上腺素（2.5μg/ml），加入以上任何一组，不是必需
硬膜外追加药量	间断给药：按需给予以上配方，达到母体镇痛满意
	持续输注：10~15ml/h
	病人自控给药：基础持续输注 6~8ml/h，自控给药 6~8ml/ 次，锁定时间为 10~20 分钟

注：可选择与丁哌卡因等效剂量的其他局部麻醉药物，包括罗哌卡因、左丁哌卡因等

四、椎管内镇痛的并发症及治疗

麻醉医师参与的分娩镇痛效果更确切，但生命体征的变化也更明显。因此，目前不能肯定，但具有监测评估与急救经验的麻醉医师参与产程管理会减少产科病人不良事件。

椎管镇痛与椎管内麻醉的并发症相似，椎管内分娩镇痛的并发症包括：

1. **低血压** 定义为动脉血压下降超过基础血压的 20%~30% 或动脉收缩压低于 90mmHg，为椎管内麻醉最常见的并发症。其发生率和严重程度取决于阻滞平面、产妇的体位、生理状态以及是否采取了预防措施。低血压的预防包括阻滞前静脉预充一定液体量、使产妇处于左侧位或子宫左移、给予少量升压药物。在实施椎管内麻醉或镇痛时，监测病人的生命体征和观察异常症状对确保病人安全非常重要，同时还要监测宫缩和胎心，及时发现胎儿与产程的异常。低血压的治疗应马上将子宫左移解除腔静脉的压迫、加快输液、静脉注射麻黄碱 5~15mg 或去氧肾上腺素 50~100μg，给产妇吸氧、头低足高位对血压恢复有利，但过度头低足高位可能影响麻醉平面和呼吸功能。

2. **局部麻醉药中毒** 局部麻醉药中毒可能引起心肌毒性、意识障碍、惊厥抽搐等，其发生原因可能有血管内注射局部麻醉药、局部麻醉药的使用总量过大、注药部位血管丰富而全身吸收加快。小量分次注射局部麻醉药可早期发现血管内注射，从而避免严重的局部麻醉药毒性反应。一旦发生局部麻醉药中毒，应尽早对产妇实施心肺复苏。

3. **神经和血管损伤** 神经损伤可源于穿刺针直接损伤、意外带入化学物质、病毒或细菌。穿刺时出现单侧异感，表明是经侧方进入硬膜外间隙，再由此注药或置管，可能损伤神经根。有研究表明，局部麻醉药中加入肾上腺素可增加神经毒性。另外，供应脊髓前动脉的小滋养动脉经过椎间孔时，也于硬膜外侧腔处走行，损伤这些血管可导致脊髓前部缺血性损伤或硬膜外血肿。

但麻醉不是产科病人神经损伤的唯一原因，胎头的压迫或者体位引起的过度牵拉和压迫可能导致腰骶部神经干的损伤；在第二产程，产妇处于截石位，膝关节处腓总神经可能受压。发生神经

损伤应立即请神经科医师会诊,及早诊断和恰当的治疗对改善预后至关重要。

4. 全脊麻 全脊麻是椎管内麻醉和镇痛中一种非常严重的并发症,主要是由于硬膜外穿刺针或硬膜外导管误入蛛网膜下腔,超过腰椎麻醉数倍量的局部麻醉药注入蛛网膜下腔,产生异常广泛的脊神经阻滞。虽然全脊麻的发生率并不高,但全脊麻常常在注药后几分钟之内发生,处理不及时很快发生心搏骤停,可能危及产妇和胎儿的生命。一旦发生全脊麻,应尽快实施救治防治呼吸心搏骤停。

预防全脊麻的措施包括:小心穿刺;置入导管宜轻柔;注入全量局部麻醉药之前先注入试验量,观察5~10分钟有无脊麻发生;小剂量多次给药等。

5. 硬膜外出血与血肿 产妇的硬膜外腔血管丛怒张,穿刺和置管非常容易出血,但硬膜外血肿的发生率并不高,原因之一是产妇的凝血功能相对亢进。硬膜外血肿的临床表现为腰背疼痛,随后出现下肢感觉运动功能障碍、大小便失禁等。蛛网膜下腔阻滞的病人在运动感觉恢复正常后,又突然发生阻滞加重的症状,也应警惕硬膜外血肿形成可能。CT检查是诊断硬膜外血肿的最可靠方法,但早期的临床观察和诊断有利于及时治疗。硬膜外血肿一旦确诊,应及早手术,一般在6小时以内清除血肿的预后较好。

6. 硬脊膜穿刺后的头痛 是由于脑脊液外漏后颅内压降低,颅内一些敏感组织和血管发生移位牵拉。脑脊液外漏和头痛的发生率与穿刺针的型号、穿刺针的类型、病人的年龄及穿刺的次数有关。穿刺针越粗,穿刺次数越多,头痛发生的可能性增加。随着技术的进步,目前采用的笔尖样25G或2F脊麻针对硬脊膜的损伤大大减少,硬脊膜穿刺后的疼痛也明显减少。硬脊膜穿刺后头痛的诊断主要根据病史和直立体位加重头痛症状有关。

硬脊膜穿刺后头痛的保守治疗包括卧床休息、镇痛、束腹带以增加腹压减少脑脊液外漏。静脉注射或口服咖啡因可起一定作用,剧烈或长时间头痛者可行硬膜外自体血填充。MRI显示向硬膜外腔注入20ml自体血,可扩展5个脊髓节段,既能及时填充止痛,又能长期补漏止血,有效率达90%~95%,而且一般没有严重副作用。

7. 腰背痛 产后还可能发生一种疼痛症状,俗称的背痛症,Breen JW统计其发病率为44%,其中严重者约占68%。目前尚无数据证明这种产后背痛是否与椎管内麻醉或镇痛有关,但临床上接受椎管内麻醉或镇痛的病人一旦出现了产后背痛的症状,病人和产科医师都会认为与麻醉医师有关,而且会向麻醉医师寻求治疗。硬膜外阻滞和脊麻后均可能发生腰背痛,其原因与穿刺部位深部软组织充血、刺激、反射性肌痉挛以及背部韧带损伤有关,并且和麻醉过程中肌肉松弛、病人长时间平卧,导致背部韧带和肌肉劳损也有关。实验室及影像学检查常无阳性发现,但有助于与脊柱病变进行鉴别。产后背痛与椎管内麻醉后腰背痛的鉴别非常困难,但临床治疗并无区别。首先让病人适当休息,避免寒冷、潮湿,部分产妇在抚育婴儿的过程中由于负重等原因也可能加重腰背痛。对疼痛严重者,可局部或全身应用皮质激素以抗炎和消除水肿。NSAIDs药物作为一线治疗药,如氯诺昔康片,口服、肌内注射或静脉注射均有效。必要时最好到疼痛科接受专科治疗,避免迁延为慢性疼痛或形成后遗症。

8. 感染 椎管内麻醉后并发硬膜外或蛛网膜下腔感染,若未及时治疗,可能导致病人死亡或终生瘫痪,后果极为严重。麻醉用具或药品被污染、穿刺时无菌操作不严格、穿刺部位附近有感染灶,或病人身体其他部位的感染灶经血行播散,均可引起椎管内感染。

硬膜外脓肿多于麻醉后数天内出现全身感染症状,腰背部剧痛、肌肉僵直,相继出现神经根受刺激的放射痛、肌无力、瘫痪。CT、MRI或椎管内造影可确诊并定位,诊断性穿刺抽出脓液也可确诊。治疗不能寄希望于抗生素的治疗,应当及时切开椎板引流,避免压迫时间过长而发生瘫痪。椎管内感染后果严重,必须强调预防为主。

9. 椎管内分娩镇痛对宫缩和产程的影响 椎管内镇痛以后可能导致子宫持续的过度活跃状态或宫缩抑制。注射局部镇痛药物后应仔细监测子宫收缩及胎儿状态。如果镇痛以后发生了子宫过度活跃状态以及胎心减慢,可静脉推注硝酸甘油50~100μg或硫酸镁4g松弛子宫。椎管内镇痛对宫缩的抑制是可以通过催产素治疗的。有学者推荐,如果分娩的进展不满意(活跃期宫口的扩展 >1cm/h),可以滴注 6mU/min 的催产素,随后每隔 15 分钟评估,必要时增加 6mU/min,直至分娩进展正常。如果使用足量催产素后宫口扩展缓慢,胎头下降停止,或胎儿情况改变,则施行剖宫产。

随着椎管内分娩镇痛在世界范围内的广泛开展,妇产科领域的学者对产程进行了重新定义,暗示椎管内分娩镇痛可能影响产程。1955 年,Friedman 等人将第二产程的正常值定位:初产妇 2 小时以内,经产妇 1 小时以内。2012 年,美国妇产科学院重新定义第二产程为有硬膜外分娩镇痛的初产妇 4 小时以内;无硬膜外镇痛的初产妇 3 小时以内;有硬膜外分娩镇痛的经产妇 3 小时以内;无硬膜外镇痛的经产妇 2 小时以内。制定第二产程时程上限的目的是防治胎儿在宫内的缺氧损伤以及产妇盆底软组织因胎头挤压时间过长而发生损伤。理论上,产程的判断根据宫口开放,而宫口开放程度的检测非常主观,作为产程的划分依据并不精准;椎管内分娩镇痛可以改善子宫胎盘灌注以及胎儿氧供,且胎心监护没有发现胎儿缺氧表现,第二产程延长可能不影响新生儿预后,但是椎管内分娩镇痛后母体会阴的感觉缺失导致产妇难以自发启动排便呼吸,可能成为产程延长的原因,甚至增加产钳与胎头吸引术的使用,关于第二产程延长是否增加母体的盆底损伤可能需要更长时间的随访观察。

10. 椎管内麻醉镇痛后体温升高 临床上观察到孕产妇在接受椎管内镇痛以后,随着时间延长,体温逐渐升高,镇痛 5 小时后超过 1/3 的产妇可能达到诊断发热的标准。也有部分产妇在镇痛后胎心监护显示胎心逐渐加快,然后发现体温升高。引起体温升高的可能原因包括体温调节中枢、体温感觉缺失、代谢改变、免疫功能改变、宫内感染等多种因素。部分分娩镇痛后的孕产妇对疼痛的体验更加明显,而这种剧烈的疼痛感可能源于宫内感染、产程延长、频繁阴道检查等因素,因此分娩镇痛导致发热的研究结果可能存在一定偏倚。

产妇发热可能与胎儿缺氧、感染、新生儿脑损害相关,但是目前没有公认的安全有效的防治产妇发热的方法。建议以最短时间最少药物的椎管内镇痛满足安全有效的目标。产妇发热可能增加助产率和新生儿患病概率,通常不推荐使用药物降温。建议维持产妇的体表及核心体温平衡以及稳定的血液循环灌注,可能有助于防止母子预后恶化。

本节关键点

1. 坚持产妇自愿原则及安全第一原则。
2. 在实施分娩镇痛以前,应尽可能全面评估镇痛的潜在风险,包括产妇是否已经存在难产的可能因素、产妇各系统的功能状态、不同镇痛方法可能发生的毒副作用、具备的监护急救设备及技术力量,并制订相应镇痛计划和方案。
3. 不论选择何种镇痛方法,均需充分准备并核查母胎监测设备及副作用防治药物、急救设备及急救药物。
4. 常规建立静脉通道,为镇痛治疗及毒副作用的防治提供给药途径。
5. 药物镇痛降低神经系统对疼痛的感觉能力,同时也将影响母胎的呼吸、循环及神经-内分泌-免疫网络的平衡状态,甚至导致难产。严格按照不同镇痛技术细则实施治疗,同时需要连续监测产妇与胎儿的安全状态,及早发现和积极有效防治不良反应始终是分娩镇痛实施者的关注点。

(李华凤　冷冬梅)

参 考 文 献

1. 谢幸,孔北华,段涛. 妇产科学. 9 版. 北京:人民卫生出版社,2018.
2. CUNNINGHAM FG,LEVENO KJ,BLOOM SL,et al. Williams Obstetrics. 25th ed. New York:McGraw Hill Education,2018.
3. GUNAYDIN B,EREL S. How neuraxial labor analgesia differs by approach:dural puncture epidural as a novel option. Journal of Anesthesia,2019,33(1):125-130.
4. SMITH CA,LEVETT KM,COLLINS CT,et al. Massage,reflexology and other manual methods for pain management in labour. Cochrane Database of Systematic Reviews,2018,3(3):CD009290.

第四节

椎管内分娩镇痛的争议问题

导读

椎管内分娩镇痛作为一种有效的镇痛方式已被医护人员和孕产妇所接受，目前硬膜外阻滞、脊椎麻醉(腰椎麻醉)、腰硬联合麻醉已在全世界广泛开展，似乎可以证明椎管内分娩镇痛的安全性以及人们对该技术的认可。但椎管内分娩镇痛在减轻宫缩疼痛和降低母胎的应激反应的同时，对分娩过程和分娩结局等是否存在不良影响，也一直存在较多争议。

一、椎管内无痛分娩是否影响新生儿健康

椎管内分娩镇痛使用的局部麻醉药和阿片类药物，到达胎儿体内的剂量有限，几乎不影响胎盘灌注及胎儿氧供，因此，镇痛并不影响新生儿的 Apgar 评分、血气等指标。但是，分娩是一个生理过程，椎管内分娩镇痛抑制产妇的交感神经活性，改变了自主神经系统的平衡状态，临床上也观察到低血压、发热等表现；目前尚缺乏镇痛对新生儿远期发育影响的报道。因此，在满足产妇的镇痛需求时，为了尽量减少医疗干预对母胎生理的影响，应该在非药物镇痛基础上以最低药物使用、最少的生理干预满足镇痛需求，同时分娩镇痛需要麻醉与产科医护人员的严密监护与及时有效的应急干预措施，以防治难产并提高产妇与新生儿的安全性。

二、剖宫产后经阴道分娩能否接受椎管内分娩镇痛

已有剖宫产史的产妇试行阴道分娩时，硬膜外阻滞可能掩盖子宫破裂的疼痛症状而不能及早发现病情改变。但临床上常常发现子宫下段瘢痕破裂不引起明显疼痛，因此密切观察子宫收缩协调性、母体和胎儿的生命体征才是早期发现子宫破裂的更敏感指标。如果有剖宫产史的产妇要求镇痛，应该经评估后在严密观察监护下实施。

三、椎管内无痛分娩是否应该在宫口 3cm 以内实施

理论上，在产程进入活跃期后实施麻醉镇痛，一方面确认产程已经进入难以打断阶段，另一方面，尽量减少医疗干预对母胎生理的可能影响。宫口 3cm 曾经是产程进入活跃期的标志，但越来越多的产科学者认为宫口 5cm 才是活跃期的标志。目前宫口开放的判断依据是指检宫口的大小，而指检具有主观性、间断性和不准确性，不仅受操作者的体型、技术等因素影响，也受产妇体型、呼气与吸气、体位、宫缩与间隙期的影响。产妇的宫缩频率、强度，疼痛强度和部位也可能成为产程进展的判断依据。因此，产妇强烈要求镇痛时，虽然不应该因为宫颈口还没有足够扩张而拒绝实施硬膜外操作，但应告知长时间椎管内麻醉镇痛对体温、产程的潜在影响。麻醉医师可以在潜伏期穿刺置管，然后仅给予少量的阿片类药物或者少量的低浓度局部麻醉药与阿片类药物，尽可能实施部分节段阻滞镇痛(T_{10}~L_1)，进入活跃期则给予更大剂量的局部麻醉药物提供更大范围镇痛以满足自然分娩(S_{2-4})，进入第二产程时可以停止给药让产妇逐渐获得便意并启动排便反射的呼吸运动。如需要器械助产或剖宫产，也可通过硬膜外导管快速提供满意麻醉，甚至满足术后镇痛。

四、椎管内无痛分娩是否导致产后腰背痛

产后背痛的病因可能与妊娠期身体重心随着子宫的增大而前突，使背伸肌处于持续性紧张状态，部分妊娠妇女在妊娠晚期即已出现了腰骶部疼痛症状。贫血或体质较弱的孕妇更容易患腰背痛。椎管内麻醉或镇痛也可能为产后腰背痛的另一诱因。椎管内麻醉后病人的疼痛可能以穿刺点为中心，向四周弥撒，疼痛的性质多为酸痛、胀痛，休息后症状减轻，与气温有关，呈寒重暖轻，但无运动功能障碍及下肢的感觉异常，触诊时发现骶棘肌及背阔肌等肌肉张力增加。不论哪种原因导致的腰背痛都需要及早抗炎镇痛治疗，防治病程迁延，而病因诊断并不是必需。在提供椎管内分娩镇痛时，需了解既往运动神经系统病史，并告知产后可能出现哪些需要及时诊治的症状。

五、椎管内分娩镇痛给药时是否加入低浓度肾上腺素

为防治局部麻醉药中毒，局部麻醉药中加入5μg/ml 肾上腺素，在子宫收缩的间歇期给药，每次 3~5ml，间隔 3~5 分钟，直到满意镇痛。因为肾上腺素入血可在 30~45 秒以内导致母体血液升高和心率增快，可以帮助提示导管是否误入血管。但是有研究表明，局部麻醉药中加入肾上腺素可增加神经毒性。原因：①肾上腺素减慢了椎管内局部麻醉药的吸收，延长了脊神经在局部麻醉药中的暴露时间；②肾上腺素使椎管内血管收缩，促进脊髓缺血；③商品肾上腺素含亚硫酸盐防腐剂，可导致神经损伤；④重比重局部麻醉药中肾上腺素浓度过高，可能引起神经脱髓鞘改变。因此，建议尽量在试探量时加入肾上腺素，而推注无肾上腺素的追加量时需小剂量多次给药并严密观察产妇有无耳鸣、心慌等局部麻醉药入血症状，以防治局部麻醉药中毒。

六、硬脊膜穿破以后是否需要血液补丁预防头痛

有研究报道硬脊膜穿破后 24 小时内自体血液 20ml 填充预防头痛的成功率不高，另外有学者认为通过硬膜外导管注入 15~20ml 自体血液可以预防硬脊膜穿刺后的头痛。目前临床上更多倾向于血液补丁治疗硬脊膜穿破后的疼痛，即在必需时才使用该技术，而不主张预防性使用血液补丁疗法。

七、分娩镇痛是否增加产妇发热

临床上观察到部分产妇在接受椎管内麻醉镇痛以后，随着时间延长体温逐渐升高。引起体温升高的可能原因包括：宫内感染、体温调节功能异常、代谢异常等多种因素。虽然目前没有足够的证据说明椎管内麻醉镇痛导致了产妇发热，但基于椎管内麻醉镇痛对自主神经功能的影响，也不能完全否定椎管内麻醉镇痛导致了产妇发热。

八、静脉镇痛与椎管内麻醉镇痛的选择

药物镇痛的选择主要包括全身给药与椎管内给药。与麻醉医师提供的椎管内麻醉镇痛相比，非麻醉医师提供的全身给药镇痛，镇痛效果低于椎管内麻醉镇痛，但长期的产科临床已经积累了丰富的经验，也证明全身给药镇痛具有较高的临床安全性。

椎管内麻醉治疗分娩疼痛犹如一把锋利的双刃剑，一方面具有镇痛确切、产妇清醒、必要时可满足手术需求等优点，另一方面椎管内麻醉作为有创技术，确切的麻醉镇痛效果也可能产生以下副作用：便意缺乏引起的排便反射抑制和产程延长；交感过度阻滞可能因神经 - 内分泌 - 免疫网络调节紊乱导致内源性激素分泌减少、白细胞数量增加、体温升高和胎心异常等。

因此，在使用药物治疗分娩疼痛时，以安全为首要目标的分娩支持措施理应将全身给药镇痛技术置于椎管内麻醉镇痛之前。

九、椎管内麻醉镇痛期间禁饮、禁食

椎管内麻醉镇痛期间限制饮食可能减少胃食

管反流和误吸的发生，但限制饮食可能改变自主神经平衡状态，兴奋交感神经和抑制副交感神经，胃肠道蠕动减弱，胃肠道胀气，进一步降低副交感神经活性，从而增加产道环形括约肌的阻力和降低子宫纵行平滑肌收缩的有效性。

理论上，已经接受椎管内麻醉镇痛的产妇在需要接受剖宫产手术时，首先选择让产妇处于清醒状态的椎管内麻醉，同时产妇保留自我保护反射可能预防呕吐后误吸。另一方面，让产妇保留进食节律、提供易消化吸收的食物种类、限制食物的摄入量、必需全身麻醉时提供防治反流误吸的快速顺序诱导插管技术，都应成为防治产妇反流误吸的措施，而不只是片面强调椎管内麻醉镇痛后严格禁食。

总之，有关分娩镇痛的争议将由于临床研究结果的局限性而继续。首先，椎管内阻滞镇痛很大程度上是由产妇自愿选择的，而要求或接受椎管内麻醉镇痛的病人本身在分娩期间可能存在更多的增加分娩不良后果的因素。临床上这类病人具有某些难产特征：入院时属分娩早期或胎头位置较高、使用较多催产素以诱发产程、骨盆出口较小、胎儿较大、先露异常、初产妇以及乐于接受医疗措施干预、经济状况较好的产妇等。显然，产妇的很多特征可能增加产程和分娩结局的不良后果发生率，包括产程延长、器械助产、剖宫产以及其他不良后果，如感染、新生儿窘迫等。其次，在有关分娩镇痛的临床研究中常常难以避免依从性偏倚，如部分椎管内麻醉镇痛的病人也可能接受非椎管内麻醉镇痛。另外，研究中盲法原则也不易实现，某些对此有偏见的参与者可能提前得出片面结论。由于争议来源于临床观察与研究结果，而临床研究通常受到诸多因素的影响，其结果具有相对性，因此，有关分娩镇痛的临床研究和争议都将持久存在。

本节关键点

1. 分娩疼痛是一种急性生理性内脏疼痛，目前广泛开展的椎管内麻醉镇痛在减轻疼痛的同时，也可能影响母体和胎儿的神经 - 内分泌 - 免疫状态。
2. 椎管内分娩镇痛在影响生产过程中母胎的神经 - 内分泌 - 免疫状态时，是否增加分娩期间以及分娩后的母胎不良后果，将受到分娩镇痛临床与科研工作的持续关注。
3. 如何与产科临床医师共同管理正常分娩过程中的椎管内分娩镇痛及相关能量摄入仍会是长期工作中的重点。

（李华凤　冷冬梅）

参考文献

1. SMITH CA，COLLINS CT，LEVETT KM，et al. Acupuncture or acupressure for pain management during labour. Cochrane Database of Systematic Reviews，2020，2(2)：CD009232.
2. MADDEN K，MIDDLETON P，CYNA AM，et al. Hypnosis for pain management during labour and childbirth. Cochrane Database of Systematic Reviews，2016，2016(5)：CD009356.
3. MEGURO Y，MIYANO K，HIRAYAMA S，et al. Neuropeptide oxytocin enhances μ opioid receptor signaling as a positive allosteric modulator. Journal of Pharmacological Sciences，2018，137(1)：67-75.
4. AKBARZADEH M，NEMATOLLAHI A，FARAHMAND M，et al. The effect of two-staged warm compress on the pain duration of first and second labor stages and Apgar score in prim gravida women：a randomized clinical trial. Journal of Caring Sciences，2018，7(1)：21-26.
5. SMITH CA，LEVETT KM，COLLINS CT，et al. Massage，reflexology and other manual methods for pain management in labour. Cochrane Database of Systematic Reviews，2018，3(3)：CD009290.

第十章

产房急救技术

……

第一节

补液与输血

导读

妊娠与分娩期妇女的血液及循环系统生理特点有别于成年未妊娠妇女，而且可能发生明显的波动。妊娠与分娩期液体治疗的阶梯目标是：①维持循环血容量、心排血量和外周阻力在正常范围；②维持呼吸摄氧和一定的血红蛋白浓度；③维持各系统器官发挥功能所需的机体内环境；④维持有效的子宫收缩、凝血及其他器官的功能。产后出血通常为子宫正常出血演变而来的、急性快速的异常出血，循环系统血液容量可能急剧减少而血液成分的浓度改变却不明显。因此，对产后出血的诊断应该在监测出血量的基础上，重点关注病人体内的循环血液的容量及成分是否正常，器官组织灌注状态、内环境和凝血功能是否正常。输血治疗应以床旁的持续生命体征监测结合出血量监测为首要依据，同时借助检验科测得的血红蛋白浓度、凝血功能、电解质，以便进行及时、有效、安全的输血治疗以达到合理用血。根据不同血液功能成分的代偿能力，输注红细胞、新鲜冰冻血浆、血小板、冷沉淀的指征分别为：20%、40%、80%、150% 的血容量丢失，结合我国的成分血制品的配制规格，制定了中国紧急输血治疗方案（emergency transfusion protocol of China，ETPC），旨在指导临床医护快捷合理输注成分血救治急性失血病人，同时强调反复根据生命体征及实验室检测结果调整输血治疗策略，实现输血输液治疗目标。

一、妊娠与分娩期的血液循环生理改变

血液循环系统由血液、容纳血液的血管及提供血流动力的心脏组成，是机体内的动态运载及交换系统，它将呼吸器官得到的氧气、消化器官获取的营养物质、内分泌腺分泌的激素等运送到身体各组织细胞，又将身体各组织细胞代谢产物运送到具有排泄功能的器官排出体外，从而维持机体内环境的正常稳定。血液循环系统的功能有赖于：正常的血液容量及成分比例、正常的血管张力或血管腔容积、正常的心脏结构和功能。

妊娠期由于胎儿发育、代谢增高以及内分泌改变等原因，循环系统的血液容量、血液成分比例、血管张力、心脏功能等发生了较大的改变，包括：

（一）妊娠期与分娩期的血液容量改变

妊娠妇女的血液容量自妊娠 6 周开始增多，到孕 34 周时，血容量达到高峰，然后维持到分娩。在妊娠末期，血容量较非孕期增加 30%~40%（1 000~1 500ml），其中大部分存在于子宫及胎盘的灌注血管。血容量的增加通常与胎儿的大小呈正相关，双胎妊娠的血容量增加更多。妊娠期的容量增加不仅可满足胎儿的生长发育、母体与胎儿的代谢需要，也为分娩期的出血储备血容量。

（二）妊娠期与分娩期的血液成分改变

血液成分比例在妊娠期也发生了改变，不同血液成分的容量增加比例并不完全相同（表 10-1-1）。

表 10-1-1 足月妊娠相对于非妊娠的血液成分变化

参数	变化程度
血容量	+45%
红细胞比容	+30%
血浆容量	+55%

1. 血液中的红细胞总容量在怀孕的最初8周内减少到最低，到16周时恢复到孕前水平，到足月孕时可比孕前高30%。

2. 血液中的血浆总容量在孕早期增加近10%，孕中期增加约25%，孕晚期增加55%。

3. 血浆蛋白浓度从孕早期即开始下降10%左右，然后维持这个水平直到孕晚期；其中血浆白蛋白浓度从孕前的45g/L逐渐下降到足月的33g/L；球蛋白在孕早期下降10%，之后的整个孕期呈上升趋势，孕晚期时较孕前增加10%；白蛋白与球蛋白比（简称白球比）从孕前1.4逐渐降到孕晚期的0.9；妊娠期间的胶体渗透压减少5mmHg；孕早期血浆胆碱酯酶浓度下降约25%，并保持此水平至孕晚期（表10-1-2）。

4. 凝血成分的量和功能在孕期都有明显改变，大多数凝血因子的浓度在孕期升高，如纤维蛋白原（Ⅰ因子）、转变加速因子（Ⅶ因子）、抗血友病因子（Ⅷ因子）等；同时纤维蛋白溶解酶原（纤溶酶原）的浓度也显著升高；血小板数量不变或略有减少；凝血功能与纤维蛋白溶解（纤溶）功能都处于相对活跃状态。

（三）妊娠期与分娩期的血流动力学改变

虽然妊娠期的血容量增加、心排血量增加40%，每搏输出量增加18%，心率增加17%，但全身的外周血管阻力下降20%，得以将血压维持在正常水平。

分娩期，每一次宫缩导致300~500ml的血液由子宫进入母体的血液循环。宫缩导致的血容量增加对心脏的射血功能、外周血管阻力、毛细血管通透性以及体液的分布等都可能产生影响。分娩期心脏的每搏输出量增加25%，通常是由于心室舒张末期压力和容积增加而收缩末期压力和容积不变。宫缩导致的循环血容量增加可能增加心室的舒张末期压力和容积，进而增加每搏输出量和心排血量，同时导致毛细血管内的静水压增加，毛细血管内液体向组织间隙的转移增加，一方面可以维持相对正常的循环血容量和循环功能，另一方面可能增加组织水肿的风险，因此临床上可观察到待产妇女口咽部水肿及气管插管的暴露难度随着产程进展而增加；妊娠合并心脏病、妊娠期高血压疾病等病人可能发生严重肺水肿。宫缩导致的血容量增加也可能使部分妊娠妇女（如产前过度输液扩容、合并心脏疾病、过度使用子宫收缩药物减少心脏氧供并抑制心脏功能等）心脏功能失代偿，进而发生舒张末期心腔过度扩张导致的每搏输出量降低，临床表现为心衰后的血压下降、心率增快等休克表现，同时因静脉压增高可能增加子宫出血速度。这种容量超负荷的休克伴产后出血的治疗原则有别于产后出血导致的低血容量休克。

表10-1-2 妊娠期间血浆蛋白值或变化百分比

浆蛋白	非妊娠	孕早期	孕中期	孕晚期
白蛋白/$(g\cdot L^{-1})$	45	39	36	33
球蛋白/$(g\cdot L^{-1})$	33	30	33	37
总蛋白/$(g\cdot L^{-1})$	78	69	69	70
白球比	1.4	1.3	1.1	1.0
胶体渗透压/mmHg	27	25	23	22
血浆胆碱酯酶	—	-25%	-25%	-25%

二、妊娠与分娩期的液体治疗原则

正常的循环系统是血液流动的相对封闭的动态脉管系统（图10-1-1）；在妊娠及分娩期，血容量、心脏功能、血管腔容积以动态适应性协调改变维持循环系统的功能：通过正常的心排血量，将正常氧含量的血液灌注到各个器官，维持机体内环境及各系统器官的功能正常。

液体的治疗基于对病人的循环功能判断（图10-1-2）。当循环功能不足导致器官灌注不足时，首先需要判断心排血量是否减少？其次判断心排血量减少的原因是心脏充盈不足还是过度充盈？然后判断心脏充盈不足的主要原因是血容量不足还是外周血管阻力过低引起的血管腔容积过度增加？心脏过度充盈的主要原因是循环血容量过多还是心脏的收缩功能下降？

通常血容量、外周血管阻力以及心脏功能这三个因素互相影响，如失血性休克时，循环血量减少，血管阻力和心脏功能早期均代偿性增加，失代偿时则降低。因此，在治疗时，必须及时有效地纠

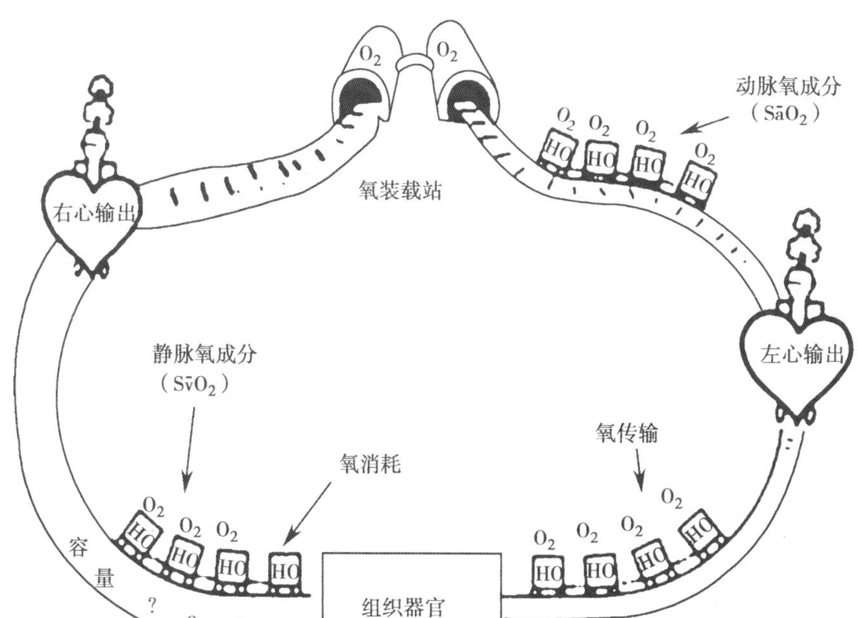

图 10-1-1　循环系统的结构及功能示意图

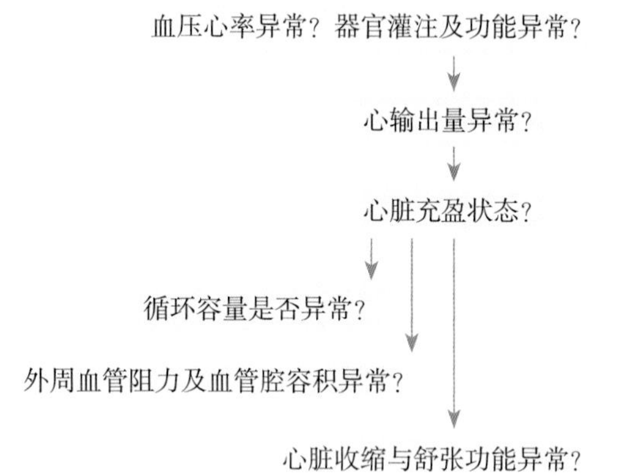

图 10-1-2　循环系统功能判断的顺序问题

正主要病因，同时兼顾次要原因的治疗。最重要的是，在治疗过程中，需要频繁地按图 10-1-2 的顺序，对循环功能的各个因素进行动态判断。如治疗失血性休克时，主要的治疗措施是输液输血纠正容量不足，必要时需要适量的血管活性药物维持正常的外周血管阻力和血管腔容积，同时要频繁地判断心脏功能、循环血容量、外周血管阻力的状态及变化趋势。

妊娠与分娩期液体治疗的目标依然是：维持正常的循环血容量、心排血量和外周阻力，使各系统器官的灌注正常和氧供正常，从而维持正常的机体内环境，进而为子宫、凝血及其他器官的功能正常提供前提条件。这些目标指导下的输血输液治疗原则应该是：首先纠正循环血容量异常，然后纠正血红蛋白浓度的异常，然后纠正凝血功能及水电解质的异常，最后纠正各系统器官功能异常。

三、剖宫产围手术期的液体管理

剖宫产围手术期的液体管理与自然分娩略有不同：①通常择期剖宫产术前需要禁饮、禁食（术前禁食 6~8 小时，术前禁食后至术前 2 小时期间可喝无渣透明的清亮液体，术前 2 小时禁饮），因此可能存在容量不足。②剖宫产时不论全身麻醉还是椎管内麻醉，都会导致外周血管阻力的改变。剖宫产时椎管内麻醉使用的麻醉药物浓度、剂量、速度都不同于分娩镇痛，对循环的影响更明显。③胎儿娩出后，回心血量增加对母体循环功能的影响与自然分娩也有不同，可能缺乏待产期反复宫缩导致的容量再分布和循环系统的适应性变化。④子宫收缩药物的使用种类和剂量不同，对心血管的影响不同。⑤出血的速度和出血的量不同。

以上因素对孕产妇循环系统的综合作用，可能导致临床难以准确判断和治疗延误。而剖宫产围手术期的液体治疗又可能影响剖宫产术中和术后诸多并发症的发生,包括术中的低血压、心律失常、恶心、呕吐、出血,以及术后的伤口感染、胃肠功能恢复延迟、深静脉血栓等。

剖宫产的麻醉选择在世界范围内以椎管内麻醉为首选。而椎管内麻醉下剖宫产最常见的并发症为低血压。较多的学者对剖宫产术中低血压的防治进行了研究,特别是椎管内麻醉下仰卧位低血压。这些研究关注的问题包括:

(1) 是通过输液增加血容量,还是使用升压药物防治低血压?

(2) 输注晶体液,或者人工胶体增加血容量?

(3) 麻醉前充分输液,或者麻醉同时充分输液?

(4) 升压药物选择只有 α 受体兴奋作用的去氧肾上腺素,或者选择同时具有 α 和 β 受体兴奋作用的麻黄碱?

剖宫产术中低血压的主要原因包括:①麻醉后的交感神经阻滞和外周血管扩张;②子宫压迫下腔静脉使回心血量减少;③回心血量短时间大量增加;④子宫收缩药物对容量、心脏和外周血管的作用。在绝大多数产科出血量正常的孕产妇,禁食 6~8 小时和禁饮 2 小时导致的血容量有所减少,但不足以引起血容量的严重不足和血压下降。因此,在治疗时应该兼顾容量的补充和外周血管阻力的正常维持:

(1) 以乳酸林格液补充生理性血容量,手术期间的容量输注大约 10ml/kg。除非孕产妇因血糖管理需要,可以选择含糖液体。疼痛、手术、麻醉、分娩应激通常使病人的血糖增高,输注含糖液体可能使孕产妇的血糖过度升高,影响循环波动时的脑功能和术后伤口愈合。人工胶体虽然增加了容量补充的速度,但也存在血液稀释、凝血功能障碍、出血增加等风险。

(2) 减少或避免子宫对下腔静脉的压迫。应根据孕产妇的日常生活中习惯体位调节子宫的位置,避免下腔血管的解剖位置差异导致的防治无效。

(3) 使用升压药物预防和治疗低血压。可选择去氧肾上腺素、麻黄碱或甲氧明等升压药物,需要使用合适的剂量和速度在维持血压同时减少副作用。虽然有文献认为在剖宫产时使用麻黄碱防治仰卧位低血压可能使新生儿的血 pH 更低,但是,新生儿的血 pH 正常值不能等同于成人,而且目前尚不清楚略微降低的血 pH 的临床意义。

(4) 鼓励术后早期进饮、进食,口服液体维持血液容量正常比静脉输注相对更安全,配合早期进食易消化饮食也有利于促进胃肠道蠕动和术后恢复,更符合外科加速康复理念。

四、产科出血的输血治疗

(一) 严重产科出血是由正常产后出血异常进展而发生

妊娠妇女经阴道或剖宫产娩出胎儿后,胎盘与子宫剥离,子宫内膜血窦开放发生出血。由于妊娠期孕妇的血液容量增加 30%~50%,为产后的子宫出血储备了一定容量。产后子宫的出血量取决于子宫的收缩功能及凝血功能状态,另外也与妊娠和分娩期循环容量的增加量相关。

正常情况下,产后子宫间断缩复式收缩,子宫肌壁间的动静脉血管夹闭,不仅使出血暂时中止,而且促进凝血物质在血窦开放处凝结;缩复式子宫收缩同时使宫腔内的血液、蜕膜及胎盘排出宫腔,避免子宫持续膨胀而发生肌壁间血管难以闭合。子宫舒张期,血窦内的静水压促使血液自开放处流入宫腔,而开放局部凝血物质的凝结是阻止出血的重要因素。

正常的产后出血通常在经阴道产后 24 小时内 <500ml,剖宫产后 24 小时内 <1 000ml,否则即为异常产后出血。有学者认为,产妇的血细胞比容降低 10% 以上,即可诊断异常产后出血。以上两种诊断标准分别以流失到体外的血液容量和体内的红细胞浓度为诊断依据。有关产后出血的诊断标准值得细化,需要强调体内的血液容量及血液成分的浓度,也应该将血液流失的速度作为重要的考量因素。当产后出血的速度达到 150ml/min 以上,或者 3 小时内失血量超过全身血容量的 50%,即可诊断严重产后出血。因此,严重产后出血是一种急性的失血状态,通常需要紧急的输血和输液治疗,以维持体内循环系统的正常容量和功能,进而维持各系统的生理功能趋于正常,包括子宫收缩功能及凝血功能正常,从而实现异常

出血逆转为正常出血；另外，为产科医师的手术治疗提供前提条件。

产后异常出血的原因包括子宫收缩乏力、胎盘因素、软产道损伤以及凝血障碍(tone, tissue, trauma, thrombosis, 4T)，其中子宫收缩乏力是最常见原因。除以上四大产后出血原因外，也需要关注血液容量超负荷后的血压下降、静脉压增高和子宫出血，即心衰性出血，常常与产前过度输液扩容、合并心脏疾病、过度使用子宫收缩药物减少心脏氧供并抑制心脏功能等因素相关，而且与羊水栓塞难以鉴别。

(二) 严重产科出血的判断与评估具有模糊性

正常的循环系统是供血液流动的相对封闭的脉管系统；发生出血时，该封闭系统转变为开放系统；因出血而接受治疗时转变为复杂的动态开放系统(图 10-1-3)。

严重的产后出血是一种急性的失血状态，急性失血的主要表现是循环系统的血容量减少，有别于慢性失血的主要表现是血红蛋白浓度下降。由于目前尚缺乏准确测量循环系统内血容量的方法，因此在急性失血时，常常以出血量代替循环系统的欠缺容量。因此，将出血量作为产后出血的诊断指标是一种常用但不准确的方法。

然而，出血量也是一个难以准确测量的指标，严重产后出血的判断因此更加模糊。目前出血量的测定方法包括敷料称重法、专用接血器的容积测量法以及敷料浸湿的面积计算法等，都只能对出血的容量进行粗略估计，而且估算的结果通常还受到羊水含量的影响。另外，即使估算了出血的容量，流失到体外的血液中的功能成分浓度并不确定，以血细胞比容为例，失血早期的血细胞比容较高，随着机体的代偿以及输液治疗，失血后期的血细胞比容可能逐渐降低。虽然出血量难以准确测量，但是在找到更准确的指标之前，依然需要根据出血量对产后出血进行诊断并指导治疗。

临床上也常常根据病人的临床症状和体征判断产妇的体内血容量缺失状态，包括神经系统表现、心率、血压以及休克指数等。休克指数(shock index, SI)为心率除以收缩压，反映心脏的氧供需平衡状态，也在一定程度反映循环血液容量不足的范围，是一个可以床旁实时监测的粗略指标。正常成人 SI 正常范围为 0.5~0.7；循环容量欠缺 20% 时，SI 大约为 1；循环容量欠缺 40% 时，SI 大约为 1.5；循环容量欠缺 60% 时，SI 大约为 2。妊娠妇女因循环系统生理性改变，失血量即使尚未

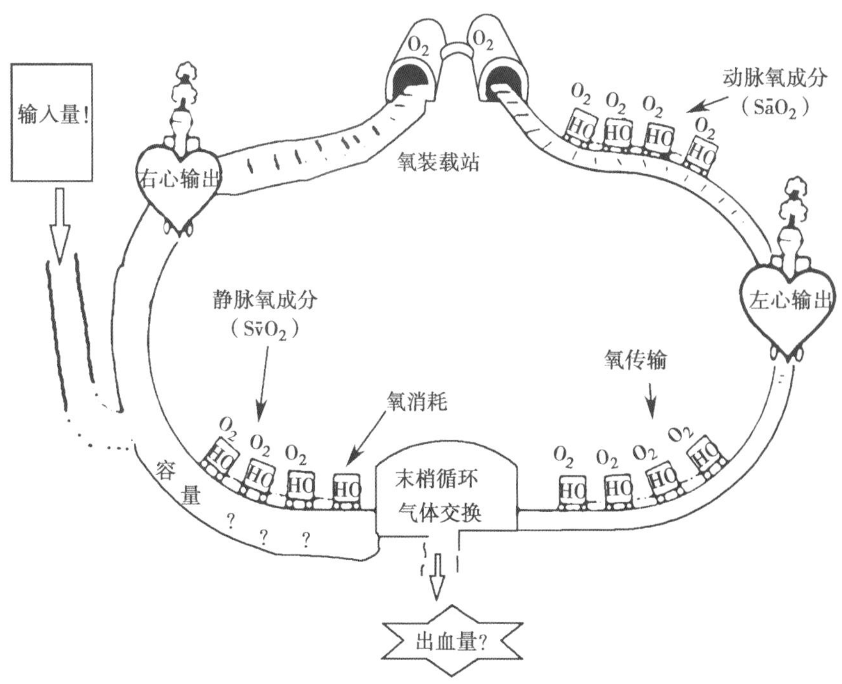

图 10-1-3 封闭的循环系统因出血与治疗而变成复杂的动态开放系统

达到以上标准，更早、更易出现休克早期表现，用休克指数估计产后出血量时，SI<0.9，估计出血量<500ml，循环容量欠缺占总血容量<20%；SI≈1.0时，估计出血量达1 000ml，循环容量丢失20%；SI≈1.5时，估计出血量达1 500ml，循环容量丢失30%；SI≈2.0时，估计出血量≥2 500ml，循环容量丢失至少50%。

对于非妊娠病人，出血量与循环系统内的欠缺量相近，临床症状和体征与循环系统的欠缺量也密切相关。然而，产科病人由于妊娠期的血液容量增加约30%~50%，娩出胎儿后子宫收缩发生自体输血，在产后可以耐受500~1 000ml的失血，因此，出血量与循环系统的欠缺量可能相差甚远；另外，产后出血的临床表现不仅受出血量、出血速度、循环容量的影响，同时受到妊娠与分娩期的生理特点以及治疗因素的影响，包括心脏对娩出胎儿后循环容量增加的代偿能力、子宫收缩药物使用种类、使用剂量、使用速度等，因此，产科出血病人的临床表现与循环系统欠缺量或者出血量的相关性更复杂。

当产妇发生或可能发生异常出血时，在建立快速输液通道同时，应该及早建立体温监测和有创血压监测，必要时通过更准确的方式监测尿量以判断肾脏灌注状态。体温与末梢循环密切相关，是影响产后出血病人预后的重要因素。有创动脉置管比中心静脉置管更重要，因为中心静脉穿刺置管的并发症更多，且中心静脉属于容量血管，管壁顺应性非常好，循环容量的改变主要表现为静脉血管直径的改变，而不是压力的改变。中心静脉作为快速输液通道也可由2个外周16号静脉留置针代替。动脉置管不仅可用于监测血压，而且可在治疗过程中采集血液标本供血常规、血气及凝血功能等指标检测。

诊断与治疗产科出血的重要目标是维持循环系统的容量与功能正常，而保障机体的血供与氧供是循环系统的首要功能。呼气末二氧化碳浓度可反映肺的灌注状态，尿量可作为肾脏灌注状态的重要指标，两者均可间接反映内脏器官的血液灌注状态。另外，反映机体氧供和氧耗平衡状态的混合静脉血氧饱和度（$S\bar{v}O_2$）可能成为出血严重程度与治疗效果判断的重要指标（见图10-1-1）。有学者建议将$S\bar{v}O_2$>70%作为输注红细胞的目标，但是，在临床应用中，如果$S\bar{v}O_2$不达标，除了考虑循环容量不足、贫血，还应该考虑影响$S\bar{v}O_2$的其他诸多因素，比如代谢与氧耗状态、心脏功能以及影响心脏功能的其他因素。

对产科出血病人，维持凝血功能正常也是防治循环系统功能恶化的重要途径。对于血管损伤为主要原因的大多数外科出血，可通过手术结扎血管实现止血。而对于产科出血，出血虽然局限在子宫生殖道，但出血部位弥散，且产科医师与病人都愿意期待凝血功能与子宫收缩功能恢复后的生理止血。即使产科医师最终决定手术止血，也有赖于相对正常的凝血功能。因此，实验室对血常规、凝血功能、DIC全套以及纤维蛋白原浓度的检测，可能作为判断产后出血以及治疗效果的重要依据。

总之，临床对产后出血的诊断应该在重视出血量的基础上，重点关注病人体内的循环容量是否在正常范围，特别强调根据机体的组织灌注状态、氧供需平衡和凝血功能的动态变化，对病情的发展和治疗效果作出判断。

（三）严重产科出血的输血与输液管理

1. 全血与成分血输注的选择 成分血更容易获得，但是应避免成分血输注导致死亡三角。产科出血病人通常具有出血量大且出血速度迅速的特点，如果未能得到及时有效的输液输血治疗维持循环系统的功能，将很快失代偿，甚至死亡。另外，不合理的输液、输血治疗，病人也可能因稀释性凝血障碍发生相似的不良后果，见图10-1-4。

理论上，输注新鲜全血更有利于在补充循环容量的同时维持血液功能成分的比例，避免发生稀释性凝血障碍。但是现有的血液保存技术限制了新鲜全血的使用，全血中的白细胞和血小板是导致输血不良反应的重要原因，因此全血输注已逐渐被成分血输注替代。而成分血输注不恰当，大量出血与输血可能导致由低温、酸中毒和凝血障碍形成的死亡三角，如图10-1-4。

2. 成分血输注的时机指征 20、40、80百分比原则。血液系统的主要功能成分包括：运输氧气的红细胞、血浆中促进止血的凝血因子、血小板以及纤维蛋白原。对严重产后出血病人实施输血与输液治疗的具体目标是：在维持心脏射血功能和正

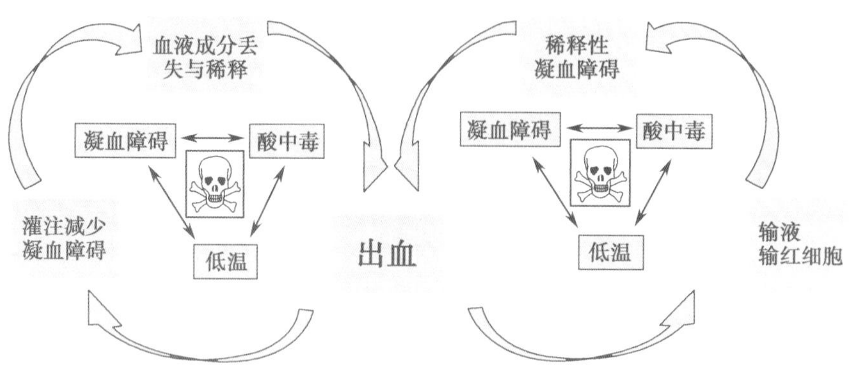

图 10-1-4　大量出血治疗不及时或不合理输液输血导致的死亡三角（低温、酸中毒、凝血障碍）

常的体内循环容量基础上、维持足够的血红蛋白浓度、正常的内环境以及正常的止血与凝血功能。

目前，各输血指南中输血指征几乎都是以血液成分的浓度检测结果为依据，通常适用于血容量正常的慢性贫血病人，而对血容量迅速丢失的紧急失血病人具有局限性。现有输血指南的主要内容包括：

（1）红细胞：血红蛋白浓度低于 69g/dl 时，特别是当急性贫血时，一般应给予红细胞输注；当血红蛋白浓度 >10g/dl 时，通常不必要输注红细胞。当有预期的失血时，这些结论可以被改变。

（2）新鲜冰冻血浆（fresh frozen plasma，FFP）：①PT 延长 1.5 倍、INR>2.0、APTT 延长 2 倍以上时，输注血浆纠正即凝血障碍性出血；②当不能及时检查凝血功能时，用来纠正因大量输液（超过 1 个全身血容量或达到 70ml/kg）所致的凝血因子浓度过低引起的出血，不主张纯粹为增加血浆容量或白蛋白而输注 FFP；③用新鲜血浆逆转华法林的抗凝；④纠正某种凝血因子的不足；⑤拮抗因肝素抵抗（抗凝血酶Ⅲ缺乏）而使用肝素治疗的病人。

（3）血小板：正常血小板功能的外科或产科病人，如果血小板计数 $>100\times10^9/L$，则很少需要输血小板；当计数低于 $50\times10^9/L$，则通常考虑需要输注血小板。阴道分娩或经阴道手术失血有限，可用于计数低于 $50\times10^9/L$ 的病人。

（4）冷沉淀：如果纤维蛋白原浓度 >150mg/dl，则很少输入冷沉淀。冷沉淀应在下列情况下输入：①出现过量的失血且当纤维蛋白原浓度低于 80~100mg/dl 时；②使用大量输液治疗大量失血，即使未能测定纤维蛋白原浓度，可根据失血量推测纤维蛋白补充量，以避免凝血功能过度恶化；③病人先天性纤维蛋白原缺乏。

急性失血时，通常以失血量作为判断输血治疗的重要指标，同时结合实验室检测结果进行调整。不同血液成分对失血的代偿能力不同。对于没有其他合并症的病人，失血量超过 25% 的血容量需要补充红细胞，失血量超过 50% 的血容量也需要通过输注血浆补充凝血因子，失血量超过 100% 的血容量时还需要补充血小板，当失血量超过 150% 血容量时需要额外输注冷沉淀补充纤维蛋白原和更多的凝血因子。对于严重产后出血这类难以止血的进行性快速出血，需要更积极的输血治疗以避免机体失代偿，因此建议失血量超过 20% 的血容量即输注红细胞；超过 40% 即输注红细胞和血浆，超过 80% 输注红细胞、血浆和血小板，接近 150% 时输注红细胞、血浆、血小板和冷沉淀。我们将失血量达到 20%、40%、80% 分别作为输注输入红细胞、血浆、血小板阈值的积极输血原则称为“20、40、80 百分比原则”，以帮助记忆。

3. 成分血的输入量计算公式　了解可获得的成分血的制备规格是计算输入量的前提。不同国家的成分血制品规格不同，比如美国通常将来源于 400ml 全血的血液制品定为 1U。1U 红细胞悬液容量为 240ml，取自 400ml 全血；1U 血浆容量为 250ml，取自 400ml 全血；1U 血小板相当于 400ml 全血中的血小板数量，1 个捐献者提供的 1 个治疗量的血小板相当于 2 000ml 全血中的血小板；1U 冷沉淀相当于 200ml 全血中的纤维蛋白原。中国的血液制品通常为美国的 1/2 量。1U 红细胞悬液的容量为 120ml，取自 200ml 全血；100ml

血浆容量大约取自200ml全血(血细胞比容接近50%);1U手采血小板相当于200ml全血中的血小板数量,一个治疗量相当于10U手采血小板,与1U机采血小板相当;1U冷沉淀相当于100ml血浆的纤维蛋白原。由此可见,补充1 000ml失血,在美国需要2.5U(600ml)红细胞悬液和2.5U(625ml)血浆,在中国则需要输入5U红细胞悬液和500ml血浆(不论输注美国还是中国的血液制品,输注来自1 000ml全血的成分血,其总容量都会超过1 000ml,机体可在一定范围内进行容量调节)。

为避免机体失代偿,应尽量通过输注成分血制品以补充超过机体代偿范围的失血容量及功能成分。基于不同血液成分的代偿特点,推导急性失血时红细胞、血浆输入量的计算公式如下:

红细胞的输入(U)=(失血量-20%血容量)/红细胞悬液制备规格

新鲜冰冻血浆的输入(U)=(失血量-40%血容量)/冰冻血浆制备规格

按照中国血液制品规格计算以上两种成分血的输入量,为简化计算将病人的正常血容量估算为5 000ml,可得到以下公式:

红细胞输入(U)=[失血(ml)-1 000ml]/200ml,输入量包括输入的回收血中红细胞及异体红细胞悬液　(公式a)

新鲜冰冻血浆输入(ml)=[失血(ml)-2 000ml]/2　(公式b)

血小板与纤维蛋白原的代偿能力相对较强,补充治疗时以冲击式输入更有助于止血,且可减少供体过多导致的免疫相关不良反应,因此通常在失血量达到80%容量(如正常容量标化为5 000ml,即失血量达到4 000ml),或者红细胞悬液以及血浆的输入量达到80%血容量(20U红细胞悬液)时,冲击式输入一个治疗量的血小板或1U机采血小板,据此得出以下公式:

机采血小板的输入(U)=红细胞输入(U)/20;也可表达为:手采血小板的输入治疗量=红细胞输入(U)/20,需一次性输入　(公式c)

冷沉淀的输入通常在失血量大约为150%容量,或者红细胞悬液以及血浆的输入量接近150%血容量(约30U红细胞悬液)时,冲击式输入一个治疗量的冷沉淀,推导为以下公式:

冷沉淀输入治疗量=红细胞输入(U)/30,一个治疗量为10U冷沉淀,一次性输入　(公式d)

按照以上公式计算的输入量,应按照每半小时的入量分次取用,也不必强调输完计算量。当循环功能趋于稳定,出血停止,可中止急性输血治疗原则或者调整为非急性出血的治疗原则,维持容量在正常范围基础上,根据检测出的血成分浓度进行置换治疗,即在补充血成分同时利尿。以上a、b、c、d公式更适合用于评估成分血输注比例,而在输血输液治疗过程中,还需要更详细、直观的流程方案。

4. 成分血输入的方法及流程　产后出血病人的封闭循环系统因为出血和治疗而变为动态开放系统,输血输液治疗应力求血液容量和功能成分的补充速度超过失血速度,以尽快恢复循环系统对各器官灌注、氧供以及凝血功能。基于以上对血液系统的代偿特点以及输入量的计算,输液与输血治疗应该强调以循环功能稳定、内环境正常、出血速度恢复正常为终点目标,而不应该过分依赖频繁的实验室检测。

为了提高紧急大量输血的及时性、安全性、有效性,国外医疗机构建立了大量输血方案(massive transfusion protocol,MTP),见表10-1-3。该方案已广泛应用于创伤外科和产科等领域。

MTP中每个治疗包所含的成分血液制品都放在一个4℃的冷藏箱中,冷藏箱表面有治疗包编号和计时表,按照编号顺序输送到床旁,对病人施行序贯治疗,当治疗效果达到目标或需要终止治疗时,可根据计时表上数值决定能否将剩余的冷藏血制品退回血库,避免浪费。该方案强调按需补充,因此,并非每个治疗包的内容相同,且血小板与冷沉淀均是冲击式补充。MTP由血库与临床医师共同理解并参与实施,因此可以在保证病人安全的前提下,可大幅度缩短输血治疗的准备时间。

由于中国的血液制品规格不同于美国的,因此,我们根据中国的成分血液制品规格、血液系统的代偿特点以及上述推导的输血量计算公式,建立适合急性失血救治的中国紧急输血治疗方案(emergency transfusion protocol of China,ETPC),见表10-1-4。

ETPC不同于MTP,MTP通常在大量急性失

表 10-1-3 美国大量输血方案

输血治疗包序号	红细胞悬液 /U	冰冻血浆 /U	血小板治疗 /U	冷沉淀 /U	Ⅶ因子 /mg
1a（病人血型未知）	5（O）	2（AB）			
1b（病人血型已知）	5	2			
2	5	2	1		2.4
3	5	2		10	
4	5	2	1		2.4
5	5	2			
6	5	2	1	10	2.4
7	5	2			
8	5	2	1		
9	5	2		10	
10	5	2	1		

表 10-1-4 中国紧急输血治疗方案

临床判断		紧急输血治疗流程						治疗后总结			
血容量欠缺比例	欠缺血容量 /ml	治疗原则	序号	红细胞 /U	血浆 /ml	血小板治疗量	冷沉淀 /U	RBC 总 U（公式 a）	FFP 总 ml（公式 b）	PLT 总 U（公式 c）	CR 总 U（公式 d）
20%	1 000	输液	0								
>20%~40%	1 000~2 000	输液、RBC	1	5				5			
>40%~80%	2 000~3 000	输液、RBC、血浆	2	5	500			10	500		
	3 000~4 000		3	5	500			15	1 000		
>80%~100%	4 000~5 000	输液、RBC、血浆、血小板	4	5	500	1		20	1 500	1	
>100%	5 000~6 000	输液、RBC、血浆、血小板、冷沉淀	5	5	500			25	2 000		
	6 000~7 000		6	5	500		10	30	2 500		10
	7 000~8 000		7	5	500			35	3 000		
	8 000~9 000		8	5	500	1		40	3 500	2	
	9 000~10 000		9	5	500			45	4 000		
	10 000~11 000		10	5	500			50	4 500		
	11 000~12 000		11	5	500			55	5 000		
	12 000~13 000		12	5	500	1	10	60	5 500	3	20
	13 000~14 000		13	5	500			65	6 000		
	14 000~15 000		14	5	500			70	6 500		

血时启动,而 ETPC 可以指导临床医师与血库对所有紧急输血病人实施救治。ETPC 更容易被理解和接受,表的左边部分罗列了与失血量或失血比例相对应的治疗原则,中间部分为详细的输血治疗方案及流程,右边部分罗列了输血治疗后的输血量总结,总结的数量与前述的成分血输入量公式计算结果一致。

ETPC 应用于序贯式紧急输血治疗,当输血输液治疗达到循环功能稳定、内环境正常、出血速度恢复正常等终点目标,即终止该治疗方案。出血病人由于代偿或治疗通常存在血液稀释,而输入的红细胞悬液血红蛋白浓度较高,因此实际输入量与出血量可能相差甚远,因此表格右边的总结数据主要作为不同血液成分输注比例的评价,而不作为准确判断出血量与输入量的依据。对于急诊入院需要紧急输血治疗的大量出血病人,治疗流程可以根据估计的失血量从相应的流程序号启动治疗,比如估计失血量超过 4 000ml,建议直接从相应的序号 4 开始,即立即申请 5U 红细胞悬液、500ml 新鲜冰冻血浆和 1 个治疗量的血小板。

输液与输血治疗首先强调容量补充,其次是维持不同血液成分的比例和功能。如果不能获得 ETPC 所需的所有血液制品,应该尽量通过输注液体维持相对正常的循环容量和心排血量,在获得血液制品时再进行置换治疗,消极地等待血源可能因为循环容量急剧减少而导致严重的心脑缺血缺氧甚至死亡。容量过多或过少可能表现为相似的循环功能异常,如血压下降、心率增快。必要时需使用心脏超声判断循环功能异常的主要原因。

胶体液可能损伤 PLT 功能,抑制纤维蛋白聚合,增加纤维蛋白溶解活性,在紧急扩容时可少量使用。如果不能获得血小板和冷沉淀,可尽量通过输注红细胞或红细胞加血浆维持正常的心脏功能、正常的循环容量、足够的血红蛋白浓度维持组织的良好灌注和氧供,并维持机体正常的内环境和体温,使体内剩余的凝血物质功能最佳化而维持凝血功能。

另外,人工合成Ⅶ因子在大量失血病人的应用日益增加,值得强调的是,应早期使用,使用前最好体温正常,内环境正常且凝血因子、血小板及纤维蛋白原浓度正常。

五、产科输液输血治疗的临床思路

面对严重产后出血病人,诊断与治疗的目标是维持相对正常的心脏功能、血容量、血红蛋白浓度、内环境以及凝血功能,临床工作的思路包括以下四步工作(图 10-1-5):

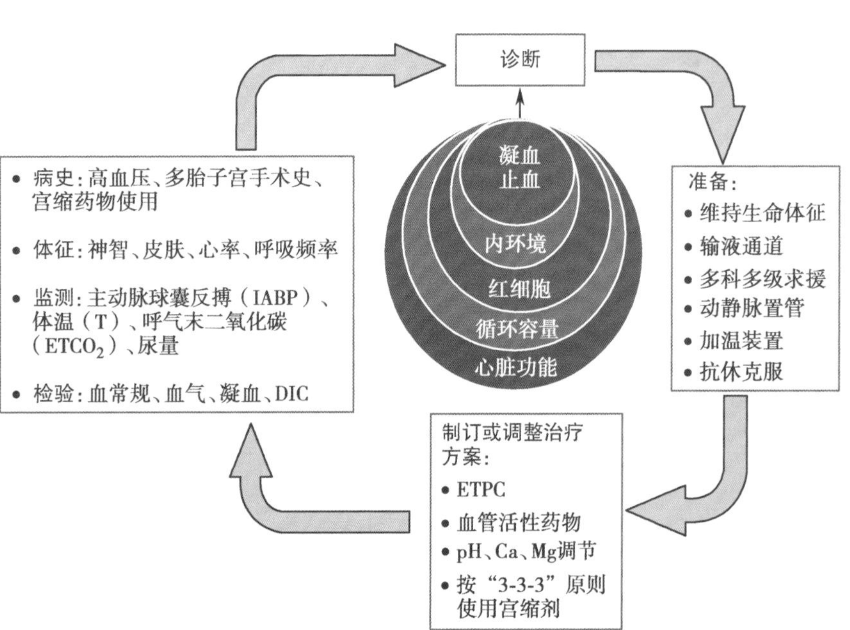

图 10-1-5 急性失血的输血输液管理思路

（一）信息收集

利用最短的时间向家属或在场医务人员了解病史，包括有无高血压史、心衰史、子宫手术史、子宫收缩药物情况等；迅速查看体征，包括神智、皮肤颜色、脉率、呼吸频率等；同时迅速估计出血量；并了解监护仪测得的血压、SPO_2、心电图、体温；了解实验室检测的血常规、凝血功能、血气及电解质。

（二）诊断

根据以上目标内容进行评估并找出可能的因果联系，反复按照图 10-1-2 所列出的问题分析体内循环容量、心脏功能、外周阻力的相互关系，在机体内环境状态的判断基础上判断子宫收缩功能、凝血功能及其他系统器官的功能状态。

（三）充分的救治准备

与血库、护理、医务科等交流，并请求各专业上级医师援助；同时建立至少两个 16 号的输液通道；动静脉置管供有创监测及标本采集；准备加温和 / 或加速输液设备及抗休克服，准备抢救药品及设备。

（四）制订或调整治疗方案

按照 ETPC 输血输液、使用血管活性药物，按照“3-3-3”原则（“3-3-3”原则：临产时缩宫素使用 3U，每隔 3 分钟评估 1 次子宫情况，后续缩宫素按 3U/h 维持剂量）使用子宫收缩药物、治疗酸中毒、电解质异常等。

通过以上四步工作的循环往复，逐渐实现心脏功能正常、容量正常、血红蛋白浓度充足以及机体内环境正常，在促进内环境正常基础上纠正子宫收缩功能、凝血功能，从而使子宫出血速度恢复正常，或者为产科医师的手术止血提供良好基础。

本节关键点

1. 产科补液与输血治疗的目标 维持正常的循环血容量、心排血量和外周阻力，使各系统器官的灌注正常和氧供正常，从而维持正常的机体内环境，进而为细胞、器官、系统、机体生命功能正常提供基础，因此实现子宫收缩功能、凝血及其他器官的功能正常。
2. 内环境正常为治疗目标的输血输液治疗原则 首先纠正循环血容量异常，其次纠正血红蛋白浓度的异常，然后纠正凝血功能及水电解质的异常，最后纠正各系统器官功能异常。
3. 输血与输液纠正孕产妇的循环功能异常时，应判断循环功能异常的主要原因及次要原因，即容量异常、心脏舒张收缩功能异常或外周血管阻力异常，并制订相应的综合治疗决策，对疗效进行观察评估，随时调整治疗决策。
4. 产科出血通常为急性失血，表现为血容量急剧减少，此时血红蛋白浓度不能准确反映血容量的缺失状态，也不能准确反映血红蛋白总量的缺失状态，因此不能像纠正慢性贫血病人一样依赖血红蛋白浓度制订输血治疗决策。产科出血病人的输血治疗通常以估计的出血量及床旁的生命体征监测作为判断输血的指征：输注红细胞、新鲜冰冻血浆、凝血因子、血小板、冷沉淀的指征分别为 20%、40%、80%、150% 的血容量丢失。为了及时实施输血治疗，可参照大量输血方案（massive transfusion protocol，MTP）尽快启动输血治疗，同时根据合理的监测指标及实验室检测结果调整输血治疗策略。

（刘进 李华凤）

参考文献

1. HUANG H，WANG H，HE M. Early oral feeding compared with delayed oral feeding after cesarean section：a meta-analysis. J Matern Fetal Neonatal Med，2016，29（3）：423-429.
2. CHANDRAHARAN E，KRISHNA A. Diagnosis and management of postpartum haemorrhage. BMJ，2017，358：3875.
3. KOGUTT BK，VAUGHT AJ. Postpartum hemorrhage：blood product management and massive transfusion. Semin Perinatol，2019，43（1）：44-50.

4. JACKSON DL, DELOUGHERY TG. Postpartum hemorrhage: management of massive transfusion. Obstet Gynecol Surv, 2018, 73(7): 418-422.

5. KOVACHEVA V P, SOENS M A, TSEN L C. A Randomized, double-blinded trial of a "rule of threes" algorithm versus continuous infusion of oxytocin during elective cesarean delivery. Anesthesiology, 2015, 123(1): 92-100.

第二节

休克的急救

导读

产科休克急救强调多学科合作，严密监测生命体征，并积极开展生命支持治疗，以纠正机体各器官的灌注氧供及内环境异常，为有效的病因治疗提供条件。生命支持治疗的"VIP原则"为：有效的通气维持氧供、合理的输血输液方案维持容量正常、以心血管活性药物及心脏支持技术维持心脏泵功能，从而实现各器官血供氧供正常和内环境正常。治疗过程中需要床旁实时监测循环功能、重要器官的灌注及功能状态、机体氧供需平衡状态及机体内环境状态，并根据监测进行诊断和鉴别诊断，及时制订和调整治疗方案。在生命支持治疗基础上及早纠正产科与非产科的病因，最终实现对产科休克病人的成功救治。

一、概述

（一）休克的定义及分类

休克(shock)即循环休克，指各种强烈致病因素作用于机体，引起全身组织低灌注和氧供/需失衡，导致急性循环功能障碍和重要器官功能代谢障碍的一个全身危重病理过程。

全身各系统器官的灌注和氧供/需平衡状态主要取决于循环系统的功能。循环系统有三个主要部分：血液、血管、心脏。血液循环系统的功能有赖于：正常的血液容量及成分比例、正常的血管张力或血管腔容积、正常的心脏结构和功能。以上三个部分中任一个部分的异常都可能导致各组织的灌注与氧供异常，进而发展为休克。因此，根据休克的始动因素归纳为以下几类：

(1) 低血容量休克：产科大出血、创伤，以及严重呕吐、腹泻等导致的休克。

(2) 血管源性休克：感染、过敏、强烈的神经刺激等因素，引起的外周血管舒张和血管腔容积增加导致的休克。

(3) 心源性休克：急性心衰引起的心脏泵功能障碍导致的休克。

(4) 梗阻性休克：心包积液、肺动脉栓塞等引起的休克。

(5) 失血性休克：是产科最常见的休克。但是，血容量、外周血管阻力及心脏功能这三个因素通常互相影响，如失血性休克时，循环容量减少，血管阻力和心脏功能早期均代偿性增加，失代偿时外周血管舒张、心脏舒张与收缩功能降低。因此，在治疗时，必须及时有效地纠正主要病因，同时兼顾次要原因的治疗。

（二）休克的病理生理特征

休克的病理生理发展过程分为三期：休克代偿期、可逆性失代偿期、难治性休克期。

休克代偿期的主要特点是皮肤与腹腔内脏器官的血流量减少，以维持心、脑等重要脏器的灌注血流量。机体的血流与氧供分布并非均衡稳定，不同器官的血流分布主要受局部的微循环调节，而组成微循环的毛细血管动静脉、动静脉短路及直捷通路受神经与体液的双重调节。在休克代偿期，整个机体存在轻微的氧供不足，皮肤与内脏的毛细血管前动脉因交感神经、局部体液的调节而发生收缩，动静脉短路及毛细血管直捷通路打开。此种代偿的意义包括：①分布到心、脑等重要器官的血流比例增加，维持重要器官相对正常的血流量和氧供；②毛细血管腔内压力下降，有利于组织间隙液体转移到血管腔内，实现自体输液；③肾脏的血流减少使得尿液生成减少。

可逆性休克失代偿期的特点是皮肤及腹腔内脏器官缺氧基础上出现心、脑等重要器官的缺氧。皮肤与内脏的微循环在神经与体液调节下，毛细血管前括约肌舒张，毛细血管直捷通路开放减少，因此有更多的血液分布到皮肤与内脏。同时，毛细血管后静脉收缩，使得微循环内的血液与血管外组织细胞的气体交换时间延长，因此微循环内的血液呈淤滞状态，微血栓开始形成，有效循环容量急剧减少，血压下降，心、脑等重要器官的氧供迅速减少。

难治性休克期的主要病理生理特点是微循环淤滞加重导致的全身缺氧。微循环的毛细血管前动脉及毛细血管后静脉均舒张，微循环几乎处于无灌流状态，常导致弥散性血管内凝血(disseminated intravascular coagulation，DIC)及多系统器官功能衰竭(multiple systemic organ failure，MSOF)。MSOF是指在休克时出现的原无器官系统功能障碍的病人同时或相继出现两个以上器官系统的功能障碍。第一个受累的器官通常是肺，其次是肝，再次是肾，然后是胃肠道和心脏。

DIC发生机制包括：①血管内皮细胞因缺氧损伤而发生形态与功能改变；②血液淤滞，血浆外渗，血液高凝；③内皮细胞吸附红细胞、血小板和白细胞，凝血功能与炎性反应激活；④红细胞大量破坏，释放出磷脂和ADP；⑤组织损伤释放大量组织因子。DIC的主要临床表现是消耗性的凝血障碍，可检测到血小板数量减少、凝血因子浓度下降、PT和APTT延长、血浆纤维蛋白原浓度降低及纤溶亢进导致的D-二聚体增加。

二、临床表现及诊断

休克的病理生理基础是组织的灌注与氧供不足。在呼吸系统无明显异常的情况下，组织的氧供主要取决于灌注到组织的血流量及氧浓度，而血流量取决于血管腔的大小及血流速度。虽然临床上经常通过血压判断休克的发生、发展，但是血压降低与休克没有必然关系。如果血压降低并没有合并组织的血流量和氧供减少，则不能诊断休克，如控制性降压治疗。另外，在休克早期，机体已经存在氧供减少，但是皮肤、腹腔内脏的血管收缩以维持心脑等重要脏器灌注所需要的血压，因此，休克早期可能观察不到血压下降。

临床判断休克时，通常选择与组织血供或氧供相关的指标：

1. 反映循环系统功能状态的有血压、心率及休克指数。休克指数 = 脉率 / 收缩压，休克指数 >1 即怀疑休克，指数越大表示休克越严重。

2. 自主呼吸频率可能因为回心血量减少而加快，休克时可能超过22次/min。在机械通气的病人，可观察到呼气末二氧化碳分压降低($PaCO_2$<32mmHg)，可反映肺内的血液灌注量不足。

3. 尿液生成速度可反映肾脏的灌注状态，休克时尿量 <0.5ml/(kg·h)。

4. 皮肤湿冷，胸骨部位皮肤指压痕阳性(指压后再充盈时间 >2秒)，可观察到皮肤花纹、黏膜苍白或发绀。

5. 神志状态可反映大脑的缺氧状态，缺氧早期可表现为烦躁，随缺氧加重逐渐淡漠，甚至昏迷。

6. 动脉血气显示碱缺乏 <-5mmol/L 或乳酸 >4mmol/L，反映机体存在低氧代谢；静脉混合血氧饱和度($S\bar{v}O_2$<70%)是判断缺氧严重程度与治疗效果的重要指标。

7. 存在休克的始动病因，如失血、过敏、心脏功能抑制、感染等。

8. 必要时使用心脏超声对心脏回心血量、心脏舒张和收缩功能进行评估，对诊断、鉴别诊断、制订治疗计划有重要指导意义。

循环功能的有创监测中，动脉置管比中心静

脉置管更重要，因为中心静脉穿刺置管的并发症更多，且中心静脉属于容量血管，管壁顺应性好，循环容量的改变早期主要表现为静脉血管的直径改变，而不是压力的改变。中心静脉作为快速输液通道也可由 2 个外周 16 号静脉留置针代替。动脉置管的穿刺并发症相对较少，动脉置管不仅可用于实时连续血压监测，还方便在治疗过程中采集动脉血液标本供血常规、血气及凝血功能等指标检测。

产科最常见的休克是失血性休克，最难以纠正的是羊水栓塞引起的休克。产科失血性休克的诊断有其特殊性：首先，产科病人的失血量与有效循环容量欠缺往往不一致，一方面，妊娠期的血液容量增加约 30%~50%，娩胎后子宫收缩发生自体输血，在产后可以耐受 500~1 000ml 的失血而不发生失血性休克；另一方面，当产妇表现出休克症状、体征时，其红细胞和凝血成分的丢失量往往超过临床医务人员的估计量。其次，产科病人的循环功能不仅受妊娠与分娩期容量变化的影响，还受其他生理与药物的影响，包括心脏对娩胎后循环容量增加的代偿能力、子宫收缩药物使用种类、使用剂量、使用速度等。参见本章第一节内容。

对于羊水栓塞性休克的诊断与治疗长期存在争议。多数学者认为羊水栓塞性休克是分娩过程中羊水成分进入循环系统，导致了肺栓塞和过敏反应而发生梗阻性与过敏性休克，主张呼吸支持、抗过敏及循环支持治疗。也有学者认为羊水栓塞的诊断值得怀疑，因为妊娠妇女循环系统内长期存在胎儿细胞及细胞碎片，而且这已经成为产前无创诊断的依据。临床上观察到的羊水栓塞可能只是分娩期容量剧烈改变及药物作用导致的循环急性衰竭（circulation collapse）。

目前尚未建立羊水栓塞的动物模型，对其病理生理特点的理解非常有限，临床诊断缺乏可靠的金标准。羊水栓塞治疗疗效较差的原因可能在于对其病理生理特点的错误理解。

理论上，能够通过子宫肌壁毛细血管的羊水物质，也应该能够通过肺循环的毛细血管，不会导致机械性的肺循环栓塞。妊娠期母体已经形成对胎儿的免疫耐受，并未对循环系统内的胎儿细胞碎片产生免疫排斥或者过敏反应。实际上，妊娠期容量增加 30%~50%，分娩期胎儿娩出子宫收缩引起快速自体输血 500~700ml，子宫收缩药物的使用在增加子宫回心血量的同时可能导致血压下降及心脏氧供减少，因为心脏舒张和收缩能力不能耐受急剧增加的回心血量而发生急性右心衰竭，并出现心率增快、血压下降、氧饱和度下降等休克表现。羊水栓塞引起的休克可能属于心源性休克，治疗原则应强调积极使用血管活性药物改善冠脉灌注和右心功能，对容量治疗则应谨慎。

羊水栓塞引起循环衰竭导致静脉与毛细血管内压力增加，进而可能使得子宫内膜开放的血窦出血量增加，因此产科的羊水栓塞性休克可能逐渐转变为失血性休克，治疗原则与措施也需相应调整改变。

三、产科休克的急救

（一）妊娠与分娩期休克急救的阶梯目标

1. 维持正常的循环血容量、心排血量和外周阻力，使各系统器官的灌注正常。

2. 维持适当的血红蛋白浓度以维持机体氧供正常。

3. 维持正常的机体内环境。

4. 维持凝血成分的数量与功能正常。

5. 维持正常的子宫生理性缩复式收缩功能及止血功能。

（二）改善组织灌注与氧供的基本措施

概括为“VIP 原则”：

1. **通气**（ventilate，V） 使用阿片等药物镇静基础上辅助或控制通气增加氧供。阿片类药物合理使用可预防过度应激反应导致的内脏血管痉挛，减少呼吸肌做功耗氧和全身氧耗。机械通气应采用肺保护通气策略，如低潮气量通气、适当的呼气末正压等。

2. **灌注**（infusion，I） 静脉输血、输液维持正常的循环容量，也为急救药物的使用提供给药途径。对于产科急性失血病人，启动输血治疗。对于羊水栓塞性休克，应合理选择去甲肾上腺素、去氧肾上腺素、肾上腺素、多巴胺、多巴酚丁胺或米力农等药物改善右心功能，从而改善机体各组织器官的血流灌注与氧供。

3. **维持有效的心脏泵血功能(pump,P)** 在休克治疗时,以合适的速度补充血容量并输注药物,是提升安全性与有效性的重要途径。泵注合适的血管活性药物维持心脏冠脉灌注及相对正常的泵血功能,必要时使用体外膜氧合(extracorporeal membrane oxygenation,ECMO)改善氧供,和/或使用主动脉球囊反搏技术(intraaortic balloon counterpulsation,IABC)改善心脏冠脉灌注。在防治休克指数恶化的同时按照"3-3-3原则"泵注子宫收缩药物:

(1)缩宫素的负荷剂量为3U,避免给药速度过快,静脉推注时间需超过15秒。

(2)注射催产素负荷量以后,需观察子宫收缩强度和持续时间有无改变,3分钟后判断是否需要重复给药。

(3)如果子宫收缩的强度和持续时间改善不够理想,可重复注射负荷剂量,一共可使用3次负荷剂量。

(4)为维持稳定的血药浓度,促进子宫有效收缩止血,并防止血药浓度波动对循环功能的不利影响,泵注缩宫素3U/h。

(5)经临床观察后判断缩宫素不能达到理想的促进子宫收缩和止血效果,可逐级顺序增加3种子宫收缩药物:麦角新碱、卡前列素氨丁三醇、米索前列醇。

(三)产科休克的急救措施

当病人有血压下降、心率增快、神志改变、呼吸改变、尿量减少、血乳酸浓度增加等表现时,应及早启动休克的防治准备,包括:建立多条通畅的静脉通道(infusion)、请求上级医师及其他学科医师的援助(ask for help)、加强监护(monitor)、及时启动输血治疗(acute transfusion protocol)、维持相对正常的环境温度(temperature)和身体保温、合理使用缩宫素(oxytocin)、使用血管活性药物(positive vasoactive agents)纠正休克指数、有效的呼吸(respiratory)供氧、及时实施止血手术(operation),以及动脉穿刺置管和血液标本送检(blood examination)以指导临床治疗等。

产科休克的急救需要多学科的共同协作,包括产科、麻醉科、危重医学科、输血科等。通常由麻醉科和输血科等专业通过输血、输液等措施改善组织灌注与氧供,并防治凝血障碍,同时由产科医师积极纠正产科病因,必要时邀请其他专科医师会诊,协助治疗非产科病因,从而使休克逆转。

(四)产科休克的容量治疗

容量治疗的决策有赖于对病人的血液容量、心脏功能和血管阻力的综合判断,临床判断思路见图10-1-2。病人血压下降、心率增快以及其他组织缺氧与心排血量减少密切相关,而心排血量减少的原因可能是心脏舒张期充盈不足或者舒张期过度充盈。舒张期心脏充盈不足的主要原因既可能是血容量不足,也可能是外周血管阻力过低引起的血管腔容积增加;心脏过度充盈的主要原因既可能是循环血容量过多,也可能是心脏的收缩功能下降而引起的射血量减少。

通常血容量、外周血管阻力及心脏功能这三个因素互相影响,如产科出血导致失血性休克时,循环容量减少,血管阻力和心脏功能早期均代偿性增加,失代偿时则降低。在治疗时,必须及时有效地纠正主要病因,同时兼顾次要病因的治疗。最重要的是,在治疗过程中,需要频繁地按图10-1-2的顺序,对循环功能的各个因素进行动态判断,不仅需要防治血容量因容量治疗不足或治疗过度而偏离正常目标范围,还需要避免血管活性药物的不恰当使用导致心、脑等重要器官的灌注不足或者其他组织器官的灌注流量减少。必要时使用心脏超声对心脏回心血量、心脏舒张和收缩功能进行评估,对诊断、鉴别诊断、制订治疗计划都有重要指导意义。

(五)产科休克的血管活性药物使用

使用的目的是维持合理的外周血管阻力和血管腔容积,同时维持全身各组织器官的血流量和氧供合理分配。血管活性药物的使用指征:严重低血压或仅以容量治疗不能迅速纠正的低血压。

常用的血管活性药物包括去甲肾上腺素、肾上腺素、去氧肾上腺素、间羟胺、多巴胺、多巴酚丁胺、血管升压素等。

去甲肾上腺素是治疗休克的一线血管活性药物,具有较强的α受体兴奋作用和温和的β受体兴奋作用,可以收缩外周血管,增加心脑灌注并改善心脏功能。其通常使用剂量为0.1~2.0μg/

(kg·min)。去氧肾上腺素与间羟胺都具有类似去甲肾上腺素的作用,但β受体兴奋作用更弱。这两种药物都可以配在100ml或250ml盐水中静脉滴注,根据心率及血压调整输注速度;为方便准确调节和记录给药量及速度,可配制成50ml或20ml的高浓度溶液,以微量泵输注。肾上腺素是治疗休克的二线血管活性药物,是过敏性休克的一线药物,具有较强的α受体兴奋和β受体兴奋作用,通常使用剂量为0.1~1μg/(kg·min)。

多巴胺在休克治疗中是否具有肾脏保护作用一直存在争议,大剂量时可能增加心律失常的发生率,因此不再作为一线药物。通常初始使用剂量为1~5μg/(kg·min),逐渐增加剂量至血压、尿量和其他器官灌注参数改善。

多巴酚丁胺的正性肌力作用比多巴胺更强,通常初始使用剂量为1~20μg/(kg·min),初始剂量为1μg/(kg·min),逐渐增加剂量至血压、尿量和其他器官灌注参数改善。

血管升压素也称垂体后叶素,常用于感染性休克顽固性低血压病人,常用剂量为0.01~0.04μg/(kg·min)。

血管活性药物的使用强调:①在容量治疗基础上使用血管活性药物;②小剂量开始,持续给药,逐渐加量,停药时逐渐减量;③最好有单独的静脉通道给药,防止渗漏到血管外;④复合用药增加疗效,避免盲目增大一种药物的使用剂量。血管活性药物的疗效判断依据包括尿量和实时连续监测的生命体征、休克指数和呼气末二氧化碳浓度,以及血气、血常规的动态检测。

总之,产科休克急救强调在上述生命支持治疗同时积极消除休克的病因,生命支持的目的是逐渐实现心脏功能正常、容量正常、血红蛋白浓度充足及机体内环境正常,在促进内环境正常基础上纠正凝血功能及子宫收缩功能,从而为病因治疗提供良好条件。

本节关键点

1. 休克的病理生理基础　为血液容量、外周阻力或心脏泵血功能异常,导致急性循环功能障碍,进而全身组织低灌注和氧供需失衡,机体内环境及各系统器官功能异常。
2. 产科休克的临床表现　包括循环功能异常、酸中毒、子宫收缩功能异常及出血等,可能病因包括出血及其治疗引起容量过少或过多,心脏疾病或子宫收缩药物引起的心脏舒缩功能异常、感染引起的外周血管阻力下降等。
3. 产科休克的急救　以VIP原则支持治疗——以有效通气维持氧供(ventilation,V);在容量输注(infusion,I)的同时,为了维持合理的外周血管阻力和心脏泵血功能(pump,P),需要通过泵注血管药物,并按照3-3-3原则使用子宫收缩药物促进子宫收缩止血。
4. 在VIP生命支持治疗基础上及早纠正休克的产科与非产科病因,如产科出血、心衰、感染等。

(李华凤　冷冬梅)

参考文献

1. Kovacheva PV, Soens MA, Tsen LC. a randomized, double-blinded trial of a "rule of threes" algorithm versus continuous infusion of oxytocin during elective cesarean delivery. Anesthesiology, 2015, 123(1): 92-100.
2. 李华凤,刘进. 严重产后出血的输血与输液管理. 实用妇产科杂志,2013,29(8):573-575.
3. Finfer SR, Vincent JL. Circulatory Shock. N Engl J Med, 2013, 369: 1726-1734.

第三节

心肺复苏

导读

产科与非产科的心肺复苏急救原则相似:尽早发现并诊断呼吸心搏骤停,及时启动生命支持技术,使用血管活性药物、人工呼吸,甚至体外膜氧合等维持组织循环灌注与氧供。基于孕期的解剖生理特点,心肺复苏时应将孕20周以上的子宫左上移位以减轻子宫对血管的压迫,必要时尽早行剖宫产娩出胎儿,不仅可解除子宫对血管的压迫以增加母体心肺复苏的效果,还可增加新生儿的存活概率。产科病人猝死常见病因包括出血、栓塞、麻醉并发症、子宫收缩异常、心脏疾病、高血压、胎盘早剥、感染等,因此强调及早判断导致呼吸心搏骤停的病因,并采取有效措施去除病因,才能提高生命支持的成功率。

一、概述

心肺复苏(cardiopulmonary resuscitation,CPR),在当病人发生呼吸心搏骤停时,通过人工呼吸和胸外按压,尽快维持以脑为主的重要器官灌注及氧供的一种技术。一旦发现孕产妇呼吸心搏骤停,需要按照院内心肺复苏的内容及流程进行急救,以挽救母胎的生命并防治并发症。

通常将CPR的主要内容归纳为ABCD,其中C被认为是最重要且应该最先实施的技术,因此也可简称CABD流程:

(1)气道(airway,A):气道评估、清理及开放。

(2)呼吸(breath,B):呼吸功能评估及人工呼吸维持。

(3)循环(circulation,C):对循环功能进行监测、判断及支持。

(4)除颤(defibrillation,D):药物与电除颤治疗。

二、产科心肺复苏的流程

产科心肺复苏包括基础生命支持(basic life support,BLS)与高级生命支持(advanced cardiovascular life support,ACLS),也可称为Ⅰ期与Ⅱ期心肺复苏,Ⅰ期主要用徒手急救,Ⅱ期使用器械、药物等进行急救。

(一)判断呼吸心搏骤停并呼救

目击者最好在15秒内作出判断并呼救。通过观察孕产妇的皮肤颜色、呼吸状态、意识反应以及监测到的SpO_2、ECG、CVP、BP等判断是否发生呼吸心搏骤停。一旦确定心搏骤停,需要:①启动心肺复苏CABD程序;②立即记录心搏骤停的发生时间;③发出通知请求产科、新生儿科、麻醉科援助,准备除颤仪,建立静脉通道和高级气道,评估及准备紧急剖宫产方案。如果现场只有一个抢救者,应该立即实施CAB步骤1~2分钟,再请求援助。

(二)心肺复苏的基础生命支持CABD程序

1. 循环(circulation,C) 把孕产妇放在坚硬的表面上,解除子宫对腹腔血管压迫后立即以胸外按压维持循环及部分呼吸功能,其要点包括:

(1)解除子宫对血管的压迫:子宫对血管的压迫可能是某些合并心脏疾病的孕妇发生呼吸心搏骤停的直接原因,也可能影响心肺复苏的效果,因此孕妇心肺复苏时需要立即行子宫左侧移位(left uterine displacement,LUD)解除压迫。LUD时将停搏产妇以仰卧位放置于坚固背板上,操作者最好站在产妇左侧,用双手向左上侧提拉子宫。

如果不能从左侧进行 LUD，可考虑从产妇右侧进行，用单手或双手向上提拉子宫。虽然产妇向左侧倾斜 30°（如骨盆倾斜）也能实现 LUD，但这个姿势可能影响胸外按压的效果。

（2）胸外按压部位：理想的按压部位在未妊娠病人为胸骨下半部，对妊娠中晚期病人，AHA 推荐按压部位比未妊娠病人提高 2~3cm，即胎龄 20 周以上的孕妇，在胸骨中点稍高处按压。

（3）按压频率至少为 100 次 /min。

（4）按压至胸骨下陷深度至少 5cm。

（5）按压后保证胸骨完全回弹，时间长度按压：放松 =1：1。

（6）胸外按压应尽可能持续，最大限度地减少中断，每次中断按压的时间少于 5 秒。

（7）每 2 分钟换人按压，尽可能减少因疲劳导致的按压无效。

2. **气道（airway，A）** 无气道管理经验的施救者在实施胸外按压同时应力求以简单操作维持气道通畅，要点：

（1）清理呼吸道内的异物及呕吐物等。

（2）保持气道通畅可暂时使病人头后仰，并推举下颌使咽腔开放，避免舌根堵塞声门。如怀疑有颈椎损伤，则保持病人头部平卧，双手推举下颌至反颏位（下门齿向前超过上门齿）。

（3）对妊娠病人，口咽通气道优于鼻咽通气道，因为鼻咽通气道可能导致孕妇鼻出血。

（4）避免对气道反复操作引起气道损伤，同时也要避免气道操作过程中心脏按压中断时间过长。如发现困难气道，维持通气的同时请求器械与人力支援。

（5）单人复苏时 2 次 500~700ml 潮气量的人工呼吸与 30 次胸外按压交替进行，双人复苏则可调整比例为：按压：呼吸 =15：1。

如果复苏现场有高级气道管理经验的施救者，应尽快建立人工气道，要点包括：

（1）在不中断按压的前提下确认气道建立的准备充分，包括病人的体位及所处位置方便操作、吸引器、喉镜、气管导管、管芯、困难气道车等。

（2）防治困难气道应首选直接喉镜或可视喉镜插管，如经过两次尝试不成功，应立即面罩通气以改善氧合，然后按照困难气道流程插入喉罩。如喉罩及面罩通气失败，则应行环甲膜切开建立有创气道。确认气道通畅以后，以适当的潮气量和频率实施有效通气。值得强调的是，气道管理的首要目标是有效通气，而不是完成某种特定的气道建立技术；在建立人工气道后设置呼吸参数需要考虑正压通气的损伤，并给予适当镇静药物减轻应激反应和呼吸对抗。

（3）反流误吸的合理防治与维持气道通畅。环状软骨加压曾经作为防治反流误吸的重要策略，但是，有证据表明，环状软骨加压可能妨碍气道建立和通气，而且，可能对反流误吸的预防无效。防治反流误吸不能成为困难气道产妇使用喉罩的理由。

3. **呼吸（breath，B）** 口对口人工呼吸的技术要领包括：

（1）让病人仰头抬颏开放咽腔，施救者捏闭其鼻孔或嘴唇，然后深吸气后用力向病人开放的口腔或鼻腔吹气。

（2）看见病人胸廓稍膨起即停止吹气（500~700ml，避免过多吹气导致胃胀气和反流），然后放松鼻孔或嘴唇，病人即被动呼气。每次吹气的时间超过 1 秒，每 5 秒钟重复 1 次呼吸。

口对口人工通气在早期心肺复苏中的作用逐渐弱化。在 CPR 时是否需要进行口对口通气尚缺乏直接的证据，且现场目击的非专业人员常常难以实施口对口呼吸。如保持气道通畅，持续胸外按压时可产生被动通气，被动通气量可与低水平的肺血流灌注相匹配（V/Q 比值稳定），也基本能够满足机体复苏初期的代谢需要。但是，对于高氧耗的孕产妇、长时间和非心源性心搏骤停（如窒息）的复苏，及早进行气道开放与有效通气仍然是必要的。

4. **除颤（defibrillation，D）** 心脏除颤对心脏停搏孕妇腹中的胎儿是安全的，心脏除颤所需能量与非妊娠妇女相似。体外自动除颤器（automated external defibrillator，AED）为基础生命支持所用，而使用其他除颤器属高级生命支持范围。所以尽早除颤可明显提高心肺复苏的成功率，心搏骤停前 4 分钟内，90% 的病人为心室颤动或无脉室性心动过速。除颤的要点：

（1）AED 除颤应在 15 秒钟内完成。

(2) 电击的能量选择:双向波选择 120~200J,单向波选择 360J。

(3) 除颤后应继续实施 2 分钟 5 个周期的 CPR,再检查心律,CPR 中断时间不超过 5 秒。

(4) 对孕妇心肺复苏时,胎儿监护不是必需的,更不能因为胎儿监护延误孕妇心肺复苏和宫内胎儿分娩。除颤时如果正在使用头皮电极监测胎儿心率,应断开监测电源;如果胎儿接受的体外胎儿监护,则应在除颤时和剖宫产术前停用。

(5) 尽可能选择除颤电极片而不是除颤电极板,除颤电极片能够连续显示心肌的电活动。

CABD 的及时性和有效性决定了初级生命支持的复苏效果,也直接影响高级生命支持的效果。人工气道的建立以及提供给药途径的静脉通道的建立,标志着高级生命支持的启动。

(三) 高级生命支持

1. 气道的建立及机械通气启动 气管插管或置入喉罩后控制通气是保证气道通畅和维持有效通气的最有效措施。单人复苏时,按压 2 分钟后,在 10 秒钟内进行气管插管或置入喉罩,然后继续按压。如有援助者,建立气道时尽量不中断按压,必要时只在暴露声带和插入导管时停止按压,一旦导管插过声带,应立即恢复按压。如果一次插管失败,再次插管前应按压 2 分钟后实施。气管插管的深度一般为 19~23cm,然后用牙垫固定,防止移位,在搬动病人时需加强固定。

值得注意的是,必须结合查体和仪器监测证实气道建立成功。此时不能将监护仪测到呼气末 CO_2 作为气道建立的最可靠证据,因为在心搏骤停时,肺可能无血流灌注,因此测不到呼气末 CO_2。

证实气道建立的临床查体方法包括:视诊到双侧胸廓的对称运动、气管导管雾化、皮肤颜色改变;触诊到双侧胸廓的对称运动;听诊可闻及双侧胸前及腋中线有呼吸音且上腹部无气过水声。

机械通气初期可先用 100% 纯氧,因产妇横膈抬高,应选用较小潮气量。肺是心肺复苏后最容易发生缺血缺氧损伤的器官,因此最好以保护性肺通气策略设置呼吸参数,如较小的潮气量、相对较快的频率、适当的呼气末正压等,并根据监测的血氧饱和度或血气检查结果随时调整呼吸参数。

2. 开放静脉、心电监测及药物复苏 开放静脉首选膈肌以上的外周静脉(如肘前静脉或颈外静脉)以缩短复苏药物的显效时间。产科病人更不宜选用下肢和股静脉,因子宫的压迫可能降低药物的有效性。通过外周静脉给药时,将药物推进静脉,最好再用 20ml 液体冲击推注以确保药物进入中心循环和心脏。如果经过除颤和外周静脉给药,仍然未恢复自主循环的病人,如条件允许,可放置中心静脉导管,但应权衡其利弊。

3. 监测及心电分析 高级生命支持过程中建立连续实时监测,是提高复苏成功率的重要措施。建立气道以后监测呼气末 CO_2 不仅有助于判断导管的位置,而且有利于判断心肺复苏的效果,并指导呼吸机参数的设置。在复苏期间,DBP<20mmHg 或呼气末 PCO_2<10mmHg 则提示心肺复苏效果不满意。如果呼气末 PCO_2 高于 10mmHg 或随着复苏而逐渐增高均提示胸外按压有效,能够预测可能恢复自主循环。但连续的呼气末二氧化碳监测不能在所有医院手术室外常备,呼气末二氧化碳监测选择与否不能成为中断高质量胸外按压的理由,也不能影响围死亡期分娩的准备。SpO_2 以及血压的监测都有利于判断治疗效果,有创动脉压力监测提供连续实时血压监测,也为血液标本采集提供途径。心电图监测结果可指导临床治疗,心电图改变可分为:①可除颤心律(心室颤动 / 室性心动过速);②不可除颤心律[无脉搏电活动(pulseless electrical activity,PEA)、心室停搏]。以上两种心律的复苏方法分别为:

(1) 可除颤心律:CAB;除颤;肾上腺素或血管升压素;抗心律失常药物。

(2) 不可除颤心律:CAB;肾上腺素或血管升压素。

(四) 药物复苏

1. 肾上腺素 推荐用标准剂量每次 1mg,稀释在生理盐水 10ml 静脉注射,再继续推注生理盐水 20ml,如果只能经下肢静脉给药则给药后抬高下肢 10~20 秒。每 3~5 分钟 1 次重复给药,或首次给药以后持续滴注其稀释液,滴注的药物浓度初始为 1/100 000(1mg 稀释在 100ml 盐水中),必要时增加药物浓度。如标准剂量无效,亦可选用递增剂量(1、3、5mg)、中间剂量(每次 5mg)、大剂量(0.1mg/kg)。大剂量对恢复自主循环优于标准量,但两组生存率相当,且复苏后并发症多,故不予推荐。

2. **血管升压素** 推荐剂量为 40U 静脉滴注 1 次,观察 3~10 分钟无效后,再给 1 次,然后不再增加。

3. **碳酸氢钠** 在呼吸心搏骤停的瞬间,主要是呼吸性酸中毒,随时间延长代谢性酸中毒逐渐加重。呼吸性酸中毒可通过适当的过度通气纠正。输注碳酸氢钠纠正代谢性酸中毒时机体可能快速生成大量 CO_2,因此应该在有效通气前提下合理使用。

4. **血管活性药物** 在心跳恢复后,应按照休克复苏原则给予容量和血管活性药物治疗。

5. **阿托品** 不再建议在治疗无脉搏性心电活动或心搏停止时常规使用阿托品。

(五)体外膜氧合

体外膜氧合(extracorporeal membrane oxygenation,ECMO)是一种可以提供人工肺功能或人工心肺功能的技术,可用于妊娠或产后妇女的呼吸循环支持。因该技术涉及生命体征监测与调控的专业要求较高,通常在高级生命支持的效果不满意时由重症医学科医护团队实施。

三、诊断及处理

孕产妇心搏骤停的可逆病因:美国心脏协会(American Heart Association,AHA)总结孕产妇心搏骤停的常见原因为 BEAUCHOPS:

B:出血(bleeding)。

E:血栓或羊水栓塞(embolism)。

A:麻醉并发症(anesthetic complication)。

U:子宫收缩异常(uterine atony)。

C:心脏疾病(cardiac disease)。

H:高血压(hypertension)。

O:其他疾病(other)。

P:胎盘早剥(placenta abruption)。

S:脓毒症(sepsis)。

诊断产妇心搏骤停的原因后即可按照相应的治疗原则进行治疗。

心搏骤停产妇紧急剖宫产:孕龄≥20 周的产妇心搏骤停后,应考虑是否需要紧急剖宫产。如在产妇心搏骤停后 5 分钟内娩出胎儿,不仅胎儿可能成活,更重要的是可能增加孕妇的复苏成功率。值得强调的是,4 分钟生命支持不能恢复自主循环,应立即实施剖宫产,争取在 1 分钟左右娩出胎儿。

决定做紧急剖宫产时应考虑产妇和胎儿的几个因素:

1. **胎龄** 为增加产妇的存活概率,孕龄≥20 周的孕妇,心搏骤停后经 4 分钟心肺复苏未恢复自主循环,应果断快速实施剖宫产。在发达国家,胎龄达到 24 周及以上,剖宫产可能使胎儿存活,并增加产妇存活率;如果胎龄为 20~23 周,剖宫产可能增加产妇复苏成功率,但胎儿难以存活;如果胎龄 <20 周,不考虑紧急剖宫产,因为此时子宫不会明显影响产妇心排血量。便携式超声检查有助于确定胎龄和胎位,但超声检查不能延误剖宫产手术。

2. **有助婴儿存活的心搏骤停特点**

(1) 产妇心搏骤停至新生儿娩出的时间短。

(2) 产妇无持续低氧血症。

(3) 产妇心搏骤停前胎儿极少或无窘迫征象。

(4) 产妇得到了积极和有效的复苏。

3. **参与急救的医护人员及资源情况**

(1) 有产科医师与麻醉医师立即分娩的产妇监护急救吗?

(2) 术者的经验和技术能做紧急剖宫产吗?

(3) 有适当的设备和器械吗?

(4) 有儿童医师对早产的新生儿进行监护急救吗?

在产妇心肺复苏过程中,是否实施紧急剖宫产通常应该首先考虑是否有利于产妇存活,其次才是胎儿的利益。

四、心肺复苏的终止

(一)心肺复苏有效

可触摸到颈动脉搏动、面色转红润、出现自主呼吸、瞳孔由大变小、意识逐渐恢复或出现反射挣扎表明复苏有效。但可能仍然需要转移到具有重症监护治疗条件的科室或医院并交接后，方可终止复苏。

（二）确定病人死亡

经过30分钟以上的心肺复苏，仍然无心跳脉搏等生命体征，而且具有脑死亡的证据，应终止复苏。

本节关键点

1. 孕产妇心搏骤停病人的首位发现者通过观察病人反应、呼吸、脉搏及早诊断心搏骤停；记录心搏骤停发生时间；立即置病人仰卧位并按照CAB实施心肺复苏5个周期：按压100次/min，每次按压近5cm，胸廓充分回弹，每个周期按压与呼吸比例为30∶2；呼叫产科、麻醉科、新生儿科高级医护团队人员支援。
2. 团队参与的心肺复苏持续胸外按压，解除子宫对血管的压迫以增加按压效果；及早心电监护并除颤；人工气道建立并有效通气；建立膈肌以上的静脉通道，并合理使用肾上腺素、垂体后叶素、碳酸氢钠等药物。
3. 孕龄>20周的孕妇，心搏骤停后经4分钟心肺复苏未恢复自主循环，应果断、快速地实施剖宫产，娩出胎儿可能增加母体与胎儿的存活概率。
4. 诊断并治疗孕产妇心搏骤停的可逆病因，并提供心肺复苏后高级支持治疗，必要时提供体外膜氧合维持组织灌注与氧供。

（李华凤　罗金凤）

参考文献

1. ZELOP CM, EINAV S, MHYRE JM, et al. Cardiac arrest during pregnancy: ongoing clinical conundrum. Am J Obstet Gynecol, 2018, 219(1): 52-61.
2. PACHECO LD, SAADE GR, HANKINS GDV. Extracorporeal membrane oxygenation (ECMO) during pregnancy and postpartum. Semin Perinatol, 2018, 42(1): 21-25.
3. KIKUCHI J, DEERING S. Cardiac arrest in pregnancy. Semin Perinatol, 2018, 42(1): 33-38.
4. PARDO M, MILLER RD. Basics of Anesthesia. 17th ed. New York: Elsevier, 2017.

第四节

羊水栓塞的急救

导读

羊水栓塞（amniotic fluid embolism, AFE）是分娩过程中或产后短期内羊水及其有形成分进入母体血液循环，引起肺栓塞、休克、弥散性血管内凝血（disseminated intravascular coagulation, DIC）及肾衰竭等一系列严重症状的综合征。临床上罕见，但来势凶险，产妇死亡率高。多数羊水栓塞患者主要死于呼吸、循环衰竭，其次死于难以控制的凝血功能障碍。降低死亡率的关键是早诊断、早治疗。如高度怀疑羊水栓塞，应边鉴别诊断边进行抢救。

一、诊断要点

（一）病史采集

1. 子宫收缩是否过强。

2. 是否有催产素应用不当的情况。

3. 子宫是否存在血管开放的情况，如宫颈裂伤、子宫破裂、剖宫产手术、前置胎盘、胎盘早剥等。

4. 滞产、过期妊娠、经产妇、巨大儿等。

（二）临床症状

羊水栓塞是一个临床诊断，符合 AFE 临床特点的孕产妇，即可做出 AFE 的诊断。

1. **呼吸衰竭** 胸闷、气短、呼吸困难、发绀、咳嗽。

2. **循环衰竭** 心率加快、血压下降、昏迷、休克。

3. **DIC 表现** 全身多处出血及血不凝。

4. **注意** 症状不一定同时出现，也不一定按阶段出现。

（三）辅助检查

1. **腔静脉插管取血检查** 是可靠的诊断，血中可见羊水成分，如鳞状上皮、毳毛、头发等，或尸检行心脏穿刺抽血及肺小动脉穿刺抽血，找到羊水成分。但羊水栓塞的诊断是临床诊断。

2. **血液检查** 符合 DIC 表现。

3. **床旁胸片检查** 可见肺部有弥漫性、片状浸润影，沿肺门周围分布，伴右心扩大及轻度肺不张。

4. **肾功能检查** 晚期可有肾功能改变。

二、处理

产程中或产后短时间内发生的心肺功能异常都应该考虑羊水栓塞，一旦怀疑羊水栓塞，应立即按照羊水栓塞急救，推荐多学科协作参与抢救处理，及时、有效的多学科合作对于孕产妇抢救成功及改善其预后至关重要。

在进行羊水栓塞处理时，启动多学科协助抢救，通知产科、麻醉科、重症医学科、呼吸科、心内科、血库及新生儿科，为避免抢救流程混乱，可借助 2021 年美国母胎医学会提出的“羊水栓塞的基本管理核查单”进行抢救。同时建议每个机构按照检查单所列步骤采取有效措施。

（一）对症紧急处理

1. **针对发生呼吸困难、低氧血症或两者同时发生的产妇** 立即给予呼吸支持治疗，立即保持气道通畅，充分给氧，尽早保持良好的通气状况是成功的关键，一般的鼻导管法给氧效果常常无效，可用面罩给氧，使用无创面罩，必要时行气管插管进行正压通气。

2. **针对心搏骤停的孕产妇** 应首先即刻按照心肺复苏（cardiopulmonary resuscitation，CPR）流程进行标准的基础心脏生命支持（basic cardiac life support，BCLS）和加强心脏生命支持（advanced cardiac life support，ACLS）等高质量的心肺复苏。同时考虑立即可行的分娩方式。

（1）心肺复苏：在 2020 年美国心脏协会发布的最新版心肺复苏指南中，对心搏骤停的孕产妇进行心肺复苏时要求胸部按压的位置为在剑突上两横指处。将一只手的掌根部放在按压部位，另一只手叠放在第一只手上，手指锁住，以掌跟按压。按压时注意肘关节固定，双臂伸直与患者胸壁呈 90° 角，垂直方向下压，深度为 5~6cm，频率为 100~120 次 /min，并保证每次按压后胸廓回弹。对于未分娩的孕妇，应采取左倾 30° 平卧位或将子宫左牵防止负重子宫压迫下腔静脉。指南同时明确剖宫产可以改善孕产妇的血流动力学，应在接受心肺复苏 4 分钟内开始剖宫产手术，以提高复苏成功的可能性。

（2）紧急剖宫产术：若羊水栓塞发生在胎儿娩出前，在抢救孕妇的同时应及时终止妊娠，应行阴道助产或短时间内行剖宫产术。剖宫产通常就地进行，以节省时间，如果能在 1~2 分钟内完成转移，可以考虑将患者转移至手术室进行。当孕产妇发生心搏骤停，胎儿为妊娠 23 周以上，在立即进行心肺复苏，同时准备紧急剖宫产术。如孕产妇心肺复苏 4 分钟后仍无自主心率，可以考虑行紧急剖宫产术，这不仅可能会挽救胎儿的生命，而且在理论上可以通过去除下腔静脉的压力而更有利于复苏。由于手术常在休克或使用肝素等情况下进行，为防止二次手术的发生，术中缝合一定要严密，止血必须彻底，创面可放置凝血酶，以防术后出血。术后放置腹腔引流管，以观察腹腔内的渗血情况。

（3）迅速、全面的监测：在实施 CPR 的同时应立即进行严密的监护，全面的监测应贯穿抢救过程的始终，包括监测血压、心率、呼吸、尿量、凝血功能、电解质、肝肾功能、血氧饱和度、心电图、动脉血气分析、中心静脉压、心排血量等。经孕产妇食管或胸的超声心动图和肺动脉导管，可作为监测其血流动力学的有效手段。

（4）根据血流动力学状态，在羊水栓塞的初始治疗中使用血管活性药物和正性肌力药物，以保证心排血量和血压稳定，并应避免过度输液。

1）液体复苏：以晶体液为基础，常用乳酸林格液，在循环支持过程时一定要注意限制液体入量，避免液体超负荷是对肺动脉高压和右心衰竭治疗的重要原则，否则很容易引起心力衰竭、肺水肿。必要时通过经食管超声心动图（transesophageal echocardiography，TEE）指导补液。

2）使用去甲肾上腺素和正性肌力药物等维持血流动力学稳定：羊水栓塞初始阶段主要表现为右心衰竭，心脏超声检查可提供有价值的信息。针对患者的严重低血压优先选择去甲肾上腺素［0.05~3.3μg/(kg·min)］。若去甲肾上腺素用量超过 3.3μg/(kg·min) 时循环支持效果仍不理想，应考虑应用其他心肌收缩药物，如肾上腺素、多巴胺或多巴酚丁胺。羊水栓塞很容易引起肺动脉高压，首推磷酸二酯酶抑制剂（米力农），25~70μg 单次静脉注射，或者 0.25~0.75μg/(kg·min) 持续静脉泵注。循环支持的最终目标为收缩压 ≥ 90mmHg 或者平均动脉压 ≥ 65mmHg；氧分压 ≥ 60mmHg；尿量 ≥ 0.5ml/(kg·h)。

3）解除肺动脉高压：减轻肺动脉栓塞，阻断栓塞后迷走神经反射引起的肺血管及支气管痉挛，缓解肺动脉高压及缺氧，应用选择性肺动脉舒张剂，如一氧化氮或吸入雾化前列环素［10~50ng/(kg·min)］，如果没有一氧化氮可以用西地那非代替；罂粟碱 30~90mg 静脉滴注对血管、支气管、胃肠道、胆管等平滑肌都有松弛作用；也可给予阿托品、氨茶碱、酚妥拉明等药物。

4）应用肾上腺皮质激素：对于肾上腺皮质激素用于羊水栓塞的治疗存在争议，临床上常用的肾上腺皮质激素包括有甲泼尼龙、氢化可的松和地塞米松。氢化可的松起效快、作用时间短，优先推荐氢化可的松 200~400mg 静脉滴注用于羊水栓塞的救治。

5）顽固性羊水栓塞：顽固性羊水栓塞的发生机制是羊水成分进入母体循环激活血小板，释放大量血栓素，血栓素和 5- 羟色胺可以导致强烈的肺血管收缩，刺激迷走神经反射，支气管痉挛收缩，发生呼吸、循环衰竭。进行有创性血流动力学支持可能是有益的，在初步复苏干预无反应的情况下，可以考虑进行体外膜氧合（extracorporeal membrane oxygenation，ECMO）、主动脉内球囊反搏、心肺转流等有创性支持方法。

（二）复苏后进一步的诊治措施

1. 纠正凝血功能障碍 推荐在羊水栓塞的早期即进行凝血状态的评估。超过 80% 的羊水栓塞病例伴有 DIC，并且由羊水栓塞引发的产后出血、DIC 往往比较严重。应该在早期积极予以输血治疗，典型的大量输血方案要求以大约 1∶1∶1 的比例输入红细胞、血小板和新鲜 / 冰冻血浆。同时应该注意补充纤维蛋白原。纤溶亢进是所有羊水栓塞的产妇最容易发生的情况，因此需要同时进行抗纤溶治疗，氨甲环酸抗纤溶效果最好，其推荐剂量为 1~2g 缓慢静脉滴注，能够较好地解决羊水栓塞造成的凝血功能障碍。

羊水栓塞常伴有子宫收缩乏力，需要积极治疗，必要时可使用宫缩剂，如缩宫素、麦角新碱和前列腺素。经阴道分娩者要注意检查是否存在子宫颈、阴道等产道裂伤。如果发生持续性的子宫出血，可以考虑切除子宫。在纠正凝血功能障碍的过程中，可以借助血栓弹力图判断个体情况。

临床上对于肝素治疗羊水栓塞引起 DIC 的争议很大。由于羊水栓塞进展迅速，很难掌握何时是 DIC 的高凝阶段，因此不常规推荐肝素治疗。子宫切除不是治疗羊水栓塞的必要措施，不应实施预防性的子宫全切术。若子宫收缩乏力，产后出血难以控制，危及产妇生命时，果断、快速地切除子宫是必要的。

2. 器官功能支持和保护 羊水栓塞急救成功之后往往会发生急性肾衰竭、急性呼吸窘迫综合征、缺血缺氧性脑损伤等多器官衰竭以及重症脓毒血症等。其中以肾衰竭最为常见。应保护肾脏功能，积极治疗急性肾衰竭，若有少尿或无尿的情况，可选用呋塞米或甘露醇静脉推注；必要时进行透析处理。同时要继续维持孕产妇的生命体征和内环境稳定，包括对神经系统的保护、亚低温治疗、稳定血流动力学及保证足够的血氧饱和度、对血糖水平的控制、积极防止感染、对胃肠功能的维护、对微循环的监测与改善、进行免疫调节与抗氧化治疗等。

3. **新生儿的处理** 羊水栓塞约有70%发生在产程中胎儿娩出之前，产程中发生的羊水栓塞围产儿死亡率可高达50%，即便存活，大部分将有神经系统后遗症。所以，产前或产时发生羊水栓塞时，应在积极抢救孕产妇的同时兼顾胎儿的安全。羊水栓塞的胎儿多存在宫内缺氧、呼吸中枢抑制或损害的情况，所以新生儿出生后均有窒息的风险。在分娩前必须做好复苏的准备，同时应有新生儿科医师参加抢救。在复苏过程中必须把握皮肤颜色、心率和呼吸评价的三要素。复苏过程中注意1分钟和5分钟时的Apgar评分。如果胎儿存活，应在5分钟内结束分娩，因为超过5分钟分娩的新生儿神经系统损伤的比例将显著上升。

因为目前并无特异性的检查方法，所以羊水栓塞的诊断仍然是以临床表现为基础的排除性诊断。如果临床高度怀疑羊水栓塞，及早的治疗是有必要的。治疗主要是支持、对症治疗，包括呼吸支持（通常以气管插管和机械通气的形式）、适当补液的循环支持、血管活性药物、正性肌力药物、肺血管扩张剂、及时分娩及适时进行子宫切除、积极处理凝血功能障碍以及对器官功能的支持治疗与保护，而迅速、全面的监测是实施有效治疗措施的保障。羊水栓塞的抢救流程可参考2018年羊水栓塞临床诊断和处理专家共识（图10-4-1）。

4. **羊水栓塞的管理** 由于羊水栓塞起病迅速，死亡率极高，对孕产妇的危害极大，而且同时对于羊水栓塞的抢救又需要多学科合作，因此2021年美国母胎医学会提出要在每家医疗机构设置一个“羊水栓塞的基本管理核查单”（表10-4-1）。

表10-4-1 2021年美国母胎医学会提出的“羊水栓塞的基本管理核查单”

羊水栓塞的基本管理核查单
循环衰竭管理
√ ABCs：管理气道、呼吸和循环
√ 指定1名计时员每隔1分钟计时
√ 如果没有脉搏，开始CPR
• 手动移位子宫或斜侧位
• 使用背板
√ 如果能在2分钟内完成病人转移可考虑移至手术室
√ 如果4分钟内没有脉搏，开始围死亡期剖宫产术（子宫切开术）
• 手术野只需泼洒消毒，勿需等待抗生素
• 目标是提高复苏机会
预防子宫收缩乏力、DIC和出血
√ 用缩宫素预防，如需要可加其他宫缩剂
√ 如需大口径静脉注射，可考虑使用骨内注射
√ 启动大量输血方案
• 首选冷沉淀，而非FFP，以减少容量超负荷
• 如果可用，可考虑血栓弹力图
√ 如果出现DIC或出血可使用氨甲环酸（1g静脉注射10分钟以上）
管理肺动脉高压和右心衰竭（麻醉、重症监护或心内科）
√ 考虑超声心动图（胸部或食管）
√ 避免液体超负荷（如500ml快速输注和重新评估）
√ 血管升压素（如需）：去甲肾上腺素0.05~3.3μg/(kg·min)
√ 强心药物（如需）：
• 多巴酚丁胺2.5~5μg/(kg·min)
• 米力农0.25~0.75mg/(kg·min)
√ 肺血管扩张剂（如需降低右心室负荷）：
• 一氧化氮吸入5~49mg/L或
• 依前列醇吸入10~50ng/(kg·min)或
• 静脉注射依前列醇1~2ng/(kg·min)（通过中心静脉导管）或
• 西地那非20mg口服（如清醒）
√ 如果CPR时间延长或顽固性右心衰竭，考虑使用ECMO
√ 撤机 FiO_2 维持氧饱和度94%~98%
事后报告（整个团队）
√ 确定疾病改善时间，包括修改检查表
√ 讨论家庭成员和工作人员所需要的支持
√ 做好羊水栓塞病例登记手册的记录

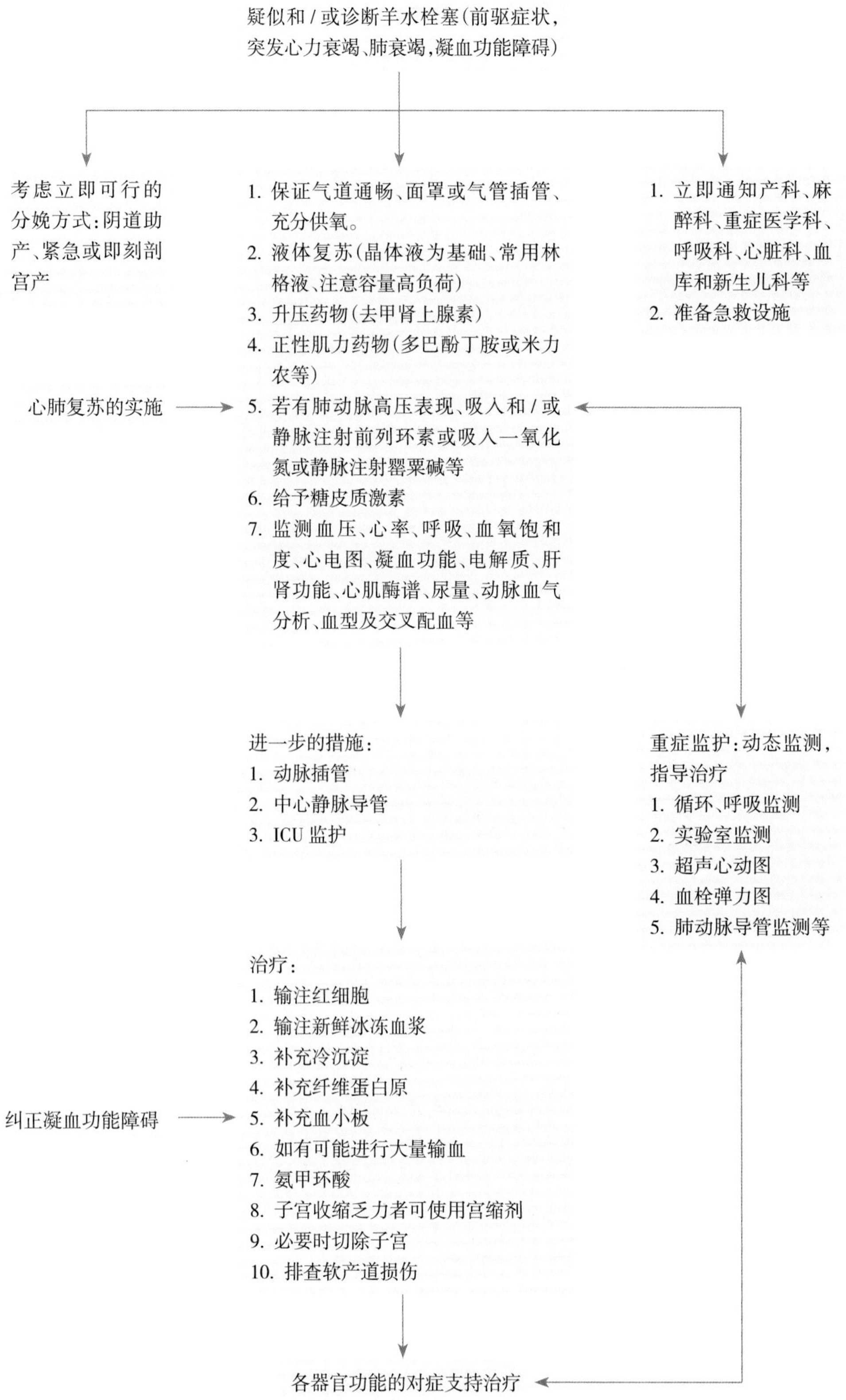

疑似和/或诊断羊水栓塞(前驱症状,突发心力衰竭、肺衰竭,凝血功能障碍)

→ 考虑立即可行的分娩方式:阴道助产、紧急或即刻剖宫产

→ 1. 保证气道通畅、面罩或气管插管、充分供氧。
2. 液体复苏(晶体液为基础、常用林格液、注意容量高负荷)
3. 升压药物(去甲肾上腺素)
4. 正性肌力药物(多巴酚丁胺或米力农等)
5. 若有肺动脉高压表现、吸入和/或静脉注射前列环素或吸入一氧化氮或静脉注射罂粟碱等(← 心肺复苏的实施)
6. 给予糖皮质激素
7. 监测血压、心率、呼吸、血氧饱和度、心电图、凝血功能、电解质、肝肾功能、心肌酶谱、尿量、动脉血气分析、血型及交叉配血等

→ 1. 立即通知产科、麻醉科、重症医学科、呼吸科、心脏科、血库和新生儿科等
2. 准备急救设施

↓

进一步的措施:
1. 动脉插管
2. 中心静脉导管
3. ICU监护

↓

治疗:
1. 输注红细胞
2. 输注新鲜冰冻血浆
3. 补充冷沉淀
4. 补充纤维蛋白原
5. 补充血小板(← 纠正凝血功能障碍)
6. 如有可能进行大量输血
7. 氨甲环酸
8. 子宫收缩乏力者可使用宫缩剂
9. 必要时切除子宫
10. 排查软产道损伤

↓

各器官功能的对症支持治疗

重症监护:动态监测,指导治疗
1. 循环、呼吸监测
2. 实验室监测
3. 超声心动图
4. 血栓弹力图
5. 肺动脉导管监测等

(重症监护 ↔ 5. 若有肺动脉高压表现……;重症监护 ↔ 各器官功能的对症支持治疗)

图 10-4-1 羊水栓塞的抢救流程

同时由于各地医疗机构所具备的医疗条件及医疗设施条件相差较大，因此建议根据每家医院具体情况进行增减，调整这一核查单，有助于快速、有效、及时地针对羊水栓塞进行处理。

本节关键点

1. 对于羊水栓塞的诊断，具有羊水栓塞高危因素的孕产妇突发不明原因的呼吸、循环以及凝血功能障碍时应高度警惕羊水栓塞的可能性。
2. 一旦怀疑孕妇发生羊水栓塞，应尽快处理，包括建立静脉通道、纠正呼吸和循环障碍、抗休克、防治 DIC 和多器官衰竭的发生。注意纠正可能的原发病因，同时做好新生儿处理。

（钟梅　黄启涛）

参考文献

1. CUNNINGHAM FG, LEVENO KJ, BLOOM SL, et al. Williams Obstetrics. 25th ed. New York: McGraw Hill Education, 2018.
2. 中华医学会妇产科学分会产科学组．羊水栓塞临床诊断与处理专家共识(2018). 中华妇产科杂志, 2018, 53(12): 831-835.
3. COMBS CA, MONTGOMERY DM, TONER LE, et al. Society for Maternal-Fetal Medicine special statement: checklist for initial management of amniotic fluid embolism. Am J Obstet Gynecol, 2021, 224(4): 29-32.

第五节

弥散性血管内凝血的急救

导读

发生于妊娠期间的弥散性血管内凝血（disseminated intravascular coagulation, DIC）是由多种妊娠疾病引起的广泛血栓形成与出血共存的动态病理过程，起病急、病情恶化快，易发生休克、器官功能衰竭，病死率较高。由于妊娠期生理变化及妊娠期导致 DIC 的疾病不同，产科 DIC 病理分期多不明显，临床发现时可能已进入 DIC 晚期，若不及时诊断、恰当处理，极易危及产妇生命。

一、概述

（一）定义

产科 DIC 是发生在妊娠期间多种疾病（妊娠合并症、并发症）的基础上，一种或多种致病因素激活凝血和 / 或纤溶系统，导致全身微血栓形成、凝血因子被大量消耗，进而继发纤溶亢进，引起全身出血及微循环衰竭的临床综合征。由于对产科并发 DIC 认识不一，其发生率为 0.1‰~0.3‰。

（二）病因及发病机制

孕产妇血液系统有多种生理性变化，多种凝血因子含量及活性增加，血小板、凝血酶原及纤维蛋白原也相应增多，纤维蛋白原含量可达 4~6g/L，较非孕期增加 50%；且胎盘、羊水等组织中含有丰富的凝血活酶，当此类物质进入母体血液，可以导致一系列凝血变化。因此，妊娠期妇女凝血功能增强，纤溶系统功能相对降低。妊娠期血液的高凝状态，虽有利于产后胎盘剥离面的止血，但当妊娠合并或并发其他因素时，在此基础上较易发生 DIC。产科 DIC 常见病因如下：

1. **围产期感染** 以感染性流产、围产期生殖道感染多见。感染所致细菌、毒素以及免疫复合物入血，发生绒毛膜羊膜炎及败血症，启动内源性凝血系统并促进血小板聚集、释放促凝物质。

2. **稽留流产或胎盘植入保守性治疗** 滞留宫内的坏死胎盘及死胎组织发生自溶，并释放组织因子及凝血酶，导致纤维蛋白原减少性凝血功能改变。死胎滞留并发 DIC 多为慢性或亚急性，发生率为 1%~2%。若死胎组织滞留超过 4 周以上，约有 25% 的妇女发生低纤维蛋白原血症，滞留超过 5 周发生率可达 50%。

3. **胎盘早剥** 是产科 DIC 的主要原因，约 10% 的胎盘早剥病人可发生 DIC，占产科 DIC 的 20%~37%。导致胎盘早剥的原因较多，子宫螺旋小动脉痉挛性收缩，蜕膜缺血缺氧损伤坏死，是发生胎盘早剥主要原因，而胎盘早剥后常释放凝血活酶，胎盘后血肿消耗纤维蛋白原，出现低纤维蛋白血症，纤维蛋白原 <1.5g/L 则可有出血倾向及脏器栓塞。

4. **羊水栓塞** 发生率为 1/80 000~1/8 000，占产科 DIC 的 6%~8%，羊水内含有上皮细胞、胎脂、胎粪等物质具有促凝作用，进入母体血液后可启动内、外源性凝血系统，促进血小板聚集及活化，微血栓形成，并激活纤溶系统，使纤维蛋白降解同时溶解纤维蛋白原。母体对羊水中抗原物质的过敏反应，以及羊水颗粒物对血管的收缩作用和血管活性物质的释放均可诱发及加重 DIC 的发生。羊水栓塞导致的 DIC 为急性 DIC。

5. **失血性休克** 产科性出血所致的 DIC 占 29%~44%，失血性休克时凝血因子短时间被消耗，组织严重缺血缺氧，大量酸性代谢产物堆积，并且血管内皮受损激活内源性凝血系统，损伤的组织释放凝血活酶，可迅速发展为 DIC。

6. **妊娠期高血压疾病** 所致 DIC 占 8%~14%，高血压病人血管痉挛，微小血管狭窄，血流量改变，血管壁通透性增加，血液浓缩等致全身组织器官发生缺氧，血管内皮损伤，凝血因子明显改变，通过多种途径激活凝血系统，导致慢性 DIC 的发生。

7. **妊娠期肝脏疾病** 所致 DIC 占 8%~12%，重症肝炎或急性脂肪肝病人肝脏功能受损，凝血因子合成减少，出血、凝血时间明显延长，极易引起出血，导致慢性 DIC 的发生。

综上所述，产科 DIC 主要是通过产科相关疾病激活机体凝血系统，促使纤维蛋白沉积，进而致使器官衰竭，以及伴随血小板、凝血因子的消耗，最终导致临床出血（图 10-5-1）。

（三）分期与分型

DIC 的发生过程中，凝血及纤溶是维持平衡血凝系统的两大关键因素，生理情况下两者处于动态平衡之中，一旦这一平衡打破，则导致血管内微血栓形成、凝血因子减少及纤溶亢进等改变。理论上，根据 DIC 发生、发展过程和病理生理特点一般可分为三期：高凝期、消耗性低凝期、继发性纤溶亢进期。根据 DIC 发生、发展速度以及表现形式可分为急性、亚急性、慢性。

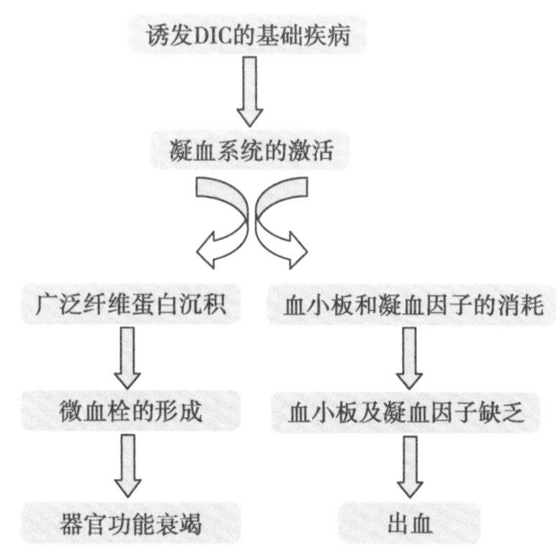

图 10-5-1 DIC 的发病机制

二、诊断

(一) 存在诱因

存在容易导致 DIC 的基础疾病和诱因，如血管损伤性疾病、凝血因子消耗等。

(二) 临床表现

1. **出血** 手术创面持续出血或阴道持续流血是产科 DIC 子宫出血最常见的特征。其他多部位、自发性、广泛性出血也是 DIC 的典型临床表现，包括：皮肤瘀点、瘀斑，牙龈出血，鼻出血，手术部位、针刺部位出血，深部组织血肿，消化道、泌尿道、颅内出血等。

2. **休克** 起病突然，早期未发现明确病因，常常伴有全身多发性出血倾向，但休克程度与出血量往往不相符，可出现重要脏器功能障碍，抗休克治疗效果不佳。

3. **微血管栓塞** 微血管中微血栓形成，阻塞受累器官，致使组织缺氧、坏死，导致功能障碍，临床表现依受累器官、受累范围以及病程及严重程度不同而存在差异。发生于皮肤黏膜部位的浅层栓塞表现为皮肤发绀、坏死、脱落以及黏膜坏死、溃疡形成。发生于心、肝、肾、脑等深部栓塞可引起相应器官的功能障碍，如心肌梗死、呼吸困难、蛋白尿、肝大、腹水等，脑垂体坏死出血可导致希恩综合征、闭经等。上述脏器功能衰竭的临床表现，常以综合的表现形式存在，广泛的微血栓形成也是多脏器功能衰竭的重要因素。

4. **微血管病性溶血** 病人可出现不明原因的与出血量不成比例的贫血症状，可伴有寒战、高热、血红蛋白尿、黄疸等。外周血可出现形态各异的红细胞碎片。

5. **抗凝治疗有效**。

(三) 实验室检查

目前，实验室 DIC 的诊断标准多针对非妊娠期病人，但可以借鉴。

(1) 同时有以下 3 项以上异常：①血小板计数 <100×10⁹/L 或呈进行性下降(肝病、白血病病人血小板 <50×10⁹/L)；②血浆纤维蛋白原含量 <1.5g/L(肝病 <1.0g/L，白血病 <1.8g/L)，并呈进行性下降，或 >4.0g/L；③血浆鱼精蛋白副凝固试验(plasma protamine paracoagulation test，简称 3P 试验)阳性，或血浆纤维蛋白降解产物(fibrin degradation product，FDP)>20mg/L(肝病时 >60mg/L)或血浆 D- 二聚体水平增高(阳性)。

(2) 凝血酶原时间(prothrombin time，PT)延长或缩短 3 秒以上(肝病病人延长 5 秒以上)，或部分凝血活酶时间(activated partial thromboplastin time，APTT)缩短或延长 10 秒以上。

(3) 疑难或特殊病例应有下列 1 项以上异常：①纤溶酶原含量及活性降低；②抗凝血酶(antithrombin，AT)含量、活性以及血管性血友病因子(von Willebrand factor，vWF)水平降低(不适用于肝病)；③血浆因子Ⅷ：C 抗原活性 <50%(与严重肝病所致的出血鉴别时有价值)；④血浆凝血酶 - 抗凝血酶原复合物(thrombin-antithrombin，TAT)或凝血酶原碎片 1+2(F_{1+2})；⑤血浆纤溶酶 -α2 纤溶酶抑制剂复合物(plasmin-α2-plasmin inhibitor complex，PIC)浓度升高；⑥血尿纤维蛋白肽 A(fibrinopeptide A，简称 FPA)水平升高。

(4) 基层医疗单位或紧急情况下，具备以下 3 项以上实验异常，可诊断 DIC：①血小板计数 <50×10⁹/L 或呈进行性下降；②血浆纤维蛋白原含量 <1.5g/L，并呈进行性下降；③3P 试验阳性或 FDP>20mg/L(肝病时 >60mg/L)或血浆 D- 二聚体水平增高；④PT 延长或缩短 3 秒以上，或呈动态变化；⑤外周血破碎红细胞 >10%；⑥不明原因的血沉降低(<15mm/h)或血沉应增快的疾病其值正常。

国际血栓与止血学会(International Society of Thrombosis and Haemostasis，ISTH)颁布的 DIC 评分系统可作为诊断参考工具(表 10-5-1)。

产科 DIC 严重性分期系统可作为诊断参考工具(表 10-5-2)。

三、处理

(一) 治疗原发病和去除诱因

病因治疗是提高 DIC 抢救成功率的关键，严密监测产妇凝血功能的变化，选择合理的产科措施去除病因。积极控制感染、清除宫腔内滞留物、及时终止妊娠、采取有效的出血措施甚至切除子宫，同时改善缺氧、纠正酸中毒、防止休克等均可预防或阻止 DIC 的发生、发展。

表 10-5-1 ISTH DIC 诊断评分系统

临床显性 DIC 评分系统
风险评估： 病人是否存在发生 DIC 的基础疾病 如果有：继续评分 如果没有：不适用于此评分系统
全部的凝血指标检查（PT、血小板计数、纤维蛋白原、纤维蛋白相关指标）
评分标准： 1. 血小板计数（$>100\times10^9$/L=0，$\leqslant100\times10^9$/L=1，$\leqslant50\times10^9$/L=2） 2. 升高的纤维蛋白指标（如 D- 二聚体、纤维蛋白降解产物） （无升高 =0，一般升高 =1，明显升高 =2） 3. PT 延长（<3s 为 0，≥3s 但 <6s 为 1，>6s 为 2） 4. 纤维蛋白原水平（>1g/L 为 0，≤1g/L 为 1）
计算得分： ≥5 合并显性 DIC：每天重复评分 <5 提示非明显 DIC：1~2 天后重复评分

表 10-5-2 产科 DIC 严重性分期系统

期别	DIC 状态	检查发现
1 期	代偿期	FDPs↑，血小板↓
2 期	失代偿期但可控制出血	FDPs↑，纤维蛋白原↓，血小板↓↓，凝血因子Ⅴ和Ⅷ↓
3 期	无法控制的大量出血	FDPs↑↑，血小板↓↓，凝血因子全部消耗，特别是纤维蛋白原

（二）改善微循环

积极改善微循环是防治 DIC 的先决条件，严密监测生命体征，开通 2~4 条静脉通路，补充血容量，恢复微循环血流通畅，解除小动脉痉挛，降低血液黏度。在补充血容量的同时需要纠正酸中毒和水电解质失衡，根据中心静脉压的测定及失血失液情况，调整液体出入量。

（三）抗凝治疗

抗凝治疗是阻断血管内血栓形成、减轻器官损伤、重建凝血 - 纤溶系统的平衡的重要措施。一般来说，DIC 的抗凝应与治疗原发疾病及凝血因子补充同步进行。

1. 肝素 肝素治疗 DIC 的治疗争议较大，主要是使用时机以及产科病人多有胎盘剥离创面、手术切口等。当具备如下适应证时可以考虑：①病人处于 DIC 早期，血液呈高凝状态，静脉取血血液黏滞时，肝素使用越早越好；②病人血小板及凝血因子呈进行性下降，微血管栓塞表现明显；③病人处在消耗性低凝期且病因短期内不能去除，需在补充凝血因子的情况下使用。但当有以下指征时，不推荐使用：①病人有显著的出血倾向或既往有严重出血性疾病；②手术后 12~24 小时以内，或大面积开放性创口未经良好止血；③病人有严重肝病，或存在活动性出血性呼吸道、消化道疾病，或疑有颅内出血；④病人 DIC 已处在纤溶亢进阶段。

肝素（低分子量肝素、普通肝素）虽是常用且有效的抗凝剂，多主张在高凝期使用，但因高凝期很短，并且产科并发 DIC 发病急，高凝、低凝、纤维蛋白溶解三个分期不易把握，往往临床发现时已进入纤溶亢进期，肝素用药时机较难判断，使用不当反而加重出血，因此肝素在产科并发 DIC 的使用尚存争议。一般认为胎盘早剥病人凝血因子消耗，尤其纤维蛋白原减少较明显，输血、新鲜冷冻血浆、补充凝血因子，尽快娩出胎儿、胎盘，多能阻断 DIC，无须使用肝素。胎死宫内的病人需将在宫腔滞留物清除之前使用肝素，待纤维蛋白原、凝血因子恢复正常时再进行引产或清除宫内滞留物。对羊水栓塞病人是否使用肝素，争论较多，但近期文献大多认为，羊水栓塞病人发生 DIC 机制不明、使用肝素剂量不清，且多数病人发生出血后手术概率较大，多不主张使用肝素。产科出血性休克不需要使用肝素。其他病因如妊娠期高血压疾病、感染、重症肝炎等所致的非急性 DIC，多积极治疗原发病，经输注血液制品如红细胞、新鲜冷冻血浆、凝血因子等措施可阻断 DIC 的发生、发展，一般无须使用肝素。肝素种类选择如选择低分子量肝素、普通肝素，虽然当今低分子量肝素使用较为概率高，但由于普通肝素易于监测，对合并 DIC 产科重症病人治疗，也有推荐。

2. 其他抗凝及抗血小板药物（有指征时使用） ①低分子右旋糖酐：500~1 000ml/d 连用 3~5 天，扩充血容量，去除红细胞和血小板的聚集；

②抗凝血酶Ⅲ(AT-Ⅲ):30U/(kg·d),1~2次/d用药,连用3~5天;③阿司匹林:通常用量1.2~1.5g/d;④双嘧达莫:具有去除血小板聚集的作用,0.5g/d,加入200ml液体中静脉滴注,每天1次,连用3~5天;⑤重组人活化蛋白:24μg/(kg·h),静脉输注96小时,严重血小板减少病人慎用。这些药物均可在产科DIC病人使用,但需要细致观察病人出血情况。

(四)补充血液制品

血液制品的输注应结合临床症状、体征以及实验室指标决定输入多少及输入类型。目前多主张成分血输注,补充红细胞维持循环血容量以及提高氧的运输能力,输注新鲜冷冻血浆,输注剂量为15ml/kg,不仅补充血容量,而且补充凝血因子。如果有液体负载过量,可输注凝血酶原复合物,但其含凝血因子有限。若病人血小板 $<50\times10^9/L$ 伴出血或血小板 $<20\times10^9/L$ 则需紧急输注血小板,首次剂量为一个成人剂量($>240\times10^9/L$),使血小板升至安全范围。但对仅有DIC高危因素、合并DIC实验室诊断指标但临床上不伴活动性出血的病人,无须进行预防性血小板输注。有严重低纤维蛋白血症(<1g/L)的病人,给予纤维蛋白原4~6g,每克纤维蛋白原可提高血液纤维蛋白原0.25g/L。也可输注冷沉淀1~1.5U/10kg以提高纤维蛋白原。近年来,有报道重组因子Ⅶa成功用于产科大出血病人,但因其价格昂贵,临床使用受限。

(五)抗纤溶治疗

适用于DIC晚期的病人,微血栓形成已基本停止,继发性纤溶亢进已成为迟发性出血的主要原因。常用抗纤溶剂氨甲环酸1~2g静脉输注,严重者也可每8小时输注1g。

(六)产科其他处理

产科DIC病人多伴有产后出血,其他处理常用子宫或手术创面机械压迫、药物治疗以及补充血制品等,若治疗仍无效,应行子宫全切术。

经验分享

1. DIC的诊断需结合临床以及实验室信息,产科DIC病人多因出血迅猛,诊断多以临床表现为主,如果产科出血或创面出血已无明显血凝块,需结合快速的实验室检查进行诊断。
2. 虽然ISTH DIC评分系统为非孕期诊断标准、但产科DIC严重性分期系统也为DIC的诊断提供了客观的测量方法,可作为诊断的参考指标。
3. 高度怀疑DIC且病情危急病人如羊水栓塞等,在实验室检查出来前应开始治疗。
4. 对于存在发生DIC高危因素的病人,重复检查各项实验室指标,严密监测指标变化以及密切进行临床观察,以便早期诊断并且防止因凝血因子升高掩盖DIC后的消耗程度。
5. DIC治疗的基础是去除原发疾病、消除诱因。
6. DIC的治疗需根据个体化原则选择治疗方案。
7. DIC的治疗需要根据病情补液、输血等以纠正凝血功能。

本节关键点

1. DIC的诊断应结合病因、临床表现及实验室检查综合进行。
2. DIC的实验室检查不仅用于诊断,也用于检测治疗反应。
3. DIC的治疗是一边治疗原发病,一边通过成分输血及血液制品等纠正凝血功能。

(陈敦金　孙雯)

参考文献

1. RABINOVICH A,ABDUL-KADIR R,THACHIL J,et al. DIC in obstetrics:diagnostic score,highlights in management,and international registry-communication from the DIC and women's health SSCs of the International Society of Thrombosis and Haemostasis. Journal of Thrombosis and Haemostasis,2019,17(9):1562-1566.
2. MORI H,OHKAWARA H,TOGAWA R,et al. Diagnosis and treatment of disseminated intravascular coagulation in COVID-19 patients:a scoping review. International Journal of Hematology,2021,113(3):320-329.
3. SQUIZZATO A,GALLO A,LEVI M,et al. Underlying disorders of disseminated intravascular coagulation:communication from the ISTH SSC subcommittees on

disseminated intravascular coagulation and perioperative and critical care thrombosis and hemostasis. Journal of Thrombosis and Haemostasis, 2020, 18(9): 2400-2407.
4. 陈敦金，陈艳红. 羊水栓塞团队处置与抗凝治疗——目前的观点. 中国实用妇科与产科杂志, 2017, 33(07): 691-694.
5. EREZ O. Disseminated intravascular coagulation in pregnancy—clinical phenotypes and diagnostic scores. Thrombosis Research, 2017, 151 Suppl 1: S56-60.
6. PAPAGEORGIOU C, JOURDI G, ADJAMBRI E, et al. Disseminated Intravascular coagulation: an update on pathogenesis, diagnosis, and therapeutic strategies. Clinical and Applied Thrombosis/Hemostasis, 2018, 24(9 suppl): s8-28.

第六节

产时子痫的急救

导读

子痫（eclampsia）是子痫前期最严重的阶段，病情发展迅速，发病机制尚不完全明确。尽管监测手段及治疗方法不断改进，但子痫仍是造成母胎发生严重并发症及死亡的主要原因，对病情的正确评估及积极处理是治疗的关键。

一、概述

（一）定义

子痫是指在排除癫痫、脑动脉缺血和梗死、颅内出血等情况，孕妇新发全身性强直性阵挛、局部或多部位的痉挛抽搐。发病前通常有高血压、头痛（持续额部或枕部头痛）、视觉障碍、畏光、右上腹或上腹部疼痛、踝阵挛等前驱症状，也有不伴血压升高或升高不明显的病例。子痫可发生在产前、产时及产后。产前子痫更多见，病情发展迅速，需积极处理。

（二）高危因素

初产妇，子痫前期妊娠史，孕妇年龄 >40 岁或 <18 岁，子痫前期家族史，高血压病史，慢性肾脏病史，自身免疫性疾病，如抗磷脂综合征、系统性红斑狼疮，血管疾病史，糖尿病史，多胎妊娠，肥胖，胎儿水肿，甲亢控制不良，营养不良等。

（三）并发症

胎盘早剥、胎儿窘迫、胎儿宫内死亡、孕妇发生严重心脑血管意外、孕产妇死亡等。

二、诊断

（一）诱因

有子痫高危因素存在时，应警惕子痫的发生。

（二）临床表现

1. 78%~83% 的子痫病人有前驱症状。

2. 子痫通常表现为全身强直 - 阵挛性抽搐或昏迷。发病时，出现突然意识丧失，常伴有尖叫。随后，手臂、腿、胸部和背部的肌肉变得僵硬。在肌肉强直期，病人可能出现发绀。大约 1 分钟后，开始出现肌阵挛和颤搐，持续 1~2 分钟。在阵挛期，可能发生舌咬伤，口吐白沫、血痰。当颤搐结束，病人进入发作后期。大多数病人在全身惊厥后 10~20 分钟内开始恢复反应。一般没有局灶性神经功能缺损。

3. 孕妇抽搐发作时或抽搐发生后即刻出现胎儿心动过缓，持续至少 3~5 分钟，抽搐停止常伴胎儿心动过速和胎心率变异缺失，有时伴胎心率短暂减速。

（三）查体

深肌腱反射亢进、视觉缺损、视觉处理异常、意识障碍和脑神经异常。

（四）辅助检查

磁共振提示可逆性后部脑白质病综合征（reversible posterior leukoencephalopathy syndrome，RPLS）是子痫的标志性表现。RPLS 最常见的表现是顶叶和枕叶皮质下白质和相邻灰质呈斑片状 T_2/FLAIR 高信号影。

三、处理

（一）紧急评估与处理

孕妇出现抽搐后，立即采取去枕卧位，上床栏，戴眼罩，上牙垫，行心电监护，并迅速建立两条静脉通道，留置导尿管监测尿量。监测呼吸、血压、脉搏，记出入量，持续胎心监护。抽血化验（血常规、凝血象及 DIC 筛查全套程序、生化、血气分析、心肌损伤标志物、BNP 等）。

（二）气道管理

清除气道异物，保持呼吸道通畅，面罩给氧（高流量），必要时行气管插管。若出现呼之不应、无脉搏，需立即行心肺复苏。

（三）尽快组建多学科团队

抢救同时立即组建包括神经内科、心血管科、产科、新生儿科、麻醉科、ICU 等的多学科团队参与抢救，并排除癫痫、脑炎、脑肿瘤、脑血管意外等鉴别诊断。

（四）解痉，控制子痫再次发作

降低心脑肺损害。硫酸镁是治疗子痫及预防复发的一线用药，控制子痫再次发作的效果优于地西泮、苯巴比妥、冬眠合剂等镇静药物。

1. **用法** 静脉用药负荷剂量为 4~6g，溶于 10% 的葡萄糖溶液 20ml 静脉推注（15~20 分钟），或溶于 5% 葡萄糖溶液 100ml 中快速静脉滴注（15~20 分钟），继而 1~2g/h 静脉滴注维持。若静脉通道均已占用，可改用肌内注射：25% 硫酸镁 20ml+2% 利多卡因 2ml 深部臀部肌内注射。病人合并血糖异常时应检测血糖。

2. **使用硫酸镁的必备条件** ①膝腱反射存在；②呼吸≥16 次 /min；③尿量≥25ml/h；④备用 10% 的葡萄糖酸钙。用药期间需监测血镁离子浓度，注意观察呼吸、尿量、膝反射。

3. **镁离子中毒** 注意血清镁离子的治疗浓度为 1.8~3.0mmol/L，超过 3.5mmol/L 即出现镁中毒。镁离子中毒时立即停用硫酸镁并缓慢静脉推注 10% 葡萄糖酸钙 10ml（5~10 分钟）。病人存在肾功能不全、心肌病、重症肌无力等合并症时，应慎用或减少硫酸镁的用量。

4. **抽搐不能控制** 硫酸镁解痉无效时，可考虑应用地西泮、苯妥英钠或冬眠合剂控制抽搐，必要时给予肌松药并及时气管插管呼吸机辅助通气。

（五）控制血压

脑血管意外是子痫病人最主要的死因。收缩压持续≥160mmHg 和 / 或舒张压≥110mmHg 时，需积极降压以预防脑血管意外及胎盘早剥等严重母胎并发症发生。采用静脉给药降压，常用降压药包括：

1. **拉贝洛尔** 静脉注射，初始剂量 20mg，10 分钟后未有效降压则剂量加倍，最大单次剂量 80mg，每日最大剂量不超过 220mg。静脉滴注，50~100mg 加入 5% 葡萄糖溶液 250~500ml，滴速 1~2mg/min，适用于严重头痛、心动过速（心率 >100 次 /min）。合并心动过缓（心率 <60 次 / min）、充血性心力衰竭者慎用。

2. **尼卡地平** 静脉滴注每小时 1mg 为起始剂量，根据血压变化每 10 分钟调整用量。合并有急性心肌炎、心肌梗死、左心室流出道狭窄、右心功能不全并狭窄者禁用。

3. **尼莫地平** 静脉滴注，20~40mg 加入 5% 葡萄糖溶液 250ml 中，每日总量不超过 360mg。因其可选择性扩张脑血管，适用于合并脑血管意外的病人降压。

4. **硝酸甘油** 静脉滴注，起始剂量 5~10μg/min，每 5~10 分钟增加滴速直至维持剂量 20~50μg/min。适用于合并心力衰竭和急性冠脉综合征时高血压急症者。颅内高压及青光眼病人禁用。

5. **盐酸乌拉地尔** 起始剂量 10~50mg 缓慢静脉推注，继以 250mg 持续静脉滴注，维持剂量 9mg/h。

6. **硝普钠** 50mg 加入 5% 葡萄糖溶液 500ml

按 0.5~0.8μg/(kg·min)静脉缓慢滴注，仅适用于其他降压药治疗无效的高血压危象孕妇，产前应用时间不超过 4 小时。颅内高压、氮质血症伴肾功能不全病人慎用。

（六）降低颅内压

可给予 20% 甘露醇 250ml 快速静脉滴注降低颅内压。

（七）纠正酸碱失衡

根据动脉血气 pH、二氧化碳分压、碳酸氢根浓度等，给予适量碳酸氢钠纠正酸中毒。

（八）终止妊娠

子痫的治疗无特效药物，终止妊娠是唯一的有效治疗方式，抽搐控制后即可考虑终止妊娠。产时子痫控制后，母体病情平稳者，阴道分娩并非禁忌证。短时间不能阴道分娩、试产过程中病情可能加重者，应放宽剖宫产指征。

本节关键点

1. 子痫的诊断主要基于临床表现，并且需排除其他脑血管疾病，子痫前期的孕妇新发的全身性强直 - 阵挛性抽搐发作方可诊断子痫发作。
2. 大部分病人在抽搐初次发作前的数小时有前驱症状或体征，如高血压和蛋白尿、头痛、视力障碍、右上腹或上腹痛。
3. 处理要点为防止母体缺氧和创伤；首选硫酸镁控制抽搐和预防子痫再次发作；降压；分娩是治愈子痫的唯一根治性方法。
4. 抽搐控制后母体病情平稳者，阴道分娩并非禁忌证；短时间不能经阴道分娩者，存在病情加重的风险，应放宽剖宫产指征。

（漆洪波　张雪梅）

参考文献

1. 中华医学会妇产科学分会妊娠期高血压疾病学组．妊娠期高血压疾病诊治指南(2020). 中华妇产科杂志，2020(04)：227-238.
2. 谢幸，孔北华，段涛．妇产科学．9 版．北京：人民卫生出版社，2018.
3. American College of Obstetricians and Gynecologists. ACOG practice bulletin no. 202：gestational hypertension and preeclampsia. Obstetrics and Gynecology，2019，133(1)：1.
4. OSOTI AO，PAGE ST，RICHARDSON BA，et al. Postpartum metabolic syndrome after gestational hypertension and preeclampsia，a prospective cohort study. Pregnancy Hypertension，2019，18：35-41.

第七节
中枢神经系统疾病的急救

导读

妊娠合并中枢神经系统疾病是指妊娠出现或伴发的中枢神经系统疾病。妊娠期神经系统疾病大致上可分为两类：一类是妊娠期所特有的疾病（如子痫）或伴随着妊娠期母体一系列的生理变化，病人对某些神经系统疾病更具易感性（如颅内动脉缺血性梗死、出血或静脉血栓）；另一类是在原有神经系统疾病基础上合并妊娠（如多发性硬化、脑肿瘤、癫痫）。这时，神经系统疾病和妊娠将相互影响，共同作用，妊娠影响神经系统疾病的进展，使其治疗变得独特、阶段性，而神经系统疾病及其治疗又可对妊娠、分娩及产褥期产生明显的负面影响。

在胎盘产生的激素及神经内分泌的影响下，母体会发生一系列生理改变来适应妊娠。妊娠期间，血流动力学及凝血功能发生改变，使得孕产妇脑动、静脉血管事件明显增多。妊娠时垂体生理性增生、肥大。包括雌激素、孕激素在内的激素在妊娠期也发生一系列激素变化，调节神经和肌肉细胞的兴奋性。雌激素增加时，海马区α-氨基丁酸（α-GABA）含量减少，从而对惊厥发作的抑制降低，惊厥发作的敏感性增加。同时，雌激素也可能通过增加海马神经元树突棘的密度增强神经细胞的兴奋性。孕激素及其代谢产物则发挥着相反的作用，通过增加大脑中GABA及其受体的合成，延长GABAA氯离子通道的不应期，降低神经细胞的兴奋性，两者变化可能与惊厥发作有一定的关系。雌激素和孕激素还参与调节细胞因子的分泌，孕激素抑制自然杀伤细胞的活性，雌激素抑制Th1细胞分泌细胞毒性因子，增强Th2细胞的反应，促进T细胞增殖。这些变化可能与Th1介导的疾病（如多发性硬化）复发缓解有关（表10-7-1）。

表10-7-1　妊娠期各系统改变

系统	妊娠期改变
血液系统	血容量增加；凝血因子增多、血浆蛋白降低，血液处于高凝状态
循环系统	心率增快；外周阻力降低心排血量增加；妊娠晚期血压升高
内分泌系统	垂体激素分泌增加；雌激素、孕激素水平升高；皮质醇激素水平升高

一、妊娠合并脑卒中

妊娠相关脑卒中通常是指妊娠期间和产后6周内发生的卒中。女性在孕产期发生脑卒中的风险显著增加，妊娠是女性脑卒中的独立危险因素。在一项大样本研究中，37 360 772例妊娠相关住院病人中有16 694例(0.045%)为急性卒中，卒中/短暂性脑缺血发作孕妇的院内死亡率几乎是未患卒中孕妇的385倍。另一项研究提示妊娠相关缺血性卒中的发病率为(21.2~46.2)/10万，死亡率为1.4/10万。而妊娠相关出血性卒中的发病率为(8.1~34.2)/10万，而妊娠相关出血性卒中死亡率尚未见报道。至于卒中类型，在所有卒中病人中，58.6%为出血性脑卒中，28.4%为缺血性脑卒中，4.2%为脑静脉血栓形成，9.4%为其他不明原因脑卒中。我国孕产妇的卒中类型和国外有明显不同，脑静脉血栓形成的发生比例更高。尽管妊娠期脑卒中的总体发病率不高，但其可遗留程度不等的肢体残疾，给家庭和社会增加了沉重的经济负担。

（一）概述

1. **定义** 脑卒中是指由于急性脑循环障碍所致的局限性或全面性脑功能缺损综合征。妊娠相关脑卒中通常是指妊娠期间和产后6周内发生的卒中，有些血栓性事件可能会延长到产后12周，包括缺血性脑卒中、脑出血、蛛网膜下腔出血和脑静脉(窦)血栓形成。

2. **病因及发病机制** 妊娠期间体内凝血系统发生改变，纤维蛋白原、血管假性血友病因子、Ⅷ因子、纤溶酶原激活物抑制剂等促凝因子水平增高，而蛋白S、蛋白质C和抗凝血酶Ⅲ活性下降。高孕酮水平会导致静脉顺应性增加和静脉淤滞。凝血因子的变化与静脉血流淤滞可共同导致高凝状态，并且在妊娠晚期和产褥期最为明显，增加了缺血性卒中和血栓形成的风险。而孕期全身血容量增加引起血流动力学变化，以及血管内皮功能障碍，如血管壁通透性增高及血管源性水肿等，可增加出血性卒中的风险。常见病因如下：

(1) 传统脑血管危险因素

1) 种族和年龄：种族和年龄是妊娠相关脑卒中的独立危险因素。据报道，黑色人种的妊娠相关脑卒中发病率明显高于白色人种。不论是妊娠相关缺血性脑卒中还是妊娠相关出血性脑卒中，非洲裔的发病率均明显较高，较其他族裔其相对危险度比值比(odds ratio，*OR*)分别是1.5和1.83。而亚裔人群的相关报道较为少见。任何种族孕妇年龄超过35岁者的妊娠相关脑卒中发病率均呈增高趋势。

2) 高血压：高血压可增加妊娠相关卒中的发病率，妊娠相关缺血性卒中的*OR*值为1.29，妊娠相关出血性卒中的*OR*值为1.14。

3) 糖尿病：研究表明，妊娠前及妊娠期糖尿病均可增加脑卒中的发病率，*OR*值为26.8，其机制可能与胰岛素抵抗导致的炎症反应和血管功能失调有关。

4) 心脏病：先天性心脏病孕妇在孕产期约14%出现严重心血管事件，主要包括心衰、心肌梗死及产妇死亡；冠心病可增加妊娠相关脑卒中的发病风险，*OR*值为9.1。

5) 肥胖：与正常体重孕产妇相比，超重孕产妇妊娠相关脑卒中的*OR*值为1.27，肥胖孕产妇妊娠相关脑卒中的*OR*值为1.89。

(2) 妊娠特有的脑卒中危险因素

1) 剖宫产：剖宫产较正常生产可增加3~12倍的卒中概率。

2) 孕产期感染：孕产期感染可显著增加妊娠相关脑卒中的风险(*OR*=3.0，95%置信区间为1.6~5.8)。

3) 其他：产程延长、多胎儿、巨大胎儿、绒毛膜癌、子痫及子痫前期。

(3) 其他：血栓性血小板减少性紫癜、动静脉畸形、血管瘤、抗磷脂抗体综合征、偏头痛及镰状细胞贫血等。

综上所述，妊娠相关脑卒中可能是多病因、多系统的机体生理功能紊乱综合征，主要涉及血液系统、内分泌系统及免疫系统等病变(表10-7-2)。妊娠相关脑卒中的病因复杂，不同于非妊娠脑卒中，其病理机制也涉及全身多系统的变化，尚待未来进一步研究。

（二）诊断

与普通人群的卒中类似。将孕产期脑卒中病人快速转运至技术完备的卒中中心诊治，有助于孕产妇和胎儿/婴儿获得良好的预后。

表 10-7-2　妊娠相关脑卒中的病因

高凝状态	血流淤滞	内皮损伤
凝血和血管性血友病因子增加	静脉扩张增加	妊娠期高血压疾病
抗凝血酶(AT)Ⅲ、蛋白S和蛋白质C活性下降	血容量增加，静脉回流缓慢	药物性内皮细胞功能障碍
纤溶酶原激活物抑制剂1和2(PAI-1、PAI-2)水平升高	长期卧床休息或手术固定	感染
血小板活化	激素水平改变	血流淤阻，形成涡流

病人应在卒中中心快速进行影像学检查，确定卒中的诊断并区分是缺血性卒中还是出血性卒中。

颅脑CT平扫是目前脑卒中诊断的首选检查。由于担心电离辐射对胎儿可能有不良影响，临床中多数医务人员、孕妇及家属对CT用于妊娠期脑卒中的诊断有所顾虑。美国国家放射保护委员会指出，当孕妇接受的辐射剂量超过15Gy时，胎儿畸形的发生率会显著增加，而接受的辐射剂量低于5Gy时，不增加流产或胎儿畸形的风险。妊娠期女性单次颅脑CT检查胎儿接受的放射剂量(<0.05Gy)远低于造成损害的剂量。临床医师要对女性妊娠期进行颅脑CT检查的电离辐射危害有客观的认识，同时也要意识到脑卒中的治疗预后有着明显的时间依赖性。需要进行颅脑CT检查的妊娠期病人应尽快进行检查。

研究表明妊娠的任何时期进行颅脑MRI检查对胎儿均无不良影响，但是在妊娠期使用MRI造影剂可使胎儿风湿病、炎症、皮肤病的发生风险增加36%，因此在整个妊娠期间应该避免使用含钆造影剂。目前尚无证据表明含碘造影剂会对胎儿产生不良影响。

总之，对CT和MRI检查对妊娠期女性的危害要有客观的认识，妊娠期女性的卒中诊断多数可按照普通人群的流程进行。

（三）处理

1. 脑静脉（窦）血栓形成　我国脑静脉（窦）血栓形成的发生率高达202/10万次分娩，且60.47%发生于分娩后，孕产妇脑静脉（窦）血栓形成的死亡率高达11.63%。我国孕产妇脑卒中人群中脑静脉（窦）血栓形成发生比例较高。

2. 出血性脑卒中　出血性卒中无特殊治疗药物，重在预防和治疗其相关并发症。目前国内外尚无针对妊娠相关出血性卒中的治疗指南，但明确脑出血诊断后需立即控制血压，密切观察，包括胎儿监测，以监测胎盘低灌注的迹象。另外，对于妊娠相关出血性卒中需针对病因进行治疗。对于合并子痫前期-子痫患病人，在急性期治疗中优先使用硫酸镁。同时需要控制高血压，加快分娩进程。其他治疗可参照《中国脑出血诊治指南(2019)》。

3. 缺血性脑卒中　急性缺血性脑卒中的诊断流程应包括如下5个步骤：

第一步，判断是否为脑卒中，排除非血管性疾病。

第二步，判断是否为缺血性脑卒中，进行脑CT/MRI检查以排除出血性脑卒中。

第三步，判断卒中严重程度，采用神经功能评价量表评估神经功能缺损程度。

第四步，判断能否进行溶栓治疗、血管内机械取栓治疗，核对适应证和禁忌证。

第五步，结合病史、实验室检查、脑病变和血管病变等资料进行病因分型（多采用TOAST分型）。

(1) 抗血小板聚集：研究表明，阿司匹林用于孕产妇是安全的，不会增加胎儿的不良结局。当孕产期脑卒中需要进行抗血小板治疗时，可以正常使用阿司匹林治疗。

(2) 静脉溶栓：由于静脉溶栓的相关大型研究均没有纳入孕产期病人，妊娠曾是静脉溶栓的相对排除标准。越来越多的研究表明，在妊娠的任何时期静脉溶栓的出血风险与普通人群相当，且不影响胎儿的正常生长发育。2018版《美国AHA/ASA急性缺血性脑卒中管理指南》中明确指出：对于妊娠的卒中病人，当治疗中度或重度卒中的预期获益超过预期增加的子宫出血风险时，可以考虑进行阿替普酶静脉溶栓。产后早期(<14天)应用静脉溶栓的安全性和有效性尚未完全证实。

（3）机械取栓：目前仅有数例临床报道，所有的病人均未发生症状性脑出血，胎儿未发现异常，且在术后6个月均预后良好[改良Rankin量表（modified Rankin scale，mRS）评分≤2]。机械取栓用于孕产期脑卒中治疗证据仍很有限，其安全性和有效性仍需要进一步的研究来证实。《2018加拿大高血压指南：成人和儿童高血压诊断，风险评估，预防与治疗指南》指出：妊娠不应该成为出血性脑卒中进行血管造影或血管内治疗的禁忌证。

（4）他汀类药物治疗：他汀类药物可以显著减少卒中事件的发生，但用于妊娠期女性缺血性脑卒中二级预防的安全性和有效性研究多来自妊娠期女性偶然的他汀暴露，且结论仍不一致。考虑到他汀类药物二级预防的临床疗效在长期用药后出现，且妊娠期应用的可能风险，可以考虑在妊娠期短期停用他汀类药物治疗。

（5）其他：积极进行高血压、糖尿病的管理，饮食管理和生活方式干预等。有证据表明甲基多巴、拉贝洛尔、硝苯地平用于妊娠期高血压是安全有效的。

总之，妊娠期女性脑卒中的诊断、治疗和预防原则和普通人群类似，但同时要考虑到对妊娠期女性进行干预时可能对胎儿造成的不良影响。由于妊娠期脑卒中相对少见，且临床处理可能涉及多个学科，多数首诊临床医师可能对此缺乏认识，而脑卒中的处理又存在时间窗，尽早诊断和治疗是取得良好预后的前提。

经验分享

1. 脑卒中的预后呈时间依赖性，早期识别很重要。
2. 及时将孕产期脑卒中病人快速转运至技术完备的卒中中心诊治，将有助于孕产妇和胎儿/婴儿获得良好的预后。
3. 临床上对颅脑CT和MRI检查对妊娠期女性的危害要有客观的认识，妊娠期女性的卒中诊断多数可按照普通人群的流程进行。
4. 孕产期脑卒中的抗栓治疗可以使用阿司匹林、肝素或低分子量肝素，避免使用华法林。
5. 权衡妊娠期应用他汀类药物的可能风险，可以考虑在妊娠期短期停用他汀类药物治疗。
6. 孕产期脑卒中不是静脉溶栓和机械取栓的禁忌证，病人可以进行静脉溶栓和机械取栓等血管内治疗，但是要充分评估治疗的获益和风险。

关键点

1. 脑卒中的预后呈时间依赖性，其早期识别极其重要。
2. 最为重要是将孕产期脑卒中病人快速转运至技术完备的卒中中心诊治，有助于孕产妇和胎儿/婴儿获得良好的预后。
3. 临床中对行颅脑CT和MRI检查对妊娠期女性的危害要有客观的认识，妊娠期女性的卒中诊断多数可按照普通人群的流程进行。

二、产科合并颅内静脉（窦）血栓形成急救

产科合并颅内静脉（窦）血栓形成（cerebral venous and sinus thrombosis，CVST）是一种少见的卒中亚型，发病率低，占所有卒中的0.5%~1.0%，而在妊娠期和产后期的孕产妇发病率高，占所有妊娠相关卒中的6%~64%，其中妊娠末3个月和产后前4周风险最高，且73%发生在产褥期。随着国家全面两孩政策的实施，该病的发病率将有提高。通常来说，孕产妇CVST发病隐匿，危险因素多种多样，临床表现形式不一、缺乏特异性，极易误诊，从而造成孕产妇的严重后果，若不及时诊断、恰当处理，极易危及产妇生命。

（一）概述

1. 定义 CVST是一类较少见的卒中亚型，是由大脑主要静脉窦（脑静脉窦血栓形成）或较小的滋养皮质静脉（皮质静脉血栓形成）完全或部分闭塞引起的一系列症状。CVST占所有卒中的0.5%~1.0%，女性发病率约为男性的3倍，其部分原因可能与妊娠、产褥期和使用含雌激素的口服避孕药有关。西方研究显示妊娠相关CVST的发生率约为12/10万，而我国内地一项研究提示我国CVST的发生率高达202/10万次分娩，且60.47%发生于分娩后，孕产妇CVST的死亡率高

达 11.63%。近年研究发现，由于及时诊断和治疗，CVST 的预后相对较好，急性期病死率为 0~2%，并且发现妊娠相关 CVST 病人的预后比其他病因导致的 CVST 病人预后更佳。我国孕产妇脑卒中人群中 CVST 发生比例较高可能与“坐月子”期间的一些传统陋习有关，在我国要尤其注意孕产妇 CVST 的预防、早期诊断和治疗。

2. **病因及发病机制** 目前已知的 CVST 病因达百余种，一般来说 CVST 的致病都与 Virchow 三要素，即血液淤滞、血管壁损伤和血液成分的改变有关。危险因素（表 10-7-3）包括：易栓性，即遗传性血栓形成的倾向；既往栓塞病史；基因的改变（V 因子 Leiden 突变，凝血酶原基因 G20210A 突变，凝血因子Ⅱ、Ⅳ基因突变）；高同型半胱氨酸血症、D- 二聚体增高、抗心磷脂抗体、凝血障碍、结缔组织病、手术、肿瘤、红细胞紊乱、激素的使用等。通常认为妊娠和产褥期 CVST 还与以下因素相关，如产褥感染、孕产史，特别是剖宫产；高脂饮食、产后抑郁及合并妊娠期高血压疾病、糖尿病史；产褥期长期卧床；多胎妊娠；卵巢过度刺激综合征、卵巢刺激；口服避孕药；辅助生殖技术等。CVST 可能是某一个或几个因素扳机触发作用所致，而在孕产妇这个特殊人群中，虽然各种危险因素所占的权重尚不明确，但危险因素的识别和评估对早期诊断具有重要意义。

（二）诊断

1. **危险因素** 存在容易导致 CVST 的基础疾病和诱因，妊娠及产褥期即是 CVST 的危险因素。

2. **临床表现** CVST 症状轻重不等，取决于所累及的窦和静脉、脑实质损伤的程度、病程长短和对颅内压的影响（表 10-7-4）。约 50% 的孕产妇 CVST 为亚急性起病，30% 为急性起病，20% 为慢性起病。临床表现多变，缺乏特异性。症状主要取决于 CVST 的部位及继发性脑损害的程度，通常分为两类：静脉引流障碍引起的颅内压增高的相关表现；静脉缺血 / 梗死或出血引起的局灶性脑损伤的相关表现。

孕产妇 CVST 临床表现形式多样，缺乏特异性，易误诊和漏诊，故一旦孕产妇出现相关临床表现，需要警惕本病的可能。颅内高压是 CVST 的

表 10-7-3 脑静脉血栓形成的危险因素

危险因素	类别	风险 /%
特异性危险因素	口服避孕药	54.3
	产褥期	6.3
	激素替代疗法	4.3
	遗传 / 获得性易栓症	22.4/15.7
	抗磷脂抗体综合征	5.9
	亚甲基四氢叶酸还原酶基因型 高同型半胱氨酸血症	
	凝血因子 V 基因 G1691A 突变（Leiden 突变）	4.5
	凝血酶原突变	
	蛋白质 C/S 突变	
	抗凝血酶缺乏	
	肾病综合征	0.6
	红细胞 / 血小板增多	—
全身性疾病	缺铁性贫血	9.2
	恶性肿瘤	7.4
	骨髓增生性疾病	2.9
	炎性肠炎	1.6
	系统性红斑狼疮（SLE）	1
	白塞病	1
	甲状腺疾病	1.7
	神经系统结节病	0.2
	肥胖	—
感染	耳 / 鼻 / 脸 / 颈 / 头骨感染	8.2
	中枢神经系统感染	2.1
	其他感染	4.3
机械因素	手术 / 神经外科	2.7/0.6
	腰椎穿刺	1.9
	头部创伤	1.1
血管畸形	硬脑膜动静脉瘘	1.6
	动静脉畸形	0.2
	其他静脉畸形	0.2
药物	细胞毒性药物	0.8

注：“—”表示具体风险占比不详

表 10-7-4　CVST 症状

闭塞部位	临床表现
横窦(44%~73%)	• 如果孤立而无梗死;无症状或头痛 • 癫痫发作 • 对侧锥体症状和体征 • 如果左侧横窦静脉梗死和 Labbe 静脉闭塞;失语症 • 如果延伸至邻近的静脉窦:高颅压、意识障碍、局灶性脑征和脑神经麻痹 • 如果延伸到小脑静脉:头痛,呕吐,四肢或步态共济失调
上矢状窦(39%~62%)	• 孤立性颅内高压 • 静脉梗塞引起的局灶性症状:头痛、视物模糊、视力减退、恶心、呕吐、脑神经麻痹、失语、偏盲、偏侧感觉减退和/或偏瘫 • 孤立性精神症状(罕见)
乙状窦(40%~47%)	• 乳突区疼痛 • 合并Ⅵ~Ⅷ型脑神经麻痹
深静脉系统(10.9%)	• 精神状态障碍 - 警觉性下降 • 弥漫性脑病或昏迷 • 运动障碍(双侧或波动性交替性轻瘫)
皮质静脉(3.7%~17.1%)	• 局部神经症状和体征 • 癫痫发作
海绵窦(1.3%~1.7%)	• 头痛、眼痛、球结膜水肿、突眼、眼神经麻痹(Ⅲ、Ⅳ、Ⅵ和Ⅴ眼支) • 发热(当有感染原因时)

常见症状,头痛为首发症状,约 90% 的孕产妇可出现,64% 表现为亚急性头痛,约 25% 可仅表现为孤立性头痛而不伴其他神经系统症状体征。此外,还可表现为呕吐、视盘水肿及视物模糊,有研究表明仅有 2%~4% 病人会造成严重的视力损害;约 40% 的 CVST 病人可有痫性发作,围产期高达 76%,多见于上矢状窦及皮质静脉血栓形成;40%~60% 的 CVST 病人可见局灶性神经功能缺损,包括中枢性运动和感觉缺失、失语或偏盲,可单侧、双侧或左右交替出现,其中运动缺失症状最为常见,约占 40%,而感觉缺失较少见;意识改变可为首发症状,常见于孕产妇和老年病人,在累及直窦或其分支时易出现。

3. **辅助检查**　建议在出现 CVST 的危险信号时进行神经影像检查,如新发和持续的头痛、Valsalva 动作后加重、常规止痛无效、有典型 CVST 危险因素或视盘水肿。

颅脑 CT 是常用诊断 CVST 的影像学检查,快速、可靠。直接征象为与静脉窦位置一致的高密度条带征;间接征象包括弥漫的脑组织肿胀、静脉性梗死和特征性的脑出血,常双侧对称;增强 CT 可显示静脉窦硬脑膜内层组织增强影及静脉或硬膜窦内的充盈缺损,也可呈现特征性的"空三角征"征(中间低密度,周边高密度)。但头颅 CT 检查阳性率较低,20%~30% 的 CVST 会出现假阴性,也缺乏特异性,结合 CT 静脉血管成像,可使敏感度提高到 75%~100%,特异度达 81%~100%。虽然在孕产妇这个特殊的群体中,医师需考虑射线的辐射及造影剂的过敏反应,但是病人一旦具备上述的危险因素及出现相关临床症状,应当尽早进行影像学检查。

颅脑磁共振成像(magnetic resonance imaging, MRI)在血栓形成的各个阶段各有差异:急性期(1~5 天)T_1 加权像(T_1 weight imaging, T_1WI)为等信号,T_2 加权像(T_2 weight imaging, T_2WI)为低信号;亚急性期(6~15 天)T_1WI、T_2WI 均为高信号;慢

性期(>16 天)各脉冲序列血栓信号减低,流空信号可重新出现,不均匀性增加,可表现为混杂信号。同时因颅内静脉窦发育程度存在个体差异及图像伪影,常规检查不足以诊断病变,故需不同序列辅助诊断。弥散加权成像(diffusion weighted imaging,DWI)早期即可表现高信号;而磁敏感加权成像(susceptibility weighted imaging,SWI)对静脉高敏感性,可早期显示病变区小静脉扩张,有利于早期诊断,同时也能更好显示出血征象;磁共振静脉成像(magnetic resonance venography,MRV)是当前诊断 CVST 常用的方法,可直接表现为相应的静脉窦主干闭塞,皮质静脉显影不良,侧裂静脉等侧支静脉扩张,板障静脉和头皮静脉显像等征象;增强 MRI 及 MRV 可改善脑静脉结构显影,特别是有助于确诊深部 CVST。因此,MRI 和 MRV 可作为诊断及随访的最佳无创性手段。

数字减影血管造影(digital subtraction angiography,DSA)技术可直接显示静脉或静脉窦血栓及其周围血管病变,包括静脉窦血栓累及的部位、范围、程度和侧支代偿循环状况,还可以通过计算动静脉循环时间,分析脑血流动力学障碍的程度,因此是诊断 CVST 的"金标准",但不是常规和首选的检查手段。DSA 属于有创性检查,操作复杂,不能反映颅内受累脑组织的继发改变,且可因静脉窦发育异常出现假阳性,目前可使用 MRI 联合 MRV 成像替代 DSA 明确 CVST 诊断的趋势。

脑脊液检查对 CVST 诊断无特异性,80% 以上病人可出现压力升高,细胞数增多和蛋白增高也很常见。

D- 二聚体检查对 CVST 诊断的敏感性、特异性及假阴性、假阳性等方面存在差异,考虑可能由于检测 D- 二聚体的实验方法、仪器及统计学方法等存在差异及其特异性差所致,这些均影响了其对于 CVST 的预测价值。但 CVST 病人存在血浆 D-二聚体水平升高的实际情况,故 D- 二聚体水平升高有助于诊断,但 D- 二聚体水平正常也不能轻易排除,需做进一步的相关检查。

(三) 处理

一旦确诊就应立即治疗,包括快速抗凝治疗、病因治疗(如脱水、败血症、停用易栓药物)、控制癫痫发作和高颅压的管理(必要时)。管理决策流程见图 10-7-1。

1. **抗凝治疗** 抗凝治疗的证据被广泛接受并指导临床实践。然而这些证据较弱,数据来自四项具有方法学缺陷的随机对照试验。虽然没有大规模、高质量的随机对照试验,但 LMWH 是 ESO13 指南中推荐的,也是我们的标准做法;我们通常分剂量给药,即每 24 小时分两次给药,以将出血并发症的风险降至最低。

ESO 指南建议肾功能不全或需要快速逆转抗凝治疗的病人,如即将进行的神经外科干预,应使用普通肝素。但 LMWH 产品说明书并不把严重肾功能损害作为禁忌证。因此,对于严重肾损害病人,应减少 LMWH 的剂量,并听取血液学专家关于剂量和抗 Xa 水平监测的建议。很少使用普通肝素,因为很难监测和确保治疗效果。出血性静脉梗死、颅内出血或孤立性蛛网膜下腔出血不是 CVST 抗凝治疗的禁忌证。尽管没有随机对照试验,皮质静脉血栓通常也建议抗凝治疗。

低分子量肝素:妊娠相关 CVST 在急性期优先推荐使用皮下注射低分子量肝素(low molecular weight heparin,LMWH)。LMWH 的初始抗凝治疗之后是长期抗凝治疗,以预防进一步的静脉血栓形成事件;CVST 复发的风险为每年 2%~7%,其他静脉血栓形成的风险为每年 4%~7%。目前的指南建议在 3~12 个月内以标准强度(目标 INR 2.5,范围 2.0~3.0)使用口服维生素 K 拮抗剂(华法林)。

CVST 的最佳抗凝时间是根据复发和出血的潜在风险因素决定的。以下建议得到了专家意见和指南的支持:有一次 CVST 发作和短暂风险因素(脱水、药物、感染、创伤、手术干预)的病人应接受 3~6 个月的抗凝治疗;有一次原因不明的 CVST 发作的病人应抗凝治疗 6~12 个月;有两次或两次以上 CVST(或一次发作和严重血栓前状态,血栓风险持续增高)的病人通常建议终身抗凝。

由于现有证据的质量有限,目前的指南不建议在 CVST 病人中使用直接口服抗凝药(direct oral anticoagulants,DOAC)。目前,我们不在 CVST 后常规使用 DOACs,但在使用华法林后颅内出血发生风险高的病人中考虑使用 DOACs。

2. **血管内治疗** 血管内治疗的目的是通过

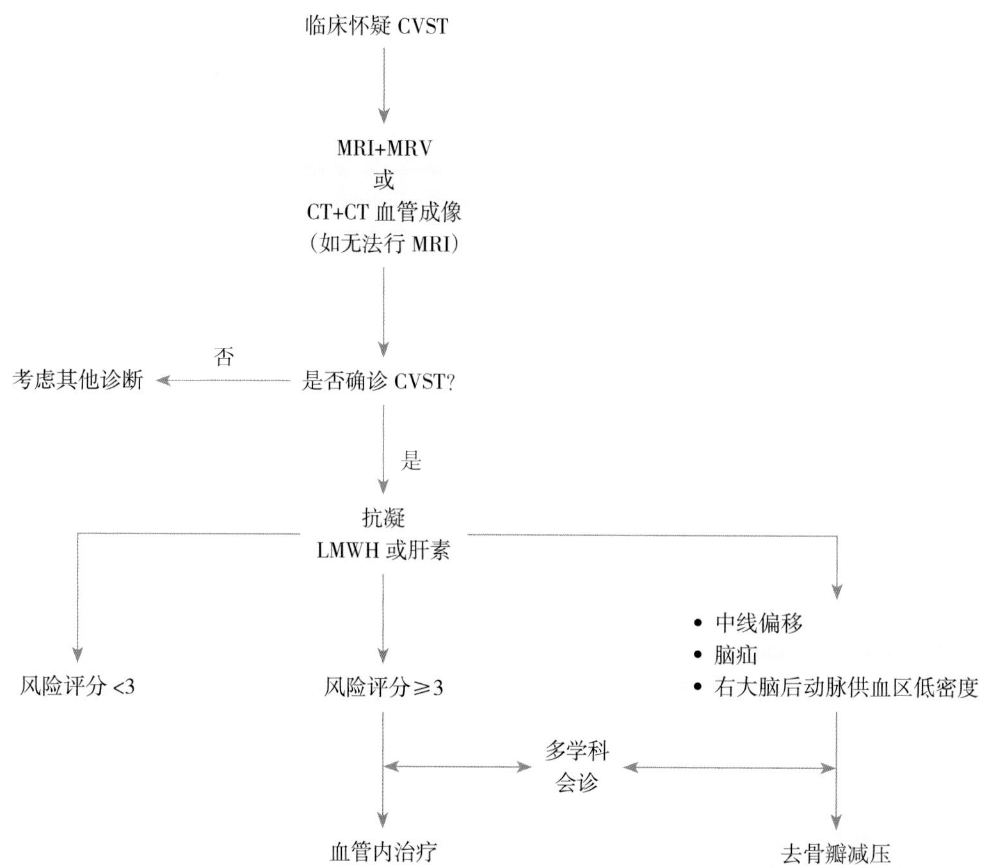

图 10-7-1 管理决策流程

局部应用纤维蛋白溶解剂或机械取栓来快速减少血栓负荷。小规模非随机研究、病例系列和病例报告显示再通率为 70%~90%，但颅内出血的发生率约为 10%。

因此，我们很少考虑在尽管进行了抗凝治疗但无改善或恶化的重症脑血管病人中进行血管内治疗；它可能仅对急性血栓形成最有效，而不是所有的血栓。在考虑血管内治疗之前，建议对复杂病例进行全面的多学科（神经内科、神经放射科，有时也包括神经外科）讨论。ESO 指南建议，只有预后可能差的病人考虑血管内治疗。

3. **颅内压升高的治疗** 在 CVST 的急性期，由于占位性脑水肿、梗死、颅内出血导致的颅内压升高和脑疝可迅速导致严重的脑损伤及死亡。颅内压升高或有颅内压升高风险较高的病人最好在神经重症监护病房进行管理。颅内压升高的治疗包括渗透治疗（如甘露醇）、过度换气（PCO_2 30~35mmHg）和抬高床头。

治疗性腰椎穿刺术可降低 CVST 和孤立性颅内高压病人的颅内压，但是急性 CVST 的数据没有定论。除非存在潜在的炎症性疾病（如白塞病、系统性红斑狼疮），否则不建议使用皮质类固醇。考虑颅骨切除术的神经影像特征包括颞叶沟回疝、中线移位（>5mm）和脑疝引起的大脑后动脉区域缺血（易受局部占位效应和颅内压升高的影响），颅内压持续 >20cmH_2O 也是手术的标准，考虑到 CVST 偏侧颅骨切除术后幸存者功能不佳的概率大，在干预前与病人及家属进行充分沟通至关重要。

4. **癫痫发作** 关于 CVST 中癫痫发作的一级或二级预防的证据有限。对于既有症状性癫痫发作又有梗死或出血所致实质损伤的病人，抗癫痫药物治疗是合适的。与水肿、梗死或出血相关的癫痫发作，治疗应持续至少 1 年。

5. **产科处理** 产科处理同样至关重要，应加强多学科合作，共同制订治疗方案。

经验分享

1. CVST 是缺血性脑血管病的特殊类型，好发于妊娠期和产后期的孕产妇。
2. CVST 发生率低，起病隐匿，临床表现错综复杂，易误诊、漏诊，死亡率、致残率高，但早期诊断和干预则预后良好。
3. 建议在出现 CVST 的危险信号时进行神经影像检查，如新发和持续的头痛、Valsalva 动作后加重、常规止痛无效、有典型 CVST 危险因素或视盘水肿。
4. 及时将病人快速转运至技术完备的卒中中心诊治，有助于孕产妇和胎儿 / 婴儿获得良好的预后。
5. 临床上对颅脑 CT 和 MRI 检查对妊娠期女性的危害要有客观的认识，妊娠期女性多数可按照普通人群的流程进行。
6. 一旦确诊就应立即治疗，包括快速抗凝治疗、病因治疗（如脱水、败血症、停用易栓药物）、控制癫痫发作和高颅压的管理。
7. 多学科合作至关重要。

关键点

1. CVST 高发于妊娠及产褥期，早期识别至关重要。
2. 应重视影像学检查在 CVST 诊断中的作用。
3. 低分子量肝素治疗是安全的，应及早启动。

三、产科后部可逆性脑病综合征

后部可逆性脑病综合征（posterior reversible encephalopathy syndrome，PRES）是一种多病因引起的以头痛、痫样发作、视觉改变、意识或精神障碍为主要表现的神经功能受损临床 - 影像综合征，由 Hinchey 在 1996 年首先报道。该文献报道了包括 3 例子痫前期（preeclampsia，PE）在内的 15 例病人，影像学均表现为后部（以大脑顶枕部）为主的白质病变，而且病灶和症状在治疗后都可以完全恢复，进而提出“PRES”这一名词。产科 PRES 指的是产科因素（如 PE、子痫、HELLP 综合征等）引起的 PRES，尤其好发于孕产妇。有报道表明所有妊娠妇女中 PRES 的发病率为 0.22%，但确切的发病率仍不清楚。也有研究指出 PRES 存在于大多数子痫（90%~100%）和 20% 的其余 PE 病人中。因此，产科 PRES 占 PRES 病例的很大比例。由于产科 PRES 的病理生理学与其他原因引起的 PRES 明显不同，加之 PRES 是一种严重的母体并发症，在急性疾病阶段可能危及产妇和胎儿的生命，导致不良妊娠结局。PRES 病因多样，机制不明，临床症状缺乏特异性，通常诊断依赖影像学检查，但早期诊断和及时干预则病灶完全可逆，预后良好，多数病人可在 1 周内恢复，少数需要数周达到完全缓解。但并不是所有 PRES 病人都可以完全恢复的，部分研究显示最严重的类型可导致死亡，1~3 个月内随访死亡率为 3%~6%。严重的神经功能缺损和死亡主要是由于颅内出血，后颅窝水肿伴脑干压迫或脑疝，或者弥漫性大脑水肿和颅内压增高。10%~20% 病人可遗留神经功能后遗症，包括永久性偏瘫、癫痫发作、视力下降、头晕。5%~10% 的 PRES 病人会复发，高血压未控制者比其他病因（如接受免疫抑制治疗）复发率更高。回顾性研究显示，10%~15% 的病人数年后可再次出现癫痫发作，但多数是因为诱发因素未控制，最常见的为 PRES 复发。综上所述，早期诊断及治疗尤为重要。

（一）概述

1. **定义**　PRES 是一种多病因引起的以头痛、痫样发作、视觉改变、意识或精神障碍为主要表现的神经功能受损临床 - 影像综合征。产科 PRES 指的是产科因素（如 PE、子痫、HELLP 综合征等）引起的 PRES。

2. **病因及发病机制**　随着对 PRES 的认识不断加深，发现的病因也越来越多，通常病因包括高血压、子痫或子痫前期、HELLP 综合征、器官移植、免疫抑制剂及细胞毒性药物的使用、急慢性肾功能的损伤、内分泌疾病、自身免疫性疾病和感染，还包括少见的病因如血小板减少综合征、溶血性尿毒症综合征、脑血管淀粉样变、局部麻醉药物的使用。需要指出的是在孕产妇这个特殊群体，由于妊娠期间生理发生改变，有独特的危险因素，除了子痫前期及子痫是 PRES 的重要病因，子痫前期及子痫的危险因素一定程度上是孕产妇 PRES 的危险因素，如初产妇、连续妊娠、既往子痫前期或子痫病史、高血压、糖尿病、代谢综合征、高凝状态、多胎妊娠、葡萄胎、孕产妇的年龄偏大或偏小。

由于引起 PRES 的病因众多，其病理生理学改变可能是多因素的结果。目前，针对众多病因在 PRES 发生、发展过程中的机制仍未阐明，存在争议，但最终均引起血管内皮细胞的损伤及血脑屏障破坏，引起血管内液体外渗，形成血管源性水肿。脑过度灌注、血管痉挛是其中最重要的机制。

(1) 脑过度灌注：由于血管存在自我调节机制，不受血压影响，但这种调节功能是有限的，如果血压超出调节范围外，则小动脉扩张，导致脑灌注过度，血管内压力升高，血 - 脑屏障破坏，液体、大分子甚至红细胞外渗到脑实质内，形成脑水肿。若血压继续上升或波动较大，引起脑血管痉挛，脑灌注降低，造成细胞毒性水肿，损伤不可逆。PRES 常累及顶、枕叶白质，因白质内毛细血管较丰富，组织结构较灰质疏松，同时，皮质比白质结合得较为紧密，液体难以积聚，因此水肿多集中于皮质下白质。此外，大脑后部血管的交感神经活性较大脑前部低，导致大脑后部脑血管对收缩剂的敏感性丧失，从而更易发生脑水肿，但也有 20%~30% 的病人血压正常或轻度升高，可见高血压并不是导致脑水肿形成的决定性因素或必备条件。也有研究提出 PRES 高血压程度取决于病人基础血压，若基础血压大幅上升，即使血压正常也会发展为 PRES。

(2) 脑血管痉挛：在孕产妇中多见，可能与孕产妇血管对血管内升压物质的敏感性增高、扩血管物质前列腺素的缺乏及内皮功能障碍，从而引起脑血管广泛痉挛和组织灌流减少有关。研究表明，部分 PRES 病人在脑血管造影检查时发现血管痉挛，灌注成像显示水肿脑组织血流灌注减少。近年来也有学者提出水肿可能是静脉痉挛，引起毛细血管内压力升高，导致血管内液体外渗所致。

(3) 细胞毒性 / 免疫原性理论：约半数 PRES 病人既往有自身免疫性疾病，包括 SLE、血栓性血小板减少性紫癜、甲状腺功能减退、硬皮病、克罗恩病、溃疡性结肠炎、原发性硬化性胆管炎、类风湿关节炎、干燥综合征、结节性多动脉炎、肉芽肿性血管炎和视神经血管炎。此外，器官移植后或化疗使用的免疫抑制剂、细胞毒性药物也是 PRES 常见的诱发因素。肾衰竭是 PRES 常见相关疾病，见于约 55% 的 PRES 病人。这些因素引起循环细胞因子过载，导致内皮细胞功能异常。在炎症反应中，淋巴细胞和单核细胞的激活导致细胞因子释放（如 TNF-α、IL-1、IFN-γ）。这些细胞因子激活内皮细胞分泌血管活性物质，增加血管通透性，导致大脑间质水肿。TNF-α 和 IL-1 可诱导黏附分子（如细胞间黏附分子 1、血管细胞黏附蛋白 1、E 选择素等）的表达。TNF-α 诱导血管内皮生长因子（VEGF）的表达，后者可以增加血管通透性。PRES 病人免疫系统激活，也会释放细胞因子，上调 VEGF 的表达。子痫前期和子痫病人血 VEGF-A 升高，与 PRES 显著相关（图 10-7-2）。

对于孕产妇，血管内皮损伤不仅是导致子痫前期机制之一，还破坏了血管完整性，从而使血管通透性增加，血管内液体外溢造成血管源性水肿；同时，内皮损伤时，机体促凝血因子及血管收缩因子分泌增加，导致高凝状态，又进一步加重内皮细胞损伤。PRES 的病因多样，发病机制复杂，而孕产妇 PRES 由于特殊的生理变化病因机制更为复杂，对危险因素的早期评估有助于及时诊断。

（二）诊断

PRES 诊断标准应是“症状 + 危险因素 +MRI”的模式，只要符合标准，不管病灶分布或合并征象，即使遗留病灶都不影响此诊断。

在孕产妇中，诊断应包括妊娠期高血压疾病、合并免疫系统疾病等危险因素的评估，出现头痛、痫样发作、视觉改变、意识或精神障碍等神经系统症状体征，以双侧枕叶皮质下白质为主的弥漫性对称性大片脑水肿为典型影像学的改变，鉴别诊断需排除脑静脉（窦）血栓形成、后循环脑梗死、可逆性脑血管收缩综合征等其他疾病，一般在 1 周内症状缓解、2 周或更长时间的影像学病灶消失的可逆良性病程等要素。

1. 临床表现 PRES 一般为急性或亚急性起病，临床症状多样，缺乏特异性，最常见的是头痛、痫样发作、视觉改变、意识或精神障碍，也包括恶心、呕吐、局灶性神经功能缺损等少见症状。

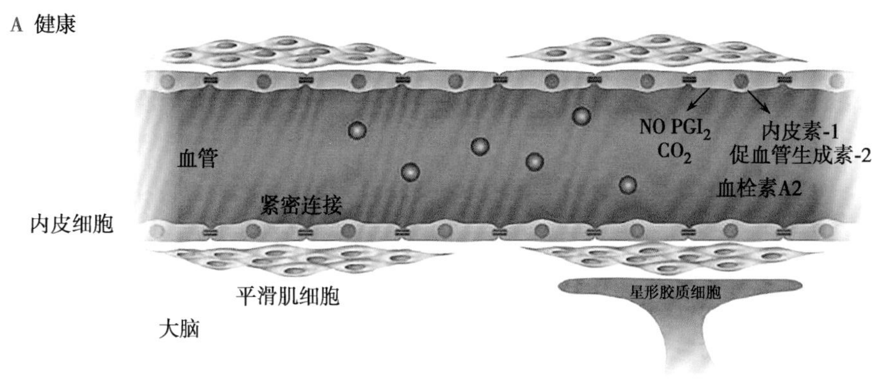

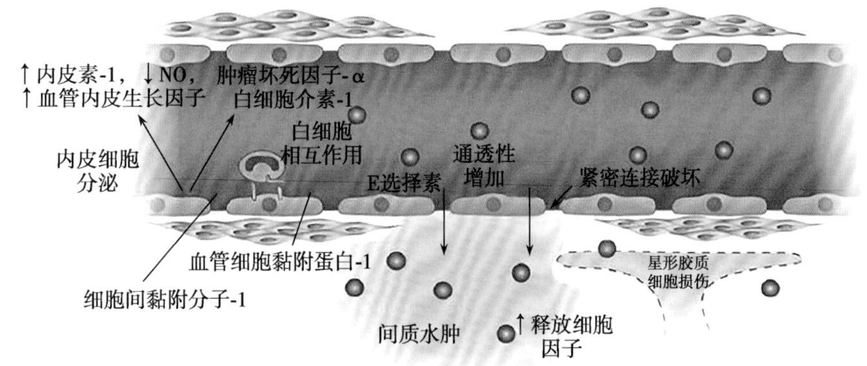

图 10-7-2 PRES 的病理生理机制

除了原发病症状，头痛最为常见，程度不一，可有霹雳/雷击样疼痛，伴或不伴恶心、呕吐，随着病程的进展可出现意识障碍，如意识模糊、嗜睡、昏睡，甚至昏迷；视觉改变见于多数病人，如视物模糊、偏盲、视觉忽略和皮质盲等；痫样发作，可为首发症状，发作形式多样，部分发作多见，也可见全面强直-阵挛发作，但癫痫持续状态少见；如果累及其他部位，则出现相应的临床症状。在孕产妇中，有研究提示头痛及视觉障碍发生率较高，也有文献报道孕产妇头痛明显高于其他病因者。国内一项研究表明头痛、抽搐最为多见，意识改变明显高于其他病因者。

孕产妇 PRES 临床症状多样，缺乏特异性，但较其他病因 PRES 有所区别，一定程度提示临床医师在面对孕产妇出现相关症状时应考虑本病的可能，及时行影像学相关检查，及早确诊。

2. 影像学检查 PRES 的诊断依赖于影像学检查，典型影像学表现为大脑后循环供血区受累，双侧枕叶皮质下白质为主的弥漫性对称性大片脑水肿，也可单侧受累。但近年来不典型的 PRES 越来越多，也可累及中脑、脑桥和小脑、额顶叶、基底核、丘脑及脑室旁白质等部位，病灶影像学上一般可逆，2 周或更长时间可消失。孕产妇中累及顶枕叶脑区最为常见，占 94.0%~98.7%，其次是额叶占 77.0%~78.9%，颞叶占 64%~68%，小脑占 53%。通常情况下，颅脑 CT 是急诊时的首选检查，但在孕产妇这个特殊群体中，需考虑辐射对胎儿的影响，而头颅 MRI 是发现 PRES 病变的最佳方法，对 PRES 的诊断和病情变化评估有重要意义。

头颅 CT 上病灶为低密度，不易发现，仅显示 50% 的病灶，但可以鉴别脑出血、脑静脉(窦)血栓形成等疾病；头颅 MRI 检查通常认为是金标准，不同序列均有助于诊断，T_1 加权像为等或低信号、T_2 FLAIR 为高信号、弥散成像大多呈等信号或稍低信号，表观弥散系数呈高信号，提示病灶为血管源性水肿。据此可区分因缺血损伤导致的细胞毒性水肿，但近年来也出现不典型报道，DWI 稍高信号、ADC 高或等信号，可能与其病程较长、治

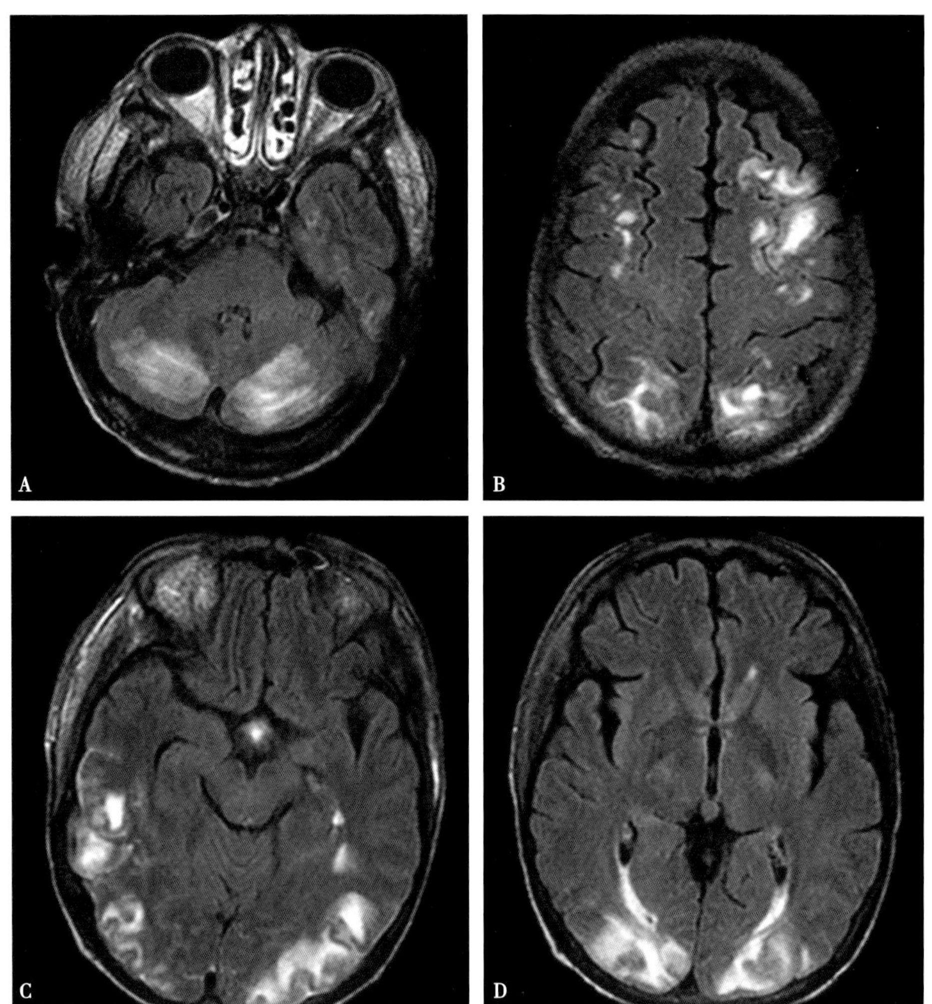

图 10-7-3 PRES 典型影像学表现
MRI FLAIR 序列表现为双侧小脑半球(A)、分水岭区(B)、后顶叶和颞叶区(C)以及枕叶区(D)的皮质下异常信号

疗不及时有关,进展为细胞毒性水肿,这种情况在孕产妇中并不多见。有学者研究 DWI、ADC 与预后关系,认为 ADC 信号下降和 DWI 信号升高提示预后不良。磁共振波谱技术可发现病灶脑组织代谢异常;多数增强病灶无强化表现;磁共振静脉成像可以鉴别脑静脉(窦)血栓形成;梯度回波序列、磁敏感序列均可早期发现微出血。另外,15%~30% 的病人在 MRI 上可见弥散受限;约 20% 的病人在增强 MRI 可见强化病灶,强化程度不等;15%~30% 的病人存在血管收缩,有研究报道 17%~38% 的可逆性脑血管收缩综合征病人伴发 PRES;10%~25% 的 PRES 病人可伴有颅内出血,脑实质出血最常见,蛛网膜下腔出血次常见(图 10-7-3)。

(三)处理

针对 PRES 无特异性治疗方法。主要是对症治疗和病因治疗。

病因治疗包括停用细胞毒性药物、危险因素的去除和原发病的治疗。如果 PRES 由某种药物引起,则应终止服用,至少在急性期。

对症治疗包括控制血压、控制癫痫、控制子痫、维持水电解质平衡和脱水降颅压等。通常,在 PE 和子痫病人中最有效的治疗是终止妊娠,但终止的时机对临床医师依然是一个挑战。高血压者需要治疗高血压。对于伴有严重高血压者,最初数小时内降压目标是降低 25%。降压时需避免明显的血压波动，为了能平稳地降血压可能需要持续静脉给药。理论上，过快降压可能会引起脑缺血。癫痫发作者急性期需要抗癫痫药物。

经验分享

1. PRES 存在于大多数子痫（90%~100%）和 20% 的其余 PE 病人中。
2. 产科 PRES 是一种严重的母体并发症，在急性疾病阶段可能危及产妇和胎儿的生命，导致不良妊娠结局。
3. PRES 病因多样，机制不明，临床症状缺乏特异性，通常诊断依赖影像学检查，但早期诊断和及时干预则病灶完全可逆。
4. 孕产妇 PRES 临床症状多样，缺乏特异性，但较其他病因 PRES 有所区别，一定程度上提示临床医师在面对孕产妇出现相关症状时应考虑本病的可能，及时行影像学相关检查，及早确诊。
5. 头颅 MRI 检查是诊断和评估 PRES 的金标准。
6. PRES 治疗的基础是去除原发疾病、消除诱因。

关键点

1. PRES 存在于大多数子痫病人（90%~100%）和 20% 的其余 PE 病人中，可恶化妊娠结局，临床医师需重视。
2. 头颅 MRI 通常认为是诊断和评估 PRES 金标准，临床医师在面对孕产妇出现相关症状时应及时行影像学相关检查。
3. PRES 治疗的基础是去除原发疾病、消除诱因，同时积极对症治疗。

四、产科可逆性脑血管收缩综合征

可逆性脑血管收缩综合征（reversible cerebral vasoconstriction syndrome，RCVS）是一组发病原因不明的临床 - 影像综合征，主要表现为霹雳 / 雷击样头痛（thunderclap headache，TCH）和可逆性脑动脉收缩。多种诱发因素参与的脑血管张力改变可能是发病的潜在机制。RCVS 可见于任何年龄，7~82 岁均有报道，多见于 20~50 岁，平均发病年龄为 50.7 岁，女性比男性多见，男女发病比例约 1：(2~10)。RCVS 多继发于血管活性药物的使用及产后。继发于产后的 RCVS 多发生在产后 1 周，其中 50%~70% 病人有血管收缩剂使用史，如用麦角碱类药物治疗高催乳素血症或产后出血。其剧烈的头痛多在随后的 1~3 小时缓解，也可在数分钟甚至数天缓解。大部分病人会在 1~4 周内反复发作急性剧烈头痛，并且在剧烈头痛发作间期有持续的可以忍受的轻度头痛。8%~43% 的病人有神经系统功能部分缺损症状，1%~17% 的病人会发生癫痫发作，神经系统功能部分缺损症状可短暂发生也可在病程结束后持续存在，成为遗留症状。

（一）概述

1. **定义** RCVS 最早由 Call 等在 1988 年首次报道，是一组以剧烈头痛（典型者为霹雳 / 雷击样头痛）为特征性临床表现，伴或不伴有局灶性神经功能缺损或癫痫发作的临床综合征。超过半数为继发性疾病，继发于产后的 RCVS 多发生在产后 1 周。

2. **病因及发病机制** 发病机制不明，最多见于使用血管活性药物及产后，继发于产后的病人也有 50%~70% 的血管收缩药物使用史。继发于产后的 RCVS 多发生在产后 1 周。常导致继发 RCVS 的血管活性药物有双氢麦角胺、5- 羟色胺选择性重摄取抑制剂及拟交感药物等，多在使用后数天出现 RCVS 症状。拟交感药物的使用及嗜铬细胞瘤可继发 RCVS，提示脑血管的交感神经兴奋增高在 RCVS 的发病机制中较为重要。还有一些其他的易感因素如头部创伤后及术后、颈动脉或椎动脉夹层等也可导致 RCVS 的发生。

（二）诊断

1. 国际头痛学会 2007 年提出的关于 RCVS 的诊断标准

（1）急性剧烈的头痛（通常是霹雳 / 雷击样头痛）伴或不伴局灶性神经功能缺损或癫痫发作。

（2）单相过程，发病 1 个月后没有新的症状。

（3）血管造影（MRA/CTA 或 DSA）证实的脑动脉的节段性收缩。

（4）排除由动脉瘤破裂引起的蛛网膜下腔出血。

（5）正常或接近正常的脑脊液。

(6) 12 周后再次造影(MRA/CTA 或 DSA)显示动脉完全或基本正常。

2. **临床表现** RCVS 发作时多有诱发因素，如运动、游泳、性交、情绪不良、压力及咳嗽等，在 82%~100% 的病人中首先出现的症状是急性剧烈的头痛，病人对头痛的描述多为雷击样、爆炸样、撕裂样等。这种头痛通常在几秒到 1 分钟之间达到高峰，疼痛程度十分剧烈，并且常有一些伴随症状，如尖叫、畏光、畏声、恶心、呕吐等。

缺损症状可持续 1 分钟至 4 小时，多为视觉障碍，也可为感觉障碍、言语障碍，甚至肢体障碍。持续存在的神经系统功能缺损包括偏瘫、失语、偏盲、皮质盲，提示血管持续收缩不缓解已发生卒中，出血性卒中多在 RCVS 的早期(大约 1 周内)，而缺血性并发症发生较晚(大约 2 周内)，此外 1/3 的病人因疼痛伴随一过性血压升高。

3. **辅助检查** 主要的辅助检查为头 MRA/CTA，首次出现典型头疼后的 3 周内 MRA/CTA 出现变化，典型表现为颅内动脉多发阶段性收缩，呈“串珠样”改变，并在 3 个月内基本恢复正常(图 10-7-4)。在最终被确诊为 RCVS 的无严重并发症的病人中，30%~70% 的 CT 和 MRI 是正常的。头 TCD 检查可动态检查颅内血管流速，对提示脑血管痉挛有重要意义。

有吸毒史的病人需要常规化验血尿的毒理学指标。高血压病人也需检测血浆肾上腺素和尿儿茶酚胺，以排除嗜铬细胞瘤。脑脊液检测可以排除蛛网膜下腔出血(subarachnoid hemorrhage, SAH)及免疫和感染性疾病，在 RCVS 病人中脑脊液细胞数及蛋白可能会轻微增加。

不推荐活检来确定疾病诊断，部分死于 RVCS 严重血管收缩的病人尸检脑血管并未出现严重病变。常规的血液检查在一般的情况下都是阴性的，如血常规、肝肾功能和电解质等，血管炎相关化验也为阴性。

(三) 处理

虽然多数 RCVS 的病程为可逆性，但也会造成神经系统不可逆的损伤，所以目前需要对已经确诊或高度怀疑且排除其他疾病的病人进行积极治疗。目前尚未有验证治疗的 RCVS 大规模随机对照试验研究。治疗方法包括避免诱因、止痛、休息和必要的病情观察。

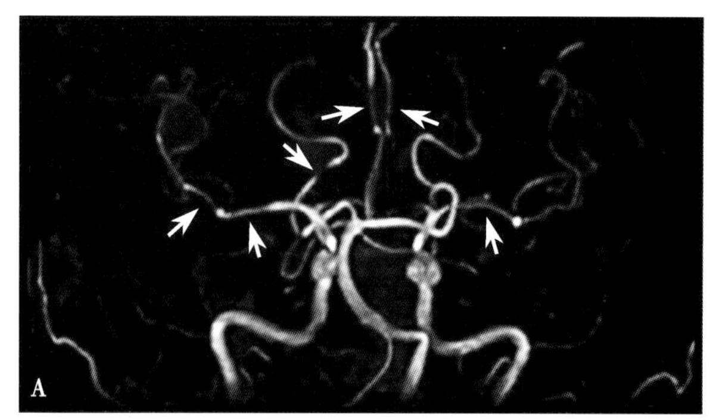

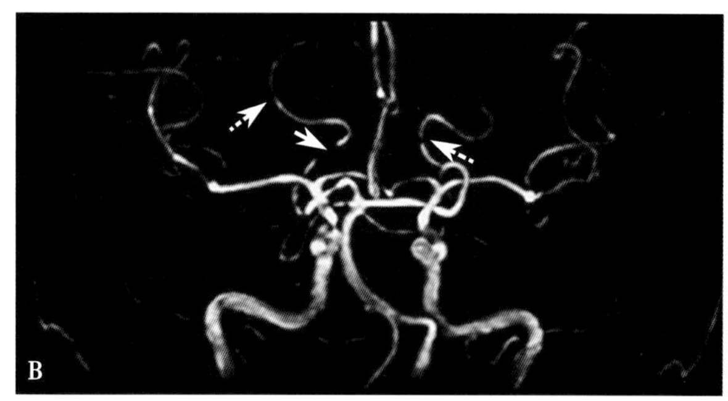

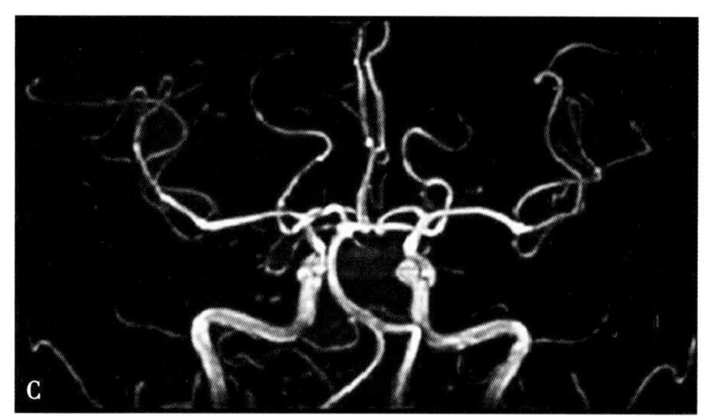

图 10-7-4 孕 37 周 $^{+2}$ 的 34 岁初产妇，因突发严重头痛入院

A. 起病时磁共振血管造影(MRA)显示双侧大脑中动脉(MCA)、左大脑前动脉(ACA)和右大脑后动脉(PCA)的动脉节段性狭窄(实线箭头)，未发现脑动脉瘤；B. 发病后第 4 天 MRA 显示 ACA 和 MCA 显示良好，左 MCA 和右 PCA 的血管收缩病变(实线箭头)仍然存在，右 PCA 和左 PCA 出现新的血管收缩(虚线箭头)；C. 发病后 10 天，MRA 显示脑动脉恢复正常

经验性治疗为应用钙通道阻滞剂，最常用的为尼莫地平。尽管没有大规模的临床试验证明尼莫地平可以减少 RCVS 病人脑血管痉挛的时间或 RCVS 的发病率，但基于脑血管收缩的机制及症状的改善情况，早期使用钙通道阻滞剂是合理的。糖皮质激素也可单独或联合钙通道阻滞剂治疗 RVCS。当出现并发症如癫痫、脑梗死或脑出血等，需额外积极对症治疗。

经验分享

1. RCVS 是一种原因未明的以可逆性突发霹雳/雷击样疼痛症状为主的疾病，目前临床上的诊断依据以头部血管影像学及临床表现为主，主要表现为伴有或不伴有神经系统功能缺损和可以在3个月内恢复的弥漫的大脑血管收缩，首次出现典型头疼后的3周内 MRA/CTA 出现变化，典型表现为颅内动脉多发阶段性收缩，呈“串珠样”改变，并在3个月内基本恢复正常。
2. 目前治疗多以对症治疗为主，主要是避免诱因、对症支持治疗及经验性地应用钙通道阻滞剂，多数自然病程为4周，且预后良好，也有部分会遗留神经系统功能缺损症状。
3. 早期明确诊断有助于避免严重并发症，减轻病人痛苦及经济负担。

关键点

1. 妊娠期孕妇出现剧烈突发霹雳/雷击样疼痛，要想到 RCVS 可能，尽早完善头部血管影像学检查。
2. 目前治疗多以对症治疗为主，主要是避免诱因、一些支持对症治疗及经验性的应用钙通道阻滞剂。
3. 早期明确诊断有助于避免严重并发症、减轻病人痛苦及经济负担。

五、常见中枢神经系统疾病合并妊娠

除妊娠期所特有的疾病(如子痫)或伴随着妊娠期母体一系列的生理变化，病人对某些神经系统疾病更具易感性(如颅内动脉缺血性梗死、出血或静脉血栓)之外；还有在原有神经系统疾病基础上合并妊娠(如多发性硬化、脑肿瘤、癫痫)。这时，神经系统疾病和妊娠将相互影响，共同作用，妊娠影响神经系统疾病的进展，使其治疗变得独特、阶段性，而神经系统疾病及其治疗又可对妊娠、分娩及产褥期产生明显的负面影响。

(一) 脑肿瘤

妊娠合并脑肿瘤临床少见，国内一项研究提示发病率约为2.5%。妊娠期的生理改变可显著影响肿瘤的生长。孕期液体潴留可使脑膜瘤、前庭神经鞘瘤等血管性肿瘤发生水肿增大；孕期激素作用于肿瘤的性激素受体可使其生长加速、体积增大。妊娠期生理性血容量增加，肿瘤组织血供丰富，肿瘤生长旺盛，尤其是一些血供丰富的肿瘤，如脑膜瘤、血管母细胞瘤、海绵状血管瘤、胶质瘤等。

1. **诊断** 头颅CT及平扫+增强可明确诊断，确诊需要病理检查。由于肿瘤有占位效应，病人常有颅内高压表现，如头痛、恶心、呕吐、视盘水肿等。位于不同部位的肿瘤，可出现不同症状，累及皮质者可有癫痫发作，累及大脑半球者可出现偏瘫、偏盲、偏身感觉障碍，累及小脑者可出现头晕、共济失调。

2. **处理** 妊娠合并脑肿瘤的临床处理是产科医师面临的棘手问题，需要与神经外科医师密切合作，根据肿瘤类型、侵及部位、临床表现、孕周、胎儿成熟度，以及病人和家属对妊娠的意愿，提供个体化治疗方案。

诊断为恶性肿瘤且妊娠为早、中期应立即终止妊娠；晚期妊娠可先行剖宫产后再行肿瘤治疗。良性肿瘤者一般发生在妊娠中、晚期，如情况允许可行期待治疗。无论何时出现外科紧急情况，应先外科手术治疗。

(二) 妊娠合并癫痫

癫痫是大脑神经元突发性异常放电，导致短暂的大脑功能障碍的慢性疾病，可出现运动、感觉、自主神经、意识及精神障碍等症状，可能与离子通道神经递质改变、神经胶质细胞异常有关。流行病学研究表明，妊娠期癫痫发病率为0.3%~0.7%，死亡率可为健康妊娠女性的10倍。癫痫可增加妊娠期高血压疾病、孕期出血、产后出血、早产、低体重儿发生的风险，增加剖宫产率。使用抗癫痫药物治疗，可能增加胎儿畸形风险。但通过规范的管理，90%以上的女性癫痫病人可正常妊娠。

妊娠与癫痫间相互影响：大多数(约67%)癫痫病人孕期病情稳定无癫痫发作。孕期癫痫发作频率的增加可能与孕期药物代谢、激素或血液改变相关,妊娠相关的睡眠缺乏、分娩时的疼痛及过度换气均可能降低癫痫发作阈值,诱发癫痫发作。此外,由于对抗癫痫药物(antiepileptic drugs,AEDs)致畸风险的担忧,病人自行停药也可能导致抗癫痫药物治疗不足,增加癫痫的发作频率。

癫痫通常需要长期治疗,药物治疗是控制癫痫发作的主要手段,无明确病因或虽有病因但不能根除者及病因治疗后仍有发作者,均需要药物治疗。AEDs是常见的致畸剂,使用后严重先天性畸形的发生率为普通妊娠妇女的2~3倍,其发生与AEDs的种类和剂量相关。

1. 病因

(1) 特发性癫痫:除了癫痫,没有大脑结构性损伤和其他神经系统症状与体征的综合征。

(2) 症状性癫痫:由于各种原因造成的中枢神经系统病变或异常,包括脑结构异常或影响脑功能的各种因素。

(3) 隐源性癫痫:症状性癫痫综合征,但目前病因未明,占60%~70%。

(4) 妊娠性癫痫:癫痫首次发作于孕期,产后即停止,可反复发作,也可单次发作。

2. 发病机制 发病机制非常复杂。中枢神经系统兴奋与抑制间的不平衡可导致癫痫发作,主要与离子通道神经递质及神经胶质细胞的改变有关。

3. 分类 目前普遍应用的是国际抗癫痫联盟(International League Against Epilepsy)在1981年提出的癫痫发作分类方案。癫痫发作分为部分性/局灶性发作、全面性发作、不能分类的发作。2010年国际抗癫痫联盟提出了最新的癫痫发作分类方案,新方案对癫痫发作进行了重新分类和补充。新方案虽然总结了近年癫痫学研究的进展,更为全面和完整。

(1) 部分性/局灶性发作:是指发作起始症状及脑电图改变提示"大脑半球某部分神经元首先被激活"的发作,包括单纯部分性发作、复杂部分性发作、继发全面性发作。

(2) 全面性发作:是指发作起始症状及脑电图改变提示"双侧大脑半球同时受累"的发作,包括失神、肌阵挛、强直、阵挛、强直-阵挛、失张力发作。

(3) 不能分类的发作:由于资料不充足或不完整而不能分类,或在目前分类标准中无法归类的发作(如痉挛性发作)。

(4) 近年新确认的发作类型:包括肌阵挛失神、负性肌阵挛、眼睑肌阵挛、痴笑发作等。

4. 诊断 根据典型的临床表现及异常的脑电图即可诊断。

(1) 确定是否为癫痫:详细询问病人及其亲属或同事等目击者,尽可能获取详细而完整的发作史,是准确诊断癫痫的关键。脑电图检查是诊断癫痫发作和癫痫的最重要的手段,并且有助于癫痫发作和癫痫的分类。临床怀疑癫痫的病例均应进行脑电图检查。

(2) 癫痫发作的类型:主要依据详细的病史资料、规范化的脑电图检查,必要时行视频脑电图检测等进行判断。

(3) 癫痫的病因:在癫痫诊断确定之后,应设法查明病因。

(4) 临床症状:由于异常放电的起始部位和传递方式的不同,癫痫发作的临床表现复杂多样。

1) 全面强直-阵挛性发作:以突发意识丧失和全身强直和抽搐为特征,典型的发作过程可分为强直期、阵挛期和发作后期。一次发作持续时间一般短于5分钟,常伴有舌咬伤、尿失禁等,并容易造成窒息等伤害。强直-阵挛性发作可见于任何类型的癫痫和癫痫综合征中。

2) 失神发作:典型失神表现为突然发生,动作中止,凝视,叫之不应,可有眨眼,但基本不伴有或伴有轻微的运动症状,结束也突然。通常持续5~20秒,罕见超过1分钟者。主要见于儿童失神癫痫。

3) 单纯部分性发作:发作时意识清楚,持续时间数秒至20余秒,很少超过1分钟。根据放电起源和累及部位不同,单纯部分性发作可表现为运动性、感觉性、自主神经性和精神性,后两者较少单独出现,常发展为复杂部分性发作。

4) 复杂部分性发作:发作时伴有不同程度的意识障碍。表现为突然动作停止,两眼发直,叫之不应,不跌倒,面色无改变。有些病人可出现自动症,为一些不自主、无意识的动作,如舔唇、咂嘴、咀嚼、吞咽、摸索、擦脸、拍手、无目的走动、自言自

表 10-7-5 强直 - 阵挛性发作及癫痫持续状态处理

期别	处理
观察期（0~5min）	• 生命体征监测 • 吸氧、建立静脉通路、血常规、血生化、血糖、血气分析 • 血尿药物浓度或毒物筛查
第一阶段 初始治疗（5~20min）	• 有静脉通道：静脉注射地西泮 5~10mg，必要时可重复 10mg • 无静脉通道：肌内注射咪达唑仑，常规剂量 10mg
第二阶段 二线治疗（20~40min）	如发作未能终止，启动第二阶段治疗 丙戊酸钠：15~45mg/kg（<6mg/kg），静脉泵注 5min 苯巴比妥：15~20mg/kg（50~100mg/min） 苯妥英钠：18mg/kg（<50mg/min） 左乙拉西坦：1 000~3 000mg
第三阶段 三线治疗（40~60min）	转入 ICU，气管插管 / 机械通气，持续脑电监测，静脉给药终止 RSE 丙泊酚：2mg/kg 静脉滴注，可追加 1~2mg/kg 直至发作控制，然后 1~10mg/（kgmh）维持 咪达唑仑：0.2mg/kg 静脉滴注，后续持续静脉泵注
超级难治性癫痫持续状态	选择以下手段，可联合。静脉用氯胺酮、电休克、低温、生酮饮食

语等，发作过后不能回忆。大多起源于颞叶内侧或者边缘系统，也可起源于额叶。

(5) 辅助检查：脑电图检查可见痫性发作，典型表现为棘波、尖波、棘 - 慢波或尖 - 慢波。可选择有关检查，如 MRI、CT、血常规、血生化、血糖、血钙、脑脊液检查等，以进一步查明病因。

5. 处理

(1) 对强直 - 阵挛性发作及癫痫持续状态处理（表 10-7-5）

妊娠期首次发作，若其他检查正常，可不必使用 AEDs，若发作 2 次以上，应使用 AEDs，宜从小剂量开始，逐渐加量。

胎儿监护：大发作时缺氧可使胎儿异常，抽搐终止后多能恢复正常。但若胎心持续异常、宫内复苏无效者应迅速娩出胎儿，必要时行剖宫产。

预防脑水肿：20% 甘露醇 125ml 快速静滴，地塞米松 10mg 静推后，可每 4~6 小时肌内注射或静脉推注 5mg。

(2) 妊娠期处理

1) 孕前咨询：应告知癫痫及 AEDs 对妊娠及胎儿的风险，频繁发作或有精神症状妇女不宜妊娠。

2) 孕期处理：产科医师及神经内科医师共同管理，依据病情确定 AEDs 药物种类、用药方式及药物剂量，尽量降低胎儿先天畸形的发生风险。通常，轻症者在监护下可期待正常分娩。在分娩过程中可预防用药，避免癫痫发作，常用地西泮。如有产科指征可行阴道助产术或剖宫产术。急诊剖宫产指征：分娩时抽搐、胎儿窒息、分娩时母体子宫收缩乏力。

3) 产后建议：癫痫频繁发作者及使用 AEDs 者不宜哺乳。及时调整 AEDs。

（三）多发性硬化症

1. 定义 多发性硬化症（multiple sclerosis，MS）是一种免疫介导的中枢神经系统脱髓鞘病变，以神经系统症状的缓解、复发交替进行为典型表现。当 MS 病情恶化或复发时，神经症状可在几天内迅速进展，出现视神经炎（单眼视力下降）、不对称的肢体瘫痪、共济失调等。主要发生于育龄期女性，亚洲和非洲国家发病率较低。

2. 病因及发病机制 尚未完全明确，近几年的研究提出了自身免疫、病毒感染、遗传倾向、环境因素及个体易感因素综合作用的多因素病因学说。

3. 临床分型

(1) 复发缓解型（relapsing remitting，RR）：临

床最常见，约占 85%，疾病早期出现多次复发和缓解，可急性发病或病情恶化，之后可以恢复，两次复发间病情稳定。

(2) 继发进展型(secondary progressive，SP)：R-R 型经过一段时间可转为此型，患病 25 年后 80% 的病人转为此型，病情进行性加重不再缓解，伴或不伴急性复发原发进展型。

(3) 原发进展型(primary progressive，PP)：约占 10%，起病年龄偏大(40~60 岁)，发病后轻偏瘫或轻截瘫在相当长时间内缓慢进展，发病后神经功能障碍逐渐进展，出现小脑或脑干症状。

(4) 进展复发型(primary relapsing，PR)：临床罕见，在原发进展型病程基础上同时伴急性复发。

4. 诊断

(1) 诊断的本质是时间和空间的多发性。以往国内外多采用的诊断标准是在 1983 年在华盛顿召开的关于多发性硬化诊断的专题会议上制定的，即 Poser 诊断标准，2010 年 5 月在爱尔兰首都都柏林多发性硬化诊断国际专家小组(简称"国际专家小组")依据近年来有关 MS 诊断的研究和专家意见，讨论了进一步阐述时间和空间多发的必要性，以及拟将该标准应用于儿童人群、亚洲人群及拉丁美洲人群，并第二次修订了 McDonald 诊断标准。

(2) MS 对妊娠的影响：MS 本身不会增加妊娠合并症，但有研究发现病人需要引产、产钳助产及出现低体重儿、身材矮小儿的概率增加，胎儿先天性畸形率及死亡率无增加。目前没有相关的指南明确推荐或反对病人妊娠，只能根据病史、现有症状严重程度等进行个体化地判断。因劳累、压力等可能导致产妇病情加重，产后应该尽可能地帮助产妇照顾、喂养新生儿。

5. 处理　MS 的主要治疗药物包括糖皮质激素、免疫调节剂、免疫球蛋白等。激素类药物是 MS 急性发作和复发的主要治疗药物，在复发治疗上具有很好的耐受性。MS 的急性发作或复发一般采用 3~5 天的高剂量糖皮质激素治疗，以减少症状持续时间。糖皮质激素可透过胎盘，大多数的泼尼松龙和氢化可的松可通过胎盘转化为少量活性代谢物，这些代谢物在产妇血清中约有 1/10 的量传至胎儿。到目前为止，尚无采用激素治疗引起早产、死产、自然流产的报道。但有报道称糖皮质激素与新生儿畸形可能有关，并且具有抑制胎儿肾上腺功能的作用。

免疫调节剂治疗，如注射用干扰素(IFN-β)和醋酸格拉默，这些药物能使 MS 复发率减少 30%，目前公认不推荐在孕前期使用免疫调节剂。

妊娠期给予静脉注射免疫球蛋白是近年来治疗 MS 的新方法之一，能改善 MS 的临床症状，降低复发率。目前在灵长类动物实验和人类个案报道中，尚没有免疫球蛋白致畸的报道，也没有充足的证据证实长期治疗对病人有益。

新型抗 MS 口服药物是否能挑战或替代一线注射剂型药物，尚需进一步开展大型多中心随机双盲对照试验，以获得更多的临床证据。

MS 常发生于育龄妇女，在妊娠期的并发症、分娩方式、对新生儿的影响及哺乳等方面与健康孕妇相比基本相同，很多患有 MS 的女性在怀孕期间症状都有所缓解，表明妊娠对 MS 有保护作用。遗传因素及环境因素共同影响此疾病，其发病机制复杂，需要更深入地研究。在妊娠期间，糖皮质激素和免疫球蛋白是相对安全的治疗方法，对新型口服药物的疗效尚需进一步研究。

经验分享

1. 妊娠合并脑肿瘤临床少见，但出现相关症状时应及早进行影像学检查。
2. 妊娠期癫痫发病率为 0.3%~0.7%，死亡率可为健康妊娠女性的 10 倍。但通过规范的管理，90% 以上的女性癫痫病人可正常妊娠。
3. 妊娠期首次发作，若其他检查正常，可不必使用 AEDs，若发作 2 次以上，应使用 AEDs，宜小剂量开始，逐渐加量。
4. 孕期产科医师及神经内科医师共同管理，依据病情确定 AEDs 药物种类、用药方式及药物剂量，尽量降低胎儿先天畸形的发生风险。
5. 妊娠对 MS 有保护作用。
6. 妊娠期间，糖皮质激素和免疫球蛋白是相对安全的治疗方法，新型口服药物的疗效尚需进一步研究。

关键点

1. 妊娠合并脑肿瘤临床少见，但应及早启动影像学检查明确诊断后制订治疗方案。
2. 孕期产科医师及神经内科医师共同管理，依据病人病情确定AEDs药物种类、用药方式及药物剂量，保障孕期平稳度过。
3. 妊娠期间，糖皮质激素和免疫球蛋白是相对安全的治疗方法，新型口服药物的疗效尚需进一步研究。

（陈敦金　方小波）

参考文献

1. 中华医学会神经病学分会. 中国颅内静脉血栓形成诊断和治疗指南2019. 中华神经科杂志，2020，53(09)：648-663.
2. 中华医学会神经病学分会. 中国脑出血诊治指南(2019). 中华神经科杂志，2019(12)：994-1005.
3. LAPPIN JM，DARKE S，DUFLOU J，et al. Fatal stroke in pregnancy and the puerperium. Stroke，2018，49(12)：3050-3053.
4. PACHECO LD，HANKINS GDV，SAAD AF，et al. Acute management of ischemic stroke during pregnancy. Obstetrics and Gynecology，2019，133(5)：933-939.
5. RODRIGUES AJ，WALDROP AR，SUHARWARDY S，et al. Management of brain tumors presenting in pregnancy：a case series and systematic review. American Journal of Obstetrics and Gynecology Maternal-Fetal Medicine，2021，3(1)：100256.
6. LANGER-GOULD A，SMITH JB，ALBERS KB，et al. Pregnancy-related relapses and breastfeeding in a contemporary multiple sclerosis cohort. Neurology，2020，94(18)：1939-1949.
7. FANG X，WANG H，LIU Z，et al. Posterior reversible encephalopathy syndrome in preeclampsia and eclampsia：the role of hypomagnesemia. Seizure，2020，76：12-16.
8. FANG X，LIANG Y，CHEN D，et al. Contribution of excess inflammation to a possible rat model of eclamptic reversible posterior leukoencephalopathy syndrome induced by lipopolysaccharide and pentylenetetrazol：a preliminary study. Cytokine，2020，135：155-212.
9. DUCROS A. Reversible cerebral vasoconstriction syndrome. The Lancet Neurology，2012，11(10)：906-917.
10. GOTESMAN RD，NIZNICK N，DEWAR B，et al. Prevalence of non-contrast CT abnormalities in adults with reversible cerebral vasoconstriction syndrome：protocol for a systematic review and meta-analysis. BMJ open，2020，10(9)：041776.
11. Zhao J，Liu R. Stroke 1-2-0：a rapid response programme for stroke in China. Lancet Neurol，2017，16(1)：27-28.

第八节

脐带脱垂的紧急处理

导读

脐带是母体与胎儿气体交换、营养物质供应与代谢产物排出的重要通道，脐带先露或脱垂可致胎儿急性或慢性缺氧，甚至胎死宫内。部分脐带脱垂产前可经超声检查诊断，如果发现，分娩过程中应加强监护。一旦发生脐带脱垂，应迅速改变体位后终止妊娠。

一、概述

（一）定义

脐带脱垂（prolapse of umbilical cord）是在胎膜破裂情况下，脐带脱出于宫颈口外，降至阴道内，甚至露于外阴部，位于胎先露一侧（隐性脐带脱垂）或低于胎先露（显性脐带脱垂），是导致围产儿死亡的重要原因，发生率为0.1%~0.6%。

（二）高危因素

1. **一般因素** 经产妇、胎儿出生体重低（<2 500g）、早产（<37周）、胎儿先天畸形、臀先露、胎产式异常（横产式、斜产式及胎儿位置不稳定）、双胎妊娠之第二个胎儿、羊水过多、胎先露未衔接、胎盘低置。

2. **产科干预因素** 胎先露位置较高时进行人工破膜、胎膜破裂后进行阴道操作、外倒转术（在分娩过程中）、内倒转术、药物性引产、子宫内压力传感器的放置、使用大型号球囊导管的引产术。

（三）对母胎的影响

若胎先露未衔接，胎膜未破，脐带受压不严重，可出现一过性胎心率异常，能快速恢复。但当胎先露部已衔接，胎膜已破，脐带受压于胎先露部与骨盆之间，可引起胎儿缺氧，胎心率异常，甚至胎心消失。脐带血液循环阻断超过7~8分钟很有可能导致胎死宫内，增加剖宫产率及手术助产率。

二、诊断

1. **诱因** 有脐带脱垂高危因素存在时，应警惕脐带脱垂的发生。

2. **临床表现** 胎膜破裂后出现胎心率异常立即行阴道检查，可在胎先露部旁、前方及阴道内扪及脐带和脐血管搏动，或脐带脱出于外阴。

3. **辅助检查** 超声检查，特别是彩色多普勒超声检查有助于明确诊断。

三、处理

（一）脐带脱垂发生初期的处理

1. 一经确诊脐带脱垂，立即组织包括助产士、产科医师、麻醉师、新生儿科医师的多学科抢救团队。

2. 迅速行宫内复苏，纠正胎儿缺氧，孕妇取头低臀高位，吸氧。建立静脉通道，留置尿管，行术前准备及急诊手术的评估。

3. 严密监测胎心，必要时医护人员行阴道检查托起脐带上推胎先露以减轻压迫，直至胎儿娩出。为防止血管痉挛的发生，操作时应尽量减少对阴道外脱垂脐带的触摸或刺激，以免加重胎儿窘迫。

（二）发生脐带脱垂时分娩方式的选择

1. 若胎儿存活，有生机，胎心尚好，应争取尽快娩出胎儿。

(1) 若宫口已开全，先露已入盆者，预计可以快速、安全阴道分娩者，可尝试紧急阴道助产。头位者行头位产钳，横位者行内倒转术，臀位者行臀牵引助产术。须使用标准规范的技术，注意尽量避免对脐带的压迫。

(2) 若宫口未开全，孕妇取头低臀高位，人工上推胎先露，并使用宫缩抑制剂，减少脐带受压。持续胎心监护的同时，尽快紧急手术终止妊娠，争取做到5分钟剖宫产。

(3) 应与经验丰富的麻醉医师商讨最适宜的麻醉方式或进行局部麻醉。

(4) 建议熟练掌握新生儿窒息复苏的儿科医师参与整个分娩过程。

(5) 胎儿娩出时采集脐血样本进行血气分析。

2. 若脐带搏动消失，超声检查提示胎心消失胎儿死亡者，经阴道分娩。

四、预防

1. 行超声检查及时发现隐性脐带脱垂，提醒分娩期预防脐带脱垂。

2. 对胎先露为非头先露、出现未足月胎膜早破的孕妇均建议入院治疗。

3. 严格掌握人工破膜的指征和操作规范，非必要时尽量避免高位破膜。

4. 如阴道检查发现脐带低于胎先露，应避免人工破膜。

5. 有脐带脱垂危险因素者应减少不必要的肛查和阴道检查。

本节关键点

1. 脐带脱垂是产科急症，可导致胎儿或新生儿严重并发症。
2. 一旦发生脐带脱垂，应争取尽快娩出胎儿。若宫口开全可行阴道助产术；若宫口未开全，启动紧急手术流程，行 5 分钟剖宫产术。
3. 在准备手术过程中，可应用宫缩抑制剂，医护人员行阴道检查托起脐带上推胎先露，以减轻脐带受压，直至胎儿娩出。
4. 对于脐带脱垂高风险的孕妇，应尽可能减少产科干预，严格掌握人工破膜指征，规范操作。

（漆洪波　张雪梅）

参考文献

1. 谢幸，孔北华，段涛. 妇产科学. 9 版. 北京：人民卫生出版社，2018.
2. HASEGAWA J, SEKIZAWA A, IKEDA T, et al. The use of balloons for uterine cervical ripening is associated with an increased risk of umbilical cord prolapse: population based questionnaire survey in Japan. BMC Pregnancy and Childbirth, 2016, 16(1): 1.
3. 袁雨，漆洪波. 英国皇家妇产科医师学会《脐带脱垂指南》2014 版要点解读. 中国实用妇科与产科杂志，2015, 31(4): 276-280.

第九节

新生儿窒息复苏

导读

新生儿窒息是新生儿死亡、伤残的重要原因，正确规范的复苏对降低窒息的死亡率、伤残率非常重要。

一、复苏的准备

（一）医务人员的配备

加强产科与儿科的合作，儿科医师参加高危产妇分娩前讨论，在产床前等待分娩及实施复苏，负责复苏后新生儿的监护和查房等。产科、儿科医师共同参与新生儿复苏，保护胎儿完成向新生儿的平稳过渡。每个婴儿出生时，应做好复苏的准备，至少要有 1 名熟练掌握复苏技能的医务人员在场，应掌握正压人工呼吸、气管插管、胸外按压及药物的使用等技能。还应有一名助手，掌握除插管以外的复苏技能。复苏 1 名严重窒息的新生儿需要 3~4 人组成的复苏团队，团队每个成员需有明确的分工，具备熟练的复苏技能。多胎分娩的每例新生儿都应有专人负责。

（二）器械和用品的准备

产房内应备有整个复苏过程所必需的功能良好的全部器械。预计新生儿高危时，应将器械打开备用。常用的器械和用品：

1. 吸引器械 吸引球囊、吸引器和管道、吸管（5F 或 6F、8F、10F、12F）、胃管（8F）及注射器（20ml）、胎粪吸引管。

2. 正压人工呼吸器械 新生儿复苏气囊或 T- 组合复苏器、不同型号的面罩（最好边缘有软垫)、配有气流表和导管的氧源、脉搏氧饱和度仪、空氧混合仪。

3. **气管内插管器械** 带直镜片的喉镜(0号,早产儿用;1号,足月儿用)、喉镜的备用灯泡和电池、不同型号的气管导管、金属管芯、剪刀、胶带或固定装置。有条件时可准备喉罩气道、二氧化碳监测器。

4. **其他** 辐射保暖台或其他保暖设备、预热的毛巾、帽子、肩垫,无菌手套、时钟(能记到秒)、听诊器(最好新生儿专用)。

(三)药品和给药的准备

肾上腺素(浓度1/1 000,用前配成1/10 000)、生理盐水。脐血管插管用品:脐静脉导管(3.5F、5F)、三通管、丝线、剪刀、镊子、胶布、无菌巾、注射器(1ml、2ml、5ml、10ml、20ml及50ml)、消毒物品等。

二、复苏方案和流程图

新生儿窒息目前采用的复苏方案为ABCD方案:

A(airway):建立通畅的气道。

B(breathing):建立呼吸,进行正压人工通气。

C(circulation):进行胸外心脏按压,维持循环。

D(drug):药物治疗。

大约90%的新生儿可以毫无困难地完成宫内到宫外环境的过渡,他们需要少许帮助或根本无须帮助就能开始自主且规律的呼吸;约有10%的新生儿在出生时需要一些帮助才能开始呼吸;约有1%的新生儿需要使用各种复苏措施才能存活。

图10-9-1是2016年我国新生儿复苏项目专家组参考国际的新指南和共识,结合中国国情修订的我国的新生儿复苏指南流程图,以下的复苏实施按此流程图进行。

“评估——决策——措施”的程序在整个复苏中不断重复。评估主要基于以下3个体征:呼吸、心率和脉搏氧饱和度。通过评估这3个体征中的每一项来确定每一步骤是否有效,其中心率对于决定进入下一步骤是最重要的。

三、复苏的实施

(一)快速评估

出生后立即用几秒的时间快速评估以下4项指标:

1. **是否足月** 如果是足月儿,进行下一步评估。如果是早产儿,因其肺发育不成熟、肌肉无力而不能进行有效呼吸,生后不能很好地保持体温,早产儿在转变至宫外生命过程中更需要干预。应将早产儿置于辐射保暖台进行初步复苏。如果是晚期早产儿(胎龄34~36周),生命体征稳定且呼吸好,可在数分钟内与产妇接触继续完成过渡。

2. **羊水是否清亮** 羊水正常是清亮的,如羊水有胎粪污染则不清亮,提示胎儿可能宫内缺氧,增加出生后需要复苏的风险。如羊水胎粪污染,进行有无活力的评估及决定是否气管插管吸引胎粪。

3. **呼吸是否好或有哭声** 是判断新生儿有无窒息的最重要指标。有力的哭声是强有力的呼吸的指征。如果无哭声,观察新生儿胸廓是否有呼吸运动。喘息样呼吸是在严重缺氧或缺血而气体交换障碍的情况下发生的一系列单次或多次深吸气。

4. **肌张力是否好** 新生儿出生后迅速观察其肌张力,健康足月新生儿应四肢屈曲且活动很好。

如果快速评估的4项均为“是”,新生儿可与产妇在一起,放在产妇胸或腹部,快速擦干后进行皮肤接触和常规护理。

如以上任何一项为“否”,则需要放在辐射保暖台上进行以下初步复苏。

(二)初步复苏

初步复苏需时大约30秒。

1. **保持体温** 产房温度设置为23~25℃。提前预热辐射保暖台,辐射保暖台温度设置为32~34℃,或将肤温探头放于新生儿腹部,并设置肤温36.5℃。早产儿根据其中性温度设置。用预热的毛巾包裹新生儿放置辐射保暖台上(图10-9-2),注意头部擦干和保暖。如无辐射保暖台,可因地制宜采取保温措施,如用预热的毯子裹住婴儿以减少热量散失。

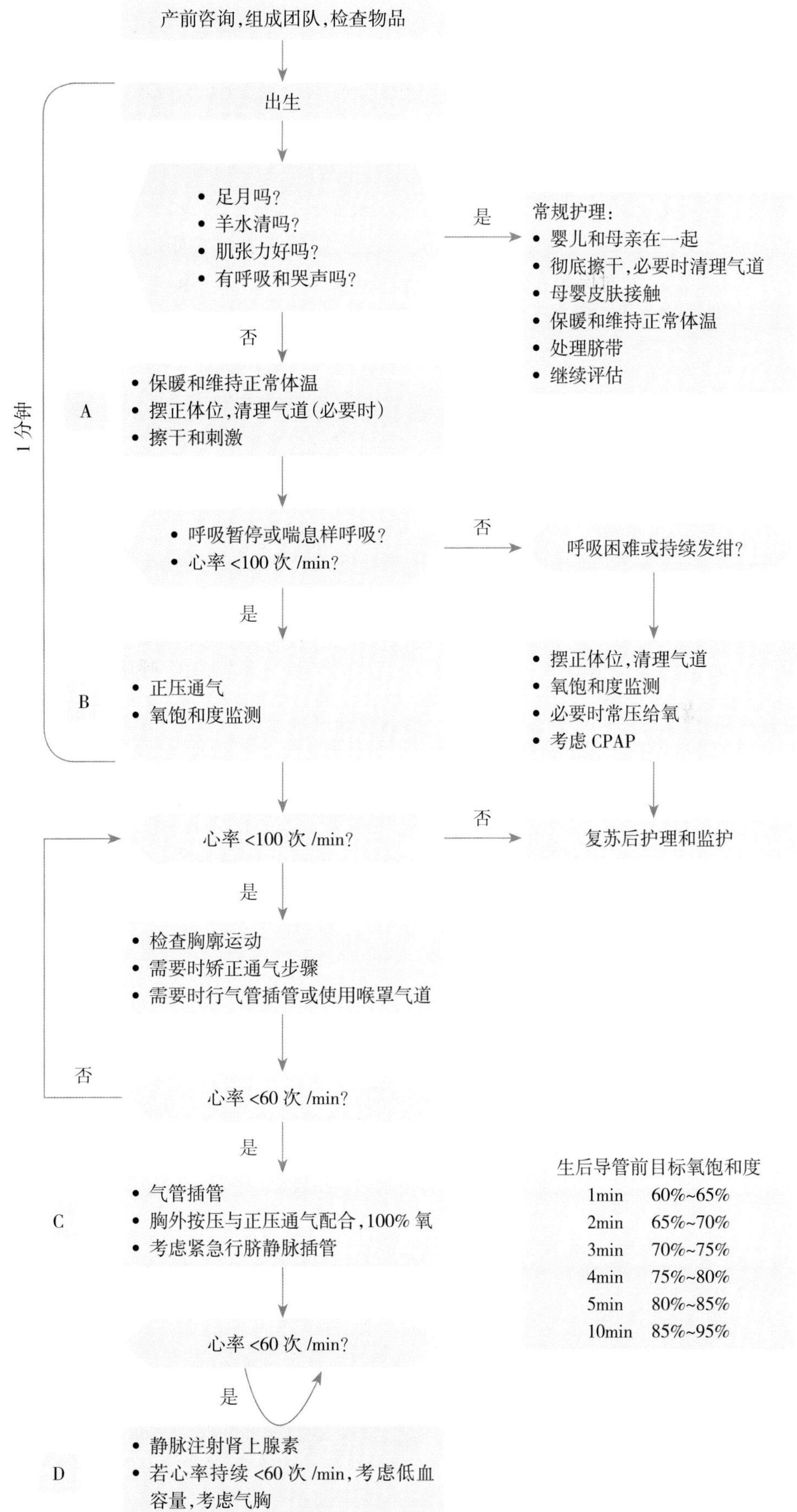

图 10-9-1 中国新生儿复苏流程图

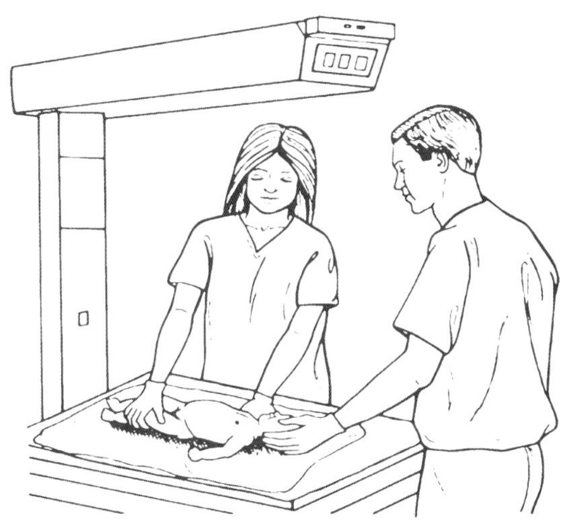

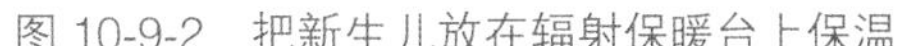

图 10-9-2 把新生儿放在辐射保暖台上保温

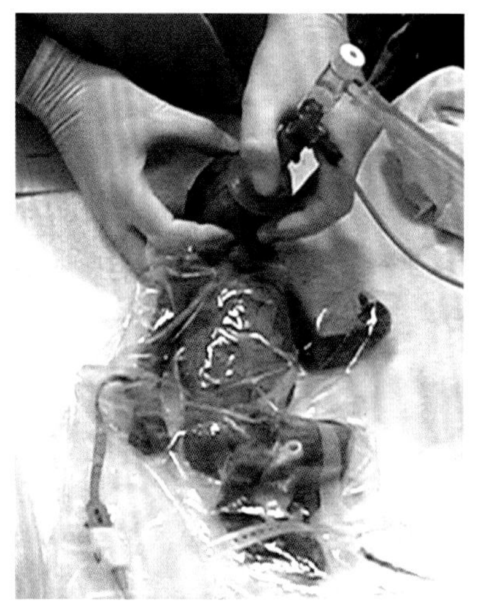

图 10-9-3 早产儿保温

早产儿，尤其是极低体重儿，即使用传统的措施减少热丢失，仍会发生低体温。因此，复苏胎龄 <32 周早产儿时，可将其头部以下躯干和四肢放在清洁的保鲜袋内，或盖以塑料薄膜置于辐射保暖台上，摆好体位后继续初步复苏的其他步骤（图 10-9-3）。避免高温，防止引发呼吸抑制。在复苏和稳定期间，新生儿体温应维持在 36.5~37.5℃。

2. **摆正体位** 新生儿应仰卧，颈部轻度仰伸到“鼻吸气”位置，使咽后壁、喉和气管呈直线，可以让空气自由出入。应注意勿使颈部伸展过度或不足，这两种情况都会阻碍气体进入。为保证正确的体位，可在肩下放一折叠的毛巾，作为肩垫。

3. **清理气道分泌物（必要时）** 如果新生儿出生时羊水清、出生后哭声响亮或正常呼吸，不需要常规清理气道分泌物。如果新生儿出生没有呼吸、喘息样呼吸、肌张力低下、分泌物阻塞气道、羊水胎粪污染或预期要进行正压通气，则需要清理气道分泌物。用吸球或吸管（8F 或 10F）先口咽后鼻的顺序清理分泌物。过度用力吸引可能导致喉痉挛、迷走神经性的心动过缓和延迟自主呼吸的开始。应限制吸管的深度和吸引时间（<10 秒），吸引器的负压不超过 13.3kPa（100mmHg）。

羊水胎粪污染时的处理：对羊水胎粪污染的新生儿出生后首先判断有无活力。“有活力”的定义是哭声响亮或呼吸规律，肌张力好，心率≥100 次 /min。对羊水胎粪污染但“有活力”者，不需要气管插管吸引胎粪，只需要吸引口鼻、清理气道分泌物并完成其他初步复苏。对羊水胎粪污染“无活力者”，即无呼吸或喘息样呼吸、肌张力低下、心率 <100 次 /min（3 项具备 1 项即可）的新生儿，应生后即刻气管插管吸引胎粪（图 10-9-4）。

气管插管吸引胎粪的方法：插入喉镜（有分泌物时可用 12F 或 14F 吸管清洁口腔和后咽部），暴露声门，气管导管插入气管，将气管导管经胎粪吸引管与吸引器相连，边吸引边慢慢（3~5 秒）拔出气管导管，必要时可重复操作（图 10-9-5）。应在 20 秒内完成气管插管及吸引胎粪。如不具备气管插管条件，新生儿无活力时应快速清理口鼻后立即开始正压通气。

4. **擦干** 放新生儿于预热的毛巾或毯子上，快速擦干头部、躯干和四肢，拿走湿毛巾。胎龄 <32 周的早产儿出生后不需要擦干，即刻用塑料膜包裹。

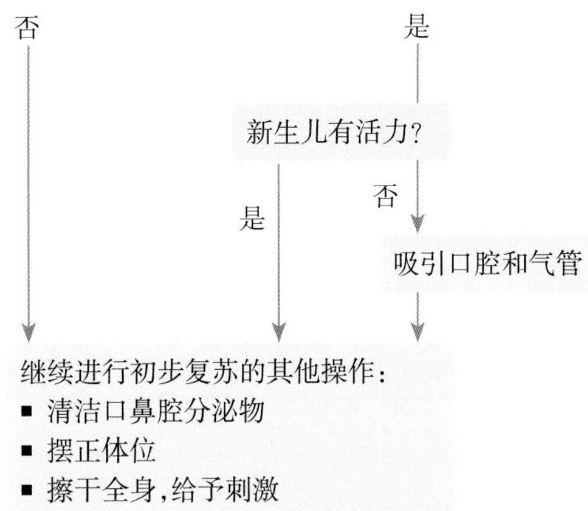

图 10-9-4 羊水胎粪污染的处理

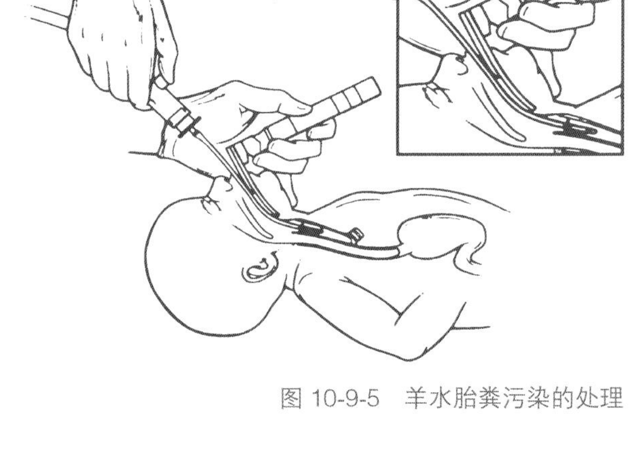

图 10-9-5 羊水胎粪污染的处理

5. **刺激** 必要的清理气道和擦干足以刺激新生儿开始呼吸。如新生儿仍未建立呼吸,给予触觉刺激。用手拍打或手指弹患儿的足底或摩擦背部 2 次,以诱发自主呼吸。如无效,表明新生儿处于继发性呼吸暂停,应进行正压通气。

(三) 正压通气

新生儿复苏成功的关键是建立充分的正压通气。

1. **指征**

(1) 呼吸暂停或喘息样呼吸。

(2) 心率 <100 次 /min。

(3) 新生儿有呼吸且心率≥100 次 /min,但在给 CPAP 或常压给氧后氧饱和度不能维持在目标值,可以考虑给予正压通气。

对有以上指征者,要求在出生后的“黄金 1 分钟”内实施有效的正压通气。如果新生儿有呼吸,心率≥100 次 /min,但有呼吸困难或持续发绀,应监测脉搏氧饱和度,可常压给氧或CPAP,特别是早产儿。

2. **有关正压通气用氧的推荐** 建议有条件的医疗单位在产房添置脉搏氧饱和度仪(图 10-9-6)和空氧混合仪(图 10-9-7)。足月儿和早产儿的正压通气均要在氧饱和度仪的监测指导下进行。足月儿及胎龄≥35 周的早产儿开始复苏时,用氧浓度调至 21%;胎龄 <35 周的早产儿用氧浓度调至 21%~30%,流量调节至 10L/min。在脉搏氧饱和度仪的监测指导下用空氧混合仪调整给氧浓度,使氧饱和度达到相应时间的目标值。

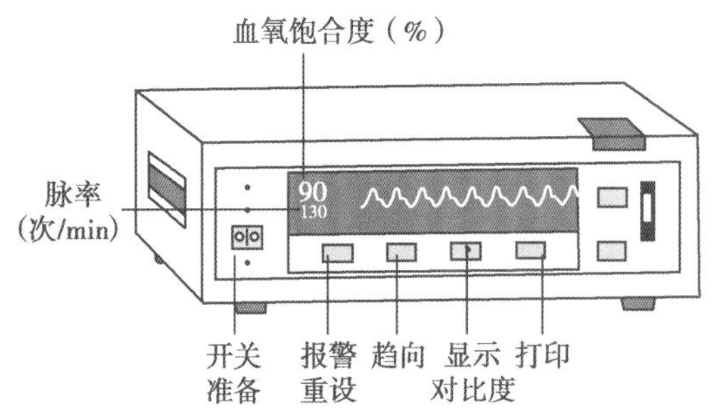

图 10-9-6 脉搏氧饱和度仪

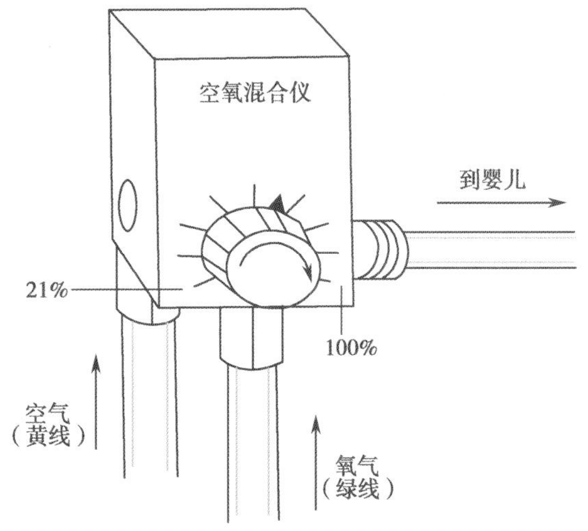

图 10-9-7 空氧混合仪

脉搏氧饱和度仪的传感器应放在导管前位置(即右上肢,通常是手腕或手掌的中间表面)。在传感器与仪器连接前,先将传感器与婴儿连接有助于最迅速地获得信号。

如暂时无空氧混合仪,可用接上氧源的自动充气式气囊去除储氧袋(氧浓度约为40%)后,进行正压通气(图10-9-8)。

3. 正压人工呼吸的实施

(1) 正压通气压力:通气压力需要20~25cmH_2O(1cmH_2O=0.098kPa),少数病情严重的新生儿可用数次30~40cmH_2O压力通气,肺膨胀后可降低吸气峰压至20cmH_2O继续通气。

(2) 正压通气频率:通气频率为40~60次/min或略少于每秒1次。为维持40~60次/min的呼吸频率及正确的吸呼比(1∶1.5),给新生儿正压通气时应一边操作一边大声计数——"吸,二、三"(图10-9-9)。

在念"吸"时挤压气囊或堵塞T-组合复苏器的PEEP帽,在念"二、三"时放开,以获得适合的呼吸频率和呼吸比。

(3) 通气效果判断:有效的正压通气应显示心率迅速增快,如正压通气达不到有效通气,胸廓起伏不好,必要时需要做矫正通气步骤。

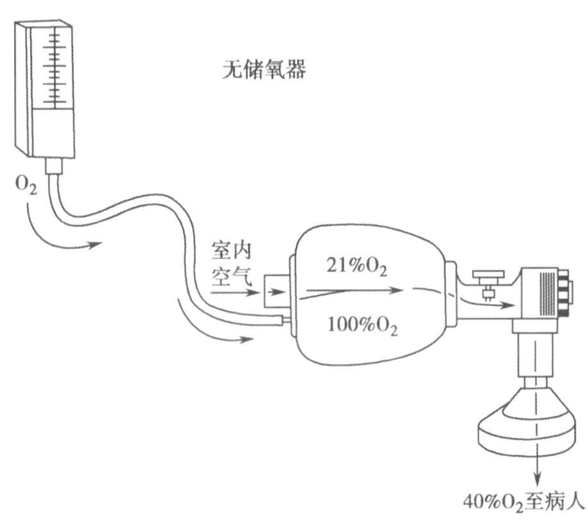

图10-9-8 自动充气式气囊连接氧气但不连接储氧囊,可给40%的氧

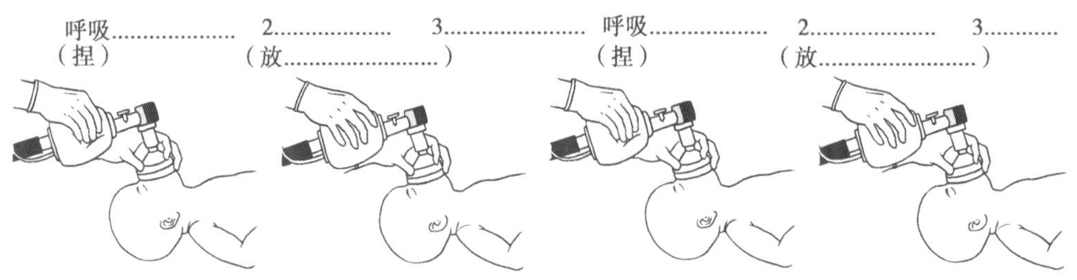

图10-9-9 正压通气操作,大声计数以保持呼吸频率为40~60次/min

(4) 矫正通气步骤：面罩正压通气无效最常见的原因是面罩与面部接触处漏气、气道梗阻和通气压力不足。6个矫正通气步骤能解决以上问题，依次为调整面罩、摆正体位、吸引口鼻、张开口腔、增加压力及替代气道。进行矫正通气步骤直到通气时胸廓有起伏。一旦胸廓有起伏，继续正压通气30秒，并评估心率。

(5) 评估和处理：经30秒充分正压通气后，如有自主呼吸且心率≥100次/min，可逐步减少并停止正压通气，根据脉搏氧饱和度值决定是否常压给氧。如自主呼吸不充分或心率<100次/min，须继续用气囊面罩或气管插管施行正压通气，并检查及矫正通气操作。如心率<60次/min，气管插管正压通气并开始胸外按压。

(6) 持续气囊面罩正压通气(>2分钟)可产生胃充盈，应常规经口插入8F胃管，用注射器抽气并保持胃管远端处于开放状态。测量胃管插入的深度：由鼻梁到耳垂，再加上耳垂到剑突与脐之间连线中点的距离。

4. 正压人工呼吸复苏装置的应用

(1) 自动充气式气囊：是目前最常用的复苏装置，在无压缩气源的情况下可自动充气，如不挤压则一直处于膨胀状态(图10-9-10)。吸气峰压(PIP)取决于挤压气囊的力量，不能提供呼气末正压(PEEP)。特点：①氧与空气混合气体的出口为单向，有单向阀门，加压、吸气时打开，呼气时关闭。不能做常压给氧用。②储氧器功用：连接上氧气但不用储氧器，供40%氧；用密闭式储氧器，供100%氧；用管状储氧器，供90%氧。③安全装置：减压阀，当压力>3.43kPa(35cmH_2O)时阀门被顶开，可防止过高的压力进入肺。

(2) 气流充气式气囊：又称麻醉气囊，靠压缩气源来的气流充盈，不用时处于塌陷状态，当气源将气体压入气囊，且面罩紧贴面部时气囊才能充盈(图10-9-11)。PIP由进入气体的流速、气流控制阀的调节和挤压气囊的力量决定。可提供PEEP，由一个可调节的气流控制阀控制。可做常压给氧。

(3) T-组合复苏器：是近年来应用比较多的一种正压通气装置，由调节压力装置和手控的T形管道构成(图10-9-12)。T-组合复苏器也需要压缩气源，单手操作，

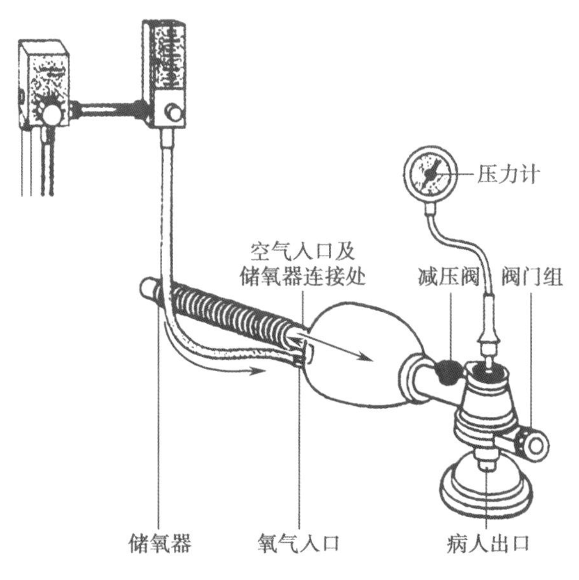

图10-9-10　自动充气式气囊

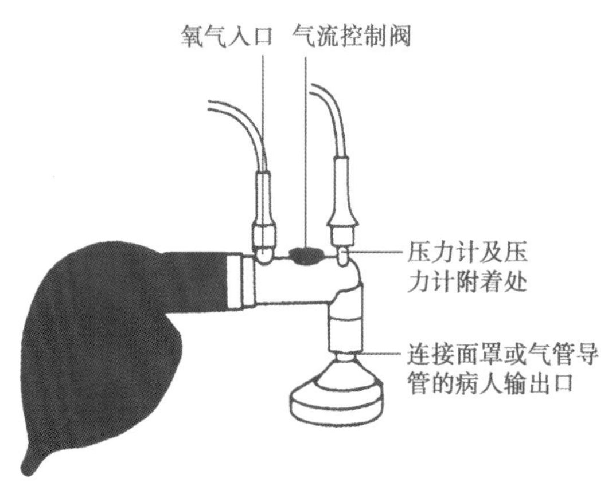

图10-9-11　气流充气式气囊

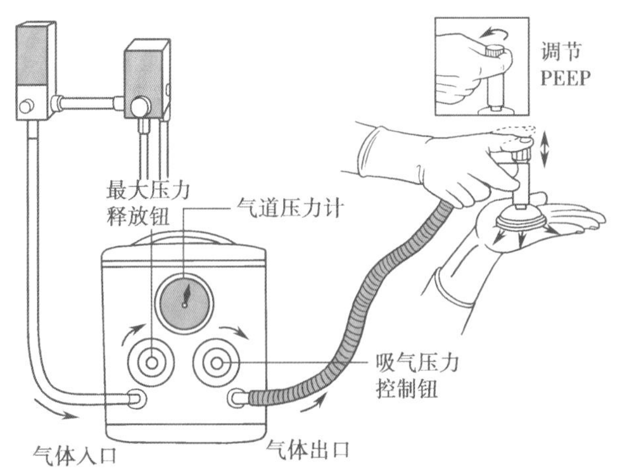

图 10-9-12 T- 组合复苏器

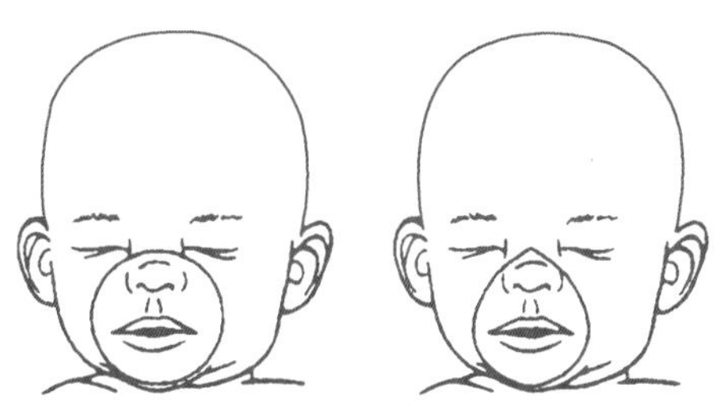

图 10-9-13 圆形(左)和解剖形(右)的面罩

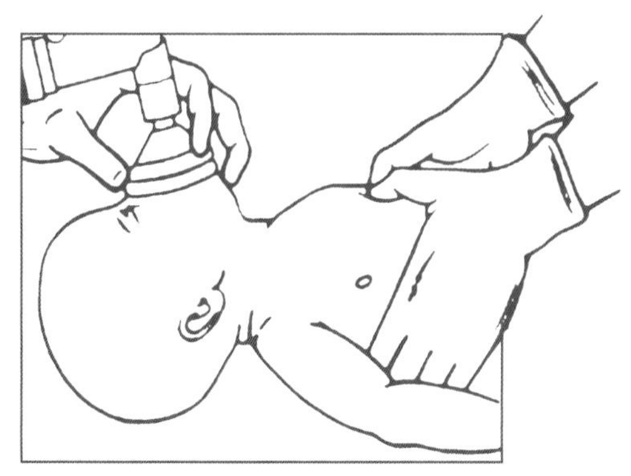

图 10-9-14 胸外按压的手法:拇指法

操作者用拇指或其他手指堵塞或打开 T 形管的开口,使气体交替进出新生儿体内,给予间断的 PIP。优点是可提供 PEEP,预设 PIP 和 PEEP,并使 PIP 和 PEEP 保持恒定,更适于早产儿应用。

(4) 面罩:面罩有不同的形状、大小,可以用不同的材料制成。新生儿面罩的选择取决于是否适合新生儿的面部。应使面罩与新生儿的面部形成密封。面罩的周围可有或无缓冲垫。缓冲垫可使面罩与婴儿面部的形状一致,更容易形成密封,并减少对新生儿面部的损伤。

面罩分为 2 种形状:圆形和解剖形(图 10-9-13)。解剖形面罩适合面部的轮廓,当放在面部时,它的尖端部分恰好罩在鼻上。面罩有不同的大小,适于足月儿或早产儿。面罩边缘应能覆盖下颌的尖端、口和鼻,但勿覆盖眼睛。面罩过大可损伤眼睛,且密封不好。过小不能覆盖口和鼻,且可堵塞鼻孔。

(四) 胸外按压

1. **胸外按压指征** 经 30 秒有效的正压人工呼吸后,心率持续 <60 次 /min,应在继续正压人工呼吸的同时开始胸外按压。为保证与胸外按压有效配合,应进行气管插管正压通气。一旦开始胸外按压,正压通气的给氧浓度增加至 100%。

2. **胸外按压手法** 推荐胸外按压用拇指法。双手拇指端压胸骨,双拇指重叠或并列,双手环抱胸廓支撑背部。此法能得到更高的血压和冠状动脉充盈压,且不易疲劳(图 10-9-14)。

3. **胸外按压位置和深度** 应在新生儿两乳头连线中点的下方,即胸骨体下 1/3 进行按压,注意避开剑突(图 10-9-15)。下压深度为胸廓前后径的 1/3(图 10-9-16),产生可触及脉搏的效果。

4. **胸外按压操作** 胸外按压的下压时间应稍短于放松时间,使心脏输出量达到最大。胸外按压时拇指略弯曲,拇指下压胸骨挤压其与脊柱之间的心脏,以足够的压力下压胸骨达胸廓前后径的 1/3,随后放松使心脏充盈。每次胸外按压下压和放松的过程中,拇指均不能离开胸壁。放松期手指要充分抬起使胸廓完全扩张和心脏充分充盈,但拇指不要离开胸部。

5. **胸外按压与正压通气配合** 胸外按压要两人合作完成,一人进行正压通气,另一人做胸外按压。团队成员之一站在患儿头侧经气管插管下

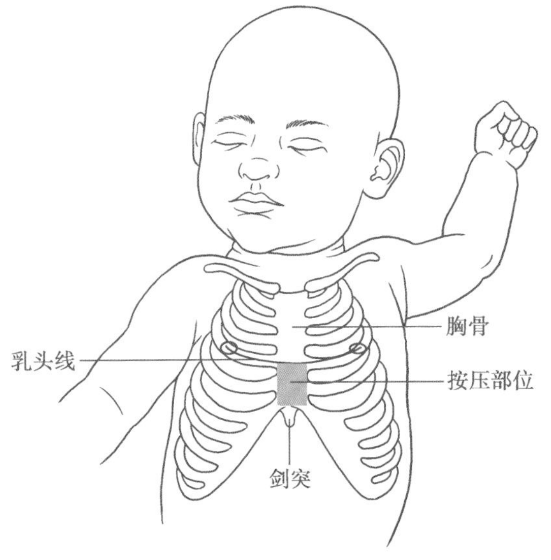

图 10-9-15 胸外按压的位置

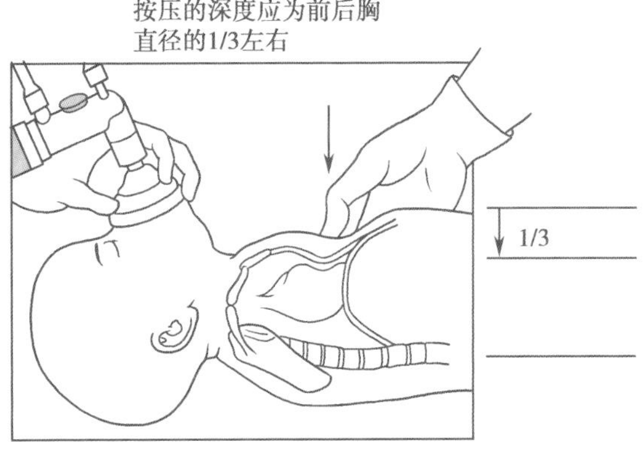

图 10-9-16 胸外按压的深度

进行正压通气，胸外按压者可站在患儿的一侧。一旦需要开始胸外按压，极有可能需要紧急放置脐静脉插管，此时胸外按压者可移至患儿的头侧，这样可给脐静脉插管者留出足够的空间。胸外按压要与通气很好地配合，按压与通气的比例为 3∶1，即每分钟按压 90 次，正压通气 30 次，共 120 次，每 1 个循环（按压 3 次，通气 1 次）需时 2 秒。每次正压通气后第 1 次按压时呼气。按压者大声喊出"1—2—3—吸"，助手做正压通气配合。

6. **胸外按压时间和评估** 胸外按压的时间为 60 秒。按压 60 秒后评估心率，如心率≥60 次 /min，停止胸外按压继续正压通气，给氧浓度可根据氧饱和度目标值进行调整。如心率仍 <60 次 /min，检查正压通气和胸外按压操作是否正确，是否给予 100% 浓度的氧，如正压通气和胸外按压操作皆正确，做紧急脐静脉插管，给予肾上腺素。评估心率可通过 3 导联心电图或脉搏氧饱和度仪监测，若无此设备，可在胸外按压和正压通气 60 秒后短时间（6 秒）停止按压，同时评估心率，要尽量避免中断胸外按压，因为按压停止后冠状动脉灌注减少，延迟心脏的恢复。

（五）气管插管

1. **气管插管的指征**

（1）新生儿羊水胎粪污染且无活力时需气管插管吸引胎粪。

（2）如正压人工呼吸不能充分改善临床症状，无良好的胸廓起伏，或需要正压人工呼吸持续超过数分钟时，可考虑气管插管，以改善正压人工呼吸的效果。

（3）如需胸外按压，气管插管可有利于人工呼吸和胸外按压更好的配合，并使每次正压呼吸取得最大效率。

（4）如需要用肾上腺素刺激心脏，在建立静脉途径前常用的途径是直接注入气管，需要气管插管。

（5）疑有膈疝时，不用面罩而用气管插管，可防止空气进入胃肠道而影响肺扩张。

2. **气管插管的实施**

（1）选择喉镜：足月儿使用的喉镜型号为 1 号，早产儿为 0 号。

（2）根据体重选择合适内径的气管导管（表 10-9-1）。

（3）确定气管插管深度：①体重法：按体重计算管端至口唇的长度（端唇距离，单位为 cm），可按出生体重（kg）加 5~6 计算（表 10-9-2）。②鼻中隔耳屏距离法（nasal-tragus length，NTL）：可有效计算足月儿和早产儿气管插管插入深度（管端至气管中点）。NTL 是指新生儿的鼻中隔至耳屏的距离再加 1cm。③胎龄也可预测正确的插入深度（表 10-9-3），此表可贴于抢救台旁或与气管插管器

表 10-9-1 气管导管内径

导管内径 /mm	新生儿体重 /g	妊娠周数 /w
2.5	<1 000	<28
3.0	1 000~2 000	28~34
3.5	2 000~3 000	35~38
3.5~4.0	>3 000	>38

表 10-9-2 气管导管的插入深度

新生儿体重 /kg	管端至口唇的长度 /cm
1	6~7
2	7~8
3	8~9
4	9~10

表 10-9-3 经口插管最初的气管插管深度（管端至唇）

胎龄 /w	管端至唇的深度 /cm	新生儿体重 /g
23~24	5.5	500~600
25~26	6.0	700~800
27~29	6.5	900~1 000
30~32	7.0	1 100~1 400
33~34	7.5	1 500~1 800
35~37	8.0	1 900~2 400
38~40	8.5	2 500~3 100
41~43	9.0	3 200~4 200

材放在一起。

(4) 气管插管的步骤：①操作者左手持握喉镜。②保持新生儿的头部呈"鼻吸气"位置，准备插入喉镜。整个过程中应常压给氧。③喉镜应沿着舌面右侧滑入，将舌推至口腔左侧，推进镜片直至尖端超过舌根，到达会厌软骨(图 10-9-17)。④轻轻水平提起镜片，提升整个镜片而非镜片尖端，可提升会厌软骨，其下方暴露打开的声门。⑤寻找解剖标记，声带看起来像反向的字母"V"(图 10-9-18，图 10-9-19)。必要时，吸引分泌物改善视野。⑥如声门关闭，等待其开放。插入气管导管端直到声带线达到声门水平。⑦撤出喉镜时，将导管紧贴患儿上腭。如有金属芯，握住导管将金属芯从管中撤出。

气管插管步骤需要在 30 秒内快速完成。如无法暴露声门并在 30 秒内插入导管，则撤出喉镜，用气囊面罩给新生儿做正压人工通气使新生儿稳定，然后重试。

(5) 气管插管位置的判断：如导管已在正确位置，应观察到：①心率和肤色改善，心率迅速增加是插管位置正确和正压通气有效的重要指征；②每次呼吸时胸廓对称扩张，听诊有双肺呼吸音，但胃区无声音；③呼气时，管内壁有雾气凝结；④CO_2 检测器可确定呼出 CO_2 的存在；⑤胸片显示导管管端在第 2、3 胸椎水平。

(6) 固定气管导管：如正压通气数分钟以上，需将导管固定在面部，固定导管可用防水胶带或为固定导管特别设计的装置。导管已正确放置后，确认导管侧面近新生儿口角处的距离标记在正确的插管深度。固定导管操作步骤如下：①剪 2 条 1.3cm 宽、10.2cm 长的胶带，长度由口腔的一侧跨过人中止于对测颊部 2cm 处；②将胶带纵向从中间剪开至其长度的 1/2，看来像连体裤；③将胶带未剪开的部分及"腿"的上部横贴在新生儿的上唇，"腿"的下部包绕气管导管；④第 2 片胶带反向粘贴；⑤用听诊器听诊两侧胸部确保气管导管无移位。

3. 气管插管的替代装置(喉罩气道) 喉罩气道是气管插管的替代装置，当面罩气囊正压通气失败及气管插管不可能或不成功的情况下，可用喉罩气道。喉罩气道由一个带有可充气边圈的软椭圆形喉罩与弯曲的气道导管连接而成(图 10-9-20)。随机对照研究发现当气囊面罩正压通气不成功时，应用喉罩气道与气管内插管无明显区别。

(1) 使用喉罩气道的指征：①新生儿存在包括口、唇、舌、上颚及颈部的先天性畸形，使用面罩

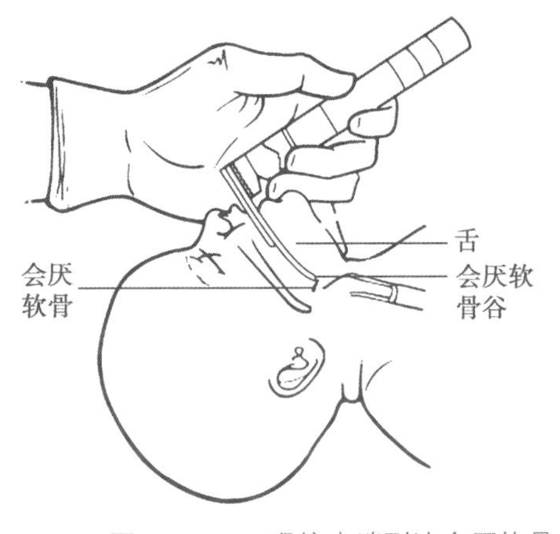

图 10-9-17 喉镜尖端到达会厌软骨

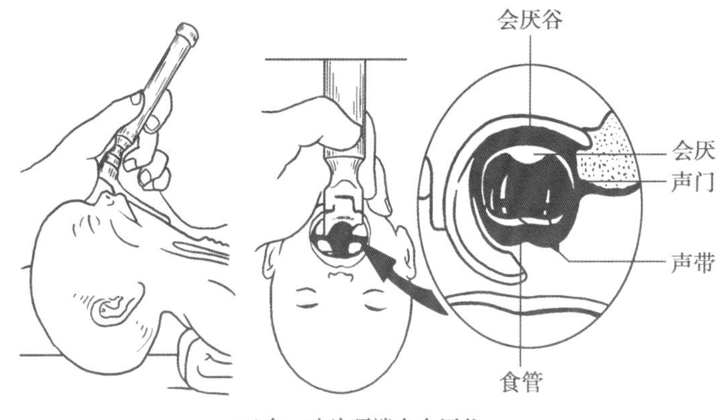

图 10-9-18 寻找解剖标志

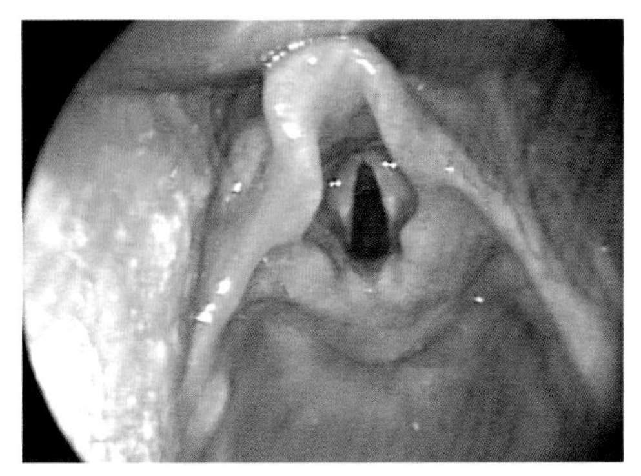

图 10-9-19 提起喉镜时看到的声门和声带

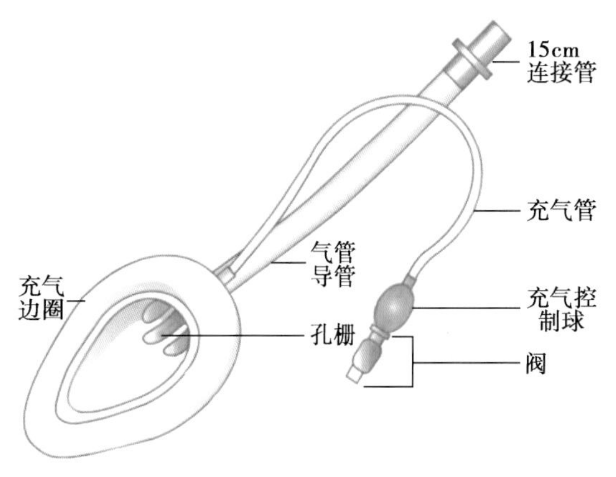

图 10-9-20 喉罩气道

正压通气使面罩密闭有困难或使用喉镜观察喉部有困难时；②有小下颌或巨舌，面罩气囊及气管导管正压通气有困难或不可能时；③用面罩正压通气无效及气管插管不可能或不成功时。

(2) 有以下情况限制使用喉罩气道：①不用于气道内吸引分泌物，如需气管插管吸引胎粪；②如需要用压力高的正压通气，空气可从声门与喉罩之间密封的空隙中漏出，导致对肺的通气不充分；③在实施胸外按压时很少使用喉罩气道，除非气管插管不成功，可尝试喉罩气道正压通气配合胸外按压；④不用于气管内给药，因可由喉罩漏进食管而不进入肺；⑤不用于很小的新生儿，目前最小的喉罩气道用于体重 >2 000g 的新生儿，有报道喉罩已用于体重 1 500~2 000g 的早产儿。

(3) 喉罩气道的插入步骤：①准备喉罩气道，即将注射器连至充气控制球，抽出围绕喉罩边缘充气囊内的空气，充气囊内建立真空压扁，取下注射器。②站在新生儿头侧，摆正体位呈“鼻吸气”位，如同气管插管的体位。③像拿钢笔一样的手势持喉罩气道，示指放在充气囊和气道导管的连接处。喉罩开口中央的孔栅必须面向前，面向新生儿的舌，喉罩无孔栅或开口平坦的部位应面向新生儿的硬腭。④一些医师在喉罩的背部使用水溶性润滑剂来润滑，如这样做，要小心保持润滑剂远离孔栅，不要进入喉罩内。⑤轻轻张开新生儿口腔，对着新生儿的硬腭（上腭）压喉罩的顶端向前。⑥用示指恰好在充气囊的上边使喉罩的顶部紧贴靠着硬腭，保证喉罩的顶部保持平直及自身不会卷缩后倒。⑦用示指轻轻引导喉罩沿着新生儿硬腭轮廓到喉的背部。不要用力，用一个平稳的运动引导喉罩通过舌进入咽下部直到感觉有阻力。⑧撤出手指以前，用另外一个手保持气道导管的位置。可防止当手指撤出时喉罩从原位牵出。在这个点，喉罩的顶部应停留在食管的入口（上食管括约肌）。⑨用注射器通过充气控制球注入 2~4ml 空气使边圈充气囊膨胀而形成密封。当扩张喉罩时不要握持气道导管。可注意到充气时装置稍向外移动，这是正常的。使型号 -1 喉罩气道充气囊膨胀时所用的空气不得大于 4ml。⑩连接复苏气囊或 T- 组合复苏器到本装置 15mm 接管上，开始正压通气。

（六）药物

在新生儿复苏时，很少需要用药。新生儿心动过缓通常是因为肺部充盈不充分或严重缺氧，而纠正心动过缓的最重要步骤是充分的正压人工呼吸。但是在足够的 100% 氧正压人工呼吸和胸外按压 60 秒后心率仍 <60 次 /min，应给肾上腺素或扩容，或两者皆给。

1. 肾上腺素

（1）应用指征：在 30 秒有效的正压人工呼吸（胸廓有起伏）和 60 秒胸外按压配合人工呼吸后，心率仍 <60 次 /min，需要使用心脏兴奋剂肾上腺素。在没有建立有效通气前，不应给予肾上腺素。

（2）剂量和给药途径：给药途径首选脐静脉和骨髓腔给药。用脐静脉或骨髓穿刺可迅速将药送入中心静脉循环，不推荐外周静脉给药。当静脉通道正在建立或没有条件做脐静脉插管时，可气管内快速注入，若需重复给药，则应选择静脉途径。静脉给药推荐剂量是每次 0.01~0.03mg/kg（即 1/10 000 溶液 0.1~0.3ml/kg），不推荐大剂量静脉给药。静脉给药后用 0.5~1ml 生理盐水冲管。气管内给药剂量大于静脉剂量，为 0.05~0.1mg/kg（即 1/10 000 溶液 0.5~1.0ml/kg），最大量不得超过 0.1mg/kg，因对其安全性尚未得出最后的结论。气管内给药后要快速给几次正压通气，将药物迅速送入肺内。

（3）评估心率：给肾上腺素后继续做正压通气（给 100% 氧）和胸外按压 60 秒评估心率，如果心率仍 <60 次 /min，3~5 分钟可重复应用。如果开始使用的是剂量范围的下限，以后可增加剂量，但不能超过最大推荐剂量。如静脉给肾上腺素后效果不满意，要考虑是否存在其他问题，如低血容量和张力性气胸。

2. 扩容剂

（1）应用指征：新生儿对有效的正压通气、胸外按压及肾上腺素无反应，有持续心率减慢并有休克体征或具有急性失血病史是扩容的适应证。低血容量表现为皮肤苍白、毛细血管再充盈延迟（>3 秒）、心音低钝或脉搏微弱。如缺乏低血容量表现或急性失血病史，不常规给予扩容剂。

（2）扩容剂的选择：可选择等渗晶体溶液，推荐生理盐水，不选择胶体液如白蛋白。大量失血则需要输入与患儿交叉配血阴性的同型血或 O 型红细胞悬液。

（3）使用方法：生理盐水首次剂量为 10ml/kg，经脐静脉或骨髓腔内缓慢推入（5~10 分钟）。在进一步的临床评估和观察反应后可重复注入。对已经形成循环衰竭的新生儿不推荐采用外周静脉途径进行扩容治疗。

（4）其他药物：分娩现场新生儿复苏时一般不推荐使用碳酸氢钠。

（七）复苏后监护和护理

复苏后的新生儿可能有多器官损害的危险并仍有再恶化的可能，一旦足够的通气和循环建立，应给予密切监护和护理。复苏后应继续进行生命体征的监测，如对心率、血压、呼吸的监测；实验室检查，如对血气分析、血糖、血钙、血钠的检测等。复苏后的新生儿要给予最佳的护理，做好保暖，体温维持在 36.5℃的中性温度，保持呼吸道通畅，适当限制入量和控制脑水肿，维持血糖在正常水平，防止低血糖。及时对脑、心、肺、肾及胃肠等器官功能进行监测，早期发现异常并适当干预，以减少窒息的死亡率和伤残率。如合并中、重度缺氧缺血性脑病，有条件的医疗单位可给予亚低温治疗。

（八）早产儿复苏

近年来，早产儿窒息的复苏越来越受到人们的关注，对早产儿的复苏和复苏后的处理提出了更高的要求。

1. 体温管理 早产儿有发生低体温（体温 <36.5℃）及其合并症的危险，应采取如下措施：①提高产房温度至 25℃左右。②预热辐射保暖台。③戴上预热的帽子。④对于胎龄 <32 周的早

产儿用塑料保鲜膜保温：在辐射保暖台的毯子下放一个化学产热的预热的床垫（床垫上铺垫包被避免加热床垫直接与新生儿皮肤接触），新生儿出生后不擦干，即刻将颈部以下放于聚乙烯塑料袋中（食物清洁级）或用塑料膜包裹。复苏及稳定阶段需保持早产儿颈部以下被塑料膜包裹，如果新生儿需要做脐静脉插管，则需要在塑料膜的相应位置剪一个孔，将脐带放在外面进行操作。需监护新生儿体温，不可过热。保持新生儿的腋下温度在 36.5~37.5℃。

2. **正压通气时控制压力** ①早产儿由于肺发育不成熟，通气阻力大，不稳定的间歇正压给氧易使其受伤害。正压通气需要恒定的 PIP 及 PEEP，推荐使用 T- 组合复苏器进行正压通气。②应用肺表面活性物质：胎龄 <30 周的早产儿生后立即给予持续气道正压通气，根据病情选择性使用肺表面活性物质或者进一步呼吸支持。③给氧浓度：因为早产儿易受高氧损伤，推荐胎龄 <35 周的早产儿开始复苏时用 21%~30% 浓度的氧，然后用脉搏血氧饱和度仪做指导，用空氧混合仪调整给氧浓度，保持氧饱和度在目标值。

3. **维持血流动力学稳定** 由于早产儿生发层基质的存在，易造成脑室管膜下及脑室内出血。心肺复苏时要特别注意保温，避免使用高渗药物，注意操作轻柔，维持颅内压稳定。围产期窒息的早产儿因缺氧缺血易发生坏死性小肠结肠炎，应密切观察，延迟或微量喂养。注意尿量、心率和心律。

新生儿窒息复苏请见视频 9。

视频 9
新生儿窒息复苏

本节关键点

1. 新生儿复苏中最重要和有效的措施是正压通气。继发性呼吸暂停中有效的正压通气常表现在心率的迅速恢复。
2. 如果心率无改善，可能是通气无效和 / 或需要胸外按压和肾上腺素，为确保正压通气的有效性，建议胸外按压前行气管内插管。
3. 产房应备有脉搏氧饱和度仪和空氧混合仪，足月儿和早产儿的正压通气均要在氧饱和度仪的监测下进行。足月儿可以用空气开始进行复苏，早产儿开始给 30%~40% 的氧，用空氧混合仪根据氧饱和度调整给氧浓度，使氧饱和度达到标准值。
4. 早产儿各脏器发育不成熟，对早产儿的复苏和复苏后的处理提出了更高的要求。

（叶鸿瑁　朴梅花）

参考文献

1. 中国新生儿复苏项目专家组．中国新生儿复苏指南（2016 年北京修订）．中华实用儿科临床杂志，2017，32（14）：1058-1062.
2. 虞人杰，叶鸿瑁，朱建幸，等．新生儿窒息诊断的专家共识．中华围产医学杂志，2016，19（1）：3-6.
3. 邵肖梅，叶鸿瑁，丘小汕．实用新生儿学．5 版．北京：人民卫生出版社，2019.
4. ESCOBEDO MB，AZIZ K，KAPADIA VS，et al. 2019 American Heart Association focused update on neonatal resuscitation：an update to the American Heart Association Guidelines for cardiopulmonary resuscitation and emergency cardiovascular care. Pediatrics，2020，145（1）：e20191362.
5. PEJOVIC NJ，MYRNERTS HööK S，BYAMUGISHA J，et al. A randomized trial of laryngeal mask airway in neonatal resuscitation. The New England Journal of Medicine，2020，383（22）：2138-2147.
6. TREVISANUTO D，GALDERISI A. Neonatal resuscitation：state of the art. Am J Perinatol，2019，36（2）：29-32.

第十节
危重新生儿的转运

导读

新生儿转运是由专业转运团队安全地将高危新生儿转运到危重新生儿救治中心——新生儿重症监护病房(neonatal intensive care unit,NICU)进行救治。按转运流程转运危重新生儿能明显改善新生儿到达上级医院时的病情危重程度,降低新生儿死亡率。

一、概述

将高危孕产妇转送到具备高 NICU 条件的围产中心(即宫内转运)是一种最安全和便利的转运方式,能够使母子均得到及时有效救治,降低孕产妇和新生儿死亡率。但有些高危因素往往在妊娠期难以预测或到分娩时才出现,新生儿出生时情况良好,在生后数小时或数天病情发生变化,需要就近抢救,待病情稳定后再转运至 NICU,使危重患儿得到更好的诊疗和监护。研究证明,专业转运队伍能明显改善转运新生儿到达上级医院时的病情危重程度,降低转运后的新生儿死亡率。

二、转运指征

符合以下情况,可考虑转运:

1. 出生体重 <1 500g 或孕周 <32 周者。

2. 严重的出生窒息,复苏后仍处于危重状况,如严重呼吸窘迫、频发呼吸暂停需要辅助通气者。

3. 出生后发绀且氧疗不改善,休克或有先天性心脏病者。

4. 先天畸形需立刻外科手术者。

5. 严重感染、神经系统异常、频繁惊厥、严重黄疸需要换血、急性贫血、频繁呕吐、腹泻、脱水者。

三、转运条件

(一)转运队伍

新生儿专业的高年资住院医师(或主治医师)、护士及转运司机各 1 人。转运人员应当具有独立工作和与他人协同工作的能力,能对危重儿的病情做出正确判断,并熟练掌握复苏必要的技术操作和急诊用药,熟悉转运设备并能正确使用。

转运医师和护士必须掌握以下技术:①熟练掌握新生儿复苏技术;②能识别潜在的呼吸衰竭,掌握气管插管和 T- 组合复苏器的使用技术;③熟练掌握转运呼吸机的使用与管理;④能熟练建立周围静脉通道;⑤能识别早期休克征象,掌握纠酸、扩容等;⑥能正确处理气漏、窒息、发绀、惊厥、低血糖、发热、冻伤、呕吐、腹泻、脱水、心律失常等常见问题;⑦能熟练掌握儿科急救用药的剂量和方法;⑧掌握转运所需监护、治疗仪器的应用和数据评估。

(二)设备及用品

设备包括转运暖箱、简易呼吸机、吸引器、监护仪、小型氧气瓶和压缩空气瓶、输液泵、复苏气囊、听诊器、喉镜、气管导管、吸痰管、胃管、注射器、输液器、消毒用品及通信器材。省级及以上危重新生儿救治中心最好能配置一氧化氮治疗仪、便携式血气分析仪、亚低温治疗和体外膜氧合设备,以备需要时使用。应配置基本的急救药物,包括肾上腺素、多巴胺、多巴酚丁胺、地高辛、纳洛酮、氨茶碱、苯巴比妥钠、地西泮、呋塞米、维生素

K_1、注射用血凝酶、生理盐水、葡萄糖水、注射用水、10% 葡萄糖酸钙溶液、肝素等。根据患儿的不同病情或转出医院的要求，还应配备特需的药物。

四、转运流程

（一）转运前准备

1. 转出医院的准备 ①转运前评估病情，联系拟接收医院，报告产妇病史、患儿诊断及病情，与接收医院医师共同根据患儿病情、能否耐受转运过程中的各种风险、接收医院的资源以及转运方式等决定是否转运，并始终保持联系。②转运前应继续密切监护，进一步处理稳定患儿。③转运前应将患儿病情、转运必要性、潜在风险、转运和治疗费用告知家属，获取患儿父母的知情同意和合作，并在知情同意书上签字。家属有决定是否转运及向何处转运的权力。紧急情况下，为抢救患儿的生命，在法定监护人或被授权人无法及时签字的情况下，可由医疗机构法人或者授权的负责人签字。④书写转诊记录单，准备详细的病史，包括产妇妊娠史、分娩史、产妇血培养和分泌物标本、患儿病史、实验室检查结果、诊断治疗情况，必要时准备胎盘供检查。

2. 接收医院的准备 ①做出转诊决定后，接收医院医师做好病情及转运记录，并通知转运小组人员，联系转运工具。检查所有转运器械和物品是否齐全，功能是否完备。准备工作应在20~30 分钟内完成并出发，出发前告知对方到达医院预计时间。②转运小组到达前，应向当地医院的医师、助产士或其他医务人员提供连续的电话支持，对他们进行专业指导，包括是否需要进一步复苏、是否需要其他实验室检查等，对进一步稳定提出建议并推荐过渡性的治疗措施等。

（二）到达转诊医院后的稳定工作

1. 转运前处理 危重新生儿在转运过程中由于受到特殊环境的制约，故必须在转运前确保危重新生儿内环境及病情的稳定，转运人员到达当地医院后，应使用新生儿危重评分充分评估患儿的状况，采取急救措施，使患儿尽可能地达到最佳的稳定状态。目前国际上常采用 STABLE 模式在转运前对患儿进行处理。

STABLE 具体包括以下内容：

(1) S（sugar，血糖）：建立静脉通道，维持血糖稳定。可足跟采血，应用快速血糖仪检测，确保患儿血糖维持在 2.6~7.0mmol/L。

(2) T（temperature，体温）：给予持续体温监测，确保患儿的体温维持在 36.5~37.5℃。各项操作及抢救时都应注意保暖，但也要防止过热。

(3) A（airway，气道）：评估口咽部和鼻腔是否通畅，清除呼吸道分泌物，确保呼吸道通畅。常采取吸痰措施，必要时进行气管插管维持有效的通气。

(4) B（blood pressure，血压）：监测患儿血压，保持血压在正常范围。血压偏低时可使用生理盐水扩容，也可应用多巴胺及多巴酚丁胺维持血压。

(5) L（lab work，基本实验室检查）：确保患儿各项实验室指标在正常值范围，保持水电解质平衡及酸碱平衡。

(6) E（emotional support，情感支持）：待患儿病情稳定后，由医师向患儿的法定监护人讲明目前患儿的病情及转运途中可能会发生的各种意外情况，稳定患儿家属的情绪，并取得同意及签字，使其主动配合，争取抢救时间。

2. 转运前特殊情况的处理

(1) 气胸：严重者需做紧急处理：沿患儿患侧锁骨中线第 2 肋间或腋中线第 4 肋间进行穿刺排气。返回前需置导管做胸腔闭式引流。

(2) 上呼吸道畸形：如后鼻孔狭窄、闭锁，可用口咽管或气管插管维持呼吸道通畅。

(3) 食管闭锁和食管气管瘘：患儿左侧卧位，头部抬高 35°，插入胃管至食管盲端，反复吸引以避免转运途中误吸。

(4) 先天性膈疝：怀疑膈疝者立即置胃管引流，禁止面罩皮囊正压通气。

(5) 脐膨出或腹裂：立即置胃管引流，膨出的内脏用无菌温湿生理盐水纱布覆盖，外用消毒塑料袋包裹腹部，可防止失热和不显性失水。注意避免外露肠段受压或扭转。

(6) 肠梗阻：置胃管，胃肠减压。

(7) 脑脊膜膨出：用无菌温湿生理盐水纱布和消毒塑料袋覆盖。

(8) 导管依赖性先天性心脏病：需用前列腺

素E维持动脉导管开放，在转运前往往需做预防性气管插管。

五、转运中病情的观察和处理

转运中病情的观察和护理是保证患儿安全，为下一步治疗创造良好基础的关键。将患儿安置在转运暖箱中，妥善固定，维持体位，头偏向一侧，避免转运途中的颠簸，保持患儿体温的稳定；建立静脉通路，确保血糖稳定及药物的及时供给；注意患儿体位，及时清理呼吸道分泌物，确保呼吸道的通畅并保证氧气的供给，途中注意保持各种管道通畅，防止脱落及移位；持续监测患儿生命体征，包括体温、心率、呼吸、意识、肌张力及末梢循环情况；发现病情变化及时处理；填写转运记录单，记录途中的生命体征、病情变化、用药和操作、突发事件及处理措施。随时与接收医院NICU联系，通知做好接诊准备。患儿法定监护人随救护车同行。

六、转运后交接、反馈及总结

患儿到达后，应由绿色通道直接入住NICU，NICU值班人员需按照先稳定患儿病情，再办理住院手续的程序进行。转运人员与NICU值班人员应全面交接患儿情况；向NICU主管医师汇报患儿情况及转运经过；进行各项必要的检查，如血气、血糖、电解质及X线片等，及时对患儿病情作出评价。通知转诊医院患儿已到达及目前状况，向家属交代病情。整理转运记录，总结本次转运工作。清理、消毒转运设备和物品，补充必要的急救用品，为下一次转运做准备。

本节关键点

1. 掌握转运指征，及时安排转诊。
2. 转运前评估及稳定患儿及家属。
3. 转运途中密切观察病情，及时处理，安全转运。
4. 转运后做好病情交接，及时反馈总结，提高转运效果。
5. 加强沟通，做好各项书面记录，防止医疗纠纷。

（韦红）

参考文献

1. 邵肖梅，叶鸿瑁，丘小汕．实用新生儿学．5版．北京：人民卫生出版社，2019.
2. 中国医师协会新生儿科医师分会．新生儿转运工作指南(2017版)．中华实用儿科临床杂志，2017，32(20)：1543-1546.

第十一章

母体合并症和并发症的分娩期处理

第一节

胎盘早剥

导读

胎盘早剥(placenta abruption)是指正常位置的胎盘在胎儿娩出前,部分或全部从宫壁剥离,近年发病率有上升趋势。胎盘早剥是常见的妊娠晚期出血原因之一,常导致母婴严重并发症,甚至危及母胎生命,早期诊断和正确处理对于挽救母儿生命具有重要意义。胎盘早剥一旦确诊,多考虑立即终止妊娠。阴道分娩是胎盘早剥重要的终止妊娠方式。应根据胎盘早剥发生的孕周、病情严重程度、胎儿有无存活力等谨慎选择分娩方式,同时加强围产期管理。

一、概述

(一)定义

正常位置的胎盘在胎儿娩出前部分或全部从宫壁剥离,称为胎盘早剥(图 11-1-1)。

(二)高危因素

胎盘早剥的高危因素包括高龄、多产、滥用药物、外伤、妊娠期高血压、胎膜早破等宫腔压力骤然改变的机械因素、子宫畸形、肌瘤等因素导致胎盘着床不良、辅助生殖技术助孕、易栓症、既往胎盘早剥病史等。

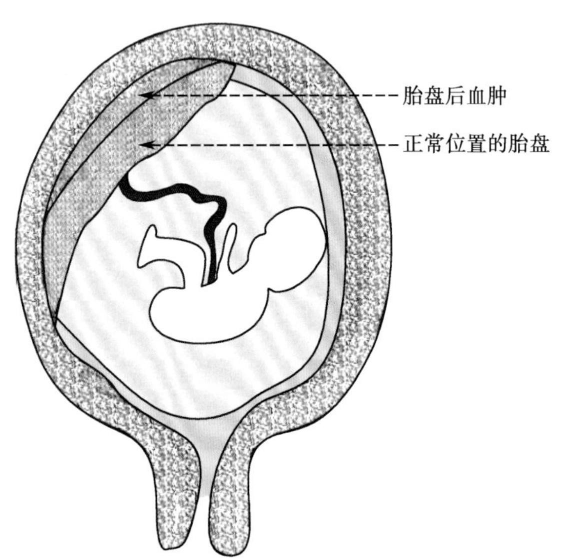

图 11-1-1 胎盘早剥示意图

(三)分级

胎盘早剥的病理为胎盘后出血,进而出现临床症状,随着剥离面增大,病情逐级加重,危及胎儿和孕妇生命。在临床上推荐使用胎盘早剥分级标准,作为对病情的判断与评估(表 11-1-1)。

《胎盘早剥的临床诊断与处理规范(第 1 版)》推荐使用 0~Ⅲ级的分级,主要以产妇和胎儿的可以检查到的临床表现和实验室检查为依据,实用性高。如胎盘早剥出现胎死宫内时,不管孕产妇的临床症状轻重,一律归为Ⅲ级。因为胎盘早剥时一旦发生胎儿死亡,孕产妇弥散性血管内凝血

表 11-1-1 胎盘早剥的分级

分级	临床特征
0 级	胎盘后有小凝血块,无临床症状
Ⅰ级	阴道出血;可有子宫压痛和子宫强直性收缩;产妇无休克发生;胎儿无窘迫发生
Ⅱ级	可能有阴道出血,产妇无休克;有胎儿窘迫发生
Ⅲ级	可能有外出血;子宫强制性收缩明显,触诊呈板状,持续性腹痛,产妇发生出血性休克,胎儿死亡;30% 产妇有凝血功能指标异常

(disseminated intravascular coagulation，DIC)的风险明显增高。胎盘早剥伴有胎儿窘迫发生，胎儿达可存活孕周，即使为Ⅰ级或Ⅱ级，仍应考虑尽快终止妊娠。胎盘早剥的诊断应以临床表现为主，为使临床医师能够准确地诊断和及时地处理，推荐使用以上指南中的胎盘早剥分级。

二、诊断

（一）病史和临床表现

重点考虑胎盘早剥的风险因素，并仔细询问病史。胎盘早剥典型的临床表现是阴道出血、腹痛、子宫收缩过频、子宫压痛和胎心率改变。在早剥早期，多表现为胎心率的变化及宫缩过频（宫缩间歇期不能完全放松）。病情危重时，宫缩强直，宫腔压力高，宫底升高，甚至呈板状，胎心消失。Ⅲ级病人病情凶险，可迅速发生休克，凝血功能障碍，甚至多器官功能损害。当早剥发生在后壁胎盘时，临床表现可不典型易误诊，此时多表现为腰背部疼痛。可伴有阴道出血，表现为陈旧性不凝血。

（二）辅助检查

超声是诊断胎盘早剥的常用辅助方法（图11-1-2，图11-1-3），但敏感性有限，无异常发现时不能排除胎盘早剥的发生，可用以鉴别妊娠晚期出血的前置胎盘。在胎盘早剥保守治疗过程中，可监测病情发展。需重视胎儿电子监护，约69%的胎盘早剥存在胎心异常，胎儿电子监护还可用于监测判断胎儿状况及宫腔压力改变。

血常规、凝血功能、肝肾功能、DIC等检查，用以判断失血状况，以及各重要脏器如肝、肾的损害情况。

三、治疗

胎盘早剥的治疗应根据孕周、早剥的分级、有无并发症、宫口开大情况等决定。

（一）病情评估和初步处理

分析病情，决定是否保守处理或尽快终止妊娠。监测生命体征、胎儿状况。早期发现DIC，给予新鲜血浆、血小板、冷沉淀等尽早纠正凝血功能障碍，尽量维持血红蛋白在100g/L，血细胞比容超过30%，尿量超过30ml/h，维持血液循环系统的稳定。动态监测血常规、凝血功能、肝肾功能，记录24小时液体出入量。

（二）保守处理指征

1. 孕32~34周且0~1级胎盘早剥者，积极促胎肺成熟，并严密观察母胎情况。

2. 28~32周以及<28周的极早产产妇，病情轻，显性出血为主，母胎状态稳定，子宫松弛，可保守治疗延长孕周，提高胎儿存活率。保守治疗过程中，密切监测早剥情况，一旦病情加重应立即终

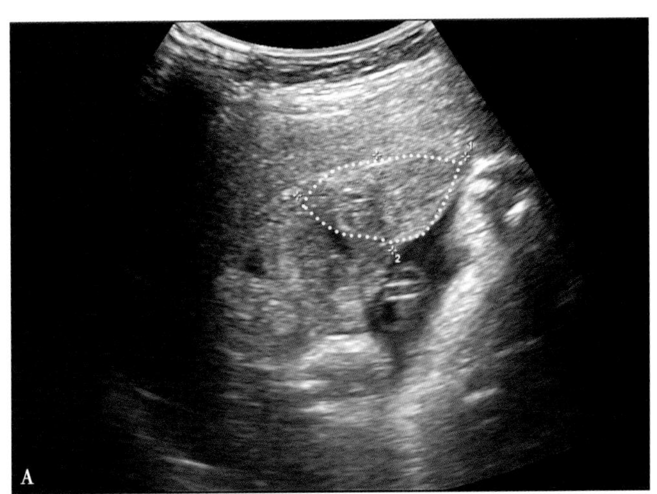

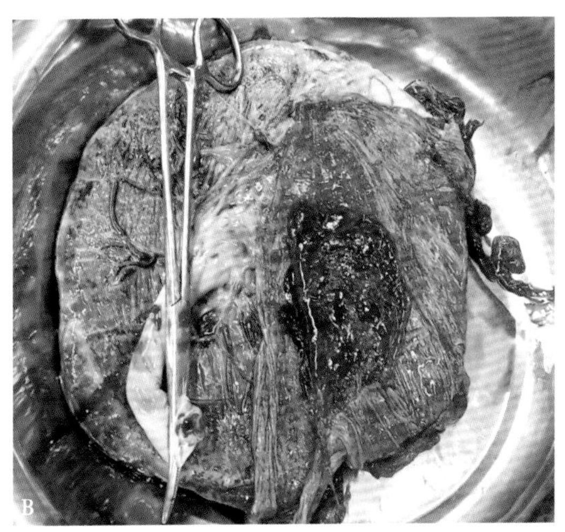

图11-1-2 胎盘早剥超声图像1

30岁，G_1P_0，孕38周$^{+6}$，阴道出血2小时入院。A. 急诊超声提示宫腔内4.7cm×4.8cm×2.5cm不均回声，位于胎盘右上缘；B. 急诊剖宫产，新生儿评8~9分，胎盘后5cm×6cm×6cm早剥，子宫后壁青紫

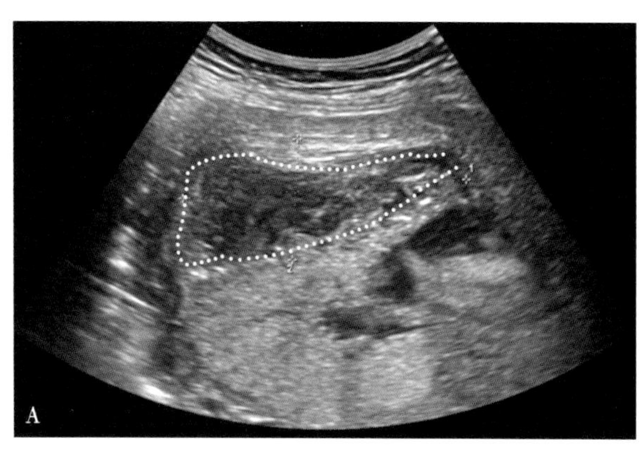

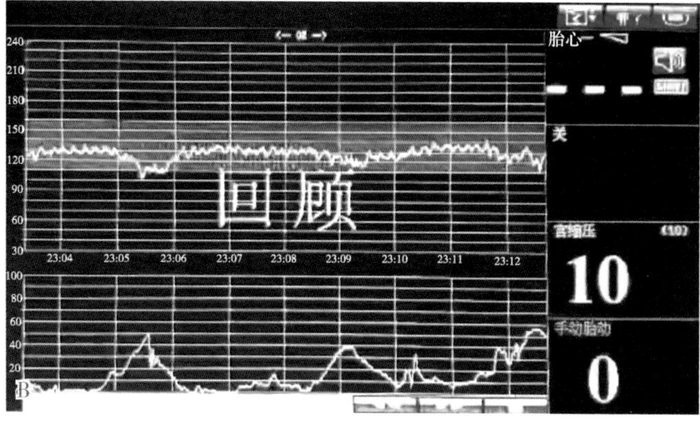

图 11-1-3　胎盘早剥超声图像 2

33 周⁺子痫前期，经产妇，腹痛 3 小时来诊。A. 超声提示：胎盘片状剥离，内为杂乱回声；B. 胎儿监护胎心反复晚期减速。宫颈口开大 7cm，宫腔张力高，迅速人工破膜，破膜后宫腔压力和宫缩过频改善，10 分钟后宫口开全，胎儿娩出，新生儿评 2~4 分，经急救后转入 NICU

止妊娠。分娩时机应仔细评价母胎风险、权衡母胎利益最大化。

（三）终止妊娠指征

1. 胎儿死亡。

2. 孕 32 周以上，胎儿存活，胎盘早剥Ⅱ级以上。

3. 保守治疗过程中，病情加重，出现胎儿窘迫。

（四）分娩方式的选择

1. 阴道分娩指征

（1）重型胎盘早剥、胎儿已死亡或无须抢救胎儿时，在严密监控下实施阴道分娩。严重的胎盘早剥发生后，突然的宫腔内压力增高可使宫口迅速开大，短时间内可结束分娩。在胎儿娩出后，子宫强力收缩可达到止血目的，以减少凝血功能异常情况下的手术风险，降低产后出血及产褥感染的发生率。但应强调，提倡个体化处理，不可千篇一律。如果出现明显的胎位异常、母体病情恶化等，应手术终止妊娠。

（2）孕周 <35 周且母儿情况稳定者，视宫颈成熟情况选择阴道分娩。针对 28 周前胎盘早剥者，属于流产范畴，一般经阴道分娩，必要时可行钳夹术。如胎盘早剥发生在临产之后，出血少，宫颈口扩张完全，评估可在很短时间内娩出胎儿，可尝试阴道分娩，必要时加用产钳或胎头吸引等方法，加快胎儿娩出的速度。同时做好抢救新生儿及产妇的准备。

2. 剖宫产

（1）胎位异常如横位无法从阴道分娩者。

（2）32 周以上、胎儿存活、Ⅱ级以上早剥，应尽快手术抢救胎儿。

（3）临产过程中发生的胎盘早剥：产程进展快、病人腹痛剧烈或胎心率异常者，应严密监护，排除早剥可能，如宫缩过频、胎儿窘迫，经宫缩抑制剂使用无法缓解，应考虑早剥可能性，如短期不能分娩者应手术终止妊娠。

（4）近足月者、胎盘早剥仅为 0~Ⅰ级者，病情可能随时加重，应考虑终止妊娠并剖宫产分娩。

（五）阴道分娩注意事项

1. 做好医患沟通，做好全面抢救的准备和对生命体征的监测　充分向病人及家属交代病情，告知风险及利弊，及时与家属沟通。密切观察病人的血压、脉搏、宫底高度、宫缩情况及胎心等变化。开放静脉通路，吸氧，心电监护，做好中转剖宫产及抢救新生儿的准备。动态监测血常规、凝血功能及生化情况，注意血红蛋白、血小板及纤维蛋白原水平变化，评估内出血量，防止 DIC 的发生，动态胎心监护判断胎儿情况。

2. 阴道检查和人工破膜　阴道检查了解宫口开大情况，评估分娩条件，尽早实施人工破膜。破膜后，羊水的流出可以减轻宫腔压力，减轻胎盘剥离程度及胎盘附着处的出血，减少进入母体血液循环的促凝物质。由于宫腔压力恢复正常，可恢复宫缩的节律，促进产程进展。破膜前在分娩过程中应慎用缩宫素，以免造成宫腔压力骤升而发生先兆子宫破裂或子宫破裂。

3. **使用缩宫素加强宫缩** 人工破膜后宫腔压力下降，恢复宫缩节律，如宫缩较弱，必要时配合静脉滴注缩宫素缩短产程。对于胎死宫内或放弃胎儿者可行头皮牵引、臀牵引加速产程进展，减少子宫胎盘卒中。

4. **维持血容量，纠正凝血功能** 出血多者可输血输液，防治休克，当纤维蛋白原水平进行性下降，尤其 <2.0g/L，并仍有活动性出血时，可输注新鲜冰冻血浆，补充纤维蛋白原及凝血酶原复合物，预防 DIC；尤其要注意纤维蛋白原的补充。抗纤溶剂氨甲环酸能抑制纤溶系统的活动，若病因已去除，DIC 处于纤溶亢进阶段出血不止时可应用。

5. **预防产后出血** 胎儿娩出后按压子宫，及时应用宫缩剂，防止产后出血，检查胎盘早剥情况，若经各种保守措施仍不能控制出血，子宫收缩不佳时，须及时手术，考虑外科方法止血甚至子宫切除。若大量出血且无凝血块，应考虑为凝血功能障碍，按凝血功能障碍处理。

6. **预防肾衰竭** 应随时注意孕产妇尿量，若每小时尿量少于 30ml，应及时补充血容量；少于 17ml 或无尿时，应考虑有肾衰竭的可能，在补充循环血量基础上使用利尿剂，必要时可重复使用，一般多能于 1~2 日内恢复。经处理尿量在短期内不见增加，血尿素氮、肌酐、血钾等明显增高者，应透析治疗。

经验分享

胎儿存活时，在保证母体安全的前提下，应尽力提高胎儿存活率。尤其在 32 周后，Ⅱ级以上的胎盘早剥，一旦诊断明确，切勿拖延，应尽快在 20 分钟内施行手术，可极大提高新生儿的存活率，改善其预后。近足月时，0~Ⅰ级胎盘早剥，推荐手术终止妊娠。

怀疑胎盘早剥者，若胎儿存活，则很少发生严重的母体并发症。一旦胎儿死亡，即提示重度胎盘早剥且易并发 DIC。从诊断胎盘早剥至分娩的时间越长，母体预后越差。对于已发生 DIC 者，治疗关键在于迅速终止妊娠，移除胎儿及胎盘，阻止促凝物质继续进入母血液循环，同时补充血制品，恢复循环血容量。DIC 发生时，由于凝血功能障碍，剖宫产会增加腹部切口及子宫切口出血的风险，而阴道分娩时可以使用药物及按压的办法促进子宫肌层血管收缩，在凝血因子缺乏的情况下避免严重出血。因此，当诊断明确、胎儿存活且有生存希望时，为抢救胎儿生命，以剖宫产为主；当胎儿已死亡时，应迅速促成阴道分娩。

分娩后胎盘应送病理检查，以明确病理生理，可能会发现胎盘血栓形成、绒毛纤维蛋白沉积、坏死蜕膜异常等情况。发生胎盘早剥的产妇应监测有无先天性或获得性的易栓症。应建议孕妇戒烟，告知吸烟与胎盘早剥发生的密切关系，再次妊娠时积极预防胎盘早剥。

本节关键点

1. 胎盘早剥的典型临床表现为阴道出血、腹痛、子宫收缩过频、子宫压痛及胎心率改变。超声检查准确率为 25% 左右。胎心监护用于判断胎儿状况及宫腔压力情况。
2. 根据早剥的孕周、分级、有无并发症、宫口开大情况、胎儿状况等综合分析，做出恰当处理。
3. 阴道分娩是重要的分娩方式，要正确运用及做好应对。

（邹丽　赵茵）

参考文献

1. 中华医学会妇产科学分会产科学组. 胎盘早剥的临床诊断与处理规范（第 1 版）. 中华妇产科杂志，2012（12）：957-958.
2. CUNNINGHAM FG，LEVENO KJ，BLOOM SL，et al. Williams Obstetrics. 25th ed. New York：McGraw Hill Education，2018.
3. JAMES D，STEER PJ，WEINER CP，et al. High-Risk Pregnancy. 5th ed. London：Cambridge University Press，2018.
4. FADL SA，LINNAU KF，DIGHE MK. Placental abruption and hemorrhage—review of imaging appearance. Emergency Radiology，2019，26（1）：87-97.

第二节

前置胎盘

导读

前置胎盘（placenta praevia）是导致妊娠晚期出血和早产的重要原因，与围产期母儿并发症及死亡密切相关。由于胎盘下缘毗邻或覆盖宫颈内口，表现为孕晚期无痛性阴道出血，由于胎先露高浮、横位、臀位等胎位异常，围产期出血，绝大多数前置胎盘的分娩方式为剖宫产，仅有少数可阴道试产。

一、概述

（一）定义

胎盘下缘毗邻或覆盖宫颈内口。

（二）高危因素

前置胎盘的高危因素包括流产史、宫腔操作史、产褥期感染史、高龄、剖宫产史、吸烟史、多胎妊娠史等。

（三）分类

强调在妊娠28周后诊断前置胎盘。妊娠中期超声检查发现的胎盘前置常因胎盘“移行“而发生变化。因前置胎盘的诊断随妊娠及产程进展而发生变化，故常以临床决策处理前最后一次检查来确定分类。根据中华医学会妇产科学分会产科学组发布的《前置胎盘的诊断与处理指南(2020)》将前置胎盘分为2种类型：前置胎盘和低置胎盘。

1. **前置胎盘**　胎盘完全或部分覆盖宫颈内口。包括既往的完全性和部分性前置胎盘。

2. **低置胎盘**　胎盘附着于子宫下段，胎盘边缘距宫颈内口的距离 <20mm。包括既往的边缘性前置胎盘和低置胎盘。

（四）并发症

1. **胎盘植入**　前置胎盘发生胎盘植入的概率明显升高，相对危险值（odd ratio，*OR*）为65.02，有剖宫产史的病人发生胎盘植入的概率也升高（*OR*=14.41）。因此，对于既往有剖宫产史的前置胎盘病人要特别警惕胎盘植入的可能。

2. **早产**　是前置胎盘围产儿死亡的主要原因，前置胎盘围产儿死亡率较正常的升高3倍。

3. **产前、产时、产后出血**。

4. **其他**　胎盘残留、产褥期感染等。

二、诊断

（一）症状和体征

既往病史存在前置胎盘的高危因素，例如多次流产史或剖宫产史。妊娠晚期或临产后突然出现无诱因、无痛性的阴道流血。病人全身情况与出血量及出血速度密切相关。反复出血可致贫血，急性大量出血可致失血性休克。腹部检查：子宫软，无压痛，轮廓清楚，子宫大小符合妊娠周数。胎位清楚，胎先露高浮或伴有胎位异常。如产前未能及时发现，而分娩过程中有明显的阴道出血，应该考虑低置胎盘的存在，在充分评估病人情况下选择分娩方式，尽可能减少产时、产后出血。需注意：临产后伴有宫缩的阴道出血，需与胎盘早剥进行鉴别诊断。

（二）超声检查

在妊娠的任何时期，如怀疑前置胎盘，推荐使用经阴道超声（transvaginal ultrasonography，TVS）进行检查（图11-2-1）。TVS能准确地定位低置的胎盘（敏感性87.5%，特异性98.8%，阳性预测值93.3%，阴性预测值97.6%），是诊断前置胎盘的金标准。TVS准确性明显高于经腹超声，并具有安全性（证据等级：Ⅱ-2A）。当发生阴道出血时，TVS对前置胎盘的诊断也具有安全性。瘢痕子宫应该高度怀疑前置胎盘合并胎盘植入的可能（特别是

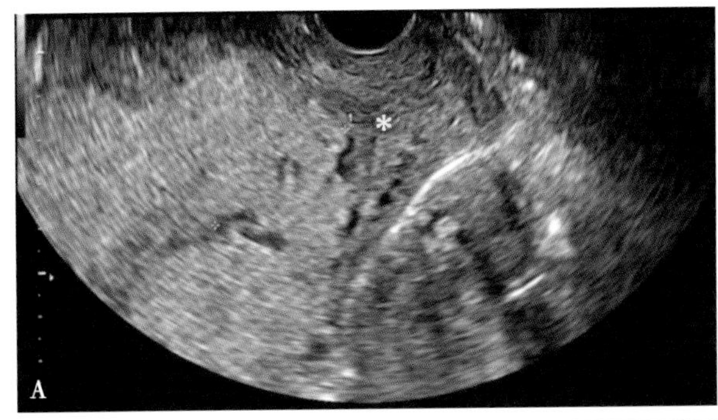

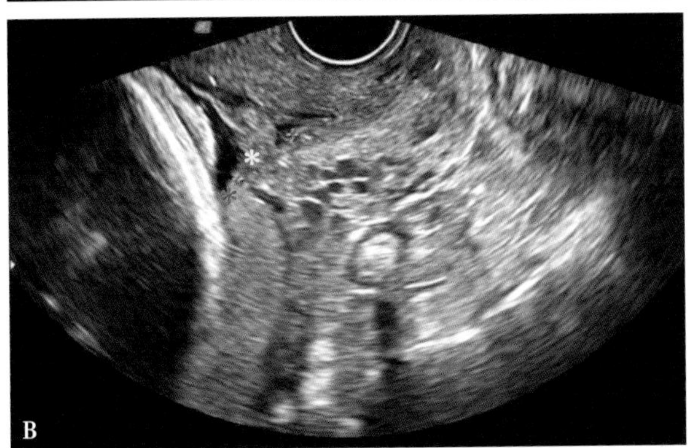

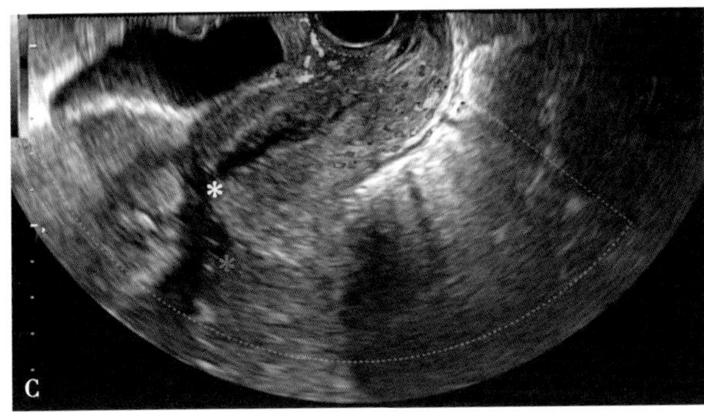

图 11-2-1 前置胎盘的超声图像特点

A. 完全性前置胎盘，胎盘完全覆盖宫颈内口；B. 低置胎盘 胎盘附着于子宫后壁，边缘距离宫颈内口 1.4cm；C. 边缘性前置胎盘，边缘恰达宫颈内口

黄色虚线为宫颈管，蓝色虚线为胎盘边缘线

附着前壁的前置胎盘)，超声检查时要明确胎盘是否种植在剖宫产瘢痕上。

（三）磁共振检查

有条件的医院，怀疑合并胎盘植入时，可选择磁共振检查。与经阴道超声检查相比，磁共振对胎盘定位无明显优势。

三、处理

（一）前置胎盘阴道分娩的适应证

我国指南推荐胎儿为枕先露的边缘性前置胎盘、低置胎盘，出血少，无头盆不称；或部分性前置胎盘，宫颈口已扩张，产妇一般情况好，产程进展顺利，估计短时间内可以结束分娩者，在有条件的医疗机构，备足血源，在严密监测下行阴道试产（证据等级：Ⅱ-2A)，见图 11-2-2。

无症状、无头盆不称的低置胎盘者，尤其是妊娠 35 周后经阴道超声测量胎盘边缘距宫颈内口为 11~20mm 的孕妇可考虑自然分娩。

（二）阴道分娩的产程管理

1. 需在输液条件下观察产程，并备血必要时输血。

2. 产程中的一个重要步骤是帮助胎先露下降，压迫止血：在宫口开大 3~4cm 时行人工破膜，破膜后胎头下降压迫胎盘前置部分而止血；用缩宫素加强宫缩亦可促使胎头下降、压迫胎盘达到止血及促进产程的目的；用腹带扎紧腹部，以助胎先露下降，压迫止血。

3. 产程中需密切注意胎心变化，必要时采用连续胎心监护。

4. 胎儿娩出后，如胎盘剥离不全而出血不止，以人工剥离为宜。胎儿娩出后应尽早使用宫缩剂，在子宫收缩的基础上进行操作，动作须轻柔，慎防损伤子宫下段，并警惕胎盘粘连或植入的可能。

5. 胎盘剥离后由于子宫下段收缩不良出血多，在宫缩剂的使用选择上强调使子宫下段收缩的制剂如前列腺素类，同时行子宫按压（单手或双手压迫法），宫腔填塞等措施。如经以上处理，仍不能止血，应果断开腹手术止血。如果止血效果差，还可行子宫动脉、髂内动脉结扎，甚至子宫全切术。

6. 在分娩前怀疑胎盘植入，第三产程尝试人工剥离胎盘，胎盘与子宫壁间部分或全部紧密粘连没有间隙，胎盘部分或全部不能剥离，即可诊断，马上按胎盘植入处理。不要强行取出胎盘，强行人工剥离胎盘可导致大量出血，甚至威胁产妇生命。胎儿娩出后不强行剥离植入的胎盘，而行子宫全切术，这种观点受 ACOG 及许多学者推荐，被认为是胎盘植入的标准处理方法。若病人血流动力学稳定，且无败血症的危险时，可将胎盘部分或全部留在宫腔内。将胎盘部分或全部留在原位

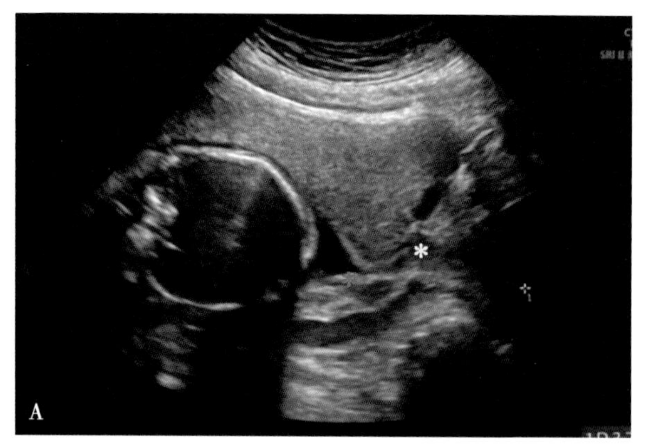

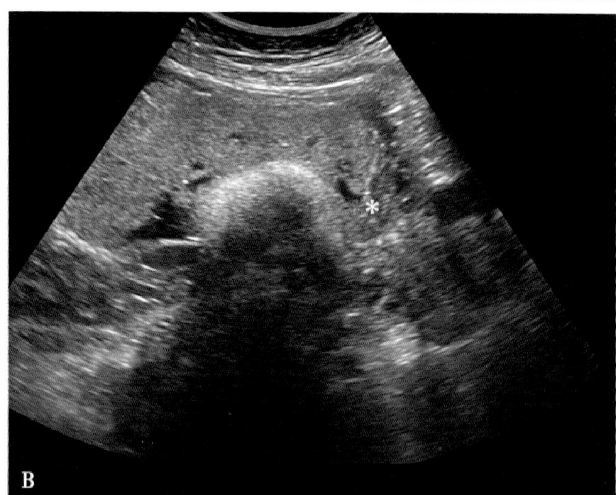

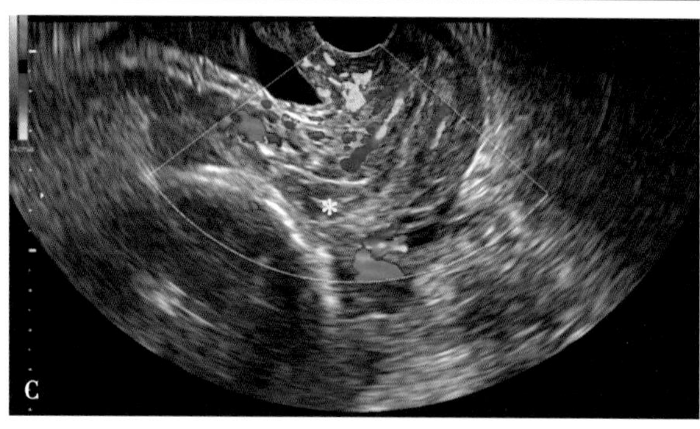

图 11-2-2 G_3P_1，经产妇，于 32 周，因阴道无痛性出血住院保胎 1 周后出血停止出院

A. 超声提示完全性前置胎盘（胎盘主要位于子宫前壁，完全覆盖宫颈内口），38 周不规律宫缩入院；B. 经腹超声提示胎盘恰达宫颈内口；C. 经阴道超声提示胎盘恰达宫颈内口。病人入院后不规律宫缩，无阴道出血，39 周临产，历经 12 小时分娩一男活婴，8~9 分，阴道出血 300ml，胎盘胎膜自动娩出，完整

的保守治疗虽可避免 75%~80% 的子宫切除，但同时也增加了输血，感染可能及产妇发病率，还需要长期监护，目前关于此疗法的有效参考数据仍较少。保守治疗术后应合理选用抗生素治疗。

7. 产后仔细检查胎盘，注意胎盘的形状、完整性、是否有副胎盘等。并逐一探查阴道穹窿、子宫颈、子宫下段等处有无裂伤，及时修复。

8. 产褥期注意纠正贫血，预防感染。

9. 如分娩过程出血较多，新生儿应置于新生儿重症监护病房观察。测血细胞比容、红细胞计数和血红蛋白，以了解新生儿失血和贫血的情况。

10. 对于胎儿已经死亡的阴道分娩，如果死胎为臀位，可将两个手指伸入宫口内，另一手放在下腹部引导胎儿臀部进入骨盆腔，宫颈内的两指抓住胎足并轻轻地牵拉，使其通过宫颈口。此操作并不是为了采用外力拉出胎儿，而是利用胎足和胎臀压迫前置的胎盘，以便压迫止血及促进胎儿娩出。对于头位的死胎，也可利用头皮钳牵拉胎头，压迫止血。以上操作应由熟练的医师实施。

11. 若人工破膜后，胎头下降不理想，仍有出血；或产程进展不顺利，应立即改行剖宫产术。

12. 临产后诊断的部分性或边缘性前置胎盘，出血量较多，估计短时间内不能分娩者，也选择急诊剖宫产终止妊娠。

（三）中孕前置胎盘经终止妊娠相关问题

对于计划生育或畸形胎儿需孕中期引产的胎盘前置状态病人，虽然部分病人没有阴道流血表现，但在临床上同样存在胎盘植入及产前、产时、产后大出血的危险，故引产时需要特别注意。

有相当部分的孕中期胎盘前置状态可经阴道分娩，但必须在有条件的医院，包括血源丰富、有介入治疗条件等有手术急诊抢救条件的医院进行引产。对于中央型附着：胎盘附着于子宫后壁，由后向前完全覆盖宫颈内口，向子宫前壁延伸不超过 20~30mm 或在子宫前壁不对称附着、胎盘部位血流不丰富、胎盘厚度不超过 20mm 者，可阴道试产。

对于尚无健康子女而要求引产，且为完全性胎盘前置状态未出血者，必须慎重考虑是否终止妊娠，因可能有出血无法控制时需行子宫全切术。

1. **引产方法** 一般采用羊膜腔注射依沙吖啶，亦有胎儿心脏注射 + 羊膜腔穿刺的联合方法。即先使用药物进行胎儿心脏注射使胎儿死亡，胎盘血液循环停止，同时再羊膜腔内注射依沙吖啶以减少引产过程中的出血。有文献报道在完全性前置胎盘病人运用上述方法可减少分娩时的出血量以及输血量。国内亦有联合胎儿心内注射氯化钾+羊膜腔穿刺注射依沙吖啶用于孕中期、孕晚期中央型前置胎盘的引产报道。此外，还有采用米非司酮联合依沙吖啶的引产方法，可有效促进宫颈成熟，缩短产程，并可减少胎膜残留，降低清宫率，减轻孕妇的疼痛，还可减少产后出血等引产并发症。羊膜腔注射依沙吖啶同时进行介入条件下双侧子宫动脉栓塞也是预防产时产后出血的方法之一，由于子宫缺血，产后存在月经复潮较晚的可能，需密切随访。

2. 引产中的产程管理及注意事项

(1) 引产时应严格遵循操作规范，严格掌握适应证及禁忌证，根据不同个体选择适当的引产方法及药物用量、给药途径。

(2) 密切观察产程，仔细记录宫缩强度、宫口扩张程度和阴道出血量。

(3) 引产中如阴道出血多，可以采用人工破膜使胎头下降压迫胎盘前置部位止血，并促进子宫收缩加快产程。也可经阴道胎盘打洞、助娩或用钳夹等方法加速娩出胎儿、减少出血。

(4) 胎儿娩出后立即使用缩宫素、前列腺素等强有力的宫缩剂。若胎盘无法自行娩出，则行钳夹清宫术。若胎盘剥离面出血多，可行宫腔填塞或放置宫腔球囊压迫止血。应参照产后出血的处理。

(5) 产程进展不顺利或大出血甚至休克，为挽救产妇生命，应果断行紧急剖宫取胎术终止妊娠。若术中采取各项止血措施均无效，应向家属交代病情，果断切除子宫。

本节关键点

1. 通过病史体征、超声检查在产前及时确诊前置胎盘。
2. 根据前置胎盘的附着部位、孕周、胎盘是否植入、胎盘血窦丰富情况、胎盘前置部分的厚度等决定分娩方式。
3. 掌握阴道分娩的适应证，在母胎安全的前提下严密监测产程，在二级以上医院进行。特别注意胎盘前置状态时的阴道分娩适应证。
4. 产程中的一个重要步骤是帮助胎先露下降，压迫止血；第三产程果断诊断胎盘植入并处理防止产后出血。
5. 一旦引产失败应立即行剖宫取胎术，保证母体安全。

前置胎盘剖宫产术请见视频 10（a~c）。

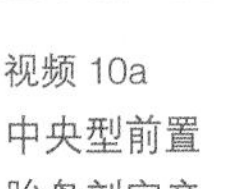

视频 10a
中央型前置
胎盘剖宫产

视频 10b
凶险性前置胎盘
剖宫产（切除子宫）

视频 10c
凶险性前置胎盘
剖宫产（保留子宫）

视频 10 前置胎盘剖宫产术

（邹丽 赵茵）

参考文献

1. 中华医学会妇产科学分会产科学组．前置胎盘的诊断与处理指南(2020). 中华妇产科杂志，2020(01):3-8.
2. 中华医学会妇产科学分会产科学组．妊娠并发症和合并症终止妊娠时机的专家共识．中华围产医学杂志，2020，23(11):721-732.
3. SILVER RM，BRANCH DW. Placenta accreta spectrum. The New England Journal of Medicine，2018，378(16):1529-1536.
4. JAUNIAUX E，ALFIREVIC Z，BHIDE AG，et al. Placenta praevia and placenta accreta：diagnosis and management：green-top guideline no. 27a. BJOG，2019，126(1):1-48.
5. SILVER RM. Abnormal placentation：placenta previa，vasa previa，and placenta accreta. Obstetrics and Gynecology，2015，126(3):654-668.
6. AUNE D，SCHLESINGER S，HENRIKSEN T，et al. Physical activity and the risk of preterm birth：a systematic review and meta-analysis of epidemiological studies. BJOG，2017，124(12):1816-1826.
7. JAIN V，BOS H，BUJOLD E. Guideline no. 402：diagnosis and management of placenta previa. J Obstet Gynaecol Can，2020，42(7):906-917.

第三节

前置血管

导读

前置血管（vasa previa）是产前出血的少见原因。表现为无痛性阴道出血，因此也被列入前置胎盘的范畴。前置血管位于先露部的前方，其危险在于产时先露部下降，可直接压迫血管，导致胎儿窘迫，甚至在胎膜自然破裂或人工破裂时损伤胎膜上的前置血管而发生出血，出血来源于胎儿，对胎儿的危险极大，胎儿死亡率极高，故推荐择期剖宫产避免因临产胎膜早破导致的胎儿风险。

一、概述

（一）定义

前置血管是指胎盘血管行走于子宫下段或宫颈内口处的胎膜及绒毛膜间，位于胎先露的前方（图 11-3-1，图 11-3-2）。前置血管应归为前置胎盘范畴。

（二）病因

低置胎盘、帆状胎盘、副胎盘、双叶胎盘、多叶胎盘、多胎妊娠等常合并前置血管。

（三）并发症

主要并发症为胎儿失血，胎儿窘迫，胎儿死亡。

二、诊断

（一）临床表现

前置血管产前可无任何临床表现，产前诊断前置血管困难。前置血管发生破裂出血，易误诊为前置胎盘或胎盘早剥出血，延误抢救治疗。产时诊断前置血管的要点是：阴道检查扪及索状、搏动的血管；胎膜破裂时伴阴道流血，色鲜红，同时出现胎心率变化，孕妇的生命体征平稳。

（二）辅助检查

超声检查是诊断前置血管的主要手段，同时也用于排除前置胎盘或胎盘早剥等其他可以导致产前出血的疾病。应用经阴道超声多普勒检查发现脐带插入的位置较低，有助于诊断。对产前超声难以显示脐带胎盘插入处的，高度警惕前置血管的可能性。超声检查过程中应仔细检查宫颈内口部位，并行经会阴或经阴道超声检查以排除前置血管的可能。产前超声诊断前置血管应遵循以下原则：①若孕中期常规超声检查发现低置胎盘时，需检查脐带的插入部位；②产前检查发现有帆状胎盘、双叶胎盘、副胎盘等前置血管高危因素存在时，需行经阴道超声，仔细检查宫颈内口；③发现可疑前置血管时，需经阴道超声彩色多普勒检查，以鉴别诊断此可疑血管是母体血管还是胎儿血管。即使采用经阴道超声彩色多普勒检查，前置血管也有漏诊可能，产前无症状的前置血管病人仅有 78% 的诊断率。需要注意的是，孕中期检查有前置血管的，要在孕晚期复查。因为随着妊娠进展，15% 病例在孕晚期前置血管会消失。

（三）实验室检查

Kleihauer-Betke 试验（也称 K-B 试验，胎儿血红蛋白酸洗脱试验）和血红蛋白电泳可以精确区分胎儿及母体红细胞，能精确检测到 0.01% 的胎儿血红蛋白。缺点是耗时长，因此在临床上并不常用。

三、处理

产前已明确诊断前置血管的病人，RCOG 指南建议在孕晚期（30~32 周）提前入院，在具备母儿抢救条件的医疗机构进行待产，给予糖皮质激

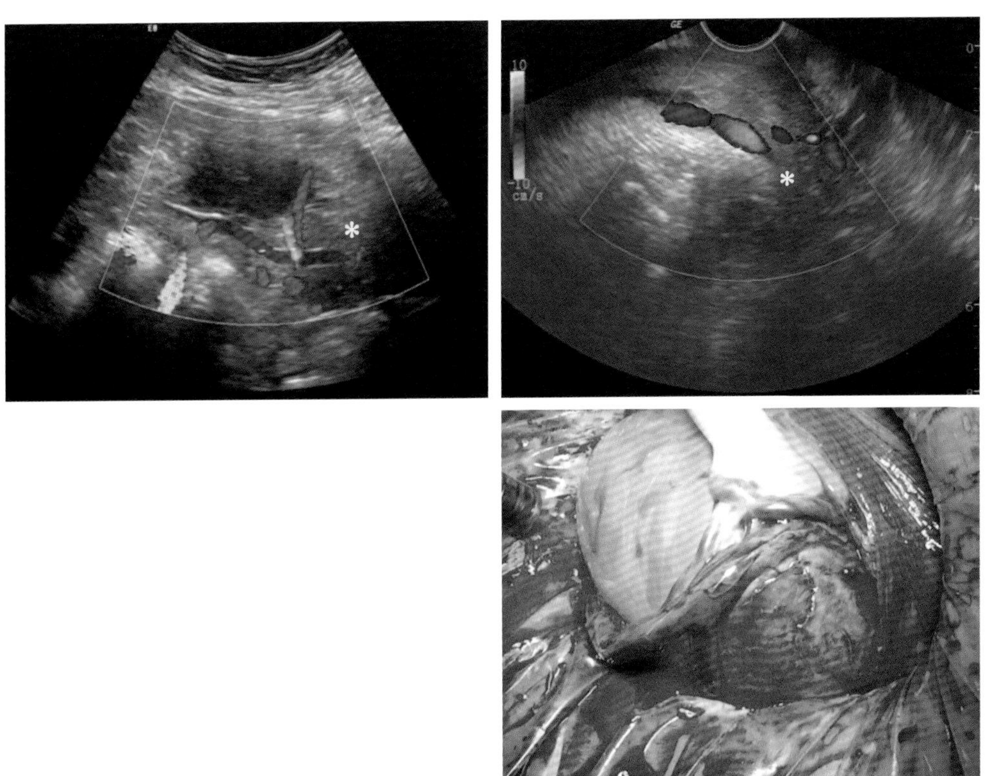

图 11-3-1 前置血管的影像学表现和解剖所见

41 岁，孕 7 产 0，34 周⁺，臀位，帆状胎盘，前置血管，妊娠期糖尿病，因不规则宫缩，于妊娠 35 周⁺剖宫产终止妊娠。A. 经阴道超声彩色多普勒检查显示宫颈内口上方见血流信号；B. 剖宫产术中见：脐带帆状附着，胎膜上附着粗大脐血管，位于子宫下段胎先露前方

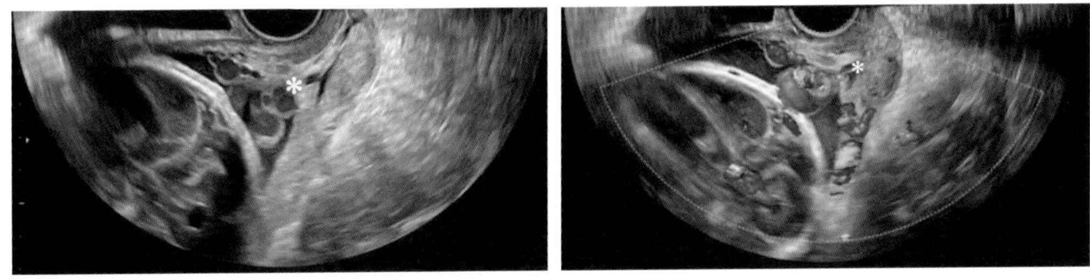

图 11-3-2 前置脐带

鉴别诊断：脐带前置，经阴道超声彩色多普勒检查显示宫颈内口上方见脐带横切面，位于胎先露的前方

素促胎肺成熟。目前尚无指南对前置血管终止妊娠的时期给出建议，由于早产的可能性大，基本的原则是孕晚期(28~32 周)促胎肺成熟，提前备血并联系 NICU 及相关科室抢救人员。RCOG 提出前置血管孕妇在妊娠 34~36 周行择期剖宫产终止妊娠，以平衡早产和胎膜早破的风险。待产期间不做阴道检查及肛查。

若产时阴道指诊扪及索状、搏动的血管，要采用超声或羊膜镜进一步确认，切勿草率破膜。若产时出现阴道出血，特别是发生在胎膜破裂后并伴有胎儿窘迫的出血，首要处理是立刻剖宫产终止妊娠，而不是诊断胎盘前置血管，因为此时的出血来自胎儿，少量出血即可导致围产儿死亡。新生儿出生后立即由儿科专家进行复苏抢救，包括立即输血治疗。

胎儿若已死亡，则选择阴道分娩。方法及处理原则同引产。

本节关键点

1. 前置血管罕见，围产儿死亡率高，产前诊断困难。
2. 产前诊断主要依靠B超，超声多普勒检查发现脐带插入的位置较低，有助于诊断。对产前超声难以显示脐带胎盘插入处的，高度警惕前置血管的可能性；产时诊断主要依靠临床表现。
3. 若产前发现前置血管，且胎儿近足月，促胎肺成熟后及时终止妊娠。
4. 处理主要以抢救胎儿为首要目的，采用剖宫产终止妊娠。若产时发现前置血管，且胎儿存活，立即剖宫产终止妊娠。
5. 若胎儿死亡，选择阴道引产。

（邹丽　赵茵）

参考文献

1. 中华医学会妇产科学分会产科学组．前置胎盘的诊断与处理指南(2020)．中华妇产科杂志，2020(01):3-8.
2. 中华医学会妇产科学分会产科学组．妊娠并发症和合并症终止妊娠时机的专家共识．中华围产医学杂志，2020，23(11):721-732.
3. JAUNIAUX E，ALFIREVIC Z，BHIDE AG，et al. Placenta praevia and placenta accreta：diagnosis and management：green-top guideline no. 27a. BJOG，2019，126(1):1-48.
4. CUNNINGHAM FG，LEVENO KJ，BLOOM SL，et al. Williams Obstetrics. 25th ed. New York：McGraw Hill Education，2018.
5. JAIN V，BOS H，BUJOLD E. Guideline no. 402：diagnosis and management of placenta previa. J Obstet Gynaecol Can，2020，42(7):906-917.
6. SILVER RM. Abnormal placentation：placenta previa，vasa previa，and placenta accreta. Obstetrics and Gynecology，2015，126(3):654-668.

第四节

妊娠合并糖尿病

导读

妊娠合并糖尿病是妊娠期常见的内科合并症之一，包括孕前糖尿病（pregestational diabetes mellitus，PGDM）和妊娠期糖尿病（gestational diabetes mellitus，GDM）。孕期首次产前检查建议进行空腹血糖（fasting plasma glucose，FPG）检查，如果血糖升高程度已经达到糖尿病（diabetes mellitus，DM）标准，应诊断为孕前糖尿病。GDM指妊娠期发生的糖代谢异常，建议妊娠24~28周进行口服葡萄糖耐量试验（oral glucose tolerance test，OGTT）检查诊断。随着我国全面两孩政策实施后，高龄、孕前超重或肥胖等高危孕妇比例增加，妊娠合并糖尿病的发生率进一步增加，导致孕妇及胎儿近、远期并发症的发生。研究表明，妊娠合并糖尿病者孕期得到较好的血糖控制，母儿的预后将得到明显改善，严重合并症发生率明显降低。

一、概述

（一）孕前糖尿病与妊娠

1. 妊娠对孕前糖尿病的影响 近年，随着肥胖人群的增加，2 型糖尿病发病率逐渐增加，其临床特征包括发病较晚、相对胰岛素分泌不足、外周胰岛素抵抗、肥胖，经常合并血管、肾脏、眼底的改变。1 型糖尿病者发病年龄较早，有自身胰岛 β 细胞的破坏，需要胰岛素治疗。

孕前糖尿病病人妊娠期病情常加重，而且孕期血糖波动大，应严密动态监测血糖的变化。妊娠早期由于恶心、呕吐的存在，应用胰岛素治疗的糖尿病孕妇如果未及时调整胰岛素用量，部分病人可能会出现低血糖，严重者甚至导致饥饿性酮症、低血糖性昏迷等。随着妊娠进展，机体胰岛素抵抗作用增强，胰岛素用量需要不断增加，否则孕妇血糖会不断升高。糖尿病病人孕期血糖控制不满意或妊娠期合并感染均可能诱发酮症酸中毒（diabetic ketoacidosis，DKA）。

孕前糖尿病合并微血管病变者，如糖尿病肾病、视网膜病变等，妊娠是否会促使病情恶化，争议较多。孕期血糖控制不满意可能促使糖尿病原有的并发症加重。

糖尿病合并高血压者最好在孕前将血压控制在正常范围。非孕期的治疗一般倾向于 ACEI 制剂或血管紧张素Ⅱ受体拮抗剂。但由于对胎儿的致畸作用，孕前应用这类药物降压的妇女孕期应停药。

2. 孕前糖尿病对妊娠的影响 孕前糖尿病对母儿的影响较大，尤其伴微血管并发症者，母儿结局更差。孕前及孕期血糖控制满意、不合并血管病变时围产儿结局良好。不良母儿结局包括胎儿畸形、自然流产、早产、子痫前期、剖宫产分娩、巨大胎儿、新生儿低血糖、呼吸窘迫综合征、红细胞增多症、电解质紊乱、高胆红素血症等。糖尿病孕妇后代的远期影响还包括肥胖、糖耐量受损。

（二）妊娠期糖尿病

GDM 指妊娠期发生的不同程度的葡萄糖耐量异常，妊娠早期诊断的糖尿病不排除其葡萄糖耐量异常在妊娠前就已经存在的可能性。由于 GDM 孕妇血糖升高主要发生在妊娠中后期，血糖控制不理想主要导致胎儿高胰岛素血症、宫内过度生长发育、巨大胎儿，以及将来肥胖、糖代谢异常等代谢综合征发生率增加。

1. 发病率 目前各国学者对 GDM 采用的诊断方法和标准尚未完全统一，各国报道的发生率相差悬殊，不同种族 GDM 的发生率存在极大差异。华人或中国妇女 GDM 发生率高于白色人种或黑色人种。在西方国家多种族社会中，排除了不同 OGTT 方法的影响后，华人和亚洲人的 GDM 发生率较其他种族高 3~7 倍。目前中国大多数城市医院已普遍开展了 GDM 筛查，GDM 的检出率不断提高。2014 年我国出台《妊娠合并糖尿病诊治指南（2014）》，采纳新的诊断标准后，我国 GDM 的发生率达 17.5%~18.9%。

2. 高危因素 1 型 DM、2 型 DM 和 GDM 的发病率呈全球上升趋势。已证实 GDM 的发生与种族密切相关，华人妇女属于世界上 GDM 最高患病风险人群之一，种族对于基因决定的某些代谢差异的影响可能较环境因素的影响更为重要。研究表明，具有 DM 危险因素的人群 GDM 发生率明显增高。经典的 GDM 危险因素归纳起来有母体因素、家族史或既往孕产史、本次妊娠因素（表 11-4-1）。

表 11-4-1 GDM 危险因素

母体因素	家族史或既往孕产史	本次妊娠因素
年龄大	糖尿病家族史	血压升高
多产次	糖尿病母系遗传	妊娠早期高血红蛋白
孕前超重	先前产科结局	铁储备增加
孕期体重增加	先天畸形	多胎妊娠
BMI≥27kg/m^2	胎死宫内	社会经济因素
身材矮小	巨大胎儿	保护因素
孕妇出生时为低体重儿	前次剖宫产	年龄≥40 岁
多囊卵巢综合征	前次 GDM	饮用酒精
饱和脂肪摄入高		
α- 地中海贫血基因携带		
乙肝病毒携带状态		

3. **GDM对母儿结局的影响** 孕妇高血糖所导致的胎儿及新生儿系列并发症均与胎儿高胰岛素血症相关。

(1) 巨大胎儿：常见于未得到控制的GDM，巨大胎儿的发生与孕期血糖水平相关。孕妇高血糖所导致的胎儿过度生长主要见于妊娠28周以后，以肩胛下和腹部皮下脂肪沉积增加为主，故肩难产机会相对增多，手术产增加。

(2) 新生儿RDS：主要与孕期血糖控制和终止妊娠的周数有关。近年来的研究表明，孕期血糖控制理想，妊娠38周以后终止妊娠的GDM者，胎儿肺发育已成熟，新生儿极少发生RDS。早产、孕期血糖未控制或控制不理想者，新生儿RDS发生率增加。

(3) 新生儿低血糖：由于母体对胎儿的血糖供应中断而胰岛素分泌仍异常，此时容易发生新生儿低血糖。产程中孕妇血糖水平与新生儿低血糖的发生密切相关。另外，红细胞增多症、高胆红素血症、低钙血症等并发症也增加。

(4) 宫内暴露于高血糖环境后，儿童期肥胖及青春期和成年期糖代谢异常等代谢综合征发生概率增加。

二、妊娠合并糖尿病的诊断

（一）孕前糖尿病

1. 妊娠前已确诊糖尿病。

2. 妊娠前未进行过血糖检查且存在糖尿病高危因素者，如肥胖（尤其重度肥胖）、一级亲属患2型糖尿病、GDM史或大于胎龄儿分娩史、多囊卵巢综合征及孕早期空腹尿糖反复阳性，首次产前检查时应明确是否存在孕前糖尿病，达到以下任何一项标准应诊断为孕前糖尿病：

(1) 空腹血糖（fasting plasma glucose，FPG）≥7.0mmol/L（126mg/dl）。

(2) 糖化血红蛋白（GHbA1c）≥6.5%（采用NGSP/DCCT标化的方法）。

(3) OGTT 2小时血糖水平≥11.1mmol/L（200mg/dl）。

(4) 伴有典型的高血糖或高血糖危象症状，同时任意血糖≥11.1mmol/L（200mg/dl）。

如果没有明确的高血糖症状，上述(1)~(3)项需要次日复测确诊。

WHO建议FPG≥6.1mmol/L诊断为空腹血糖受损，OGTT 2小时≥7.8mmol/L诊断为糖耐量受损。

（二）GDM的诊断

1. 推荐医疗机构，应对所有尚未被诊断为糖尿病的孕妇，在妊娠24~28周以及28周后才来就诊者，进行75g口服葡萄糖耐量试验（oral glucose tolerance test，OGTT）。

75g OGTT的诊断标准：空腹及服葡萄糖后1小时、2小时的血糖值分别为5.1mmol/L、10.0mmol/L、8.5mmol/L（92mg/dl、180mg/dl、153mg/dl），任何血糖值达到或超过上述标准即诊断为GDM。

2. 孕妇具有DM高危因素或者医疗资源缺乏地区，建议妊娠24~28周首先检查FPG。FPG≥5.1mmol/L，可以直接诊断为GDM，不必再做75g OGTT；FPG<4.4mmol/L，发生GDM可能性极小，可以暂时不做75g OGTT；4.4mmol/L≤FPG<5.1mmol/L者，应尽早做75g OGTT。

3. 孕妇具有GDM高危因素，首次OGTT结果正常者，必要时可在孕晚期重复OGTT。

三、妊娠合并糖尿病的处理

（一）糖尿病病人的孕前咨询

糖尿病病人在妊娠前进行孕前咨询十分必要。

1. 首先进行的检查有糖化血红蛋白（glycosylated hemoglobin，HbA1c）、血脂、肌酐清除率、24小时尿蛋白、眼底检查、心电图，因1型糖尿病可能合并甲状腺疾病，通常还要检测甲状腺功能。

2. 明确糖尿病妇女是否能够妊娠，根据国际通用妊娠期糖尿病的White分级法，可将GDM分为十级，White B、C、D可以妊娠；White F的糖尿病肾病妇女，孕前尿蛋白<2g/24h，不伴有肾功能损害者，肌酐清除率>90mmol/min，在严密监测下可以妊娠，妊娠前血压>150/100mmHg或肾功能异常者不宜妊娠；糖尿病伴有增生性视网膜病变者，孕前或孕早期接受过激光凝固治疗可以妊娠。

3. 根据检验结果判断怀孕的最佳时机。将口服降糖药改为胰岛素以控制血糖，孕前最好将血糖控制到下列范围（表 11-4-2）。

4. 妊娠前和妊娠早期应补充含叶酸的多种维生素。

5. 解除孕妇及家属的思想顾虑，告知其只要严格控制血糖，做好孕期保健，大部分可以得到满意的效果，使其配合治疗，做好孕期保健。

（二）医学营养治疗

妊娠合并糖尿病的治疗应首选合理膳食及运动治疗，GDM 孕妇中约 85% 通过生活方式的调整血糖就可以达到理想范围，但如果治疗 1~2 周后空腹血糖仍高于 5.3mmol/L，或餐后 2 小时血糖高于 6.7mmol/L，应给予药物治疗。到目前为止，饮食及运动控制失败的糖尿病病人妊娠期主要采用胰岛素来调节血糖。

医学营养治疗（medical nutrition treatment，MNT）是糖尿病孕妇基础的治疗手段。合理的膳食安排能提供妊娠所需的能量和营养素且不易导致餐后高血糖。营养治疗的目的是使孕妇的血糖控制在正常范围。理想的饮食控制目标在于既能保证和提供妊娠期间的热量和营养需要，又能避免餐后高血糖或饥饿酮症出现，胎儿生长发育正常。经过合理的饮食控制和适当的运动治疗，大多数 GDM 孕妇都能将血糖控制在满意范围，但要注意避免过分控制饮食，否则会导致孕妇产生饥饿性酮症，发生胎儿生长受限。

妊娠期能量摄入应基于妊娠妇女孕前体重和合适的体重增长率，以达到相对满意的孕期体重增长。增加热能的目的在于增加血容量和维持胎儿生长（表 11-4-3）。

糖尿病营养治疗中碳水化合物的含量占总热能的 40%~50%，蛋白质的需求量是 80g/d 或 1.0~1.2g/（kg·d）。膳食中脂肪总量所占的能量百分比可高于 30%。同时注意膳食纤维、维生素等的摄入。各餐及分餐比例见表 11-4-4。

总之，膳食计划必须实现个体化，要根据文化背景、生活方式、经济条件和教育程度进行合理的膳食安排和相应的营养教育。

（三）运动疗法

妊娠期的运动疗法是配合饮食疗法治疗妊娠期糖尿病的另一种措施。通过运动可使血糖、血压及胆固醇降低，减少患心血管疾病和卒中的危险，减轻工作和生活的压力，增强心脏、肌肉和骨骼的力量。规律性的运动还可以改善胰岛素抵抗、血液循环，保持骨关节的灵活性。

表 11-4-2 妊娠前血糖控制标准

时间	血浆葡萄糖 /（$mmol\cdot L^{-1}$）
空腹和餐前血糖	4.4~6.1
餐后 2 小时	5.6~8.6
	HbA1C<7%，尽可能降到正常，尽量避免低血糖

表 11-4-3 孕期体重增加建议

体重情况	BMI/（$kg\cdot m^{-2}$）	增加体重 /kg	每周增加体重 /kg
低体重	<19.8	12.5~18	略大于 0.5
正常	19.8~24.9	11.5~16	接近 0.5
超重	25~29.9	7~11.5	略少于 0.5
肥胖	≥30	4.5~7	略少于 0.3

表 11-4-4 不同餐次能量与碳水化合物分布

餐次	能量 /%
早餐	10~15
加餐点心	5~10
午餐	20~30
加餐	5~10
晚餐	20~30
加餐	5~10

（四）药物应用

1. 胰岛素的应用 不论是孕前糖尿病还是妊娠期糖尿病，在妊娠期均应强调早期治疗、综合治疗、治疗措施个体化的原则。孕前糖尿病者，孕前咨询时应停止原口服降糖药物，改为胰岛素强化治疗，以使血糖和糖化血红蛋白尽可能正常。GDM 一经确诊应及时干预，加强母儿监测，控制妊娠期血糖，以降低母儿并发症，改善围产儿结局，减少或延缓产妇在产后发展成为2型糖尿病的可能，预防子代2型糖尿病的发生。GDM病人的血糖控制应由糖尿病专业医师及产科医师共同实施。妊娠合并糖尿病的基本治疗方案包括糖尿病教育、饮食治疗、运动治疗、药物治疗及糖尿病监测5个方面。

GDM病人经饮食治疗3~5天后，测定24小时的末梢血糖，又名血糖轮廓试验（blood glucose profile），包括夜间血糖（或者睡前血糖）、三餐前30分钟及餐后2小时血糖及相应尿酮体。如果夜间血糖≥5.6mmol/L、餐前血糖≥5.8mmol/L或餐后2小时血糖≥6.7mmol/L，尤其是控制饮食后出现饥饿性酮症，增加热量摄入血糖又超标者，应及时加用胰岛素治疗将血糖控制在满意范围（表11-4-5）。

2. 口服降糖药物的应用 目前孕期管理血糖的一线用药为胰岛素。但胰岛素存在费用高昂、操作复杂等问题，且部分病人存在胰岛素抵抗，甚至胰岛素相关情绪问题。相比之下，口服降糖药物价格低廉，使用简便，疗效确切，更具优越性。

二甲双胍是妊娠期口服降糖药的研究热点，孕前及妊娠早期应用不增加胎儿畸形的发生率。近年来孕期使用二甲双胍的安全性已不断得到证实。2015年，国际妇产科联盟（International Federation of Gynecology and Obstetrics，FIGO）诊治指南推荐将二甲双胍作为控制孕期血糖的一线用药。

（五）妊娠合并糖尿病酮症酸中毒

DKA是一种可危及孕妇、胎儿生命的严重并发症，以高血糖、高酮血症和代谢性酸中毒为主要特点。目前，经过积极正确处理，并发DKA孕妇的死亡率已明显下降，但是围产儿死亡率仍高达10%~35%，且存活子代的远期并发症（智力、发育障碍）极高。1型糖尿病病人在孕期比2型糖尿病或GDM病人更易发生DKA。

（六）妊娠合并糖尿病的孕期和产褥期监护

1. 孕妇监测

（1）妊娠期监护：妊娠期监护的重点为控制血糖，防止或减少糖尿病相关的并发症的发生。妊娠合并糖尿病的监护涉及多个科室，通过膳食指导、体育锻炼、宣教，必要时通过药物治疗达到控制血糖的目的。由于1型糖尿病发病与自身免疫存在一定关系，必要时应进行甲状腺功能的相关检查。

（2）糖尿病病情评估：孕妇患糖尿病严重程度不一，因此有必要对糖尿病进行分级，以便估计妊娠风险和预后。常用分级方式为改良White法（表11-4-6），能够综合考虑多种因素，如糖尿病病程、发病年龄、是否存在微血管和大血管并发症等。

（3）孕期血糖监测：糖尿病病人在其治疗过程中必须定期进行血糖检测。糖尿病病人大多使用血糖仪行血糖轮廓试验，测定末梢毛细血管全血血糖代替静脉血糖测定。随机血糖：一天中任意时刻的血糖，怀疑有低血糖或明显的高血糖的时候随时检测。

表11-4-5　妊娠期血糖控制标准

时间	血葡萄糖/($mmol\cdot L^{-1}$)
空腹	3.3~5.6
三餐前30分钟	3.3~5.8
餐后1小时	5.6~7.8
餐后2小时	4.4~6.7
睡前	4.4~6.7
凌晨2:00~4:00	4.4~5.6

表11-4-6　妊娠合并糖尿病White分级法

级别	内容
A级	妊娠期糖尿病
A_1级	单纯膳食治疗即可控制血糖
A_2级	需用胰岛素控制血糖
B级	20岁以后发病，病程<10年
C级	10~19岁发病，或病程长达10~19年
D级	10岁以前发病，或病程≥20年，或眼底单纯性视网膜病变
F级	糖尿病性肾病
R级	眼底有增生性视网膜病变或玻璃体积血
H级	冠状动脉粥样硬化性心脏病
T级	有肾移植史

(4) 尿酮体检测:检测尿酮体有助于及时发现孕妇摄取碳水化合物或热量不足,纠正其膳食结构。整个妊娠期都要避免尿酮体的出现。因妊娠时清晨易出现酮症,应定期测定空腹尿酮体。

(5) 糖化血红蛋白(HbA1C):可以反映取血前2~3个月的平均血糖水平,可作为糖尿病长期控制的良好指标。HbA1c在糖尿病远期并发症的预测中也有重要地位。所有糖尿病病人在初次评估时均应测定HbA1c,妊娠期应每1~2个月检查1次。正常人的HbA1c为4%~6%。妊娠期理想的血糖控制要求HbA1c<6%,最好达到HbA1c<5.5%。

(6) 糖化白蛋白:糖化白蛋白(glycated albumin,GA)是葡萄糖与人血清白蛋白发生非酶促反应的产物,反映取血前2~3周的平均血糖水平。GA与HbA1c及平均血糖均呈直线相关,GA对血糖控制满意度的判断有较高的敏感度与特异度,可用于孕期血糖监测。

2. **胎儿评估** 妊娠晚期胎儿监护的目的是避免胎死宫内,识别胎儿窘迫,确认胎儿状况,避免不必要的早产。

ACOG建议,所有孕前糖尿病、控制不佳的GDM孕妇或合并其他并发症的GDM孕妇,都应及时进行胎儿评估。评估的方法根据当地的医疗水平而定,如NST、胎儿生物物理评分等。

(1) 胎儿状态监测:对于孕前糖尿病者,应自孕32周开始每周1次无激惹试验(NST),孕36周起每周2次,若NST无反应时应进一步行OCT/CST。对于并发高血压、肾脏病变和可疑胎儿生长受限者,开始监护的时间应适当提前。在有胎盘血管病变风险的孕妇中,多普勒血流测定已用于胎儿的产前监护。

(2) 胎儿肺成熟度评价:只有需要提前终止妊娠或当血糖控制不佳,或者孕周不确定时才有必要进行肺成熟度的检查。糖尿病孕妇血糖控制理想,妊娠周数准确,孕38周以后终止妊娠者,胎儿肺已经发育成熟,不必在终止妊娠前进行羊膜腔穿刺。

为防止新生儿RDS的发生,应该在计划终止妊娠前24~48小时行羊膜腔穿刺,测定胎儿肺成熟度并同时向羊膜腔内注入地塞米松10mg,促进胎儿肺成熟。国外有些学者认为,在严密监测血糖的条件下,可以肌内注射地塞米松,每次6mg,12小时1次,共4次,以促进胎儿肺成熟。

(3) 巨大胎儿预测:糖尿病血糖控制不好或妊娠期未被诊断,是发生巨大胎儿的常见危险因素。宫底高度≥36cm或宫底高度与腹围长度之和≥140cm,提示发生巨大胎儿的可能性大。超声检查胎头双顶径>10cm时,应警惕巨大胎儿的发生,胸径-双顶径>1.4cm、胸围-头围>1.6cm、肩围-头围>4.8cm、腹横径-双顶径>2.6cm者易发生肩难产。但也应当注意,糖尿病孕妇的胎儿发育常是不匀称的,常出现胎体发育超过胎头的现象,即使胎儿体重不大也有发生肩难产的可能。

3. **分娩期处理**

(1) 分娩时机:不需要胰岛素治疗而血糖控制达标的GDM孕妇,在无母儿并发症的情况下,严密监测下,可等到预产期,仍未自然临产者可采取措施终止妊娠。

孕前糖尿病及应用胰岛素治疗的GDM者,如果血糖控制良好,无母儿并发症,需严密监测,孕39周后终止妊娠;血糖控制不满意者或出现母儿并发症者,应及时收入院密切监护,对终止妊娠时机采取个体化处置。

糖尿病伴发微血管病变或以往有不良产史者,需严密监护,终止妊娠时机采取个体化处置。

(2) 分娩方式:糖尿病本身不是剖宫产的指征,决定阴道分娩者应制订产程中分娩计划,产程中密切监测孕妇血糖、宫缩、胎心变化,避免产程过长。选择性剖宫产手术指征:糖尿病伴严重微血管病变及其他产科指征。孕期血糖控制不好,胎儿偏大尤其估计胎儿体重在4 250g以上者或既往有死胎、死产史者,应适当放宽剖宫产指征。

4. **妊娠期糖尿病的产后随访** 推荐所有GDM产妇在产后6~12周,进行随访。

产后随访时应向产妇讲解产后随访的意义;指导其改变生活方式、合理饮食及适当运动,鼓励母乳喂养。

随访时建议进行体质测量,包括身高、体重、BMI、腰围及臀围。同时建议了解产妇产后血糖的恢复情况,建议所有GDM产妇产后行75g OGTT,测空腹及服糖后2小时血糖,明确有无糖代谢异常及种类(表11-4-7)。有条件者建议检测

表 11-4-7　DM 诊断标准（2014 ADA）

糖代谢状态	空腹血糖 /（$mmol \cdot L^{-1}$）	服糖后 2 小时血糖 /（$mmol \cdot L^{-1}$）	HbA1c
正常	<5.6	<7.8	<5.7
糖耐量受损	<5.6	7.8~11.0	5.7~6.4
空腹血糖受损	5.6~6.9	<7.8	5.7~6.4
糖尿病	≥7.0	和 / 或≥11.1	≥6.5

血脂及胰岛素水平，至少每 3 年进行一次随访。

建议对糖尿病产妇后代进行随访及健康生活方式指导，可进行身长、体重、头围、腹围的测定，必要时进行血压及血糖的检测。

（魏玉梅　杨慧霞）

参考文献

1. 中华医学会妇产科学分会产科学组．妊娠合并糖尿病诊治指南(2014). 中华妇产科杂志，2014，49(8)：561-556.
2. American Diabetes Association. Management of diabetes in pregnancy：standards of medical care in diabetes—2021. Diabetes Care，2021，44（Suppl 1）：S200-210.
3. WEI Y，YANG H. Perspectives on diagnostic strategies for hyperglycemia in pregnancy—dealing with the barriers and challenges in China. Diabetes Research and Clinical Practice，2018，145：84-87.
4. American College of Obstetricians and Gynecologists. ACOG practice bulletin no. 190：gestational diabetes mellitus. Obstetrics and Gynecology，2018，131（2）：49-64.
5. BASSAW B，FLETCHER H，RATTRAY C，et al. Screening for gestational diabetes mellitus：a Caribbean perspective. Journal of Obstetrics and Gynaecology，2018，38（8）：1035-1038.
6. KINTIRAKI E，GOULIS D G. Gestational diabetes mellitus：multi-disciplinary treatment approaches. Metabolism：Clinical and Experimental，2018，86：91-101.
7. PRICE S A L，MOSES R G. Gestational diabetes mellitus and glucose sample handling. Diabetes Care，2020，43（7）：1371-1372.

第五节

妊娠期高血压疾病

导读

妊娠期高血压疾病（hypertensive disorders of pregnancy）是产科常见的危及母儿生命的一组疾病，是世界各地孕产妇死亡的重要原因之一。尤其是子痫前期 - 子痫是导致孕产妇及围产儿病死率升高的主要原因，因其存在的多因素、多机制、多通路的发病特点，尚不能用单一理论解释所有子痫前期 - 子痫的发病。如何评估其病情危重程度、何时终止妊娠及产时产后处置是临床处理关键点。各地医疗资源不同，医师知识水平、掌握程度不一，以及有病人个体差异，亦存在诊治延误或就医延迟的情况，都是导致不良事件发生的原因。

一、概述

妊娠期高血压疾病占全部妊娠的 5%~10%，可在妊娠期间内发生，也可是原有高血压在妊娠期的进一步发展。概括分为：妊娠期高血压：发生在妊娠 20 周后，又称妊娠诱发高血压；子痫前期 - 子痫综合征（preeclampsia-eclampsia syndrome）：孕前存在的称为慢性高血压，可伴发子痫前期；其他高血压状况有白大衣高血压及短暂性高血压等，也有发生子痫前期综合征的发生风险。子痫可以发生在产前，也可以发生在产时和产后，而且产后迟发子痫前期 - 子痫已不少见。子痫可以发生在子痫前期，尤其是重度子痫前期的基础上，也可以发生在尚未看到典型的临床高血压和蛋白尿表现的病例中，尤其是见于产时和产后或产后迟发子痫。不论因为重度子痫前期终止于任何妊娠时段，产后也是增加母体严重并发症和威胁母体生命的危险时段，不可放松警觉，应及时处置。终止妊娠和产后处置以及处理已经确诊的妊娠相关高血压疾病是降低母胎损害的重要临床过程，是降低母儿不良事件发生率以及病死率的重要一步。而在产前、产时和产后及时发现亚临床期病例并给予及早诊断和处置，以及产后严密监控进展者也是重要的临床干预环节。

二、关于妊娠期高血压疾病诊断标准的变迁及临床应用

对于妊娠期高血压疾病多种发病因素和多机制多通路病因发病机制至多系统受累和损害的认知在不断深入。诊断标准也在不断变迁。2008 年，澳大利亚和新西兰产科医学协会就已经强调蛋白尿并非子痫前期的限定性诊断标准，当妊娠 20 周后存在高血压同时又伴有 1 种或 1 种以上的终末器官系统被累及或损害都可以考虑为子痫前期，包括存在的母体器官以及胎盘和胎儿的被累及和受损害。因为不论是慢性高血压还是妊娠期高血压或子痫前期，都有可能发展到重度高血压和 / 或重度子痫前期（severe preeclampsia），故建议采纳“非重度”和“重度”用于病情判定；蛋白尿的有无及程度并不作为子痫前期诊断标准的限定指标，也未作为重度子痫前期的判定指标。加拿大妇产科学会在 2014 年指南修改版中进一步明确，虽然蛋白尿未作为重度的评定标准，但强调应对所有孕妇进行尿蛋白监测，一经发现显著蛋白尿，诊断已经明确，虽不需重复检测但不能忽视母胎整体状况评估，重症表现包括母体和胎盘双方面内容。美国妇产科医师学会指南在子痫前期重症表现中没有囊括胎盘、胎儿受累内容，但也强调蛋白尿仍然是临床判定的重要指标。英国子痫前期重症评估包括母体和胎盘、胎儿两方面内容。中国妊娠期高血压疾病诊治指南也一直强调对子痫前期重症判定要包括母体和胎盘、胎儿各方面情况。

各国学术组织都在不断更新妊娠期高血压临床诊治指南。虽然分类和诊断标准的变迁可以显示出对疾病认识的不断提升，但临床医师要意识到病人群体并无实质的改变，重要的是如何将这些提升的认识用来指导和提高对该疾病群体的诊治能力。

（一）应认识的疾病特点

要认识与妊娠期相关的各种高血压疾病存在着发病异质性和病情演变性：①与各类高血压疾病相关；②子痫前期为多因素、多机制、多通路致病，要认识到从多因素发病到多系统受累临床表象之间存在着多机制和多通路的不同中间环节；③病情是动态的可发展的，进展缓急不同，不论是妊娠期高血压疾病还是子痫前期都有向重症发展的可能；④临床表现变化大，个体间呈现为多系统被累及的不平行性或面临的损害性。

（二）应认识的临床处理关键点

1. 及时评估重度子痫前期疾病的发展程度，以及监控并发症是个体化分类处理的关键。

2. 及时干预未达重度者，使其重度病情延缓至晚发，或维持在非重度阶段，最大限度减免对母胎的伤害是重要的处理原则。

（三）应考虑分类的临床践行点

慢性高血压为孕前即已经存在的各种原因的高血压，包括原发和继发性高血压；妊娠期高血压为妊娠期首次出现的收缩压≥140mmHg 或舒张压≥90mmHg，收缩压≥160mmHg 或舒张压≥110mmHg 为重度妊娠期高血压；既往血压

正常，在20周后收缩压≥140mmHg或舒张压≥90mmHg，不论是伴有病理性蛋白尿还是伴有其他1个或1个以上系统累及或损害表现，都可以作出子痫前期的诊断；孕前高血压或妊娠期高血压，出现病理性蛋白尿或原有蛋白尿加重或发生1个或1个以上系统累及或损害表现时，都可考虑伴发子痫前期。重度高血压和重度子痫前期的血压标准是收缩压≥160mmHg或舒张压≥110mmHg。

重度子痫前期：①子痫前期出现重度高血压；②伴有或不伴有蛋白尿；③发生母体其他器官系统受累或并发症；④胎盘、胎儿受累及。

影响到终末器官系统时可有不同程度的相关并发症：①中枢神经系统受累为持续性头痛、视觉障碍或其他脑神经症状，严重并发症包括子痫、后部可逆性白质脑病综合征、皮质盲或视网膜脱离、Glasgow昏迷评分<13分、脑卒中、短暂性脑缺血发作、脑血管栓塞、可逆性缺血性神经功能缺损等；②心肺功能受累表现有胸痛、呼吸困难、血氧饱和度降低，并发症见于即使是降压药联合使用仍不能控制的重度高血压、血氧饱和度<90%、需要持续供氧和正性肌力支持、肺水肿、心肌缺血或梗死等；③血液系统受累见于白细胞及INR或APTT升高、血小板降低，严重并发症有血小板计数$<50\times10^9$/L、需要输注某些血液制品等；④肾脏累及见于血肌酐和/或血尿酸增高，少尿，严重并发症有急性肾损伤或需要透析等；⑤肝受累表现有恶心或呕吐、右上腹或上腹疼痛等消化系统表现，血清转氨酶、LDH或胆红素升高，低白蛋白血症和/或腹腔积液、胸腔积液等，并发症为肝功能严重异常、肝血肿或破裂，严重者可能需要肝移植；部分性或完全性HELLP，严重者可能需要血浆置换等，并可引发其他系统损害；⑥胎盘、胎儿受累可见胎心率异常、胎儿生长受限、羊水过少、舒张末期血流缺失或反向，严重并发症包括胎盘早剥、静脉导管A波反向、胎死宫内等。

三、子痫前期-子痫的发病危险因素

（一）与发病相关的高危因素

初产妇，目前还是我国占绝对比例的妊娠群体；孕妇年龄过小或>35岁；多胎妊娠，也是我国伴随助孕技术而增长的妊娠群体；肥胖；高血压家族史；低社会经济状况；营养不良；饮食习惯，是我国不同地域的不同影响因素；孕期环境因素影响，包括孕期产前保健质和量的问题；饮食营养、环境及保健质量是贯穿整个孕期的影响因素。高度风险因素为既往妊娠存在的或潜在的疾病或病理状况，包括高血压、慢性肾炎、糖尿病，而自身免疫性疾病（如抗磷脂抗体综合征、系统性红斑狼疮等），不仅在孕期导致发病和胎盘、胎儿受累，未能及时发现或治疗的自身免疫性疾病也是足月子痫前期和产后子痫前期发病的因素，并可威胁到母体生命。

（二）与分娩期/产后严重并发症相关的因素

分娩期和产后都可以出现严重母胎并发症和子痫。相关因素包括：产前重度子痫前期；重度高血压，尤其是产前重度高血压持续时间较长者；早发重度子痫前期，尤其是发展迅速者；产前未能探查及未能及时干预的子痫前期，在产时、产后都有可能以重症呈现或迅速发展成重度；母体潜在基础疾病未能及时干预，在产前/产后伴发子痫前期-子痫综合征，如自身免疫性疾病，还可以直接威胁产妇生命；产后迟发子痫前期-子痫（发生在产后48小时以后）或产后高血压，多与母体产前产时子痫前期发病基础情况（包括病情、病程及医疗干预措施）相关，尤其对潜在者的未知；产后复发或再发子痫前期-子痫，多与产后监测、过早出院或停止治疗相关，需要及时重新启用硫酸镁等治疗措施。

无规律的产前检查者是子痫前期发病和重度发病的高发人群。产前和/或产时未能充分评估子痫前期伴发其他器官系统受累程度，未予以及时和恰当的处理，是产时和产后发生不良事件的影响因素之一。

四、终止妊娠前的准备和处理

妊娠期高血压疾病的治疗需综合考虑疾病严重程度、病程及诊断（或发病）孕周，评估分析是否有由重度子痫前期引起的多脏器功能受累。选择在对母体和胎儿双方损害最小的时机终止妊娠，及时合理干预，避免病情进一步加重或造成更严重的损害，获得能够健康成长的新生儿并使母体迅速恢复健康。

（一）分娩前准备

妊娠期高血压疾病在妊娠期的病情复杂、变化快，分娩和产后生理变化及各种不良刺激等均可导致病情加重。因此，对产前、产时、产后的病情进行密切监测和评估并给予及时干预十分重要。准备工作包括：

1. 产前评估母体、胎盘、胎儿状况，及时诊断，选择好适当的诊疗医院，做出必要的转诊或会诊。

2. 评估病情和器官受累程度，尽可能分析早发重度子痫前期或重度子痫前期的病程和发生时间。

3. 评估胎儿成熟度和宫颈条件，适时引产和制订终止妊娠的决策，34 孕周前考虑糖皮质激素促胎肺成熟。

4. 针对个体处于的妊娠期高血压状况及时给予或继续此前的治疗性干预，包括降压药应用、预防和治疗子痫的硫酸镁的应用、保证充分休息等。

5. 监测和预防子痫、心脑血管意外和胎盘早剥及胎儿窘迫等严重母胎并发症。

6. 对于应用较宽泛的阿司匹林或低分子量肝素要及时停药。

（二）监控内容

包括母体、胎盘、胎儿全方面，注意动态变化和监测。

1. 母体

（1）病史：尽可能获得更多的信息。

（2）临床表现：注意临床症状和体征的发展变化，包括各系统受累及的表现，如头痛、视觉异常、上腹痛和体重过快增加及尿量变化等。

（3）检查项目

1）血压监测：必要时进行血压变化的动态检查。

2）测定尿蛋白：检测随意尿蛋白定性和/或尿蛋白定量，注意排除污染等，获取真实尿蛋白情况。

3）实验室检查：包括血常规、肝肾功能、乳酸脱氢酶、凝血功能、心电图等。

4）重症者注意动态检查。

5）依据临床表现和不同病情及病程，考虑扩展的项目包括脑、心肺、肝肾等方面的特殊检查项目：眼底检查，凝血功能，血电解质，心肌损害指标，超声等影像学检查肝、胆、胰、脾、肾等脏器，动脉血气分析，心脏彩超及心功能测定，必要时行头颅 CT 或 MRI 检查。

（4）与母体基础疾病相关的指标监测：如必要的自身免疫病相关指标或代谢指标检查。

2. 胎儿、胎盘

（1）监测胎心率、胎动、胎心电子监护。

（2）临床或超声评估胎儿发育大小、宫内状况、羊水量。

（3）子宫动脉和脐带血流指数的多普勒超声检测。

（4）胎盘形态和回声的超声影像学变化。

五、终止妊娠时机和指征的选择

（一）妊娠期高血压、病情未达重度的子痫前期病人

可期待至孕 37 周终止妊娠。

（二）重度子痫前期病人

1. **孕<26 周** 经治疗病情不稳定者建议终止妊娠；需要注意个体化处理原则。

2. **孕 26~28 周** 根据母胎情况、本地母胎诊治能力及新生早期早产儿救治能力决定是否可以行期待治疗，注意个体化处理原则，注意考虑社会和家庭的支持力度。

3. **孕 28~34 周** 如病情不稳定，经积极治疗病情仍加重，应终止妊娠；如病情稳定，可以考虑期待治疗，并建议转至具备早产儿救治能力的医疗机构。注意考虑母体并发症的救治能力和水平，注意个体化处理原则。

4. **孕>34 周** 可考虑终止妊娠，无器官受累及的病例在严密监控及保证母胎安全的情况下减少晚期早产儿出生也是可能的，应注意个体化处理原则。妊孕>34 周，虽病情稳定但存在胎儿生长受限并伴有脐血流异常及羊水过少者，考虑终止妊娠；孕>34 周，如仅表现为胎儿生长受限

而无胎盘脐血流改变也无羊水过少，需要在严密监测母儿的情况下才能考虑期待问题；孕 >34 周的孕妇，如仅表现为尿蛋白 >2g/24h，而无其他重度子痫前期特征，可以实施严密监测下的期待治疗，尿蛋白 >2g/24h 不是单纯决定终止妊娠的指标。

5. **孕 >37 周**　诊断时已经孕 >37 周的重度子痫前期病人，考虑终止妊娠。

（三）子痫

控制病情稳定后可考虑终止妊娠。

（四）重度妊娠期高血压

按重度子痫前期处理。

（五）慢性高血压

1. 轻度慢性高血压无器官损害，孕期血压平稳，非药物控制血压，妊娠 38 周至预产期前终止妊娠。

2. 轻度慢性高血压药物控制平稳，无器官损害，妊娠 37~39 周终止妊娠。

3. 慢性高血压需经常调整抗高血压药物，妊娠 36~38 周前终止妊娠。

4. 慢性重度高血压、持续性重度高血压、不可控制重度高血压等，按重度子痫前期处理，及时终止妊娠。

（六）终止妊娠指征

重要的是对病情进行分层个体化评估，尤其是早发重度子痫前期，既要不失终止时机，又要争取获促胎肺成熟时间。

1. 重度子痫前期发生母体其他器官系统严重并发症者，在稳定母体状况后应尽早终止妊娠，在 24 小时内或 48 小时内终止妊娠，不考虑是否完成促胎肺成熟。

2. 妊娠 <34 周的重度子痫前期存在母体其他器官系统累及时，评定母体系统累及程度和胎儿安危，在病情稳定情况下争取给予促胎肺成熟时间，48 小时后终止妊娠；如病情变化，不考虑是否完成促胎肺成熟，应及时终止妊娠。

3. 胎儿存在宫内危险是终止妊娠的决定性胎儿因素。

4. 母体因素和胎盘、胎儿因素的整体评估是终止妊娠的决定性因素。如妊娠未达 34 周，虽然母体仅有其他器官系统单一累及，但病情发展快速或出现胎盘、胎儿受累及，综合评估终止妊娠时机，避免母胎不良事件。

六、终止妊娠方式选择

（一）分娩方式选择

需考虑母胎整体安危状况以及胎龄、胎先露、宫颈情况，尤其注意个体化处理原则。

1. 妊娠期高血压疾病产妇，如无产科剖宫产指征，原则上考虑阴道试产。但如果不能短时间内阴道分娩、病情有可能加重或试产过程中病情有加重趋势，应放宽剖宫产指征。

2. 重度子痫前期如无禁忌证，可以引产和阴道分娩。

3. 产时子痫控制后，母体病情稳定，阴道分娩并非禁忌证。除非抽搐反复发作和不可控制，或者尚存在其他重要脏器的累及和损害等复杂病情及孕妇不能配合的情形。

4. 对不成熟胎儿考虑阴道分娩耐受程度。需要考虑的影响因素包括：胎龄、宫颈条件、母胎产程耐受性、母胎病情需要的紧急处理医疗支持条件和新生儿重症监护协同需求等。

5. 注意产程中的全面监测和抗高血压药物及硫酸镁的应用，出现病情衍变或严重病例，或估计引产难成功或失败者，应及时改行剖宫产。

6. 胎儿窘迫，剖宫产是迅速终止妊娠的方法，但不能忽视胎龄以及早产儿近远期预后及家庭和医疗条件问题。

7. 对早发重度子痫前期需要治疗性终止妊娠者，更不能忽视胎龄以及早产儿近远期预后及家庭和医疗条件问题，避免盲目且从单方面考虑的剖宫产。

（二）引产和阴道分娩要考虑的因素

1. 需要充分评估病情，在应该终止妊娠时，如引产不成功，应及时改行剖宫产，避免长时间的引产，所以，在应该终止妊娠时段内留有足够的引产时间。

2. 宫颈条件　一般可应用前列腺素或渗透性扩张器促宫颈成熟。

3. 胎儿安危和新生儿重症监护条件。

4. 母体病情严重程度所需要的紧急处理等。

5. 需要严格的个体化处理原则。在某些重症病例，从决定终止妊娠到分娩结束有可能需要控制在 24 小时内或 48 小时内。

七、产时处理

子痫前期尤其重度子痫前期产时存在病情变化和进展风险，需要随时评估和干预，做好紧急剖宫产的准备。

（一）监测母体病情变化和胎儿安危

除了注意分娩前母胎全面监测和评估，还要注意产程中监测血压和必要的生化指标变化及母体体征变化，注意胎儿电子监护和宫缩频度变化，必要时超声检查以了解胎盘回声动态变化，及时发现胎盘早剥先兆。有产科剖宫产指征则剖宫产结束分娩；产程中母体病情衍变则及时剖宫产结束分娩。

（二）应用硫酸镁预防子痫

硫酸镁是治疗子痫和预防子痫发作的一线药物。硫酸镁控制子痫再次发作的效果优于地西泮、苯巴比妥和冬眠合剂等镇静药物。除非存在硫酸镁应用禁忌证或者硫酸镁治疗效果不佳，否则不推荐使用苯巴比妥和苯二氮草类（如地西泮）用于子痫的预防或治疗。

1. **应用时机** 重度子痫前期预防子痫；反复发作的子痫；重度子痫前期引产或临产中；非重度子痫前期产程中注意硫酸镁的继续使用或启用，注意个体化评估；重度高血压和重度子痫前期在产程中转向剖宫产术，术中依据病情酌情使用硫酸镁，实施个体化处理原则，注意硫酸镁对心脏的抑制作用；产后继续应用至少 24~48 小时后再评估是否需要继续使用；早发重度子痫前期产后可依据病情延长硫酸镁的应用或重新启用硫酸镁。

2. **应用选择** 预防子痫发作：阴道试产前的重度子痫前期不论是否已用过硫酸镁都需要再次应用硫酸镁预防子痫；对于产前未达重度子痫前期和重度高血压者依据试产过程中病情恶化可以随时启用硫酸镁，产前已经应用硫酸镁者注意继续使用，注意亚临床的子痫前期和亚临床重度子痫前期；重度高血压和重度子痫前期剖宫产术中注意应用硫酸镁，尤其注意插管前应用硫酸镁预防抽搐发作；剖宫产术中注意用药个体化。

3. **应用方法**

（1）静脉用药：控制子痫和预防子痫发作，首次应用的负荷剂量为 4.0~6.0g，溶于 10% 葡萄糖溶液 20ml 静脉推注 15~20 分钟，或溶于 5% 葡萄糖溶液 100ml 快速静脉滴注，继而 1~2g/h 静脉滴注维持；如果引产前或临产前已经应用硫酸镁，可以继续维持量静脉滴注，或负荷剂量为 2.5~5.0g，溶于 10% 葡萄糖溶液 20ml 静脉推注（15~20 分钟），或 5% 葡萄糖溶液 100ml 快速静脉滴注，继而 1~2g/h 静脉滴注维持。

（2）肌内注射：试产中如果已经有降压药物和缩宫素药物等占用静脉开放通路，可以改用肌内注射硫酸镁：25% 硫酸镁 20ml+2% 利多卡因 2ml 臀部肌内注射，每 4 小时 1 次。

4. **使用硫酸镁必备条件** 膝跳反射存在；呼吸≥16 次 /min；尿量≥25ml/h；备有 10% 葡萄糖酸钙溶液。镁离子中毒时停用硫酸镁并缓慢(5~10 分钟）静脉推注 10% 葡萄糖酸钙溶液 10ml。如病人同时合并肾功能不全、心肌病、重症肌无力等，则硫酸镁应慎用或减量使用。对产前持续用药者如有条件，可监测血清镁离子浓度。

（三）继续应用降压药物控制血压

1. **控压目标** 收缩压≥160mmHg 和 / 或舒张压≥110mmHg 应给予降压处理；收缩压≥140mmHg 和 / 或舒张压≥90mmHg 的高血压病人使用降压药；产程中新发高血压的病人使用降压药物。孕妇未伴发脏器功能损伤时，收缩压应控制在 130~155mmHg，舒张压应控制在 80~105mmHg；孕妇并发脏器功能损伤，则收缩压应控制在 130~139mmHg，舒张压应控制在 80~89mmHg。注意平稳降压，血压不低于 130/80mmHg。

2. **抗高血压药物** 产前口服降压药物能够维持血压者可以继续在产程中应用。常用口服药物有拉贝洛尔、硝苯地平短效或缓释片。如口服药物不能控制血压，使用静脉用药。

（1）拉贝洛尔：50~150mg 口服，3~4 次 /d。静脉注射：初始剂量 20mg，10 分钟后如未有效降压则剂量加倍，最大单次剂量 80mg，直至血压被控制，每天最大总剂量 220mg。静脉滴注：50~100mg

加入 5% 葡萄糖溶液 250~500ml，根据血压调整滴速；血压稳定后改口服。

(2) 硝苯地平：5~10mg 口服，3~4 次 /d，24 小时总量不超过 60mg。紧急时舌下含服 10mg，起效快，但不推荐常规使用。缓释片 30mg 口服，1~2 次 /d，多用于慢性高血压。

(3) 尼莫地平：20~60mg 口服，2~3 次 /d。静脉滴注：20~40mg 加入 5% 葡萄糖溶液 250ml，每天总量不超过 360mg。

(4) 尼卡地平：初始剂量20~40mg口服，3次/d。静脉滴注：初始剂量 1mg/h，根据血压变化每 10 分钟调整 1 次剂量。高血压急症，用生理盐水或 5% 葡萄糖溶液稀释后，以盐酸尼卡地平计，0.01%~0.02%(1ml 中的含量为 0.1~0.2mg) 的溶液进行静脉滴注。以每分钟 0.5~6μg/kg 的滴注速度给予。从每分钟 0.5μg/kg 开始，将血压降到目标值后，边监测血压边调节滴注速度。

(5) 酚妥拉明：10~20mg 溶入 5% 葡萄糖溶液 100~200ml，以 10μg/min 的速度静脉滴注，必要时根据降压效果调整滴注剂量。

(6) 甲基多巴：250mg 口服，每天 3 次，以后根据病情酌情增减，最高不超过 2g/d。

(7) 硝酸甘油：主要用于合并急性心力衰竭和急性冠脉综合征时高血压急症的降压治疗。起始剂量 5~10μg/min 静脉滴注，每 5~10 分钟增加滴速至维持剂量 20~50μg/min。

(8) 硝普钠：强效血管扩张剂。用法：50mg 加入 5% 葡萄糖溶液 500ml，按 0.5~0.8μg/(kg·min) 缓慢静脉滴注。仅适用于其他降压药物应用无效的高血压危象孕妇。在胎儿娩出前应用最好不超过 4 小时。

（四）监测和处理严重并发症

重度子痫前期和重度妊娠期高血压出现重要器官受损或被累及表现，如肺水肿、心衰、高血压脑病和脑血管意外、胎盘早剥、胎儿窘迫等，对症处理，停止阴道试产，剖宫产终止妊娠，多学科联合处理并发症。子痫孕妇抽搐控制后即可考虑终止妊娠。

（五）阴道分娩或剖宫产时注意有指征地输注血小板和使用肾上腺皮质激素

存在凝血问题如血小板降低时，剖宫产术中仔细操作止血；阴道分娩和剖宫产都要积极地联合应用宫缩剂，加强宫缩，避免胎盘剥离面出血；阴道分娩注意会阴处伤口的缝合以及缝合后的按压。

血小板计数：①$>50\times10^9$/L 且不存在过度失血或血小板功能异常时，不建议预防性输注血小板或剖宫产术前输注血小板；②$<50\times10^9$/L 可考虑肾上腺皮质激素治疗；③$<50\times10^9$/L 且血小板计数迅速下降或者存在凝血功能障碍时应考虑交叉配血，同时包括准备血小板，有创操作前应考虑输注血小板；④$<20\times10^9$/L 时阴道分娩前强烈建议输注血小板，剖宫产术前建议输注血小板。

（六）镇静药物

在预防及治疗子痫时，苯妥英钠和苯二氮䓬类药物(例如地西泮)仅在应用硫酸镁有禁忌或硫酸镁无效时才考虑应用。在抽搐持续而硫酸镁未准备就绪时，可考虑给予地西泮或氯硝西泮静脉推注。对于终止妊娠前不能保证充分休息的产妇适当给予镇静药。

在阴道试产期间或产程中，注意恰当使用镇静药物。第一产程：应保证产妇充分休息，在潜伏期如产妇疲惫不堪或宫缩不协调，可酌情给予哌替啶 50~100mg 帮助其休息，并协调宫缩；进入活跃期后，可以考虑加用地西泮 10mg 静脉推注，镇静的同时可以减轻宫颈水肿。第二产程：应适当缩短。如果产程中产妇出现子痫的前驱症状或征象，在应用硫酸镁的同时，还可用苯巴比妥 0.1g 肌内注射。

麻醉镇痛：在凝血功能正常的子痫前期孕妇阴道分娩中采用区域麻醉；可以在临产前即放置区域麻醉所需的硬膜外导管。采用分娩阵痛的产妇产程中一般不需要使用镇静药物。

（七）注意产程进展和产时液体平衡管理

及时发现产程异常，注意宫缩、宫颈和胎先露变化，依据产程进展予以相应处理；注意产时液体平衡管理，同时做好随时剖宫产的准备。

八、产后处理

产后时段仍然是预防产妇不良事件的关键时机，尤其是预防孕产妇死亡。监测、管理、积极转诊都是防范措施。

1. 预防子痫 近年来产后子痫的发生率增高。这种情形多与产前保健状况及模式、能否早期发现子痫前期、产时以及产后是否恰当预防性使用硫酸镁有关。对于重度子痫前期和子痫病人产后继续使用硫酸镁，依据具体情况酌情停用或及时重新启用硫酸镁。

2. 注意隐匿的亚临床的重度子痫前期，也要注意分娩 48 小时以后发生的惊厥及出现神经功能缺损、长时间昏迷或非典型的子痫的病人，应该判断有无其他诊断。与产后孕产妇死亡相关的主要有子痫前期发生中枢神经系统并发症或诊治延迟，此外还有伴发的母体基础疾病的诊治延迟如自身免疫性疾病等。认识子痫前期 - 子痫的多因素、多机制、多通路的发病特点，认识母体器官受累的不平行性，加强针对性的病因性诊治。

3. 继续控制血压 产后继续应用抗高血压药物。产后血压持续 >150/100mmHg 可以考虑用降压药，可以同时使用两种降压药，并且口服与静脉联合给药。对于重度高血压难以控制时及早使用硝普钠。由于产后更易出现心衰、肺水肿以及脑水肿等并发症，注意利尿药的联合应用。对于产后持续高血压要注意延长应用时间以及筛查母体的基础疾病或潜在疾病。

4. 镇静药 重度子痫前期和子痫病人，产后在应用硫酸镁及有效降压的同时，应当充分使用镇静药物，预防产后子痫。若经阴道试产和分娩，产后即可给予镇静药以保证休息。对于剖宫产者在麻醉效用消失前给予镇静药以保证充分休息。采用地西泮 10mg 或 1/3~1/2 剂量的冬眠合剂肌内注射，每 8 小时 1 次，24 小时内两者交替注射。对于轻度子痫前期或产后子痫前期缓解较好但休息差者也可适当给予镇静药物。

5. 低蛋白血症是某些重度子痫前期和子痫典型临床特征，尤其产后低蛋白血症表现更严重，母体胶体渗透压减低更为明显，容易诱发心衰、肺水肿、脑水肿，为防止心肺和中枢神经系统并发症，产后注意监测血浆白蛋白并给予必要的补充，同时注意利尿剂的辅助应用。

6. 预防产后出血以及其他并发症 注意血压和脉率变化，注意尿量和阴道出血量变化，继续应用宫缩剂，预防产后出血。产时、产后不可应用任何麦角新碱类药物。此外，及时发现剖宫产者腹腔内外出血以及阔韧带内血肿的发生，及时发现阴道分娩者阴道壁血肿的问题。

7. 依据病情继续监测母体症状、体征以及实验室指标变化，监测和预防母体严重并发症，做好早预警和早期识别，及时转诊或商请会诊。

8. 产后可以哺乳，哺乳期可继续应用产前使用的降压药物，但禁用 ACEI 和 ARB 类(卡托普利、依那普利除外)降压药物，注意避免劳累。

9. 病情稳定后可以出院，注意院外的继续治疗。

经验分享

1. 风险识别技巧

(1) 产前、产时、产后主动查找风险因素。

(2) 详细获得病史、病程、病情。

(3) 完善检查、监测。

(4) 严密注意病情进展。

2. 产前处理技巧

(1) 产前全面评估母体、胎盘、胎儿状况。

(2) 注意对重度高血压和 / 或重度子痫前期器官受累程度的评估和监测。

(3) 个体化处理原则制订终止妊娠计划。

(4) 促胎肺成熟。

3. 产时处理技巧

(1) 严密监测病情变化。

(2) 重度子痫前期应用硫酸镁预防子痫前期和治疗子痫。注意亚临床子痫前期或重度子痫前期的硫酸镁应用。

(3) 抗高血压药物稳定控制血压。

(4) 注意产程进展，避免盲目试产。

4. 产后处理技巧

(1) 硫酸镁、降压药物和镇静药物应用预防产后子痫前期 - 子痫。

(2) 预防产后出血及母体并发症，早预警早识别早处置。

(3) 注意监控迟发产后子痫前期 - 子痫，注意亚临床重度子痫前期的隐匿表现。

(4) 产后持续高血压的母体基础疾病追查。

本节关键点

1. 全面评估母体、胎盘、胎儿状况是基础。
2. 监控和预防母胎严重并发症是前提。
3. 终止妊娠时机和方式既要病情个体化又要全面化评估。
4. 产前、产时、产后主动防范、动态监测和积极干预及对症治疗是关键。

（杨孜）

参考文献

1. 杨孜．妊娠期高血压疾病在真实临床世界实践之辨析．中国实用妇科与产科杂志,2019,35(4):408-416.
2. 谢幸,孔北华,段涛．妇产科学．9 版．北京:人民卫生出版社,2018.
3. American College of Obstetricians and Gynecologists. Gestational hypertension and preeclampsia:ACOG practice bulletin,number 222. Obstetrics and Gynecology,2020,135(6):237-260.
4. 中华医学会妇产科学分会妊娠期高血压疾病学组．妊娠期高血压疾病诊治指南(2020 版). 中华妇产科杂志,2020,55(4):227-238.
5. BENSCHOP L,DUVEKOT JJ,ROETERS VAN LENNEP JE. Future risk of cardiovascular disease risk factors and events in women after a hypertensive disorder of pregnancy. Heart,2019,105(16):1273-1278.
6. PORCELLI BA,DIVELEY E,MEYENBURG K,et al. A new definition of gestational hypertension? New-onset blood pressures of 130 to 139/80 to 89 mmHg after 20 weeks of gestation. Am J Obstet Gynecol,2020,223(3):442.e1-7.
7. SUN X,LI H,HE X,et al. The association between calcium supplement and preeclampsia and gestational hypertension:a systematic review and meta-analysis of randomized trials. Hypertension in Pregnancy,2019,38(2):129-139.

第六节

心脏疾病

导读

妊娠合并心脏病是严重的产科合并症，居中国孕产妇非直接产科死因中的第一位，发病率为 1%~2%。妊娠合并心脏病可分为两类，第一类为原发性：风湿性及先天性心脏病居多，高血压心脏病、二尖瓣脱垂和肥厚型心肌病少见。第二类为妊娠诱发的心脏病，如妊娠期高血压并发心脏病、围产期心肌病等。近年来，妊娠合并风湿性心脏病的比例有下降趋势，而先天性心脏病合并妊娠，特别是经过外科治疗后的先天性心脏病的比例呈上升趋势。

一、概述

（一）围产期心血管改变

妊娠期随着孕周的增加，产妇心率逐渐加快，每分钟心排血量渐增加，妊娠晚期循环血液总量增加 30%~40%，至妊娠 32~34 周达最高峰直至分娩。此外，水钠的潴留、氧耗量的增加、子宫血流量的增加、胎盘循环血量的增加以及妊娠中晚期横膈上升使心脏位置改变等，均使心脏的负荷随孕周的增加而逐渐加重。有心脏器质性或功能性病变的病人，可能会出现明显症状，甚至发生心衰。

分娩期每次宫缩约有 250~500ml 血液进入体循环，心排血量增加，致左心室负荷进一步加重。第二产程除宫缩外，孕妇用力屏气，肺循环压力显著增高，同时腹压加大，使内脏血涌向心脏，增加了心脏的负荷；而胎儿、胎盘娩出后，子宫缩小，胎盘循环停止，回心血量增加并急剧涌向心脏；另外，由于腹内压骤减，大量血液向内脏灌注，回心血严重减少，第二产程血流动力学的复杂变化特征使患心脏病的孕妇极易发生心力衰竭。

产后 3 天内，子宫逐渐缩小，组织内潴留的水分进入血液循环，致体循环血量再度出现短暂的增加，心脏负荷有所加重，此阶段也容易诱发心力衰竭。

心脏病孕妇在妊娠 32~34 周后、分娩期及产后 3 天内心脏负荷最重，易发生心力衰竭，对合并心脏病的孕产妇，在处理上应倍加重视。

（二）妊娠合并心脏病的常见并发症

主要包括以下几种：

1. **缺氧及发绀** 在发绀型先天性心脏病，平时即有缺氧及发绀，妊娠期外周阻力低，发绀加重。非发绀型、左至右分流的先天性心脏病孕妇，若因肺动脉高压及失血等原因，可致暂时性逆向分流，即右至左分流，从而引起发绀及缺氧。

2. **静脉栓塞和肺栓塞** 妊娠期间，血液处于高凝状态，加上心脏病伴有的静脉压增高及静脉血液淤滞，易并发深部静脉血栓。血栓一旦脱落，可引起肺栓塞，使肺循环压力增高，从而继发肺水肿，或使左至右分流逆转为右至左分流。若为左右心腔交通的先天性心脏病，则血栓可能通过缺损而造成周围动脉栓塞。

3. **亚急性感染性心内膜炎** 不论风湿性心脏病或先天性心脏病均可因菌血症而并发感染性心内膜炎。如不及时控制可诱发心力衰竭。

4. **心力衰竭** 心脏病病人若原来心功能已受损或勉强代偿，可因妊娠而进一步加重，心功能失代偿。

5. **心搏骤停** 很少在妊娠期发生，发病率约为 1/30 000，除原有心脏病外，血管栓塞、羊水栓塞、产科出血、外伤、败血症、医源性的麻醉和过敏都有可能引起心搏骤停。

二、诊断

（一）病史与临床表现

若孕前已知病人有器质性心脏病，诊断并不困难。但由妊娠引起的一系列心血管系统的功能改变，可以导致病人不适症状增多和出现体格检查的异常，可能需要在原有诊断的基础上增加新的诊断。因此，诊视病人时需仔细询问病史，要详细了解妊娠前有无心悸、气短、心力衰竭史、风湿热病史等，调阅既往的 X 线、心电图和超声心动图检查报告等，核实器质性心脏病的诊断。出现心悸、气促、水肿、劳力性呼吸困难、夜间端坐呼吸、咯血、胸闷、胸痛等临床症状要警惕心脏功能减退的可能。

（二）体格检查

有心脏病史的病人妊娠期体检要注意观察病人有无特殊面容、发绀、杵状指、持续性颈静脉怒张等，每一位孕妇均要进行心脏的听诊，了解有无舒张期 2 级以上或收缩期 3 级以上杂音、心包摩擦音、舒张期奔马律和交替脉、呼吸音的变化等。

（三）辅助检查

1. **心电图检查** 可以发现各种心律失常、ST 段及 T 波异常改变等。

2. **X 线检查** 可以显示心脏形状以及心胸比，以及肺野的改变。

3. **超声心动图检查** 是目前最常用的了解心脏结构与功能的检查方法，可以发现心肌肥厚、瓣膜运动异常、心内结构畸形，确定是哪种类型的心脏病，评估心脏功能。经食管超声心动图在孕期的使用也是安全的。

4. **CT 和 MRI 检查** 主要用于高度怀疑主动脉夹层、肺栓塞等情况。CT 检查时应尽可能避免或者减低放射暴露。

5. **实验室检查** 与心功能相关的生化指标主要有心肌酶谱、心房钠尿肽（atrial natriuretic peptide，ANP）和脑钠肽（brain natriuretic peptide，BNP）。后两者可以反映心脏功能受损的严重程度及机体对心衰的代偿能力。

6. **特殊检查** 对于复杂的心脏疾病病人，有时可能需要做一些有创检查和 Swan-Ganz 气囊漂浮导管等，这需要心血管科和产科医师共同决定。

（四）心脏功能的评估

1. 若出现以下症状和体征，应考虑为早期心力衰竭：①轻微活动后即出现胸闷、心悸、气短；②休息时心率每分钟超过110次，呼吸每分钟超过20次；③夜间常因胸闷而坐起呼吸，或到窗口呼吸新鲜空气；④肺底部出现少量持续性湿啰音，咳嗽后不消失。

2. 纽约心脏病协会将心脏病孕妇心功能分4级：

Ⅰ级：一般体力活动不受限制。

Ⅱ级：一般体力活动轻度受限制，活动后心悸、轻度气短，休息时无症状。

Ⅲ级：一般体力活动明显受限制，休息时无不适，轻微日常工作即感不适、心悸、呼吸困难，或既往有心力衰竭史者。

Ⅳ级：一般体力活动严重受限制，不能进行任何体力活动，休息时有心悸、呼吸困难等心力衰竭表现。

3. 根据心脏病种类、病变程度等，综合判断能否耐受妊娠。

(1) 可以妊娠者：心脏病变较轻，心功能Ⅰ~Ⅱ级，既往无心力衰竭史。

(2) 不宜妊娠者：心脏病变较重、心功能Ⅲ~Ⅳ级、既往有心力衰竭史、有肺动脉高压、右向左分流型先天性心脏病、严重心律失常、风湿热活动期、心脏病并发细菌性心内膜炎、急性心肌炎、年龄在>35岁心脏病病程较长，发生心力衰竭的可能性极大。

三、处理

（一）终止妊娠的指征

原有心脏病的妇女能否耐受妊娠，取决于多方面的因素，如心脏病的种类、病变程度、心功能状况、有无并发症等。凡有下列情况者，一般不适宜妊娠，应及早终止：①心脏病变较重，心功能Ⅲ级以上，或曾有心衰史者；②风湿性心脏病伴有肺动脉高压、慢性心房颤动、高度房室传导阻滞，或近期内并发细菌性心内膜炎者；③先天性心脏病有明显发绀或肺动脉高压症；④合并其他较严重的疾病，如肾炎、重度高血压、肺结核等。但如妊娠已超过12周，终止妊娠需行比较复杂的手术，其危险性不亚于继续妊娠者，可暂不考虑终止妊娠，应密切监护，积极防治心衰。如已发生心力衰竭，则仍以适时终止妊娠为宜。

（二）妊娠期的监护及处理

心功能Ⅰ级、Ⅱ级的孕妇应增加产前检查次数，20周以前至少每2周由心内科、产科医师检查1次，32周以后每周1次。除观察产科情况外，主要了解心脏代偿功能及各种症状。定期做心电图、超声心动图检查，以利对病情作出全面估计。发现异常、有心力衰竭征象，应立即住院治疗。凡心功能Ⅲ级或有心力衰竭者应住院治疗，并留院等待分娩。孕期顺利者，应在36~38周提前入院待产，既能获充分休息，也便于检查、观察。

加强孕期监护的目的在于预防心力衰竭，而具体措施可概括为减轻心脏负担与提高心脏代偿功能。

1. **一般治疗** ①避免劳累，增加休息时间，每天至少保证睡眠10小时。尽量取侧卧位以增加心排血量及保持回心血量的稳定。保持精神舒畅，避免情绪激动。②高蛋白、少脂肪、多维生素饮食。限制钠盐摄入，每天摄入盐不超过5g。合理营养，控制体重的增加速度，使每周不超过0.5kg，整个孕期不超过12kg。③消除损害心功能的各种因素，如贫血、低蛋白血症、维生素尤其是B_1缺乏、感染、妊娠期高血压疾病。④如需输血，需多次、少量输血；如需补液，注意限制补液量及滴速。

2. **心血管手术** 病情较重，心功能Ⅲ~Ⅳ级，手术不复杂，麻醉要求不高者，可在妊娠3~4个月时进行。紧急的二尖瓣分离术(单纯二尖瓣狭窄引起急性肺水肿)可在产前施行。动脉导管未闭病人妊娠期间发生心力衰竭，或有动脉导管感染时，有手术指征。

3. **心衰治疗** 坚持强心、利尿、镇静、扩血管、减少回心血量、抗心律失常的治疗原则，具体如下：

(1) 强心：心脏病孕妇若无心力衰竭的症状和体征，一般不需要洋地黄类药物治疗，不主张预防性用药。如密切观察病情变化，不难及时发现早期心力衰竭。出现心力衰竭先兆症状或早期心力衰竭时、心功能Ⅲ级以上者，可应用洋地黄类药物。急性发作时，宜选用去乙酰毛花苷 0.4mg 加 25% 葡萄糖溶液 20ml，缓慢静脉注射，需要时 2~4 小时后加用 0.2~0.4mg，总量可用至 1.2mg。亦可用毒毛花苷 K，0.25mg 加 25% 葡萄糖溶液 20ml，缓慢静脉注射，需要时 2~4 小时后再注射 0.125~0.25mg。起效后改服排泄较快的地高辛维持，如地高辛 0.25mg，每天两次口服。2~3 天后可根据临床效果改为每天 1 次。病情好转即停药。孕妇对洋地黄类强心药的耐受性较差，需密切观察有无毒性症状出现。

(2) 利尿：常用呋塞米 40~60mg 静脉注射，降低循环血量及减轻肺水肿。可重复使用，但需注意电解质平衡。

(3) 镇静：小剂量吗啡(5mg)稀释后静脉注射，不仅有镇静、止痛、抑制过度兴奋的呼吸中枢及扩张外周血管，减轻心脏前后负荷作用，而且可抗心律失常，常用于急性左心衰竭、肺水肿抢救。

(4) 扩血管：心力衰竭时，多有外周血管收缩增强，致心脏后负荷增加，可应用扩血管药，如酚妥拉明和硝酸甘油。

(5) 减少回心静脉血量：用止血带加压四肢，每隔 5 分钟轮流松解一个肢体。半卧位且双足下垂可起相同作用。

(6) 抗心律失常：心律失常可由心力衰竭所致，亦可诱发或加重心力衰竭，严重者应及时纠正。快速房性异位节律，用电击复律安全有效，亦可选用奎尼丁、普鲁卡因胺等。快速室性异位节律多用利多卡因、盐酸美西律、苯妥英钠，后者尤适用于洋地黄中毒者。高度或完全性房室传导阻滞原则上安装临时起搏器，亦可静脉滴注异丙基肾上腺素。

(三) 分娩期的处理

心功能Ⅰ~Ⅱ级者，除非有产科并发症，原则上经阴道分娩。心脏病孕妇的平均产程和正常孕妇相比，无明显差别，但必须由专人负责密切监护。

1. 一般处理 术前完善相关检查，如心电图、超声心动图检查，请心内科、麻醉科会诊，根据心脏病的种类及手术史，必要时请心外科会诊，充分评估孕妇的心功能、耐受分娩的程度，如需手术应评估手术风险等级及手术麻醉分级。

(1) 产时、产后监测：应予吸氧及心电和血氧监护，严密监护孕妇的生命体征，血氧浓度的进行性下降要警惕肺水肿的发生，术后一般予 6 小时心电、血氧监护，对高危心脏病或术后生命体征不稳定的特殊病人可术后行连续心电监护，重病病人应转 ICU 监护。

(2) 药物应用注意点：应避免使用影响心功能的药物，或者选用对心血管影响较小的药物。胎儿娩出后积极加强宫缩，静脉注射或肌内注射缩宫素 10~20U 预防产后出血，麦角新碱可增加周围血管阻力，故不用于心脏病孕妇。产时、产后均应严格控制补液量及速度，注意液体平衡。低浓度的缩宫素不引起循环变化，但应避免缩宫素点滴速度过快引起的心动过速、心脏负荷突然加重而诱发的心衰。

2. 阴道分娩 产妇取半卧位，并给吸氧。密切观察血压、脉搏及宫缩情况。记录阴道出血量。宫口开全时采取器械助产尽快结束第二产程，尽量减少孕妇屏气使用腹压。临产后即选用抗生素预防感染。胎儿娩出后腹部及时放置沙袋(1kg)防止腹压骤降诱发心衰。

3. 剖宫产 剖宫产可在较短时间内结束分娩，从而避免长时间子宫收缩所引起的血流动力学变化，减轻疲劳和疼痛等引起的心脏负荷。然而，手术增加感染和出血的机会，手术本身也是一种负担，因此加强术前、术中和术后心脏监护，术后抗感染等均是保证手术安全不可缺少的重要措施。

(1) 剖宫产指征：心功能Ⅲ~Ⅳ级、活动性风湿热、肺动脉高压或肺淤血、主动脉缩窄等情况下，严重的右向左分流、活动性风湿热等，或者过往有过心衰史的孕妇宜选择剖宫产终止妊娠。当存在产科原因时(如胎位异常、胎儿较大等情况)，可适当放宽剖宫产指征。如无禁忌，手术方式可选用子宫下段剖宫产。剖宫产术中娩出胎儿时腹部加压动作应轻柔，若胎头高浮，可使用剖宫产产钳协助娩出胎头。

(2) 麻醉方式：如无禁忌，首选血流动力学改变较小的硬膜外麻醉，需由熟练可靠的麻醉医师进行操作。持续硬膜外麻醉下孕妇外周血管扩张，静脉回心血量减少，手术过程中，孕妇血压、平均动脉压及心率的变化均较经阴道分娩小，可以减低心脏负荷，持续硬膜外麻醉的主要危害是孕妇低血压，麻醉时应避免血压下降过低过快，诱发心衰；对有心内分流而出现肺动脉高压或主动脉狭窄的病人危害较大，心脏排血量急剧减少，直接影响母胎血供。

(3) 抗凝治疗：对于某些换瓣术后使用抗凝剂的病人注意术前术后抗凝剂的叠加过度使用。术前 3~5 天停止使用华法林，停用华法林的第 2 天改用皮下注射的低分子量肝素。术前 12~24 小时停用低分子量肝素，例如择期手术，停用术前夜间使用的低分子量肝素，急症手术时，立即查凝血酶原时间和活动度，同时静脉注射维生素 K_1 10~20mg，4 小时后复查凝血酶原时间正常后即可手术，如时间紧迫，可不待化验结果，静脉注射维生素 K_1 后开始手术，术中仔细止血。若没有明显出血倾向，术后 24~48 小时开始低分子量肝素抗凝，手术当天或者术后第一天开始服用华法林，3~5 天后复查 INR2.5~3.5 即可停用低分子量肝素。对于术中创面渗血较多，或者剖宫产术后仍有很高出血风险的产妇，可以留置腹腔引流管观察出血量，术后参考腹腔引流量的变化决定术后使用抗凝剂的时机。有报道术后使用抗凝剂会使部分病人增加切口血肿的风险，术后要注意观察病人症状体征，监测体温和血象变化，出院前可复查妇科超声了解盆腔及切口情况。

(4) 抗生素：细菌性心内膜炎首选青霉素类抗生素。预防性使用抗生素，可选用广谱类，首选青霉素类和头孢类。对中高危孕妇预防性使用抗生素，例如换瓣术后、既往有细菌性心内膜炎病史、复杂的发绀型先天性心脏病、二尖瓣脱垂伴反流、风湿性心脏病、肥厚型心肌病，以及绝大多数的除了低危心脏病之外的先天性心脏病。体温正常后不宜立即停药，在体温正常后可以再适当延长抗生素使用时间，预防用药从临产开始用至产后一周。

(四) 产褥期处理

产后出血、贫血、感染和血栓栓塞是心脏病的严重并发症，应积极预防心衰的发生。孕期及分娩期无心衰证据的孕妇在产后仍可出现心功能失代偿，故产褥期也仍然需要加强监护。

1. 注意体温、脉搏、呼吸及血压变化，子宫缩复与出血情况。

2. 产后如无心力衰竭表现，鼓励早期起床活动。重症心脏病产妇应取半卧位以减少回心血量，并吸氧。卧床休息期间应多活动下肢，以防血栓性静脉炎。

3. 继续用抗生素防止感染，预防亚急性细菌性心内膜炎的发生。

4. 曾有心力衰竭的产妇，应继续服用强心药物。

5. 术中、术后以及产后 72 小时内是病人最容易发生心衰的时期，特别是充血性心力衰竭。对心脏病病人术后要严密监护，特别要强调实施高级别的护理，应与普通产妇区别对待，要强调产妇充分休息，要特别注意产妇有无心衰前兆，注意控制补液速度及补液量，如果产妇已经可以进食，应尽量减少不必要的补液，避免医源性因素诱发的心衰。

6. 产后住院观察待心功能好转后始可出院。出院后仍需充分休息，限制活动量。严格避孕。由于哺乳增加机体代谢与液体量需求，影响休息，可使病情加重，心功能Ⅲ~Ⅳ级或有心衰史者不宜哺乳，术后应及时给予回乳药，并指导选择合适的避孕方法。

经验分享

1. 对产前就有中度贫血的孕妇可在选择手术之前适当输血改善贫血程度，减少术中出血所致的血流动力学紊乱引起的休克、诱发心衰的风险。
2. 严重心衰时不是剖宫产的最佳时机，应在内科医师的指导下积极纠正心衰，心衰纠正后，心功能得到改善时应及时终止妊娠。注意治疗措施应该适应不同的基础心脏疾病和不同血流动力学改变，除非已明确基础疾病的病理生理改变，明确失代偿的原因，否则一成不变的强心、利尿治疗有时是危险甚至致命的。但如果心衰严重，经内科治疗无效，继续发展将危及母胎生命时，不论孕周大小，均应处理心衰的同时紧急剖宫产，以减轻心脏负担，挽救产妇生命。合并产科危重症病人，如子宫破裂、胎盘早剥、产前大出血等情况时，也应该在积极纠正心衰的同时紧急手术。特别高危的病人可考虑术前留置有创性的肺动脉导管监测心血管情况，有助于有针对性地进行个体化治疗。

本节关键点

1. 做好孕期监护，预防心衰，严格掌握阴道分娩与剖宫产指征。
2. 合并心脏疾病的孕妇分娩时要准确评估心功能，心内科会诊，以确定分娩方式。
3. 分娩过程需内科协助，阴道分娩时要避免用腹压，推荐阴道助产，避免快速液体输入诱发心衰。

（王子莲）

参考文献

1. CUNNINGHAM FG, BYRNE JJ, NELSON DB. Peripartum cardiomyopathy. Obstetrics and Gynecology, 2019, 133 (1): 167-179.
2. 谢幸，孔北华，段涛．妇产科学．9 版．北京：人民卫生出版社，2018.
3. THORNE S. Pregnancy and native heart valve disease. Heart, 2016, 102 (17): 1410-1417.
4. CANOBBIO MM, WARNES CA, ABOULHOSN J, et al. Management of pregnancy in patients with complex congenital heart disease: a scientific statement for healthcare professionals from the American Heart Association. Circulation, 2017, 135 (8): 50-87.
5. American College of Obstetricians and Gynecologists. ACOG practice bulletin no. 212: pregnancy and heart disease. Obstetrics and Gynecology, 2019, 133 (5): 320-356.
6. ELKAYAM U, GOLAND S, PIEPER PG, et al. High-risk cardiac disease in pregnancy: part ii. Journal of the American College of Cardiology, 2016, 68 (5): 502-516.

第七节

呼吸系统疾病

导读

妊娠合并呼吸系统疾病在产科临床工作中并不少见，由于孕期生理改变、抵抗力下降，尤其是孕前已存在呼吸系统基础疾病的孕产妇更易出现呼吸困难、肺水肿、肺栓塞、哮喘急性发作等，结合临床表现、辅助检查快速诊断。临床处理以缓解症状、维持生命体征，进而针对病因处理，联合 ICU、呼吸内科等多科协作，实现母胎安全的目的。此外，产褥期应加强对合并呼吸系统疾病的产妇的随访，警惕疾病复发或者病情加重。

一、呼吸困难

（一）概述

呼吸困难并非一种疾病，而是由各种与之相关原因所导致的一个临床表现，对妊娠期、分娩期和产褥期的母胎安危均会产生严重影响。妊娠期妇女呼吸困难的程度可以从轻微不适到致命的呼吸窘迫和衰竭。早期识别和诊断对成功处理危重病例意义重大。常见的呼吸困难表现包括气促、发绀、用力呼吸、三凹征、说话断续、肺部叩诊呈浊音、高碳酸血症、呼吸性酸中毒。

1. 妊娠期呼吸改变　妊娠时通气量随着

孕期增加，减少了肺泡和动脉的 PCO_2，通过肾脏排出 CO_3^{2-} 代偿，因此正常孕妇的动脉 PCO_2（28~30mmHg）（1mmHg=0.133kPa）较非孕期（35~40mmHg）降低，而且孕妇常合并代偿性的呼吸性碱中毒，这在读取动脉血气（arterial blood gas，ABG）的时候要特别注意。妊娠期潮气量增加，残气量下降，功能性气量和用力肺活量下降，第一秒用力呼气量和肺总量不变。

2. 呼吸困难的常见类型

（1）肺源性呼吸困难：①气道阻塞，如喉、气管、支气管的炎症，水肿、肿瘤或异物所致的狭窄或阻塞及支气管哮喘等；②肺部疾病：如肺炎、肺脓肿、肺结核、肺不张、肺栓塞、肺水肿等；③胸壁、胸廓、胸膜腔疾病，如胸腔积液、自发性气胸、结核、外伤等；④神经肌肉疾病，如重症肌无力累及呼吸肌，药物导致呼吸肌麻痹等；⑤膈运动障碍，如膈麻痹、大量腹腔积液、胃扩张和妊娠末期。

（2）中毒性呼吸困难：体内代谢产生的有毒物质，直接作用于呼吸中枢；或由体外进入的有毒物质，作用于血红蛋白，使携氧能力下降，血氧缺乏，二氧化碳蓄积，导致呼吸困难。可见于代谢性酸中毒、尿毒症、酮血症等。

（3）心源性呼吸困难：由于心脏功能异常，导致循环功能障碍，尤其在肺循环障碍时，换气受到影响，氧气和二氧化碳的吸入和排出紊乱，造成混合性呼吸困难，可见于心力衰竭、心肌炎、心包炎和心内膜炎等。病人多有高血压、冠状动脉硬化性心脏病、风湿性心脏病或二尖瓣狭窄等基础病。

（4）血源性呼吸困难：由于血液中红细胞数量减少或血红蛋白变性，携氧能力下降，血氧不足，导致呼吸困难，可见于各型贫血等。

（5）中枢性呼吸困难：主要是由于重症脑部疾病，使颅内压升高和炎性产物刺激呼吸中枢，引起呼吸困难。见于脑出血、脑水肿、脑部肿瘤、脑膜炎等。

3. 肺源性呼吸困难的类型

（1）吸气性呼吸困难：以吸气显著困难为特点。重症病人可出现三凹征，即胸骨上窝、锁骨上窝及肋间隙在吸气时明显下陷。并伴有干咳及高调的吸气性哮鸣音。其发生与大气道狭窄梗阻有关。

（2）呼气性呼吸困难：以呼气明显费力、呼气时间延长伴有广泛哮鸣音为特点。由肺组织弹性减弱及小支气管痉挛狭窄所致，如肺气肿、支气管哮喘等。

混合性呼吸困难的特点为吸气和呼气均感费力，呼吸浅而快。由于广泛性肺部病变使呼吸面积减少所致，如严重肺炎、肺结核、大量胸腔积液、气胸等。

（二）诊断

诊断包括病史采集和查体，动脉血气分析、胸片和心电图。胸部 X 线检查及 CT 可了解肺部疾病涉及部位及程度，对估计病情及病原体有帮助。中度呼吸困难表现为轻微体力活动（如走路、日常活动等）即出现呼吸困难。重度病人即使在安静休息状态下也出现呼吸困难，可表现为端坐呼吸。

（三）处理

1. 积极解除病因非常重要，如严重气胸、气道阻塞等。去除病因，呼吸衰竭自然缓解。

2. 持续给氧或正压给氧，不论病因为何，呼吸困难的初始治疗步骤是相似的。持续给氧治疗，开放静脉通道也是必需的。鼻导管给氧最为方便，可给病人辅助呼吸以增加通气量。保持呼吸道通畅。同时注意清除口、咽、喉部的分泌物，解除支气管痉挛，也可选用面罩给氧，必要时建立人工气道。给予持续的心电监护和血氧饱和度测定。

3. 建议孕妇氧合血红蛋白维持在 95% 以上，此时相应的 PaO_2 应接近 70%。如果达不到，应该考虑无创或者有创的正压通气。

4. 呼吸系统感染性疾病　对起病急、病情进展迅速的孕妇，要注意了解有无高危的接触史，诊断不明的孕妇先采取预防性隔离措施，尽快进行咽拭子检测，请专科会诊，此类孕妇病情恶化快，母胎死亡率高，一旦确诊需尽快终止妊娠，术后转重症监护。

经验分享

临床上要关注孕产妇的主诉，出现呼吸困难者应积极寻找原因，尤其是随着生活方式的改变，哮喘、肺结核、栓塞性疾病和非典型的呼吸道感染性疾病的发病有增加的趋势，应与呼吸病专家一起共同制订诊治方案，评估其呼吸功能能否耐受后续的妊娠和分娩过程，预测可能出现的母胎风险，将高危的孕妇转至具有专科处理能力的三级医院，选择最佳的终止妊娠时机与方式，改善母胎结局。

二、肺水肿

（一）概述

肺水肿发生于液体从体循环到肺泡和肺间质。肺水肿可以简单地分为心源性和非心源性2种。妊娠期的许多生理改变使得孕妇倾向于发生肺水肿，包括有效循环血量的增加，功能性气量降低，引起肺发育不良和肺泡塌陷。另外还应考虑到血流动力学因素，包括心排血量和血压由于继发疼痛而突然升高。

（二）分类

1. 心源性肺水肿 当左心充盈压力上升到一定程度，就可以引起高的肺毛细血管压，导致过多的液体从肺循环漏出。病因包括心动过速、瓣膜病、围产期心肌病、缺血梗死等。

（1）心动过速：尽管极少引起肺水肿，但急性室上性心动过速可以在心功能不良的病人中影响左心充盈，可以导致血流动力学不稳定甚至死亡。

（2）瓣膜病变：妊娠合并严重的主动脉瓣狭窄和关闭不全、二尖瓣病变，是诱发肺水肿的高危因素。

（3）围产期心肌病：是亚急型的心肌扩张导致左心功能异常和心衰。围产期心肌病预后不同，报道的死亡率从10%~40%不等。诊断围产期心肌病需要满足下列所有条件：①孕超声心动图LVEF<45%；②临床有心衰的表现；③孕期最后1个月或产后5个月内发生心衰；④没有明确的心衰病因；⑤孕期最后1个月前没有心脏疾病。

（4）缺血与梗死：急性心肌梗死在妊娠期很罕见。然而，随着孕妇年龄的增加，心血管疾病的风险也上升。心电图和心肌酶检查可以帮助诊断。

2. 非心源性肺水肿 非心源性肺水肿发生于正常肺毛细血管压，肺泡和间质的液体增加可以是由于肺毛细血管通透性的增加或者胶体渗透压的下降。

（1）ARDS是非心源性肺水肿最常见的原因。肺炎、败血症、DIC和吸入性肺损伤最后都能发展为ARDS。

（2）宫缩抑制剂：β受体激动剂（例如特布他林/利托君）预防早产和ARDS有关。尽管原因不甚清楚，学者推测长期使用β受体激动剂可以令心肌功能异常，同时也增加了水钠潴留的风险。

（3）高血压：高血压孕妇合并心血管疾病或肾脏疾病应特别注意出入量，因为入液量过多会导致肺水肿。3%的重度子痫前期病人会发展为肺水肿，孕妇死亡率高达11%，因此，对需要静脉补液的此类病人要谨慎。

（4）羊水栓塞：尽管十分罕见，但是所有围产期急性呼吸困难的病人都应该考虑这个可能。危险因素包括：产程延长、多产、高龄、产钳或者胎吸助产、剖宫产。羊水栓塞临床表现不仅限于呼吸系统。病人可以有明显的低血压和循环衰竭，最终DIC。治疗大部分是支持性的，最好在ICU处理病人，如果病人情况危殆可以考虑急诊剖宫产。

（三）诊断

根据病史，临床症状、体征及X线表现，一般临床诊断并不困难。胸片提示双侧肺部气腔和间质浸润进一步支持诊断。临床症状和体征作为诊断依据，灵敏度低，当肺血管外液增加60%时，临床上才出现异常征象。X线检查也只有当肺水量增加30%以上时才出现异常阴影。颈静脉压升高和心影增加可能提示心源性因素。经胸部超声心动图可以帮助识别心源性因素。CT和MRI对定量诊断及区分肺充血和肺水肿有一定帮助。血气分析有助了解动脉血氧分压、二氧化碳分压及酸碱平衡的失衡严重程度，并可作为动态变化的随访指标。

（四）处理

围产期治疗肺水肿病人和非妊娠期妇女差别不大。了解清楚可能的病因对治疗复发和预防十分重要。

1. 利尿剂的使用 袢利尿剂与噻嗪类两者都可以使用，但前者更常用。袢利尿剂如呋塞米，可以降低颈静脉压力和肺淤血，并改善心功能。使用利尿剂时，电解质异常很常见，因此需要抽血检测血中电解质的水平。妊娠妇女肾小球滤过率增加，小剂量的利尿剂即可达到利尿效果。

2. **硝酸盐类降压药** 硝酸盐类降压药是血管扩张剂，常用于失代偿的心衰。可以迅速降低心脏前负荷，对外周动脉张力也有作用。在孕期可以安全使用，可以舌下、皮下，也可以静脉给药。

3. **注意事项** 尽管ACEI、ARBs和螺内酯是治疗心衰的标准用药，它们在妊娠期应该避免或者慎重使用。

三、肺栓塞

（一）概述

妊娠期妇女静脉血栓的风险是非妊娠妇女的4~5倍。深静脉血栓（deep venous thrombosis，DVT）和肺栓塞（pulmonary embolism，PE）被称为静脉血栓栓塞（venous thromboembolism，VTE）症。75%~80%妊娠相关的静脉血栓栓塞是由深静脉血栓引起的，还有20%~25%由肺栓塞引起。虽然诊断和治疗水平的不断进步，但妊娠期肺栓塞的发病率一直在上升，在发展中国家，孕妇的主要死因是大出血；在发达国家，大出血多数能被成功救治和预防，血栓栓塞性疾病成为孕产妇死亡的主要原因之一。在我国妊娠期栓塞性疾病的发病率逐年上升，需引起高度重视。

1. **发病机制** 妊娠期生理学和血流动力学的改变增加了血栓栓塞的危险，包括高凝状态、静脉淤滞增加、静脉血流出减少，下腔静脉和盆腔静脉由于子宫的增大和孕妇活动减少而受到压迫，以及妊娠期凝血因子的水平的改变。妊娠期左下肢部位的深静脉血栓形成危险最大。静脉血栓的风险从孕早期即开始升高，但是妊娠晚期的风险可能比早期和中期高，在产后发生静脉血栓的风险比妊娠期更高，特别是在产后第1周。1/2的VTE发生在妊娠期，而另1/2发生在产后。

2. **发病特征** 典型病例以呼吸困难为特征，肺栓塞的呼吸困难是突然发生的，往往伴有胸痛、咯血、休克或晕厥，如果病史中提示一些危险因素如长期制动，实验室检查发现下肢静脉血栓，影像学显示肺动脉高压或右心室扩大甚至发现肺动脉阻塞症，即不难与其他疾病鉴别。

需与肺栓塞和肺梗死鉴别的疾病很多，主要有急性心肌梗死、冠状动脉供血不足、肺炎、胸膜炎、肺不张、哮喘、夹层动脉瘤、原发性肺动脉高压和癔症等。

（二）诊断

由于漏诊病人死亡率高，因此诊断十分重要。病史和体格检查相结合可用于初步预测VTE的可能。再通过影像学检测进而明确诊断。

1. **病史** 最主要的孕期静脉血栓栓塞性疾病的高危因素是既往的血栓病史。妊娠期间静脉血栓复发的风险增加3~4倍，而且在所有妊娠期发生静脉血栓栓塞的人群中，15%~25%的病人是复发病例。在妊娠期间发生静脉血栓栓塞第二主要因素就是易栓症。曾在妊娠期和产后发生静脉血栓栓塞性疾病的妇女中，有20%~50%存在易栓症。获得性和遗传性易栓症都增加静脉血栓栓塞性疾病的风险。家族VTE的病史或急性加重的VTE，都可以增加预测的可能性。

2. **临床表现和体格检查**

（1）DVT：妊娠期80%以上病人有以下常见初始症状：一侧肢体疼痛和肿胀。小腿差距2cm或以上则特别提示下肢DVT。当症状或体征提示新发深静脉血栓时，建议对近端静脉行加压超声检查。虽然对于非妊娠人群，检测D-二聚体水平是一种有用的排除静脉血栓栓塞的筛查手段，但由于D-二聚体水平会随妊娠进行性升高，因此即使是高水平的D-二聚体也并不能提示孕期的静脉血栓栓塞性疾病。

（2）PE：除了呼吸困难，可能提示PE的临床表现包括以下几点：①提示外周VTE形成的表现：下肢酸疼、水肿或者红斑；②胸痛；③气促；④咳嗽；⑤咯血；⑥晕厥。

查体可能发现：①呼吸急促，呼吸频率>20次/min，是最常见的体征；②心动过速；③血压变化，严重时可出现血压下降甚至休克；④发绀；⑤发热，多为低热，少数病人可有中度以上的发热；⑥颈静脉充盈或搏动；⑦肺部可闻及哮鸣音和/或细湿啰音，偶可闻及血管杂音；⑧胸腔积液的相应体征；⑨肺动脉瓣区第二音亢进或分裂，$P_2 > A_2$，三尖瓣区可闻收缩期杂音。

3. **辅助检查**

（1）PE可以表现为复杂多变的非特异性心电

图，常见异常有胸前导联T波倒置、右束支传导阻滞等，15%~30%病例可出现SⅠQⅢTⅢ征（即Ⅰ导S波加深，Ⅲ导出现新Q波及T波倒置）。

(2) 许多影像模式都可以诊断PE，每种各有优缺点。比较常用的是通气-血流灌注比值显像和螺旋CT。通气-血流灌注比值显像是用于诊断肺血管栓塞的首选。增强CT是诊断PE的另一个常用方法。尽管多用于非妊娠妇女，但也可用于妊娠。胎儿所受到的辐射和通气-血流灌注比值显像差不多。两者对胎儿的暴露都在可接受范围，都被认为是安全的。然而，孕妇乳房接受的射线，CT会比通气-血流灌注比值显像多。超声心动图仅对可疑急性大面积肺栓塞有诊断价值，可显示右心的大小、肺内和心内血栓。对病情危重、血流动力学不稳定的可考虑。常规肺动脉造影是诊断肺栓塞的"金标准"，但属于有创检查，很少应用于妊娠期。

（三）处理

1. **一般处理** 对高度可疑或确诊PE的病人，应严密监测呼吸、心率、血压、静脉压、心电图及血气的变化，可收入ICU。为防止栓子再次脱落，要求绝对卧床，保持大便通畅，可适当使用镇静剂，胸痛者可予止痛剂。

2. **呼吸循环支持治疗** 对有低氧血症的病人，采用经鼻导管或面罩吸氧。当合并严重的呼吸衰竭时，可使用经鼻或面罩无创性机械通气或经气管插管行机械通气。应避免做气管切开，以免在抗凝或溶栓过程中局部大量出血。对于出现右心功能不全，心排血量下降，但血压尚正常的病例，可予具有一定肺血管扩张作用和正性肌力作用的多巴酚丁胺和多巴胺；若出现血压下降，可增大剂量或使用其他血管加压药物。

3. **抗凝治疗** 使用肝素或者低分子量肝素抗凝。药品的选择主要视乎临床环境和妊娠暴露时间。低分子量肝素更常用。普通肝素（unfractionated heparin，UFH）妊娠期使用安全，但由于6%病人会发生肝素诱发的血小板减少，连续使用肝素超过4天的病人应监测血小板计数。和普通肝素相比，低分子量肝素（low molecular weight heparin，LMWH）的特点在于其生物活性较高，半衰期更长，抗凝血Xa因子作用强，抗血栓活性较小，故降低了医源性的出血和伤口血肿形成。血小板减少在LMWH病人中很少见，因此使用LMWH不需要监测血小板。

根据妊娠期肝素类药物的药代动力学，治疗性LMWH每天1~2次，UFH每12小时1次。接受LMWH预防性抗凝的病人一般无须监测。LMWH治疗或预防静脉血栓栓塞性疾病的最佳剂量尚无明确结论，可根据体重进行适当调整。对于在妊娠期最后1个月转为使用治疗量UFH的皮下注射的病人，需进行APTT检查（注射后6小时APTT在1.5~2.5倍之间），并调整肝素剂量使其维持APTT在治疗范围内。

接受治疗性或预防性抗凝治疗的妇女，如果分娩在即，需与麻醉科医师讨论分娩期麻醉的方式，建议在末次应用预防性LMWH 12小时内，或末次应用治疗性LMWH 24小时内不进行椎管内麻醉。椎管内麻醉拔管后2小时内暂不使用预防性LMWH。引产前12~24小时内停用低分子量肝素抗凝。如果正在使用普通肝素的妇女已临产，可通过APTT检查明确其清除情况。对于暂时停用抗凝治疗的妇女，建议使用气囊加压装置预防血栓。

产后需重新评估产褥期血栓发生的风险，VTE高危产妇在无出血风险的情况下，应重启抗凝治疗，可减少60%的VTE发生，却不增加出血或血小板减少的概率。在本次妊娠过程中发生静脉血栓栓塞性疾病的妇女，特别是发生在孕晚期者，在产后继续使用LMWH4~6周。抗凝治疗超过6周的病人建议过渡到华法林。过渡到华法林前需要用UFH或LMWH进行叠加直到INR2.0或以上持续2天。

4. **滤网及溶栓治疗** 在某些特殊情况下，如果诊断PE时接近足月（>38周）或者DVT在近端，为防止血栓脱落的风险会放置下腔静脉过滤网，分娩后再取出。其他适于用腔静脉滤网的孕妇包括：尽管已应用抗凝治疗，但仍有复发性静脉血栓栓塞性疾病的女性。如果溶栓，推荐治疗是重组组织型纤溶酶原激活剂（recombinant tissue plasminogen activator，rt-PA）100mg持续静脉滴注2小时。介入治疗和手术取栓的时机应由专科医师和妇产科医师共同评估及决定。

经验分享

1. 当症状或体征提示新产生的深静脉血栓时，建议先行近端静脉加压超声检查。
2. 对既往有血栓史的女性，如果未对潜在病因进行完整评估，应该进行抗磷脂抗体和遗传性易栓症的检查。
3. 由于华法林、低分子量肝素以及普通肝素不在乳汁中蓄积，且不会引起婴儿的抗凝反应，所以这些抗凝物可于哺乳期使用。
4. 为减少产后出血，有指征产后抗凝者须在至少阴道分娩后 4~6 小时、或剖宫产后 6~12 小时后才启用普通肝素或低分子量肝素。
5. 气囊加压装置应该持续应用直到病人可以下床活动以及重新开始抗凝治疗。

四、哮喘发作

（一）概述

哮喘是妇女的常见病，在孕妇中的发病率为4%~8%，也是围产期妇女呼吸困难应考虑的病因。妊娠期哮喘急性发作的发病率比非妊娠妇女高，而且多数母胎预后不良。最终治疗目标是通过防止孕妇哮喘发作而确保胎儿持续获得足够的氧供。

1. **发病机制** 随着对支气管哮喘的病因和发病机制的深入研究，认识到哮喘是一种气道慢性炎症，并具有气道高反应性的临床特征，所以在哮喘的防治方面又有了新的概念，认为单独使用支气管舒张药物进行治疗是不够全面的，对于中、重度哮喘，仅仅靠规律地使用支气管舒张剂（如 β_2 受体激动剂）甚至有害，因为 β_2 受体激动剂无抗炎作用，单纯对症治疗会掩盖炎症发展，使气道高反应性加重，因而必须联合应用抗炎药物，同时为了评价治疗效果，判断病情程度，决定治疗和管理计划，所以务必记录病员日记，坚持家庭肺功能测定，如测量呼气峰流速（peek expiratory flow rate，PEFR），监测气道反应性变化，如果能坚持合理的系统防治，则大多数哮喘病人是可以有效控制病情，并能正常度过妊娠期的，反复发作常因防治不当所致，常导致难以逆转的肺功能损害。因此，在哮喘的防治工作中，务必做好宣教工作，控制环境促发因素，监测病情和系统的合理治疗。

2. **临床表现** 典型的支气管哮喘，发作前有先兆症状如打喷嚏、流涕、咳嗽、胸闷等，如不及时处理，可因支气管阻塞加重而出现哮喘，严重者可被迫采取坐位或呈端坐呼吸，干咳或咳大量白色泡沫痰，甚至出现发绀等，但一般可自行或用平喘药物等治疗后缓解，某些病人在缓解数小时后可再次发作，甚至导致哮喘持续状态。

此外，在临床上还存在非典型表现的哮喘，如咳嗽变异性哮喘，病人在无明显诱因咳嗽 2 个月以上，夜间及凌晨常发作，运动、冷空气等诱发加重，气道反应性测定存在高反应性，抗生素或镇咳、祛痰药治疗无效，使用支气管解痉剂或皮质激素有效，但需排除引起咳嗽的其他疾病。

（二）诊断

1. 反复发作喘息，呼吸困难，胸闷或咳嗽，多与接触变应原、病毒感染、运动或某些刺激物有关。

2. 发作时双肺可闻及散在或弥漫性，以呼气期为主的哮鸣音。

3. 上述症状可经治疗缓解或自行缓解。

4. 排除可引起喘息或呼吸困难的其他疾病。

5. 对症状不典型者（如无明显喘息或体征），应最少具备以下一项试验阳性：

（1）若基础 FEV1（或 PEF）<80% 正常值，吸入 β_2 受体激动剂后 FEV1（或 PEF）增加 15% 以上。

（2）PEF 变异率（用呼气峰流速仪测定，清晨及夜晚各测一次）≥20%。

（3）支气管激发试验（或运动激发试验）阳性。

（三）治疗

1. **治疗原则** 与非妊娠妇女相似，除了一般的支持治疗，急性期治疗的重心是支气管扩张治疗。相应治疗可以同时使用吸入的短效 β_2 受体激动剂以及抗胆碱药物。两者都可以经定量吸入器或者雾化吸入，也可以经由面罩给药。入院时测量呼气峰流速。如果哮喘症状加重，治疗后定期复查。

2. **指南建议** 初始治疗每20~30分钟1次。进一步治疗的频率取决于初始治疗效果。如果病人对初始方案的剂量没反应,或者有严重的气道受限,例如 <40% 的 FEV1 或峰值流速,连续吸入 β_2 受体激动剂比间断给药更有效。

3. **系统性地使用糖皮质激素** 可减少严重病例的气道炎症,激素推荐给中度到重度气道受阻并对初始气管扩张剂无效的病人使用。剂量和非妊娠妇女相同。如果孕妇产前泼尼松龙的剂量超过7.5mg/d,使用时间长于2周,分娩时胃肠道外给药可使用氢化可的松每6~8小时100mg。

4. **对于难治性产后出血的哮喘孕妇** 应使用前列腺素 E_2 等子宫收缩剂,禁用前列腺素(prostaglandin-F2α,PGF2α)预防或者治疗产后出血,因为PGF2α可能引起哮喘病人严重的支气管痉挛。

5. **分娩时选择的麻醉** 适宜用无组胺释放的麻醉剂,如芬太尼优于哌替啶或吗啡。分娩时采用硬膜外麻醉比较理想。剖宫产选择区域麻醉更常见,因为全身麻醉的气管插管有时可能引发严重的支气管痉挛。

6. **连续测量呼气峰流速** 可以帮助检测治疗效果并对恶化的症状向医护人员预警。如果有呼吸衰竭的表现,建议及时识别并向重症治疗的专家咨询。对于呼吸衰竭的病人,早期插管和机械通气十分重要,因为呼吸衰竭可以进展迅速并难以逆转。

经验分享

1. 哮喘病人孕期需接受哮喘药物的规范治疗。
2. 哮喘病人有条件者在孕期可行肺功能检查,肺活量测定是门诊病人肺功能检查的首选方法,或通过呼气峰流速测量仪行最大呼气流量的测定。
3. 妊娠期持续性哮喘,首要的控制疗法是吸入类固醇药如布地奈德。拯救性治疗时,推荐吸入沙丁胺醇。
4. 假如无不良反应且可临床受益,对处于类固醇维持剂量的孕妇推荐免疫治疗。
5. 尽可能通过吸入途径用药,减少全身用药时药物通过胎盘的机会。
6. 一般只有少量的哮喘药物进入母乳。因此,哺乳期不禁忌使用泼尼松、茶碱、抗组胺药、吸入性类固醇、β_2 受体激动剂、色甘酸钠。

本节关键点

1. 呼吸疾病分娩时需评估肺功能,请呼吸内科会诊,共同确定分娩方式并指导产时呼吸疾病的处理。
2. 针对不同病因采取相应的措施,重视肺水肿、肺栓塞和哮喘发作的早期征兆,同时要密切监测心脏功能。
3. 分娩过程需控制液体输入的速度,监测生命体征。

(王子莲　詹雁峰)

参考文献

1. 葛均波,徐永健,王辰.内科学.9版.北京:人民卫生出版社,2018.
2. ELKAYAM U,GOLAND S,PIEPER PG,et al. High-risk cardiac disease in pregnancy:part Ⅱ. Journal of the American College of Cardiology,2016,68(5):502-516.
3. American College of Obstetricians and Gynecologists. ACOG practice bulletin no. 196:thromboembolism in pregnancy. Obstetrics and Gynecology,2018,132(1):e1-7.
4. QUEENSLAND HEALTH. Maternity and neonatal clinical guideline:venous thromboembolism(VTE) prophylaxis in pregnancy and the puerperium. Queensland:Queensland Health,2020.

第八节

血小板减少

导读

妊娠期血小板减少症(gestational thrombocytopenia)可为特发性或遗传性,或见于重度子痫前期、HELLP综合征等。经内科处理后,若无剖宫产指征可经阴道分娩。产程中产妇用力屏气诱发颅内出血、产道裂伤出血及血肿形成的概率会增加,产时应在纠正血小板减少的同时防止产程延长,尽量避免阴道手术助产。若血小板 $<30\times10^9$/L和/或有出血倾向,以剖宫产为宜。注意积极防治产后出血。

一、概述

(一)定义

实验室检查显示血小板低于 100×10^9/L为血小板减少。临床上可为特发性或遗传性。常继发于以下疾病或情况:重度子痫前期或子痫、需输血治疗的严重产科出血、胎盘早剥或低纤维蛋白原血症相关的消耗性凝血系统疾病、获得性溶血性贫血、败血症、红斑狼疮、抗磷脂抗体综合征、严重叶酸缺乏导致的巨幼红细胞贫血、药物、病毒感染、过敏、再生障碍性贫血等。

(二)主要分类及临床表现

1. **特发性血小板减少性紫癜** 特发性血小板减少性紫癜(idiopathic thrombocytopenic purpura,ITP)是因自身免疫机制使血小板破坏的临床综合征,又称免疫性血小板减少性紫癜。2007年ITP国际工作组将本病更名为免疫性血小板减少性紫癜(immune thrombocytopenic purpura,ITP)。本病好发于年轻女性,男女发病比例为1∶3,故妊娠合并ITP很常见,且妊娠增加ITP复发及加重的风险。血小板缺陷导致的出血特点为浅表皮肤及黏膜出血,如鼻出血、瘀点、瘀斑、紫癜、视网膜出血,与凝血因子缺陷导致的深部出血(皮下、肌肉血肿,关节腔内出血)不同,但严重的血小板减少也可导致内脏出血(如颅内出血、消化道出血、泌尿道出血)。ITP分为急性型和慢性型两种,急性型好发于儿童,慢性型则以成年女性多见,发病前多无明显感染史。

2. **血栓性血小板减少性紫癜** 血栓性血小板减少性紫癜(thrombotic thrombocytopenic purpura,TTP)是以溶血和血栓为主要特征的血液病,涉及多系统疾病。发病年龄多在30~37岁,女性更易患病。妊娠是TTP发病的相关因素之一,但妊娠终止后该病并不一定能缓解。TTP的主要病理变化为全身多处小动脉和毛细血管中出现广泛的透明样血栓,血栓形成部位血管闭塞,内皮细胞肿胀、增生,并引起局灶性坏死和出血。TTP病因及发病机制尚不十分明确。典型临床表现是微血管病变性溶血性贫血、血小板减少性紫癜、精神神经症状、发热、肾脏损害。40%的病人有此五联症,75%的病人有前三联症。贫血多为中重度,可有黄疸和血红蛋白尿。出血表现为皮下出血点、瘀斑、内脏出血及脑出血。神经系统损害表现为头疼、呕吐、意识障碍、共济失调、抽搐。多为一过性,病情反复多变。肾脏损害可出现肉眼血尿,临床还可有心肌损害、呼吸窘迫、眼部症状等。根据起病缓急、病程长短,可分为:①急性型,呈暴发性,无有效治疗者多于3个月内死亡;②慢性型,较少见,症状不明显,可带病生存数年;③复发型,可在症状消失数月、数年后复发,妊娠常是复发诱因。

3. **妊娠期血小板减少症** 妊娠期血小板减少症(gestational thrombocytopenia)占妊娠期血小板减少的75%,一般血小板 $>70\times10^9$/L,而孕前血小板正常,产后血小板自然恢复正常,往往是一个良性过程，不伴胎儿血小板减少，一般不需要特殊的治疗。

二、诊断

（一）ITP 诊断

1. 至少 2 次化验血小板计数减少，血细胞形态无异常。

2. 查体及进行超声检查时脾脏一般不增大。

3. 骨髓检查显示巨核细胞数正常或增多，有成熟障碍。

4. 排除其他继发性血小板减少症。

（二）TTP 诊断

主要依据上述临床表现中的五联症或前三联症，实验室检查：外周血为正细胞正色素性贫血，血涂片中可查见红细胞碎片；高胆红素血症(>15mg/dl)，Coombs 试验阴性；严重血小板减少，(1~50)×10^9/L，骨髓中巨核细胞代偿性增生，伴成熟障碍；尿中可出现蛋白、红细胞、白细胞、管型，血尿素氮、肌酐升高；凝血功能检查出血时间延长，而 PT、APTT 多正常；组织病理学检查显示皮肤、齿龈活检及脾脏标本中可见典型 TTP 病理改变；骨髓象显示红细胞增生，巨核细胞正常或增多。

（三）妊娠期血小板减少症

若孕前血小板正常，妊娠期出现血小板减少，低于 100×10^9/L，排除 ITP、TTP 等其他引起血小板减少的疾病后可以诊断。但国外 2019 年 ACOG 妊娠期血小板减少症管理实践指南认为妊娠期血小板减少症指血小板计数低于 150×10^9/L。

三、处理

（一）ITP 妊娠期处理

一般不必终止妊娠，只有当严重血小板减少未缓解，在妊娠 12 周前需用肾上腺皮质激素治疗者，可考虑终止妊娠。血小板 >50×10^9/L 的无症状孕妇可不治疗。一般治疗为避免外伤、禁用抗血小板药物。一线治疗为肾上腺皮质激素，血小板 <50×10^9/L，或有临床出血症状者，推荐泼尼松 1~2mg/(kg·d)，病情缓解后逐渐减量至 10~20mg/d，有效率为 70%；治疗 4~6 周后血小板仍 <10×10^9/L，且有严重出血倾向者，可于妊娠 3~6 个月期间行脾切除。对激素治疗无反应者可静脉滴注丙种球蛋白，400mg/(kg·d)，5~7 天为一疗程，2~3 天见效，疗效可持续 2~3 周。血小板 <10×10^9/L 且有出血倾向者应输血小板治疗。

ITP 分娩期处理：不论阴道分娩或剖宫产分娩，均有出血的风险。因此，ITP 病人分娩前的处理关键是分娩时血小板尽量提高至 50×10^9/L 以上。产前预测新生儿血小板是否减少较困难，目前尚无充分证据显示剖宫产较经阴道分娩对血小板减少的新生儿更安全，故 ITP 分娩方式主要根据产科指征决定。阴道分娩时应避免产妇过度用力屏气诱发颅内出血，或产道裂伤出血增加及血肿形成，产时应防止产程延长，尽量避免复杂的阴道手术助产，禁忌胎头吸引术。如血小板 <30×10^9/L，有出血倾向，可适当放宽剖宫产指征。血小板 <50×10^9/L 者分娩前给予氢化可的松 500mg 或地塞米松 20~40mg 静脉注射，须备好血小板，在剖宫产术中或阴道分娩宫口开全前输入，仔细缝合切口，防止血肿形成，预防产后出血及感染。因血小板相关 IgG 抗体可穿过胎盘，导致胎儿和新生儿血小板减少、颅内出血风险增加，新生儿须查血常规，监测血小板变化，若血小板 <50×10^9/L，可行经颅超声或 CT 检查排除颅内出血。

（二）TTP 妊娠期处理

一旦诊断 TTP，应立即行血浆疗法：①输新鲜血或新鲜冷冻血浆，血浆输注初次治疗用量 8mg/(kg·d)，连用 7 天，第 2 周改为每周 3 次，第 3 周改为每周 2 次；若 48 小时后无效则改为血浆置换术。②血浆置换术：每天 2~3L，每天 1~2 次，或隔天 1 次。③泼尼松 60mg，视病情可加至 100~200mg/d，常在 48~72 小时见效，病情好转后可减量。④抗血小板凝集药物：双嘧达莫、阿司匹林或右旋糖酐。⑤以上方法无效，可考虑脾切除。⑥难治或复发型 TTP 病人可予环孢素 A 或大剂量静脉免疫球蛋白滴注治疗。产科处理原则：孕早期胎儿死亡率高，孕早期确诊 TTP，应考虑终止妊娠；孕中晚期确诊，应以支持疗法为主，适时终止妊娠。分娩方式根据病情及产科情况酌情选择，分娩期处理可参考 ITP 处理。

（三）妊娠期血小板减少症

一般无须治疗，建议有阴道分娩条件者行阴道分娩。

本节关键点

1. 妊娠期血小板减少症临床上可为特发性或遗传性，常继发于重度子痫前期、胎盘早剥等疾病。
2. 血小板减少若有活动性出血，均应积极治疗并请血液科专家会诊。
3. 妊娠期血小板 $<10\times10^9/L$ 且有出血倾向者应输血小板治疗。
4. 孕产妇出血一般发生于分娩期间。血小板 $>50\times10^9/L$ 时一般不会导致孕产妇大出血。若血小板 $<30\times10^9/L$ 和/或有出血倾向，以剖宫产为宜。分娩期血小板 $<50\times10^9/L$ 者须备好血小板，在剖宫产术中或阴道分娩宫口开全前输入。
5. 妊娠合并 TTP 发病率低，但如未及时诊断处理急性型，极易发生以神经系统为主的多脏器损害，危及生命。

（邢爱耘　孙微微）

参考文献

1. GLENN DP, JESSICA D, AMANDA YB, et al. Oxorn-Foote Human Labor and Birth. 6th ed. New York: McGraw Hill Education, 2013.
2. CUNNINGHAM FG, LEVENO KJ, BLOOM SL, et al. Williams Obstetrics. 25th ed. New York: McGraw Hill Education, 2018.
3. 沈铿，马丁．妇产科学．3 版．北京：人民卫生出版社，2015.
4. 曹泽毅．中华妇产科学．3 版．北京：人民卫生出版社，2014.
5. 谢幸，孔北华，段涛．妇产科学．9 版．北京：人民卫生出版社，2018.
6. American College of Obstetricians and Gynecologists. ACOG practice bulletin no.207: thrombocytopenia in pregnancy. Obstetrics and Gynecology, 2019, 133(3): 181-193.

第九节

贫血

导读

贫血(anemia)的原因分为遗传性和获得性。缺铁性贫血为妊娠期贫血的主要原因；高发地区需注意对地中海贫血的筛查；急性出血为产褥期贫血的主要原因。妊娠期应寻找贫血的原因并积极治疗。分娩前重度贫血应输注红细胞悬液，有产时出血高危因素（如前置胎盘），分娩前血红蛋白(Hb)<90g/L 者，可酌情输注红细胞悬液。贫血不是剖宫产指征，产时为避免产程延长，必要时可阴道助产缩短第二产程，防治产伤、产后出血及感染。

一、概述

（一）定义

贫血是妊娠期常见合并症。不同国家和地区对妊娠期及产褥期贫血的诊断标准略有差异（表 11-9-1）。我国多参考 WHO 规定，孕妇外周血 Hb<110g/L 及血细胞比容 <0.33 为妊娠期贫血，Hb<70g/L 为重度贫血。WHO 资料表明，50% 以上孕妇合并贫血，其中 95% 为缺铁性贫血。我国广东、广西、海南、湖南、湖北、四川、重庆等地区为地中海贫血高发病区。巨幼红细胞贫血及再生障碍性贫血较少见。

（二）主要分类及临床表现

1. 缺铁性贫血　缺铁性贫血（iron deficiency anemia，IDA）是妊娠期最主要的贫血类型。妊娠期铁的需要量增加是妊娠期妇女缺铁的最主要原因，体内铁储备不足或食物中铁摄入不够，均可引起缺铁性贫血。症状和体征主要取决于体内缺铁的程度，在隐性缺铁阶段，仅骨髓内储存铁减少，临床上可无任何贫血的表现；随后进入早期缺铁性贫血阶段，储存铁耗尽，血清铁开始下降，红细胞数量和血红蛋白减少，出现正细胞性贫血，可有皮肤黏膜稍苍白等轻度贫血的症状；当发生中重度贫血时，骨髓造血发生明显障碍，红细胞系均呈代偿性增生，出现小细胞低色素性贫血，可有头昏、乏力、心悸、气短、食欲减退、腹胀、腹泻、皮肤黏膜苍白、皮肤及毛发干燥、指甲脆薄、口腔炎、舌炎，甚至贫血性心脏病等症状和体征。贫血孕妇发生妊娠期高血压、早产、胎儿生长受限及死胎等风险增加。

2. 地中海贫血　地中海贫血（thalassemia）是一组性质相似的遗传性疾病。是由于常染色体的遗传缺陷，一种或几种组成珠蛋白的肽链合成减少或不能合成，造成血红蛋白分子结构异常，使血红蛋白合成不足而发病。根据缺乏的珠蛋白的肽链不同，可分为 α 地中海贫血和 β 地中海贫血，其中 β 地中海贫血更常见。不同基因型会呈现不同的临床表现。

α 地中海贫血分为：①静止型，通常没有临床表现，新生儿发生 Bart 胎儿水肿的可能性为 2%；②标准型，表现为轻度贫血，新生儿发生 Bart 胎儿水肿的可能性为 3%~5%；③中间型（血红蛋白 H 病），往往表现为中至重度溶血性贫血，常伴有肝脾大、鼻梁塌陷、眼距增大等特殊贫血外貌；④重型（Hb Bart 胎儿水肿），Hb Bart 胎儿基本不能存活至出生，可能发生胎儿水肿、死胎及母体子痫前期等。

表 11-9-1　不同指南对妊娠期、产褥期贫血的诊断标准

Hb 单位：g/L

	UK 指南	ACOG 指南	亚太地区共识	WHO
孕早期	<110	<110	<105	<110
孕中期	<105	<105	<105	<110
孕晚期	<105	<110	<105	<110
产褥期	<100	—	<100	—

β 地中海贫血可分为：①轻型，即单杂合子地中海贫血，通常无贫血症状或轻度贫血，但血液检查表现为典型的小细胞低色素性改变；②重型，即双重杂合子或纯合子地中海贫血，往往表现为贫血进行性加重，需要输血和祛铁治疗，若不积极治疗一般存活不到成年；③中间型，贫血程度不一，部分病人靠定期输血来维持生命，可存活至成年。

3. 巨幼红细胞贫血　巨幼红细胞贫血（megaloblastic anemia）是由叶酸或维生素 B_{12} 缺乏引起 DNA 合成障碍所致的贫血。外周血呈大细胞血红蛋白性贫血。国外报道妊娠期发病率为 0.5%~2.6%，国内报道为 0.7%。妊娠期罹患此病 95% 是因叶酸缺乏，少数是因维生素 B_{12} 缺乏。引起叶酸或维生素缺乏的原因：来源缺乏或吸收不良、妊娠期需要量增加、叶酸排泄增多等。临床表现：起病急，多在妊娠中晚期发病，多为中重度贫血，除有缺铁性贫血症状、体征外，若病因为维生素 B_{12} 缺乏，可有周围神经炎症状，如手足麻木、针刺、冰冷等感觉异常及行走困难等，低热、水肿、脾大、表情淡漠也较常见。妊娠期重症病人可发生流产、早产、胎儿发育不良或死胎，有明显的出血或感染的倾向，胎儿神经管畸形发生率明显增加。

4. 再生障碍性贫血　再生障碍性贫血（aplastic

anemia）是以骨髓造血干细胞数量减少和质的缺陷导致造血障碍，引起外周全血细胞（红细胞、白细胞、血小板）减少为主要表现的一组综合征。国内报道，妊娠合并再生障碍性贫血占分娩总数0.3‰～0.8‰。再生障碍性贫血是一种严重合并症，病因较复杂，可能由药物、物理化学因素、感染、遗传免疫性因素所诱导，但多数原因不明。妊娠不是再生障碍性贫血的原因，但妊娠可能使原有病情加重。临床表现为进行性贫血、皮肤黏膜及内脏出血、反复感染。产后出血和感染是造成再生障碍性贫血孕产妇死亡的主要原因，妊娠期高血压疾病、胎盘早剥等风险也增加。再生障碍性贫血可分为急性型和慢性型，孕妇以慢性型居多。

二、诊断

（一）妊娠期铁缺乏和缺铁性贫血的诊断根据

指南建议，血清铁蛋白浓度<20μg/L 诊断铁缺乏。缺铁性贫血根据储存铁水平分为 3 期：①铁减少期，体内储存铁下降，血清铁蛋白<20μg/L，转铁蛋白饱和度及 Hb 水平正常；②缺铁性红细胞生成期，红细胞摄入铁降低，血清铁蛋白<20μg/L，转铁蛋白饱和度<15%，Hb 水平正常；③缺铁性贫血期，红细胞内 Hb 明显减少，表现为平均红细胞体积（mean corpuscular volume，MCV）、平均红细胞血红蛋白含量（mean corpuscular hemoglobin，MCH）及平均红细胞血红蛋白浓度（mean corpuscular hemoglobin concentration，MCHC）均降低的小细胞低色素性贫血，血清铁蛋白<20μg/L，Hb<110g/L。血清铁蛋白是一种稳定的糖蛋白，不受近期铁摄入的影响，能较准确地反映铁储存量，是评估铁缺乏最有效和最容易获得的指标。有条件的医院应对所有孕妇包括地中海贫血的孕妇检测血清铁蛋白。

（二）地中海贫血的诊断

有临床症状者易被临床发现，但可以妊娠者多为轻型病人，为 α 或 β 地中海贫血基因的杂合子，常没有症状或只有小细胞低色素性轻度贫血，建议妊娠前或在孕早期行血常规、血红蛋白电泳检查，外周血象提示 MCV<82fl 和 / 或 MCH<27pg，血红蛋白电泳异常，应进一步行地中海贫血基因检测，如果夫妇双方为同型地中海贫血基因携带者，则需行羊水穿刺，以产前诊断重型地中海贫血患儿。由于地中海贫血孕妇及其丈夫对自己是地中海贫血基因携带者往往并不知情，需要产科医师（特别是地中海贫血高发地区）加强对地中海贫血的筛查，避免重型地中海贫血胎儿的漏诊。

（三）巨幼红细胞贫血的诊断

1. 起病急，出现贫血的症状、体征，周围神经炎症状或伴有低热、水肿、脾大、表情淡漠。

2. 外周血象　Hb<110g/L，血细胞比容降低，为大细胞性贫血，MCV>100fl，MCH>32pg，大卵圆形红细胞增多，中性粒细胞分叶过多，网织红细胞减少，血小板通常减少。

3. 红细胞系呈巨幼细胞增生，不同成熟期的巨幼细胞占骨髓细胞总数的 30%～50%。

4. 血清叶酸<6.8nmol/L、红细胞叶酸<227nmol/L 提示叶酸缺乏，血清维生素 B_{12}<74pmol/L 提示维生素 B_{12} 缺乏。

（四）再生障碍性贫血的诊断

1. 出现临床表现。

2. 外周血象提示贫血呈正细胞型、全血细胞减少。

3. 骨髓象见多部位增生减低或严重减低，有核细胞甚少，幼粒细胞、幼红细胞、巨核细胞均减少，淋巴细胞相对增多。

三、处理

（一）缺铁性贫血

妊娠期重点在预防，孕期加强营养，进食红色肉类、鱼类及禽类等含铁丰富的食物，定期检测血常规，并于孕晚期复查，尽量早发现、早治疗。治疗原则为去除病因、补充铁剂、加强营养。诊断明确的缺铁性贫血孕妇应口服补充元素铁100～200mg/d，2 周后复查 Hb 评估疗效；不能耐受口服铁剂或口服铁剂无效者，妊娠中期后可选择注射铁剂，剂量取决于孕妇体重和 Hb 水平；血红蛋白恢复正常后宜继续服用铁剂治疗 3～6 个月以补足储备铁。Hb<70g/L 者应少量多次输注红细胞悬液。由于妊娠期铁的需求量增加，且妊娠期缺铁性贫血的发生率高，血清铁蛋白 <30μg/L，即使血红蛋白水平正常，也应补充元素铁 60mg/d 以预防缺铁性贫血，建议在进食前 1 小时口服补铁，与维生素 C 共同服用以增加吸收率，避免与其他药物同时服用。

分娩期处理：分娩方式若无剖宫产指征，可经阴道分娩。重度贫血的病人若临近预产期或短期内需行剖宫产术，仍应输注红细胞悬液纠正贫血，宜产时备血、低流量吸氧，严密监护产程，避免产程过长。积极处理第三产程预防产后出血，如控制性脐带牵拉、预防性使用宫缩剂等，必要时麦角新碱或前列腺素制剂加强宫缩，出血多时宜及时输血，尽快缝合软产道伤口。产程中严格无菌操作，产时、产后予抗生素预防感染。若有产科剖宫产指征，术中应尽量减少出血，注意输液输血的总量和速度。

产后出血或产前未纠正贫血者，在产后 48 小时复查 Hb，Hb<100g/L 的产妇补充元素铁 100~200mg/d，持续治疗 3 个月后复查 Hb 和血清铁蛋白。

（二）地中海贫血

妊娠合并地中海贫血的重点是如何防止重型地中海贫血患儿（Hb Bart 水肿胎儿及重型 β 地中海贫血胎儿）出生，有效措施是对夫妻双方行地中海贫血基因筛查，一经发现则及时终止妊娠。病人妊娠期一般不需要特殊治疗。一般治疗包括：加强营养，避免使用影响骨髓造血功能及易致红细胞破坏的药物，若合并铁储备不足，血清铁蛋白 <30μg/L 时建议口服铁剂予补铁治疗，重度贫血宜少量多次输注红细胞悬液。

分娩期处理同缺铁性贫血。

（三）巨幼红细胞贫血

妊娠期重点在预防，积极治疗原发病，对有高危因素的孕妇应早期预防，每日口服叶酸 0.5~1mg。孕妇应改变不良饮食习惯，进富含叶酸、维生素 B_{12} 及含铁丰富的饮食。确诊巨幼红细胞贫血后应口服叶酸每次 5~10mg，每日 3 次，吸收不良者每日肌内注射叶酸 10~30mg，直至症状消失、贫血纠正，有神经系统症状者给予维生素 B_{12} 100~200μg 肌内注射，每日 1 次，2 周后改为每周 2 次，也可口服维生素 B_{12} 500μg，每日 1 次，直至血红蛋白恢复正常。检查发现缺铁，应适当补充铁剂及维生素 C。Hb<70g/L 应少量多次输注红细胞悬液或新鲜血。

分娩期处理同缺铁性贫血。

（四）再生障碍性贫血

重型再生障碍性贫血发病急，病情重，有 1/3 的病人死于出血和感染，非重型再生障碍性贫血病人经过恰当治疗多数可缓解或临床痊愈，仅少数进展为重型再生障碍性贫血。故在病情未缓解之前均应避孕，若已妊娠，且 Hb<60g/L，应行治疗性人工流产，妊娠中晚期妇女因引产的出血感染风险比自然分娩大，终止妊娠并不能降低孕产妇死亡率，可在积极支持治疗的同时继续妊娠。一般的抗贫血治疗对再生障碍性贫血无效，主要以支持治疗为主。注意休息，增加营养，间断吸氧，Hb<70g/L 应少量多次输注红细胞悬液。出现明显出血倾向可短期用肾上腺皮质激素，如口服泼尼松 10mg，每日 3 次，血小板 $<10\times10^9/L$ 给予输注血小板。警惕感染发生，给予抗生素预防感染，当粒细胞 $<0.5\times10^9/L$ 并明确感染时，宜输注粒细胞并给予特异性的抗菌治疗。及时请血液科等医师进行多学科会诊。

分娩期处理：尽量经阴道分娩，最好在宫颈成熟后，经成分输血，使 Hb>80g/L 且血小板 $>50\times10^9/L$ 后，实施计划分娩，在充分备血情况下引产，产时注意缩短第二产程，防止第二产程用力过度造成母胎颅内出血。产后仔细检查软产道并缝合伤口，防止血肿形成。有产科手术指征必须行剖宫产者，根据血小板情况选择适宜麻醉，避免术后出现严重出血和感染。产褥期继续支持治疗，注意加强宫缩防止产后出血，并给予抗生素防感染。

本节关键点

1. 所有孕妇在首次产前检查时均应查血常规，孕早期提示小细胞低色素性贫血者应注意排除地中海贫血。
2. 妊娠期应寻找贫血的原因并积极防治贫血。缺铁性贫血是妊娠期最常见的贫血，治疗以补充铁剂为主。孕妇铁储备减少时即开始补充铁剂有利于预防缺铁性贫血的发生。少数贫血孕妇为巨幼红细胞贫血，可用叶酸或维生素 B_{12} 治疗。

3. 贫血非剖宫产指征，分娩前重度贫血或有出血高风险的病人应输注红细胞悬液，以降低分娩的风险。产时、产后需注意预防产后出血。

4. 处理地中海贫血的重点是对夫妻双方为地中海贫血基因携带者的孕妇行产前诊断，发现重型地中海贫血患儿应及时终止妊娠。

（邢爱耘 孙微微）

参考文献

1. 沈铿，马丁．妇产科学．3版．北京：人民卫生出版社，2015.
2. CUNNINGHAM FG, LEVENO KJ, BLOOM SL, et al. Williams Obstetrics. 25th ed. New York: McGraw Hill Education, 2018.
3. 曹泽毅．中华妇产科学．3版．北京：人民卫生出版社，2014.
4. 谢幸，孔北华，段涛．妇产科学．9版．北京：人民卫生出版社，2018.
5. 中华医学会围产医学分会．妊娠期铁缺乏和缺铁性贫血诊治指南．中华围产医学杂志，2014，(7)：451-454.
6. 中华医学会妇产科学分会产科学组．地中海贫血妊娠期管理专家共识．中华围产医学杂志，2020，23(9)：577-584.

第十节 肝脏疾病

导读

妊娠合并肝脏疾病以病毒性肝炎（尤其乙型肝炎）、妊娠期肝内胆汁淤积症最为多见，而妊娠期急性脂肪肝虽发病很少，但起病急、进展快，严重危及母儿安全。非重型病毒性肝炎以期待治疗为主，重症肝炎则宜纠正实验室指标后尽快终止，同时应积极阻断乙型肝炎病毒母婴传播。妊娠期肝内胆汁淤积症主要进行降胆汁酸、保肝等对症处理，胆汁酸重度升高者尤应加强胎儿监护。一旦确诊或高度疑诊妊娠期急性脂肪肝的病人，积极纠正凝血功能后尽快终止妊娠是改善母儿结局的关键。

一、病毒性肝炎

我国病毒性肝炎以乙型肝炎最为常见，母婴传播是重要传播途径。妊娠合并重型肝炎的孕产妇死亡率极高，及早识别、合理产科处理是成功救治的关键。非重型肝炎宜尽量延长孕周，若肝功能或凝血功能指标进行性恶化，应考虑终止妊娠。分娩方式以产科指征为主，重型肝炎短期内病情多数难以康复，应在积极纠正凝血功能、低蛋白血症等指标后尽早终止妊娠，分娩方式可选择剖宫产，必要时行子宫全切术。

（一）概述

1. 定义 病毒性肝炎是由肝炎病毒感染引起的以肝细胞变性坏死为主要病变的传染性疾病。肝炎病毒分为甲型、乙型、丙型、丁型、戊型5种，其中以乙型肝炎病毒最为常见，我国人口约

8% 是慢性乙型肝炎病毒携带者。据报道，孕妇肝炎发生率是非孕妇的 6 倍，急性重型肝炎是非孕妇的 66 倍，是导致孕产妇死亡的原因之一。

2. 分类及发病特点 甲型肝炎病毒（hepatitis A virus，HAV）主要经消化道传播，母婴传播可能性极小，抗 HAV-IgM 阳性即可诊断。HAV 感染后临床症状较轻，肝功能衰竭发生率低，感染后可获得持久免疫力，不造成慢性携带状态。乙型肝炎病毒（hepatitis B virus，HBV）主要经血液传播，母婴传播是重要的传播途径。HBV 感染后可造成急性、慢性肝炎或无症状携带状态，妊娠期肝脏负担增加，容易发展成重型肝炎。丙型肝炎病毒（hepatitis C virus，HCV）主要通过输血液制品、母婴传播等途径传播，易转为慢性肝炎，进展为肝硬化、肝癌。丁型肝炎病毒（hepatitis D virus，HDV）为一种有缺陷的嗜肝 RNA 病毒，必须依赖 HBV 而存在，传播途径同 HBV。戊型肝炎病毒（hepatitis E virus，HEV）传播途径与 HAV 相似，极少发展为慢性肝炎，但妊娠期感染 HEV，尤其是合并 HBV 感染，易发生重型肝炎。

3. 妊娠与病毒性肝炎的相互影响

(1) 妊娠对病毒性肝炎的影响：妊娠本身不增加对肝炎病毒的易感性，但妊娠期新陈代谢率高，营养物质消耗增多；妊娠早期食欲缺乏，使肝脏抗病能力降低；妊娠期产生的大量雌激素需在肝脏内代谢和灭活，并妨碍肝脏对脂肪的转运和胆汁的排泄；胎儿代谢产物需经母体肝内解毒；分娩时的体力消耗、缺氧、出血、手术及麻醉等均可加重肝脏负担；以上因素易致病毒性肝炎病情加重。此外，妊娠并发症引起的肝损害、妊娠剧吐等，均易与急性病毒性肝炎混淆，增加诊断难度。

(2) 病毒性肝炎对母胎的影响

1) 对孕产妇的影响：妊娠期早期合并急性病毒性肝炎可使早孕反应加重；妊娠晚期合并急性病毒性肝炎，可能因醛固酮的灭活能力下降，使妊娠期高血压疾病的发生率增加。妊娠晚期发生重型肝炎的死亡率较非孕妇高，在肝功能衰竭的基础上，以凝血功能障碍所致的产后出血、消化道出血、感染等为诱因，最终导致肝性脑病和肝肾综合征，威胁孕产妇的安全。

2) 对围产儿的影响：妊娠合并病毒性肝炎使流产、早产、死胎、死产、新生儿窒息率及死亡率明显升高，与妊娠晚期患急性黄疸型肝炎特别是急性重型肝炎有关。妊娠早期患病毒性肝炎，胎儿畸形发生率约增加 2 倍。妊娠期患病毒性肝炎，病毒可通过胎盘屏障垂直传播感染胎儿，尤以乙型肝炎母婴传播率高，围产儿 T 细胞功能尚未完全发育，对 HBsAg 有免疫耐受，容易成为慢性携带状态，以后可能发展为肝硬化或原发性肝癌。

（二）诊断

妊娠期病毒性肝炎的诊断与非孕期相同，但比非孕期困难。应根据流行病学询问病史，结合临床表现及实验室检查综合判断。

1. 病史 与肝炎病人密切接触史，6 个月内有输血史、注射血制品史。潜伏期甲型肝炎平均约为 30 天，乙型肝炎约为 90 天，输血所致的丙型肝炎约为 50 天，戊型肝炎约为 40 天。

2. 临床表现 孕妇出现不能用妊娠反应或其他原因解释的消化道症状，如食欲减退、恶心、呕吐、腹胀、肝区痛、乏力、畏寒及发热等。部分病人有皮肤、巩膜黄染，尿色深黄，孕早、中期可触及肝脾大并有肝区叩痛。妊娠晚期受增大子宫影响，肝脏极少触及，若能触及多为异常。甲型、乙型、丁型肝炎黄疸前期的症状较为明显，而丙型、戊型肝炎的症状相对较轻。

3. 辅助检查

(1) 血常规：急性期白细胞常稍低或正常，淋巴细胞相对增多；慢性肝炎白细胞常减少；急性重型肝炎白细胞计数和中性粒细胞百分比可明显增加。

(2) 肝功能：谷丙转氨酶、谷草转氨酶升高。

(3) 血清学及病原学检测：是诊断病毒性肝炎的主要依据。

甲型肝炎检测血清 HAV 抗体及血清 HAV RNA。HAV-IgM 阳性代表近期感染，HAV-IgG 在急性期后期和恢复期出现，属保护性抗体。

乙型肝炎检测血清中乙肝标志物和 HBV DNA。乙型肝炎表面抗原（hepatitis B surface antigen，HBsAg）为最常用的 HBV 感染指标，该指标阳性是 HBV 感染的特异性标志，其滴度高低与乙型肝炎传染性强弱有关，可用于预测抗病毒治疗效果。乙型肝炎表面抗体（hepatitis B surface antibody,HBsAb)是保护性抗体,表示机体有免疫力,不易感染 HBV。接种 HBV 疫苗后,HBsAb 滴度是评价疫苗效果的指标。乙型肝炎 e 抗原(hepatitis B e antigen,HBeAg)通常被视为存在大量病毒的标志,滴度高低反映传染性的强弱。在慢性 HBV 感染时,HBeAg 阳性提示肝细胞内有 HBV 活动性复制。乙型肝炎 e 抗体(hepatitis B e antibody,HBeAb)阳性表示血清中病毒颗粒减少或消失,传染性减弱。乙型肝炎核心抗体(hepatitis B core antibody,HBcAb)IgM 型阳性见于急性乙型肝炎及慢性肝炎急性活动期,IgG 型阳性见于乙型肝炎恢复期和慢性 HBV 感染。HBV DNA 载量主要用于观察抗病毒药物疗效和判断传染性大小。

丙型肝炎检测血清 HCV 抗体阳性可诊断为 HCV 感染,但多为既往感染,不可作为抗病毒治疗的证据。检测血清 HCV RNA 阳性是病毒血症的直接证据。

丁型肝炎通过检测血清中 HDV 抗体来测知 HDV 感染。

戊型肝炎常检测 HEV 抗体。由于其抗原检测困难,抗体出现晚,在疾病急性期有时难以诊断,即使抗体阴性也不能排除诊断,需反复检测。

4. 妊娠合并重型肝炎的诊断要点 各种类型肝炎病毒均可引起重型肝炎,其中乙型、乙型与丙型、乙型与丁型肝炎病毒重叠感染为重型肝炎的重要原因。孕妇感染戊型肝炎病毒后也容易发生重型肝炎。出现以下情况时考虑重型肝炎:①消化道症状严重;②血清总胆红素 >171μmol/L 或黄疸迅速加深,每天上升 >17.1μmol/L;③凝血功能障碍,全身出血倾向,凝血酶原时间百分活动(PTA)<40%;④肝脏缩小,出现肝臭气味,肝功能明显异常,酶胆分离,白蛋白 / 球蛋白比例倒置;⑤肝性脑病;⑥肝肾综合征。妊娠合并重型肝炎早期主要症状有乏力、食欲缺乏、尿频、皮肤及巩膜黄染、恶心、呕吐、腹胀等,一旦出现以上情况,应引起高度重视,及时行肝功能、凝血功能、肝脏超声检查。若出现以下三点即可临床诊断为重型肝炎:出现乏力、食欲缺乏、恶心、呕吐等症状;PTA<40%;血清总胆红素 >171μmol/L。

(三)处理

1. 孕前及妊娠期一般处理原则 孕前常规检测乙肝标志物,若 HBsAb 阴性应接种乙型肝炎疫苗以预防妊娠期感染 HBV。感染 HBV 的育龄女性最佳受孕时机是肝功能及肝脏 B 超正常且 HBV DNA 为低水平。孕前应检查肝功能、HBV DNA 及肝脏 B 超,并应由感染科或肝病科专科医师评估肝脏功能及有无肝纤维化或肝硬化等。若有抗病毒治疗指征,药物首选替诺福韦酯,妊娠期也可使用,且具有较强的抗耐药性。若已妊娠,妊娠早期急性肝炎经保守治疗后好转者,可继续妊娠。慢性肝炎妊娠后加重,可能是肝炎急性发作,对母胎均有危害,应及时终止妊娠。妊娠中晚期应尽量避免终止妊娠,因分娩过程或药物可能对肝脏有影响,加重肝损害。加强胎儿监护,积极防治子痫前期。

2. 非重型肝炎的处理

(1)内科治疗:原则与非孕期相同:①应适当休息,避免过量活动,饮食以高营养、高热量、低脂肪、易消化的食物为主,避免服用可能损害肝脏的药物;②保肝治疗可应用葡醛内酯、多烯磷脂酰胆碱、腺苷甲硫氨酸、门冬氨酸钾镁及还原型谷胱甘肽等药物;③可给予大量维生素 C 增加抗感染能力并促进肝细胞再生,改善肝功能,可给予维生素 K_1 促进凝血酶原、纤维蛋白原和某些凝血因子合成作用;④治疗期间严密监测肝功能、凝血功能等指标。

(2)产科处理:病人经内科治疗后病情好转,可继续妊娠。治疗效果不好,肝功能及凝血功能等指标继续恶化的孕妇,应考虑终止妊娠。近期研究及相关指南表明,慢性 HBV 感染孕妇的新生儿经正规预防后,剖宫产与自然分娩的新生儿 HBV 感染率比较,差异无统计学意义,说明剖宫产并不能降低 HBV 的母婴传播率。因此,不能以阻断 HBV 母婴传播为目的而选择剖宫产分娩,分娩方式以产科指征为主。分娩根据凝血功能障碍程度,给予肌内注射维生素 K_1,每天 20~40mg,备新鲜血、凝血因子、血小板等。选择阴道分娩者,防止滞产,必要时可行产钳或胎头吸引器助产,缩短第二产程,以降低肝炎病毒母婴传播风险并减轻肝脏负担,注意防止产道损伤,胎盘娩出后,加强宫缩,减少产后出血,但对于病情较严重、短期内不能经阴道分娩者可考虑行剖宫产终止妊娠。

3. **重型肝炎的处理**

(1) 内科治疗:

1) 保肝治疗:人血白蛋白可促进肝细胞再生,改善低蛋白血症;肝细胞生长因子促进肝细胞再生;胰高血糖素与胰岛素联合治疗能改善肝脏对氨基酸和氨的异常代谢,防止肝细胞变性坏死并促进肝细胞再生;选用葡醛内酯、多烯磷脂酰胆碱、腺苷甲硫氨酸为主的两种以上护肝药物。

2) 对症支持治疗:采用新鲜冷冻血浆及冷沉淀改善凝血功能。酸化肠道,减少氨的吸收。肝肾综合征、肝性脑病、高钾血症、肺水肿时可考虑血液透析。

3) 防治并发症:如凝血功能障碍、肝肾综合征、肝性脑病、感染等,内科治疗无效,可考虑人工肝支持系统或肝移植手术。

4) 防治感染:如胆道、腹腔、肺部等部位的感染,有计划地逐步升级使用强有力的广谱抗生素,可使用丙种球蛋白增强机体抵抗力。

5) 严密监测病情变化:包括肝功能、凝血功能、生化、血常规等指标,尤其注意总胆红素、转氨酶、白蛋白、纤维蛋白原、肌酐等指标。监测中心静脉压、24 小时出入量、胎儿情况,注意水电解质平衡和酸碱平衡等。

(2) 产科处理:①重视妊娠合并重型肝炎者的早期临床表现,早期识别并及时转送到条件较好的三级医院集中诊治,是现阶段降低妊娠合并重型肝炎病死率的重要举措。②适时终止妊娠:妊娠合并重型肝炎病人在短期内病情多数难以康复,临床上应积极治疗,待病情稳定后选择时机终止妊娠,即凝血功能、白蛋白、胆红素、转氨酶等重要指标改善并稳定 24 小时左右;或在治疗过程中出现以下产科情况,如胎儿窘迫、胎盘早剥或临产。③分娩方式:若已临产估计短期内分娩能顺利结束者宜阴道分娩,否则应果断采用剖宫产终止妊娠。妊娠合并重型肝炎常发生产时、产后出血,是病人病情加重与死亡的主要原因,剖宫产手术时可同时给予子宫背带式捆绑和 / 或子宫动脉结扎,必要时剖宫产同时行子宫全切术,有助于预防产后出血、产褥感染,减轻肝、肾负担,可明显改善预后。④围手术期处理:术前行中心静脉插管,建立静脉通道,监测中心静脉压;减少对肝脏有损害的麻醉用药量,禁用吗啡类镇静药;请新生儿科医师到场协助处理新生儿。术后注意口腔、腹部切口、腹腔引流管、导尿管、中心静脉插管、补液留置管等的护理,防治并发症,继续防治感染、保肝、补充凝血因子及白蛋白等对症支持治疗。

4. **HBV 母婴传播阻断** 《乙型肝炎病毒母婴传播预防临床指南(2020)》指出:对 HBV 感染孕妇在孕晚期不必应用乙型肝炎免疫球蛋白(HBIG)。若孕妇 HBeAg 阳性或 HBV DNA 水平 $>2\times10^5$kU/L(即 U/ml),建议妊娠 28~32 周开始服用抗病毒药物,首选替诺福韦酯,密切观察妊娠和分娩结局,分娩当日停药。新生儿出生后及时联合免疫预防,并随访子代。孕妇 HBeAg 阴性或 HBV DNA 水平 $\leqslant2\times10^5$kU/L(即 U/ml),无须服用抗病毒药物预防母婴传播。新生儿预防措施如下:①足月新生儿 HBV 预防:孕妇 HBsAg 阳性:新生儿出生 12 小时内(越快越好)肌内注射 1 针 100U HBIG(通常无须第 2 针),并同时肌内注射第 1 针乙肝疫苗(越快越好),1 月龄和 6 月龄分别接种第 2 针及第 3 针乙肝疫苗。联合免疫预防后,对 HBeAg 阴性孕妇的新生儿,保护率几乎为 100%;对 HBeAg 阳性孕妇的新生儿,保护率为 90%~97%,感染率为 3%~10%,如果在新生儿出生后 1 小时内使用联合预防,保护率可达 97% 以上。②身体状况不佳的足月儿和早产儿:产妇 HBsAg 阳性,无论新生儿身体状况如何,务必在出生后 12 小时内(越快越好)肌内注射 1 针 HBIG,身体稳定后尽早接种乙肝疫苗。HBsAg 阳性孕妇的新生儿正规预防接种后,不论孕妇 HBeAg 阴性还是阳性,不论新生儿口腔有无损伤,均可行母乳喂养。妊娠期或产后口服抗病毒药物者可考虑母乳喂养,但需观察婴儿有无不良影响。家庭其他成员 HBsAg 阳性时,若孕妇抗 -HBs 阴性,新生儿接种第 2 针疫苗前,如果必须密切接触 HBsAg 阳性(尤其 HBeAg 阳性)的其他家庭成员,最好注射 HBIG。

经验分享

1. 剖宫产并不能降低 HBV 的母婴传播率。
2. 妊娠合并非重型肝炎分娩方式以产科指征为主。
3. 妊娠合并重型肝炎在短期内病情多数难以康复,

待病情稳定后可终止妊娠，分娩方式多选择剖宫产，必要时行子宫全切术。

4. 为防止 HBV 母婴传播，对于 HBV DNA>2×10^5U/ml 的妊娠妇女建议妊娠 28~32 周开始服用抗病毒药物，首选替诺福韦酯。新生儿联合免疫是阻断 HBV 母婴传播的有效手段；HBsAg 阳性孕妇的新生儿正规预防接种后，均可行母乳喂养。

二、妊娠期肝内胆汁淤积症

妊娠期肝内胆汁淤积症（intrahepatic cholestasis of pregnancy，ICP）是妊娠期特有的肝脏疾病。ICP 最大的危害是明显增加了早产、羊水粪染、胎儿窘迫、死胎、新生儿窒息的风险。早期诊断、熊去氧胆酸治疗、加强胎儿监护、36~39 周适时终止妊娠是目前国内外普遍接受的 ICP 管理方案。ICP 不是剖宫产指征，但对具有 ICP 胎儿高风险因素者，可适当放宽剖宫产指征。

（一）概述

1. 定义 ICP 是妊娠期特有的并发症，以妊娠中、晚期皮肤瘙痒，转氨酶、胆汁酸水平升高为主要临床表现；偶可伴黄疸、脂肪泻、恶心、呕吐、肝脾大。ICP 对多数产妇是一个良性过程，妊娠终止后瘙痒及肝功能损害迅速恢复正常。ICP 主要危害胎儿，使围产儿病死率升高，发病率为 0.1%~15.6%，有明显的地域和种族差异。

2. 病因 病因和发病机制尚未充分阐明，除高雌激素水平外，还可能与雌激素代谢异常及肝脏对妊娠期生理性增加的雌激素高敏感性有关。ICP 的种族差异、地区分布性、家族聚集性和再次妊娠的高复发率均支持遗传因素在 ICP 发病中的作用。ICP 发病率还与季节、血硒水平等有关。具有 ICP 高危因素的人群发病率明显升高，如孕妇年龄 >35 岁、有慢性肝胆疾病史、肝炎病毒携带者、前次妊娠患 ICP 或有 ICP 家族史、多胎妊娠等。

3. 并发症 ①ICP 对胎儿、新生儿的影响：可引起早产、胎儿窘迫、羊水粪染、难以预测的突然死胎、新生儿颅内出血等；②ICP 对孕妇的影响：妊娠终止后往往症状迅速消失，部分可因严重瘙痒而影响睡眠，甚至出现精神症状。ICP 孕妇的严重并发症为维生素 K 缺乏致凝血时间延长导致产后出血，但发生率很低。

（二）诊断要点

1. 妊娠中、晚期出现的瘙痒 无法解释的皮肤瘙痒往往是 ICP 的首发症状。无皮疹性瘙痒、抓痕、常见部位在手掌和脚掌为其主要特征。妊娠瘙痒中仅约 28%~60% 确诊为 ICP。因此，妊娠中、晚期出现的瘙痒仅为筛查 ICP 的指征。

2. 血清转氨酶和 / 或胆汁酸水平升高 不能用其他原因解释的肝功能异常是 ICP 最重要的诊断依据。多数 ICP 病人的转氨酶升高 2~10 倍，以 ALT 及 AST 升高为主，一般不超过 1 000U/L。血清胆汁酸水平升高目前被认为是 ICP 重要的诊断及监测指标。临床上多以总胆汁酸（TBA）>10μmol/L 为诊断标准。即使总胆汁酸水平正常，但有其他原因无法解释的肝功能异常，主要是血清谷丙转氨酶和谷草转氨酶水平轻、中度升高，且伴有无法解释的皮肤瘙痒，可诊断为 ICP。

3. 排除其他原因导致的瘙痒及肝功能异常 诊断前需筛查甲、乙、丙型肝炎病毒及 EB 病毒、巨细胞病毒，行肝胆超声检查，以排除其他疾病（如病毒性肝炎、原发性胆汁淤积性肝硬化、胆道疾病、子痫前期、妊娠期急性脂肪肝）所致的肝功能异常。在我国无症状的乙型肝炎病毒感染者（乙型肝炎病毒携带者）妊娠的人群较多。临床上该类孕妇出现孕期的瘙痒，转氨酶轻度升高，胆汁酸水平升高，无明显消化道症状，分娩后肝功能恢复正常，对这类病人能否诊断为 ICP 存在争议。英国 RCOG 指南认为丙型肝炎病毒携带者及胆囊结石为 ICP 的高危因素，国外不少临床研究资料也将上述两类病人列入 ICP 进行分析。因此，对于肝炎病毒携带者，孕晚期出现瘙痒、轻度转氨酶升高、血清胆汁酸升高、无明显消化道症状者，其临床经过及预后同 ICP，可作为 ICP 进行诊断及管理。

4. 具有自限性 分娩后 2~4 周内症状消失，血液生化改变恢复正常。所有诊断为 ICP 的孕妇需进行产后随访。有报道，正常产褥期 10 天内转氨酶可生理性升高，因此 ICP 肝功能复查应在产后 10 天以上。产后持续存在的胆汁淤积应排除 ICP 的诊断。

（三）处理

ICP 治疗的要点为：①药物治疗，减轻产妇的症状，延长孕周；②ICP 的监护：定期复查肝功能，加强胎儿监护；③适时终止妊娠。

1. 药物治疗

（1）表面润滑剂：孕期使用炉甘石液、薄荷醇水乳等润肤剂是安全的，可短暂改善孕妇瘙痒症状。

（2）熊去氧胆酸：治疗 ICP 的一线药物，常用剂量为 15mg/（kg·d）或 1g/d。

（3）S- 腺苷甲硫氨酸：治疗 ICP 的二线药物，或与熊去氧胆酸联合用药。静脉滴注每天 1g，口服每次 500mg，每天 2 次。

（4）维生素 K：ICP 病人食物中脂肪的吸收减少，可影响脂溶性维生素 K 的吸收。RCOG 指南建议 ICP 病人凝血酶原时间延长或有明显脂肪泻者，可每天口服水溶性维生素 K 10mg，以预防产后出血及胎儿和新生儿出血。

2. 加强监护 ICP 胎儿缺氧是一个急性的突发事件。常规的胎儿监护手段，如胎儿电子监护、B 超检查、胎儿生物物理评分及孕妇自数胎动均不能有效预测胎儿急性缺氧。在目前缺乏有效胎儿监护手段的条件下，每 1~2 周监测转氨酶、胆汁酸水平的变化，34 周后每周 1~2 次胎心电子监护，必要时行胎儿生物物理评分仍是临床常用的 ICP 监护手段。多胎妊娠、ICP 家族史、既往 ICP 死胎史及高总胆汁酸水平（如≥40μmol/L）可作为评估 ICP 胎儿高风险的参考，总胆汁酸水平≥100μmol/L 时需要更频繁的监护。

3. 分娩时机及方式 由于缺乏有效预测 ICP 胎儿缺氧 / 死胎的手段，对 ICP 死胎的担心是临床的焦点。以往我国临床上普遍存在对 ICP 分娩时机及方式的过度干预，ICP 剖宫产率极高。目前对 ICP 终止妊娠时机尚有争议，参考国内指南及专家意见，轻度 ICP 可以 38~39 周终止妊娠，重度 ICP 在严密监护胎儿的前提下尽量足月后终止妊娠。2019 年 Ovadia 等荟萃分析显示，总胆汁酸水平≥100μmol/L 时孕妇死胎风险最高，而总胆汁酸水平较低的孕妇风险没有增加，但该研究应该谨慎解读，即使总胆汁酸水平 <40μmol/L，依然有一定死胎风险。2020 年美国母胎医学会建议：①总胆汁酸水平 <100μmol/L 时，建议 36~39 周终止妊娠，其中总胆汁酸水平 <40μmol/L 的孕妇尽量延长孕周；②总胆汁酸水平≥100μmol/L 时，建议 36~37 周之间终止妊娠，因为在此胎龄附近死胎的风险明显增加；③总胆汁酸水平≥100μmol/L 时，对于 34~36 周之间的 ICP，同时存在难以忍受及无法缓解的瘙痒、妊娠 36 周前因 ICP 死胎、肝脏疾病伴肝功能恶化者，可考虑终止妊娠。妊娠 37 周之前分娩的孕产妇，建议促胎肺成熟治疗。ICP 不是剖宫产绝对指征，若无产科其他剖宫产指征，可在严密监测下阴道试产并适时引产，但引产过程中需加强胎儿监护，避免子宫收缩过强，产程中建议积极人工破膜，及早发现羊水粪染，必要时做好急诊剖宫产准备。以下情况建议放宽剖宫产指征：①高总胆汁酸水平（如≥100μmol/L 时）；②既往有 ICP 病史并存在与之相关的死胎、死产、新生儿窒息或死亡史；③合并多胎妊娠或重度子痫前期等。

经验分享

1. 妊娠中、晚期瘙痒是筛查 ICP 的指征。
2. 熊去氧胆酸是治疗 ICP 的一线药物，重症者可加用 S- 腺苷甲硫氨酸。
3. ICP 病人应每 1~2 周复查肝功能及胆汁酸水平，以监测病情。
4. 自数胎动、胎儿电子监护、胎儿生物物理评分是常用的监护胎儿状况的手段。
5. 无胎儿窘迫者，建议尽量足月后终止妊娠。总胆汁酸水平≥100μmol/L 时，孕 36 周死胎风险明显增加，建议 36 周终止妊娠，若还同时存在难以忍受及无法缓解的瘙痒、36 周前因 ICP 死胎、肝脏疾病伴肝功能恶化者，考虑 34~36 周终止妊娠。
6. ICP 不是剖宫产指征。

三、妊娠期急性脂肪肝

妊娠期急性脂肪肝（acute fatty liver of pregnancy，AFLP）为一种少见、出现于妊娠晚期的急性肝脏脂肪变性。早期诊断和及时终止妊娠可明显改善母胎预后。分娩方式应首选剖宫产终止妊娠，若宫颈条件成熟、估计短时间可经阴道分娩者，可在严密监测下经阴道分娩。终止妊娠前需尽快纠正凝血功能异常。

（一）概述

1. **定义** 妊娠期急性脂肪肝为一种少见的原因未明的出现于妊娠晚期的急性肝脂肪变性。病理特征为肝细胞内含有大量脂肪微囊泡。本病发病率为 1/16 000~1/7 000，多见于青年初产妇、双胎及男胎，病情险恶，病死率较高。

2. **病因** 病因不明，可能为妊娠期激素变化使脂肪酸代谢发生障碍，致游离脂肪酸堆积在肝细胞、肾、胰、脑等处，造成多脏器损害；已有多例复发病例和其子代有遗传缺陷（如胎儿 LCHAD 基因突变）的报道，故妊娠期急性脂肪肝可能是遗传性疾病，任何降低胎儿长链脂肪酸代谢的基因缺陷，都可能造成对母体肝脏线粒体 β 氧化毒性，从而导致妊娠期急性脂肪肝；此外，病毒感染、药物、营养不良、免疫机制、妊娠期高血压疾病等多因素对线粒体脂肪酸氧化的损害作用可能也与发病有关。

（二）诊断

1. **临床表现** 妊娠期急性脂肪肝常发生于妊娠晚期，多发生于妊娠 31~42 周，也有发病于 23 周的报道。多见于初产妇、男胎、多胎妊娠，大约 50% 可发展为子痫前期，20% 合并 HELLP 综合征。起病急，80% 病人骤发持续性恶心、呕吐，伴上腹部疼痛、厌油等消化道症状，后出现黄疸并迅速加深，血清总胆红素可达 171μmol/L 以上。肝功能严重受损，出现全身出血倾向，凝血因子合成不足，可继发 DIC，引起凝血功能障碍，出现皮肤、黏膜等多部位出血，特别是产后大出血。可发生持续重度低血糖、肝性脑病、肾衰竭、胰腺炎、胃肠功能障碍等多器官系统受累表现，围产儿死亡率高。

2. **辅助检查** ①血常规检查：白细胞高，可达 $(20~30)\times10^9/L$，血小板低。②尿常规：尿蛋白常为阳性，因肾排泄功能障碍，尿胆红素常为阴性。③肝功能检查：转氨酶轻中度升高，一般在 300U/L 以下，超过 1 000U/L 者少见；血清胆红素升高，30~615μmol/L 不等。④凝血功能检查：凝血酶原时间延长，纤维蛋白原降低。⑤低血糖和高血氨：见于肝功能衰竭时。⑥肾功能：尿酸较早增高，提示肾小管功能失常；晚期血尿素氮及肌酐明显升高，提示肾衰竭。⑦影像学：B 超显示肝区弥漫性的密度增高区，呈雪花样强弱不均；CT 提示肝实质为均匀一致的密度减低。B 超及 CT 检查对及早检出脂肪肝很有帮助，必要时可行 MRI 检查。⑧组织学检查：肝穿刺活检提示肝细胞质中有脂肪小滴，表现为弥漫性微滴性脂肪变性。但妊娠期急性脂肪肝常合并凝血功能异常，组织学检查不常用。

3. **诊断要点** 无法用其他原因解释的以下情况，出现 6 项以上者，可诊断妊娠期急性脂肪肝：①呕吐；②腹痛；③烦渴 / 多尿；④肝性脑病；⑤高胆红素血症；⑥低血糖；⑦高尿酸；⑧白细胞数增高；⑨腹水或明亮的肝脏（超声检查）；⑩转氨酶升高、高血氨、肾功能损害、凝血功能障碍、泡性脂肪变（肝穿刺活检确诊）。

（三）处理

保守治疗母婴死亡率极高，确诊后或高度疑诊的病人应尽快终止妊娠并给予支持性治疗是降低母儿危害的关键。支持治疗：①给予低脂肪、低蛋白、高碳水化合物饮食，静脉滴注葡萄糖纠正低血糖，保持水电解质平衡及酸碱平衡；②广谱抗生素预防感染；③质子泵抑制剂或 H_2 受体拮抗剂保护胃黏膜，预防应激性溃疡；④保肝治疗（参照妊娠合并肝炎）；⑤成分输血：INR>1.5 应输新鲜冷冻血浆，纤维蛋白原 <1g/L 应输冷沉淀或纤维蛋白原，低蛋白血症输注白蛋白，贫血输注红细胞；⑥血浆置换：国外多用，可清除血液内激惹因子，补充凝血因子，减少血小板聚集，促进血管内皮修复；⑦肾上腺皮质激素：短期使用可保护肾小管上皮，氢化可的松每天 200~300mg，静脉滴注；⑧重视多学科协作，防治肝性脑病、肾衰竭、感染等并发症。

妊娠期急性脂肪肝一旦确诊或高度怀疑时，无论病情轻重、孕周大小，均应尽快终止妊娠，以提高母胎存活率。因为本病可迅速恶化，危及母胎生命，易出现死胎并加重 DIC 发生，而肝功能只有在妊娠终止后才有可能改善。分娩后可能病情缓解，但本病可能进展迅速，即使终止妊娠，也可能病情进行性恶化。终止妊娠方式目前尚无一致意见，多数专家认为应首选剖宫产终止妊娠，因剖宫产时间短，可减少待产过程中体力消耗，减轻肝肾负担。围手术期应注重纠正凝血功能障碍。病情较重者、保守治疗无效者应积极行子宫全切术，可减少产后出血、产后感染，减轻肝肾负担，提高母胎存活率，术后禁用镇静、止痛剂。一些专家认为宫颈条件成熟、估计短时间可经阴道分娩者，可在严密监测下阴道分娩，在尽快纠正凝血功能异常同时，行引产以尽快终止妊娠。若胎死宫内，宫颈条件差，短期不能经阴道分娩的也应行剖宫产，为抢救孕妇生命争取时间和机会。

产后多数产妇病情改善，预后良好，肝脏损害一般产后4周能恢复，少数病人可能病情继续恶化，发生胃肠出血、呼吸窘迫综合征、急性胰腺炎及肾性尿崩症等并发症，需继续严密监测治疗，若发生不可逆性肝衰竭，可能需肝移植。

经验分享

1. 妊娠期急性脂肪肝是严重的产科并发症，多见于孕晚期，以凝血功能障碍、肝功能衰竭及明显肝脏脂肪浸润为特征，有较高母儿死亡率，一旦确诊或高度怀疑时，均应尽快终止妊娠并加强对症支持治疗，病程超过1周者孕产妇死亡率明显增加。
2. 对于终止妊娠方式目前尚无一致意见，多数专家认为应首选剖宫产终止妊娠，宫颈条件成熟、估计短时间可经阴道分娩者，可在严密监测下经阴道分娩。
3. 终止妊娠前应尽快纠正凝血功能异常，对预防产后出血、挽救生命至关重要。

本节关键点

1. 妊娠合并非重型肝炎的分娩方式以产科指征为主。妊娠合并重型肝炎在短期内病情多数难以康复，分娩方式可选择剖宫产。为了防止HBV母婴传播，对于HBV DNA>2×10^5U/ml的妊娠妇女建议在孕28~32周开始服用抗病毒药物，首选替诺福韦酯。新生儿联合免疫是阻断HBV母婴传播的重要且有效的手段；HBsAg阳性孕妇的新生儿在正规预防后，均可行母乳喂养。
2. ICP最大的危害是明显增加了胎儿窘迫、死胎、新生儿窒息的风险，熊去氧胆酸是治疗ICP的一线药物，无胎儿窘迫者，建议尽量足月后终止妊娠，但总胆汁酸水平≥100μmol/L者36周死胎风险明显增加。ICP不是剖宫产指征。
3. 妊娠期急性脂肪肝起病急，病情进展快，一旦确诊或高度怀疑时，均应尽快纠正凝血功能异常并终止妊娠。对于终止妊娠方式目前尚无一致意见，多数专家认为应首选剖宫产终止妊娠。

（邢爱耘　孙微微）

参考文献

1. 沈铿，马丁．妇产科学．3版．北京：人民卫生出版社，2015.
2. 谢幸，孔北华，段涛．妇产科学．9版．北京：人民卫生出版社，2018.
3. CUNNINGHAM FG，LEVENO KJ，BLOOM SL，et al. Williams Obstetrics. 25th ed. New York：McGraw Hill Education，2018.
4. 中华医学会妇产科学分会产科学组．妊娠期肝内胆汁淤积症诊疗指南(2015). 中华妇产科杂志，2015，50(07)：481-485.
5. 中华医学会妇产科学分会产科学组，中华医学会围产医学分会．乙型肝炎病毒母婴传播预防临床指南．中华妇产科杂志，2020，55(5)：291-299.
6. 中华医学会妇产科学分会产科学组．妊娠并发症和合并症终止妊娠时机的专家共识．中华妇产科杂志，2020，55(10)：649-658.
7. OVADIA C，SEED PT，SKLAVOUNOS A，et al. Association of adverse perinatal outcomes of intrahepatic cholestasis of pregnancy with biochemical markers：results of aggregate and individual patient data meta-analyses. Lancet，2019，393(10174)：899-909.

第十一节

癫痫发作

导读

癫痫发作可以对妊娠妇女产生诸多不利影响，包括外伤、流产、早产及神经精神等方面的改变，还可以导致胎儿出生缺陷、后天认知功能发育障碍。妊娠会加重癫痫，癫痫也会影响到胎儿的生长发育，围产儿死亡率为正常人群的2倍。

一、概述

（一）定义

癫痫(epilepsy)是一组反复发作的大脑神经元突发性异常放电，导致短暂的大脑功能障碍的慢性疾病。由于癫痫发作的起源不同、传播过程不一致，按照有关神经元的部位和放电扩散的范围，功能失常可表现为运动、感觉、意识行为、自主神经等不同障碍或兼有。流行病学调查显示，孕妇的癫痫患病率为0.3%~0.5%，妊娠期癫痫发作会增加孕妇及胎儿不良结局的风险。

（二）病因

分为原发性和继发性两类：无脑内明显病理改变称原发性癫痫或特发性癫痫；能找到病因的癫痫称继发性癫痫。可引起癫痫发作的疾病有：

1. **脑部疾病** 如颅脑肿瘤、颅脑外伤、颅内感染、脑血管病等。

2. **全身或系统性疾病** 如缺氧、心血管疾病、内分泌疾病、中毒性疾病等。

（三）分类

癫痫发作类型很多，分类复杂。癫痫发作的国际分类是依据脑电图检查结果和临床表现，并参照以下2个标准进行分类：①发作起源于一侧或双侧脑部；②发作时有无意识丧失。根据2010年国际抗癫痫联盟(International League Against Epilepsy)癫痫分类工作报告，癫痫发作类型分为三类：

1. **全面性癫痫发作** 指首发临床和脑电图改变提示由两侧脑半球从开始即同时受累，意识障碍可以是最早出现的表现，运动症状及发作时的脑电图变化均为双侧性。

2. **局灶性癫痫发作** 指首发临床和脑电图改变提示开始的神经元活动限于一侧大脑半球的某个部分。

3. **发作类型不明** 发作类型不明，迄今分类标准尚无法归类。

（四）并发症

癫痫病人在强直-阵挛性发作时需注意以下并发症：自伤如舌咬伤；分泌物流出发生窒息；抽搐发生时损伤关节和皮肤擦伤；因强行约束病人导致发生骨折和脱臼。

（五）对母胎的影响

妊娠期更易导致孕妇受伤，严重持续发作，甚至导致窒息死亡。抗癫痫药物对胎儿存在一定的致畸风险，胎儿畸形发生率比普通人群高2倍以上，单药治疗的致畸风险为4.5%，多药联合治疗的致畸风险为8.6%。孕期或产时癫痫反复发作或持续状态可导致胎儿窒息。癫痫病人在孕期对抗癫痫药物的依从性差占孕期癫痫发作的20%，停药导致的癫痫孕妇的病死率是正常孕妇的10倍。

二、诊断

（一）临床表现

1. **病史** 常有既往发作病史，孕期停药常是发作的诱因。

2. **症状** 分全面性发作（全身强直-阵挛性

发作）和部分性发作两大类。

典型的全面性发作以意识丧失和全身抽搐为特征，发作可分为强直期、阵挛期、惊厥后期。强直期，表现为所有的骨骼肌呈现持续性收缩、全身抽搐、意识丧失，历时数分钟；接着全身呈间歇的痉挛，进入短暂的阵挛期；阵挛期以后，尚有短暂的强直痉挛，牙关紧闭和大小便失禁，可造成自伤和外伤，称惊厥后期。若在短期内频繁发生，以致发作间歇期内意识持续昏迷者，称为癫痫持续状态，常伴有高热、脱水、血白细胞增多和酸中毒。

部分性发作包括单纯部分性、复杂部分性、部分性继发全身性发作三类。单纯部分性发作具有癫痫的共性，如身体某一局部不自主抽动、一侧肢体躯干的麻木抽动等，其特征是意识始终存在，发作后能复述发作时的细节；复杂部分性发作的特征是有意识障碍，发作时对外界刺激无反应，发作后不能或部分不能回忆发作细节；部分性继发全身性发作的特征为先出现部分性发作，继之出现全身性发作。

（二）辅助检查

脑电图（electroencephalograhpy，EEG）检查是诊断癫痫最有效的辅助工具，诊断阳性率可达80%~85%，对癫痫的定位、定性、类型判断及疗效观察都具有十分重要的意义。其他如血糖、血钙、血脂、脑脊液、经颅多普勒超声、脑血管造影、核素脑扫描、CT、MRI 等检查可协助诊断其他发作性疾病和原发病。

（三）鉴别诊断

主要与子痫、羊水栓塞、低钙血症及癔症等鉴别。

1. **子痫** 有妊娠期高血压疾病病史，表现为高血压、蛋白尿等。而癫痫发作不伴有上述症状。

2. **羊水栓塞** 多于产程中发生，表现为突发性的抽搐、发绀、呼吸困难、凝血功能障碍大出血。

3. **低钙血症** 临床表现以手足搐搦为主，血清钙常低于正常水平。

4. **癔症** 发作前常有明显的情绪诱因，无意识丧失、尿失禁、自伤、外伤等临床表现，暗示治疗常有效。

三、处理

癫痫是一种多因素导致的临床表现复杂的慢性脑功能障碍疾病，癫痫病人多需终身服药，疗程长，所以临床处理中既要强调遵循治疗原则，又要充分考虑个体性差异，即有原则的个体化治疗。2013 年，我国成人癫痫病人长程管理共识专家协作组提出了《关于成人癫痫病人长程管理的专家共识》，将管理的理念引入癫痫全程治疗过程中，关注病人整个治疗过程，在控制癫痫发作的同时，尽可能减少药物不良反应，使病人达到最好的治疗效果，以保持身心健康。其中，关于女性在备孕期、围产期、哺乳期的用药有了明确的指导意见，并建议产科医师和神经科医师共同管理。

（一）孕前咨询

孕前咨询可降低癫痫本身和抗癫痫药治疗的风险，对于癫痫控制不好而需要长期服用抗癫痫药或需要大剂量联合使用抗癫痫药的病人，不建议妊娠。对于使用抗癫痫药物者应在有效地控制癫痫发作的前提下计划妊娠，建议停药 6 个月后计划妊娠。如不能停药，需选用对胎儿、哺乳危险性小的药物，并酌情减少剂量。

1. **遗传问题** 一些癫痫是可以遗传给后代的，确切遗传规律尚不清楚。

2. **胎儿先天缺陷问题** 癫痫孕妇胎儿先天缺陷发病率（7%）高于普通人群（3%），是癫痫本身和/或抗惊厥药的共同影响。

3. **抗癫痫药物致畸性** 常用的抗惊厥药如苯妥英钠、卡马西平、丙戊酸都被认为对人类有致畸性。如丙戊酸 800mg 以上的日剂量可增加胎儿致畸的风险，建议尽量减少日摄入剂量。同时，孕前 3 个月每日服用叶酸≤5mg 可减少叶酸代谢相关胎儿致畸风险。

4. **其他** 孕期营养和注意事项、分娩方式、母乳喂养、新生儿护理等。

（二）孕期管理

1. 接受严格的产前筛查与诊断以排查胎儿先天发育异常。如唐氏综合征血清学筛查、系统超声检查除外神经管发育缺陷，必要时行羊水穿刺检测甲胎蛋白、乙酰胆碱酯酶和染色体。孕 18~24 周 B 超筛查胎儿畸形，必要时做胎儿超声心动检查。定期产前检查关注胎儿生长发育及胎盘功能。

2. 补充维生素D及叶酸，叶酸剂量为每日4mg。

3. 在神经科医师指导下规范应用抗癫痫药物。最佳的药物治疗是尽量减少发作频率且保持药物不良反应在最小范围。在能够控制癫痫发作的情况下，尽可能避免多药治疗。在单药治疗的病人中尽可能降低药物剂量。有证据表明，拉莫三嗪的致畸率较低，而丙戊酸和苯巴比妥致畸率最高，应避免妊娠期使用。

4. 发作期治疗　癫痫发作有自限性，多数病人不需要特殊处理。对于癫痫持续状态的治疗，原则是保持呼吸道通畅，维持稳定的生命体征和进行心肺功能支持，终止呈持续状态的癫痫发作，减少发作对脑部神经元的损害，处理并发症。治疗上首选地西泮10mg静脉缓慢推注，15~20分钟后可重复使用，不超过3次；也可用苯妥英钠200~500mg静脉缓慢推注5~10分钟；减轻脑水肿可用20%甘露醇250ml静脉快滴，或呋塞米20~40mg，静脉推注；保持水电解质平衡。

（三）分娩

1. **分娩方式**　可以选择阴道分娩，绝大多数病人病情控制稳定，无其他剖宫产指征，可以耐受产程经阴道分娩，但疼痛、压力、情绪过度紧张、睡眠不足、过度换气等因素均可增加分娩期癫痫发作的危险，建议病人到有条件的医院生产，且医患双方均应对癫痫孕妇的分娩方式持谨慎态度，适当放松剖宫产指征。如孕晚期多次发作，或有癫痫持续发作状态，可选择剖宫产分娩。如符合阴道分娩，产程中出现难以控制的癫痫发作或癫痫持续状态，也应剖宫产尽快结束分娩。因癫痫反复发作或长时间持续状态可导致胎儿缺氧。术中麻醉用药应注意避免使用易诱发癫痫的镇静药物。

2. **产程中用药**　临产后应给予维生素K肌内注射，并继续服用抗癫痫药物。

3. **新生儿娩出后**　检查新生儿有无畸形，给予维生素K肌内注射。

4. **分娩后可以母乳喂养**　几乎所有的抗癫痫药物（antiepileptic drugs，AEDs）都可通过血液进入母乳，但目前普遍认为母乳喂养利大于弊，故提倡母乳喂养。但是需要注意的是：在哺乳期间应服用可控制癫痫发作的最小药物剂量，同时仍需要选择母乳通过率较低的药物以降低对婴儿的影响，如拉莫三嗪、氯巴占、奥卡西平等。

四、预后

（一）癫痫对妊娠的影响

虽患癫痫的孕妇90%能获得正常新生儿，但早产及妊娠期高血压疾病的发生率为正常人群的2~3倍，女性癫痫病人在妊娠及分娩期间的并发症及死亡率远高于非妊娠期，为普通人群的10倍，其中突发的难以预测的死亡发生率为100/10万。如孕妇孕期反复癫痫大发作或连续长时间抽搐，对孕妇可造成外伤，可能造成胎儿缺氧性创伤。另外，服抗癫痫药物的孕妇其胎儿先天异常发生率比正常人群高1~2倍，主要的异常为唇裂、腭裂、小头畸形、先天性心脏病。另外，孕期服用抗癫痫药物可能影响远期子代精神运动性发育和认知发展，尤其是丙戊酸。

（二）妊娠对癫痫的影响

对于有癫痫病史而未治疗的病人来说，她们在妊娠期癫痫复发的风险会升高，还可能出现全面强直-阵挛发作，而且全面性发作的病人比局灶性发作病人的复发率更高；即使正规治疗，妊娠及产后的生理变化会影响抗癫痫药浓度导致癫痫发作增加；孕期早孕反应、睡眠问题、孕晚期机体负担加重及担忧焦虑均可增加癫痫发作频率；另外，由于孕妇顾虑药物对胎儿产生不良影响而自动减量或自行停药，也会导致孕期发作频率增加。

本节关键点

1. 临床上有些孕产妇隐瞒病史，孕晚期或产后突发惊厥，有时与子痫抽搐难以鉴别。
2. 癫痫抽搐表现为所有的骨骼肌呈现持续性收缩、全身抽搐、意识丧失，而子痫抽搐则以面部小肌肉抽搐开始继而全身肌肉收缩；部分子痫病人因临床表现不典型而未明确诊断，待抽搐发作后出现血压升高伴蛋白尿，而癫痫病人无高血压、蛋白尿。

（程蔚蔚　陈焱）

参考文献

1. WEN X, MEADOR KJ, HARTZEMA A. Antiepileptic drug use by pregnant women enrolled in Florida medicaid. Neurology, 2015, 84(9): 944-950.
2. VAJDA FJ, O'BRIEN TJ, LANDER CM, et al. Does pregnancy per se make epilepsy worse. Acta Neurologica Scandinavica, 2016, 133(5): 380-383.
3. CUNNINGHAM FG, LEVENO KJ, BLOOM SL, et al. Williams Obstetrics. 25th ed. New York: McGraw Hill Education, 2018.

第十二节 感染性疾病

导读

妊娠期由于孕妇机体内环境改变，免疫功能下降，易受到包括细菌、病毒、螺旋体、衣原体、支原体、真菌等在内的多种病原体的感染。妊娠期感染性疾病对胎儿的影响主要通过血管系统经由胎盘引起宫内感染、经生殖道逆行引起宫腔内感染、分娩时通过产道以及通过母乳喂养对新生儿造成感染等方式。诊断可通过血液检测（血常规、C反应蛋白、细菌培养等）或生殖道分泌物检测病原体或其抗体来明确。治疗需针对不同病原体、不同症状及不同孕周来制订个体化方案，是否需要剖宫产终止妊娠需要结合产科指征。

一、羊膜腔内感染

（一）概述

羊膜腔内感染即绒毛膜羊膜炎（chorioamnionitis，CAM），是由羊水、胎盘、胎儿、胎膜或蜕膜炎症引起的感染。近年来，有学者建议把这种状态命名为“羊膜腔内炎症和感染”。国外报道，足月分娩绒毛膜羊膜炎的发生率为2%~5%，早产者则可能达到25%。近期数据表明，妊娠40周后，羊膜内感染和新生儿感染的相对风险可能增加。

1. 病因　各种病原体通过生殖道上行感染或通过血液系统经胎盘导致绒毛膜羊膜炎。

(1) 非特异性细菌感染：为绒毛膜羊膜炎的主要原因。大部分阴道寄生的细菌为非致病菌，但当机体免疫力下降、阴道防御功能降低时，这些细菌上行引起羊膜及羊膜腔感染，导致绒毛膜羊膜炎。研究发现，细菌性阴道病（厌氧杆菌及阴道加德纳菌）及阴道B族溶血性链球菌感染占非特异性细菌性绒毛膜羊膜炎的80%以上。另外，母体系统性感染（如单核细胞增多症性李斯特菌感染）造成血液传播，也是原因之一。

(2) TORCH感染：妊娠期发生TORCH感染，即巨细胞病毒感染、单纯疱疹病毒感染、弓形虫感染、风疹病毒感染、B19微小病毒感染，均可通过胎盘或血液感染胎儿，引起胎盘、羊膜腔感染。

(3) 性传播疾病：妊娠期患淋病、梅毒、艾滋病、衣原体感染、支原体感染等性传播疾病，可通过阴道上行感染或血液经胎盘引起绒毛膜羊膜炎。

(4) 其他产科高危因素

1) 胎膜早破：阴道或羊膜本身的炎症常常是导致胎膜早破的原因，胎膜破裂后，炎症上行感染，导致绒毛膜羊膜炎。

2) 宫颈环扎术：尤其是紧急宫颈环扎术

(rescue/emergency cervical cerclage),因环扎的指征常为宫颈口松弛甚至羊膜囊外突,此类情况下,已经失去了宫颈管内黏液保护栓的保护作用,胎膜与阴道的细菌丛直接接触,且环扎线/带可能产生一定的异物或炎症反应。

3）有创性产前诊断方法:绒毛活检、羊膜腔穿刺、胎儿镜等有创性操作,如消毒不严格、手术时间长、病人抵抗力差或病人本身有某种潜在性感染因素,可能造成羊膜腔感染。

4）死胎滞留宫内可继发羊膜腔感染。

5）其他高危因素包括低产次、多次阴道指检、使用介入性宫内胎儿监测设备、羊水胎粪污染等。

2. 并发症

(1）母体并发症:增加早产、晚期流产、死胎、胎膜早破的发生率。根据多项回顾性研究,绒毛膜羊膜炎会使难产、剖宫产、子宫收缩乏力及产后出血的发生率增加1倍。而今抗生素的及时应用,感染性休克、凝血障碍及成人呼吸窘迫综合征等严重并发症已罕见发生,但如果在发生绒毛膜羊膜炎的状态下进行剖宫产术,手术并发症(包括出血、切口感染、盆腔脓肿、血栓栓塞及子宫内膜炎等)是其他情况下的1.5~3倍。

(2）胎儿并发症:羊膜腔或胎盘感染,病原体侵入胎儿消化道、呼吸道甚至血液循环,可导致胎儿窘迫。新生儿出生后出现窒息、体温升高或不升、呼吸不规则或发绀、抽搐等。还可能发生新生儿脐炎、肺炎、脑膜炎、败血症,使新生儿死亡率升高。不过,这些病症的发生与分娩孕周及新生儿体重呈负相关,足月或体重超过2 500g的新生儿,新生儿发病率明显低于早产或低体重儿。即使短期内无明显新生儿异常表现,有报道其远期神经发育异常的发生风险仍有所增加。

（二）诊断

绒毛膜羊膜炎的诊断可以通过羊水培养、革兰氏染色等,但对于临产后的妇女,诊断主要依靠临床表现。本病轻症病人常没有明显的临床症状和体征,呈现隐匿性感染,早期诊断困难。即使是有症状的绒毛膜羊膜炎,其临床表现也无特异性,可疑绒毛膜羊膜炎常表现为母体发热≥39℃,或体温38~38.9℃,持续30分钟以上,同时伴有下列至少一项指标异常:孕妇白细胞升高、孕妇或者胎儿心动过速、宫体压痛、羊水异味或宫颈脓性分泌物。羊水或宫腔分泌物的细菌培养有助于诊断,胎盘及胎膜的病理组织学检查可最后确定诊断。仅存在发热(体温38~38.9℃,30分钟后复测体温不降),而不合并上述临床症状及体征的,应诊断为孤立性发热(isolated maternal fever)。

1. 临床表现

(1）发热:孕妇体温≥39℃,或超过38℃,无其他原因可以解释,注意需排除因区域麻醉后所致的发热。

(2）脉率加快:孕妇脉率>100次/min,排除麻醉、疼痛及药物等以外的因素。

(3）胎心率加快:绒毛膜羊膜炎严重时,致使胎儿感染,胎儿发生宫内缺氧和酸中毒,表现为胎心率加快,常≥160次/min,除外母体用药及其他原因胎儿缺氧等因素后。

(4）羊水异味或宫颈脓性分泌物:多数病人首先表现为胎膜早破,胎膜破裂后开始可能为清亮的羊水,逐渐会变得浑浊,继而发展为脓性,严重时会有腐臭味。

(5）子宫压痛:绒毛膜羊膜炎刺激和感染子宫肌层后,会引起子宫压痛。但需同胎盘早剥引起的子宫压痛相鉴别。

(6）感染性休克:病情严重时可导致感染性休克甚至死亡。

2. 辅助诊断

(1）血常规:孕妇外周血白细胞计数明显增多,可≥15×10^9/L,并出现核左移现象。注意,如仅为临产后的非感染性白细胞升高,外周血白细胞计数不会超过20×10^9/L。

(2）C反应蛋白(C-reactive protein,CRP):炎症急性期血清C反应蛋白增高。在细菌感染发生时,CRP的上升可早于WBC的上升及发热的出现,而炎症一旦消失,迅速降至正常,具有较高的敏感性。

(3）血清及羊水白介素-6(interleukin-6,IL-6):正常值不超过150.33pg/ml。随着破膜时间延长,绒毛膜羊膜炎的发生率明显升高,母血及羊水中IL-6水平也随之增高,浓度可高达正常状态下的100~1 000倍。IL-6对亚临床绒毛膜羊膜炎预测的敏感性达72%、特异性达68%；而对于有临床表现的绒毛膜羊膜炎诊断敏感性达100%、特异性达83%，且随着浓度的进一步升高，其组织学绒毛膜羊膜炎程度也随之升级，但临床应用不多。

(4) 细菌等病原体的培养：对于革兰氏阴性杆菌，可行革兰氏染色快速诊断；同时可行外周血或羊水的细菌培养、支原体培养及衣原体抗原检测，有助于诊断。

(5) 基质金属蛋白酶(matrix metalloproteinase，MMP)：羊水中检测MMP-8及MMP-9，如阳性，可协助诊断。MMP-8的敏感性为92%、特异性达60%；MMP-9敏感性达77%、特异性达100%，较传统的CRP、IL-6的诊断价值更高，但临床并不常用。

(三) 处理

一旦诊断绒毛膜羊膜炎，应立即予以广谱抗生素，然后尽快结束妊娠，根据病人具体情况或予催产素引产或剖宫产。期待治疗没有任何帮助。

1. 抗生素应用

(1) 抗生素应用时机：一旦诊断，立即开始使用，不论是否终止妊娠。有两项回顾性研究和一项随机对照研究均发现，产前即开始应用广谱抗生素可明显降低母胎并发症。即使是对于那些诊断后1小时内已经终止妊娠的绒毛膜羊膜炎孕妇，如果其仅于分娩后开始应用抗生素，与分娩前即给予规范抗生素治疗的孕妇相比，其新生儿败血症发生率(19.6% *vs.* 2.8%，P<0.001)及新生儿死亡率(4.3% *vs.* 0.9%，P=0.07)均相对较高，而且后者血培养阳性的新生儿败血症的发生率也偏低(P=0.06)。

(2) 抗生素种类的选择：妊娠期及临产时需注意药物对孕产妇及胎儿的影响。孕产妇应用抗生素后，药物可在短时间内通过胎盘屏障而进入胎体，有些抗生素可引起孕产妇及胎儿的毒性反应，应注意各类抗菌药物的药理特性和副作用。

由于绒毛膜羊膜炎常为大肠埃希菌、变形杆菌、厌氧菌及葡萄球菌等的混合感染所致，所以需选用对杆菌及球菌都有效的抗生素，首选氨苄西林2g或青霉素500万U静脉滴注，每6小时重复1次；对于有厌氧菌定植的绒毛膜羊膜炎，可考虑加用甲硝唑或奥硝唑等抗生素覆盖抗菌谱。对于一些耐药菌株，可根据细菌培养的药敏结果，调整抗生素应用，必要时可以使用万古霉素等抗生素。

(3) 分娩后治疗：宫内感染产前使用抗生素不应常规在产后继续使用，除非出现了可疑产后子宫内膜炎的临床证据。研究表明，顺产后子宫内膜炎发生率低，故无须继续抗炎治疗。对于剖宫产，除常规在胎儿娩出后使用一剂抗生素，可酌情增加抗生素使用时间。当出现菌血症或高热持续不退等情况，产前抗生素治疗应持续至产后。

2. 糖皮质激素应用 对于足月前发生绒毛膜羊膜炎的孕妇，如评估会在孕34周前早产分娩，是否应用糖皮质激素是非常有争议的话题。根据糖皮质激素的作用原理，可加重母胎感染状况，因此在美国国立卫生研究院(National Institutes of Health，NIH)发布的共识中，将糖皮质激素列为绒毛膜羊膜炎治疗的禁忌证。但还是有一些观察性的回顾研究认为，糖皮质激素的应用，尤其是对于孕周<32周的绒毛膜羊膜炎孕妇，使用后并未使新生儿的预后恶化。荷兰的一个荟萃分析认为，对于有亚临床绒毛膜羊膜炎的孕33周前分娩的孕妇，使用糖皮质激素是安全有效的。不过，目前仍需要更多的随机对照临床研究来对其安全性及有效性进行评估，所以我们在临床应用中仍需谨慎。

3. 分娩方式的选择

(1) 分娩时机的选择：羊膜腔感染一经确诊，无论孕周大小应尽快结束妊娠。因为感染时间越长，产褥期患病率越高，发生新生儿感染和死胎的可能性越大。所以处理的关键在于及早给予足够的抗生素后及时终止妊娠。

(2) 分娩方式的选择：剖宫产不是绒毛膜羊膜炎孕妇唯一的分娩方式，应结合产科情况综合判断：①宫颈成熟者，引产成功率高，如产程进展顺利，能在短时间内结束分娩，在抗生素应用的同时，应积极促进孕妇经阴道尽快分娩；②如综合评估，认为孕龄小，胎儿成活可能性低，也应尽量争取阴道分娩，减少母体手术并发症；③对于感染严重但又不具备阴道分娩条件者，则应以剖宫产终止妊娠。由于抗生素的发展，对腹膜外或经腹膜内剖宫产已无特殊要求。

(3) 新生儿处理：产程中应连续胎心监护，如有胎儿基线变异减小或出现晚期减速预示可能胎儿酸中毒，如出现持续的胎儿心动过速预示着胎儿败血症可能，以上均需尽快结束分娩并做好新生儿娩出时的复苏准备。对新生儿应加强监护并使用抗生素防治感染。

4. 孤立性发热的处理 孤立性发热（isolated maternal fever）是产科医师常常面临的情况，在没有其他提示羊膜内感染的临床体征的情况下，很少有数据指导对孤立性产时发热产妇的合理治疗。单独的产时发热，无论是否继发于感染，都与短期或长期的不良新生儿结局有关。这种效应的确切机制尚不清楚，可能的假设是胎儿体温过高（以及代谢率的相关变化）会加重组织缺氧。目前，考虑到对产妇和新生儿解决的积极影响，除非有确切证据排除羊膜腔内感染的可能，否则应考虑使用抗生素治疗孤立性发热。在某些情况下，这种方法可能会提高羊膜内感染的诊断率，为新生儿的后续管理提供依据。无论是否决定启动产时抗生素治疗，产妇如存在产时发热，均应联系新生儿科团队。

经验分享

1. 及时、足量、有效、安全的分娩前抗生素联合应用及尽快分娩是改善母胎预后的关键。
2. 分娩后的抗生素应用，应根据临床表现及实验室指标来作出调整，对于轻、中度的绒毛膜羊膜炎，术后单次应用抗生素即可有效减少母体并发症的发生。
3. 对于此类孕妇应用糖皮质激素仍有争议，如必须应用，需反复评估利弊后再决定。
4. 绒毛膜羊膜炎不能作为选择剖宫产的唯一指征，需综合评估后决定。
5. 新生儿出生后及时的多点细菌培养（咽、耳、鼻、脐血等）及药敏试验，是后续进一步治疗的保证。

二、妊娠期人类免疫缺陷病毒感染

（一）概述

艾滋病（acquired immunodeficiency syndrome，AIDS）是由人类免疫缺陷病毒（human immunodeficiency virus，HIV）感染引起的一种以细胞免疫功能严重损害为临床特征的恶性性传播疾病，常合并各类感染及患各种恶性肿瘤，临床死亡率极高。《2020全球艾滋病防治进展报告》指出，全球约有3 800万HIV感染者，其中170万为新感染者。2019年，近32万名青少年儿童感染人类免疫缺陷病毒。母婴/胎垂直传播是儿童感染HIV的主要途径，其中2/3来自妊娠期及分娩时的感染，1/3为母乳喂养导致。2019年，我国新诊断报告感染人数为15万例，由此引发母婴传播病例也增加，应引起产科医师的重视。

1. 病因

（1）病原体：艾滋病是由一种反转录RNA病毒——HIV所引起。HIV侵入人体后主要是破坏$CD4^+T$淋巴细胞，它与$CD4^+T$淋巴细胞表面的CD4受体结合，利用其反转录酶将$CD4^+T$淋巴细胞的DNA转变成RNA来复制自己，机体大量$CD4^+T$淋巴细胞遭破坏而致严重免疫缺陷，易患条件致病性感染与肿瘤。

（2）传播方式：HIV存在于精液、血液、眼泪、白带、唾液、胎盘和乳汁中，并通过性接触、血行传播、母婴/胎垂直传播等方式扩散。妇女感染HIV的主要途径有：与HIV感染者性接触；使用污染的血制品；使用污染针头与注射器。而HIV感染妇女，在妊娠期可以通过胎盘感染胎儿，在分娩过程中（不论是经阴道分娩还是剖宫产）胎儿可通过吸入带有HIV的羊水或血受到感染，出生后通过母乳喂养，也可使新生儿受染，称为母婴/胎垂直传播。在HIV感染产妇的阴道、宫颈分泌物及羊水、血等体液中均分离出HIV，且现在已经证实大多数儿童HIV感染是由母婴/胎传播所致。

2. 并发症

（1）母体并发症：HIV感染者最常见的并发症为肺炎、疟疾、腹泻、结核及恶性肿瘤，但妊娠对母体病情不会造成明显的影响，尤其在发达国家和地区。但在一些贫穷且医疗资源匮乏的国家或地区，常因营养问题及合并感染性疾病而导致孕妇发病甚至死亡。

（2）胎儿并发症：因HIV的母婴/胎传播在妊娠各阶段均可发生，孕早期即可发生经胎盘垂直传播，分娩时经产道或产后哺乳将病毒传给婴儿。由于妊娠期抗病毒药物的联合应用、营养支持、剖宫产及代乳品的喂养，在发达国家，母婴/胎垂直传播率已降至2%，但在非洲撒哈拉沙漠等资源匮乏地区，垂直传播率仍高达20%~45%，随之导致流产、早产、胎儿不匀称性生长受限、死胎、死产、新生儿及儿童期死亡及发病（合并结核、肺炎、营养不良、疟疾等）。

（二）诊断

1. 临床表现 大约82%的HIV感染孕妇无症状，12%有HIV相关症状，仅6%为艾滋病。

（1）艾滋病进展的主要临床表现为体重下降、疲劳、持续发热、盗汗、腹泻、厌食、恶心、呕吐、咽痛、关节痛等。

（2）条件致病性感染：由于HIV导致全身免疫功能低下，有些病人可出现HIV相关的条件致病性感染，如卡氏肺孢子虫病肺炎、弓形虫病、全身真菌感染、活动性肺结核、巨细胞病毒感染、囊球菌性脑膜炎等。并可伴有其他性传播疾病，如梅毒、尖锐湿疣、沙眼衣原体感染等。

（3）恶性肿瘤：其中卡波西肉瘤（Kaposi sarcoma，KS）最常见，约1/3的病人初诊时已有KS，呈现为多灶性的肿瘤，表现为皮肤多发的血管结节，少数可侵犯内脏。少数病人可患有淋巴母细胞肉瘤、霍奇金病等。

2. 辅助诊断

（1）外周血象：血小板计数减少，血红蛋白下降，CD4淋巴细胞计数<200/μl，或200~500/ml，但CD4/CD8<1，可协助AIDS的诊断。

（2）血清学诊断：酶联免疫吸附试验（enzyme linked immunosorbent assay，ELISA） 查HIV抗体可用于筛查，敏感性>99.5%。如阳性则应进一步用蛋白质印迹法（Western blotting）确定抗原的特异性病毒蛋白，或用免疫荧光试验（immunofluorescence test，IFA）确定诊断。但抗体检测阳性不能排除既往HIV感染，对于新近HIV的感染需用ELISA法测P24核心抗原或PCR法测HIV RNA。

如抗HIV抗体阳性，无任何临床表现，CD4淋巴细胞总数正常，CD4/CD8>1，血清P24抗原阴性，应诊断为无症状HIV感染。

如血清学检测阳性，并出现一些常见的临床症状，如淋巴结病、口腔黏膜白斑病、口疮、血小板减少，或获得肿瘤病理依据，即可诊断AIDS。

（三）处理

1. 关于抗病毒治疗的探讨

（1）抗病毒药物的选择：目前比较成熟的抗病毒药物为反转录酶抑制剂及蛋白酶抑制剂，妊娠期治疗方案与非孕期相同，核苷反转录酶抑制剂齐多夫定（zidovudine，ZDV）为首选。通过对所有HIV阳性孕妇用ZDV的多中心研究肯定了ZDV能降低母婴HIV传播；用ZDV治疗的母婴传播率为8.3%，而用安慰剂的高达25.5%。大量的研究资料表明，核苷反转录酶抑制剂（ZDV、TDF等）与抗病毒的蛋白酶抑制剂（indinavir、ritonavir等）的联合运用可明显减少HIV RNA水平，提高短期生存率，降低发病率。因此，美国围产期HIV指南工作小组建议妊娠期HIV感染者使用联合治疗方案。

（2）抗病毒用药的时机：不同的回顾性研究发现，如用药为孕14~34周、分娩期以及产后对新生儿用药6周且无母乳喂养者，出生后18个月时对病毒的抑制率仍能达到66.2%；而对于母乳喂养者，即使联合了ZDV和拉米夫定（又称"3-TC"），自孕36周起开始治疗至分娩后7天，同时新生儿用药7天，在出生4~8周时对病毒的抑制率可达62.75%，但治疗效果不能维持到18个月。

2. 关于分娩方式的探讨 研究表明，剖宫产可使HIV的垂直传播率减少1/2。HIV感染的孕妇妊娠期、产时和产后用抗病毒治疗，以及分娩时选择剖宫手术可减少87%的HIV垂直传播。2020年欧洲临床艾滋病学会指南建议：在妊娠34~36周检测HIV病毒，当孕妇病毒量>50拷贝/ml时，应于38周计划剖宫产，分娩时静脉滴注ZDV，起始剂量2mg/kg，之后1mg/（kg·h），直至分娩结束，用药尽可能于剖宫产前3小时开始。急诊剖宫产尽可能在起始剂量完成后开始。对于在孕期诊断的艾滋病孕妇，指南建议分娩方式也尽可能采取剖宫产，分娩时用药同前。

3. 关于母乳喂养的探讨 母乳喂养明显增加母婴传播概率，因此即使经过抗病毒治疗的孕妇，也不建议母乳喂养，建议分娩后给予回乳治疗。坚持母乳喂养的孕妇需要在传染病专科、儿科及妇产科的共同监护，包括定期复查病毒载量等指标，同时应监测母乳中的药物浓度。孕妇病毒量 >50 拷贝 /ml 时，应立即停止哺乳，给予回乳治疗，新生儿应定期进行 HIV 病毒检测，以排除母婴传播。

4. 关于产前侵入性操作的探讨 对于合并 HIV 感染的孕妇，首先推荐敏感性及特异性高的产前无创筛查，例如母外周血胎儿游离 DNA 检测，孕早期 NT 检测等。当需要进行羊膜腔穿刺时，建议要进行个体化评估，穿刺时避免接近或穿过胎盘。研究发现，当接受了联合抗反转录病毒治疗（combined antiretroviral therapy，cART），尤其是病毒载量检测阴性时，羊膜腔穿刺不会引起宫内垂直传播显著增加，但仍需告知孕妇目前数据有限；未接受过 cART 治疗时，羊膜腔穿刺会增加垂直传播风险，若时间允许，应尽量等待 cART 治疗后，病毒载量检测转阴后再行穿刺。目前，绒毛、脐带血穿刺在妊娠合并 HIV 感染时的应用数据有限。

经验分享

1. 在接受正规抗反转录病毒治疗的 AIDS 孕妇中，接受羊膜腔穿刺等有创性检查不会增加宫内感染概率。
2. AIDS 孕妇治疗方案与非孕妇相同。
3. 如孕妇体内病毒负荷较高，建议孕早期即开始抗病毒治疗，新生儿出生后也及早治疗。
4. 分娩方式为建议临产或胎膜早破前即进行剖宫产终止妊娠，降低母婴传播率。
5. 不建议 HIV 感染产妇进行母乳喂养。

三、妊娠合并梅毒

（一）概述

梅毒（syphilis）是由梅毒螺旋体引起的慢性传染病，是严重危害人类健康的性传播疾病。梅毒螺旋体自表皮或黏膜破损处进入体内，经 3~4 周的潜伏期后发病，早期外阴部、宫颈及阴道黏膜发红、溃疡，如果没有得到及时治疗，约有 1/3 发展为晚期梅毒，本病传染力虽弱，但可引起神经梅毒及心血管梅毒等，后果严重。

孕妇梅毒螺旋体能通过胎盘传给胎儿，引起晚期流产、早产、死产或分娩先天梅毒儿。妊娠梅毒在大部分地区的发病率为 2‰ ~5‰。

1. 病因

（1）病原体：为梅毒螺旋体，亦称苍白密螺旋体（treponema pallidum），在暗视野可见其运动似波浪形、摆动或绕长轴旋转。其在人体外生活力较弱，不耐高温，在干燥环境下或阳光直射下迅速死亡。

（2）传播方式：传染者的皮肤或黏膜上均存在有梅毒螺旋体，主要通过性交，也可通过接吻、哺乳、输血及意外直接接种（如处理污染物品及标本或手术时不慎被感染）进行传播。孕妇感染后可通过胎盘或产道传给胎儿，即称母婴 / 胎垂直传播。妊娠 14 周前，胎盘绒毛膜有合体滋养层与细胞滋养层两层细胞，梅毒螺旋体不易穿透胎盘；14 周后滋养细胞减少并逐渐萎缩，其可通过胎盘经脐静脉进入胎儿体内，造成胎儿感染（胎传梅毒）。不过，通常孕妇感染时间越短，传染性越强，胎儿被感染机会越大；而晚期梅毒孕妇传染性低，故发生胎传梅毒概率较小。

2. 并发症

（1）母体并发症：妊娠梅毒妇女症状同非孕妇女相同。

（2）胎儿并发症：约妊娠 14 周起，梅毒螺旋体可通过胎盘感染胎儿，引起肺、肝、脾、胰和骨骼病变而引起晚期自然流产或死产（占 30%~40%）、早产、足月分娩先天梅毒儿（其中约 2/3 为无症状者，即隐性胎传梅毒）。随着孕周的增加，感染风险随之增加。而胎传梅毒的症状受孕周、母体梅毒分期、母体治疗状况和胎儿的免疫反应的影响。未经治疗的梅毒病程 4 年以内的妊娠梅毒孕妇，其子代不良结局发生率可高达近 70%，而非梅毒孕妇则仅为 14.3%。有临床症状的胎传梅毒患儿主要表现为骨软骨炎及骨膜炎，尤以婴儿时期为甚，还可有肝脾大、间质性肝炎、骨髓外造血、鼻炎、鼻梁下陷、慢性脑膜炎、动脉内膜炎、慢性咽炎、中耳炎、“白色肺炎”、肾炎、恒牙异常、间质性角膜炎及脉络膜炎等。

（二）诊断

应在首次产科检查时对所有孕妇作梅毒血清学筛查，最好妊娠3个月内开始首次产检。对梅毒高发地区孕妇或梅毒高危孕妇，在妊娠末3个月及临产前应再次检查。临床可结合孕妇的病史、体格检查、实验室检查、影像学检查以及分娩后的胎盘检查来综合分析，得出诊断。

1. 临床表现 按照病程，可分为三期。

（1）一期梅毒：主要表现是硬下疳，多见于外阴前庭部、子宫颈及阴道，常为单个病灶。初起时局部发红，逐渐形成圆形或椭圆形表浅溃疡，边缘较硬，创面覆盖灰色薄层，内含大量梅毒螺旋体。初期感染后，可引起淋巴结炎，有时可触及腹股沟淋巴结肿大，无触痛。

（2）二期梅毒：一般于硬下疳6~8周后，开始出现二期梅毒疹，多见于阴道下段及前庭部，呈多种形态，同时存在斑疹、丘疹、滤泡或结节等，并于阴唇、会阴及肛门周围形成多发性淡红色湿疣状突起，融合成扁平湿疣。此期梅毒螺旋体已进入血液循环，可累及身体任何器官，胸部和四肢皮肤可见红棕色斑疹，口腔、咽喉部的黏膜出现红斑或灰白色糜烂面。此外，病人常发生暂时性脱发，检查发现腹股沟、腋窝、颈部和枕后等处淋巴结肿大。

（3）晚期梅毒：约有1/3未经治疗的梅毒病人发展成晚期梅毒。病人外生殖器及阴道壁出现“梅毒瘤”样病变，有时形成溃疡，溃疡愈合后遗留瘢痕，可形成阴道狭窄。晚期梅毒虽然传染力弱，血清反应可能阴性，但由于病变可侵入和破坏任何组织和器官，一般于感染10~20年后发生神经梅毒及心血管梅毒及其他脏器的损害，后果严重。

2. 辅助诊断

（1）病原体检查：早期梅毒、复发性梅毒及早期先天性梅毒的病变处，可取创面渗出物涂片，进行暗视野镜检，查找梅毒螺旋体，应连续检查2~3次，晚期梅毒此检查常为阴性。

（2）血清学检查：包括非螺旋体血清试验（nontreponemal tests，NTTs）和螺旋体血清试验（treponemal tests，TTs）两类。NTTs常采用性病研究实验室试验（venereal disease research laboratory，VDRL）和快速血浆反应素试验（rapid plasma reagin test，RPR test），可作为大量人群中的筛查试验和治疗监测，在一期梅毒中的阳性率为75%，在二期梅毒中的阳性率为100%，但在妊娠、自身免疫性疾病及感染状态下，有时可出现假阳性。一期梅毒足量治疗1年后以及二期梅毒治疗2年内，NTTs常可转阴。TTs常采用梅毒螺旋体颗粒凝集试验（treponemapallidum particle assay，TPPA）和荧光螺旋体抗体吸收试验（fluorescent treponemal antibody absorption，FTA-ABS），可作为确诊试验，在一期梅毒中的阳性率为75%（TPPA）和85%（FTA-ABS），在二期梅毒中的阳性率为100%，但一些由其他螺旋体引起的疾病（如莱姆病、钩端螺旋体病等），检测可呈假阳性。

（3）脑脊液检查：包括脑脊液非螺旋体试验、细胞计数及蛋白测定等。需要脑脊液检查除外神经梅毒的情况包括：神经系统或眼部症状和体征；治疗失败；人类免疫缺陷病毒（human immunodeficiency virus，HIV）感染；非螺旋体实验抗体效价≥1∶32（明确病期1年内者除外）；非青霉素治疗（明确病期少于1年者除外）。

（4）影像学检查：对于妊娠梅毒孕妇的胎儿进行超声检查时，如发现胎儿水肿、肝脾大、羊水过多伴胎盘增厚等情况，可高度怀疑胎儿梅毒感染。

（5）介入性产前诊断：通过羊膜腔穿刺和经皮脐静脉穿刺获得羊水和脐血，进行病原学检测、胎儿血生化检查（转氨酶升高、贫血、血小板减少等则预示着胎儿感染）。

（三）处理

妊娠期梅毒治疗有双重目的，一方面治疗孕妇，另一方面可预防或减少胎儿梅毒的发生。原则为及早和规范治疗，首选青霉素。

1. 抗生素治疗时机探讨 因妊娠14周后梅毒螺旋体即可感染胎儿引起流产，妊娠16~20周后梅毒螺旋体可通过感染的胎盘播散到胎儿所有器官。未经治疗的一期梅毒及二期梅毒早产率及先天梅毒发生率均达50%；在孕早期进行治疗，先天梅毒发生率为16.1%；在孕25周以后治疗，先天梅毒发生率达46%。因此应予早期、足量、正规的抗梅毒治疗。如首次治疗30天内分娩或者分娩时梅毒血清滴定效价较治疗前升高4倍，则考虑治疗量不足，不能改善胎儿出生结局。

2. **抗生素种类选择**

(1) 对一期、二期梅毒及病程不到一年潜伏梅毒孕妇：可应用苄星青霉素，240万U肌内注射，每周1次，连续2周。或普鲁卡因青霉素，80万U，肌内注射，1次/d，10~14天。

(2) 病程超过1年或病程不明的潜伏梅毒孕妇：应用苄星青霉素，240万U肌内注射，每周1次，共3次，总量720万U。或普鲁卡因青霉素，80万U，肌内注射，1次/d，10~14天。

(3) 对于神经梅毒孕妇：水溶性青霉素G，300万~400万U，静脉滴注，每4小时重复1次，持续10~14天。之后继续应用苄星青霉素：240万U，肌内注射，每周1次，连续3周(共720万U)。或普鲁卡因青霉素，240万U，肌内注射，1次/d，加丙磺舒500mg，口服，4次/d，联合用药，连续10~14天。

(4) 如孕妇对青霉素过敏，首先探究其过敏史可靠性，必要时重做青霉素皮肤试验。对青霉素过敏者，首选口服或静脉滴注青霉素脱敏后再用青霉素治疗。脱敏无效时，可选用头孢类抗生素或红霉素治疗。如头孢曲松500mg，肌内注射，每天1次，共10天。或红霉素500mg，每天4次，口服连续14天。注意头孢曲松可能和青霉素交叉过敏。

(5) 对于合并HIV感染的梅毒孕妇：目前还没有成熟的治疗方案，因此遵循神经梅毒的治疗方法。

(6) 吉-海反应(Jarisch-Herxheimer reaction)：为驱梅治疗后梅毒螺旋体被杀死后释放出大量异种蛋白和内毒素，导致机体产生强烈变态反应。表现为发热、子宫收缩、胎动减少、胎心监护暂时性晚期胎心减速等。孕妇与胎儿梅毒感染严重者治疗后吉-海反应、早产、死胎或死产发生率高。对孕晚期非梅毒螺旋体试验抗体高滴度(如RPR≥1∶32阳性)病人治疗前口服泼尼松(5mg，口服，4次/d，共4天)，可减轻吉-海反应。

3. **新生儿处理** 梅毒孕妇婴儿出生后，应予隔离观察，对确诊为胎传梅毒者，予以评估身体状况后，即刻给予青霉素治疗。一般选用水溶性普鲁卡因青霉素G，总剂量为每千克体重10万~20万U，分10次肌内注射，每天1次。

关于母乳喂养，如孕妇已接受正规、足量的抗梅毒治疗，可以母乳喂养。

4. **分娩时机和分娩方式**

(1) 分娩时机：尽量在开始正规抗梅毒治疗30天后或梅毒血清滴度效价较治疗前下降4倍后，即使胎儿获得保护后，可以安排分娩。

(2) 分娩方式：已完成足量的抗梅毒治疗，如产道无明显梅毒下疳或梅毒疹，可经阴道分娩。因此，妊娠合并梅毒并不是独立的剖宫产指征。

经验分享

1. 每位孕妇初次产检时必须要行梅毒筛查试验，有高危因素者孕晚期复查。
2. 对已经过正规治疗的梅毒孕妇，需在孕28~32周及分娩时再次行NTTs滴度检测。
3. 对于可能复发感染或来自高危地区的孕妇，建议每月随访一次NTTs。
4. 如妊娠前诊断梅毒，尽量在孕前即完成规范抗梅毒治疗。
5. 即使孕前已接受足量治疗，孕14周前再次规范治疗，可避免胎儿梅毒的发生。
6. 即使是青霉素过敏的孕妇，仍建议进行青霉素脱敏治疗后，使用青霉素治疗。
7. 对于已接受抗梅毒治疗的孕妇，可使用NTTs来进行治疗评估。

本节关键点

1. 绒毛膜羊膜炎，一旦诊断应立即予以广谱抗生素治疗，尽快结束妊娠；糖皮质激素的应用在此类孕妇中仍有争议；绒毛膜羊膜炎不作为选择剖宫产的唯一指征，需综合评估后决定。
2. 妊娠合并艾滋病孕妇治疗方案与非孕妇相同；分娩方式建议临产或胎膜早破前即进行剖宫产终止妊娠；不建议母乳喂养。

3. 妊娠合并梅毒，即使孕前已接受足量治疗，孕14周前应再次规范治疗；梅毒并不是独立的剖宫产指征；已接受规范抗梅毒治疗的产妇，可以母乳喂养。

（程蔚蔚　华人意）

参考文献

1. American College of Obstetricians and Gynecologists. Committee opinion no. 712: intrapartum management of intraamniotic infection. Obstetrics and Gynecology, 2017, 130(2): e95-101.
2. PUOPOLO KM, BENITZ WE, ZAOUTIS TE. Management of neonates born at ≤34 6/7 weeks' gestation with suspected or proven early-onset bacterial sepsis. Pediatrics, 2018; 142(6): e20182896.
3. KUZNIEWICZ MW, PUOPOLO KM, FISCHER A, et al. A quantitative, risk-based approach to the management of neonatal early-onset sepsis. JAMA Pediatrics, 2017, 171(4): 365-371.
4. SELPH SS, BOUGATSOS C, DANA T, et al. Screening for HIV infection in pregnant women: updated evidence report and systematic review for the US preventive services task force. Jama, 2019, 321(23): 2349-2360.
5. WILSON RD. Guideline no. 409: intrauterine fetal diagnostic testing in women with chronic viral infections. J Obstet Gynaecol Can, 2020, 42(12): 1555-1562.e1.
6. THILAKANATHAN C, WARK G, MALEY M, et al. Mother-to-child transmission of hepatitis B: examining viral cut-offs, maternal HBsAg serology and infant testing. Liver International, 2018, 38(7): 1212-1219.

第十三节

甲状腺疾病

导读

妊娠期甲状腺功能障碍是妊娠期常见的内分泌疾病，可不同程度地影响妊娠结局及子代健康。主要包括妊娠期甲状腺功能减退（hypothyroidism）、妊娠期亚临床甲状腺功能减退（subclinical hypothyroidism）、妊娠期单纯性低甲状腺素血症（isolated hypothyroxinemia）、妊娠期甲状腺功能亢进（hyperthyroidism）及妊娠期亚临床甲状腺功能亢进（subclinical hyperthyroidism）。妊娠期甲状腺功能障碍可引起多种不良的母胎并发症，已越来越受到临床医师和病人的关注。

一、妊娠期甲状腺生理功能变化与正常参考值范围的修订

妊娠期甲状腺生理功能发生一系列改变，妊娠期在雌激素的刺激下，肝脏甲状腺素结合球蛋白（thyroid binding globulin，TBG）产生增加，一般较基础值增加1.5~2倍，一直持续到分娩。TBG增加引起总甲状腺素（total thyroxine，TT_4）浓度增加。妊娠早期胎盘分泌人绒毛膜促性腺激素（human chorionic gonadotropin，hCG）增加，通常在第8~10周达到高峰，由于hCG的α亚单位与血清促甲状腺激素（thyroidstimulating hormone，TSH）结构相似，具有刺激甲状腺分泌甲状腺素的作用。血清hCG水平升高，使血清TSH水平出现短暂大幅下降，TSH水平降低发生在妊娠第8~14周，妊娠第10~12周是下降的最低点，在孕中、晚期逐渐恢复正常水平。多胎妊娠的女性，由于hCG水平比单胎妊娠高，TSH参考值范围的下调幅度较

单胎要大。另外，妊娠期由于肾小球滤过率增加，肾小管对碘的重吸收减少，使得母体相对碘缺乏。胎盘Ⅱ、Ⅲ型脱碘酶活性增加亦影响母胎甲状腺激素的新陈代谢、分布和利用。妊娠早、中、晚期甲状腺激素受妊娠的生理调节影响，甲状腺激素的正常参考值范围也会发生相应的改变。

由于妊娠期甲状腺功能的生理性适应性变化，决定了需要建立妊娠期特异性的血清甲状腺指标参考范围。通过测定正常妊娠妇女的 TSH 和游离甲状腺素（free thyroxine，FT_4），选择 95% 的置信区间，建立妊娠期特异性参考值范围，即第 2.5 百分位数为下限和第 97.5 百分位数为上限。但不同来源的试剂盒制定出的参考范围也有较大的差异。因此，诊断妊娠期甲状腺功能异常，推荐采用本单位或者本地区建立的妊娠期特异性血清甲状腺功能指标（TSH、FT_4、TT_4）参考范围。但不同国家与地区制定的正常参考值范围也有所不同。2011 年美国甲状腺协会（American Thyroid Association，ATA）发布的指南推荐孕早期 TSH 上限的临界值为 2.5mU/L；但 2017 年 ATA 对孕早期 TSH 参考值范围的上限调整为 4.0mU/L，忽略了不同测定方法、不同公司试剂测定值之间存在的差异。2018 年中华医学会内分泌学分会以及中华医学会围产医学分会发布了《中国妊娠与产后甲状腺疾病诊治指南（第 2 版）》，提出若无法建立当地实验室的孕早、中、晚期甲状腺功能参考值范围，中国荟萃分析表明，4.0mU/L 可以作为我国妇女孕早期 TSH 上限的临界值。

二、妊娠期临床甲状腺功能减退症

（一）概述

妊娠期临床甲状腺功能减退症（clinical hypothyroidism，CH）简称妊娠期甲减，是发生在妊娠期的甲状腺功能减退。可为妊娠前确诊的甲减，也可为妊娠期新近诊断的甲减。包括临床甲减、亚临床甲减和低甲状腺素血症（hypothyroxinemia）。

妊娠期甲减的发生率会因为诊断界值、检测孕周以及孕期碘营养状况不同而发生变化。最近研究显示，美国妊娠期甲减的患病率为 0.3%~0.5%；国内报告妊娠期甲减的患病率为 1.0%。在碘充足地区，引起临床甲减的主要原因是自身免疫性甲状腺炎、甲亢治疗后（手术切除或 ^{131}I 治疗后）、甲状腺癌手术后。多数研究表明，妊娠期甲减会增加妊娠不良结局的风险，包括流产、早产、低体重儿。Abalovich 等研究表明，妊娠期未得到充分治疗的临床甲减发生流产的风险增加 60%。妊娠期甲减也损害子代的神经智力发育。笔者近年的研究也显示，妊娠早期甲状腺激素水平降低会导致胎儿早期生长发育受限、冠 - 臀长下降，同时增加母体妊娠期糖尿病的发生风险。

（二）妊娠期甲减的诊断

多数妊娠合并甲减的妇女无明显的症状和体征，且一些症状与妊娠反应带来的不适难以区分和辨别。因此，常常需要通过实验室检查方可发现。妊娠期甲减的诊断标准是：TSH> 妊娠期特异性参考值范围上限，且 FT_4 小于妊娠期特异性参考值范围下限。如果不能得到 TSH 的妊娠期特异性参考值范围，妊娠早期 TSH 上限的临界值可以通过以下两个方法得到：非妊娠人群 TSH 参考值范围的上限下降 22% 得到的数值或者 4.0mU/L。

不同来源的试剂盒制定出的参考值范围有较大的差异。表 11-13-1 列举了我国常用试剂盒制定的妊娠期特异性 TSH 和 FT_4 参考值范围，可供参考。

（三）妊娠期甲减的治疗

对于甲减女性，血清中 hCG 及 TSH 不能促进甲状腺素（thyroxine，T_4）的生成。自妊娠第 4~6 周起机体对甲状腺素需要量增加，至妊娠第 16~20 周达稳定状态直至分娩。故临床甲减一经确诊应立即开始治疗。根据病人的耐受程度增加剂量，尽早达到治疗目标。妊娠期甲减的治疗目标是将 TSH 控制在妊娠期特异性参考值范围的下 1/2。若无法获得妊娠期特异性参考值范围，则 TSH 可控制在 2.5mU/L 以下。T_4 对胎儿脑发育至关重要，妊娠期间胎儿脑组织中大部分 T_3 由母体 T_4 转化而来。妊娠期甲减治疗首选口服左甲状腺素（LT_4），不建议使用其他甲状腺制剂。妊娠期甲减的完全替代剂量可以达到每天 2.0~2.4μg/kg。LT_4 起始剂量每天 50~100μg，根据病人的耐受程度增加剂量，尽快达标。合并心脏疾病者可缓慢增加剂量。对于严重的临床甲减病人，在开始治疗的数天内

表 11-13-1　中国妇女妊娠不同时期血清 TSH、FT_4 参考值（2.5th~97.5th）

试剂品种	TSH/($mU·L^{-1}$)			FT_4/($pmol·L^{-1}$)			方法
	孕早期	孕中期	孕晚期	孕早期	孕中期	孕晚期	
DPC	0.13~3.93	0.26~3.50	0.42~3.85	12.00~23.34	11.20~21.46	9.80~18.20	化学发光免疫分析法
Abbott	0.07~3.38	0.34~3.51	0.34~4.32	11.30~17.80	9.30~15.20	7.90~14.10	化学发光免疫分析法
Roche	0.09~4.52	0.45~4.32	0.30~4.98	13.15~20.78	9.77~18.89	9.04~15.22	电化学免疫分析法
Bayer	0.03~4.51	0.05~4.50	0.47~4.54	11.80~21.00	10.60~17.60	9.20~16.70	化学发光免疫分析法
Beckman	0.05~3.55	0.21~3.31	0.43~3.71	9.01~15.89	6.62~13.51	6.42~10.75	化学发光免疫分析法
Liailon	0.02~4.41	0.12~4.16	0.45~4.60	8.47~19.60	5.70~14.70	5.20~12.10	化学发光免疫分析法
日本东曹	0.09~3.99	0.56~3.94	0.56~3.94	10.42~21.75	7.98~18.28	7.33~15.19	化学发光免疫分析法

注：引自《中国妊娠与产后甲状腺疾病诊治指南（第 2 版）》

建议给予 2 倍的替代剂量，使甲状腺外的 T_4 水平尽快恢复正常。对于正在接受治疗的甲减妇女，50%~85% 于妊娠期间需增加 LT_4 摄入量，通常需增加 30%~50%。甲减的病因是影响需要量增加的因素之一。与桥本甲状腺炎相比，放射性碘治疗、手术等原因失去甲状腺功能及组织的病人往往需要更大剂量的甲状腺素补给。简单的计算方法为在每周(7 天)量的基础上再增加 2 天的剂量，另一个选择是每天将 LT_4 剂量增加 20%~30%。

临床甲减病人妊娠后，在妊娠前半期(1~20 周)根据甲减程度每 2~4 周检测 1 次甲状腺功能，根据控制目标，调整 LT_4 剂量。血清 TSH 稳定后可以每 4~6 周检测 1 次。妊娠晚期第 26~32 周建议进行 1 次甲状腺功能检测。妊娠期甲减在接受有效治疗后，目前没有证据表明其发生产科并发症的风险会增高，因此，出生的胎儿无须增加额外的监测措施，也无须提前终止妊娠。未给予治疗的临床甲减对子代智力发育的影响还缺乏明确的研究报告。由于 LT_4 需求量增加是妊娠期特有的改变，因此产后甲状腺素的用量应下降至妊娠前的水平，并在产后 6 周测定血清 TSH 水平。

三、妊娠期亚临床甲状腺功能减退症

（一）概述

国外报告妊娠期亚临床甲状腺功能减退(subclinical hypothyroidism，SCH)的患病率高于临床甲减，占整个孕妇人群的 3.5%~18.0%。我国的研究资料显示 29% 的亚临床甲减妇女的甲状腺过氧化物酶抗体(thyroid peroxidase antibody，TPOAb)呈阳性。

Casey 等研究提示，未经治疗的亚临床甲减妊娠妇女的不良妊娠结局风险升高 2~3 倍。另一项荟萃分析显示，即使纳入的各项研究采用的 TSH 参考范围不同，亚临床甲减也增加了不良妊娠结局的发生风险，如流产、早产、胎盘早剥。亚临床甲减孕妇妊娠期糖尿病发生风险增加 1.6 倍，同时死产的发生率增加 3.5 倍。妊娠期亚临床甲减对胎儿神经智力发育的影响尚不明确。有研究发现妊娠妇女 TSH 升高的程度与其子代智力发育损伤相关,TSH 超过妊娠特异性参考值范围上限可能影响子代智力发育指数(mental development index,MDI)和心理运动发育指数(psychomotor development index,PDI)。但上述这些研究结果并不一致,这可能与不同研究采用的 TSH 上限临界值不同、是否考虑 TPOAb 状态等因素有关。

(二)妊娠期亚临床甲减的诊断

妊娠期亚临床甲减的诊断标准是:妊娠妇女血清 TSH> 妊娠期特异性的参考值范围上限,而 FT_4 水平在妊娠期特异性的参考值范围内。表 11-13-1 给出了国内应用不同试剂盒做出的妊娠期特异性的 TSH 和 FT_4 参考值,可供碘适量地区使用相同试剂的医院参考应用。如果不能得到 TSH 妊娠特异性参考范围,妊娠早期 TSH 上限的临界值可以采用非妊娠人群 TSH 参考范围上限下降 22% 得到的数值或者 4.0mU/L。

(三)妊娠期亚临床甲减的治疗

妊娠期亚临床甲减的治疗药物、治疗目标和监测频度与临床甲减相同。LT_4 的治疗剂量可以根据 TSH 升高的程度选择给予不同剂量 LT_4 起始治疗。根据我国妊娠妇女的前瞻性观察,妊娠 8 周之前诊断的亚临床甲减,TSH> 妊娠特异性参考值上限,LT_4 的起始剂量每天 50μg;TSH>8.0mU/L,LT_4 的起始剂量每天 75μg;TSH>10mU/L,LT_4 的起始剂量每天 100μg。经过 4 周治疗,TSH 可以降至 1.0mU/L 左右。以后根据 TSH 的治疗目标用药 2 周后调整 LT_4 的剂量。

妊娠期 SCH 的治疗应根据血清 TSH 水平和 TPOAb 或甲状腺球蛋白(TgAb)是否阳性而选择不同的治疗方案。

1. TSH> 妊娠特异性参考值范围上限(或 4.0mU/L),不论 TPOAb 是否阳性,均推荐 LT_4 治疗。

2. TSH > 2.5mU/L 且低于妊娠特异性参考值范围上限(或 4.0mU/L),伴 TPOAb 阳性,考虑 LT_4 治疗。

3. TSH > 2.5mU/L 且低于妊娠特异性参考值范围上限(或 4.0mU/L)、TPOAb 阴性,不考虑 LT_4 治疗。

4. TSH< 2.5mU/L 且高于妊娠特异性参考值范围下限(或 0.1mU/L),不推荐 LT_4 治疗。TPOAb 阳性,需要监测 TSH;TPOAb 阴性,无须监测。

四、妊娠期单纯低甲状腺素血症

(一)概述

单纯低甲状腺素血症,又称低 T_4 血症,患病率为 1.6%~10.1%。碘缺乏是低甲状腺素血症的原因之一,在碘充足地区的调查发现妊娠早期碘过量也能导致 T_4 水平降低,使低甲状腺素血症患病率增加。铁缺乏和缺铁性贫血是妊娠妇女常见的疾病,研究显示妊娠早期铁缺乏与 T_4 水平降低呈正相关,是导致低甲状腺素血症的危险因素。因此,妊娠期出现低甲状腺素血症要寻找原因,对因治疗。

对于单纯低甲状腺素血症对胎儿发育是否产生不良影响尚有争议。国外报道,血清 TSH 正常、FT_4 处于第 10 个百分位数以下的妊娠妇女子代的智力发育指数和心理运动发育指数低。我国的研究发现单纯低甲状腺素血症的妊娠妇女,其子代智力发育指数和心理运动发育指数也下降。荷兰鹿特丹的一项非随机前瞻性研究结果发现,单纯低甲状腺素血症(血清 FT_4 低于第 5 或者第 10 个百分位数)对子代 3 岁时的语言交流能力产生不良影响,其风险升高 1.5~2.0 倍。近年来,对世界不同人群的研究显示,母体单纯低甲状腺素血症对子代造成智商降低、语言迟缓、运动功能减退、自闭症和多动症等的风险增加。

目前,探讨单纯低甲状腺素血症和不良妊娠结局的研究较少,笔者最近的研究结果显示母体孕早期单纯的低甲状腺素血症可增加早产的风险,且主要是增加自发性早产的风险。也有数据表明单纯低甲状腺素血症可增加大于胎龄儿(large for gestational age,LGA)和早产的风险,并且和糖尿病、高血压的发病相关。

(二)低甲状腺素血症的诊断

妊娠期单纯低甲状腺素血症的诊断标准是:血清 FT_4 水平低于妊娠期特异性参考值范围下限,而血清 TSH 水平在妊娠期特异性参考值范围内。

(三)低甲状腺素血症的处理

目前对于妊娠期单纯低甲状腺素血症是否治疗仍有争议。迄今为止,没有研究表明 LT_4 干预治疗能够改善低甲状腺素血症子代的神经认知功能。目前有两项 RCT 研究分别在第 13 周和第 17 周对单纯低甲状腺血症孕妇进行 LT_4 干预治疗,均没有发现对子代认知功能的改善有益处。这两项 RCT 研究中,补充 LT_4 的时间是孕中期,然而脑部发育的关键时期是孕早期,补充 LT_4 的时机太晚是这两项 RCT 的共同缺憾。目前还没有在孕早期对单纯低甲状腺激素孕妇进行 LT_4 干预治疗的临床随机对照试验。在 CATS 研究队列,没有证明对患有轻度甲状腺功能减退的妊娠妇女进行 LT_4 治疗可以提高其后代 3 岁时的神经认知能力。然而,这项研究中的妇女接受高剂量的 LT_4(每天 150μg)治疗,其中 10% 的妊娠妇女由于出现过度治疗的生化或临床表现而需要减少治疗剂量。并且有研究显示,FT_4 升高或降低都可能导致儿童智商降低以及磁共振下大脑皮质灰质体积减小。

对于 LT_4 干预单纯低甲状腺素血症,改善不良妊娠结局和子代神经智力发育损害的证据不足。鉴于现有的干预研究,2017 版 ATA 妊娠期甲减的诊治指南不推荐对单纯低甲状腺素血症妇女进行 LT_4 治疗,但欧洲甲状腺学会的孕妇和儿童亚临床甲减管理指南推荐在妊娠早期给予 LT_4 治疗,在妊娠中期和晚期不治疗。我国 2018 年发布的《中国妊娠与产后甲状腺疾病诊治指南(第 2 版)》既不推荐也不反对在妊娠早期给予 LT_4 治疗。建议查找低甲状腺素血症的原因,如铁缺乏、碘缺乏或碘过量等,对因治疗。

五、妊娠期甲状腺毒症

(一) 概述

妊娠期甲状腺毒症的患病率为 1%,其中临床甲亢占 0.4%,亚临床甲亢占 0.6%。病因中,Graves 病占 85%,妊娠一过性甲状腺毒症(gestational transient thyrotoxicosis,GTT) 占 10%;甲状腺高功能腺瘤、毒性结节性甲状腺肿、葡萄胎等病因仅占 5%。妊娠合并甲亢时孕妇及围产儿并发症高,易并发妊娠期高血压疾病、甲亢性心脏病、甲状腺危象、早产、胎儿生长受限、新生儿甲状腺功能异常、死胎及死产等,妊娠结局与孕期的治疗和监护密切相关。

(二) 妊娠期甲状腺毒症的诊断

妊娠期甲亢的诊断主要依靠甲状腺功能、甲状腺自身免疫性抗体及超声诊断。甲状腺毒症的诊断标准:妊娠早期血清 TSH 小于妊娠期特异性参考值范围下限(或 <0.1mU/L),提示可能存在甲状腺毒症。应当详细询问病史、进行体格检查,进一步测定 T_4、T_3 和促甲状腺素受体抗体(thyrotrophin receptor antibody,TRAb)、TPOAb、TgAb。禁忌行 ^{131}I 摄取率和放射性核素扫描检查。

Graves 病甲亢的诊断标准:如果血清 TSH 低于妊娠期特异性参考值范围下限(或 <0.1mU/L),FT_4> 妊娠期特异性参考值范围上限。同时伴有弥漫性甲状腺肿、眼征及 TRAb、TPOAb 阳性;T_3 升高较 T_4 更明显等情况时,需高度怀疑 Graves 病甲亢。

妊娠期一过性甲亢:妊娠期一过性甲亢的发生在妊娠前半期,与 hCG 过度产生、刺激甲状腺激素产生有关。临床特点是在妊娠第 8~10 周发病,出现心悸、焦虑、多汗等高代谢症状,血清 FT_4 和 TT_4 升高,血清 TSH 降低或者不能测及,甲状腺自身抗体阴性。本病与妊娠剧吐(hyperemesis gravidarum,HG)相关,30%~60% 的妊娠剧吐者发生妊娠期一过性甲亢。血清 TSH 低于妊娠期特异性参考值范围下限(或 0.1mU/L),FT_4> 妊娠期特异性参考值范围上限,排除甲亢后,可以诊断妊娠期一过性甲亢。

血清 TSH 低于妊娠期特异性参考值范围下限(或 0.1mU/L),FT_4 在妊娠期特异性参考值范围内时,可以诊断为亚临床甲亢。

(三) 妊娠期甲状腺毒症的处理

妊娠期甲状腺毒症的处理需要结合病史、临床表现、实验室检查及妊娠情况综合考虑,区别对待。

1. GTT 与胎盘分泌高水平的 hCG 有关,治疗以支持疗法为主,纠正脱水和电解质紊乱。不主张给予抗甲状腺药物(antithyroid drugs,ATD)治疗。如病情需要,可以考虑应用 β 受体拮抗剂,例如普萘洛尔每天 20~30mg,每 6~8 小时服用,对控制甲亢高代谢症状有帮助。应用 β 受体拮抗剂长期治疗与胎儿生长受限、胎儿心动过缓和新生儿低血糖症相关，使用时应权衡利弊，且避免长期使用。β受体拮抗剂可用于甲状腺切除术的术前准备。

2. 已患 Graves 病甲亢的妇女最好在甲状腺功能控制至正常并平稳后妊娠，以减少妊娠不良结局。

3. 除外单纯胎儿甲亢这种少见情况，针对于控制妊娠期甲亢，不推荐 ATD 与 LT_4 联合用药。因为这样会增加 ATD 的治疗剂量，导致胎儿出现甲状腺肿和甲减。

4. 正在服用甲巯咪唑（methimazole，MMI）或丙硫氧嘧啶（propylthiouracil，PTU）的备孕妇女，如果妊娠试验阳性，可暂停 ATD 并立即检测甲状腺功能和甲状腺自身抗体。根据临床表现和 FT_4 水平决定是否用药。

（1）有些病人在确诊妊娠后，可以停用 ATD。停药决定需要考虑到病史、甲状腺肿大小、疗程、孕前 ATD 剂量、最近甲状腺功能结果、TRAb 水平和其他临床因素。

（2）停药后，如果 FT_4 正常或接近正常，可以继续停药。每 1~2 周做临床评估和 TSH、FT_4 或 TT_4、T_3 检测。如果 FT_4 继续维持正常，妊娠中、晚期可每 2~4 周检测一次甲状腺功能。根据每次评估结果，决定是否继续停药观察。

（3）有些病人停药后甲亢症状加重，FT_4 或 TT_4、T_3 升高明显，建议继续应用 ATD，妊娠早期优先选择 PTU，MMI 为二线选择。

（4）既往应用 MMI 的妊娠妇女，若在妊娠早期需要继续治疗，如可以应用 PTU，应该尽快转换成 PTU。MMI 和 PTU 的剂量转换比例为 1：（10~20）。

（5）如果在妊娠早期之后需要继续 ATD 治疗，对于妊娠中、晚期是否将 PTU 改换为 MMI 没有明确推荐。

5. 妊娠期监测甲亢的控制指标首选血清 FT_4/TT_4。控制的目标是应用最小有效剂量的 PTU 或者 MMI，使血清 FT_4/TT_4 接近或者轻度高于参考范围上限。

6. 妊娠期应用 ATD 治疗的妇女，建议 FT_4 或 TT_4、T_3 和 TSH 在妊娠早期每 1~2 周检测 1 次，妊娠中、晚期每 2~4 周检测 1 次，达到目标值后每 4~6 周检测 1 次。妊娠期血清 T_4 是甲亢控制的主要监测指标，而不是 TSH，因为当使血清 TSH 正常时，有可能导致 T_4 水平降低。当 T_3 很高或 T_3 型甲亢时，需要监测血清 T_3。

7. 在妊娠期原则上不采取手术治疗甲亢。如果确实需要，行甲状腺切除术的最佳时机是妊娠中期。

8. 相关研究提示目前尚无明显证据表明亚临床甲亢会明显增加不良妊娠结局的风险。

因此，指南没有推荐对于亚临床甲亢的处理。

本节关键点

1. 如果不能得到 TSH 妊娠期特异性参考值范围，妊娠早期 TSH 上限的临界值可采用：普通人群 TSH 参考值范围上限值下降 22% 后得到的数值；或者取 4.0mU/L 作为上限。
2. 对于妊娠期 SCH，应根据血清 TSH 水平和 TPOAb 是否阳性选择妊娠期 SCH 的不同治疗方案。
3. 对于使用 LT_4 干预单纯低甲状腺素血症改善不良妊娠结局和子代神经智力发育损害的证据不足。
4. 妊娠期甲亢的诊断应当详细询问病史、进行体格检查，进一步测定 T_4、T_3 和 TRAb、TPOAb、TgAb。禁忌进行 ^{131}I 摄取率和放射性核素扫描检查。
5. 对于控制妊娠期甲亢一般不推荐 ATD 与 LT_4 联合用药，以防胎儿出现甲状腺肿和甲减。妊娠期监测甲亢的控制目标是应用最小有效剂量的 PTU 或 MMI，使血清 FT_4/TT_4 接近或轻度高于参考范围上限。

（范建霞　丁政）

参考文献

1. ZHANG Y，ZHANG C，YANG X，et al. Association of maternal thyroid function and thyroidal response to human chorionic gonadotropin with early fetal growth. Thyroid，2019，29（4）：586-594.
2. DONG AC，STAGNARO-GREEN A. Differences in diagnostic criteria mask the true prevalence of thyroid

disease in pregnancy: a systematic review and meta-analysis. Thyroid, 2019, 29(2): 278-289.

3. TENG X, SHAN Z, LI C, et al. Iron deficiency may predict greater risk for hypothyroxinemia: a retrospective cohort study of pregnant women in China. Thyroid, 2018, 28(8): 968-975.
4. YANG X, YU Y, ZHANG C, et al. The association between isolated maternal hypothyroxinemia in early pregnancy and preterm birth. Thyroid, 2020, 30(12): 1724-1731.
5. CASEY B M, THOM E A, PEACEMAN A M, et al. Treatment of subclinical hypothyroidism or hypothyroxinemia in pregnancy. The New England Journal of Medicine, 2017, 376(9): 815-825.
6. KOREVAAR TI, MUETZEL R, MEDICI M, et al. Association of maternal thyroid function during early pregnancy with offspring IQ and brain morphology in childhood: a population-based prospective cohort study. The Lancet Diabetes and Endocrinology, 2016, 4(1): 35-43.
7. 中华医学会内分泌学分会. 妊娠和产后甲状腺疾病诊治指南(第2版). 中华内分泌代谢杂志, 2019(08): 636-665.

第十四节

自身免疫性疾病

导读

自身免疫性疾病(autoimmune disease, AD)是一组以自身抗体为介导的结缔组织疾病。自身反应性T、B细胞过度活化，产生大量自身抗体，免疫复合物在特定器官或组织沉积，多系统多器官广泛损害为其基本特征。AD发病机制尚未完全清楚，在遗传和环境因素影响下，固有免疫和适应性免疫功能紊乱参与其发病。其中某些疾病以无菌性炎症为特点，尤其表现在皮肤、关节、血管和肾。以女性多见。常见的妊娠合并的自身免疫性疾病包括：系统性红斑狼疮(systemic lupus erythematosus, SLE)、抗磷脂抗体综合征(antiphospholipid syndrome, APS)、干燥综合征(Sjogren's syndrome, SS)、类风湿关节炎(rheumatoid arthritis, RA)、系统性硬化症(systemic sclerosis, SSc)等。严重者可导致复发性流产(recurrent spontaneous abortion, RSA)、早产、胎儿生长受限(fetal growth restriction, FGR)、羊水过少、死胎、子痫前期-子痫、溶血、转氨酶升高和低血小板综合征(hemolysis, elevated liver enzymes, and low platelets syndrome, HELLP syndrome)等不良妊娠结局。本节主要讲述妊娠期常见的几种自身免疫性疾病的一般情况、诊断及处理。

一、妊娠合并系统性红斑狼疮

(一)概述

SLE是自身免疫介导的，以免疫性炎症为突出表现的弥漫性结缔组织病。血清中出现以抗核抗体为代表的多种自身抗体和多系统受累是SLE的两个主要临床特征。外来抗原引起B淋巴细胞过度激活，产生大量不同类型的自身抗体，免疫复合物在细胞内沉积导致细胞和组织损伤及多器官系统受累。有肺部或其他部位感染、高血压、糖尿病等则往往使病情加重。

SLE好发于生育年龄女性，多见于15~45岁年龄段，女：男比例为(7~9)：1。在美国多地区的流行病学调查报告，SLE的患病率为(14.6~122)/10万；

我国大样本的一次性调查(>3 万人)显示 SLE 的患病率为 70/10 万,妇女中则高达 113/10 万。SLE 临床症状多样,早期症状不典型。活动期可有全身症状,包括发热、乏力和体重减轻;55%~85% 的病人出现皮肤损害,包括颊部有蝶形分布的红斑、盘状红斑、指掌部和甲周红斑、指端缺血、面部及躯干皮疹,其中以颊部蝶形红斑最具特征性;关节、肌肉是最常见的受累部位,常出现对称性多关节疼痛、肿胀;心脏各个部分均可受累,病人常出现心包炎;呼吸系统受累相当多见,约 35% 的病人有胸腔积液,多为中小量、双侧性;肾脏受累是 SLE 的重要临床表现,尿毒症是 SLE 病人的主要死因;精神神经系统症状;血液系统表现为溶血性贫血伴网织红细胞增多,白细胞、淋巴细胞、血小板减少;胃肠道症状表现为厌食、恶心、吞咽困难、腹泻和黄疸;还可出现干燥综合征、结膜炎、视网膜血管炎、视神经病变、鼻中隔浅溃疡、声带麻痹、喉水肿;免疫学和自身抗体检查异常,包括抗核抗体、抗 DNA 抗体、抗组蛋白抗体、抗 Sm 抗体和抗 nRNP 抗体、抗 SSA/RO 抗体、抗 SSB/La 抗体、抗 PCNA 抗体、抗磷脂抗体、低补体血症、血浆蛋白异常。

(二) SLE 的诊断

目前普遍采用美国风湿病学会 1997 年推荐的 SLE 分类标准。该分类标准的 11 项中,符合 4 项或以上,再除外感染、肿瘤和其他结缔组织病后即可诊断。

1. **颊部红斑**　固定红斑,扁平或高起,在两颧突出部位。

2. **盘状红斑**　片状高起于皮肤的红斑,黏附有角质脱屑和毛囊栓;陈旧性病变可发生萎缩性瘢痕。

3. **光过敏**　对日光有明显的反应,引起皮疹,从病史中得知或医师观察到。

4. **口腔溃疡**　经医师观察到的口腔或鼻咽部溃疡,一般为无痛性。

5. **关节炎**　非侵蚀性关节炎,累及 2 个或更多的外周关节,有压痛、肿胀或积液。

6. **浆膜炎**　胸膜炎或心包炎。

7. **肾脏病变**　尿蛋白 >0.5g/24h 或 +++,或管型(红细胞、血红蛋白、颗粒或混合管型)。

8. **神经病变**　癫痫发作或精神病,除外药物或已知的代谢紊乱。

9. **血液学疾病**　溶血性贫血或白细胞减少,或淋巴细胞减少,或血小板减少。

10. **免疫学异常**　抗 dsDNA 抗体阳性,或抗 Sm 抗体阳性,或抗磷脂抗体阳性(包括抗心磷脂抗体,或狼疮抗凝物,或至少持续 6 个月的梅毒血清试验假阳性三者中具备一项阳性)。

11. **抗核抗体**　在任何时间和未用药物诱发"药物性狼疮"的情况下,抗核抗体滴度异常。

(三) 妊娠合并 SLE 的处理

1. **一般治疗**　对病人宣教:正确认识疾病,消除恐惧心理;明白规律用药的意义,学会自我认识疾病活动的征象,配合治疗,遵从医嘱;定期随诊,懂得长期随访的必要性;避免过多的紫外线暴露,使用防紫外线用品,避免过度疲劳。

对症治疗和去除各种影响疾病预后的因素,如注意控制高血压,防治各种感染。

2. **孕前准备**　SLE 孕妇在妊娠前应进行孕前咨询,探讨可能出现的产科风险,包括胎死宫内、流产、早产、妊娠期高血压、胎儿生长受限和子痫前期,所有病人均应检测肝功能、血肌酐水平,测定 24 小时尿蛋白和肌酐清除率,检查血常规了解血细胞比容和血小板水平。补体 C3、C4 和 CH50 的降低常提示有 SLE 活动。妊娠前应停用细胞毒性药物和非甾体抗炎药。SLE 病人可以妊娠的条件是:泼尼松维持剂量≤10mg/d(或等效的其他不含氟的糖皮质激素如泼尼松龙、甲泼尼龙等维持治疗)、病情缓解至少 12 个月以上、未应用免疫抑制剂或已停用 6 个月以上或近期未使用妊娠期避免使用的免疫抑制剂;计划妊娠及妊娠期继续维持之前的糖皮质激素用量而可保持疾病稳定或静止的。

3. **孕期监测与处理**　妊娠期间应由产科和风湿科专家共同处理,加强母胎监护,严密监测病人血压是否升高,有无出现蛋白尿,血小板计数有无减少,肾功能是否异常,抗磷脂抗体谱,补体 C3、C4、CH50,抗双链 DNA 抗体等狼疮活动标志物是否波动,及时识别妊娠期高血压或子痫前期等妊娠期并发症及狼疮肾炎,预防子痫发生,保证母婴安全。产科监护孕早、中期每 2 周随诊 1 次,在孕晚期每周1次。由于胎盘功能受SLE的影响，妊娠18~20周后每4~6周进行1次胎儿超声来评估胎儿状态，从32周起开始胎心监护和羊水量检查。出现病情活动时，还可以根据病情需要加大激素剂量，泼尼松龙经过胎盘时被灭活，但地塞米松和倍他米松可以通过胎盘屏障，影响胎儿，故不宜选用，但在妊娠后期促胎肺成熟时可选用地塞米松。妊娠前3个月至妊娠期应用环磷酰胺、氨甲蝶呤等免疫抑制剂，可影响胎儿生长发育导致畸胎。

4. 不良孕产史SLE病人的处理 对于有复发性流产、胎死宫内、子痫前期、胎盘早剥、FGR等不良孕产史的孕妇，建议口服低剂量阿司匹林(50~100mg)和/或小剂量低分子量肝素抗凝，防止流产或死胎。建议于计划妊娠前3~6个月开始服用羟氯喹(0.2~0.4g/d，分2次服用)，并在妊娠期持续服用羟氯喹直至至少产后3个月；未使用糖皮质激素的病人若无法耐受单纯服用羟氯喹或单纯服用羟氯喹时出现狼疮疾病活动，可考虑加用小剂量糖皮质激素(泼尼松≤10mg/d，或等效的其他不含氟的糖皮质激素如泼尼松龙、甲泼尼龙等)治疗；若羟氯喹及小剂量泼尼松仍无法控制狼疮活动，可考虑使用硫唑嘌呤[1.5~2mg/(kg·d)，分2次服用]、环孢素[3~5mg/(kg·d)，分2次服用]或他克莫司(2~3mg/d，每12小时服用1次)等妊娠期相对安全的免疫抑制剂；妊娠期若狼疮出现中、重度活动或狼疮肾炎病人出现顽固性肾病综合征，可考虑静脉使用糖皮质激素[如甲泼尼龙0.5~1mg/(kg·d)静脉滴注]、IVIG[400mg/(kg·d)，连续输注3~5天]和/或血浆置换等治疗；在多药治疗无效、狼疮活动严重的病人中，可于妊娠中、晚期使用环磷酰胺(500~1 000mg/m^2，每月1次静脉滴注)，并考虑终止妊娠。

5. 分娩方式 多数SLE病人可以经阴道分娩，若有产科指征才行剖宫产。分娩可导致SLE的恶化，此时需对类固醇激素进行严格管理。一年内已使用类固醇激素治疗的孕妇在阴道分娩或施行剖宫产前后需使用氢化可的松或甲泼尼龙等糖皮质激素，纠正肾上腺功能不全，氢化可的松或甲泼尼龙使用剂量和时间应咨询风湿病专家共同处理。对胎儿心脏传导阻滞者，阴道分娩时产程中应监测血氧状态，若妊娠引起的高血压影响分娩过程，则需首先对高血压进行治疗。

分娩后应立即开始药物维持治疗，剂量同妊娠期，以后逐渐调整剂量。

6. 妊娠期SLE恶化的治疗

(1) 轻到中度恶化：①若病人正在服用糖皮质激素，增加剂量到至少20~30mg/d；②若病人没有服用糖皮质激素，开始给予泼尼松15~20mg/d。

(2) 严重恶化但无肾脏和中枢神经系统表现：①咨询风湿病专家，建议住院治疗；②给予糖皮质激素1.0~1.5mg/kg治疗，希望在5~10天临床缓解；③若临床缓解，糖皮质激素逐渐减量；④若病人不能从高剂量递减则考虑环磷酰胺或硫唑嘌呤。

(3) 严重恶化且累及肾脏和中枢神经系统：①咨询风湿病专家，建议住院；②开始静脉糖皮质激素治疗，应用3~6天10~30mg/(kg·d)的甲泼尼龙；③病人维持口服泼尼松1.0~1.5mg/kg；④若病人治疗有效，糖皮质激素逐渐减量；⑤对无反应的病人，考虑应用环磷酰胺或血浆置换。

二、妊娠合并抗磷脂抗体综合征

(一) 概述

APS是一种系统性自身免疫疾病，是以血栓形成和/或病理妊娠为主要临床特征，以及实验室检查为持续性抗磷脂抗体(antiphospholipid antibodies，aPLs)阳性的一组综合征。以血栓形成为主要临床表现时称为血栓性APS(thrombotic APS，TAPS)，以病理妊娠为主要临床特征时称为产科APS(obstetric APS，OAPS)。APS可以单独发生，称为原发性APS；也可以与其他自身免疫疾病共同存在，称为继发性APS。极少数情况下，短时间内发生多部位血栓形成，造成多脏器功能衰竭，称为灾难性APS。灾难性APS常病情严重，病死率高。

(二) 诊断标准

诊断APS必须同时具备至少1项临床标准和至少1项实验室标准。

1. 临床标准

(1) 血管性血栓：任何器官或组织发生1次及

1 次以上的动脉、静脉或小血管血栓事件，且血栓事件必须有影像学或组织学证实。组织病理学如有血栓形成，且血栓部位的血管壁无血管炎表现。

（2）病理妊娠：①在孕 10 周及以后发生 1 次或 1 次以上不能解释的胎死宫内，超声或外观检查未发现形态学结构异常；②在孕 34 周之前因子痫或重度子痫前期或严重的胎盘功能不全（包括胎心监护提示胎儿低氧血症、脐动脉多普勒检测发现舒张末期血流缺失、羊水过少、出生体重在同胎龄平均体重的第 10 百分位数以下）所致 1 次或 1 次以上的胎儿形态学结构未见异常的早产；③在孕 10 周以前发生连续 3 次或 3 次以上不能解释的自发性流产。必须排除遗传（无夫妻及胚胎染色体异常证据）、解剖结构和内分泌等因素异常。

2. 实验室标准

（1）血浆中狼疮抗凝物（lupus anticoagulant，LA）2 次检测均阳性，检测时间间隔至少为 12 周。

（2）采用酶联免疫吸附试验（enzyme-linked immunosorbent assay，ELISA）检测到血清中的中高滴度 IgG/IgM 型抗心磷脂抗体（anticardiolipin antibody，aCL）。IgG 型 aCL>40GPL（1GPL 即 1μg/ml 纯化的 IgG 型 aCL 结合抗原的活性），IgM 型 aCL>40MPL（1MPL 即 1μg/ml 纯化的 IgM 型 aCL 结合抗原的活性），或滴度 > 第 99 百分位数；至少间隔 12 周发现 2 次。

（3）用 ELISA 法检测到血清中的中高滴度 IgG/IgM 型抗 β2 糖蛋白Ⅰ抗体（anti-β2 glycoprotein Ⅰ antibody，anti-β2 GPⅠAb），滴度 > 第 99 百分位数，至少间隔 12 周发现 2 次。

（三）妊娠合并 OAPS 的处理

1. 孕前准备 对于计划妊娠的病人，建议整个妊娠期每天应用小剂量阿司匹林（low dose aspirin，LDA）50~100mg。对于常规治疗失败的、合并 SLE 或其他全身性自身免疫性疾病的 APS、高风险 aPLs 谱和有血栓形成史的病人，建议妊娠前根据抗体滴度等情况，应用羟氯喹 200~400mg/d。

2. 孕期监测与处理

（1）整个妊娠期在继续应用 LDA 的基础上，加用低分子量肝素（low molecular weight heparin，LMWH），剂量和使用时间应根据病人的以下情况进行个体化处理：①低风险的 aPLs 谱，预防剂量 LMWH，在整个妊娠期维持应用；②中高风险的 aPLs 谱，预防或中等剂量 LMWH，在整个妊娠期维持应用；③既往血栓形成史和妊娠合并血栓栓塞性疾病者，治疗剂量 LMWH，在整个妊娠期维持应用；④合并 SLE 或其他自身免疫性疾病的 APS 病人，在风湿免疫科治疗的基础上，根据病人风险，预防或治疗剂量 LMWH，在整个妊娠期维持应用。

（2）对于常规治疗失败的 OAPS，又称难治性 OAPS（refractory OAPS），目前尚缺乏高级别循证医学证据的二线治疗方案。最常见治疗方案是 LWMH 增加到治疗量；在妊娠前开始使用 LDA 和羟氯喹的基础上，妊娠期可考虑加用小剂量泼尼松（孕早期≤10mg/d）或同等剂量的其他糖皮质激素。静脉注射免疫球蛋白仅可作为非一线药物尝试。

（3）对于既往无血栓史、无症状、aPLs 阳性的孕妇，发生不良妊娠结局的风险是不确定的。对于这一部分人群，是否需要针对性干预尚有争议。但推荐整个妊娠期应给予 LDA 治疗。

（4）对于 NOAPS，建议根据个体化风险（如 aPLs 谱、伴有 SLE、既往活产、妊娠丢失或血栓形成等），单独使用 LDA 或联合使用 LWMH。

（5）停药时机：①LMWH 预防剂量至少停药 12 小时、中等或治疗剂量停药 24 小时即可保障分娩及麻醉安全。②对于无血栓病史的女性，孕 36 周后可停用 LDA。分娩前 7~10 天停用 LDA，可以最大限度地避免因继续使用 LDA 而引起的围手术期轻微出血。③既往有严重动脉血栓并发症（如脑卒中或心肌梗死）病史的女性，不建议在分娩期停药，因为与手术切口出血的风险相比，降低严重血栓并发症发生风险的获益更大。④关于介入性产前诊断操作期间的抗凝治疗，手术前至少 12 小时停用 LMWH，穿刺后 6~12 小时后再使用 LMWH，减少出血风险。

（6）终止妊娠时机：OAPS 并非剖宫产指征，如果没有其他产科并发症，推荐孕 38~39 周计划分娩。如果合并子痫前期和胎盘功能不良的临床表现，可根据产科指征处理。

3. 产褥期处理 ①对于 OAPS 的女性，分娩后使用预防剂量 LMWH 至少 6 周，以预防血栓形成。②既往有血栓形成史和妊娠期血栓者，分娩后使用中等剂量或治疗剂量 LMWH 至少 6~12 周。妊娠前抗凝者，应当恢复原长期抗凝方案。③对于单纯 aPLs 阳性和 NOAPS，根据其他血栓高风险因素，采用个体化预防剂量 LMWH 或其他预防血栓措施。

三、妊娠合并干燥综合征

（一）概述

SS 是一种主要累及全身外分泌腺体的慢性炎症性自身免疫病。临床除有唾液腺和泪腺受损功能下降而出现口干、眼干外，尚有其他外分泌腺及腺体外其他器官受累而出现多系统损害的症状。其血清中存在多种自身抗体和高免疫球蛋白。SS 可根据表现不同分为原发性和继发性两类，约各占 50%。抗 SSA（Ro）和 SSB（La）抗体是诊断 SS 较为特异的抗体。SS 病人中 80% 为抗 SSA 抗体阳性，50% 为抗 SSB 抗体阳性。SS 病人妊娠时，胎盘可作为靶器官而受到免疫损害，造成胎盘功能障碍。SS 合并妊娠会增加妊娠并发症和胎儿丢失的风险，SS 病人和正常人群相比自然流产率和早产率均明显增加，研究表明如 SS 同时合并 SLE 时，自然流产率和早产率都显著增加。抗 SSA 和 / 或抗 SSB 抗体阳性病人妊娠易导致胎儿和新生儿先天性心脏传导阻滞，甚至引发胎儿心搏骤停，其发病率为 2%，且再次妊娠胎儿心搏骤停的风险明显增加。患儿死亡率为 30%，即使能存活，67% 患儿需安装心脏起搏器。抗 SSA 抗体是影响胎儿预后的标志物。如果 SS 同时合并 APS，则流产、早产、溶血、转氨酶升高、血小板减少、子痫和胎盘血肿的发病风险增加。在抗 SSA/Ro 抗体阳性的 SS 病人中使用羟氯喹，可减少胎儿先天性心脏传导阻滞的发病风险。

（二）妊娠合并 SS 的处理

1. 建议病人于计划妊娠前 3~6 个月需服用羟氯喹（0.2~0.4g/d，分 2 次服用），并在妊娠期持续服用羟氯喹，直至至少产后 3 个月。

2. 若病人无法耐受羟氯喹或服用羟氯喹时出现疾病活动，可考虑加用小剂量糖皮质激素（泼尼松≤10mg/d 或等效的其他不含氟的糖皮质激素如泼尼松龙、甲泼尼龙等）。

3. 妊娠期若出现明显脏器受累及血管炎，可考虑静脉使用糖皮质激素[甲泼尼龙 0.5~1.0mg/(kg·d)，静脉滴注]、IVIG[400mg/(kg·d)，连续输注 3~5 天]和血浆置换等治疗，必要时应终止妊娠。抗 SSA 和 / 或抗 SSB 抗体阳性病人，建议联合使用羟氯喹和小剂量糖皮质激素（泼尼松≤10mg/d 或等效的其他不含氟的糖皮质激素如泼尼松龙、甲泼尼龙等），妊娠期需密切监测胎儿心率（尤其是对有妊娠期发生过胎儿心脏传导阻滞病史再次妊娠者），必要时做胎儿超声心动图。产后仍需密切随访新生儿是否出现心脏房室传导阻滞。对已明确诊断的胎儿先天性心脏传导阻滞者，一度和二度心脏传导阻滞考虑口服地塞米松 4mg/d，但目前在妊娠期尚无明确有效的治疗方案能够逆转或阻止其进一步加重。

4. 病情严重或不稳定的病人，在阴道分娩或施行剖宫产前后需使用氢化可的松或甲泼尼龙等糖皮质激素，纠正肾上腺功能不全，氢化可的松或甲泼尼龙使用剂量和时间应咨询风湿病专家共同处理。

四、妊娠合并类风湿关节炎

（一）概述

RA 是一种以侵蚀性关节炎为主要表现的全身性自身免疫病。本病以女性多发。男女患病比例约 1∶3。RA 可发生于任何年龄，以 30~50 岁为发病的高峰。我国内地的 RA 患病率为 0.2%~0.4%。本病表现为以双手和腕关节等小关节受累为主的对称性、持续性多关节炎。病理表现为关节滑膜的慢性炎症、血管翳形成，并出现关节的软骨和骨破坏，最终可导致关节畸形和功能丧失。此外，病人尚可有发热及疲乏等全身表现。血清中可出现类风湿因子（rheumatoid factor，RF）及抗环瓜氨酸多肽（cyclic citrullinated peptide，CCP）抗体等多种自身抗体。

免疫紊乱被认为是 RA 主要的发病机制，是以活化的 $CD4^{+}$T 细胞和 MHC Ⅱ型阳性的抗原呈递细胞浸润滑膜关节为特点的。RA 的关节病变表现为晨僵、关节肿胀、关节疼痛及压痛、关节畸形、关节功能障碍;关节外表现有类风湿结节、血管炎、肺纤维化、胸腔积液、心包损害、贫血、血小板增多、淋巴结肿大、脾功能亢进、肾脏淀粉病变、中枢神经和外周神经受压、破坏、损伤;实验室检查:血沉增快是疾病活动的标志,C反应蛋白也可反映疾病的活动性,75%~80%的病人类风湿因子阳性,20%的病人抗核抗体阳性;影像学检查:早期软组织肿胀、关节间隙变窄、边缘侵蚀不清、骨质疏松、关节畸形。

在妊娠期间RA病情常常减轻,产后病情则常常反复。妊娠时,循环抗体及炎症因子可作用于胎盘或穿透胎盘屏障,从而影响胚胎着床及其生长发育。因此,RA病人复发性流产、FGR和胎膜早破的发病风险增加,RA的疾病活动度与早产、小于胎龄儿、新生儿低体重等密切相关。

（二）RA的诊断

1. 病程分期 ACR2012将病程分为早期RA(病程<6个月)和已确诊RA(病程6个月)。

2. 诊断标准 目前RA的诊断除沿用ACR1987年修订的分类标准外,还新加了2009年公布的评分标准。

按1987年分类标准,以下7项中符合4项者可诊断RA(第1至第4)项病程至少持续6周:

(1) 关节内或周围晨僵持续至少1小时。

(2) 至少同时有3个关节区软组织肿胀或有积液。

(3) 腕、掌指、近端指间关节中至少1个关节区肿胀。

(4) 对称性关节炎。

(5) 有类风湿结节。

(6) 血清RF阳性(所用方法在正常人群中的阳性率不超过5%)。

(7) X线改变(至少有骨质疏松和关节间隙狭窄)。

2009年评分标准:病人如果按下列标准评分6分或以上,可明确诊断为RA。

(1) 受累关节:1个中到大的关节(0分);2~10个中到大关节(1分);1~3个小关节(2分);4~10个小关节(3分);超过10个小关节(5分)。

(2) 血清学:类风湿因子和抗环瓜氨酸肽抗体阴性(0分);2个测试至少有1个是低滴度阳性。低滴度定义为超过正常上限,但不高于3倍正常值上限(2分);至少有1个试验高滴度阳性,如滴度超过3倍正常上限(3分)。

(3) 症状持续时间:少于6周(0分);6周或更长的时间(1分)。

(4) 急性期反应物:C反应蛋白和红细胞沉降率均正常(0分);C反应蛋白或血沉异常(1分)。

3. 病情评估 见表11-14-1。

（三）妊娠合并RA的处理

RA活动期的病人不宜妊娠,非活动期的病人若病情较轻且无明显功能障碍时可以妊娠。由于治疗RA的诸多免疫抑制剂具有致畸性,因此RA病人如有生育要求,风湿免疫科、妇产科以及生殖医学科医师应及时沟通,尽早对免疫抑制剂方案做出调整。依据病情,RA病人妊娠期常用的改善病情的药物有:羟氯喹疗效肯定,安全性高;

表11-14-1 2012年美国风湿病协会关于疾病活动度评估指标

病情活动度指标	评分范围	疾病活动度阈值		
		低	中	高
DAS28	0~9.4	≤3.2	>3.2~≤5.1	>5.1
SDAI	0.1~86	≤11	>11~≤26	>26
CDAI	0~76	≤10	>10~≤22	>22
RADAI	0~10	<2.2	≥2.2~≤4.9	>4.9
RAPID	0~30	<6	≥6~≤12	>12

柳氮磺吡啶、硫唑嘌呤、环孢素、他克莫司等可在RA病人妊娠期使用，但尚无大样本数据证实这些药物能改善RA病人的妊娠结局；妊娠期RA疾病活动时，小剂量糖皮质激素可有效降低疾病活动度，生物制剂胎盘穿透率越低，胎儿的安全性越高，但生物制剂在RA病人妊娠期使用能否改善妊娠结局仍存在争议。

与SLE相同，每个病人应2~4周随诊1次，尤其是疾病症状明显者。休息是RA病人的必要措施，理疗可对RA无进展者适用。非甾体抗炎药在孕期应用的效果较好，未发现其有致畸作用，所以不必在孕前预防性停药。但非甾体抗炎药可一过性影响肾功能，可能导致动脉导管未闭。小剂量阿司匹林孕期使用较安全。泼尼松等可以在孕期持续应用，有学者提出每天7.5mg泼尼松口服对孕妇和胎儿都有益，因为小剂量的泼尼松经过胎盘时可被酶破坏，不在乳汁中分泌，不抑制下丘脑-垂体轴，对蛋白代谢影响小。抗疟药的安全性还不清楚；免疫抑制剂如氨甲蝶呤(methotrexate，MTX)必须从孕前3个月开始停用；抗TNF-α药物的使用证据不足。大多数病人病情可减轻，在孕期可以停药，尤其在孕早期病情通常缓解，有学者主张在孕早期停用抗类风湿药物。但疾病活动者和复发者需继续用药。医师需要平衡药物对胎儿的危害及对产妇的益处，大多首选泼尼松。由于RA对妊娠结局影响较小，产前对RA无特殊处理。产后发作的病人常因哺乳而拒绝服药，但一般剂量的非甾体抗炎药和泼尼松对哺乳是安全的。哺乳期间最好使用半衰期短的药物，如布洛芬等。另外，适当卧床休息、理疗、营养也很重要。

对于有复发性流产、胎死宫内、子痫前期、胎盘早剥、FGR等不良孕产史RA病人应给予免疫抑制剂：①若服用氨甲蝶呤(methotrexate，MTX)、来氟米特(leflunomide，LEF)等致畸药物且有妊娠计划，需及早改用其他妊娠期安全的、能改善病情的药物，待病情稳定再考虑妊娠。②首先考虑羟氯喹(0.2~0.4g/d，分2次服用)，从计划妊娠开始服用，并在妊娠期持续服用。③妊娠期服用羟氯喹的RA病人如出现疾病活动，可考虑加用小剂量糖皮质激素(泼尼松≤10mg/d或等效的其他不含氟的糖皮质激素如泼尼松龙、甲泼尼龙等)。④若对羟氯喹不能耐受或无效，可以选用柳氮磺吡啶(<2g/d，分1~2次给药)、硫唑嘌呤[1.5~2.0mg/(kg·d)]、环孢素[3~5mg/(kg·d)，分2次给药]、他克莫司(2~3mg/d，分2次给药)等药物控制RA疾病活动，但对妊娠结局的影响尚不明确。⑤妊娠前已持续使用TNF拮抗剂控制RA病情者，可以考虑在妊娠期使用依那西普或赛妥珠单抗。⑥病情严重或不稳定的病人，在阴道分娩或施行剖宫产前后需使用氢化可的松或甲泼尼龙等糖皮质激素，纠正肾上腺功能不全，氢化可的松或甲泼尼龙使用剂量和时间应咨询风湿病专家共同处理。

五、妊娠合并系统性硬化症

(一)概述

SSc是一种累及全身的自身免疫性疾病，以微血管损害、纤维化和免疫系统紊乱为主要病理特点，临床表现有皮肤硬化、雷诺现象、指端溃疡、肺间质病变、肺动脉高压等。根据病变累及范围，可分为全身性SSc、局限性SSc和无皮肤累及型SSc。SSc病人妊娠时容易出现流产、子痫前期、FGR、早产、低体重儿等不良妊娠结局。尤其当SSc病人合并肺动脉高压、肺间质病变时，更易出现流产等妊娠不良事件。然而，治疗SSc常用的免疫抑制剂大多有致畸性，如环磷酰胺、氨甲蝶呤、吗替麦考酚酯(mycophenolatemofetil，MMF)等，而对SSc有效的且妊娠期安全的免疫抑制剂，如硫唑嘌呤、环孢素等，目前尚无大样本的临床研究证实其对改善妊娠结局有效。

(二)妊娠合并SSc的处理

1. 如SSc病人合并肺动脉高压(右心导管下测量肺动脉压力≥25mmHg)、严重间质性肺病(用力最大吸气量<1L)、心力衰竭、慢性肾功能不全(肌酐>2.8mg/dl)等严重并发症，则建议避孕或尽早终止妊娠。

2. 可以考虑使用小剂量糖皮质激素(泼尼松≤10mg/d或等效的其他不含氟的糖皮质激素如泼尼松龙、甲泼尼龙等)、硫唑嘌呤[1.5~2.0mg/(kg·d)]、环孢素[3~5mg/(kg·d)，分2次给药]、他克莫司(2~3mg/d，分2次给药)等免疫抑制剂控制

SSc 疾病活动度，但应注意潜在的肾脏毒性，避免肾危象。

3. 针对严重、多药无效的 SSc 病人，妊娠中、晚期可以使用环磷酰胺（500~1 000mg/m^2，每月 1 次静脉滴注）控制病情，并考虑及时终止妊娠。

4. 尽量减少糖皮质激素的使用，避免早产和高血压危象的发生。

5. 病情严重或不稳定的病人，在阴道分娩或施行剖宫产前后需使用氢化可的松或甲泼尼龙等糖皮质激素，纠正肾上腺功能不全，氢化可的松或甲泼尼龙使用剂量和时间应咨询风湿病专家共同处理。

本节关键点

1. 妊娠合并自身免疫系统疾病与不良妊娠结局密切相关，除孕前应控制病情稳定外，孕期更应严格综合管理母胎情况，尤子痫前期、胎儿生长受限、妊娠终止时机等。
2. 自身免疫系统疾病的病人需口服羟氯喹、泼尼松等药物，孕期及围产期应联合风湿免疫内科共同管理，产后仍需继续内科随访治疗。
3. 抗磷脂综合征与母体血栓、胎盘血栓形成密切相关，增加孕妇突发血栓脱落、栓塞、胎死宫内等风险，应加强监护，对于合并血栓高凝状态者可积极使用低分子量肝素，有助于改善胎盘循环，减少不良妊娠结局的发生。

（范建霞　徐亮）

参考文献

1. CUNNINGHAM FG，LEVENO KJ，BLOOM SL，et al. Williams Obstetrics. 25th ed. New York：McGraw Hill Education，2018.
2. 谢幸，孔北华，段涛．妇产科学．9 版．北京：人民卫生出版社，2018.
3. 低分子量肝素防治自然流产中国专家共识编写组．低分子量肝素防治自然流产中国专家共识(2018). 中华生殖与避孕杂志，2018，38(9)：701-708.
4. 复发性流产合并风湿免疫病免疫抑制剂应用中国专家共识编写组．复发性流产合并风湿免疫病免疫抑制剂应用中国专家共识．中华生殖与避孕杂志，2020，40(7)：527-534.
5. 中华医学会围产医学分会．产科抗磷脂综合征诊断与处理专家共识．中华围产医学杂志，2020，23(8)：517-522.
6. 自然流产诊治中国专家共识编写组．自然流产诊治中国专家共识(2020 年版). 中国实用妇科与产科杂志，2020，36(11)：1082-1090.

第十五节

产后出血

导读

产后出血（postpartum hemorrhage，PPH）是我国孕产妇死亡的首要原因，约占孕产妇死亡人数的 1/4。绝大多数产后出血所导致的孕产妇死亡是可避免或创造条件可避免的，其预防、早期诊断和正确的处理都非常关键。产后出血的处理强调多学科团队协作。

一、概述

（一）定义

阴道分娩后出血量≥500ml或剖宫产分娩后出血量≥1 000ml即为产后出血。不管是阴道分娩或手术后，只要出血量≥1 000ml即称严重产后出血。经子宫收缩剂、持续性子宫按摩或按压等保守措施无法止血，需要外科手术、介入治疗甚至切除子宫的严重产后出血称为难治性产后出血。由于产后出血量常被低估，因此报道的产后出血发生率低于实际，产后出血量≥500ml的实际发生率达到11%~17%，产后出血量≥1 000ml的实际发生率达到3%~5%。

（二）病因和高危因素

产后出血的四大原因是子宫收缩乏力、产道损伤、胎盘因素和凝血功能障碍，四大原因可以合并存在，可以互为因果，每种原因又包括相应的病因和高危因素。

1. **子宫收缩乏力** 子宫收缩乏力是产后出血最常见的原因。胎儿娩出之后，子宫肌正常的收缩和缩复能有效地压迫肌束间的血管，这是防止产后出血过多最有效的自我止血方式。任何影响子宫肌正常收缩和缩复功能的因素都有可能使得子宫肌肉不能正常挤压血管，导致子宫收缩乏力性产后出血，短时间就可能发生严重的失血甚至休克。子宫收缩乏力包括以下高危因素：

（1）全身因素：产妇体质虚弱、合并慢性全身性疾病或精神紧张等。

（2）药物因素：过多使用麻醉剂、镇静剂或宫缩抑制剂等。

（3）产程因素：急产、产程延长或滞产、试产失败等。

（4）产科并发症：子痫前期等。

（5）羊膜腔感染：胎膜破裂时间长、发热等。

（6）子宫过度膨胀：羊水过多、多胎妊娠、巨大胎儿等。

（7）子宫肌壁损伤：多产、剖宫产史、子宫肌瘤剔除术后等。

（8）子宫发育异常：双子宫、双角子宫、残角子宫等。

2. **软产道损伤** 任何可能导致会阴、阴道、子宫颈或子宫损伤的医源性或非医源性因素都可能导致产后出血的发生，软产道损伤形成的血肿则是一种隐性出血。各种软产道损伤的高危因素如下：

（1）宫颈、阴道或会阴裂伤：急产、手术产、软产道弹性差、水肿或瘢痕等。

（2）剖宫产：子宫切口延伸或裂伤胎位不正、胎头位置过低。

（3）子宫破裂：子宫手术史。

（4）子宫内翻：多产次、子宫底部胎盘、第三产程处理不当。

3. **胎盘因素** 胎盘因素导致产后出血的原因包括胎盘早剥、前置胎盘、胎盘植入、胎盘滞留、胎盘胎膜残留等。近年来，由于高人工流产率和高剖宫产率，胎盘因素导致的产后出血越来越突出。其高危因素如下：

（1）胎盘早剥：妊娠期高血压疾病、腹部外伤、仰卧位低血压综合征等。

（2）前置胎盘：多次人工流产、多产、产褥感染、瘢痕子宫等。

（3）胎盘植入：多次人工流产、剖宫产史、子宫内膜炎、蜕膜发育不良等。

（4）胎盘滞留：子宫收缩乏力、膀胱膨胀、胎盘剥离不全、胎盘嵌顿等。

（5）胎盘胎膜残留：胎盘小叶、副胎盘等。

4. **凝血功能障碍** 产妇发生凝血功能障碍的原因包括妊娠合并血液系统疾病、妊娠合并肝脏疾病、产科并发症所致。弥散性血管内凝血（disseminated intravascular coagulation，DIC）、抗凝治疗等。具体病因和高危因素如下：

（1）血液系统疾病：遗传性凝血功能疾病、血小板减少症等。

（2）产科并发症：重度子痫前期、胎盘早剥、死胎、羊水栓塞、败血症等。

（3）肝脏疾病：重症肝炎、妊娠期急性脂肪肝等。

（4）抗凝治疗：心脏换瓣术后长期口服华法林等。

二、诊断

产后出血的主要临床表现是产后阴道流血

过多、剖宫产时胎盘剥离面出血不止及失血过多引起的休克表现。突然大量的产后出血易得到重视和早期诊断，而缓慢的、持续少量的出血和血肿易被忽视，如果产后阴道出血量虽不多，但产妇有严重失血的症状和体征时，需考虑到以上情况，应仔细检查子宫收缩情况、软产道损伤情况以及有无血肿形成。产后失血量的绝对值对不同体重者意义不同，最好能计算出失血量占总血容量的百分数，妊娠末期总血容量(L)的简易计算方法为非孕期体重(kg)×7%×(1+40%)，或非孕期体重(kg)×10%。

产后出血事实上是一个临床事件或临床过程，诊断应建立在准确估计出血量的同时积极寻找出血原因的基础之上。一旦怀疑产妇发生产后出血，需要快速监测产妇的生命体征，回顾产程有无异常，检查软产道有无损伤，观察产妇有无焦躁不安，评估血流动力学是否稳定。诊断产后出血要做到及时、准确，诊断延误可能危及产妇生命。

1. **估计出血量** 估计产后出血量的方法包括目测法、称重法、容积法、面积法、监测生命体征、休克指数、测定血红蛋白及血细胞比容的变化等。值得注意的是，由于孕期血容量的增加使得孕妇对出血的耐受性提高，从失血到发生失代偿休克常无明显征兆，并且失血性休克的临床表现往往滞后，容易导致诊断及处理不及时。因此，失血速度也是反映病情轻重的重要指标，重症的情况包括：失血速度>150ml/min、3小时内出血量超过血容量的50%、24小时内出血量超过全身血容量等。

(1) 目测法：是产科医师最常用的估计产后出血量的方法，但其极易导致出血量被低估，利用目测法估计产后出血量所得到的产后出血发生率可能比实际产后出血发生率要低30%~50%。因此，有学者甚至建议将目测法估计出血量的2倍作为产后实际的出血量来指导临床处理。

(2) 称重法：是较为客观的计算产后出血量的方法，即称重分娩前后消毒巾、纱布的重量，重量的差值除以血液比重1.05即可换算成产后出血量。临床上还可用一次性棉垫垫于会阴处，称重分娩前后棉垫的质量来估计产后出血量。

(3) 容积法：断脐后迅速置一弯盘或便盆紧贴于产妇会阴部，用量杯测量收集到的包括第三产程的所有失血量。若有条件还可使用标有刻度的一次性产后血液收集带，可直接于收集带上读出产后出血的量。

(4) 面积法：按事先测定了的血液浸湿纱布、消毒巾的面积来计算出血量，如10cm×10cm纱布浸湿后含血量为10ml、15cm×15cm纱布浸湿后含血量为15ml等。由于不同质地的纱布或消毒巾吸水能力的不同以及浸湿范围的不均匀等因素，此法测定的出血量只是一个估计值。

(5) 生命体征：可参考Benedetti出血程度的分级标准，见表10-15-1。

(6) 休克指数：计算休克指数可以粗略估算出血量，但产妇代偿能力较强，应注意产后出血从代偿发展为失代偿休克的变化较为迅速，见表10-15-2。

(7) 血红蛋白：血红蛋白每下降10g/L，失血400~500ml。但是在产后出血早期，由于血液浓缩，血红蛋白值常不能准确反映实际出血量。

表10-15-1 Benedetti出血程度分级

评估参数	Ⅰ级	Ⅱ级	Ⅲ级	Ⅳ级
出血量/%	15	20~25	30~35	40
脉搏/(次·min^{-1})	正常	100	120	140
收缩压/mmHg	正常	正常	70~80	60
平均动脉压/mmHg	80~90	80~90	50~70	50
组织灌注	直立性低血压	外周血管收缩	面色苍白、烦躁、少尿	虚脱、无尿、缺氧

表 10-15-2 休克指数与估计失血量

休克指数	估计失血量 /ml	占血容量的比例 /%
<0.9	<500	<20
1.0	1 000	20
1.5	1 500	30
2.0	≥2 500	≥50

2. 寻找出血原因

（1）子宫收缩乏力：胎盘娩出之后，应常规触诊子宫底检查子宫张力和子宫大小，以了解子宫收缩情况。具体方法是单手或双手置于宫底处，触诊子宫前壁，注意不要把腹壁的脂肪组织误认为子宫肌肉。如果触及子宫体积大、质地较软，结合阴道持续流血，可基本作出子宫收缩乏力的诊断，但还应排除其他原因导致的产后出血。

（2）软产道损伤：包括会阴阴道裂伤、宫颈裂伤、产后血肿、子宫内翻或子宫破裂。如果在胎儿刚娩出后即发生持续的阴道流血，检查子宫收缩良好且血液颜色鲜红，则应考虑软产道损伤的可能，尤其是使用阴道助产者。一旦怀疑软产道损伤，应仔细检查以尽早发现损伤的具体位置和损伤的程度，必要时应在麻醉下进行检查并及时处理。

（3）胎盘因素：包括胎盘娩出困难和胎盘胎膜残留。前者包括胎盘部分剥离、胎盘植入、胎盘嵌顿等，后者则可能是由于副胎盘、胎盘小叶等原因导致。若胎儿娩出后10~15分钟胎盘仍未娩出，并出现阴道大量出血，颜色暗红，应考虑胎盘娩出困难，可能原因是胎盘粘连、胎盘植入甚至胎盘穿透等。胎盘娩出后应仔细检查其完整性，若发现胎盘胎膜不完整或胎盘胎儿面有残留的血管断端，则应考虑胎盘组织残留或副胎盘的存在，需进行宫腔检查。

（4）凝血功能障碍：先天性的遗传性假血友病、血友病等凝血功能障碍常在非孕期即诊断。另外，妊娠并发症（如子痫前期）、胎盘早剥、死胎或者妊娠合并症（如重症肝炎、急性脂肪肝等）也可导致凝血功能障碍。如果产妇阴道持续流血，且血液不凝、止血困难，同时合并穿刺点渗血或全身其他部位出血，并排除了因子宫收缩乏力、胎盘因素及软产道损伤引起的出血，应考虑到凝血功能障碍或DIC的形成，检测血小板计数、凝血时间、纤维蛋白原等指标不难作出诊断。

三、预防

产后出血的预防应从产前保健做起，分娩期的处理尤其是第三产程的积极干预是预防产后出血的关键，产后2小时或有高危因素者产后4小时是产后出血发生的高峰，因此，产后观察也非常重要。

（一）产前保健

产前积极治疗基础疾病，如纠正贫血和凝血功能障碍，充分认识产后出血的高危因素，高危孕妇尤其是凶险性前置胎盘、胎盘植入者应在有输血和抢救条件的医院分娩。

（二）分娩期处理

产后出血与分娩过程关系密切，积极处理第三产程（active management of third stage of labor，AMTSL）是预防产后出血的关键，其能够有效降低产后出血量和发生产后出血的风险。

1. 预防性使用子宫收缩药 使用子宫收缩药是积极处理第三产程以预防产后出血常规推荐的最重要的措施，一线药物是缩宫素；如果缺乏缩宫素，可使用米索前列醇或麦角新碱。

（1）缩宫素：头位胎儿前肩娩出后、胎位异常胎儿全身娩出后、多胎妊娠最后一个胎儿娩出后，给予缩宫素10U加入500ml液体中以100~150ml/h静脉滴注或肌内注射。

（2）卡贝缩宫素：可预防剖宫产产后出血，半衰期长（40~50分钟），起效快（2分钟），给药简便，100μg单剂静脉推注，可减少治疗性子宫收缩药的使用，其安全性与缩宫素相似。

（3）麦角新碱：妊娠子宫对麦角新碱非常敏感，产后少量应用即可引起显著的子宫收缩，使用方法为0.2mg肌内注射。麦角新碱的缺点在于其副作用明显，包括恶心、呕吐、出汗、血压升高等，高血压、偏头痛者禁用。

（4）米索前列醇：可口服或舌下给药、直肠给药、阴道内给药，口服吸收较快、生物利用度高。米索前列醇用于预防产后出血的常用剂量为

200~600μg,建议单次给药,当剂量超过600μg时,呕吐、发抖和发热等副作用的发生明显增加且具有剂量相关性。

(5) 前列腺素制剂:如卡前列素氨丁三醇,在高危孕妇如低置胎盘等可预防严重产后出血。

2. **钳夹脐带的时机** 一般情况下,推荐在胎儿娩出后 1~3 分钟钳夹脐带,相比胎儿娩出后及时钳夹脐带,能够减少新生儿贫血的发生。仅在怀疑胎儿窒息而需要及时娩出并抢救的情况下才考虑娩出胎儿后立即钳夹并切断脐带。

3. **关于控制性牵拉脐带** 控制性牵拉脐带以协助胎盘娩出并非预防产后出血的必要手段,仅在接生者熟练牵拉方法且认为确有必要时选择性使用。

4. **关于预防性子宫按摩** 预防性使用子宫收缩药后,不推荐常规进行预防性的子宫按摩来预防产后出血。但是,接产者应该在产后常规地触摸宫底,以适时了解子宫收缩情况。

(三) 产后观察

产后 2 小时或有高危因素者产后 4 小时,是发生产后出血的高危时段,应密切监测产妇生命体征、神志、阴道流血情况、宫缩情况及会阴切口有无血肿,发现异常应及时处理。另外,鼓励产妇排空膀胱或直接导尿以减少充盈的膀胱对子宫收缩的干扰,产妇早期接触新生儿、早吸吮能反射性地诱发子宫收缩,这些措施也能从某种程度上预防产后出血的发生。

四、处理

(一) 一般处理

产后出血的抢救强调多学科的团队协作。发生产后出血时,应在寻找出血原因的同时进行一般处理,包括向有经验的助产士、上级产科医师、麻醉医师等求助,通知血库和检验科做好准备。建立双静脉通道,积极补充血容量;进行呼吸管理,保持气道通畅,必要时给氧;监测出血量和生命体征,留置尿管,记录尿量;交叉配血;进行基础的实验室检查(血常规、凝血功能、肝肾功能检查等)并动态监测。

产后出血的治疗目标包括两个方面:一是采用有效方法阻止进一步的失血;二是维持正常组织灌注和氧气供应的循环血容量。因此,产后出血的抢救相应地要做到有效地针对病因进行止血,同时积极补充并维持有效的循环血容量,尽量减少出血的时间以及失血性休克的进展。

(二) 止血处理

1. **子宫收缩乏力**

(1) 子宫按摩及按压:可经腹按摩子宫或经腹和经阴道联合按压子宫,按摩或按压时间以子宫恢复正常收缩并能保持收缩状态为止,要配合应用子宫收缩药。

(2) 使用子宫收缩药:缩宫素为预防和治疗产后出血的一线药物。治疗产后出血方法为:缩宫素 10U 肌内注射或子宫肌层或宫颈注射,以后 10~20U 加入 500ml 晶体液中静脉滴注,给药速度根据病人的反应调整,常规速度 250ml/h,约 80mU/min。静脉滴注能立即起效,但半衰期短(1~6 分钟),故需持续静脉滴注。缩宫素应用相对安全,大剂量应用时可引起高血压、水中毒和心血管系统副作用;快速静脉注射未稀释的缩宫素,可导致低血压、心动过速和/或心律失常,禁忌使用。因缩宫素有受体饱和现象,无限制加大用量反而效果不佳,并可出现副作用,故 24 小时总量应控制在 60U 内。

卡贝缩宫素使用方法同预防产后出血。对于已经控制的产后出血,仍可考虑使用 100μg 卡贝缩宫素来维持较长时间的子宫收缩。

卡前列素氨丁三醇是前列腺素 F2α 的衍生物(15-甲基 PGF2α),是强效子宫收缩药,可引起全子宫协调有力的收缩。用法为 250μg 深部肌内注射或子宫肌层注射,3 分钟起作用,30 分钟达作用高峰,可维持 2 小时;必要时可重复使用,总量不超过 2 000μg。哮喘、心脏病和青光眼病人禁用,高血压病人慎用;副作用轻微,偶尔有暂时性的恶心、呕吐等。

米索前列醇是前列腺素 E_1 的衍生物,可引起全子宫有力收缩,在没有缩宫素的情况下也可作为治疗子宫收缩乏力性产后出血的一线药物,使用方法为 200~600μg 顿服或舌下给药。米索前列醇的副作用明显,恶心、呕吐、腹泻、寒战和体温升高较常见;高血压、活动性心、肝、肾脏病及肾上腺皮质功能不全者慎用，青光眼、哮喘及过敏体质者禁用。

其他治疗产后出血的子宫收缩药还包括卡孕栓、麦角新碱等，可酌情使用。

（3）止血药物：如果子宫收缩药止血失败，或者出血可能与创伤相关，可考虑使用止血药物。推荐使用氨甲环酸，其具有抗纤维蛋白溶解的作用，一次 0.25~0.5g 静脉滴注或静脉注射，一天 0.75~2g。

（4）宫腔填塞：如果子宫按摩或按压联合强效子宫收缩药都无法有效止血，可采用宫腔填塞的方法来止血。宫腔填塞包括水囊压迫填塞和纱条填塞两种方法，阴道分娩后宜选用水囊压迫，剖宫产术中可选用水囊或纱条填塞。宫腔填塞后应密切观察出血量、子宫底高度、生命体征变化等，动态监测血红蛋白、凝血功能的状况，避免宫腔积血，水囊或纱条放置 24~48 小时后取出，要注意预防感染。

（5）子宫压迫缝合：最常用的是 B-Lynch 缝合或改良的子宫加压缝合技术，适用于子宫收缩乏力、胎盘因素和凝血功能异常性产后出血，子宫按摩和子宫收缩药无法有效止血并有可能切除子宫的病人。缝合前可先试用两手加压按压子宫观察出血量是否减少，以估计 B-Lynch 缝合止血成功的可能性。B-Lynch 缝合术后并发症的报道较为少见，但尚有感染和组织坏死的可能，应掌握手术适应证。

（6）盆腔血管结扎：包括子宫动脉结扎和髂内动脉结扎。子宫血管结扎适用于难治性产后出血，尤其是剖宫产术中子宫收缩乏力或胎盘因素的出血，经子宫收缩药和按摩子宫无效，或子宫切口撕裂而局部止血困难者。髂内动脉结扎术手术操作困难，适用于宫颈或盆底渗血、宫颈或阔韧带出血、腹膜后血肿、保守治疗无效的产后出血。

（7）经导管动脉栓塞（transcatheter arterial embolization，TAE）：适用于经保守治疗无效的各种难治性产后出血（包括子宫收缩乏力、产道损伤和胎盘因素等），在有条件的医院可采用。禁忌证：产妇生命体征不稳定、不宜搬动，合并有其他脏器出血的 DIC，严重的心、肝、肾和凝血功能障碍，对造影剂过敏者。

（8）子宫切除：适用于经保守治疗方法无效者。一般为子宫次全切除术，如前置胎盘或部分胎盘植入宫颈时需行子宫全切术。由于子宫切除时仍有活动性出血，故需以最快的速度“钳夹、切断、下移”，直至钳夹至子宫动脉水平以下，然后缝合打结，注意避免损伤输尿管。也可在切除过程中，先用血浆管将子宫下段捆扎以减少子宫切除过程中的出血量。

2. 软产道损伤 充分暴露手术视野，在良好照明下查明损伤部位，缝合裂伤以恢复原解剖结构，必要时在麻醉下处理。发现血肿尽早处理，可采取切开清除积血、缝扎止血或碘伏纱条填塞血肿压迫止血，24~48 小时后取出。若为子宫内翻应进行还纳术，还纳后静脉滴注缩宫素，直至子宫收缩良好。若为子宫破裂，应立即开腹行手术修补或行子宫全切术。

3. 胎盘因素 胎儿娩出后，应尽量等待胎盘自然娩出。

（1）胎盘滞留伴出血：对胎盘未娩出伴活动性出血可立即行人工剥离胎盘术，并加用强效子宫收缩药。对于阴道分娩者术前可用镇静剂，手法要正确轻柔，勿强行撕拉，防止胎盘残留、子宫损伤或子宫内翻。

（2）胎盘胎膜残留：对胎盘、胎膜残留者应用手或器械清理，动作要轻柔，避免子宫穿孔。

（3）胎盘植入：胎盘植入伴活动性出血，若为剖宫产可先采用保守治疗方法如盆腔血管结扎、子宫局部楔形切除、介入治疗等；若为阴道分娩应在输液和 / 或输血的前提下，进行介入治疗或其他保守手术治疗。如果保守治疗方法不能有效止血，则应考虑及时行子宫全切术。

（4）凶险性前置胎盘：指附着于子宫下段剖宫产瘢痕处的前置胎盘，常合并有胎盘植入，产后出血量往往较大。如果保守治疗措施如局部缝扎或楔形切除、血管结扎、压迫缝合、子宫动脉栓塞等无法有效止血，应早期作出子宫切除的决策，以免发展为失血性休克和多器官功能衰竭而危及产妇生命。有条件的医院可采用预防性髂内动脉球囊阻断技术，以减少术中出血。

4. 凝血功能异常 凝血检查结果一旦确诊为凝血功能障碍，尤其是 DIC，应迅速补充相应的凝血因子。包括新鲜冷冻血浆、血小板、冷沉淀、纤维蛋白原等。

(1) 血小板:产后出血尚未控制时,若血小板低于$(50\sim75)\times10^9$/L或血小板降低出现不可控制的渗血时,则需考虑输注血小板,治疗目标是维持血小板水平在50×10^9/L以上。

(2) 新鲜冷冻血浆:新鲜冷冻血浆是新鲜抗凝全血于6~8小时内分离血浆并快速冷冻,几乎保存了血液中所有的凝血因子、血浆蛋白、纤维蛋白原。使用剂量为10~15ml/kg。

(3) 冷沉淀:输注冷沉淀主要是为纠正纤维蛋白原的缺乏,如纤维蛋白原浓度高于1.5g/L不必输注冷沉淀。冷沉淀常用剂量为1~1.5U/10kg。

(4) 纤维蛋白原:输入纤维蛋白原1g可提升血液中纤维蛋白原0.25g/L,一次可输入纤维蛋白原4~6g。

补充凝血因子的主要目的是维持凝血酶原时间及活化凝血酶原时间<1.5倍平均值,并维持纤维蛋白原水平在1g/L以上。

(三) 成分输血

成分输血在治疗产后出血中起着非常重要的作用。应结合临床实际情况掌握好产后出血的输血指征,既要做到输血及时、合理,又要尽量减少不必要的输血及其带来的不良结局。

1. 红细胞悬液 产后出血应该何时输注红细胞尚无统一的指征,往往是根据失血量的多少、临床表现(如休克相关的生命体征变化)、止血情况和继续出血的风险、血红蛋白水平等综合考虑以决定是否输血。一般情况下,血红蛋白>100g/L可不考虑输红细胞,而血红蛋白<60g/L几乎都需输血,血红蛋白<70g/L应考虑输血,如果出血较为凶险且出血尚未完全控制或继续出血的风险较大可适当放宽输血指征。在我国,每个单位红细胞悬液是从200ml全血中提取的,每输注两个单位红细胞可使血红蛋白水平提高约10g/L,对于保留子宫者,应尽量维持血红蛋白>80g/L。另外,有条件的医院还可酌情考虑自体血过滤后回输。

2. 凝血因子 补充凝血因子的方法同前所述,包括输注新鲜冷冻血浆、血小板、冷沉淀、纤维蛋白原等。另外,在药物和手术治疗都无法有效止血且出血量较大并存在凝血功能障碍的情况下,有条件的医院还可考虑使用重组活化Ⅶ因子(rFⅦa)作为辅助的治疗方法,但不推荐常规使用,使用剂量为90μg/kg,可在15~30分钟内重复给药。

3. 止血复苏及产科大量输血方案 止血复苏(hemostatic resuscitation)强调在大量输注红细胞时早期、积极的输注血浆及血小板以纠正凝血功能异常(无须等待凝血功能检查结果),而限制早期输入过多的液体来扩容,允许在控制性低压的条件下进行复苏。过早输入大量的液体容易导致血液中凝血因子及血小板的浓度降低而发生“稀释性凝血功能障碍”,甚至发生DIC;过量的晶体液往往积聚于第三间隙中,可能造成脑、心、肺的水肿及腹腔间隔室综合征等并发症。

产科大量输血是抢救严重产后出血的重要措施,但目前并无统一的产科大量输血方案(massive transfusion protocol,MTP),按照国内外常用的推荐方案,建议红细胞、血浆、血小板以1∶1∶1的比例(如10U红细胞悬液+1 000ml新鲜冷冻血浆+1U机采血小板)输注。如果条件允许,还可以考虑及早使用rFⅦa。

五、产后出血防治流程图

《产后出血预防与处理指南》将产后出血的处理分为预警期、处理期和危重期,分别启动一级、二级和三级急救方案(图10-15-1)。产后2小时出血量达到400ml且出血尚未控制为预警线,应迅速启动一级急救处理,包括迅速建立两条畅通的静脉通道、吸氧、监测生命体征和尿量、向上级医护人员求助、交叉配血,同时积极寻找出血原因并进行处理;如果继续出血,应启动相应的二、三级急救措施。病因治疗是产后出血的最重要治疗,同时抗休克治疗,并求助麻醉科、重症监护病房(intensive care unit,ICU)、血液科医师等协助抢救。在抢救产后大出血时,团体协作十分重要。

如果缺乏严重产后出血的抢救条件,应尽早合理转诊。转诊条件:①产妇生命体征平稳,能够耐受转诊;②转诊前与接诊单位充分的沟通、协调;③接诊单位具有相关的抢救条件。但是,对于已经发生严重产后出血且不宜转诊者,应当就地抢救,可请上级医院会诊。

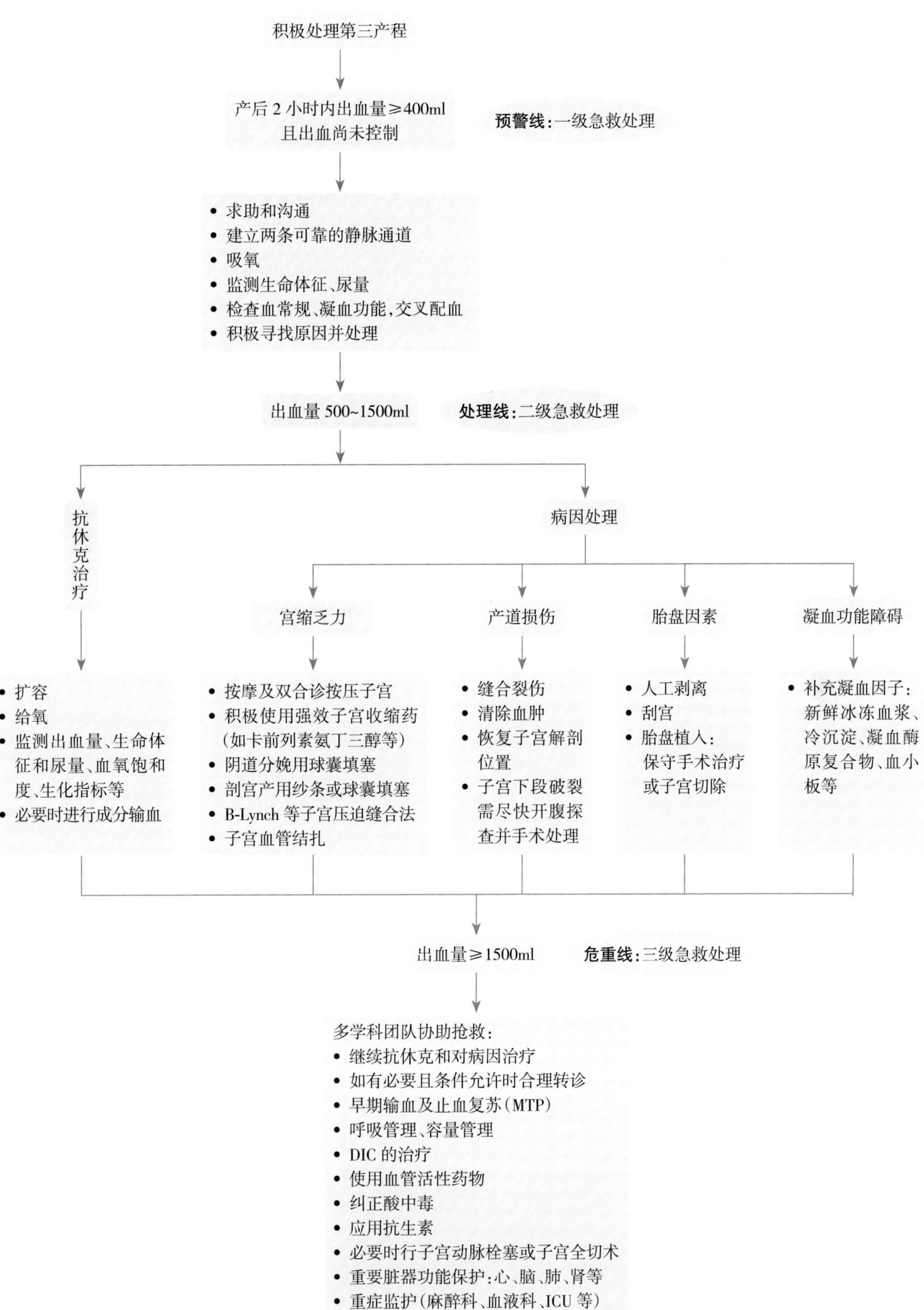

图 11-15-1　产后出血的防治流程图

经验分享

1. 第三产程应常规使用子宫收缩药以预防产后出血，首选缩宫素。
2. 产后出血的处理应在团队协作的基础上完成。
3. 采用合适的方法针对性地治疗各种原因导致的产后出血。
4. 止血治疗和容量管理同样重要，应同时进行。
5. 非手术方法无法止血时应采用手术或介入方法止血，必要时切除子宫。
6. 掌握好成分输血指征，酌情尽早开始止血复苏或启动大量输血方案。
7. 合理转诊。

本节关键点

1. 第三产程预防性使用子宫收缩药是预防产后出血的关键。
2. 准确估计出血量和寻找出血原因是治疗产后出血的前提。
3. 产后出血的治疗强调多学科的团队协作和个体化的处理。
4. 产后出血的抢救应将止血治疗和复苏治疗双管齐下。

（刘兴会　陈锰）

参考文献

1. 中华医学会妇产科学分会产科学组．刘兴会．产后出血预防与处理指南(2014). 中华妇产科杂志，2014，49(09)：641-646.
2. ANDRIKOPOULOU M，D'ALTON ME. Postpartum hemorrhage：early identification challenges. Semin Perinatol，2019，43(1)：11-17.
3. BOROVAC-PINHEIRO A，PACAGNELLA RC，CECATTI JG，et al. Postpartum hemorrhage：new insights for definition and diagnosis. Am J Obstet Gynecol，2018，219(2)：162-168.
4. D'ALTON ME，ROOD KM，SMID MC，et al. Intrauterine vacuum-induced hemorrhage-control device for rapid treatment of postpartum hemorrhage. Obstetrics and Gynecology，2020，136(5)：882-891.
5. GYAMFI-BANNERMAN C，SRINIVAS SK，WRIGHT JD，et al. Postpartum hemorrhage outcomes and race. Am J Obstet Gynecol，2018，219(2)：185.e1-10.
6. SUAREZ S，CONDE-AGUDELO A，BOROVAC-PINHEIRO A，et al. Uterine balloon tamponade for the treatment of postpartum hemorrhage：a systematic review and meta-analysis. Am J Obstet Gynecol，2020，222(4)：293.e1-52.
7. WATKINS EJ，STEM K. Postpartum hemorrhage. JAAPA，2020，33(4)：29-33.

第十六节

软产道损伤

导读

软产道是指子宫下段、子宫颈、阴道、盆底及会阴等软组织所组成的弯曲管道，具有一定的伸展性，能承受一定程度的张力和压力，但超过其最大扩张限度，如急产、产力过强、巨大胎儿、胎位异常、软产道病变不能有效扩张或助产操作不当等，均可导致不同程度软产道甚至邻近器官（膀胱、直肠等）损伤，即软产道损伤，包括会阴阴道裂伤、宫颈撕裂、子宫破裂和子宫内翻等。及时识别软产道损伤的高危因素，采取适当的保护措施，可预防或减少严重的软产道损伤；对已发生的软产道损伤进行规范处理，可避免或减少不良结局及严重并发症的发生。规范防治软产道损伤，是消除尿瘘、粪瘘的关键措施。

一、会阴阴道裂伤

（一）概述

1. **定义** 经阴道分娩后，部分产妇可能发生会阴撕裂并伴有阴道下段的撕裂，这种裂伤称为会阴阴道裂伤（colpoperineal laceration）。

2. **病因及高危因素** 分娩过程中，受胎先露压迫支撑，阴道皱襞伸展、变薄、变长，阴道由原来的闭合管道极度扩张，同时肛提肌向下、向外扩展，肌纤维伸长并与肌束分离，会阴体厚度逐渐由原来的5cm变为数毫米，便于胎儿通过阴道娩出。会阴与阴道是分娩最易受损部位，任何阴道分娩都可能出现会阴阴道撕裂伤，特别是初产妇。其病因包括急产、无保护的阴道分娩、院外分娩、子宫收缩过强、会阴水肿、会阴阴道瘢痕及外阴阴道静脉曲张等软产道病变不能有效扩张、阴道出口狭窄、会阴切开术切口延长、巨大胎儿、胎位异常（持续性枕后位、面先露）、臀位分娩、产钳助产、肩难产和胎儿先天畸形（脑积水）等。

此外，会阴正中切开术、初产妇、第二产程延长、持续性枕后位、中低位产钳助产、局部麻醉和亚洲人种是严重会阴阴道裂伤（Ⅲ度与Ⅳ度）的高危因素。RCOG指南指出，在所有经阴道分娩的产妇中，Ⅲ度及Ⅳ度会阴阴道裂伤的发生率约为1%，在有上述高危因素的阴道分娩中，Ⅲ度会阴阴道裂伤的发生率为2%~7%，行会阴正中切开术的阴道分娩中，严重的会阴阴道裂伤（Ⅲ度及Ⅳ度）的发生率为0.6%~9%。

3. **临床表现** 会阴阴道裂伤主要表现为，第三产程胎盘娩出后阴道口仍有持续鲜血流出，部分轻度裂伤者阴道出血可不明显。在排除子宫出血后，应常规行阴道宫颈检查。

（二）诊断及分度

为有助于评估会阴阴道裂伤的严重程度和采用恰当的修复方案，常将会阴阴道裂伤进行4度分类：

1. **Ⅰ度裂伤** 阴唇系带、会阴部皮肤及阴道黏膜撕裂，未达肌层，出血不多（图11-16-1）。

2. **Ⅱ度裂伤** 除会阴阴道皮肤和黏膜的损伤，会阴撕裂深达会阴体筋膜及肌层、未累及肛门括约肌。撕裂常沿一侧或两侧阴道旁沟向上延伸，形成不规则的三角形损伤（图11-16-2），重者两侧向上撕裂达阴道穹窿，导致阴道后壁呈舌形撕裂，解剖结构模糊，出血较多。

3. **Ⅲ度裂伤** 会阴阴道裂伤累及肛门括约肌，肛门括约肌包膜及部分肛门括约肌撕裂为Ⅲ度不完全裂伤，肛门括约肌完全撕裂为Ⅲ度完全裂伤（图11-16-3）。

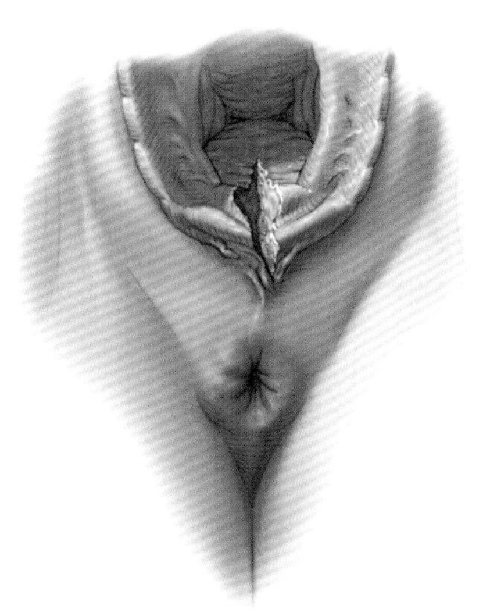

图11-16-1 Ⅰ度会阴阴道裂伤

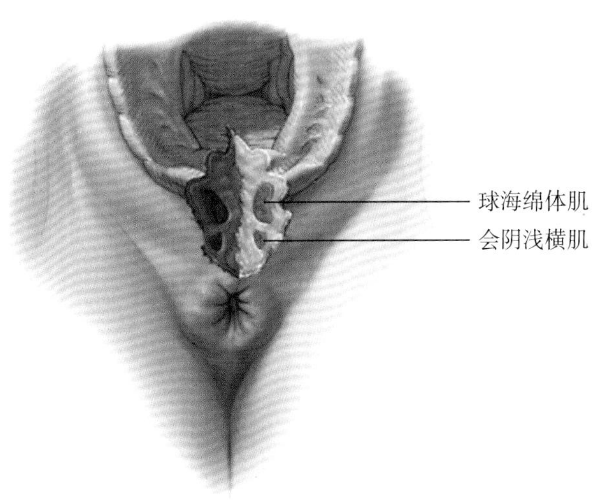

图11-16-2 Ⅱ度会阴阴道裂伤

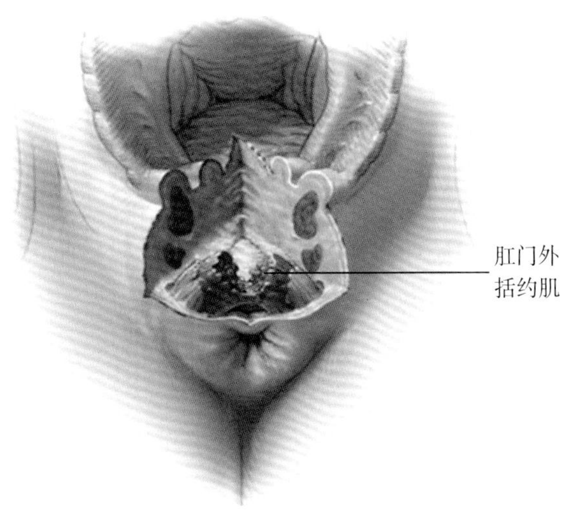

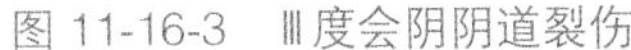
图 11-16-3 Ⅲ度会阴阴道裂伤

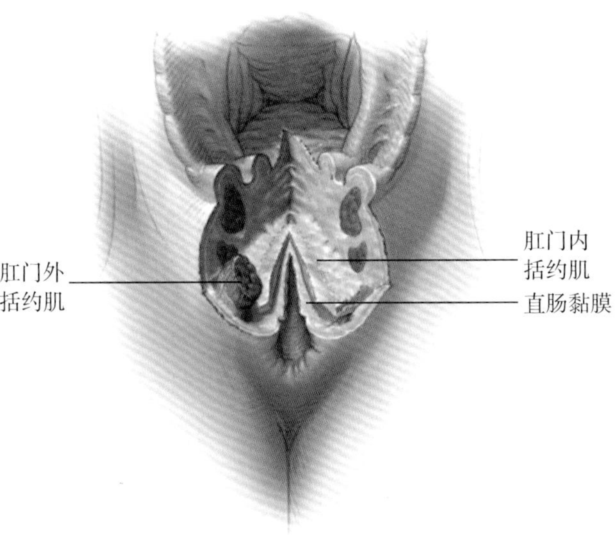

图 11-16-4 Ⅳ度会阴阴道裂伤

4. **Ⅳ度裂伤** 会阴阴道裂伤累及肛门内外括约肌，以及直肠阴道隔和直肠前壁，扩展至直肠黏膜（图 11-16-4）。

胎儿、胎盘娩出，常规检查胎盘胎膜完整性后，若阴道口仍有持续鲜血流出，在排除子宫出血后，应常规行阴道宫颈检查，所有的会阴阴道裂伤都能够通过阴道宫颈检查明确诊断。若会阴撕裂波及肛门，应仔细探查肛门括约肌、直肠壁的完整性。对剖宫产后阴道分娩者，还应经阴道 - 宫腔探查子宫下段完整性。

（三）临床处理

一旦确诊为会阴阴道裂伤，应根据具体分度，由具有产科四级手术授权的高年资医师按相应修复方案及时止血并恢复组织结构。会阴阴道组织血管丰富，创伤容易愈合，修补的原则为止血和组织对合。组织对合应准确张力适度，否则继发的水肿可能导致缝合组织张力过大，疼痛加重甚至坏死。对严重的会阴阴道裂伤（Ⅲ度及Ⅳ度），推荐使用广谱抗生素，以减少术后感染及伤口裂开等并发症的风险。

经验分享

1. 经阴道分娩者，分娩前应对软产道损伤的高危因素进行充分评估，对存在高危因素者采取适当的预防及保护措施。
2. 深刻理解并正确把握助产要领是预防会阴阴道裂伤的关键。
3. 凡产后子宫收缩良好而有阴道持续流血者，应常规行阴道宫颈检查，并仔细探查直肠阴道隔、肛门括约肌的完整性，正确评估会阴阴道裂伤分度，由具有产科四级手术授权的高年资医师按相应修复方案及时止血恢复组织结构。
4. 检查会阴阴道下段有无撕裂，撕裂部位、深度、广度等。复杂Ⅱ度及以上裂伤，应警惕阴道穹窿、宫颈及子宫下段的撕裂，或累及膀胱直肠的撕裂，同时要探查排除阴道深部血肿形成。

二、宫颈撕裂

（一）概述

1. **定义** 所有经阴道分娩者都可能发生宫颈撕裂，特别是初产妇，多不超过 0.5cm，无活动性出血，无须治疗。当宫颈撕裂超过 1cm，伴有活动性出血，需要修补缝合时才可诊断为宫颈撕裂（cervical lacerations）。宫颈撕裂为分娩期并发症，是经阴道分娩中常见的软产道损伤之一。严重的宫颈撕裂可延及阴道穹窿、阴道上 1/3 段或子宫下段，少数情况下，宫颈可能全部或部分撕脱，伴随阴道前穹窿、后穹窿或侧穹窿的撕裂伤，可因大量出血、盆腔血肿危及产妇生命。宫颈撕裂的发生率初产妇约为10%，经产妇约为5%。

2. 病因及高危因素 产力过强、急产、宫颈未开全施行助产手术、产钳或胎头吸引助产夹带宫颈、产程中手指或器械盲目行人工扩张宫颈、宫颈病变不能有效扩张、臀位牵引、巨大胎儿和第二产程延长等，均是宫颈撕裂的病因及高危因素。产程延长，宫颈因长时间受压，局部可能缺血水肿，严重时可发生坏死，甚至环状撕脱。对所有经阴道分娩者，产前都应评估其宫颈撕裂的高危因素，避免操作不当导致的宫颈撕裂，在施行助产手术前，充分评估宫口情况；产钳或胎吸助产时，再次仔细确认有无夹带宫颈；产程中不盲目扩张宫颈；如发现产程延长、宫颈水肿时，及时处理宫颈等，最大程度地避免宫颈撕裂及降低宫颈撕裂的严重程度。

3. 临床表现 宫颈撕裂常伴有少量活动性出血，色鲜红。宫颈撕裂伤延及子宫下段、子宫血管，可表现为大量外出血或内出血（阔韧带血肿或腹膜后血肿），若不能及时识别，可能导致低血容量休克，严重时危及产妇生命。

（二）诊断

对所有经阴道分娩者，产后子宫收缩良好而有阴道持续出血，应常规行阴道宫颈检查，并仔细检查有无合并阴道穹窿的延伸性裂伤。宫颈深度裂伤多继发于阴道助产等手术操作，在所有难产的第三产程后，不论有无阴道出血均应常规检查宫颈。行宫颈检查时，可用两把无齿卵圆钳依次交替夹住袖口状的宫颈口边缘，充分暴露宫颈，从12点钟处开始，循序详细检查宫颈1周，避免遗漏。子宫颈侧壁的肌肉及结缔组织成分少，撕裂多发生在3、9点钟处，以纵行撕裂居多。

（三）临床处理

超过1cm的全程纵行撕裂或伴有活动性出血者，应由具有产科四级手术授权的高年资医师及时评估并行宫颈撕裂缝合术，同时积极交叉配血备用。对波及阴道穹窿的宫颈撕裂，还应经阴道-宫腔探查子宫下段完整性。对有内出血表现者，应即时行剖腹探查，评估子宫下段完整性、阔韧带血肿及盆腔出血情况，子宫下段撕裂者按子宫破裂处理。

经验分享

1. 对所有经阴道分娩者，产前和产时都应充分评估宫颈撕裂伤的高危因素，规范助产操作，最大限度避免宫颈撕裂或降低宫颈撕裂的严重程度。
2. 经阴道分娩者产后子宫收缩良好而有阴道持续流血者，应常规进行阴道宫颈检查，对所有阴道助产等难产的第三产程后，不论有无出血均应常规检查宫颈，及时识别宫颈撕裂并评估其严重程度，有无合并子宫损伤及内出血，积极交叉配血备用。
3. 如发现超过1cm的宫颈全程纵行撕裂或伴有活动性出血，应立即由具有产科四级手术授权的高年资医师及时评估并行宫颈撕裂缝合术。
4. 如果可疑盆腔内出血或血肿形成，应考虑剖腹探查，若撕裂延及子宫下段，按子宫破裂处理。

三、子宫破裂

（一）概述

1. 定义 子宫破裂（uterine rupture）是指子宫体部或子宫下段于分娩期或妊娠期发生破裂，是产科最严重的并发症，分娩期最多见，严重威胁产妇和胎儿生命。近年来，因剖宫产瘢痕子宫增加、非住院分娩、宫缩剂使用和产程管理与助产不规范导致子宫破裂的发生率有上升趋势，其发病率由发展中国家分娩数的1/500~1/100至具有完善医疗服务医院分娩数的1/5 000~1/3 000不等。在发达国家，子宫破裂导致的产妇死亡非常罕见，但产妇大出血伴发严重并发症和急诊产科子宫切除则较常见。在发展中国家，子宫破裂导致的产妇死亡率为5%~15%，胎儿死亡率超过80%。

2. 病因及高危因素 子宫破裂可由于已经存在的损伤或异常导致，也可能与创伤有关或并发于无瘢痕子宫。

(1) 根据病因分类

1）本次妊娠前有累及子宫肌层的外科手术史：剖宫产术，子宫切开术，既往修复的子宫破裂，穿透或到达子宫内膜的肌瘤结节剥除术，输卵管间质部及宫角切除术，子宫成形术等。

子宫损伤史：流产器械（刮匙、探针）损伤，锐性或钝性创伤，既往妊娠的无症状子宫破裂。

子宫先天性发育异常及子宫本身病变：子宫畸形和子宫壁发育不良，子宫腺肌病等。

2）本次妊娠期间的子宫损伤或异常：分娩前持续、高张性宫缩，引产（缩宫素或前列腺素等），羊膜腔滴注，宫腔内压力导管所致穿孔，外部创伤（锐性或钝性），外倒转术，子宫过度膨胀（羊水过多、多胎妊娠、胎儿异常等）。

分娩期创伤：内倒转术，产钳助产，臀位牵引术，分娩时过强的子宫加压（暴力压腹助产），困难的人工剥离胎盘。

获得性：胎盘植入或穿透子宫壁，妊娠滋养细胞疾病等。

（2）根据子宫破裂的程度分类

1）完全性子宫破裂：子宫破裂累及子宫肌壁全层，常伴随胎膜破裂，宫腔与腹腔相通，羊水、胎儿（部分）及血液等进入腹腔。

2）不完全性子宫破裂：子宫肌层部分或全层破裂，但子宫浆膜完整，宫腔与腹腔不相同，胎儿及其附属物仍在宫腔内。

此外，还可根据破裂时间、破裂部位和破裂发生阶段等因素进行分类。对临床警示和识别意义较大的分类是按破裂发生阶段分为先兆子宫破裂和子宫破裂。先兆子宫破裂是子宫破裂前的临床阶段，如不及时处理即将发展为子宫破裂。

子宫破裂最常见的原因是既往剖宫产瘢痕破裂，破裂部位通常位于切口瘢痕处，多为不完全性子宫破裂。少数情况下可能导致膀胱损伤，瘢痕破裂出血可延及阔韧带，导致阔韧带或腹膜后血肿，若不能及时识别和处理甚至引起大量失血而致死。剖宫产史纵切口的破裂，可能导致严重出血，子宫切除风险及围产期死亡率明显增加。分娩时无瘢痕子宫破裂易发生于子宫下段，特别是前壁，常与子宫下段过度延伸有关。阴道分娩损伤导致的子宫破裂可同时累及包括宫颈在内的子宫下段和阴道穹窿，子宫动脉和阴道动脉的分支受损可导致大量出血和阴道及盆腔血肿形成。

3. **临床症状和体征** 子宫破裂的临床表现从非特异症状体征到明显的腹腔内大量出血及腹膜刺激征，呈现多种表现形式。完全性子宫破裂的典型症状和体征包括突发的撕裂样剧痛、胎儿排出感、宫缩骤然停止、全腹持续疼痛、虚脱表现、腹型改变及腹膜刺激征、胎心消失等。子宫下段剖宫产瘢痕的相对无血管区发生不完全破裂则可能没有任何症状，且产程进展正常。以下症状和体征与先兆子宫破裂和子宫破裂有关：

（1）子宫下段压痛：常为先兆子宫破裂的体征，但特异性不高，在无瘢痕子宫的产程中也可能出现，持续和不断增强的子宫下段压痛具有一定临床意义，应予重视。

（2）不同程度下腹疼痛：子宫下段剖宫产瘢痕裂开可仅有轻微腹痛或不伴腹痛。在梗阻性分娩时，由于子宫收缩力难以推动胎先露下降，宫缩趋于强直，产妇可能烦躁不安，主诉子宫下部持续性疼痛，使用镇痛药物（麻醉性药物或硬膜外镇痛）者疼痛可能不明显。

（3）病理性缩复环：梗阻性分娩时子宫下段纵向伸展变薄，子宫体部更加缩复增厚，子宫下段与体部之间可出现环状的肌壁凹陷，称“病理性缩复环”，随着产程进展，该缩复环可逐渐上升达脐水平或以上。

（4）宫缩停止：见于子宫破裂后羊水及胎儿进入腹腔。产妇在不同程度下腹疼痛的基础上，突发的撕裂样剧痛，宫缩骤然停止、全腹持续疼痛，胎心消失。

（5）腹型改变：见于胎儿及其附属物部分或全部脱出于子宫进入腹腔，子宫位于一侧，腹型改变及腹膜刺激征。查体全腹有压痛及反跳痛，腹壁下可扪及胎体，胎儿侧方可能扪及缩小的宫体。

（6）低血容量休克：烦躁不安、面色苍白、呼吸急迫、脉搏细数、心动过速、血压下降、晕厥等休克征象。

（7）阴道出血：可有可无，微量至大量不等，子宫剖宫产瘢痕处血管分布少，发生破裂时出血少，如大量出血局限于腹腔、阔韧带或腹膜后间隙，可出现子宫局部或一侧压痛，甚至触及逐渐增大压痛包块，有腹膜刺激症状者腹部板状、压痛，如子宫下段或阴道穹窿侧壁破裂则可见大量阴道流血。

（8）泌尿系症状和体征：可因膀胱受压，出现排尿困难和血尿。

（9）胎心异常：子宫破裂前因宫缩强直导致

的胎心异常是子宫破裂的早期征象，如胎心快、变异减速、晚期减速和持续减速等，同时提示明显的产力异常。子宫破裂胎儿进入腹腔则胎心不清。

（二）诊断

子宫破裂根据病史和体征较易诊断。典型的表现为产程中胎先露下降受阻，出现病理性缩复环未及时处理，产妇在不同程度下腹疼痛的基础上，突发撕裂样剧痛，继而子宫阵缩消失而全腹持续疼痛难忍，出现腹型改变及腹膜刺激征，胎心改变或听不清，低血容量休克表现。产妇可出现排尿困难和血尿。子宫破裂胎儿部分或全部排入腹腔者，阴道检查已下降的胎先露部上升甚至消失、宫口回缩；腹部检查可扪及两个隆起，分别为胎儿和子宫。分娩后经阴道 - 宫腔探查子宫下段及宫腔壁不完整，有时可触及宫壁裂口，通过裂口，手指可进入腹腔；宫颈检查发现宫颈撕裂波及阴道穹窿或向上延伸超过宫颈阴道部不能暴露撕裂顶端。子宫不完全破裂，由于症状和体征不明显，诊断有一定困难。B 超检查对可疑病例、不全子宫破裂、子宫后壁下段破裂等有确诊价值，能清楚显示胎儿与子宫的关系、子宫破裂的部位及确定有无血肿形成，并可估计腹腔内出血量等。

（三）临床处理

凡妊娠晚期或分娩期出现先兆子宫破裂的临床表现或体征，疑诊为子宫破裂者，应按子宫破裂启动应急预案，抑制宫缩，合格血备用，通知超声科医师、麻醉医师及具有产科四级手术授权的高年资医师合作处理，积极剖腹探查，迅速娩出胎儿，有效止血。对伴有出血性休克者，首先处理低血容量休克，做到“三早”，即早诊断、早手术、早输血。术中根据病人的生命体征、子宫破裂的类型及程度、设备条件、术者的经验及病人保留子宫和生育能力的意愿选择最终手术方式。

（四）预防

子宫破裂是产科最严重的并发症，严重威胁产妇和胎儿生命，应做好三级预防措施。首先，建立完善的孕产妇系统保健手册，加强围产期保健；严格掌握剖宫产及各种产道和子宫手术指征，严格按操作常规进行手术，减少瘢痕子宫；产程中严格掌握缩宫素催产指征，对于有剖宫产史和多产史的产妇慎用；严格掌握缩宫素引产指征并规范使用。有子宫破裂高危因素者，应加强产程观察能力，及时发现和规范处理产程异常；对于梗阻性分娩，严禁粗暴助产；阴道手术后必须仔细探查宫颈和宫腔，及时发现手术损伤；妊娠期或分娩中出现子宫下段压痛、病理性缩复环、血尿及胎心异常等先兆子宫破裂征象时，应警惕子宫破裂的可能，积极查体及辅助检查（超声），早期识别子宫破裂，积极临床处理。

经验分享

1. 子宫破裂的临床表现和体征可能不明显，妊娠期与分娩期早期识别子宫破裂的高危因素，密切观察有无先兆子宫破裂的临床表现和体征（下腹疼痛、子宫下段压痛、病理性缩复环、血尿、宫缩停止、腹型改变、阴道出血、胎心异常和母体低血容量症状等），结合病史、查体（腹部触诊或阴道检查）及辅助检查（超声）及时识别不典型的先兆子宫破裂。
2. 一旦疑诊子宫破裂，立即启动应急预案，抑制宫缩，交叉配血备用，通知超声科医师、麻醉医师及具有产科四级手术授权的高年资医师合作处理，积极剖腹探查，迅速娩出胎儿，有效止血，并根据病人的生命体征、子宫破裂的类型及程度、设备条件、术者的经验及病人保留子宫和生育能力的意愿选择最终手术方式。

四、子宫内翻

（一）概述

1. **定义** 子宫内翻（inversion of uterus）是指分娩后子宫底部向宫腔内陷入，使子宫内膜面向外翻出，是产科罕见而最严重的并发症，严重威胁产妇生命，发生率因分娩方式和第三产程的处理方法正确与否不尽相同，为 1/20 000~1/2 000。至 20 世纪上半叶，因对子宫内翻的诊治不及时，休克、出血和感染等导致产妇死亡率高达 12%~40%。子宫内翻因发生时间的不同分为急性子宫内翻（产后 24 小时内宫颈尚未缩紧）、亚急性子宫内翻（产后 24 小时至 4 周以内）和慢性子宫内翻(产后4周以上或为非妊娠相关)。本文着重介绍急性子宫内翻。根据内翻程度分为不完全性子宫内翻、完全性子宫内翻及内翻子宫脱垂。

2. **病因及分类** 急性子宫内翻是第三产程的并发症,最主要的原因是在胎儿娩出,子宫张力未恢复的松软状态下猛力拉拽脐带,或用力给予宫底加压;脐带过短;人工剥离胎盘时强行拉拽胎盘等。

根据子宫是否翻出宫颈,可将子宫内翻分为不完全内翻(Ⅰ度)和完全内翻(Ⅱ度和Ⅲ度),子宫底翻出于子宫颈外但位于阴道口内为Ⅱ度子宫内翻,脱出于阴道口外为Ⅲ度子宫内翻。

3. **临床表现** 子宫内翻可能出现的症状和体征有:第三产程出现剧烈持续性下腹痛,阴道大量出血,与显性出血不符的创伤性休克(盆底漏斗韧带、圆韧带、卵巢及相关神经被牵拉到子宫内翻形成的凹陷内,兴奋血管及迷走神经所致),大量出血导致低血容量性休克,孕妇苍白、大汗、心率加快、重度的低血压,甚至心搏骤停等。阴道-腹部双合诊可明确诊断子宫内翻并确定内翻程度。完全性子宫内翻时,阴道内可摸到松软球体,甚至阴道口外可见巨大的块状物,伴或不伴有胎盘黏附其上,周围可摸到环状的子宫颈,腹部触诊摸不到子宫底;不完全性子宫内翻,腹部触及子宫,体型较瘦的产妇,可触及因子宫底部分内翻所形成的小凹陷(图11-16-5)。胎盘未剥离的子宫内翻,易被误诊为娩出的胎盘,而再次牵拉会加重病情及疼痛。有时在翻出的子宫左右角可见到输卵管进入子宫腔开口的凹陷。

子宫内翻通常引起剧烈下腹痛和致命性大出血,如不及时识别及处理,可迅速发展为创伤性或低血容量性休克,导致产妇在3~4小时内死亡。如及时发现,在积极休克复苏的同时及时行复位术,并加强防治感染,子宫内翻的预后良好。

（二）诊断

凡在胎儿娩出后出现剧烈腹痛、阴道大量出血及休克,休克程度与出血量不符,应想到急性子宫内翻的可能性。当内翻子宫已脱出宫颈口或阴道口时,诊断并不困难。阴道-腹部双合诊可明确诊断子宫内翻并确定内翻程度。超声检查可以看见子宫内翻的声像特征,对黏膜下肌瘤、宫颈肿物、阴道血肿等有鉴别意义。

（三）临床处理

一旦发现子宫内翻,应在积极防治感染和液体复苏的同时,镇静、止痛,交叉配血备用,必要时使用宫缩抑制剂,通知麻醉医师及具有产科四级手术授权的高年资医师合作处理。立即评估产妇的一般状况及休克程度、产道及内翻子宫局部情况如损伤、水肿、坏死、感染等,积极准备行经阴道子宫内翻徒手复位术;如手法复位失败,则立即施行其他复位方法,必要时开腹手术复位;对于严重感染或组织坏死者、复位困难失败者可行子宫全切术,并加强应用抗菌药物防治感染。胎盘未剥离的子宫内翻,易被误诊为娩出的胎盘,而再次牵拉加重病情及疼痛,应予重视。

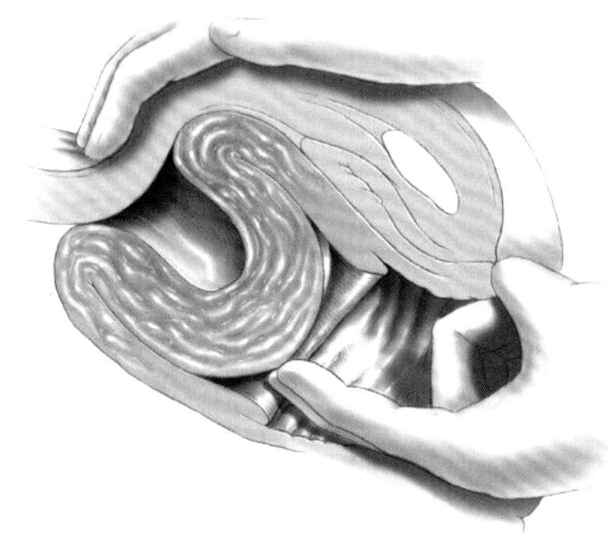

图11-16-5 子宫内翻

经验分享

1. 规范处理第三产程，子宫内翻是可以避免的。第三产程中胎儿前肩娩出后及时使用缩宫素维持子宫张力，避免过度牵拉脐带、用力宫底加压或强行分离滞留胎盘，对于有合并胎盘植入、脐带过短、孕妇咳嗽或呕吐导致腹腔内压骤增者，应警惕子宫内翻的发生。
2. 第三产程产妇出现重度持续性下腹痛、阴道大量出血、休克相关的症状（苍白、大汗、心率增加、重度低血压甚至心搏骤停等）应考虑到子宫内翻的可能，阴道 - 腹部双合诊即可判断，超声检查有助于判别盆腔情况。
3. 一旦发生子宫内翻，应在积极防治感染和休克液体复苏的同时，镇静、止痛，交叉配血备用，必要时使用宫缩抑制剂，通知麻醉医师及具有产科四级手术授权的高年资医师合作处理，评估产妇的一般状况及休克程度、产道及内翻子宫局部情况，积极准备进行经阴道子宫内翻徒手复位术，必要时开腹手术复位。
4. 对于严重感染或组织坏死者、复位困难失败者可行子宫全切术，并加强应用抗菌药物防治感染。

本节关键点

1. 经阴道分娩者应评估其软产道损伤的高危因素，采取适当的预防和保护措施，最大程度地避免软产道损伤或降低软产道损伤的严重程度。胎儿、胎盘娩出后，应常规行阴道检查，并仔细检查肛门括约肌的完整性，如发现会阴阴道或宫颈撕裂伤，由具有产科四级手术授权的高年资医师充分评估撕裂伤的严重程度，及时止血和组织修复。
2. 经阴道分娩有子宫破裂高危因素者，妊娠期及分娩期应注意观察病人有无先兆子宫破裂的症状和体征，必要时查体和超声检查。一旦疑诊子宫破裂，应立即启动应急方案，抑制宫缩，交叉配血备用，通知超声科医师、麻醉医师及具有产科四级手术授权的高年资医师合作处理，积极剖腹探查，迅速娩出胎儿，有效止血，术中根据病人的生命体征、子宫破裂的类型及程度、设备条件、术者的经验及病人保留子宫和生育能力的意愿选择最终手术方式。
3. 子宫内翻是产科罕见而严重的并发症，规范处理第三产程可有效避免其发生。胎儿前肩娩出后应及时使用缩宫素维持子宫张力，不建议牵拉脐带主动娩出胎盘和强行分离滞留胎盘。一旦发生子宫内翻，应在积极防治感染和休克液体复苏的同时，镇静、止痛，交叉配血备用，必要时使用宫缩抑制剂，快速复位子宫，必要时切除子宫。

（王晓东）

参考文献

1. CUNNINGHAM FG，LEVENO KJ，BLOOM SL，et al. Williams Obstetrics. 25th ed. New York：McGraw Hill Education，2018.
2. GLENN DP，JESSICA D，AMANDA YB，et al. Oxorn-Foote Human Labor and Birth. 6th ed. New York：McGraw Hill Education，2013.
3. American College of Obstetricians and Gynecologists. ACOG practice bulletin no. 198：prevention and management of obstetric lacerations at vaginal delivery. Obstetrics and Gynecology，2018，132（3）：87-102.
4. APUZZIO JJ，VINTZILEOS AM，BERGHELLA V，et al . Operative Obstetrics. 4th ed. London：CRC Press，2017.
5. 谢幸，孔北华，段涛 . 妇产科学 . 9 版 . 北京：人民卫生出版社，2018.

第十七节

羊水栓塞

导读

羊水栓塞(amniotic fluid embolism,AFE)是产科特有的罕见并发症,其临床特点是起病急骤、病情凶险、难以预测,可导致母儿残疾甚至死亡等不良的结局。在不同的报道中羊水栓塞的发生率差距很大,从1/100 000~1/12 953,死亡率为19%~86%,根据2020年3月国家卫生健康委员会在中国妇幼卫生监测网公布的《2018年全国妇幼卫生年报主要结果分析报告》显示:AFE是导致我们孕产妇死亡的第二大原因,占我国孕产妇死因的15.84%。即使在发达国家,羊水栓塞仍然是产妇死亡的主要原因。澳大利亚、加拿大、美国、英国的羊水栓塞的死亡率分别为35.0%、27.5%、22.9%、19.2%。

一、概念

(一)定义

羊水栓塞是指在分娩过程中或产后短期内羊水及其有形成分进入母体血液循环,引起肺栓塞、休克、弥散性血管内凝血及肾衰竭等一系列严重症状的综合征。典型的表现以突然发作的低血压、低氧血症及凝血功能障碍为主。虽然"羊水栓塞"这一命名使用已久,但是其病理生理变化绝不仅仅等同于血管机械性栓塞,进入母体的羊水成分含有形成分、活性成分及促凝和纤溶物质,其病理生理变化复杂多样,牵涉多个器官系统,故建议改为妊娠过敏样综合征(anaphylactic syndrome of pregnancy)更为恰当。

(二)发病机制

当母胎屏障被破坏时,羊水成分进入母体循环中,一方面引起机械性的阻塞,另一方面母体将对胎儿抗原和羊水成分发生免疫反应,当胎儿的异体抗原激活母体的炎症介质时,发生炎症、免疫等"瀑布样"级联反应,从而发生类似全身炎症反应综合征,引起严重低氧血症、呼吸衰竭、循环衰竭、心搏骤停及孕产妇严重出血、DIC、MODS等一系列表现。

羊水进入母体循环需要满足以下两个前提条件:①子宫胎盘单位的母胎屏障如宫颈内口静脉、子宫内创面、胎盘附着部位遭到破坏;②羊膜腔或羊水腔与母体循环之间存在压力梯度。

羊水栓塞发生的高危因素与下列因素易造成病理性血窦开放有关:①过强的宫缩使宫内压增高,多数学者认为与不恰当的使用缩宫素有关;②胎盘早剥、胎盘植入、胎盘前置;③羊水过多、高龄产妇、多胎经产妇、过期妊娠、巨大胎儿;④子痫前期或子痫;⑤死胎;⑥宫颈裂伤或子宫破裂;⑦药物引产、阴道助产、孕中期钳夹术、剖宫产术及羊膜穿刺术等。

1. 羊水有形物质栓塞 羊水中的有形成分可直接栓塞肺小血管,反射性引起肺血管痉挛、支气管痉挛,造成的肺动脉高压,导致换气障碍。肺动脉高压还可以使右心前负荷加重,致急性右心衰竭。进而肺静脉缺血,左心回心血量减少,最终因左心排出量减少导致周围循环衰竭。

2. 过敏样反应 羊水中含有的或刺激母体产生的大量内源性介质如花生四烯酸代谢产物、前列腺素、组胺、白三烯、细胞因子等,使得本身处于免疫抑制状态的产妇由于大量的炎性介质的释放发生瞬间的免疫抑制,从而引起严重的免疫炎症反应。在这个过程中,补体系统的活化可能发挥着重要的作用。

3. **凝血功能障碍** 超过83%的病人会出现凝血功能障碍，羊水及其内含物质可缩短凝血时间、诱发血小板聚集、释放血小板因子Ⅲ，导致机体广泛的微血管内血栓形成，进而导致血小板大量消耗。除此之外，羊水及其内含物质还有较强的溶解纤维蛋白的活性作用，会引起继发性纤溶亢进。在羊水栓塞早期即有纤溶产物（FDP等）增多、纤溶过程加重，更加剧了血液的不凝，导致病人出现难治性产后出血。

4. **多器官功能障碍综合征** 羊水有形物质进入母体血液循环后引起肺栓塞、过敏性休克和凝血功能障碍，导致组织器官的灌注不足。最终造成母体脑部缺氧、心力衰竭、急性肾衰竭、呼吸衰竭等多器官功能障碍综合征（multiple organ dysfunction syndrome，MODS）。甚至发展为多脏器功能障碍（multiple organ failure，MOF）。

（三）临床表现

羊水栓塞通常起病急骤，通常发生在分娩过程中或产后立即发生，大多发生在胎儿娩出前2小时及胎盘娩出后30分钟内。羊水栓塞的典型临床表现为产时、产后出现突发的低氧血症、低血压和低凝血功能。即“三低”是羊水栓塞诊断的金标准。而不典型羊水栓塞可能只出现三联症中的一个或两个症状。

根据相关文献报道，不同症状的发生率如下：低氧血症（100%）、胎儿窘迫（100%）、急性肺水肿或急性呼吸窘迫综合征（93%）、心搏呼吸骤停（87%）、发绀（83）、凝血功能障碍（83%）、呼吸困难（49%）、癫痫发作（48%）、子宫收缩乏力（23%）、支气管痉挛（15%）、一过性高血压（11%）、咳嗽（7%）、头痛（7%）、胸痛（2%）。

1. **前驱症状** 30%~40%的病人会出现非特异性的前驱症状，在分娩过程中尤其是胎膜刚破裂不久，或胎儿即将娩出，病人突然出现呼吸急促、胸痛、憋气、寒战、呛咳、头晕、乏力、心慌、恶心、呕吐、麻木、针刺感、焦虑等精神状态的改变和濒死感，胎心减速、胎心基线变异消失等。临床上需要重视这些前驱症状。

2. **呼吸、循环功能衰竭** 典型的羊水栓塞在出现上诉前驱症状后不久出现急性肺动脉高压症状，即脸色苍白、口唇发绀、四肢厥冷、呼吸困难、血压急剧下降；检查发现肺底部较早出现湿啰音，或插管病人的呼气末二氧化碳分压测不出；心电图还可出现右心负荷增加，病情严重者可出现低血压休克、抽搐、意识丧失或昏迷、心室颤动、无脉性室性心动过速及心搏骤停，于数分钟内猝死。

3. **凝血功能障碍** 一部分病人在度过呼吸循环衰竭之后很快进入凝血功能障碍阶段。该时期进展迅速，表现为胎儿娩出后无原因的、即刻大量产后出血，应用缩宫素无效且为不凝血，很快出现与出血量不符的凝血功能障碍，可以同时伴有低血氧饱和度和低血压。同时还可出现全身皮肤黏膜出血、血尿、消化道出血、手术切口及静脉穿刺点出血等DIC表现。

4. **急性肾衰竭等脏器损伤** 羊水栓塞的病人全身脏器均可受损，肾脏及中枢神经系统是最常受损的器官和系统。由于血液灌注不足，全身脏器缺血、缺氧造成功能障碍，出现以少尿、无尿和尿毒症为主的急性肾衰竭；脑缺氧可致抽搐或昏迷；肝功能障碍致黄疸等多脏器损伤的临床表现。

另外，常在产妇出现典型症状以前就可发生胎儿窘迫或死亡。由于羊水有形成分进入母体、子宫平滑肌痉挛、胎盘灌注消失而出现严重的胎心率异常，胎心电子监护可显示胎心率基线过高或过低（胎心率>160次/min或<110次/min），持续时间>10分钟；孕妇临产后在胎心检测过程中出现频发晚期减速、重度变异减速等。

二、诊断

羊水栓塞应基于临床表现和诱发因素进行诊断，是排除性诊断，目前尚无国际统一的羊水栓塞的诊断标准和有效的实验室诊断依据。因此，凡在病史中存在羊水栓塞的各种诱发因素时，首先应初步作出羊水栓塞的诊断，并在积极抢救的同时再做进一步检查，以明确诊断。

（一）诊断标准

诊断羊水栓塞，需要以下5条全部符合：①急性发生的低血压或心搏骤停；②急性低氧血症：呼吸困难、发绀或呼吸停止；③凝血功能障碍：有血管内凝血因子消耗或纤溶亢进的实验室证据，或临床上表现为严重的出血，但无其他可以解释的原因；④上述症状发生在分娩、剖宫产术、刮宫术或是产后短时间内（多数发生在胎盘娩出后 30 分钟内）；⑤对于上述出现的症状和体征不能用其他疾病来解释。

（二）辅助检查

所有的实验室指标都不能作为羊水栓塞的特异性诊断标准，仅作为辅助诊断标准。不具备羊水栓塞临床特点的病例，仅仅依据实验室检查不能做出羊水栓塞的诊断。

1. **凝血功能检查** 当病人表现出凝血功能障碍，DIC 诊断的指标为：①血小板≤100×10^9/L，特别是动态的血小板进行性下降，对诊断 DIC 尤为重要；②纤维蛋白原≤1.5g/L，或呈进行性下降；③凝血酶原时间缩短或延长 3 秒以上；④血浆鱼精蛋白副凝试验（3P 试验）阳性；⑤纤维蛋白降解产物（fibrin degradation products，FDP）≥20mg/L。

2. **寻找羊水有形物质** 过去认为，从血涂片中找到羊水有形成分，是确诊羊水栓塞的可靠依据。最近有研究显示，在正常孕妇的血液中也可见到鳞状细胞、滋养细胞及来源胎儿的其他碎片。母体血中找到胎儿或羊水成分不是诊断的必需依据。

3. **影像学检查** 大约 90% 的病人可以出现胸片的异常，床边 X 线检查可见双肺出现心力衰竭肺淤血、肺水肿的表现，而非肺栓塞的楔形病灶表现，浸润的阴影可在数天内消失。当羊水栓塞出现脑栓塞时，此时头颅 CT 出现的也是由于休克导致脑缺氧后出现的梗死灶改变。

4. **心电图检查** 多可见右心房、右心室扩大，ST 段下降，心动超声检查有右心房、右心室扩大，心肌缺氧，心排血量减少及心肌劳损等表现。

5. **肺动脉造影术** 目前认为，肺动脉造影是诊断肺动脉栓塞最正确、最有效、最可靠的方法，临床上羊水栓塞发展迅速，难以及时且病情也不允许行肺动脉造影诊断。

6. **其他检查** 血常规、血气分析、心肌酶谱、超声心动图、血栓弹力图、血流动力学检测等有助于 AFE 的诊断、病情检测及治疗。

（三）尸检

1. 在肺部可见肺水肿、肺泡出血的同时，在肺、胃、心、脑等血管及组织中见到羊水的有形物质。

2. 心脏血液不凝固，离心后镜检找到羊水有形成分，心内血可查见羊水中有形物质。

3. 严重羊水栓塞时，肺小动脉或毛细血管中有羊水形成的栓子，子宫或阔韧带血管内可查见羊水有形物质。

三、鉴别诊断

羊水栓塞对孕产妇及围产儿的生命威胁极大，其发生是十分复杂的临床过程，如果等待作出羊水栓塞的确切诊断再进行救治，必然会延误抢救时机。所以，当出现临床表现的时候应首先考虑羊水栓塞，并且立即开展治疗进行抢救。掌握鉴别诊断同样至关重要，应边鉴别边抢救。羊水栓塞主要需要与以下疾病相鉴别诊断：

（一）子痫

子痫为重度子痫前期进一步发展的一个特殊阶段，多发生在妊娠期，少数发生在产时及产后。发病前已有高血压和蛋白尿等子痫前期的病理改变，临床表现特点为在前驱症状的基础上，出现典型的抽搐发作过程。主要鉴别点为子痫发作前有妊娠期高血压疾病的临床表现及实验室改变，发作时具有典型的抽搐特点，血压升高明显，早期不会出现休克及 DIC，且无破膜因素。而羊水栓塞多发生在产程中或剖宫产手术中，破膜后，发病急骤，很快出现不明原因的休克，迅速发生 DIC、呼吸循环衰竭和肾衰竭症状。

（二）急性心力衰竭

是指由于急性心脏病变引起心排血量显著、急骤降低，导致组织器官灌注不足和急性淤血等综合征。临床上以急性左心衰竭较为常见。鉴别点为有原发心脏病或妊娠期高血压疾病所致心脏病病史等，并且羊水栓塞早期主要是以右心衰竭为主，而急性心力衰竭临床上以急性左心衰竭较为常见，心力衰竭前有心慌气短，不能平卧，心率快，控制心力衰竭后病情好转，不伴有出血及凝血功能异常等临床表现及实验室检查改变，一般不难与羊水栓塞鉴别，超声心动图有助于明确诊断。

（三）脑血管意外

妊娠期的脑血管意外可因脑实质的血管破裂或脑表面血管破裂所致，其起病突然，病情凶险，变化迅速。临床上往往有用力或情绪波动等诱因，发病突然、急剧，表现为血压突然升高，剧烈头痛、头晕、呕吐，突然昏迷，偏瘫，面色潮红，呼吸深沉，但多无发绀，也无凝血功能异常及 DIC。鉴别要点为有高血压等原发病史，临床表现有血压突然升高及颅内压升高的表现。查体应有相应脑神经损伤的定位体征，但没有出血倾向。昏迷好转后，往往留有神经系统后遗症，如偏瘫等。

（四）肺动脉栓塞

肺动脉栓塞是体静脉或右心系统栓子脱落随血液漂流，阻塞肺动脉或其分支而引起肺循环障碍的临床综合征。往往发生在产后或术后活动时，表现为突发性的胸痛和呼吸困难。临床上孕妇发生肺栓塞时的临床表现常缺乏特异性，有时临床表现很难与羊水栓塞鉴别。进行鉴别诊断时要考虑到其高危因素，如心脏病、静脉栓塞史、血液高凝、手术创伤（剖宫产）、多胎妊娠、高龄肥胖、长期卧床等高危因素。临床表现突发胸痛较羊水栓塞明显，一般不会很快发生 DIC。实验室检查 D- 二聚体明显增高，但血小板、纤维蛋白原、凝血酶原时间可正常，血液中亦无羊水成分，抗凝及溶栓治疗有效等可作为鉴别诊断的参考。

（五）麻醉相关并发症

剖宫产手术或分娩镇痛多采用（神经）阻滞镇痛剂麻醉，包括硬膜外阻滞和蛛网膜下腔阻滞。产科镇痛与麻醉导致的并发症常见有寒战、恶性高热、对局部麻醉药过敏等。全身麻醉放置喉镜及气管插管时会导致孕妇血压上升，可能增加其脑血管意外和心力衰竭的风险。若硬膜外麻醉平面过高，孕妇可能出现仰卧位低血压。羊水栓塞发生时间可能多和麻醉时间重合，并且可能出现寒战、低血压等症状，应结合病史及其他生命体征变化仔细鉴别。

（六）药物过敏反应、输血不良反应

孕妇在分娩过程中或产后出现寒战、胸闷等症状易误认为是过敏反应，此时需警惕可能是羊水栓塞的非特异性表现。速发型药物过敏反应的病人可出现喉头水肿及支气管痉挛，严重者可导致孕产妇过敏性休克，但早期少有凝血功能障碍，且停药并给予对症处理后多快速好转，可以此进行鉴别。

（七）其他原因引起的产后出血

临床观察到一部分不典型羊水栓塞病例常以不明原因产后出血为其主要临床表现，故应与其他如子宫收缩乏力、胎盘因素、软产道损伤或凝血障碍等原因引起的产后出血加以鉴别。

产后出血在临床上较常见，但不能将严重的产后出血均认为是羊水栓塞所致，也不能延误因羊水栓塞所致的难以控制的产后出血，必须谨慎鉴别。

（八）其他疾病

1. **产后寒战现象** 产后寒战是一种常见现象，有学者报道在正常分娩后的发生率为 23%~44%。往往出现于产后 1~30 分钟，持续 2~60 分钟不等，表现为强度不同、难以自控的颤抖。产后寒战有时可以有一过性的低血压，甚至有时还可能出现一过性的血小板降低，但经过应用地塞米松等抗过敏治疗后很快即恢复。

2. **空气栓塞** 分娩或手术中空气进入血液循环阻塞肺动脉引起严重休克、剧烈背痛，但并无异常的子宫出血及 DIC 发生。

3. **自发性气胸** 分娩时用力过程中突然发生刀割样的胸痛，伴呼吸困难，肺部叩诊鼓音或过清音，X 线检查可见心脏、气管及纵隔向健侧移位等体征，可与羊水栓塞相鉴别。

4. **其他** 胃内容物误吸也可发生呼吸困难、昏迷和休克，可结合病史及其他生命体征的变化及实验室检查的改变加以鉴别。

四、治疗和急救

详见第十章第四节。

本节关键点

1. 羊水栓塞发病率低，但病情进展凶猛，死亡率高。
2. 急性心肺功能衰竭、弥漫性血管内出血及多脏器功能障碍为其主要病理过程。

3. 临床中应高度警惕，边诊断边治疗。
4. 在肺动脉高压和心肺衰竭时期，应尽早进行正压通气供氧，抗休克、抗过敏以保障组织器官有效血液循环和灌注是抢救的关键。必要时补充凝血因子，及时切除子宫。治疗的同时注意保护重要脏器、维护其功能是防治多脏器功能障碍综合征发生的根本。

（钟梅 黄启涛）

参考文献

1. 谢幸，孔北华，段涛．妇产科学．9版．北京：人民卫生出版社，2018.
2. CUNNINGHAM FG，LEVENO KJ，BLOOM SL，et al. Williams Obstetrics. 25th ed. New York：McGraw Hill Education，2018.
3. PACHECO LD，CLARK SL，KLASSEN M，et al. Amniotic fluid embolism：principles of early clinical management. Am J Obstet Gynecol，2020，222（1）：48-52.

第十二章

胎儿异常的分娩期处理

……

第一节

胎儿生长受限

导读

胎儿生长受限（fetal growth restriction，FGR）是现代产科学中最常见的问题，可对胎儿及新生儿的生存质量造成严重影响，与围产期的胎死宫内和死产、远期的智力低下，以及成人疾病发生率增加等密切相关。因此，科学地预防 FGR 的发生，制订合理及个体化的筛查、监测和治疗方案，以及选择合适的终止妊娠时机，对改善 FGR 胎儿的预后，提高人口质量有着重要的意义。

一、概述

（一）定义

FGR 是指胎儿受母体、胎儿、胎盘等病理因素影响，生长未达到应有的遗传潜能，超声估测体重（estimated fetal weight，EFW）或腹围（abdominal circumference，AC）小于同孕龄胎儿的第 10 百分位数。小于胎龄儿（small for gestational age infant，SGA）是指 EFW 或 AC 小于同孕龄胎儿体重或 AC 的第 10 百分位数。FGR 的定义常与小于胎龄儿相混淆，SGA 除 FGR 之外，还包括健康小样儿，即除体重和体格发育较小外，各器官无结构异常及功能受损，无宫内缺氧表现。对于 EFW 小于第 3 百分位数或伴有血流异常（脐动脉搏动指数 > 第 95 百分位数、脐动脉舒张末期血流消失或反向）的胎儿，由于妊娠结局不良，可定义为严重 FGR。

FGR 包括由于种族、父母身高和体重的影响而导致的发育程度位于发育谱末端的正常胎儿，以及受病理性外界因素（例如产妇吸烟）或内部遗传缺陷（例如非整倍体）的影响，不能获得其固有的发育潜能的异常胎儿。而这个定义仅描述胎儿体重和体格位于正常低限，并不能确定病理性生长异常，因此临床意义不明确，主要表现在以下几方面：

1. 根据定义，任何群体里都有 10% 的胎儿的评估体重≤10%，但是其中有 25%~60% 的胎儿为健康小样儿。而在评估体重 >10% 的胎儿中，有一部分却是病理性的。例如，一个评估体重在第 90 百分位数的新生儿由于营养不良，出生体重却可能在第 15 百分位数，未达到其遗传潜能。因此，生理性和病理性发育之间的区别经常不能依靠临床经验来判定，尤其是在产前。

2. 虽然病理性的定义用第 10 百分位数作为截断值，但是其临床意义并不明确。一般来说，围产期预后不良与出生体重低于第 5 百分位数具有相关性，其中大部分病例低于第 3 百分位数。

3. 临床常用特异性的种族和地域基础的生长曲线来评估出生体重，但是其可靠性还不清楚。这些区别在不同种族和地域流动性人群就更困难。出生体重也与父母体重、父母身高、产次和胎儿性别有关系，无法明确界定 FGR 胎儿是正常的还是异常的。但对中国人群采用 NICHD 胎儿生长曲线及基于中国人群的半定制曲线，可以提高中国人群产前筛查 SGA 的准确度。

（二）病因

FGR 的病因复杂多样，主要与母体、胎儿、胎盘等因素有关。

1. **母体因素** ①一般状况：不良的生活习惯（嗜烟、嗜酒、毒品等）、年龄（<16 岁或 >35 岁）、孕期体重增长过少、营养不良、孕前低体重，以及社会地位低下。不吸烟孕妇摄入咖啡因和被动吸烟与 FGR 无关。②健康状况：患有能够导致微循环障碍从而引起胎儿低氧血症、血管收缩或减少胎儿灌注的并发症和合并症，如高血压、严重的肾功能不全、系统性红斑狼疮、抗磷脂抗体综合征、慢性贫血、严重的妊娠期糖尿病等。③母体暴露于污染环境或接触致畸物质（如抗癫痫药、华法林）。

2. 胎儿因素 多胎、胎儿感染（例如风疹病毒和巨细胞病毒，不包括细菌感染）、染色体异常等。

3. 胎盘因素 可能是原发的，也可能是由母体并发症引起的。胎盘结构异常和胎盘灌注不良是非畸形性 FGR 的最常见原因。其他的胎盘异常包括胎盘部分早剥、胎盘前置、胎盘梗死、胎盘血肿和胎盘嵌合体。

4. 脐带因素 如单脐动脉、脐带扭转、脐带插入部位异常等，也会导致胎儿血供不足。

（三）并发症

1. 妊娠期并发症 FGR 胎儿的患病率和死亡率明显增加，尤其是出生体重低于相应孕龄第 3 百分位数的病例。26% 的死胎是由 FGR 引起的。死亡的风险与孕周和病因具有相关性，尤其是多种因素的共同作用。

2. 产时并发症 产程中 50% 以上的 FGR 显示出异常的胎心率模式，例如变异减速，从而增加剖宫产的概率。羊水过少常见，可导致脐带受压。持续性的脐带受压是胎死宫内的潜在原因。胎儿窘迫的发生率明显增加。

3. 新生儿并发症 ①近期并发症包括红细胞增多症、高胆红素血症、低血糖症、低体温、呼吸暂停、Apgar 评分低、新生儿复苏、抽搐、败血症和新生儿死亡；②远期并发症包括神经功能障碍和成人疾病（例如高血压和心血管疾病），与出生后持续的发育迟缓有关。染色体异常或病毒感染对患儿出生后发育的影响更大，而因胎盘功能不良导致的 SGA 的婴幼儿在 2 年之内多数会追赶生长成为正常儿童。分娩方式不能预防此类患儿的神经系统损伤。

二、诊断

准确核算孕周是诊断 FGR 的前提条件，包括核算孕妇的月经史、辅助生殖技术后的胚胎移植日期、妊娠早期的超声检查等，根据各项指标动态衡量胎儿的生长发育情况。除此之外，还应关注胎儿的产前诊断结果和孕妇有无影响胎儿发育的高危因素。

（一）临床表现

FGR 没有明确的临床表现。一部分孕妇可能会感觉到腹部增大缓慢。如果是胎儿灌注减少引起的 FGR，在出现急性胎儿窘迫时往往不表现为胎动频繁，而是直接表现为胎动减少，进而胎动消失。

（二）体征

孕妇的体重、宫高、腹围增长缓慢，尤其是宫底高度明显小于相应孕龄。宫底高度是最常用的筛查胎儿大小的参数，但约有 1/3 的漏诊率和 1/2 的误诊率。

（三）辅助检查

超声检查是最主要的辅助检查，用来估计胎儿体重和动态监测胎儿发育速度。常用的超声检查四个标准参数包括胎儿双顶径、腹围、头围和股骨长度，根据合适的胎儿生长曲线估测胎儿体重。如 EFW 或 AC 小于同孕龄胎儿的第 10 百分位数，需考虑 FGR 的诊断，但需要间隔 2 周复查超声，以减少假阳性。

根据超声测量胎儿的体重和体格情况，可以将 FGR 分为内因性均称型 FGR、外因性不均称型 FGR 及外因性均称型 FGR。内因性均称型 FGR 一般发生在妊娠 17 周以前，多与染色体异常、病毒感染及接触有毒物质相关；外因性不均称型 FGR 大多发生在妊娠晚期，与慢性胎盘功能不全相关；外因性均称型 FGR，为上述两型的混合型，多因缺乏重要的生长因素导致。

当疑似 FGR 时，超声可以用来动态监测 EFW 和 AC，来评估胎儿的发育速度，但至少要间隔 2~3 周，以降低假阳性率。这是非常有临床价值的，可以确定或排除 FGR 的诊断，并估测发育受限的进展和严重性。

超声还可以用来排查胎儿结构和功能的异常、羊水量，以及胎盘形态等引起 FGR 的高危因素。最大羊水池深度是 FGR 诊断和预后评估的重要指标，77%~83% 的 FGR 病例合并羊水过少。

对于 FGR 来说，超声多普勒血流检查是有效的监测手段，可以有效降低 FGR 的围产儿患病率和死亡率。脐动脉搏动指数正常的病例，建议每2周复查一次；当脐动脉搏动指数 > 第95百分位数或舒张末期血流缺失 / 反向的病例，提示可能需要干预或考虑分娩时机；对于脐动脉血流异常的病例，还需评估大脑中动脉和静脉导管的多普勒血流情况，有助于决定分娩时机。

此外，还要进行相关高危因素的检测来确定病因，包括胎盘功能检测（尿 E_3、E/C 比值、胎盘生乳素、妊娠特异性β糖蛋白等）、TORCH感染检测、胎儿染色体核型分析、单基因遗传病和多基因遗传病检测、抗心磷脂抗体（ACA）测定等。

三、处理

（一）积极寻找并尽快解除可能的病因

例如孕妇戒烟、戒酒，治疗病毒感染，积极治疗孕妇的合并症和并发症。

（二）动态评估胎儿宫内状况

对于诊断FGR的病例，最重要的是监测胎儿的宫内存活和生长情况。超声是监测胎儿宫内情况的常用手段，一般建议每2周行超声检查，评估胎儿的生长情况，同时进行羊水和脐动脉血流监测。如脐动脉血流阻力增高，甚至出现舒张末期血流缺失或反向等情况，建议增加血流监测的频率，并转诊至有监护能力和诊治经验的医疗中心继续治疗。对于FGR的监测不能仅靠超声检查，应采用综合评估的方法，即联合多普勒超声、羊水量检查、生物物理项评分、电子胎心监护和胎儿生长趋势等多个指标，监测胎儿宫内安危及生长情况。

（三）补充营养、改善胎盘循环

包括：卧床休息以改善脐动脉血流；营养支持疗法，及时补充微量元素，保证足够的血容量和氧供。但目前尚无证据表明FGR的有效治疗方法。

（四）适时终止妊娠

理论上，如果胎死宫内的风险超过了新生儿死亡的风险，应该及时终止妊娠，但在实际临床工作中，这种风险很难判断。提早分娩会产生一系列胎儿不成熟的并发症，延迟分娩又会导致围产儿低氧血症、酸中毒，从而造成远期的神经系统损伤。分娩的时机需要个体化，主要从孕龄和胎儿状况两方面考虑：①如胎儿状态良好，胎盘功能正常，动态监测未发现其他异常，妊娠至37周后，可以积极考虑终止妊娠；②对于妊娠 <28周、体重 <1 000g 的病例，由于胎儿存活能力低，需充分综合病人家属的意见和就诊医院的抢救能力，决定妊娠策略，包括放弃胎儿、继续妊娠和积极终止妊娠抢救胎儿。③对于妊娠28~34周的FGR病例，如多项指标均提示有胎儿窘迫迹象，或持续存在的单纯脐动脉多普勒血流频谱异常，应积极终止妊娠，以抢救胎儿生命。④妊娠 >34周的FGR病例，如果胎儿停止生长 >2周、最大羊水池深度 <2cm、生物物理项评分 <6分、无应激试验频发异常图形或明确的多普勒血流异常等，可考虑终止妊娠。可每周监测上述指标至37周，积极考虑分娩，终止妊娠。⑤预计在妊娠34周之前分娩的FGR，建议产前使用糖皮质激素；妊娠34~37周且预计1周内分娩者，孕期未接受过糖皮质激素治疗的，建议产前使用糖皮质激素。⑥对于妊娠32周之前分娩的FGR，应使用硫酸镁保护胎儿神经系统。

FGR并不是剖宫产手术指征。选择分娩方式应从胎儿状况和宫颈成熟度两方面考虑。如胎儿情况良好、胎儿成熟、Bishop宫颈成熟度评分≥7分，且无产科禁忌证者可经阴道分娩；畸形或难以存活胎儿应考虑阴道分娩；如羊水过少、胎儿窘迫、胎儿停止发育、孕妇病情重，以及同时合并其他手术指征时，应考虑剖宫产分娩。

阴道分娩要注意以下问题：

（1）产时监测：FGR通常是胎盘功能不良的结果，胎儿在宫内长期处于低氧和糖原储存少的状态，胎儿窘迫发生的可能性很大，这种状况可能因临产而加剧。在分娩过程中，应进行持续胎儿电子监测。有条件者可进行胎儿头皮血pH及胎血乳酸检测。

（2）新生儿复苏：最好由新生儿科医师完成。此类新生儿分娩时缺氧和胎粪吸入的风险增加，应尽快熟练清理呼吸道并进行通气。严重生长受限新生儿对低体温特别敏感，可能发展为其他代谢异常，如低血糖、红细胞增多症和血液黏稠，应及时处理。

（3）预防：对于既往有FGR和子痫前期病史

的孕妇，建议妊娠16周前，预防性应用小剂量阿司匹林至36周，可以降低子痫前期和FGR发生的风险。

处理技巧

FGR的筛查、诊断、监测和产科处理都是临床工作的难点。

1. **注重早期筛查** 对于月经周期紊乱或辅助生殖的孕妇，要在孕早期通过超声检查核实孕周，这是筛查和诊断FGR的前提条件。对本次妊娠存在高危因素、有FGR分娩史、妊娠早期超声结果欠佳（胎儿偏小，羊水偏少，子宫、胎盘形态异常等）、非整倍体血清学筛查指标异常的病例，需要给予重视，但应避免过度干预。FGR一般在妊娠中期确诊，常延误产前诊断时机，为之后的诊治带来诸多不便。因此，早期筛查、早期诊断对FGR来说，尤为重要。
2. **积极寻找病因、重视产前诊断** 导致FGR的原因很多，部分病例甚至在终止妊娠后还不能明确病因，而病因又对之后的诊治方向、胎儿的去留等问题起到决定性的作用，因此，在FGR的诊治中，病因的推测至关重要。详细的产前诊断可以找到病因，有助于制订妊娠策略。在FGR病例中，产科医师在超声检查中应注意胎盘的形态和位置、脐带的形态和插入部、羊水性状等超声检查报告上未提示的信息。另外，对于发病率低的疾病也要不断积累经验，如妊娠合并甲状旁腺功能亢进引起的FGR等。诊断为FGR后，首先要查找病因并对因治疗。FGR的病因主要为母体、胎儿和胎盘三方面。病因可能为单一的，也可能为多方面的，要逐条排查。对于低危孕妇，除外胎儿畸形后，胎盘结构异常和胎盘灌注不良是FGR最常见的原因。对于可以改善的病因，例如产妇营养不良、子痫前期等，要积极治疗原发病，争取尽快纠正胎儿发育指数。
3. **FGR胎儿的动态监测** 非常重要，主要的手段就是超声检查。除了监测发育指数的增长情况，监测脐动脉血流对临床处理具有指导意义。尤其是对于有存活能力，且已经除外预后不良因素（如染色体异常、严重的结构异常等）的病例，脐动脉、大脑中动脉、静脉导管、脐静脉等血流情况的综合评估可以减少临床干预，降低FGR胎儿的围产期死亡率和患病率，从而改善胎儿预后。
4. **FGR终止妊娠的时机和指征** 要遵循个体化的原则，建议多个专家共同讨论后决定，并要充分征求病人及家属的意见，争取获得母儿的最佳结局。FGR不是剖宫产的指征，但适当放宽剖宫产指征是允许的。

经验分享

1. 宫底高度是最常用的筛查胎儿大小的参数，但有约1/3的漏诊率和1/2的误诊率，因此，宫高测量的准确性非常重要。建议安排有经验的固定人员进行宫高测量，在测量时避免饱腹，排空膀胱，以减少漏诊率。如果发现宫底高度的增长与孕周不符，可以随时通过超声检查除外FGR。
2. 必须通过孕妇的病史和妊娠早期超声精确判断妊娠周数，避免因孕周误差引起误诊，导致不必要的心理负担和临床处理。
3. 高度怀疑FGR时，需要仔细评估妊娠期所有的胎儿超声，确定胎儿发育速度减慢的起始阶段，动态监测胎儿的生长发育情况，对分析FGR的病因和预后有很大的帮助。

本节关键点

1. 管理FGR的关键在于早期筛查和早期诊断，给予正确的干预，降低其发病率和死亡率。
2. FGR并不是剖宫产手术指征。应个体化选择分娩方式和分娩时机。

（刘彩霞　崔红）

参考文献

1. CUNNINGHAM FG, LEVENO KJ, BLOOM SL, et al. Williams Obstetrics. 25th ed. New York: McGraw Hill

Education, 2018.

2. American College of Obstetricians and Gynecologists. ACOG practice bulletin no. 204: fetal growth restriction. Obstetrics and Gynecology, 2019, 133(2): e97-109.
3. LEES CC, STAMPALIJA T, BASCHAT A, et al. ISUOG practice guidelines: diagnosis and management of small-for-gestational-age fetus and fetal growth restriction. Ultrasound Obstet Gynecol, 2020, 56(2): 298-312.
4. 中华医学会妇产科学分会产科学组. 胎儿生长受限专家共识(2019 版). 中国产前诊断杂志(电子版), 2019, 11(04): 78-98.
5. 谢幸, 孔北华, 段涛. 妇产科学. 9 版. 北京: 人民卫生出版社, 2018: 135-137.
6. MARTINS JG, BIGGIO JR, ABUHAMAD A. Society for Maternal-Fetal Medicine consult series #52: diagnosis and management of fetal growth restriction (replaces clinical guideline number 3, april 2012). Am J Obstet Gynecol, 2020, 223(4): B2-17.

第二节

胎儿畸形

导读

胎儿先天畸形(fetal congenital malformation)是指胎儿在子宫内发生的结构或染色体异常，严重危害新生儿生命和健康，是造成围产儿死亡的主要原因之一。我国每年肉眼可见的先天畸形和出生后逐渐显现的缺陷约占年出生人口总数的 4%~6%。随着产前诊断技术的快速发展，越来越多的胎儿畸形可以在妊娠早中期被发现和诊断，使很多缺陷胎儿有充足的时间去制订合理的诊治计划。尤其是近年来，胎儿外科手术技术和新生儿重症监护技术的飞速发展，越来越多的出生缺陷得以矫正，胎儿预后也得到相应的改善。但是，胎儿治疗作为新生技术手段，仍有很多问题需要解决和克服。此外，胎儿畸形还是一个社会和伦理的问题，我们做出的每个妊娠决策，不仅需要遵循诊疗规范，还要充分考虑孕妇本人和配偶的意见。因此，胎儿畸形是一个医学问题，更是一个社会问题。

一、概述

(一) 定义

胎儿畸形是指胎儿在宫内发生的结构或者染色体的异常。根据程度分为正常变异、轻度畸形和严重畸形；根据个数分为单发畸形和多发畸形；根据部位分为器官畸形、染色体畸形和基因畸形；根据发生原因分为原发畸形和继发畸形(如羊水过少综合征)。

常见胎儿畸形包括：

1. **中枢神经系统异常** 如无脑儿、脊柱裂、脑积水、侧脑室扩张、小脑蚓部缺如、胼胝体缺如等。

2. **先天性心脏病(简称先心病)** 如法洛四联症、大血管错位、室间隔缺损、房间隔缺损、单心房单心室等。

3. **消化道畸形** 如食管闭锁、幽门梗阻、十二指肠闭锁、空回肠闭锁、先天性巨结肠、肛门闭锁等。

4. **腹壁缺损** 如脐膨出和腹裂。

5. **胸部畸形** 如先天性膈疝和先天性肺囊性病变，即先天性肺气道畸形、支气管隔离肺和先天性肺大叶性肺气肿等。

6. **泌尿系统畸形** 如肾发育不全或肾缺如、肾盂积水、多囊肾、尿道梗阻等。

7. **骨骼系统异常** 如成骨发育不良等。

8. **头颈、颌面部畸形** 以颈部淋巴管瘤、唇裂和唇腭裂为多见。

9. **染色体及基因异常** 较常见的有唐氏综合征(21 三体综合征)、18 三体综合征、性染色体异常(如特纳综合征)等。

10. **单基因遗传病和多基因遗传病** 如黑矇性家族痴呆病、半乳糖血症、神经管畸形、幽门狭窄、先天性髋关节脱位等。

(二) 病因

引起胎儿畸形的病因很多,主要可分为环境因素和遗传因素。

1. **环境因素**

(1) 放射线:孕早期胎儿吸收的放射线剂量超过 5 拉德(1 拉德 =0.01Gy)时,胎儿畸形的风险会明显增加。

(2) 化学剂:某些药物可导致胎儿畸形,尤其是在孕早期使用时,因此妊娠期用药应在医师指导下合理用药。农村妇女妊娠期应避免接触农药。长期大量饮酒可导致胎儿酒精综合征,表现为小头畸形、智力低下和特殊面容。重金属(汞、铅等)可增加胎儿畸形的风险。

(3) 感染:孕期母体感染某些微生物可导致胎儿感染并导致胎儿畸形,如风疹病毒、巨细胞病毒、单纯疱疹病毒、弓形虫、梅毒螺旋体等。

(4) 孕早期高热。

(5) 妊娠期糖尿病:孕妇孕早期血糖控制差,可增加胎儿畸形的风险,主要是先天性心脏病、神经管畸形、唇腭裂等。

(6) 饮食因素:食物中叶酸缺乏可增加胎儿神经管缺陷和唇腭裂的风险。

2. **遗传因素** 是指来自父母的遗传物质异常而造成的畸形,如父母染色体异常、父母携带突变基因等;也有受精卵自身发生了染色体分离异常或基因突变。

(三) 并发症

1. **围产儿并发症** 与胎儿畸形的类型、形成时间和严重程度密切相关。70% 的自然流产与胎儿染色体畸形有关。不同部位的畸形可引起相关组织器官的功能障碍、发育受限,甚至引起胎死宫内、死产或婴幼儿死亡。也有一些胎儿畸形预后良好,不产生任何不良影响,例如永存左上腔静脉和右位心等。一些胎儿畸形还可继发羊水过少,发生羊水过少综合征,危害围产儿健康及生命。

2. **母体并发症** 部分胎儿畸形可引起羊水异常。如继发羊水过多,可增加胎膜早破、早产、羊水栓塞、胎盘早剥、子痫前期等相关并发症的发生风险。

二、诊断

(一) 临床表现

胎儿畸形大多没有明显的临床表现,主要是通过产前筛查发现,即通过经济、简便和较少创伤的检测方法,从孕妇群体中发现高危孕妇,进而行产前诊断。少数胎儿畸形是因为出现了胎动异常、胎心异常、羊水量异常或者胎儿生长受限的症状和体征后,而进一步确诊的。

(二) 辅助检查

目前的产前筛查手段主要包括母体血清标志物检测、超声检查及无创产前检测(non-invasive prenatal test,NIPT)。血清学筛查是最常用的方法,主要用来筛查胎儿非整倍体,如 21 三体综合征、18 三体综合征高风险的孕妇。其次,还可以通过妊娠 11~13 周 $^{+6}$ 超声测量胎儿颈后透明层厚度(nuchal translucency,NT)和 NIPT 筛查胎儿染色体非整倍体,也可多种筛查方法联合使用,以提高检出率。胎儿结构畸形的筛查,主要依靠妊娠期的超声检查。

产前诊断是指通过影像学、遗传学及分子生物学的方法,检查胎儿有无结构或染色体异常,对先天性或遗传性疾病作出诊断。

1. **超声检查** 是检查胎儿畸形的常用方法。妊娠中期,胎儿的各个脏器都已能通过超声清楚地显现出来(图 12-2-1),大多数胎儿畸形在此阶段得以诊断。随着影像技术的发展,磁共振检查也越来越多的应用到产前诊断中,尤其在是胎儿中枢神经系统方面,有着超声不可替代的作用。但由于受到孕周、胎动、成像等因素的限制,还未广泛应用到临床的产前诊断中(图 12-2-2)。

2. **遗传学及分子生物学检查** 通过介入性穿刺技术,可获得绒毛、羊水、胎儿脐带血等组织,通过细胞培养、高通量测序、聚合酶链反应(polymerase chain reaction,PCR),微阵列比较基因组杂交等技术,可检测出胎儿的染色体或基因异常,对相应的先天性疾病做出诊断。

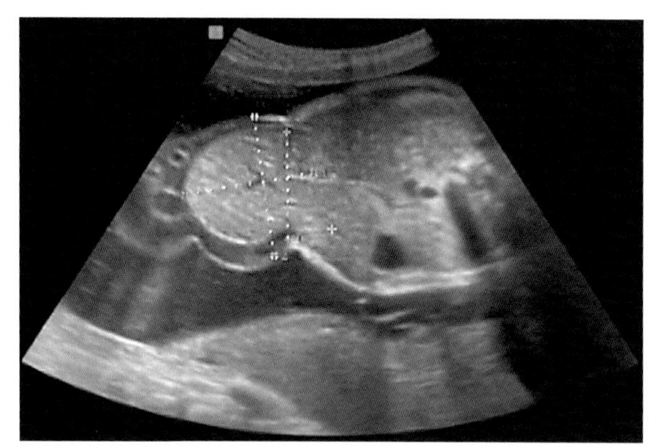

图 12-2-1　产前超声发现胎儿脐膨出

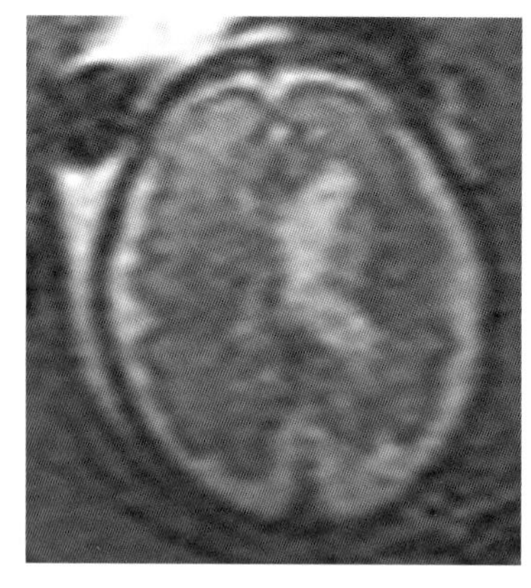

图 12-2-2　产前磁共振诊断胎儿脑室出血

三、处理

（一）治疗方法

严重的胎儿畸形，如无脑儿、复杂性先天性心脏病等，新生儿预后极差，一旦确诊建议尽快终止妊娠。有条件者应完善产前诊断，排除遗传因素，以指导再次妊娠。

随着胎儿医学的飞速发展，越来越多的胎儿畸形在宫内或出生后可以得到矫正，且生活质量得到改善。

1. 胎儿手术的基本要求

（1）可以完全矫正或矫正后功能接近正常的胎儿畸形。

（2）除外严重的染色体或基因异常。

（3）除外其他组织器官的结构或功能异常。

（4）充分告知孕母及家属手术风险、手术获益及替代方案。

（5）成熟的胎儿医学团队是保证手术成功的关键，应由多个学科组成，主要包括产科、儿科、超声科、麻醉科，以及专业的护理团队等。

（6）手术需充分尊重孕母的选择、医疗准则、伦理准则、宗教信仰等。

2. 胎儿手术的方法

（1）“封闭式”胎儿宫内手术：是指将注射器、导管或套管插入宫腔完成胎儿手术。最具代表性的是超声引导下的穿刺类手术和胎儿镜手术：前者主要包括超声引导的射频消融术、宫内分流术以及各种胎儿体腔穿刺术等；后者以胎儿镜下胎盘血管凝集术和双极电凝减胎术最为常见，随着胎儿镜设备和手术技能不断发展，越来越多的胎儿镜手术得以实现，如胎儿镜胎儿气管球囊封堵术、开放式脊柱裂修补术等（图 12-2-3）。

（2）“开放式”胎儿宫内手术：是指将子宫切开，直接对胎儿畸形进行矫治，再将子宫关闭，继续妊娠。这类手术在胎儿手术发展早期应用较多，主要适用于危及胎儿生命及影响预后的出生缺陷，如巨大的先天性肺囊腺瘤样病变、开放式脊柱裂、巨大的骶尾部畸胎瘤等。但由于此类手术易发生子宫破裂，严重危及母体生命，目前已较少使用，或被其他微创的手术方式所代替。

（3）子宫外产时处理（ex-utero intrapartum treatment，EXIT）：最早用于先天性膈疝胎儿分娩时气道夹子的去除，即在胎儿娩出后，在保持胎盘循环的条件下，建立或恢复气管通气（图 12-2-4）。此后，EXIT 广泛应用于多种原因导致的气道梗阻性出生缺陷的治疗。

主要适应证包括：颈部肿瘤，如颈部淋巴管瘤、畸胎瘤等；口腔肿瘤，如舌下囊肿、牙龈瘤等；影响呼吸的颌面部畸形；先天性高位气道阻塞综合征，如喉闭锁等；胸部肿瘤；连接体外膜氧合器；联体儿的分离术等。

（二）分娩方式

对于明确致死性畸形和在具备存活能力之前发现的严重畸形，可行引产终止妊娠。对于可以出生后治疗的病例，根据个体化的原则，可以等待孕足月或近足月时分娩。有些胎儿畸形是剖宫产的绝对指征，比如妊娠 20 周后的连体双胎。有些畸形可以尝试阴道分娩，尤其是胎儿畸形严重、决

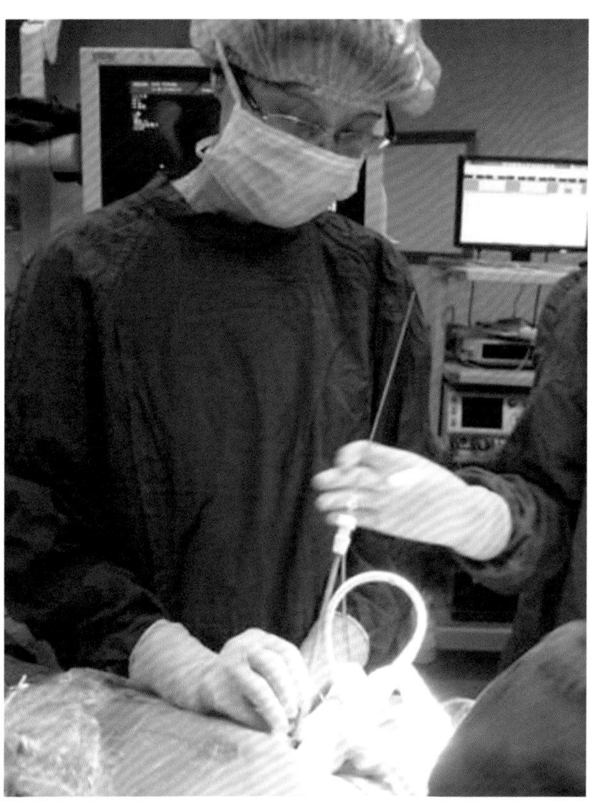
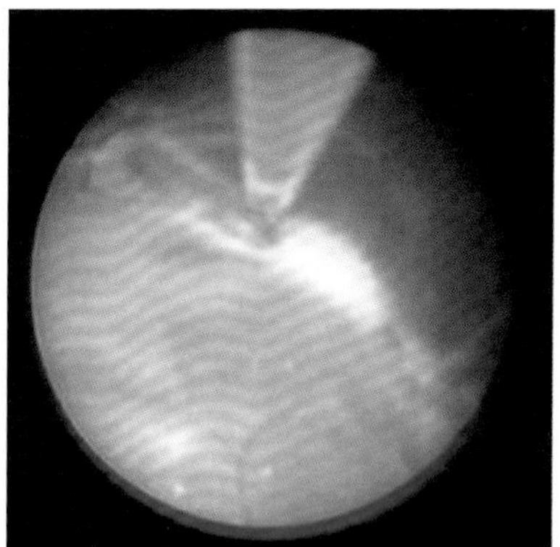
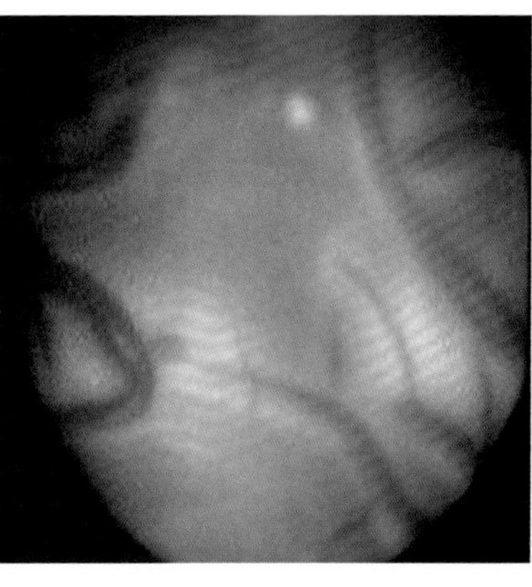

图 12-2-3 胎儿镜下胎盘交通血管选择性激光凝结术及镜下所见

定放弃胎儿的病例，可经阴道进行碎胎术将胎儿娩出。胎儿畸形阴道分娩的基本原则包括：①无产科手术指征；②胎儿畸形对母体损伤风险较低；③阴道分娩不能加重畸形对新生儿的影响或造成额外的并发症；④产妇对胎儿或新生儿畸形有足够的认识和心理接受能力。下面是几种常见胎儿畸形的阴道分娩处理。

1. **脑积水** 严重的脑积水可致梗阻性难产、子宫破裂、生殖道瘘等，对产妇有严重危害。严重脑积水的病例在引产时，当宫口扩张 3cm 时需行颅内穿刺放液；或临产前超声监视下经腹行脑室穿刺放液，缩小胎头娩出胎儿，减少产妇的损伤。

2. **先天性心脏病** 大部分的胎儿先天性心脏病并不是剖宫产的指征，例如单纯的房间隔缺损和室间隔缺损、三尖瓣下移畸形、左/右心室发育不良、肺动脉狭窄和闭锁、房室管缺损、右心室双出口及内脏异位综合征等，但需要在三级医疗中心进行分娩。而大动脉转位及主动脉狭窄等先天性心脏病的分娩方式选择目前仍有争议。此外，如出现胎儿水肿等并发症或其他产科指征，需行剖宫产终止妊娠。在阴道分娩过程中需严密监测胎儿状况，如进行持续胎儿心率电子监测，有条件者应进行胎儿头皮血 pH 监测及胎血乳酸检测等。分娩过程中需要有新生儿科医师和小儿心脏外科医师在场协助，对新生儿进行及时的治疗。

3. **脐膨出** 脐膨出是一种常见的先天性腹壁缺损，脐根部表面覆盖透明的囊膜，内层为壁腹膜，外层为羊膜，囊内容物为腹腔脏器，巨大的脐膨出囊内除肠道外还可见肝、肾、脾、膀胱等。脐膨出常合并心血管、消化、泌尿、运动、中枢神经系统的畸形。目前认为对于 >5cm 的脐膨出，尤其对于肝脏进入疝囊的病例，剖宫产能够更好地避免难产的发生。对于膨出 <5cm 的病例可考虑行阴道分娩终止妊娠，分娩应在三级医院进行，需要儿科医师在场协助新生儿复苏，使用无菌湿纱布覆盖暴露在外的脏器，同时给予胃肠减压以减少胃肠气体进入。尽快转入儿科病房治疗。

4. **胸部畸形** 主要包括肺囊腺瘤、隔离肺及膈疝。肺囊腺瘤是胎儿胸腔常见的发育异常，由于肺内细支气管异常增生形成了囊性或实性的肺

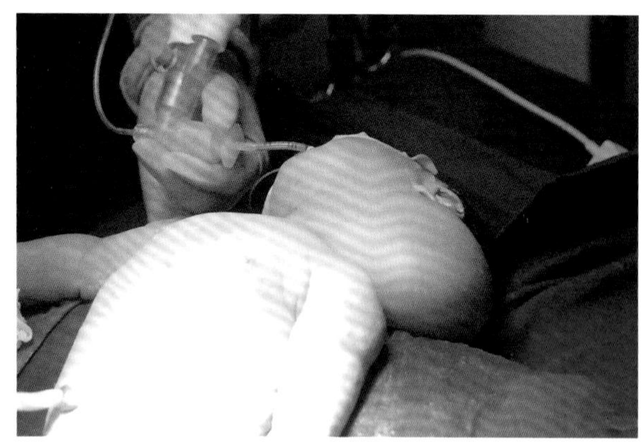

图 12-2-4 EXIT 治疗胎儿颈部淋巴管瘤

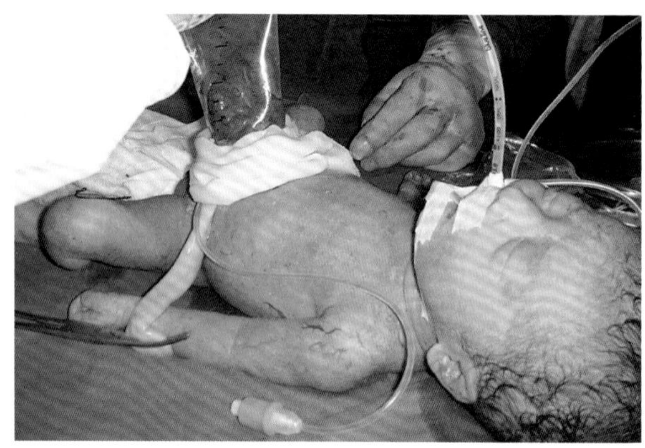

图 12-2-5 先天性腹裂患儿经 EXIT 处理后转入新生儿科治疗

内病变。隔离肺又称肺隔离症、肺分离或副肺，是以血管发育异常为基础的胚胎发育。缺陷隔离肺的肺组织有来源于体循环的血供，不与气管相通，最常见于左下肺叶与膈肌之间。膈疝是由于膈肌的部分缺损，腹腔脏器通过膈肌上的裂孔疝入胸廓，疝入的腹腔脏器多为胃、肠，压迫肺组织，影响肺组织的发育，甚至引起纵隔移位，可影响胎儿静脉回流和羊水的吞咽，可导致胎儿水肿、胸腔积液、羊水过多。此类新生儿阴道分娩需要在三级医院经行，需要儿科医师在场协助诊治，对于产前评估影响新生儿正常肺通气者（如膈疝），应做好 EXIT 准备，必要时可同时行产房外科手术治疗。

5. **腹裂** 是先天性腹壁发育不全，在脐旁留有全层腹壁缺损、有内脏自缺损处脱出，是一种罕见的畸形。在出生后即可发现肠管自脐旁腹壁缺损处脱出，肠系膜游离，肠管充血、水肿、增厚，表面覆有纤维素性渗出物，肠管彼此粘连。目前认为分娩方式并不能改善新生儿的预后，如选择阴道分娩，应在三级医院进行。在分娩过程中，需要将新生儿置入无菌塑料袋中避免水分的丢失，使用无菌湿纱布覆盖暴露在外的脏器，新生儿应采取右侧卧位以减少腹壁结构的改变，同时给予胃肠减压以减少胃肠气体进入。医师可应用 EXIT 防止新生儿哭闹产生较强腹压加重病情，并尽快转入儿科治疗（图 12-2-5）。

经验分享

1. 胎儿畸形的早期筛查及诊断对于提高人口质量、改善胎儿预后意义重大，因此，妊娠早、中期联合筛查的合理应用，有利于提高胎儿畸形的检出率。对于发现的胎儿畸形，应积极进行产前诊断：一方面可用于准确评估可矫治出生缺陷的预后；另一方面，可指导不可矫治出生缺陷的妊娠方案，以及预防同样畸形的发生。
2. 随着胎儿医学的飞速发展，越来越多的胎儿畸形已踏入可矫治的行列，因此，如何把握恰当的手术时机，选择合理的手术方式成为目前胎儿治疗中的关键问题。对于任何一种胎儿畸形，其治疗手段日新月异。如先天性膈疝，治疗经历了产后急诊手术修补、宫内封堵治疗、产后保守治疗等多个阶段的探索，目前已形成比较完善的评估和治疗体系，但仍需要大量的临床研究去探索和验证。因此，胎儿畸形的治疗，要在与时俱进的前提下，不断探索，寻找更加合理的治疗策略。
3. 胎儿畸形不仅是一个医学问题，也是一个社会问题，不同于其他疾病的诊治——医疗决策占主导地位。胎儿畸形在不同时代、不同国家、不同种族，其治疗策略大相径庭，但如何预防胎儿畸形的发生却是全人类需要共同面对和解决的问题，也是人类社会进步的关键所在。

本节关键点

1. 胎儿畸形的筛查和产前诊断。
2. 常见胎儿畸形的评估和处理。

（刘彩霞　崔红）

参考文献

1. FELDKAMP ML, CAREY JC, BYRNE JLB, et al. Etiology and clinical presentation of birth defects: population based study. BMJ, 2017, 357: j2249.
2. 谢幸, 孔北华, 段涛. 妇产科学. 9版. 北京: 人民卫生出版社, 2018: 133-135.
3. BAUMGARTEN H D, FLAKE A W. Fetal surgery. Pediatr Clin North Am, 2019, 66(2): 295-308.
4. 中华医学会小儿外科学分会新生儿外科学组. 常见胎儿结构畸形产前咨询儿外科专家共识. 中华小儿外科杂志, 2020, 41(12): 1057-1068.

第三节

羊水异常

导读

羊水为胎儿附属物，正常妊娠时羊水的产生与吸收处于动态平衡，若羊水产生与吸收失去平衡将导致羊水量异常。羊水过多可能与胎儿结构异常、妊娠合并症和并发症有关。羊水过少是重要的胎儿危险信号，易发生胎儿窘迫、新生儿窒息。超声检查是诊断羊水量异常的主要方法。临床上发现羊水量异常要根据胎儿有无结构异常、孕周及孕妇症状的严重程度决定处理方式。

一、羊水过多

（一）概述

1. 定义 妊娠期间羊水量超过2 000ml称为羊水过多(polyhydramnios)。发病率为0.5%~1.0%，多发生于妊娠晚期。少数发展迅速，称为急性羊水过多。多数发展缓慢，称为慢性羊水过多。

2. 病因 羊水过多病因复杂，约1/3羊水过多病因不明，称为特发性羊水过多。明显的羊水过多可能与胎儿结构异常、妊娠合并症和并发症有关。

(1) 胎儿及附属物方面

1) 胎儿结构异常：轻度羊水过多合并6%~10%胎儿结构异常，中度羊水过多合并10%~15%胎儿结构异常，重度羊水过多合并20%~40%胎儿结构异常。以神经系统和消化系统异常最多见。神经系统异常主要是胎儿神经管缺陷，如无脑儿、脊椎裂、脑膜膨出。消化系统结构异常主要是食管和十二指肠闭锁。

2) 多胎妊娠：并发羊水过多是单胎妊娠的10倍，以单绒毛膜性双胎居多，可并发双胎输血综合征，常见于受血胎儿，其循环血量大，尿量多，羊水生成过多。

3) 胎儿代谢性疾病：如新生儿先天性醛固酮增多症(Batter综合征)。

4) 胎盘、脐带病变：胎盘绒毛毛细血管瘤直径>1cm时，15%~30%合并羊水过多，此外巨大胎盘、脐带帆状附着也可以导致羊水过多。

(2) 孕妇方面

1) 糖尿病：妊娠期糖尿病或糖尿病合并妊娠者，母体高血糖导致胎儿血糖增高，产生渗透性利尿及胎盘胎膜渗出增加，导致羊水过多。

2) 重度贫血、妊娠期高血压疾病易发生羊水过多。

3) 母胎血型不合：胎儿免疫性水肿、胎盘绒毛水肿影响液体交换导致羊水过多。

3. 对母胎影响

(1) 对母体影响：羊水过多的孕妇往往因宫

腔内压力过高，诱发早产、胎膜早破、妊娠期高血压疾病，或因羊水量多，并发胎位异常。破膜时羊水骤然流出可引起脐带脱垂，羊水流速过快使宫腔突然变小，压力骤降可致胎盘早剥和休克。分娩期因子宫肌纤维伸展过度，易发生子宫收缩乏力、产后出血。

(2) 对胎儿影响：羊水过多可造成胎位异常、早产发生的概率增加。破膜时羊水流出过快可致脐带脱垂，引起胎儿缺氧，甚至胎心消失。羊水过多程度越重，围产儿死亡率越高。妊娠中期重度羊水过多围产儿的死亡率超过 50%。

（二）诊断

根据病史及体征，急性羊水过多诊断常不困难，慢性羊水过多有时诊断不易明确。

1. 临床表现

(1) 急性羊水过多：临床较为少见。常发生于妊娠 20~24 周，孕妇自觉数天内腹部迅速增大，出现明显的压迫症状，如腹部胀痛、行动不便、表情痛苦，因膈肌上升引起气促、心悸、发绀、平卧困难；因胃肠道受压迫而出现消化不良、呕吐、便秘等。临床检查：腹壁紧张、皮肤发亮、皮下静脉清晰可见。因静脉回流受阻出现下肢、外阴或腹壁水肿；子宫明显大于妊娠月份，因腹部张力过高胎位不清，胎心遥远或听诊不清。

(2) 慢性羊水过多：临床较为多见。常发生于妊娠晚期，羊水在数周内缓慢增加，压迫症状较轻，孕妇能逐渐适应。临床上无明显的不适或仅出现轻微压迫症状，如胸闷、气促等，但能耐受。临床检查：产检时宫高及腹围增加过快，测量宫底高度及腹围大于相应孕周，腹部皮肤发亮、变薄，有明显液体波动感，胎体常扪不清或胎儿有浮动感，胎心遥远或听不清。

2. 辅助检查

(1) 超声检查：是诊断羊水过多的重要方法。临床常用羊水指数（amniotic fluid index，AFI）和羊水最大暗区垂直深度（amniotic fluid volume，AFV）进行诊断。AFI≥25cm、AFV≥8cm 可诊断羊水过多。AFI 25~35cm、AFV 8~11cm 为轻度羊水过多；AFI 36~45cm、AFV 12~15cm 为中度羊水过多；AFI>45cm、AFV>15cm 为重度羊水过多。轻度羊水过多占 65%~70%，中度羊水过多占 20%，重度羊水过多占 15%。通过超声可进一步了解胎儿情况，如胎儿结构异常、双胎、巨大胎儿、胎儿水肿等，可以测量胎儿大脑中动脉收缩期峰值流速来预测有无合并胎儿贫血，以及鉴别诊断于其他疾病，如腹水、卵巢囊肿、葡萄胎等。

(2) 胎儿疾病检查：羊水过多进行性加重提示胎儿结构异常或遗传性疾病。对于羊水过多的孕妇，除了超声排查胎儿结构异常外，可采用羊水或脐带血中胎儿细胞进行细胞学或分子遗传学检查，了解胎儿染色体数目、结构有无异常，以及可能检测的染色体的微小缺失或重复。另外，用 PCR 技术检测胎儿是否感染细小病毒 B19、梅毒、弓形体、单纯疱疹病毒、风疹病毒、巨细胞病毒等。但是对羊水过多孕妇行羊水穿刺时要告知其胎膜破裂的风险。目前尚无证据支持对所有的单纯羊水过多孕妇进行诊断性羊水穿刺。

(3) 其他：孕妇血型检查、血糖测定。

（三）处理

主要取决于胎儿有无结构异常及羊水过多症状的严重程度。

1. 胎儿无结构异常者

(1) 1/3 以上的轻度羊水过多可自行消失。症状较轻者可继续妊娠，注意休息，取侧卧位以改善子宫胎盘循环。适当给予镇静药。每周复查超声以便了解羊水量及胎儿生长情况。前列腺素合成酶抑制剂如吲哚美辛可减少胎儿尿量，但有促进动脉导管提前闭合、胎儿肾功能损害、脑室内出血、脑室周围白质软化、坏死性小肠结肠炎等副作用，不宜长期、大量应用。吲哚美辛的有效剂量为 2~3mg（kg·d），32 周后停药。因目前尚无证据证实吲哚美辛能有效改善母胎结局，美国母胎医学会不推荐吲哚美辛治疗羊水过多。

(2) 压迫症状显著者，可经腹羊膜腔穿刺放液，使羊水缓慢流出，减轻症状，以 500ml/h 为宜，放水量一次不宜超过 1500ml。放羊水时应密切观察孕妇血压、心率、呼吸变化，监测胎心，酌情给予镇静药物或抑制子宫收缩药物，预防早产，操作应在严格消毒下进行。注意不要损伤子宫大血管，警惕羊水栓塞、胎盘早剥、胎膜破裂及感染。需要羊水穿刺减压的孕妇多有明显的病理因素，特发性羊水过多仅占 16%。羊水减量并不能解除病因，

3~4周后可能需要重复操作。羊水反复增长，自觉症状严重者，妊娠≥34周胎肺已成熟时，可终止妊娠；如胎肺未成熟，可给予地塞米松促胎肺成熟后再考虑终止妊娠。

(3) 病因治疗：积极治疗糖尿病、妊娠期高血压疾病等合并症，母胎血型不合可酌情行宫内输血治疗。

2. **合并胎儿结构异常者** 对于严重的胎儿结构异常者，应酌情及时终止妊娠。一般情况较好者可用乳酸依沙吖啶羊膜腔内引产。症状严重者经阴道人工破膜。放羊水时应注意羊水流出速度宜慢，以免子宫内压骤然降低发生休克、胎盘早剥或脐带脱垂等并发症。注意产妇的血压、脉搏及自觉症状。必要时先经腹部穿刺放出部分羊水，使压力减低后再行人工破膜可尽量避免胎盘早剥。对非严重的胎儿结构异常者，应评估胎儿情况及预后，以及当前新生儿外科的救治技术，并与孕妇及家属充分沟通后决定处理方法。

3. **产时处理** 不建议通过羊水穿刺检测胎肺成熟度来决定分娩时机。轻度羊水过多及特发性羊水过多不建议提前引产。单纯羊水过多不是剖宫产的指征。羊水过多孕妇一旦破膜后立即行阴道检查判断是否存在脐带脱垂，破膜前后应注意胎位、胎心变化。产程中如果需要人工破膜，可用腰穿针缓慢排出羊水。若破膜12小时后仍未分娩，应给予抗生素，应用前列腺素如控释前列腺素 E_2（PGE_2）阴道栓剂等促宫颈成熟诱发临产。胎儿娩出后，及时应用宫缩促进剂，预防产后出血。羊水过多孕妇发生产程异常和胎心率异常的机会增加，阴道助产及剖宫产的风险也相对增加，分娩时建议新生儿团队在场。重度羊水过多的孕妇应到三级医疗中心分娩。

4. **新生儿处理** 羊水过多的胎儿出生后都需要进行严格检查及监测，有些胎儿结构异常及基因异常即使在出生时也不易发现，随着新生儿生长发育才能确诊。出生后发现的胎儿结构异常与羊水过多严重程度相关，轻度羊水过多胎儿出生后新发现的胎儿结构异常为1%，中度羊水过多为2%，重度羊水过多为10%。

经验分享

1. 超声是诊断羊水过多的主要方法。
2. 临床上发现羊水过多时要注意筛查有无合并胎儿结构异常。
3. 对羊水过多合并严重胎儿结构异常者应酌情终止妊娠。
4. 对羊水过多合并正常胎儿且自觉症状严重的孕妇可经腹羊膜腔穿刺适量放出羊水缓解压迫症状。
5. 羊水过多孕妇产时要警惕脐带脱垂、胎盘早剥和预防产后出血。

二、羊水过少

（一）概述

1. **定义** 妊娠晚期羊水量少于300ml称为羊水过少（oligohydramnios）。发生率为0.4%~4.0%。羊水过少是胎儿危险的重要信号，羊水过少者易发生胎儿窘迫、新生儿窒息。羊水量少于50ml，围产儿病死率高达88%。

2. **病因** 羊水过少可能与羊水生成减少、羊水外漏、羊水吸收增加有关。常见原因有：

(1) 胎盘功能不全：妊娠晚期羊水过少多为胎盘功能不良及慢性胎儿宫内缺氧所致。过期妊娠、妊娠期高血压疾病、胎儿生长受限、胎盘退行性变、胎盘血流灌注不足及宫内慢性缺氧均可引起羊水过少。过期妊娠时胎儿成熟过度，肾小管对抗利尿激素的敏感性增强，使尿量减少也是引起羊水过少的因素之一。

(2) 胎儿结构异常：以胎儿泌尿系统异常为主，如先天性肾缺如、肾发育不全、输尿管或尿道梗阻，以致无尿或尿液不能排入羊膜腔引起羊水过少。胎肺发育不全、脐膨出、膈疝、法洛四联症、水囊状淋巴瘤、小头畸形、甲状腺功能减退、染色体异常综合征等也可引起羊水过少。

(3) 羊膜病变：电子显微镜检查发现羊膜退行性病变与羊水过少关系密切。

(4) 胎膜早破：羊水外漏速度超过生成速度，导致羊水过少。

(5) 药物影响：前列腺素合成酶抑制剂如吲哚美辛、布洛芬，血管紧张素转换酶抑制剂如卡托普利等具有抗利尿作用，使用时间过长可发生羊水过少。

(6) 母体因素：孕妇脱水，血容量不足时，母体血浆渗透压增高能使胎儿血浆渗透压相应增高，尿液形成减少。一些免疫性疾病如系统性红斑狼疮、干燥综合征、抗磷脂综合征等也可导致羊水过少。

3. 对母胎影响

(1) 对母体影响：手术产率和引产率均增加。

(2) 对围产儿影响：羊水过少围产儿发病率和死亡率明显增高。轻度羊水过少时围产儿病死率增高13倍，重度羊水过少时围产儿病死率增高47倍，死亡主要原因是胎儿缺氧和胎儿结构异常。羊水过少发生在妊娠早期时，胎膜与胎体粘连可造成胎儿结构异常，甚至肢体短缺；发生在妊娠中、晚期时，子宫外压力直接作用于胎儿，引起胎儿斜颈、屈背或手足畸形等。先天性肾缺如导致的羊水过少可引起Potter综合征（肺发育不全、长内眦赘皮襞、扁平鼻、耳大位置低、铲形手及弓形腿等）预后极差，多数患儿娩出后即死亡。羊水过少往往伴有胎儿生长受限，甚至出现胎死宫内。

（二）诊断

1. 临床表现　孕妇自觉腹部隆起程度小于孕龄，胎儿活动受限，胎动减少。胎动时可感到腹痛或不适，子宫较敏感，容易触发宫缩。腹部检查发现宫高及腹围值较小，尤以胎儿生长受限者明显。临产后阵痛明显，宫缩不协调，产程进展缓慢，胎位异常较多。阴道检查时发现前羊膜囊不明显，人工破膜时羊水极少。

2. 辅助检查

(1) 超声检查：是产前诊断羊水过少的主要方法。妊娠28周后，羊水最大暗区垂直深度（AFV）≤2cm为羊水过少，AFV≤1cm为严重羊水过少。羊水指数（AFI）≤5.0cm诊断为羊水过少，AFI<8.0cm应警惕羊水过少的可能。对羊水多少而言，AFV的检查优于AFI。羊水过少时超声检查能较早地发现胎儿生长受限以及胎儿肾缺如、肾发育不全、输尿管或尿道梗阻等结构异常。

(2) 胎盘功能检测：妊娠中、晚期羊水过少应做电子胎心监护，了解胎盘储备力及胎儿有无缺氧表现。无应激试验可呈无反应型，缩宫素激发试验可出现晚期减速或变异减速。

(3) 羊水量直接测量：破膜时直接测量羊水量，少于300ml则诊断确定。羊水过少时，羊水外观浑浊、黏稠，可有胎粪染色。

(4) 胎儿遗传学检查：羊水过少合并胎儿结构异常时，染色体异常的风险增加。羊水或脐带血穿刺获取胎儿细胞进行细胞或分子遗传学检查，了解胎儿染色体数目、结构有无异常，以及可能检测的染色体微小缺失或重复。羊水过少时穿刺取样困难，应告知风险和失败可能。

（三）处理

根据胎儿有无结构异常及孕周选择合适的处理方案。

1. 羊水过少合并胎儿严重致死性结构异常者　确诊胎儿为严重致死性结构异常者应尽早终止妊娠。超声可明确胎儿结构异常，遗传学检测异常应依赖于介入性产前诊断，结果经评估及与孕妇及家属沟通后，胎儿无法存活者可终止妊娠。

2. 羊水过少合并正常胎儿者　寻找并去除病因，动态监测胎儿状况，包括胎动计数、胎儿生物物理评分、超声动态监测羊水量及脐动脉收缩期峰值流速与舒张末期流速（S/D）比值、电子胎心监护。

(1) 终止妊娠：单纯羊水过少应在妊娠36~37周$^{+6}$终止妊娠，可采用前列腺素及宫颈球囊促宫颈成熟诱发临产。足月妊娠者若胎儿宫内储备状况尚好、无明显宫内缺氧，应在严密监护下短期试产。对于因胎膜早破导致的羊水过少，按照胎膜早破处理。

(2) 期待治疗：对于妊娠未足月、胎肺不成熟者，可针对病因治疗，尽量延长孕周。一般情况良好者可行羊膜腔输液补充羊水。

经腹羊膜腔输液可提高超声扫描清晰度，利于胎儿结构异常的诊断；同时可预防胎肺发育不良。具体方法：常规消毒腹部皮肤，在超声引导下避开胎盘行羊膜腔穿刺，以10ml/min速度输入37℃的0.9%氯化钠溶液，至AFV>3cm或AFI>8cm后停止输液。若未发现明显胎儿结构异常，应用宫缩抑制剂预防流产或早产。有报道指出妊娠晚期经腹羊膜腔灌注有助于改善宫内环境和胎儿缺氧状态,延长孕周,降低剖宫产率,且并不增加感染的风险。

3. **产时处理** 羊水过少分娩时易出现脐带受压,需严密观察产程进展,连续监测胎心变化。羊水过少伴频繁胎心变异减速者可考虑经宫颈羊膜腔输液以缓解因脐带受压引起的胎心减速,提高阴道安全分娩的可能性。具体方法:常规消毒外阴、阴道,经宫颈放置宫腔压力导管,输入37℃的0.9%氯化钠溶液300ml,输液速度为10ml/min,超声监测羊水量,若输液后AFI≥8cm,但电子胎心监护不能改善,应停止输液,按胎儿窘迫处理。虽有研究显示羊膜腔灌注并不增加感染的风险,但羊膜腔灌注是否能降低剖宫产率、胎粪吸入综合征发生率、改善围产儿结局等仍存在较大争议,此项治疗手段现已较少应用。羊水过少者在产程中发现羊水胎粪污染时,可考虑连续电子胎心监护,如果胎心监护正常,不需要进行特殊处理;如果胎心监护异常,存在胎儿缺氧情况,估计短期内不能阴道分娩时,在除外胎儿结构异常后,应选择剖宫产术终止妊娠,以降低围产儿死亡率。分娩时建议儿科医师在场以便实施新生儿复苏,不推荐羊水胎粪污染时常规气管内吸引胎粪,以免因不必要的刺激导致新生儿心动过缓。

经验分享

1. 孕妇宫高及腹围小于孕龄、胎动减少、胎动时有腹痛或腹部不适时应警惕羊水过少的可能。
2. 超声检查是产前诊断羊水过少的主要方法,且能较早地发现胎儿生长受限及有无胎儿结构异常。
3. 妊娠晚期羊水过少应警惕有无胎儿缺氧。
4. 羊水过少若合并羊水胎粪污染或有其他胎儿窘迫的表现,短期内不能经阴道分娩时,在除外胎儿结构异常后宜选择剖宫产。
5. 妊娠未足月,胎儿无明显结构异常,孕妇一般情况良好者可酌情期待治疗。

本节关键点

1. 产前可通过超声检查明确有无羊水量异常。
2. 羊水量异常应除外胎儿结构异常,羊水过少是胎儿危险的重要信号。
3. 要根据胎儿有无结构异常、孕周及孕妇症状的严重程度决定羊水量异常的处理方式。
4. 羊水过多孕妇产时要警惕脐带脱垂、胎盘早剥及预防产后出血。羊水过少孕妇产时要警惕脐带受压、胎粪污染及胎儿窘迫。

(辛虹 黄静)

参考文献

1. CUNNINGHAM FG, LEVENO KJ, BLOOM SL, et al. Williams Obstetrics. 25th ed. New York: McGraw Hill Education, 2018.
2. 谢幸,孔北华,段涛. 妇产科学. 9版. 北京:人民卫生出版社,2018.
3. 徐丛剑,华克勤. 实用妇产科学. 4版. 北京:人民卫生出版社,2018.
4. DASHE JS, PRESSMAN EK, HIBBARD JU. SMFM consult series #46: evaluation and management of polyhydramnios. Am J Obstet Gynecol, 2018, 219(4): 2-8.
5. ODIBO IN, WHITTEMORE BS, HUGHES DS, et al. Addition of color Doppler sonography for detection of amniotic fluid disturbances and its implications on perinatal outcomes. J Ultrasound Med, 2017, 36(9): 1875-1881.
6. American College of Obstetricians and Gynecologists. Medically indicated late-preterm and early-term deliveries: ACOG committee opinion, number 818. Obstet Gynecol, 2021, 137(2): 388-391.
7. HUGHES DS, MAGANN EF, WHITTINGTON JR, et al. Accuracy of the ultrasound estimate of the amniotic fluid volume (amniotic fluid index and single deepest pocket) to identify actual low, normal, and high amniotic fluid volumes as determined by quantile regression. J Ultrasound Med, 2020, 39(2): 373-378.
8. KATSURA D, TAKAHASHI Y, IWAGAKI S, et al. Amnioinfusion for variable decelerations caused by umbilical cord compression without oligohydramnios but with the sandwich sign as an early marker of deterioration. J Obstet Gynaecol, 2019, 39(1): 49-53.
9. MOKHTARI N, DISCIULLO A, WANG T, et al. Amnioinfusion does not increase the risk of intraamniotic infection. Am J Obstet Gynecol, 2020, 222(1): 30-31.

第四节

脐带病变

导读

脐带是母体与胎儿气体交换、营养物质供应与代谢产物排出的重要通道，脐带若发生先露或脱垂、缠绕、打结、长度异常等，可致胎儿急性或慢性缺氧，甚至胎死宫内。部分脐带异常可经产前超声检查诊断。如果发现脐带异常应在分娩过程中加强监护。脐带脱垂一旦发生，应迅速改变体位后终止妊娠。

一、脐带先露与脐带脱垂

（一）概述

1. 定义 胎膜未破时脐带位于胎先露前方或一侧，称为脐带先露（presentation of umbilical cord）或隐性脐带脱垂。胎膜破裂脐带脱出于宫颈口外，降至阴道内甚至露于外阴部，称为脐带脱垂（prolapse of umbilical cord）。

2. 病因 脐带脱垂易发生在胎先露部不能衔接时，常见原因有：①胎位异常，因胎先露部与骨盆入口之间有间隙致使脐带滑落，多见于足先露与肩先露；②胎头高浮或头盆不称，使胎头与骨盆入口间存在较大间隙；③胎儿过小或多胎第二胎儿娩出前；④羊水过多，羊膜腔压力过高，破膜时脐带随羊水冲出；⑤低置胎盘或脐带附着异常；⑥脐带过长。此外，一些医源性因素也可导致脐带脱垂，如胎先露位置较高时行人工破膜术、羊膜腔灌注术、分娩过程中的外倒转术等，但人工破膜术引起脐带脱垂的风险相对较低，可在有医学指征的前提下应用。

3. 并发症 脐带先露及脱垂可致胎心率异常，发生在胎先露部尚未衔接、胎膜未破时的脐带先露，因宫缩时胎先露下降，一过性压迫脐带可导致胎心率异常。胎先露已衔接，胎膜已破者，脐带受压于胎先露与骨盆之间，引起胎儿缺氧，甚至胎心完全消失，以头先露最严重，肩先露最轻。脐带先露及脱垂可增加剖宫产及手术助产率。

4. 临床表现 如果脐带受压不严重，临床上无明显异常；如脐带受压，可出现胎心率异常，脐带血液循环阻断时间过长（超过 7~8 分钟），可导致胎死宫内。

（二）诊断

有脐带脱垂危险因素存在时，应警惕脐带脱垂。胎膜未破时，胎动及宫缩后胎心突然变慢，通过改变体位、上推胎先露部及抬高臀部后迅速恢复者，应考虑存在脐带先露的可能，临产后应行电子胎心监护。每次阴道检查后及胎膜破裂（不论是自发性胎膜破裂还是人工破膜术后）后均应监测胎心率，尤其是胎膜破裂后不久出现胎心率异常（以胎心率过缓或胎心率变异减速多见），应立即行阴道检查，了解有无脐带脱垂，脐带血管有无搏动。在胎先露部旁或其前方以及阴道内触及脐带者，或脐带脱出于外阴者，即可确诊。超声检查有助于明确诊断。

（三）处理

1. 脐带先露 经产妇胎膜未破、宫缩良好者，取头低臀高位，密切监测胎心率，待胎头衔接；宫口逐渐扩张，胎心持续良好者，可阴道分娩。初产妇或足先露、肩先露者，应行剖宫产术。

2. 脐带脱垂 发现脐带脱垂，胎心尚好者，应争取尽快娩出胎儿，做好新生儿复苏的准备。

(1) 宫口开全：胎头已入盆，预计可以快速经阴道分娩者，可尝试阴道分娩，注意尽量防止对脐带的压迫。头先露者可行产钳术或胎头吸引术助产；臀先露者行臀牵引术。

(2) 宫口未开全：产妇立即取膝胸卧位或头低臀高位（如 Sims 体位：头低，左侧卧位，枕头置于左髋下），将胎先露部上推或充盈膀胱可缓解或减轻脐带受压；应用抑制宫缩药物可缓解或减轻脐带受压；为了防止血管痉挛，应尽量减少对阴道外脱垂脐带的操作，不建议为了延长妊娠时间行脱垂脐带还纳术。严密监测胎心的同时做好紧急剖宫产手术准备，立刻组建一支包括产科医师、助产士、麻醉师、新生儿科医师及手术室人员在内的团队。如果存在可疑性或病理性胎心率异常，尽快行剖宫产术，争取在30分钟内娩出胎儿。从决定手术至胎儿娩出的时间（decision to delivery interval，DDI）越短，胎儿结局越良好，但勿因执意追求时间目标而忽略孕妇安全。若胎心已消失，脐带搏动也消失，则经阴道分娩。

出生时不需要复苏的新生儿，应考虑延迟脐带结扎（delayed cord clamping，DCC），延迟时间为30秒以上；如果胎儿出生后不理想，应在DDC前立即实施新生儿复苏，同时建议行脐带血血气分析。

（四）预防

胎产式异常的孕妇如果出现分娩先兆或怀疑胎膜早破时，应视为紧急情况处理。在胎膜破裂的情况下存在胎先露上浮及脐带脱垂的风险，对孕妇进行阴道检查或产程干预时，应避免随意上推胎头。胎膜已破者应尽量减少走动，防止脐带脱垂。了解胎儿情况应行电子胎心监护和超声检查。对有脐带脱垂危险因素者应减少不必要的肛查及阴道检查。

人工破膜时为避免脐带脱垂的发生，需要注意以下几点：①掌握人工破膜的指征。②破膜前尽可能排除脐带先露的存在：阴道检查时在胎头前方或侧方未扪及有搏动的脐带，超声检查未发现胎儿颈部或胎头旁有可疑脐带影像。③破膜应在预计宫缩即将开始时进行，破膜后立即出现的宫缩可促使胎头下降，降低脐带脱垂的风险。④高位破膜时，破膜后术者应将手留置于阴道内等候1~2阵宫缩，一方面可控制羊水流出的速度，尽可能使之缓慢流出；另一方面应确定有无脐带脱垂。一旦发生脐带脱垂，应及时处理。

二、脐带长度异常

足月胎儿脐带平均长度约为55cm，正常范围是30~100cm。动物实验及人类妊娠研究认为脐带长度及羊水量与胎儿的运动呈正相关，并受其影响。

脐带短于30cm者，称为脐带过短（excessive short cords）。脐带过短于妊娠期间并无临床征象，但临产后由于胎先露部下降，脐带被牵拉过紧，使胎儿血液循环受阻，因缺氧出现胎心率异常，严重者可致胎盘早剥。过短脐带可牵拉胎先露部，使其下降受阻，导致产程延长，尤其是第二产程。若临产后疑有脐带过短，应抬高床脚改变体位并吸氧，如胎心仍无改善，应尽快剖宫产终止妊娠。

脐带长度超过100cm者，称为脐带过长（excessive long cords）。脐带过长者易造成脐带绕颈、绕体、打结、脱垂或受压，影响胎儿安危。

三、脐带缠绕

脐带围绕胎儿颈部、躯干或四肢者，称为脐带缠绕（cord entanglement）。脐带绕颈占90%，以绕颈1周者居多，为分娩总数的20%左右。脐带缠绕躯干、四肢一般发生在脐带过长时。发生原因与脐带过长、胎儿较小、羊水过多及胎动频繁等有关。对胎儿的影响与脐带缠绕的松紧、缠绕周数及脐带长短有关。单羊膜囊双胎脐带缠绕发生率较高，整个妊娠期包括围产期均可能因脐带缠绕而导致突发胎死宫内，对单羊膜囊双胎妊娠28周后应严密随访监测胎心，观察有无脐带受压迹象。

临床特点：①胎先露部下降受阻：由于脐带缠绕使脐带相对变短，影响胎先露部入盆，可使产程延长或停滞。②胎儿窘迫：当缠绕周数过多、过紧或宫缩时，脐带受到牵拉，可使胎儿血液循环受阻，导致胎儿窘迫。③胎心率变异：出现频繁的变异减速。④脐带血流异常：超声多普勒检查可在胎儿颈部周围显示脐带血流信号。⑤胎儿皮肤压迹：超声检查见脐带缠绕处皮肤有明显压迹。脐带缠绕1周呈"U"形压迹；脐带缠绕2周呈"W"形；脐带缠绕3周或3周以上呈锯齿形，其上为一衰减带状回声。

出现上述情况应警惕脐带缠绕，尤其是在胎心监护出现异常时，特别是胎心监护出现频繁变异减速，若经过吸氧、改变体位等均不能缓解时，应立即终止妊娠。临产前超声已经确诊脐带缠绕，应在分娩过程中加强胎心监护，一旦发生胎儿窘迫应及时处理。

四、脐带打结

脐带打结分为假结(false knots)与真结(true knots)两种。脐带假结是指脐静脉较脐动脉长,形成似结纡曲,或由于脐血管较脐带长,血管卷曲似结。假结一般不影响胎儿血液循环,对胎儿危害不大。脐带真结是由于脐带缠绕胎儿肢体,随后胎儿又穿过脐带套环而成真结。脐带真结较少见,发生率为 1.1%,多发生在脐带相对过长者,10% 的脐带真结发生于脐带长于 80cm 者。脐带真结若未拉紧则无症状,一旦脐带真结拉紧,则影响胎儿血液循环,可在妊娠过程中引起胎儿生长受限。脐带真结拉紧后胎儿血液循环受阻,严重者可致胎死宫内。绝大多数脐带真结在产后才能明确诊断。

五、脐带扭转

胎儿活动可使脐带顺其纵轴扭转呈螺旋状,称脐带扭转(torsion of cord),生理性扭转可达 6~11 周。若脐带过度扭转呈绳索样,导致血管闭塞或伴血栓形成,可使胎儿血液循环减慢,导致胎儿缺氧,严重者可致胎儿血液循环中断而致胎死宫内。

六、脐带附着异常

脐带分别附着于胎儿处及胎盘处。脐带在胎儿处附着异常时可发生脐膨出、腹裂等,超声检查大多可明确诊断,根据胎儿有无结构异常及评估预后而选择继续妊娠还是终止妊娠。正常情况下,脐带附着于胎盘胎儿面的近中央处。脐带附着在胎盘边缘者,称为球拍状胎盘(battledore placenta)。脐带边缘附着一般不影响胎儿生命,多在产后检查胎盘时发现。脐带附着在胎膜上,脐带血管如船帆的缆绳通过羊膜及绒毛膜之间进入胎盘者,称脐带帆状附着(cord velamentous insertion)。

无脐带胶质或胎盘组织保护的胎儿血管走行于胎膜上,距离宫颈内口 2cm 以内的位置,甚至位于胎先露下方,达到子宫下段或跨越宫颈内口,称为前置血管(vasa previa)。根据前置的血管与胎盘之间的关系,将前置血管分为两型:Ⅰ型为前置血管连接一个胎盘小叶,常有脐带附着异常,如球拍状胎盘、帆状胎盘等,较为多见,占前置血管的 80% 以上;Ⅱ型为前置血管连接多个胎盘小叶,如分叶状胎盘、副胎盘等。前置血管的高危因素包括前置胎盘、副胎盘、双叶胎盘、脐带帆状附着、辅助生殖和多胎妊娠等。由于前置血管缺乏脐带胶质的保护,容易受宫缩时胎先露的压迫或发生胎膜破裂时血管断裂。若前置血管受胎先露部压迫,可导致脐血液循环受阻,胎儿窘迫或死亡。若前置血管破裂,出血量达 200~300ml,可导致胎儿死亡。对有前置血管高危因素或可疑前置血管的孕妇,应经阴道超声确诊并检查宫颈内口。阴道检查于宫颈内口处可触及有搏动的血管,若怀疑前置血管破裂,应取流出的血液做涂片,找到有核红细胞或幼红细胞并有胎儿血红蛋白,即可确诊。产前超声检查应注意脐带附着在胎盘的部位,美国超声医学会(American Institute of Ultrasound in Medicine,AIUM)推荐孕中期对脐带插入部位置及血管数量进行评估。对妊娠晚期超声发现胎盘低于正常位置者,应进一步评价脐带的插入位置。前置血管超声的影像学表现:二维超声影像沿宫颈内口处可见条管状回声,缺乏脐带螺旋,位置固定;彩色多普勒超声影像可见胎膜下、宫颈内口上方有血流信号,如为胎儿动脉血管则血管搏动与胎儿心率一致。中期妊娠发现的前置血管孕妇,妊娠至晚期时应再次经阴道超声检查以重新评价。

对于已确诊的脐带帆状附着或前置血管孕妇,妊娠期应严密观察,应在具备母儿抢救条件的医疗机构进行待产。前置血管孕妇分娩时的典型表现为无痛性阴道出血,常发生在宫颈消失、宫口扩张和胎膜破裂时。在胎膜破裂后出现少量暗红色阴道出血伴胎心率异常时要警惕前置血管。对分娩过程中确诊前置血管的孕妇,应进行胎盘病理检查以明确诊断,特别是在发生死产或出现急性胎儿窘迫的情况下。前置血管孕妇盲目延长孕周并不能提高新生儿的存活率,反而会增加前置血管破裂的风险,对于已确诊的前置血管孕妇应用糖皮质激素促进胎肺成熟后,妊娠达 34~37 周应及时剖宫产终止妊娠,同时做好新生儿抢救准备,必要时输血。若发生前置血管破裂,胎儿存活,应立刻行剖宫产术终止妊娠,新生儿科医师需做好新生儿补充血容量、提高氧合指数、预防新生儿感染等积极抢救措施；胎儿若已死亡，则选择阴道分娩。

七、脐血管数目异常及其他

正常脐带有两条脐动脉，一条脐静脉。脐带只有一条动脉时，称单脐动脉（single umbilical artery，SUA）。大多数单脐动脉产前超声可以发现，可能伴胎儿先天结构异常，胎儿非整倍体异常的风险增加。若不合并胎儿结构异常，新生儿多预后良好。国外多项研究发现在合并糖尿病、癫痫、子痫前期、产前出血、羊水异常的孕妇其胎儿发生单脐动脉的概率相对较高。临床诊断为单脐动脉时应全面评估有无胎儿结构异常，尤其是心脏和肾脏，单纯性单脐动脉不推荐常规进行染色体核型分析。

如果脐静脉破裂，血液溢入脐带可致脐带血肿。

脐带囊肿按其起源分为真性与假性囊肿。真性囊肿很小，假性囊肿通常体积较大，多为脐带胶质溶解所致。脐带囊肿存在时，胎儿非整倍体异常的风险增加。脐带囊肿可以由超声检查出，但很难精准辨别。

经验分享

1. 胎膜未破前，有脐带脱垂危险因素者出现胎心率异常，应怀疑脐带先露，临产后密切电子胎心监护。
2. 自然或人工破膜后，通过阴道检查明确有无脐带脱垂，超声检查可协助诊断。
3. 一旦确诊脐带脱垂，产妇立即取膝胸卧位或头低臀高位，将胎先露部上推、充盈膀胱或应用抑制宫缩药物可缓解或减轻脐带受压；在严密监测胎心的同时尽快结束分娩。

本节关键点

1. 脐带异常可引起胎儿急性或慢性缺氧，甚至死胎。
2. 多数脐带异常产前可经超声检查诊断，一旦发现脐带异常应在分娩过程中加强电子胎心监护。
3. 脐带过短易引起胎儿窘迫，甚至胎盘早剥。脐带过长可造成脐带缠绕、打结及脱垂。一旦发生脐带脱垂，应立即改变体位后迅速终止妊娠。
4. 脐带帆状附着应警惕前置血管。已确诊的前置血管孕妇应用糖皮质激素促进胎肺成熟后，妊娠达34~37周及时剖宫产终止妊娠。
5. 单脐动脉和脐带囊肿时，胎儿非整倍体异常的风险增加。

（辛虹　黄静）

参考文献

1. CUNNINGHAM FG，LEVENO KJ，BLOOM SL，et al. Williams Obstetrics. 25th ed. New York：McGraw Hill Education，2018.
2. 谢幸，孔北华，段涛．妇产科学．9版．北京：人民卫生出版社，2018.
3. 徐丛剑，华克勤．实用妇产科学．4版．北京：人民卫生出版社，2018.
4. AZIZ K，LEE HC，ESCOBEDO MB，et al. Part 5：neonatal resuscitation：2020 American Heart Association guidelines for cardiopulmonary resuscitation and emergency cardiovascular care. Circulation，2020，142：524-550.
5. 中华医学会妇产科学分会产科学组．双胎妊娠临床处理指南（2020年更新）．中华围产医学杂志，2020，23（8）：505-516.
6. JAUNIAUX E，ALFIREVIC Z，BHIDE AG，et al. Vasa praevia：diagnosis and management：green-top guideline no.27b. BJOG，2018，126（1）：49-61.
7. MATSUZAKI S，KIMURA T. Vasa previa. N Engl J Med，2019，380（3）：274.
8. AIUM-ACR-ACOG-SMFM-SRU. Practice parameter for the performance of standard diagnostic obstetric ultrasound examinations. J Ultrasound Med，2018，37（11）：13-24.
9. American College of Obstetricians and Gynecologists. Medically indicated late-preterm and early-term deliveries：ACOG committee opinion，number 818. Obstet Gynecol，2021，137（2）：388-391.

第五节

产时胎儿窘迫

导读

胎儿窘迫是产科分娩期的严重并发症，发生率约为20‰，新生儿出生时重度窒息占3‰~4‰，伴有大脑损伤及劳动能力丧失至少1/10 000。及时规范处理，可减少新生儿并发症，反之，过度诊断可增加不必要的剖宫产率，如不及时有效处理或处理不当，常可造成围产儿死亡或新生儿神经系统后遗症。因此，早期发现、诊断胎儿窘迫，并给以恰当的治疗，是影响围产儿预后的关键。

一、概述

（一）定义

胎儿窘迫（fetal distress），被ACOG产科专业委员会定义为“胎儿状况不良”，是指胎儿氧供不足的病理生理状态，可发展为产时窒息和代谢性酸中毒，从而增加胎儿和新生儿中枢神经、心血管、呼吸系统和肾脏并发症的风险。在2005年ACOG就目前广泛使用的“胎儿窘迫”，重申了该词的不准确性，认为作为产前、产时的胎儿窘迫诊断，其阳性预测值不高，容易将一个出生时Apgar评分或脐血血气分析结果正常的新生儿过度诊断为胎儿窘迫。术语“胎儿窘迫”应该被“疑似胎儿缺氧”所取代，因为“胎儿窘迫”的诊断通常未经证实。

胎儿窘迫发生率为2.7%~38.5%。胎儿窘迫可分急性及慢性两种：急性常发生在分娩期，常继发于产科情况（如脐带脱垂、胎盘早剥、子宫收缩过强等）；慢性发生在妊娠期，可延续至分娩期并加重（如孕母心脏病、免疫系统疾病、慢性肾炎、妊娠期高血压疾病等继发引起）。国际疾病编码分类（ICD-10），根据胎儿窘迫急慢性编码的本质区别，将慢性胎儿窘迫为胎儿缺氧体征给予的孕产妇医疗，编码在O36；急性胎儿窘迫为产程并发胎儿应激反应，编码在O68。

（二）病因

胎儿窘迫是胎儿缺氧的表现。胎儿氧供除依赖母体血液中充足的含氧量外，尚需子宫、胎盘、胎儿自身良好的血液循环及正常的气体交换功能。任何环节异常，均可引起胎儿缺氧，导致胎儿窘迫发生。

1. **环境问题** 近年来随着工业化和城市化的快速发展，中国空气中颗粒物$PM_{2.5}$污染严重。研究表明，整个孕期的$PM_{2.5}$暴露与胎儿窘迫的风险有显著的相关性，其中在妊娠中期的相关性最为明显。进一步的分层分析表明，这种关联在寒冷季节出生的婴儿中更显著。

2. **母体血液含氧不足** 孕妇合并非产科性疾病，如贫血、高热、心脏病、肺炎等，或应用全身麻醉及镇静剂，均可使母体血液循环缺氧而造成胎儿供氧不足。

3. **胎盘功能不全** 使得胎儿发育及生存所需气体及物质交换障碍引起胎儿窘迫。

4. **胎盘、脐带血液循环受阻** 血流量减少，使胎儿氧供不足引起急性胎儿窘迫。

5. **胎儿病变** 感染、畸形、母胎血型不合等，发生胎儿慢性宫内缺氧。

6. **不正确的产程处理** 可致胎儿急性窘迫。

（三）临床表现

胎儿窘迫是一种临床综合症状，主要表现在以下方面：

1. **胎动改变** 早期可表现为胎动频繁，缺氧持续则胎动逐渐减少变弱，每12小时计数<10次，或每1小时计数<3次。

2. **胎心率改变** 急性胎儿窘迫主要表现为胎心率变化，开始表现为胎心率 >160 次 /min，甚至 >180 次 /min，心音高亢响亮，随后胎心率减慢，<110 次 /min，甚至 <100 次 /min，心音低沉微弱且不规律。

3. **羊水胎粪污染** 因胎儿缺氧及二氧化碳蓄积，引起肠蠕动增强及肛门括约肌松弛，而使胎儿排便。但单凭羊水胎粪污染不能诊断胎儿窘迫，尤其是成熟胎儿。

4. **慢性胎儿窘迫** 可表现为胎儿生长发育指标不正常，临产后易发生进一步缺氧。

（四）辅助检查

目前尚无单一检测能明确诊断胎儿窘迫。

1. **胎儿电子监护** 孕晚期通过 NST、胎儿电子监护（cardiotocography，CTG）或 OCT 监测来评估胎儿安危及储备能力是最常用的方法，监测方法及判断标准见第八章第十八节。但是 CTG 只能作为胎儿缺氧的筛查手段，因其高灵敏度高而特异性低，结果异常不能反映有无酸中毒存在及其程度，用于诊断胎儿窘迫时，需多因素综合分析。目前还没有其他检测方法可以替代 CTG。

2. **计算机分析胎儿电子监护** 计算机分析胎儿电子监护（computerized CTG，cCTG）是通过计算机自动分析胎儿电子监护，涉及变量有胎心率基线、高变异相、低变异相、短变异、每小时收缩峰值和孕妇每小时胎动。发现足月（孕周≥38 周）低危妊娠者中胎心率基线≥145 次 /min、短变异≤5 次 /min、高变异相≤3 次 /min、低变异相≥9.5 次 /min 与娩出即时的脐血 pH<7.25 有相关性，其敏感性达 34%~52%，特异性较高，为 94.9%~96.6%，阳性预测值为 81.0%~81.3%，阴性预测值为 77.4%~82.2%。有较多在对胎儿生长受限的妊娠群体中用该方法预测胎儿酸中毒情况的报道。

3. **B 超检查** 监测胎动、胎儿呼吸样运动、胎儿肌张力、羊水量，联合 NST 结果作为胎儿生物物理评分（biophysical profile，BPP）。胎儿生物物理评分与围产儿死亡结局间的关系见表 12-5-1。

4. **羊膜镜检查** 在羊膜未破时，用羊膜镜观测羊水是否胎粪污染可了解胎儿是否存在缺氧，但需结合胎心监护的结果来诊断胎儿窘迫，不能直接诊断胎儿窘迫，故现临床使用较少。

5. **胎儿脐血流指数** 脐动脉血流主要反映胎儿 - 胎盘循环的血流动力学状态，比较公认的是孕 28~32 周脐动脉各血流参数达峰值，后逐渐下降，至足月降至最低。孕 36 周后脐动脉 S/D 多 <3，若出现脐动脉 S/D 比值持续升高，或出现脐动脉舒张期血流缺失或倒置，常提示胎儿处于严重缺氧和酸中毒状态，严重影响预后。大脑中动脉（middle cerebral artery，MCA）可直接反映胎儿颅脑血流的动态变化。杨玉英等早年报道了孕 20~42 周的胎儿 MCA 血流指数正常值，即 RI>0.6、PI>1.6、S/D>4.0，是目前国内许多医疗机构的常用标准。但因 MCA 的不稳定性，目前仅作为脐动脉 S/D 值异常时的辅助参考价值。而 Masihi 等前瞻性队列研究更是发现，通过超声对孕 38 周后的胎儿行大脑中动脉 / 脐动脉搏动指数比（cerebral/umbilical artery pulsatility index ratio，CPR）进行测定，临界值取 1.94，预测孕 38~40 周发生胎儿窘迫具有统计学意义，其敏感性、特异性、阳性预测值和阴性预测值分别为 80.95%、50.00%、17.50%、95.20%。超声检测静脉导管（ductus venosus，DV）以反映胎儿右心功能变化。DV 缺失或反流与胎儿死亡相关，DV 扭转波连续发生 7 天，预测胎儿死亡的敏感度达 100%，特异度达 80%。50% 的 DV 的波形异常比 CTG 的短变异缺失先出现，90% 的静脉导管波形比胎儿生物物理评分提前 48~72 小时出现异常。

6. **胎儿脉冲血氧饱和度监测** 是一种直接、连续、无创的监测胎儿氧合状态的方法，可提高产程中胎儿监测的特异性。Carbonne 等发现，脉冲血氧饱和度监测对羊水性状正常胎儿结局和羊水胎粪污染胎儿结局的阴性预测率分别为 83%、79%，但敏感性过低，有待进一步研究。但 ACOG 认为，该法的应用未改善临床监测结果。

7. **胎儿头皮血 pH 测定** 为有创性检查，胎儿头皮血 pH 与胎儿全身的酸碱状态密切相关，可代表胎儿全身的酸碱状态，减少胎儿监护的假阳性，对胎儿窘迫判断的准确率达 80%~90%。但由于取血要求高、仪器昂贵，以及存在一定出血、感染风险导致临床实际应用性低。

表 12-5-1 BPP 评分和 1 周内围产儿死亡间的关系

评分结果	解读	若不干预 1 周内 PNM 机会	处理
10/10 8/10（羊水量正常） 8/8（未行 NST）	胎儿缺氧风险极罕见	1/1 000	按产科和母体因素的情况处理
8/10（羊水量异常）	可能有慢性胎儿代偿	89/1 000	明确胎儿泌尿系统功能及胎膜的完整性。孕龄 <34 周，严密监护至胎儿成熟
6/10（羊水量正常）	结果可疑，可能存在胎儿缺氧	多变	24 小时内重复试验
6/10（羊水量异常）	可能存在胎儿缺氧	89/ 1 000	足月胎儿终止妊娠。孕龄 <34 周，严密监护至胎儿成熟
4/10	高度怀疑胎儿缺氧	91/1 000	按胎儿指征终止妊娠
2/10	几乎确定胎儿缺氧	125/1 000	按胎儿指征终止妊娠
0/10	明确胎儿缺氧	600/1 000	按胎儿指征终止妊娠

二、诊断

产前和产时对胎儿窘迫的预测及诊断缺乏单一、可靠的检测指标，需连续或动态监测上述指标方能减少假阳性。

（一）急性胎儿窘迫

1. 多发生在分娩期。

2. 常因脐带脱垂、前置胎盘大出血、胎盘早剥、产程延长或子宫收缩过强及不协调等引起。

3. 胎心率异常 胎心率变化是急性胎儿窘迫的一个重要征象。缺氧早期，胎心率于无宫缩时加快，>160 次 /min；缺氧严重时胎心率 <110 次 /min。胎儿电子监护分析存在较强的主观性，预测准确性较差，假阳性率偏高。临床医师常不重视基线变异，尤其是短变异，轻视胎心率的动态变化。当胎心率 <100 次 /min，基线变异 <5 次 /min，伴频繁晚期减速提示胎儿缺氧严重，可随时胎死宫内。

4. 羊水胎粪污染 羊水污染程度与胎粪排出时间及量有关，排出时间越长，污染颜色越深，羊水越黏稠。根据程度不同，羊水污染分 3 度：Ⅰ度浅绿色；Ⅱ度深绿色或黄绿色；Ⅲ度呈棕黄色，稠厚。Raboni 等发现，在妊娠足月孕妇前羊水胎粪污染率可达 6%~11%，单凭羊水胎粪污染不能诊断胎儿窘迫，其出现的时间对诊断胎儿窘迫也很重要，临产早期出现羊水胎粪污染，尤其是黏稠者，胎儿窘迫、新生儿窒息均增加；分娩时近胎儿娩出时，胎粪的排出不能完全预示胎儿窘迫，尤其是无其他窘迫体征时；原来羊水清，经一段产程后出现胎粪污染者，胎儿窘迫发生率增加。

5. 胎动异常 缺氧初期为胎动频繁，继而减弱及次数减少，进而消失。胎动每 12 小时 <10 次应考虑低氧状态，胎动消失后平均 12~48 小时胎心消失。Goodlin 等报道，无胎动的胎儿中有 81% 的新生儿出生后需要复苏，表明胎儿在宫内缺氧严重。

6. 酸中毒 胎儿缺氧与酸中毒之间关系密切，采集胎儿头皮血进行血气分析，可反映胎儿宫内安危的情况。胎儿正常 pH>7.25~7.30，pH<7.2 且 PCO_2>60mmHg 可诊断为胎儿酸中毒。

（二）慢性胎儿窘迫

1. **时期** 主要发生在妊娠晚期，往往延续至临产并加重。

2. **常见病因** 多因妊娠期高血压疾病、妊娠合并高血压、慢性肾炎、糖尿病、严重贫血及过期妊娠等导致。

3. **宫高、腹围小于正常值** 持续慢性胎儿缺氧，使胎儿生长受限，各器官体积减小，胎儿体重低，表现为宫高、腹围低于同期妊娠第 10 百分位数。

4. 胎动减少或消失 胎动过频或胎动减少均为胎儿缺氧征象，每天监测胎动可预测胎儿安危。胎动每12小时<10次为胎动减少，是胎儿缺氧的主要表现之一。临床上常见胎动消失24小时后胎心消失，应予警惕。

5. 胎儿电子监护异常 NST表现为无反应型，即持续监护20~40分钟，胎动时胎心率加速<15次/min，持续时间<15秒，基线变异频率<5次/min。OCT可见频繁重度变异减速或晚期减速。

6. 脐动脉S/D增高 足月脐动脉S/D持续>3，或出现脐动脉舒张期血流缺失或倒置，可能提示胎儿预后不良。

7. 胎儿生物物理评分低下 根据B超监测胎动、胎儿呼吸运动、胎儿肌张力、羊水量及胎儿电子监护NST结果进行综合评分，≤3分提示胎儿窘迫，4~7分为胎儿可疑缺氧。

8. 羊水胎粪污染 通过羊膜镜检查可见羊水浑浊呈浅绿色、深绿色及棕黄色。

三、处理

（一）产科医师处理胎儿窘迫

有三个关键点：了解胎儿宫内储备，掌握胎儿窘迫发生最可能性的原因，观察复苏后的反应并对因处理。

胎儿宫内储备可以通过孕期产前检查的病史来评估，包括是否存在胎儿生长受限、子痫前期、产前产时出血、绒毛膜羊膜炎、过期妊娠。这些情况均可影响胎盘功能与转运，在产时更容易发生低氧血症(表12-5-2)。常规的产前检查包括宫高、腹围的测定，产前仅能发现1/3的小于胎龄儿，而使用个体化的生长曲线图(包括了孕妇身高、体重、种族、孕产次等)，可以将敏感性增加至48%。尽管如此，仍有近1/2的胎儿生长受限在孕期不能被发现。感染会增加胎儿的代谢及氧耗，也更容易让胎儿发生低氧血症，同时炎症细胞因子可因低氧的影响而使细胞受损。

分娩前产科医师需对胎儿进行分级评估，制订最佳的分娩期监护方案，减少对胎儿窘迫的漏诊或过度诊断。

表12-5-2 分娩前胎儿宫内储备评估分级

分级	标准
F1	正常健康的足月胎儿
F2	轻度全身性疾病，如轻、中度子痫前期，少量的产前出血，过期妊娠，胎儿生长受限，孕龄为34~36周的胎儿
F3	严重的全身性疾病，如严重的胎儿生长受限或孕龄为27~33周的胎儿
F4	严重的全身性疾病并存在一定的危险，如胎心监护异常的严重胎儿生长受限，或胎儿监护异常的高度怀疑绒毛膜羊膜炎的早产儿
F5	胎儿存在致死性先天畸形或孕龄过小不能存活者
F6	死胎/死产

（二）判断胎儿窘迫可能的原因并在复苏后对因处理

1. 急性胎儿窘迫 应采取果断措施，紧急处理。

(1) 寻找原因并予以处理：原因多为子宫收缩过强过频、脐带受压、产程进展异常或难产、产妇体位、突发事件(如前置血管破裂、脐带脱垂、胎盘早剥、子宫破裂等)。产时宫内复苏是指为改善产时胎儿氧供而采取的一系列措施，包括：

1) 改变体位：氧输送取决于器官血流量及动脉血氧含量，血流量取决于灌注压(动-静脉压差)及血流阻力，左侧或右侧卧位或胸膝卧位通过缓解下腔静脉受压，增加孕妇回心血量，可改善胎盘灌注，从而改善胎儿血氧浓度。有研究发现左侧、右侧卧位胎儿血氧饱和度分别可增加48.3%和47.7%。

2) 吸氧：目前争议较多，循证数据库中研究结果无证据支持给孕妇吸氧可有效改善胎儿窘迫，但有学者认为10~15L/min呼吸面罩给氧可能对缓解产时延迟减速、改变胎心基线变异性和改善胎儿心动过速有一定价值。目前对于胎心基线变异正常者，认为吸氧并不利大于弊。

3) 静脉补液：胎儿血氧饱和度取决于胎盘灌注，而孕妇低血容量可减少胎盘灌注，因此对于产程中入量不足者，可补液1 000ml生理盐水或林格液(含糖液体可能会使缺氧胎儿通过无氧代谢而产生过多乳酸,加重酸中毒,因此不推荐)。对比 500ml 补液,更可改善胎儿血氧(增加 5.2%*vs*.3.7%)。但子痫前期、心功能不全等孕妇应慎用。

4) 使用宫缩抑制剂:疑似胎儿窘迫者,须立即停止滴注缩宫素,评估是否存在宫缩过频,若停药后宫缩不缓解应排查是否存在病理产科问题,必要时使用宫缩抑制剂,如特布他林 250μg 皮下或静脉推注。

(2) 如果排除突发事件引起的急性胎儿窘迫,进行宫内复苏无改善,应在 30 分钟内尽快终止妊娠。根据产程进展决定分娩方式,做好新生儿抢救准备:①宫口未开全,出现下列情况之一者,应立即行剖宫产:a. 胎心率持续 <100 次 /min 或持续 >180 次 /min 伴羊水污染;b. 胎儿电子监护出现Ⅲ类监护图形;c. 胎儿头皮血 pH<7.20。尽管目前缺乏有关分娩决定间隔时间(decision-to-delivery-interval,DDI)与围产期结局相关的证据,但在胎儿窘迫的情况下,任何延迟都可能加重产时缺氧,尽管广泛建议 DDI 短于 30~75 分钟,但需结合各家医院的本身资源来个体化制订。剖宫产终止妊娠的麻醉方式可与麻醉师沟通,一般区域麻醉优于全身麻醉。②宫口开全,胎头双顶径已过坐骨棘平面以下,尽快经阴道助产。关于分娩方式,据统计,剖宫产终止妊娠的间隔时间平均为 0~40 分钟,而阴道助产的间隔时间平均为 20~30 分钟,因此以何种方式终止妊娠主要取决于当时的分娩条件及医务人员对手术技术的掌握。阴道助产技术中的产钳术和胎头吸引术,均无明显优势。不论何种分娩方式,均要求胎儿娩出前新生儿科医师提前到场,便于尽快完成新生儿出生后的早期复苏。

2. **慢性胎儿窘迫** 应针对病因,视孕周、胎儿成熟度及胎儿窘迫程度决定处理。

(1) 一般处理:左侧卧位。积极治疗妊娠合并症及并发症。

(2) 期待疗法:孕周小,胎儿娩出后存活可能性小,尽量保守治疗以期延长胎龄,同时促胎儿成熟,等待胎儿成熟后终止妊娠。

(3) 终止妊娠:妊娠近足月,胎动减少,OCT 出现频繁的晚期减速或重度变异减速,胎儿生物物理评分 <4 分者,均应以剖宫产终止妊娠为宜。

(三) 团队合作管理

有经验的产科医师、儿科医师、麻醉师、护理人员和助产士构成的团队合作对于胎儿窘迫的快速处理至关重要。减少产房助产士和护理人员流动,产房设立 DDI 手术间,产房麻醉师 24 小时驻扎,产房内发生胎儿窘迫的孕妇开通静脉用 16G 的套管针,平日多学科急救技能合作和演练,呼叫应急体制的完善等,是现代化产房的必备条件。

处理技巧

1. 产科医师处理胎儿窘迫的三个关键点为了解胎儿宫内储备;判断胎儿窘迫发生最可能性的原因;观察宫内复苏后的反应。
2. 产时胎儿窘迫的宫内复苏为改变体位,吸氧,静脉补液,停用宫缩剂或用抑制宫缩剂来抑制宫缩。
3. 多科共同合作(如助产士、产科医师、麻醉科医师、新生儿科医师等)。

经验分享

1. 胎动异常是自我监测评估的最佳手段。
2. 羊水量、胎儿生长指标、脐动脉 S/D 值等是胎儿宫内储备的评价指标,是早期识别胎儿窘迫的重要参考指标。
3. 胎心听诊、胎儿监护是评估胎儿宫内安危及储备能力的常用方法,重点在于如何正确解读,尤其要重视进入产程后的晚期减速和可变减速。
4. 胎儿头皮血 pH 提示胎儿酸中毒,是诊断胎儿窘迫的金标准,但诊断滞后,因此需多项指标联合判断。

本节关键点

1. 传统意义上胎儿窘迫的诊断存在一定的不准确性,产前产时的胎儿窘迫存在过度诊断,胎儿窘迫的诊断基于胎儿代谢性酸中毒,但诊断容易滞后。

2. 产前和产时对胎儿窘迫的预测和诊断缺乏单一、可靠的检测指标，需连续或动态监测方能减少假阳性。
3. 产科医师处理胎儿窘迫的三个关键点在于了解胎儿宫内储备，掌握胎儿窘迫发生最可能性的原因，观察复苏后的反应并对因处理。

（贺晶 梁琤）

参考文献

1. 谢幸，孔北华，段涛．妇产科学．9版．北京：人民卫生出版社，2018.
2. LIU H，LIAO J，JIANG Y，et al. Maternal exposure to fine particulate matter and the risk of fetal distress. Ecotoxicology and Environmental safety，2019，170：253-258.
3. CASTELIJN B，HOLLANDER K，HENSBERGEN JF，et al. Peripartum fetal distress in diabetic women：a retrospective case-cohort study. BMC Pregnancy and Childbirth，2018，18（1）：228.
4. GIOVANNINI N，CRIPPA BL，DENARO E，et al. The effect of delayed umbilical cord clamping on cord blood gas analysis in vaginal and caesarean-delivered term newborns without fetal distress：a prospective observational study. BJOG，2020，127（3）：405-413.
5. HEIDWEILLER-SCHREURS CA，DE BOER MA，HEYMANS MW，et al. Prognostic accuracy of cerebroplacental ratio and middle cerebral artery Doppler for adverse perinatal outcome：systematic review and meta-analysis. Ultrasound Obstet Gynecol，2018，51（3）：313-322.

第六节

死产

导读

死产（stillbirth）是常见的不良妊娠结局，在美国每160位分娩孕妇有1位发生死产，而在英国每200个新生儿出生中有1例发生死产，在加拿大是每140个新生儿出生中有1例发生死产。2016年《柳叶刀》统计称中国每1 000次分娩中有7.2例死产。据报道每年几乎有25 000例孕周≥20周的死产发生。本文论述关于死产的目前研究信息，包括死产的诊断和处理、死产的评估以及预防策略。

一、概述

（一）定义

国外将死产定义为出生的胎儿没有生命迹象，表现为呼吸、心搏、脐血流搏动停止，肌肉自主收缩运动停止。关于死产儿出生的体重和孕周的标准缺少统一的标准。欧美国家多认为死产儿孕周是≥20周，或在孕周不明的情况下，死产儿的体重≥500g，这其中主要包含了外观正常的死胎，而常将致死性胎儿畸形终止妊娠和不能存活的早产胎膜早破诱发分娩的胎儿死亡排除在外。WHO对死产的定义是死产发生在孕28周后或死产儿出生体重≥1 000g或体长≥35cm。根据我国国情，将死产更多是定义在妊娠满28周以上的胎儿在分娩过程中的死亡。

（二）病因

虽然在多数情况下，死产的原因往往无法确定，但以下几方面是常规考虑方向：人口学特征、遗传、母体疾病、感染、胎盘因素和胎儿异常。

1. **母体因素**

(1) 种族因素:在美国,西班牙裔、亚裔、美国本土妇女和非西班牙裔妇女的死产率<0.6%,而非西班牙裔黑色人种妇女的死产率持续显著高于1.125%,有死产高风险的非西班牙裔黑色人种妇女,归因于糖尿病、高血压、胎盘早剥和胎膜早破等高风险因素。

(2) 人口学特征:孕妇受教育程度低、社会经济地位低、围产保健差等与死产有关。

(3) 孕妇本身疾病:是发生死产的主要原因,占10%左右,包括栓塞性疾病、糖尿病、高血压疾病、抗磷脂综合征、身免疫性疾病、发绀性心脏病。间接引起妊娠期高血压和胎盘功能不全的疾病,如慢性肾脏疾病或系统性红斑狼疮,也与死产有关。此外,无论何种贫血,若首次产检或孕28周发现中重度贫血的死产风险及围产儿死亡率均高于血红蛋白正常者,发生风险分别为5倍和3倍。通过对孕妇的合理围产保健监测和管理,可有效降低死产的发生。

(4) 肥胖:相关数据表明非肥胖妇女发生死产率是0.55%,BMI 30~39.9kg/m^2 的妇女死产率是0.8%,BMI≥40kg/m^2 的妇女死产率是1.1%,证据表明肥胖相关死产风险伴随着孕周的增加而增加。控制吸烟、妊娠期糖尿病和妊娠期高血压疾病后,肥胖是死产的独立风险因素。

(5) 高龄和初产妇:高龄孕妇的死产可能与致死性先天畸形和染色体异常有关,通过产前染色体疾病筛查可以降低这种类型的死亡。高龄(>35岁)发生死产 *aOR* 为1.65(95%置信区间为1.61~1.71),初产妇发生死产 *aOR* 为1.42(95%置信区间为1.33~1.51)。研究表明,40岁的初产妇在孕37周后可估计的发生死产的风险为1∶116,而相同年龄的经产妇的死产发生率是1∶304。

(6) 既往产科史:既往患有妊娠并发症,如有早产史、胎儿生长受限和妊娠期高血压疾病的妇女,再次妊娠发生死产的风险概率更大。此外,孕妇前胎为死产儿,再次妊娠发生死产的风险增加2倍。

(7) 吸烟、吸毒:孕期吸烟(存在剂量相关效应)发生死产 *aOR* 为1.40(95%置信区间为1.27~1.46),是死产的重要危险因素。Varner等研究发现,在违禁药物筛查呈阳性反应者中,死产风险增加1倍。他们检测了该药物在死产病例的脐血中暴露情况,发现大麻和死产间存在关联。

(8) 妊娠期肝内胆汁淤积症:已被公认会增加死产的风险,且不良新生儿结局随着总胆汁酸水平的增加而增加。当总胆汁酸水平超过40μmol/L与死产相关性更强,*OR* 为3.05(95%置信区间为1.29~7.21),而瘙痒程度和胎儿死亡间无明确相关性。

2. **胎儿因素**

(1) 多胎妊娠:多胎妊娠的死产率比单胎妊娠高4倍。这种高死产率归因于多胎妊娠的绒毛膜性(如单绒毛膜者相关的并发症)和多胎妊娠并发症(如高龄孕妇、胎儿畸形和生长受限)所增加的风险。

(2) 胎儿生长受限:胎儿生长受限伴随着死产的风险显著增加,胎儿体重小于胎龄的第10百分位,死产累积风险约1.5%,而当体重小于胎龄的第5百分位时胎儿死亡风险增加2.5%。

(3) 染色体和基因异常:约8%~13%的死产存在异常染色体核型,最常见的是单倍体X(23%)、21三体综合征(23%)、18三体综合征(21%)和13三体综合征(8%)。约有20%的死产儿有结构畸形和骨骼异常,15%~20%的死产儿有重大畸形。

(4) 感染:早产中的大多数死产与感染相关。据估计,高达19%的孕周<28周的死产涉及感染,只有2%的足月死产与感染相关。尤其应关注巨细胞病毒、细小病毒B19或李斯特菌感染。目前对死产和感染相关的报道有相当大的差异性,部分是由于死产的分类方法不同。

3. **脐带胎盘因素** 大面积胎盘早剥、母胎出血是常见的死产病因。孕妇吸毒、吸烟、妊娠期高血压疾病是导致胎盘早剥和死产的重要因素。尽管许多死产是由于脐带因素所造成的,但在将死产归因为脐带因素前,需尽量进行脐带检查以找出由此造成循环梗阻的证据,并排除其他的死产病因。因此,脐带因素常是死产的表现,不是原因。

4. **其他** 不正确的产程处理往往是可避免的死产发生的常见原因。

尽管死产原因如上所述,但也仅能在60%的病例中找到死因。其中最常见的死产原因是胎盘功能不良、胎儿遗传和结构异常、感染、脐带异常(不包括脐带绕颈)、高血压疾病和孕前糖尿病。

二、诊断

死产的诊断重点在于对死产原因的诊断，从其发生的高危因素着手，即评价死产最重要的检查是产妇评估，分娩情况评估，检查胎盘、脐带、胎膜，胎儿尸检以及染色体核型、基因检测评价。

1. **产妇评估**　全面系统详细地掌握孕妇病史(包括既往不良孕产史、药物接触史、病毒感染、家族史等)，便于找出相关导致死产的病因及症状。记录夫妻的任何相关信息，并进一步研究。根据末次月经计算的孕周、孕产妇产前检查、实验室数据，以及超声检查记录的内容和新生儿检查相比较，同时详细记录本次分娩的产程及相关处理，客观寻找可能因产程处理不当引起的可避免的死产，对于非遗传原因，如感染、胎盘早剥、脐带异常也应该考虑。孕产妇可行以下检查：血常规；血型及不规则抗体；糖化血红蛋白；Kleihauer-Betke 试验(胎儿血红蛋白酸洗脱试验)；感染相关指标——TORCH 测定、细小病毒 B19、李斯特菌；狼疮抗凝指标、抗心磷脂 IgG 及 IgM、抗 β_2- 糖蛋白 IgG 及 IgM；如果有证据表明存在胸腔或心包积液、心肌内膜纤维化或房室结钙化，建议查抗 SSA/ 抗 SSB 抗体；既往有 3 次或 3 次以上反复流产，既往或当前胎儿或新生儿有先天性畸形或畸形特征者，建议查夫妻双方染色体核型；若存在胎儿水肿且产妇贫血，鉴别诊断需考虑 α- 地中海贫血，可行血红蛋白电泳检查；当大面积胎盘早剥导致宫内死胎，或胎儿死亡超过 4 周，建议查凝血时间和血纤维蛋白原水平；毒理学筛查以排除可卡因、大麻或其他违禁药物；如病人有胆汁淤积症状，如黄疸、瘙痒等，可行总胆汁酸和转氨酶测定。

2. **死产儿尸检**　尸检是确定胎儿死亡原因的最有用的方法，需和家属强调这一点。死产儿的检查应尽快进行，并指出是否有畸形特征，测量其体重、身长和头围，具体畸形部位的照片对于随后的审查和咨询专家意见是非常重要的。医疗记录中需详述检查的阳性和阴性结果。围产医学、病理学和遗传学专家可结合死产儿尸检来综合判断，以发现死产潜在的 42.4% 病因。如果产妇拒绝进行死产儿解剖，可以推荐考虑局部解剖，也可提供一些有用的信息。当怀疑死产儿神经系统异常时，应制定标准化的神经病理学检查方案。然而，尽管尸检时对死产儿进行了仔细检查，但仍有 >25% 的死产无法确定具体死亡原因。当尸体解剖被拒绝时，对死产儿进行有限的检查也是有价值的，包括特定内脏器官的针刺活检及 X 线、CT、MRI 检查等。

3. **胎盘脐带检查**　如果没有对胎盘镜检或胎盘病理组织学的细致检查，这种系统评价死产的方法是不完整。许多死产病例均涉及胎盘异常，尤其是与胎盘有关的胎儿生长受限。助产医师应该仔细检查胎盘并记录观察结果。在多胎妊娠中，更需确定胎盘的绒毛膜性。

胎盘脐带的病理检查包括：①脐带，是否有血栓形成和真结；②胎盘，是否有梗死、钙化、血栓形成、血肿、早剥(凝块压迹情况)、血管畸形；③亚临床感染表现，是否有脐带炎、羊膜炎。肉眼和显微镜检查胎盘是评价死产儿的基本部分，还包括胎膜和脐带的检查，由此更可证实尸检结果。

同时建议对绒毛膜进行细菌培养。可在胎盘胎儿面取样行细菌培养，包括 B 族溶血性链球菌、李斯特菌、大肠埃希菌。如果有特定临床表现，可以考虑进行其对应病原体的培养。

4. **胎儿染色体核型分析和基因检测**　强调死产儿及附属物标本应保存，结合遗传学家或临床病理学家意见决定是否送去做细胞遗传学研究。染色体异常在死产原因中占 6%~12%，可利用荧光定量聚合酶链反应检测或使用染色体微阵列分析寻找基因组片段的拷贝数变异，与传统的核型分析相比具有更高的诊断效率。胎儿基因检测包括基因微缺失或微重复检测，可以获得关于死产儿潜在遗传因素的重要信息。

如果有以下迹象，应考虑进行细胞遗传学研究：①先天畸形；②生长受限；③胎儿水肿；④生殖器不明；⑤畸形特征。

当怀疑嵌合体或三倍体时，有必要进行染色体核型检查。在获得夫妻双方同意后，可取以下组织:①胎儿皮肤或胎儿软骨;②若胎儿已被浸泡,可取其跟腱和/或心内胎血;③一小段脐带;④胎儿体液,如腹腔积液、水囊瘤、胸腔积液;⑤可取羊水时,也可考虑行羊膜腔穿刺术进行细胞遗传学研究。

死产的原因可为孕妇发生死产后再次妊娠的产前诊断和孕期管理提供较佳的建议。

三、处理

死产是妊娠的不良结局,除了孕期个体化管理,通过对死产高危因素识别、合理规划孕期保健、降低妊娠并发症发生来尽可能减少死产发生外,死产处理的重点在于对本次死产的终止及死产后再次妊娠的处理。

(一) 死产的终止

采取对孕妇损伤最小的引产方法,如使用乳酸依沙吖啶注射液进行引产、使用前列腺素进行引产、水囊引产等。

(二) 再次妊娠的处理

1. **孕前** 了解详细的病史;既往死产的评价;复发风险的预测;戒烟;肥胖妇女减肥;如存在家族遗传性疾病应进行遗传咨询;糖尿病筛查;血栓形成倾向的检查:抗磷脂抗体检测等。

2. **孕早期** 预约早孕筛查,包括11~13周超声检查颈项透明层(NT),胎儿鼻骨特征(NB);妊娠相关血浆蛋白A,人绒毛膜促性腺激素,有创操作(如绒毛活检)等。

3. **孕中期** B超筛查胎儿解剖有无异常、产前血筛查;酌情行外周血无创胎儿DNA测定、羊水穿刺或脐血穿刺胎儿染色体测定等。

4. **孕晚期** 除常规的产前检查外,尚需注意:①妊娠28周后B超筛查胎儿有无生长受限;②妊娠28周开始胎动计数;③妊娠32周开始进行胎儿监护或前胎死产前1~2周进行胎儿监护。

5. **分娩方法** 有死产史并非剖宫产适应证。在排除阴道分娩禁忌的前提下,选择孕39周引产,或确定胎肺成熟后可在孕39周前经阴道分娩,分娩过程需严格进行胎心监测。剖宫产终止妊娠仅适用于阴道分娩禁忌者。

经验分享

1. 确定死产原因可从产妇评估、胎儿尸检、胎盘及其他附属物检查和染色体核型等手段中获得详细信息,进行评价。
2. 明确死产原因可为下次妊娠提供更佳的孕期管理。

本节关键点

1. 我国将死产定义为妊娠满28周以上的胎儿在分娩过程中的死亡。
2. 常见的死产原因包括胎盘功能不良、胎儿遗传和结构异常、感染、脐带异常(不包括脐带绕颈)、高血压疾病和孕前糖尿病。
3. 明确死产原因可为下次妊娠提供更佳的孕期管理。

(贺晶 梁琤)

参考文献

1. American College of Obstetricians and Gynecologists. Obstetric care consensus #10:management of stillbirth. Am J Obstet Gynecol,2020,222(3):B2-B20.
2. HAMMAD IA,BLUE NR,ALLSHOUSE AA,et al. Umbilical cord abnormalities and stillbirth. Obstetrics and Gynecology,2020,135(3):644-652.
3. REINEBRANT HE,LEISHER SH,COORY M,et al. Making stillbirths visible:a systematic review of globally reported causes of stillbirth. BJOG,2018,125(2):212-224.
4. WOJCIESZEK AM,SHEPHERD E,MIDDLETON P,et al. Interventions for investigating and identifying the causes of stillbirth. The Cochrane Database of Systematic Reviews,2018,4(4):CD012504.
5. LEDUC L. No. 394-stillbirth investigation. J Obstet Gynaecol Can,2020,42(1):92-99.

第十三章

新生儿并发症及处理

……

第一节

难产新生儿的处理

导读

新生儿娩出以后，在产房内对新生儿进行早期的正确处理非常重要，与减少新生儿相关并发症的发生、降低危重新生儿死亡及后遗症等息息相关。本节讨论的内容主要包括产房内新生儿的评估与监护、过渡期继续评估与处理、产房内早产儿的特殊处理，以及子宫外产时处理、产房外科手术。

一、产房内新生儿的评估与监护

产房每一例分娩至少有1名熟练掌握新生儿复苏技术的医护人员在场，高危妊娠的分娩应有训练有素的新生儿科医师到场。高危妊娠产妇分娩前产科应事先通知新生儿科，如有条件新生儿科医师应参加分娩前讨论，以便了解围产期病史、有无高危因素，预见可能发生的问题，并做好包括新生儿复苏等一切相关的准备工作。产程中出现难产迹象，特别是疑似胎儿窘迫等情况时，应及时通知新生儿科医师到场。一旦新生儿出生，新生儿科医师应根据新生儿临床情况和检查结果及时处理，评估其危险度，确定相应的诊疗护理。

新生儿出生后的初步检查与评估如下：

1. 初步评估与复苏 尽可能延迟脐带结扎至少60秒。新生儿断脐以后应立即置于辐射台保暖，产房内的产科或新生儿科医师应立即对新生儿进行初步评估，根据是否足月，羊水是否清亮，肌张力、呼吸和哭声情况决定是否进行新生儿复苏。如无须复苏则予常规护理，如需复苏则按复苏流程进行。需要复苏的新生儿断脐后应立即行脐动脉血气分析，结合Apgar评分有助于窒息的诊断和预后的判断。

2. Apgar评分 在新生儿娩出1、5、10分钟分别进行Apgar评分。如进行了复苏操作，在评分时应用的复苏措施也应同时记录。建议在产房内填写的表格，如表13-1-1所示。

若新生儿生后5分钟Apgar评分<7分，则应每隔5分钟评分1次，直到20分钟。评分应登记在婴儿出生记录中，复苏中的完整档案必须包括实施复苏的具体描述。

3. 产房的初步查体 新生儿娩出断脐、擦干，或完成复苏流程情况相对稳定后，在产房内需对新生儿做一次快速的、概略的初始检查，其主要目的是：识别急症，及时处理；检查有无疾病征象，对新生儿做一次初筛；评估风险度，确定所需的医护等级及去向。检查的重点是有无急症、呼吸循环问题、产伤、先天畸形、宫内感染和其他明显异常。

（1）观察一般情况：从头到脚仔细观察新生儿身体各部位，性别、发育、营养、姿势、活动、肌张力、反应等。

（2）检查呼吸、心跳，观察有无持续或进行性加重的吸气性呼吸困难、鼻翼扇动、呻吟、发绀等呼吸窘迫征象，或呼吸浅表不规则、呼吸暂停；检查心率、心音、有无病理性杂音、有无毛细血管再充盈减慢等周围灌注不良的表现。

（3）检查皮肤颜色，有无皮疹、出血、瘀斑、血管瘤、水肿，检查肝脾有无长大。

（4）检查有无产伤：仔细观察头部，从头顶开始，慢慢地抚摸头部周围，观察有无头皮水肿、头颅血肿、帽状腱膜下出血、头皮损伤等异常情况；有无皮肤软组织损伤、神经麻痹、骨折等。

（5）检查有无畸形：迅速视诊全身各部有无畸形，包括整体外观、面容、口腔内有无腭裂、躯体

表 13-1-1　Apgar 评分

孕龄:____周

体征	0 分	1 分	2 分	分钟 /min				
				1	5	10	15	20
肤色	青紫或苍白	四肢青紫	全身红润					
心率	无	<100 次 /min	≥100 次 /min					
呼吸	无	微弱不规则	良好，哭					
肌张力	松软	稍弯曲	动作灵活					
对刺激的反应	无反应	反应及哭声弱	哭声响，反应灵敏					
总分								

	复苏					
	分钟 /min	1	5	10	15	20
备注	给氧					
	PPV/NCPAP					
	气管插管					
	PS					
	胸外按压					
	肾上腺素					

注：PS，肺表面活性物质（pulmonary surfactant）

各部比例、脐血管数目，触诊腹部有无包块；对持续张口呼吸者应关闭其口腔听诊鼻腔呼吸音以排除后鼻孔闭锁；如有羊水过多或明显腹胀，可插胃管检查有无食管闭锁或高位肠梗阻（抽出胃内容物量 >20ml）；检查外生殖器有无畸形，有无肛门。

(6) 测量体重、身长、头围，确定其与胎龄的关系。

以上快速体检通常可在 1~2 分钟内完成，详细的全面体检可留待转入母婴同室后数小时后进行。若发现任何问题，应及时告知家属。对围产期有高危因素或已发现疾病的新生儿，应留脐血标本进行必要的实验室检查。转出产房前应做好体检结果和处理经过的记录，并由护士完成婴儿的识别标记。早产、低体重和病儿转出时最好用预热好的暖箱。

4. 初始评估和分类　初始评估主要依据围产期病史中有无高危因素、出生时胎龄、体重和初始检查结果，按照风险度的大小分为高危、中危和低危。对高危儿及部分中危儿应转入新生儿科进一步检查、治疗，对低危儿及部分中危儿可转入母婴同室进一步观察。

(1) 高危儿：约占所有活产婴的 3%~4%，主要包括极低胎龄体重和出生时或生后不久出现严重病征的新生儿。①胎龄≤32 周，或出生体重≤1 500g；②Apgar 评分 1 分钟评分≤3 分，5 分钟评分 <7 分；③持续或进行性呼吸窘迫、发绀或呼吸浅表不规则，反复呼吸暂停；④心率异常，伴低血压、低灌注表现；⑤持续发绀，给氧不能缓解；⑥苍白，广泛水肿；⑦出血倾向；⑧神志异常、反应差、肌张力改变或惊厥；⑨体温不稳定，面色发灰、萎靡，或有皮疹、肝脾大等宫内感染迹象；⑩严重产伤，如截瘫（脊髓损伤）、膈肌麻痹（膈神经损伤）、肱骨或股骨骨折；⑪需急诊手

术的严重畸形,如食管气管瘘、膈疝、腹裂、脑脊膜膨出等。

(2) 中危儿:约占所有活产婴的10%~15%,包括病征较轻或有潜在危险的新生儿。①胎龄33~36周,出生体重1 500~2 499g;②Apgar评分1分钟评分4~7分,但5分钟评分正常;③呼吸频率增快,但无呼吸窘迫或发绀;④较轻的产伤,如头颅血肿、较大的软组织挤压伤、面神经或背丛神经麻痹;⑤行为异常,如嗜睡、激惹、吸吮差;⑥贫血或红细胞增多症;⑦较大的先天畸形,但不需立即手术或紧急处理;⑧胎膜早破>24小时;⑨双胎、多胎儿、小于胎龄儿、大于胎龄儿;⑩产妇有高危因素,如患感染性疾病、糖尿病,有药瘾史等。

(3) 低危儿:约占所有活产婴的80%~85%,凡足月生、体重在正常范围、反应良好、无疾病征象、并已不存在高危因素威胁的新生儿,皆归入此类。

处理要点

1. 新生儿出生以后,应立即评判是否需要复苏,并对所有新生儿进行Apgar评分,并做好相关记录。
2. 对新生儿做一次快速的初始检查,识别急症,及时处理,检查有无疾病征象。
3. 根据围产期病史、出生时胎龄、体重和初始检查结果,按照风险度的大小对新生儿进行初始评估和分类,确定所需的医护等级及去向。

二、过渡期继续评估和处理

低危儿和中危儿在生后过渡期的动态观察和检查中,如发现以下高危征象,应立即转入新生儿科进行诊治,如无条件,应转院:①进行性呼吸窘迫;②反复呼吸暂停;③心率异常伴低血压、低灌注表现,严重心律失常;④中央性发绀;⑤惊厥、神萎、拒奶、活动减少、肌张力低下;⑥不明原因发热、体温不升、硬肿;⑦生后黄疸达到干预指标;⑧严重低血糖;⑨生后24小时无尿、48小时未排胎便;⑩腹泻伴脱水或腹胀、呕吐,呕吐物中含胆汁。

1. 转入母婴同室新生儿的常规处理 低危儿一般母婴同室以促进母婴接触,住院期间尤其是生后24小时内应密切观察。新生儿科医师及母婴室护士应密切巡视。常规处理包括:

(1) 妥善保温,室温维持在24~26℃,可着衣及包被放在产妇床侧的婴儿床上。

(2) 提倡母乳喂养,早吸吮、按需哺乳,有禁忌证时予配方奶喂养;喂奶后拍背、侧卧,防止奶汁反流窒息。

(3) 注意消毒隔离,接触新生儿要洗手。

(4) 做好五官、脐部、臀及会阴部清洁护理,出生后第二天即可沐浴。

(5) 出生后即可肌内注射维生素 K_1 1mg,预防维生素 K_1 缺乏。

(6) 生后接种卡介苗及乙肝疫苗,产妇表面抗原阳性的新生儿应在生后12小时内同时接种乙肝高效免疫球蛋白。

(7) 生后6~72小时期间可通过听诊心脏杂音和脉搏氧饱和度测定进行新生儿先天性心脏病筛查。

(8) 生后72小时后可行新生儿遗传代谢病筛查及听力筛查。

(9) 预防新生儿低血糖,尽早完成首次母乳喂养,喂养困难者需监测血糖。糖尿病产妇的婴儿、巨大胎儿、大于胎龄儿、小于胎龄儿、晚期早产儿生后需常规监测血糖。至少连续3次以上血糖正常再停止监测。

(10) 每日监测新生儿黄疸情况,如有高危因素(如溶血等)应增加监测次数;应对家长进行宣教,如果生后24小时内出现黄疸,属于异常情况,需进一步检查和治疗。

2. 转入新生儿病房新生儿的常规处理 高危儿及部分中危儿转入新生儿病房后应进行密切监护及治疗。保暖、监护、建立血管通路、给氧和呼吸支持、营养支持、怀疑感染时的评价和处理是此类患儿处理中几个共同的重要问题。

(1) 保暖:用预热的伺服式暖箱或辐射保暖台保暖,使耳温保持在36.5~37.5℃,开始每30~60分钟测量1次,待体温稳定后改为4~8小时测量

1 次，避免体温过低或医源性体温过高。

(2) 监护：用心肺监护仪持续监护心率、呼吸、经皮氧饱和度、血压；有条件的单位，对休克患儿应监测中心静脉压或及有创血压监测；凡使用苯巴比妥、氨茶碱、地高辛、氨基糖苷类等药的患儿，应常规监测血药浓度；对全静脉营养者应进行常规监测。

(3) 监测血糖：根据情况每 4~6 小时检测 1 次床旁微量血糖，早产、低体重、小于胎龄、糖尿病产妇的婴儿或血糖不稳定的新生儿应增加检测次数，必要时静脉输注葡萄糖维持血糖，防止血糖过高或过低。

(4) 建立血管通路：脐动脉插管或桡动脉留置套管建立动脉通路，方便采血监测血气；外周静脉穿刺、脐静脉置管或经外周静脉穿刺中心静脉置管(peripherally inserted central catheter，PICC)等建立静脉通道，有效保证给药途径及长期静脉营养。

(5) 给氧和呼吸支持：目前认为动脉血氧分压(PaO_2)<7.33kPa(55mmHg)，濒临失代偿边缘，是给氧的指征。应用呼吸支持的原则是预防呼吸衰竭，而不是等到已经呼吸衰竭再用。当通过鼻导管、面罩或头罩给氧时需吸入氧浓度(FiO_2)>30%，并且测动脉血氧分压(PaO_2)<50mmHg(1mmHg=0.133kPa)或经皮血氧饱和度(T_CSO_2)<90%，以及早产儿反复呼吸暂停等情况下需考虑使用 CPAP、经鼻间歇正压通气(nasal intermittent positive pressure ventilation，NIPPV)、高流量鼻导管吸氧(high flow nasal cannulae，HFNC)等无创辅助通气。当 CPAP(持续气道正压)6cmH_2O，吸入氧浓度(FiO_2)>60%，仍不能维持正常血气；或动脉二氧化碳分压($PaCO_2$)>8kPa(60mmHg)伴有持续性酸中毒；或呼吸疲惫，表现出显著的呼吸形式异常或严重的呼吸暂停时，需考虑使用气管插管机械通气。

不论氧疗还是机械通气，均应保持呼吸道通畅，加温、湿化，维持 PaO_2 保持在 7.33~9.33(55~70mmHg)，或氧饱和度保持在 88%~95% 的安全范围。

(6) 营养支持：情况稳定、能自行吸吮者应尽早开始母乳喂养，无母乳时采用适合配方奶。经口喂养不足者由静脉营养补充。

(7) 防控感染：胎膜早破(>18 小时)、发热或有羊膜炎征象的产妇分娩的婴儿，常规做实验室感染指标监测及病原学培养，并预防性使用抗生素 48~72 小时，如无感染征象，可停用；临床出现感染征象的患儿应监测血常规、CRP 及相关病原学监测，根据临床经验尽早通过静脉应用抗生素，再根据药敏试验和治疗反应进行抗生素调整。

处理技巧

1. 部分中危儿和低危儿母婴同室进行观察和护理，如发现高危征象，应立即转入新生儿科进行诊治，或转院治疗。
2. 高危儿及部分中危儿转入新生儿病房进行密切监护及治疗。保暖、监护、建立血管通路、给氧和呼吸支持、营养支持、怀疑感染时的评价和处理是此类患儿处理中几个共同的重要问题。

三、产房内早产儿的特殊处理

1. 脐带结扎 研究显示，延迟脐带结扎可将峰值红细胞比容提高 2.73 个百分点，并将输血婴儿的比例降低 10%；可在早产儿首个 24 小时内改善氧合；可显著降低早产儿院内死亡率、极低体重儿(very low birth weight infant，VLBWI)颅内出血和晚发性败血症的发生率。因此，目前推荐：如有可能，将新生儿置于低于产妇的位置，延迟断脐至少 60 秒，以促进胎盘 - 胎儿输血。

2. 早产儿保暖 大量的观察研究显示，早产儿在低体温情况下可增加病死率。国际共识治疗推荐：极低体重儿仍有低体温的危险，认为在辐射暖台使用塑料袋或塑料保鲜膜包裹比常规技术保温好。在产房内早产儿所有复苏步骤均要适当注意体温控制。可将新生儿放在辐射暖台上或因地制宜地采取保温措施，如用预热的毯子裹住新生儿以减少热量散失等。有条件的医疗单位对体重<1 500g、出生胎龄 <32 周的极低体重儿可将婴儿的头部以下躯体和四肢放在清洁的塑料袋内或盖

以塑料薄膜，置于辐射保暖台上，摆好体位后继续初步复苏的其他步骤。目前，大量研究表明，塑料袋保温可预防热丢失，是产房中预防低体温及早产儿早期酸中毒的一个简单而有效的干预措施。

3. **产房内用氧及正压通气** 目前已有证据表明，100% 纯氧复苏相比空气复苏可能增加足月儿及近足月儿的死亡率。早产儿使用纯氧开始复苏可能增加氧化应激，但观察性研究显示，对超早产儿采用空气复苏似乎不利于提升心率从而导致复苏失败，并可能增加死亡率。因此，目前对早产儿复苏最适宜的氧浓度仍不明确。未加控制的潮气量，不论是太大还是太小，都会造成不成熟肺的损伤。目前持续气道正压（continuous positive airway pressure，CPAP）已在不少临床研究中显示可以减少表面活性物质及机械通气的使用，因此产房内已越来越普遍早期的使用 CPAP 技术。国内推荐对有自主呼吸的极早产儿（出生胎龄 25~28 周）可在产房早期预防性使用 CPAP。经鼻高流量通气（high-flow nasal cannula oxygen therapy，HFNC）也被研究用于初始呼吸支持，但目前证据显示与 CPAP 相比较，HFNC 失败率更高。对生后的早产儿立即监测脉搏血氧饱和度可提供新生儿复苏时有关心率的信息，并有助于避免高氧的出现。欧洲新生儿呼吸窘迫综合征防治指南（2019 版）推荐：

（1）存在自主呼吸的新生儿，可使用面罩或鼻塞 CPAP，压力至少 6cmH_2O。持续肺膨胀（sustained inflation，SI）并无长期益处，因此不推荐使用。如持续呼吸暂停或心动过缓，需使用 20~25cmH_2O 吸气峰压进行温和的正压通气。

（2）复苏时应使用空氧混合仪控制 FiO_2。生后初始 FiO_2：出生胎龄 <28 周早产儿为 0.30，出生胎龄 28~31 周早产儿为 0.21~0.30，出生胎龄≥32 周早产儿为 0.21。根据脉搏血氧饱和度（SpO_2）调整 FiO_2。

（3）T- 组合复苏器通气优于自动充气或气流充气的气囊，它能产生合适的呼气末正压（PEEP）。

（4）气管插管仅用于经面罩或鼻塞正压通气无效者。需要气管插管维持稳定的新生儿应使用肺表面活性物质（pulmonary surfactant，PS）治疗。

4. **产房内使用 PS** 随着临床证据的不断积累，PS 使用的指征更加明确，且不再大力提倡预防性使用 PS。目前欧洲新生儿呼吸窘迫综合征防治指南（2019 版）推荐：提倡早期治疗性使用 PS，若早产儿生后需气管插管维持稳定，可在产房内使用 PS。首剂 200mg/kg 猪肺磷脂注射液治疗 RDS 的效果优于 100mg/kg 猪肺磷脂注射液。通过“INSURE”技术（气管插管 - 使用 PS- 拔管使用 CPAP），部分患儿能避免机械通气和之后 BPD 的发生。如果临床医师有使用 LISA 技术的经验，对于有自主呼吸并接受 CPAP 治疗的患儿优先选用 LISA 方法给予 PS。使用 PS 后，若患儿情况稳定，考虑立即（或尽早）拔管，改用非侵入性的呼吸支持鼻塞 CPAP、经鼻间歇正压通气（NIPPV）、高流量鼻导管吸氧（HFNC），但治疗要因人而异。给予 PS 后，应快速下调吸入氧浓度（FiO_2），以避免高氧血症峰值出现，因其与Ⅰ、Ⅱ度脑室内出血有关。

处理技巧

1. 延迟断脐至少 60 秒，以促进胎盘 - 胎儿输血。
2. 在产房内早产儿所有复苏步骤均要适当注意控制体温。
3. 复苏给氧应使用空氧混合仪控制氧气浓度，根据脉搏血氧饱和度（SpO_2）调整 FiO_2。
4. 气管插管仅用于经面罩或鼻塞正压通气无效者。提倡早期治疗性使用 PS，若早产儿生后需气管插管维持稳定，可在产房内使用 PS。

四、产时外科、产房外科

围产外科是医学发展的一个新领域，是母胎医学中的重要构成部分。涉及小儿外科、产科、围产医学、遗传基因学、人体发生学、新生儿科学、麻醉科学、心动超声学、影像医学、护理学、生物伦理学等众多学科的交叉、合作，涵盖了胎儿外科、产时外科和产房外科等。

产时胎儿手术（intrapartum fetal operation，

IFO）是指在胎儿娩出过程中及胎儿娩出后立即进行的出生缺陷的手术治疗，包括不断脐带手术，子宫外产时处理（ex-utero intrapartum treatment，EXIT），产房外科手术及后两者的联合。随着产前诊断的飞速发展，产时胎儿手术的成功率及安全性正大大提高。

子宫外产时处理（EXIT）是胎儿外科的一种，即在保持胎儿-胎盘循环的同时去除阻碍胎儿呼吸的诱因。具体分为两种：一种是对胎儿进行气管插管等方式建立人工通气后再断脐，胎儿离开母体进行下一步处置；另一种是一直保持胎儿-胎盘循环，通过胎盘循环对胎儿进行麻醉并进行手术，术后再断脐，将胎儿与母体分离。子宫外产时处理主要应用于新生儿呼吸道梗阻和胸部疾病，例如颈部畸胎瘤、淋巴管瘤、血管瘤、甲状腺肿，神经母细胞瘤等；先天性高位气道梗阻综合征，如喉部瓣膜、喉闭锁、喉部囊肿、气管闭锁和狭窄等；喉咽部或口腔部的肿瘤，如舌下囊肿、牙龈瘤等以及严重的小下颌及颅面部发育异常等；胸部病变，如先天性肺囊腺瘤、支气管肺隔离症、EXIT 过渡到胎儿肺部、胸腔或纵隔肿瘤切除术、先天性膈疝（胎儿镜下气管封堵术后或过渡到体外膜氧合）等；还可应用分离连体婴儿等方面。

产房外科手术是指在产房分娩后（包括剖宫产）的外科畸形患儿立即在产房内进行早期外科干预。优点是：①新生儿无须转运，减少外来感染的机会，特别是对腹部缺陷疾病可行Ⅰ期关闭或硅胶袋治疗；②分娩后立即手术，新生儿胃肠道气体少，腹壁张力小；③早期干预，早期去除病因，中断病理状态进一步发展；④切口愈合瘢痕反应小；⑤脐血收集可以在患儿围手术期用，减少输血反应，节约血源。

随着儿科麻醉、输血、营养以及早产儿治疗等技术的发展，新生儿早期手术进行的安全性、可行性大大提高，但选择适当的分娩时机，寻找终止妊娠的时机和新生儿外科干预的平衡点非常重要。未成熟儿、低体重儿对外科手术的耐受性远远比不上足月正常体重儿。因而必须在 36 周左右做好随时分娩的准备。手术前必须评估有无染色体畸形，是否合并严重的其他畸形或一些无法矫正的畸形。因为经阴道分娩会使胎儿腹部病变受到挤压，故多需要行剖宫产术终止妊娠。

处理要点

对符合手术指征的先天畸形患儿可在适当的时候及时终止妊娠，进行产时外科手术，有助于疾病的恢复，避免疾病加重导致死亡。

本节关键点

1. 新生儿出生以后，应立即评判是否需要复苏，并对所有新生儿进行 Apgar 评分，并做好相关记录；对新生儿做一次快速的初始检查，识别急症，及时处理；对新生儿进行初始评估和分类，确定所需的医护等级及去向。
2. 部分中危儿和低危儿转入母婴同室进行观察和护理，如发现高危征象，应立即转入新生儿科进行诊治，或转院治疗；转入新生儿病房的高危儿应进行密切监护及治疗。
3. 早产儿可延迟断脐至少 30~45 秒；所有复苏步骤均要注意体温控制；复苏给氧应使用空氧混合仪控制氧气浓度，并用脉氧仪监测血氧饱和度，避免吸入高浓度氧。
4. 对有自主呼吸的极早产儿（出生胎龄 25~28 周）可在产房早期预防性使用 CPAP。提倡早期治疗性使用 PS，若早产儿生后需气管插管维持稳定，可在产房内使用 PS。
5. 对符合手术指征的先天畸形患儿可在适当的时候及时终止妊娠，进行产时外科手术。

（母得志　唐军　滑心恬）

参考文献

1. 邵肖梅，叶鸿瑁，丘小汕．实用新生儿学．5 版．北京：人民卫生出版社，2019.
2. FOGARTY M，OSBORN DA，ASKIE L，et al. Delayed *vs.* early umbilical cord clamping for preterm infants：a systematic review and meta-analysis. Am J Obstet Gynecol，2018，218（1）：1-18.

3. TARNOW-MORDI W, MORRIS J, KIRBY A, et al. Delayed versus immediate cord clamping in preterm infants. The New England Journal of Medicine, 2017, 377(25): 2445-2455.
4. 中国新生儿复苏项目专家组. 中国新生儿复苏指南(2016年北京修订). 中华实用儿科临床杂志, 2017, 32(14): 1058-1062.
5. 茹喜芳, 冯琪. 新生儿呼吸窘迫综合征的防治——欧洲共识指南2019版. 中华新生儿科杂志, 2019(03): 239-240.
6. 李欢, 刘彩霞, 乔宠, 等. 子宫外产时处理技术规范(2017). 中国实用妇科与产科杂志, 2017, 33(07): 702-704.
7. 杨杰, 封志纯. 产科母婴同室新生儿管理建议. 中华新生儿科杂志, 2017, 32(02): 81-85.
8. 薛辛东, 杜立中, 毋得志, 等. 新生儿机械通气常规. 中华儿科杂志, 2015, 53(05): 327-330.

第二节

新生儿窒息

导读

新生儿窒息(neonatal asphyxia)是指由于产前、产时或产后的各种病因使新生儿出生后不能建立正常呼吸,引起缺氧并导致全身多脏器损害,是围产期新生儿死亡和致残的主要原因。正确的复苏是降低新生儿窒息死亡率和伤残率的主要手段,积极在全国范围内开展新生儿窒息复苏培训,提高新生儿复苏的水平,是围产工作者的重要任务。

一、概述

(一)病因

新生儿窒息是由于产前、产时或产后的各种病因引起气体交换障碍,使新生儿出生后不能建立正常的自主呼吸。因此,使胎儿、新生儿血氧浓度降低的任何因素都可引起窒息,它可出现于妊娠期,但绝大多数出现在产程开始后,如果缺氧严重且发生较早,胎儿可死于宫内;如果缺氧发生在产程中或产后,则为产时窒息或娩出后的新生儿窒息。表13-2-1所列的产前和产程中的高危因素,可以造成胎儿缺氧,与新生儿窒息的发生有密切关系,有报道有高危因素的分娩,新生儿窒息的发生率可达70%,应高度重视,做好复苏的准备。

由于有如下特点,早产儿更容易发生窒息及其并发症:

(1)肺部缺乏肺表面活性物质,导致呼吸困难。

(2)脑发育不完善,易发生呼吸暂停。

(3)肌肉张力低,易出现自主呼吸困难。

(4)皮肤薄,体表面积大,皮下脂肪少,散失热量多。

(5)大脑血管脆弱,缺氧易致出血。

(6)不成熟的组织易受过度氧气的损害。

(7)血容量少,易受失血致低血容量的影响。

(8)免疫功能差,易受感染。

因此,对早产儿分娩应更重视,积极复苏,防治并发症。

(二)病理生理

1. 呼吸暂停的概念 动物实验证实,胎儿或新生儿发生窒息,都要经历如下演变过程(图13-2-1):

(1)原发性呼吸暂停:胎儿或新生儿缺氧时,

表 13-2-1　产前和产时的高危因素

阶段	高危因素
产前	• 妊娠期糖尿病 • 妊娠期高血压疾病 • 胎儿贫血或同种免疫疾病 • 既往死胎或新生儿死亡史 • 妊娠中、后期产科出血 • 孕妇感染 • 孕妇心、肺、肾、甲状腺或神经系统疾病 • 羊水过多 • 羊水过少 • 胎膜早破 • 胎儿水肿 • 过期妊娠 • 多胎妊娠 • 胎儿大小与孕期不符 • 孕妇用药，如镁剂、肾上腺素受体拮抗剂 • 孕妇吸毒 • 胎儿畸形或异常 • 胎动减弱 • 未产前检查 • 年龄 <16 岁或 >35 岁
产时	• 急诊剖宫产 • 产钳或胎吸助产 • 臀先露或其他异常先露 • 早产 • 急产 • 绒毛膜羊膜炎 • 脐带脱垂 • 滞产（超过 24 小时） • 第二产程延长（超过 2 小时） • 巨大胎儿 • 持续胎儿心动过缓 • 产妇使用全身麻醉剂、镇痛、催产药 • 子宫强直性收缩 • 产前 4 小时内用过麻醉药 • 羊水胎粪污染 • 脐带绕颈 • 胎盘早剥 • 前置胎盘 • 明显的产时出血

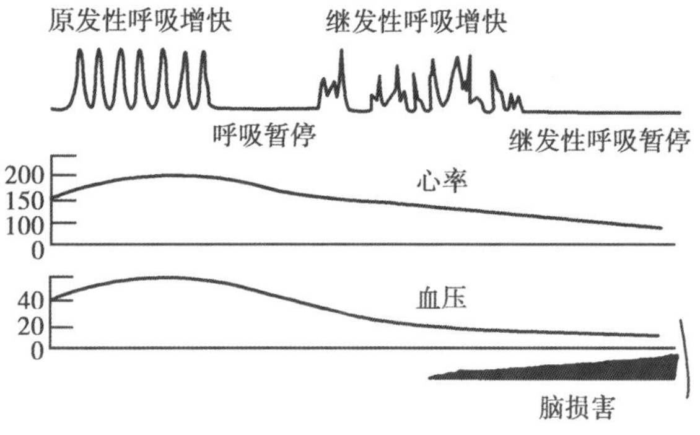

图 13-2-1　原发性呼吸暂停和继发性呼吸暂停

先有呼吸运动加快，若缺氧继续，则呼吸运动停止，心率减慢，此为原发性呼吸暂停。此阶段若给予刺激（如擦干全身或拍打足底）能使新生儿重新出现呼吸。

(2) 继发性呼吸暂停：如窒息持续存在，婴儿出现深度喘息样呼吸，心率继续下降，同时血压开始下降，呼吸越来越弱，最后在一次深呼吸后进入继发性呼吸暂停。在此阶段，心率、血压及血氧饱和度均持续下降，刺激将不能使新生儿恢复呼吸，必须给予正压人工呼吸。

由于窒息常发生在分娩前或分娩过程中，因此，出生时很难确定新生儿已经有缺氧和／或循环损害多长时间，通过对刺激的反应能帮助判断缺氧时间。如刺激后立刻开始呼吸，则处于原发性呼吸暂停；如刺激后仍无呼吸，则处于继发性呼吸暂停，必须给予呼吸支持。通常，新生儿继发性呼吸暂停的时间越久，恢复自主呼吸所需要的时间越长。一旦正压通气建立，大多数窒息新生儿的心率会迅速改善。如有效的正压通气不能使心率迅速增加，则说明缺氧可能已经导致心肌受累，并且血压已经降低到危险水平，需要心脏按压，还可能需要药物复苏。

2. 出生前后肺和肺循环的改变　胎儿期由于氧的供应来自胎盘，胎儿只有很少部分的血液流经胎肺。胎肺不含气，肺泡内充满了液体，灌注胎肺的小动脉因胎儿氧分压低而处于收缩状态。由于胎肺血管收缩和血流阻力增加，来自右心室的血液无法进入肺，大部分通过阻力低的旁路（动脉导管）流入主动脉。

出生后新生儿不再与胎盘相连，只能靠肺呼

吸作为氧气的唯一来源。所以肺泡内液体必须被吸收并被空气所替代。1/3 的肺液在出生时经产道挤压由口鼻排出,其余由肺部淋巴组织吸收。由于空气提供充足的氧(21%),肺泡的充气和氧含量的增加,肺血管扩张并降低了血流阻力。脐动脉的收缩和脐带结扎后,脐动脉和脐静脉的关闭去除了低阻力的胎盘循环并提高了体循环的血压。体循环血压的升高,使肺动脉压力低于体循环,使肺血流增加,通过动脉导管的血流减少。

虽然正常过渡的步骤发生在出生后几分钟之内,但整个转变过程要数小时甚至几天才能完成。研究发现足月儿的正常过渡需要 10 分钟才能达到氧饱和度 90% 或以上。动脉导管关闭要到生后 12~24 小时,肺血管的完全扩张要数月之后。

3. 窒息时缺氧及肺灌注减少 窒息的新生儿出生未建立正常的呼吸,肺泡不扩张,肺液排不出,不能进行气体交换,造成缺氧。窒息时血氧饱和度下降、酸中毒,使新生儿肺内小动脉仍保持收缩状态,动脉导管继续开放,血液不经肺而进入主动脉,即使肺泡开放,氧气也不能进入血液,使缺氧加重。

窒息造成的低氧血症引起多脏器损害,尤其是呼吸中枢供氧不足加重呼吸抑制。故正压人工呼吸改善全身缺氧,尤其是改善呼吸中枢缺氧是窒息复苏的关键措施。

二、诊断

新生儿窒息主要依靠临床表现进行诊断。1953 年美国学者 Virginin Apgar 提倡用 Apgar 评分系统对新生儿窒息进行评价,多年来一直是国际上公认的评价新生儿窒息最简捷实用的方法。Apgar 评分由 5 项体征组成,5 项体征中的每一项分值为 0、1 或 2 分,将 5 项分值相加,即为 Apgar 评分的分值。复苏措施是改变 Apgar 评分的要素,因此在评分时应用的复苏措施也应同时记录。建议在产房内填写的表格见表 13-1-1。

在新生儿生后 1 分钟和 5 分钟作出 Apgar 评分。当 5 分钟 Apgar 评分 <7 分时,应每隔 5 分钟评分一次,直到 20 分钟。一般将 1 分钟 Apgar 评分 0~3 分诊断为重度窒息,4~7 分诊断为轻度窒息。评分应登记在婴儿出生记录中,复苏中的完整档案必须包括实施复苏措施的具体描述。

近 20 年,人们对 Apgar 评分的诊断价值不断提出质疑:①Apgar 评分虽可识别新生儿有无呼吸抑制,但不能区别抑制的病因;②低 Apgar 评分并不等同于窒息,低评分的原因可能不是宫内缺氧;③早产儿由于肌张力弱和对刺激反应差,其 Apgar 评分可低于正常;④没有突出呼吸抑制,把相同的分值赋予了重要性并不相等的 5 个成分;⑤ 1 分钟 Apgar 评分与患儿远期预后无明显相关性,5 分钟低评分与预后相关性更强;⑥敏感度高而特异度低,常导致窒息诊断扩大化。而且,国内部分医疗单位及个人不能正确执行评分,个体主观影响较大,降低了评分的可靠性。

因此,不能将 Apgar 评分作为诊断窒息的唯一指标或将低 Apgar 评分一律视为窒息。近年来国际上有人提出对出生窒息的患儿检测脐动脉血气以增加诊断依据。认为 Apgar 评分敏感性较高而特异性较低,血气指标特异性较高而敏感性较低,两者结合可增加其准确性。还有人提出新生儿窒息的诊断除低 Apgar 评分外,还应加上血气和多脏器损害等进行综合诊断。

2016 年,《中华围产医学杂志》发表的《新生儿窒息诊断的专家共识》建议有条件的医院,对出生后怀疑有窒息的新生儿,生后即刻常规做脐动脉血 pH 检查,Apgar 评分要结合脐动脉血 pH 的结果作出窒息的诊断:①轻度窒息——Apgar 评分 1 分钟≤7 分或 5 分钟≤7 分,伴脐动脉血 pH<7.2;②重度窒息——Apgar 评分 1 分钟 ≤3 分或 5 分钟≤5 分,伴脐动脉血 pH<7.0。

Apgar 评分可评价窒息的严重程度和复苏的效果,但不能指导复苏,因为它不能决定何时应开始复苏,也不能对复苏过程提供决策。评分是 1 分钟后完成,但新生儿不能等 1 分钟后再进行复苏。指导复苏靠快速评价新生儿的三项指标:呼吸、心率和脉搏氧饱和度。

三、预后

Apgar 评分对判断新生儿窒息的预后有重要价值，Virginin Apgar 研究了 1 分钟 Apgar 评分与新生儿死亡率的相关性，发现足月儿评分 0~2 分的死亡率为 14%，3~7 分的死亡率为 1.1%，8~10 分的死亡率为 0.13%。认为评分 8~10 分者预后好，评分 0~3 分预后差。以后又对不同时间的 Apgar 评分对预后判断的价值进行了研究，有报道对 132 228 例足月儿做生后 5 分钟 Apgar 评分，发现 0~3 分的新生儿死亡率为 24.4%，7~10 分的新生儿死亡率为 0.02%，认为 5 分钟 Apgar 评分对判断新生儿窒息的预后意义更大。

如前所述，Apgar 评分对新生儿窒息的诊断有许多缺点，近年来提出同时检查脐动脉血气及判断有无多器官功能障碍作为新生儿窒息预后判断的指标，认为血气 pH<7 是判断预后的重要指标。为诊断多器官功能障碍，除临床表现外，还可将头颅 B 超、CT、磁共振、脑电图、血清酶活性、心电图及新生儿行为神经测定等作为判断指标，对评估新生儿的预后有重要价值。

此外，正确、规范化的复苏是降低新生儿窒息死亡率，减少窒息后并发症，改善预后的重要手段。要在我国实施正确、规范化的复苏，关键在于对参与新生儿窒息复苏的医务人员进行培训。2004 年 7 月，我国引进了新生儿窒息复苏项目，在全国范围内开展了大规模的新生儿窒息复苏技术的培训工作，明显降低了我国新生儿窒息的死亡率和伤残率。

四、处理

见第十章第九节。

本节关键点

1. 新生儿窒息是指由于产前、产时或产后的各种病因使新生儿出生后不能建立正常呼吸，引起缺氧并导致全身多脏器损害，是围产期新生儿死亡和致残的主要原因。
2. Apgar 评分是国际上公认的评价新生儿窒息最简捷实用的方法，可评价窒息的严重程度和复苏的效果，但不能指导复苏，因为其不能决定何时应开始复苏，也不能对复苏过程提供决策。

（叶鸿瑁　朴梅花）

参考文献

1. 中国新生儿复苏项目专家组. 中国新生儿复苏指南(2016 年北京修订). 中华实用儿科临床杂志，2017，32(14)：1058-1062.
2. 虞人杰，叶鸿瑁，朱建幸，等. 新生儿窒息诊断的专家共识. 中华围产医学杂志，2016，19(01)：3-6.
3. 邵肖梅，叶鸿瑁，丘小汕. 实用新生儿学. 5 版. 北京：人民卫生出版社，2019.
4. GROENENDAAL F，DE VRIES LS. Fifty years of brain imaging in neonatal encephalopathy following perinatal asphyxia. Pediatric Research，2017，81(1-2)：150-155.
5. SENDEKU FW，AZEZE GG，FENTA SL. Perinatal asphyxia and its associated factors in Ethiopia：a systematic review and meta-analysis. BMC Pediatrics，2020，20(1)：135.
6. WELDEAREGAY HG，ABRHA MW，HILAWE EH，et al. Quality of neonatal resuscitation in Ethiopia：implications for the survival of neonates. BMC Pediatrics，2020，20(1)：129.

第三节

新生儿呼吸窘迫综合征

导读

新生儿呼吸窘迫综合征(neonatal respiratory distress syndrome,NRDS)又称肺透明膜病(hyaline membrane disease,HMD),是肺表面活性物质(pulmonary surfactant,PS)缺乏而引起的以出生后进行性呼吸困难、呻吟、发绀甚至呼吸衰竭为主要临床表现的疾病。多见于早产儿,病死率极高。在发达国家,因预防性应用 PS 及早期应用持续气道正压(continuous positive airway pressure,CPAP)通气,经典的 RDS 已不多见。Vermont Oxford 新生儿协作网将新生儿 RDS 定义为:空气状态下 PaO_2<50mmHg(<6.6kPa)、出现中央性发绀或需吸氧才能维持 PaO_2>50mmHg(>6.6kPa),同时伴有典型的胸部 X 线表现者。2017 年欧洲相关资料数据显示 RDS 发病率在出生胎龄 28 周早产儿为 80%,胎龄 24 周则高达 90%。

一、概述

(一) 定义

新生儿呼吸窘迫综合征(NRDS)是一种因肺表面活性物质缺乏导致新生儿早期死亡的严重疾病,临床表现为生后出现进行性加重的呼吸困难和呼吸衰竭,病死率高,主要见于早产儿。光学显微镜下肺组织切片可见肺泡壁有嗜伊红透明膜和肺不张,又称为新生儿肺透明膜病。

(二) 病因

NRDS 由 PS 缺乏所致。PS 由肺泡Ⅱ型细胞合成储存,并于胎龄 34 周开始增多,至 35 周明显增加。所有影响 PS 合成、分泌、活性的因素均易诱发 NRDS。早产儿肺发育不成熟,常缺乏 PS,因此,NRDS 主要见于早产儿。胎龄越小,出生体重越轻,发病率越高,尤其是胎龄 <32 周、出生体重 <1 500g 的早产儿极易发生。引起 NRDS 发生的其他高危因素还有孕母为糖尿病或甲状腺功能减退的病人、产程未启动的剖宫产、男婴、双胎及围产期缺氧等。

(三) 发病机制

PS 不足时肺泡壁表面张力增高,肺泡逐渐萎陷,产生进行性肺不张,导致缺氧、酸中毒、肺小动脉痉挛,后者可致肺动脉高压和相对右向左分流,缺氧进一步加重,肺毛细血管通透性增高,富含蛋白的液体渗漏到肺泡管中,沿肺泡管排列的细胞脱落,富含纤维素的蛋白和细胞残骸形成的透明膜衬着在扩张的肺泡及终末细支气管上,透明膜下的上皮细胞发生坏死,在苏木精 - 伊红染色下,表现为类似透明软骨的嗜伊红无形物,因此,NRDS 也被命名为肺透明膜病。

(四) 临床表现

主要见于早产儿,生后立即或不久(多为 6 小时内)出现进行性加重的呼吸困难,表现为呼吸急促、呼气性呻吟、吸气性三凹征、鼻翼扇动,继而出现呼吸不规则、呼吸暂停、发绀、呼吸衰竭。体检时双肺呼吸音减弱。生后 24~48 小时病情最重,常因并发肺动脉高压、呼吸衰竭及心力衰竭死亡。随着肺发育成熟,表面活性物质产生增多,呼吸窘迫的症状及体征迅速缓解,可能自然康复,但不少患儿并发肺部感染或动脉导管未闭使病情再度加重。少数患儿由于 PS 缺乏较轻,可延迟至出生 24~48 小时才发病,常因临床表现不典型而漏诊。

(五) 并发症

RDS 患儿动脉导管未闭(patent ductus arteriosus,PDA)发生率可达 30%~50%,常发生在恢复

期。发生 PDA 时,因肺动脉血流增加导致肺水肿,出现心力衰竭、呼吸困难、病情加重,在心前区胸骨左缘第 2~3 肋间可闻及收缩期杂音。由于缺氧和酸中毒,RDS 患儿易并发持续性肺动脉高压(persistent pulmonary hypertension),发生右向左分流,使病情加重,血氧饱和度进一步下降。气管插管及机械通气易发生肺部感染,长时间吸入高浓度氧和机械通气可造成肺损伤、肺纤维化,导致支气管肺发育不良(bronchopulmonary dysplasi,BPD)。

二、诊断

(一) 危险因素

包括早产、产妇糖尿病、男婴、择期剖宫产等。

(二) 临床表现

出生后立即或数小时内出现呼吸窘迫及发绀,进行性加重伴呼气性呻吟、吸气性三凹征等,重者发生呼吸循环衰竭,往往 3 天内死亡。

(三) 实验室检查

1. **胸部 X 线检查** 有特征性改变,是目前确诊 RDS 的最佳手段。按病情程度可将胸片改变分为 4 级:

Ⅰ级:两肺野普遍透亮度降低(充气减少),可见弥漫性均匀散在的细颗粒网状影(为萎陷的肺泡)和网状阴影(细支气管过度充气)。

Ⅱ级:除Ⅰ级变化加重外,可见树枝状支气管充气征(支气管过度充气),延伸至肺野中外带。

Ⅲ级:病变加重,肺野透亮度更低,心缘、膈缘模糊。

Ⅳ级:整个肺野呈白肺,支气管充气征更明显,肺肝界及肺心界均消失。

2. **超声检查** 可用于 RDS 的诊断及分度,无创、方便且可动态随访;也可早期发现动脉导管未闭等。

3. **血气分析** 早期为低氧血症,以后合并呼吸性及代谢性酸中毒。

(四) 鉴别诊断

1. **B 族溶血性链球菌感染** B 族溶血性链球菌感染(group B hemolytic streptococcus infection,GBS)常有孕妇胎膜早破或感染表现,胸部 X 线改变有不同的融合趋势,病程经过与 RDS 不同,用青霉素治疗有效。

2. **急性呼吸窘迫综合征** 急性呼吸窘迫综合征(acute respiratory distress syndrome,ARDS)主要继发于严重窒息和感染,常在原发病后 1~3 天出现呼吸急促、发绀、呼吸循环衰竭,胸片以肺气肿、浸润性改变为主,严重者融合成大片状,肺泡萎陷不明显。

3. **湿肺** 多见于足月儿,病程短,呈自限性,X 线表现以肺泡、间质、叶间胸膜积液为主。

4. **吸入性肺炎** 生后即呼吸困难、呻吟,但不呈进行性发展,X 线表现肺气肿比较明显。

三、处理

目前多使用欧洲 RDS 防治指南对 RDS 患儿进行管理。该指南于 2007 年首次发布,2019 年发布了第 5 版。

(一) 产前管理

1. 有极早产高危因素的孕妇应转运至具备诊治 RDS 经验的围产中心。对极早产孕妇应考虑短期使用保胎药治疗,争取完成 1 个疗程产前激素治疗和 / 或将孕妇转运至围产中心。先兆早产的孕妇,可进行宫颈长度测量和胎儿纤维连接蛋白含量测定,以明确是否使用保胎药和 / 或产前使用激素。

2. 对妊娠 34 周内存在早产风险的孕妇,至少在分娩前 24 小时给予单疗程产前激素治疗。妊娠 <32 周再次出现早产征象且距第 1 个疗程产前激素治疗超过 1~2 周者,可重复给予 1 个疗程激素治疗。妊娠 <32 周,紧急分娩前应给予硫酸镁($MgSO_4$)治疗。

(二) 产房处理

1. 尽可能延迟脐带结扎至少 60 秒,以促进胎盘 - 胎儿输血。

2. 存在自主呼吸的新生儿,可使用面罩或鼻塞 CPAP,压力至少 $6cmH_2O$。如持续呼吸暂停或心动过缓,需使用 $20\sim25cmH_2O$ 吸气峰压进行温和的正压通气。气管插管仅用于经面罩或鼻塞正压通气无效者。需要气管插管维持稳定的新生儿应使用 PS 治疗。

3. 复苏时应使用空氧混合仪控制 FiO_2。生后初始 FiO_2：出生胎龄 <28 周早产儿为 0.30；出生胎龄 28~31 周早产儿为 0.21~0.30；出生胎龄≥32 周早产儿为 0.21。根据脉搏血氧饱和度（SpO_2）调整 FiO_2。

4. 注意保暖，<28 周的早产儿应在辐射保暖台上使用塑料袋或密闭的包裹材料包裹保温，辐射台上患儿应在 10 分钟内实现伺服控制，以避免过度加热。

（三）PS 治疗

1. **治疗时机** 患有 RDS 的新生儿应在疾病早期尽早接受治疗性的 PS，若生后需气管插管维持稳定时，可在产房内使用 PS。推荐方案为：CPAP 通气压力至少为 6cmH_2O，FiO_2>0.30 但病情仍加重者应给予 PS 治疗；胎龄 <26 周者 FiO_2 需求 >0.30，或胎龄 >26 周者 FiO_2 需求 >0.40 时，应予 PS 治疗。产妇产前未完成激素治疗或需气管插管来维持稳定的极度早产儿可在产房预防性使用 PS。

2. **给药方法** 治疗 RDS 使用首剂 200mg/kg 的猪肺磷脂注射液。使用前需 37℃预热并充分摇匀。用 PS 前先清理呼吸道，然后将 PS 经气管插管缓慢注入肺内，分仰卧位、左侧卧位、右侧卧位均等注入。给药后根据临床情况判断患儿是否可以采用 INSURE 技术（气管插管 - 使用 PS- 拔管使用 CPAP）。若持续不能离氧及持续需要机械通气，应使用第 2 剂甚至第 3 剂 PS。重复给药的指征为：首剂给药后 FiO_2>0.4 或平均呼吸道压（MAP）>0.69kPa，可重复给药，最多不超过 4 次，每次间隔 8~12 小时。每次用药前要充分吸痰和清理呼吸道，用药 6 小时内禁止吸痰。

（四）呼吸支持治疗技术

氧疗是本病的主要治疗措施，常用的给氧方式有鼻导管、头罩、经鼻 CPAP 和气管插管机械通气。因长时间吸入高浓度氧可造成肺损伤及早产儿视网膜病变，接受氧疗的早产儿目标氧饱和度为 90%~94%。给予 PS 后应快速降低 FiO_2，避免形成血氧高峰。生后应避免血氧饱和度的波动。

1. **无创呼吸支持** CPAP 能使肺泡在呼气末保持正压防止肺泡萎陷，并有助于萎陷的肺泡重新张开，对轻度 RDS 或已用 PS 后的早期 RDS 及时进行 CPAP，可减少气管插管机械通气。建议存在 RDS 高危因素的新生儿，出生后应立即使用 CPAP，直至进一步评估其临床状态。CPAP 最好使用双鼻塞方式或面罩，并提供至少 6cmH_2O 的起始压力。之后根据病情、SpO_2 和灌注情况调整。除 CPAP 外，还可以考虑试用经鼻持续正压通气（NIPPV）和经鼻高流量氧疗（HFNC）。

2. **机械通气** RDS 在其他呼吸支持均失败时可进行机械通气。机械通气的目标是维持理想的血气分析结果，并使肺损伤、血流动力学不稳定和其他不良反应降至最少。若使用常频机械通气，应使用目标潮气量通气，即根据患儿情况直接设定所需要的潮气量，保证每次呼吸的潮气量稳定，实现较好的氧合和较小的损伤。常用呼吸机初调指标：潮气量（tidal volume，VT）4~6ml/kg，呼吸次数 30~40 次 /min，吸气时间 0.3~0.5 秒，流量 8~10L/min，$FiO_2$40%~60%。IMV 可设定吸气峰压为 20~25cmH_2O。当应用常频机械通气仍存在严重呼吸衰竭时推荐使用高频振荡通气，其特点是小潮气量、高频率、低吸气峰压，能够维持小气道的开放，减少容量和压力的变化，在最低的气道压下进行气体交换，但颅内出血风险增高。体外膜氧合因其有较多禁忌证限制了在早产儿中的使用。液体通气尚未在临床普遍开展，应用经验依然有限。

机械通气患儿应尽可能缩短上机时间以减少肺损伤。撤机过程中允许中等程度高碳酸血症（pH>7.22），同时也应避免低碳酸血症，因其可增加 BPD 及脑室周围白质软化（periventricular leukomasia，PVL）的风险。为减少对机械通气的需求及协助撤机成功，所有存在需要机械通气可能的早产儿、使用无创呼吸支持者均应早期使用咖啡因。对机械通气 1~2 周后仍不能拔管撤机的患儿，可进行短疗程低剂量或极低剂量并逐渐减量的地塞米松治疗，以促进拔管。存在 BPD 极高风险的患儿可考虑吸入布地奈德治疗。

（五）预防性治疗败血症

先天性肺炎的表现与 RDS 很相似，最常见的致病菌是 B 族溶血性链球菌，也可见于大肠埃希菌或其他病原体感染。对所有 RDS 患儿都应行血培养，常规使用抗生素，直至排除败血症，但应尽量使用窄谱药物并缩短疗程。在侵入性真菌感染率较高的单位，推荐出生体重 <1 000g 或胎龄 ≤27 周的早产儿预防性应用氟康唑。

（六）支持治疗

1. 体温、液体及营养管理 体温应维持在 36.5~37.5℃。一般情况下，静脉补液量 70~80ml/(kg·d)，并根据血钠水平及体重下降情况个体化调整液体量。生后前几天应限制钠的补充，尿量增加后逐渐增加补钠，但需严密监测液体平衡及电解质水平。生后第 1 天即应开始肠道外营养，并在可耐受的情况下快速增加至氨基酸 2.5~3.5g/(kg·d) 和脂肪乳剂 4.0g/(kg·d)。生后第 1 天即应开始微量肠道内喂养。如果血流动力学稳定，应在生后第 1 天开始母乳肠内喂养。

2. 血压、灌注及并发症管理

(1) 如确定存在组织灌注不良，如少尿、酸中毒、毛细血管充盈时间延长，应积极治疗低血压，可选用生理盐水 10ml/kg 扩充血容量。不能达理想效果时，加用多巴胺 2~10μg/(kg·min)。

(2) 血红蛋白浓度应维持在可接受的范围内。血红蛋白阈值：严重心肺疾病患儿为 120g/L；氧依赖的患儿为 110g/L；生后超过 2 周且稳定的患儿为 70g/L。

(3) 由于 PS 的应用和机械通气技术的改善，直接死于呼吸衰竭者逐渐减少，而并发症成为主要死因，如颅内出血、肺出血、动脉导管未闭、肺动脉高压等，须加强防治。可选用吲哚美辛、布洛芬或对乙酰氨基酚关闭动脉导管。若药物治疗不能关闭动脉导管，并严重影响心肺功能时，应行手术结扎。并发肺动脉高压时可吸入一氧化氮治疗。

经验分享

1. **产前管理** 预防早产，< 孕 34 周、有早产高危因素的孕妇产前均应给予单疗程类固醇激素治疗促肺成熟。
2. **产房处理** 延迟结扎脐带 60 秒。复苏初始 FiO_2 0.21~0.30。根据病情使用 CPAP 或气管插管，并给予 PS 治疗。保持体温稳定。
3. **PS 治疗** 确诊 RDS 的新生儿应尽早给予 PS。应使用天然的 PS 制剂，治疗首剂 200mg/kg。若 RDS 进展，应使用第 2 剂甚至第 3 剂 PS。
4. **呼吸支持** 目标氧饱和度为 90%~94%。避免血氧饱和度的波动。尽可能使用无创呼吸支持，如 CPAP 及 NIPPV。若 CPAP 失败可进行机械通气，尽可能采用保护性机械通气策略以减少肺损伤，尽早撤机。
5. **支持治疗** 保持体温稳定、水电解质平衡、酸碱平衡，肠道外营养支持。积极纠正低血压，改善组织灌注，治疗并发症。

本节关键点

1. RDS 是早产儿常见呼吸道急症，胎龄越小发生率越高。
2. 以进行性加重的呼吸窘迫为主要表现。
3. X 线检查是确诊 RDS 的最佳手段。
4. 治疗关键是肺表面活性物质的早期使用及正压通气。

（韦红）

参考文献

1. 邵肖梅，叶鸿瑁，丘小汕．实用新生儿学．5 版．北京：人民卫生出版社，2019.
2. 刘敬，李洁，单瑞艳，等．新生儿呼吸窘迫综合征超声诊断与分度多中心前瞻性研究．中国小儿急救医学，2020，27(11)：801-807.
3. SWEET DG，CARNIELLI V，GREISEN G，et al. European consensus guidelines on the management of respiratory distress syndrome—2019 update. Neonatology，2019，115(4)：432-450.

第四节

新生儿胎粪吸入综合征

导读

胎粪吸入综合征（meconium aspiration syndrome，MAS）或称为胎粪吸入性肺炎，是产前或产时最常见的新生儿吸入性肺炎。新生儿由于吸入被胎粪污染的羊水而出现呼吸困难，因易合并气漏、新生儿持续性肺动脉高压（persistent pulmonary hypertension of the newborn，PPHN）、呼吸窘迫综合征、脑损伤等并发症，死亡率高，易遗留神经系统后遗症。加强产前监测，适时终止妊娠，出生时正确复苏，生后应用氧疗、机械通气、一氧化氮（nitric oxide，NO）吸入、肺泡表面活性物质（pulmonary surfactant，PS）、体外膜氧合（extracorporeal membrane oxygenation，ECMO）等综合治疗措施可提高新生儿存活率。

一、概述

（一）定义

胎粪吸入综合征是指胎儿在宫内或产时吸入混有胎粪的羊水，导致呼吸道和肺泡机械性堵塞、肺泡表面活性物质失活和肺组织发生化学性炎症反应，生后出现以呼吸窘迫为主，同时伴有其他脏器受损的一组综合征。

（二）病因及发病机制

胎粪在宫内排出使羊水中含有胎粪（meconium staining of amniotic fluid，MSAF），其发生率在所有活产儿中约占12%，且随胎龄增加而增加。胎龄>42周者MSAF发生率超过30%，而<37周者发生率<2%，<34周者极少有胎粪排入羊水。

MSAF与胎儿窘迫相关，但临床较多胎儿有MSAF而并无宫内窘迫表现，可能机制是仅短暂宫内缺氧导致胎粪排出而尚未引起明显的窒息（如脐血pH下降等）。一般认为羊水被黏稠的胎粪污染与慢性宫内缺氧、胎儿酸中毒和不良预后相关，目前多数观点认为MSAF伴胎心异常是胎儿窘迫和围产期出现并发症的标志。

一般情况下，如不存明显的宫内窘迫，MSAF不会导致胎粪的吸入；即使吸入，大多位于上气道或主气管；而明显的宫内缺氧所引起的胎儿窘迫、喘气可使胎粪进入小气道或肺泡。出生后初始呼吸时，滞留在下咽部或气管内的胎粪也会被吸入远端气道。

吸入的胎粪可通过气道梗阻、化学性刺激与炎症、感染及PS失活等多种机制导致低氧血症和酸中毒的肺部疾病。含胎粪小颗粒的羊水吸入细支气管，产生小节段性肺不张，局限性阻塞性肺气肿，使肺通气血流比例失调，影响气体交换，造成严重呼吸窘迫，甚至并发气漏。在胎粪吸入后12~24小时，可刺激小气道引起化学性炎症和肺间质水肿。此外，胎粪有利于细菌特别是革兰氏阴性菌生长，故MAS可继发细菌感染。胎粪中的溶蛋白酶、游离脂肪酸、磷脂、胆盐等使PS灭活，降低表面活性物质蛋白A（surfactant protein A，SP-A）和表面活性物质蛋白B（surfactant protein B，SP-B）蛋白的产生。肺顺应性下降，萎陷加重，则进一步影响肺气体交换。

上述因素使患儿肺血管阻力在生后不能迅速降低，即肺血管适应不良（maladapation），加之产前宫内窘迫所致的肺血管发育异常，导致肺血管阻力持续增高，阻止由胎儿循环过渡至正常新生儿循环，当肺血管压力超过体循环压力时，发生卵圆孔和/或动脉导管水平的右向左分流，即新生儿持续性肺动脉高压。在 MAS 患儿中约 15%~20% 发展为不同程度的 PPHN，常发生于生后 24 小时内。

二、诊断

（一）临床表现

MAS 多见于足月儿和过期产儿。患儿生后可见指/趾甲、皮肤、脐带呈黄绿色；出生初期常有低氧所致的神经系统抑制表现；出生时或出生后不久出现呼吸困难，表现为呼吸急促、呻吟、发绀、鼻翼扇动、吸气性三凹征；胸部体征有桶状胸，双肺可闻及中细湿啰音；若呼吸困难突然加重，持续烦躁不安、发绀明显、听诊呼吸音明显减弱，或双肺呼吸音不对称，心音低钝，应警惕气胸可能；若出现全身性、持续性发绀，严重低氧血症，当吸入氧浓度 >0.6，发绀仍不能缓解，应警惕 PPHN 可能；其他的还可出现多脏器功能障碍表现：如缺氧缺血性脑病、颅内出血、肝及肾功能损伤、心肌损伤、凝血功能障碍、红细胞增多症、低血糖、肺出血等。

（二）辅助检查

1. **实验室检查** 动脉血气分析显示 pH 下降（代谢性酸中毒或混合性酸中毒）、低氧血症、高碳酸血症；还应行血常规、CRP、血糖、血钙及相应血生化检查，气管内吸引物及血液的细菌学培养。

2. **X 线检查** 胸部 X 线片常表现为肺部斑片影伴肺气肿，由于过度充气而使横膈平坦；重症者双肺有广泛粗颗粒状阴影，或可见大片肺不张和炎症融合形成大片状阴影（图 13-4-1）；常并发纵隔气肿、气胸等气漏，前者在后前位 X 线片表现为心脏和胸腺周围有高透亮边缘，积气常位于中央，将胸腺包围或抬高，形成大三角帆影像（图 13-4-2），较大的张力性气胸在 X 线片表现为患侧肺有脏胸膜与壁胸膜分离的透亮区，横膈平坦，纵隔向对侧移位（图 13-4-3）。上述 X 线片表现在生后 12~24 小时常更为明显。临床统计发现，部分 MAS 患儿胸片改变与临床表现的严重程度没有一致性，即胸片严重异常者症状却很轻，胸片轻度异常或基本正常者症状反而很重，需警惕 PPHN 的可能。

3. **超声心动图检查** 如低氧血症很明显，与肺部病变或呼吸困难的程度不成比例时，需行超声心动图检查，发现有心脏卵圆孔和/或动脉导管水平的右向左分流，有助于 PPHN 的诊断。

4. **肺功能检查** 肺容积可降低、正常或增高；低肺功能残气量（functional residual capacity，FRC）、低顺应性提示部分或完全肺不张；高肺功能残气量、低顺应性提示肺膨胀过度；动脉血气显示 PO_2 低，肺泡-动脉血氧分压差高，PCO_2 正常或低于正常，若 PCO_2 逐渐增高提示气漏或 PPHN 存在。

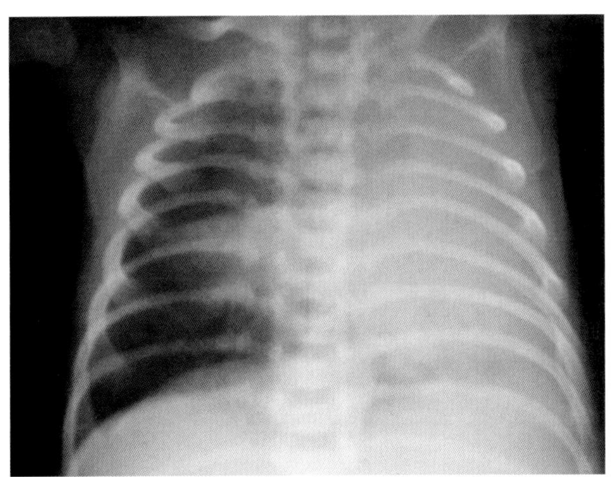

图 13-4-1 胎粪吸入综合征
左肺及右肺中叶不张，炎症融合实变，
右肺气肿征及斑片状阴影

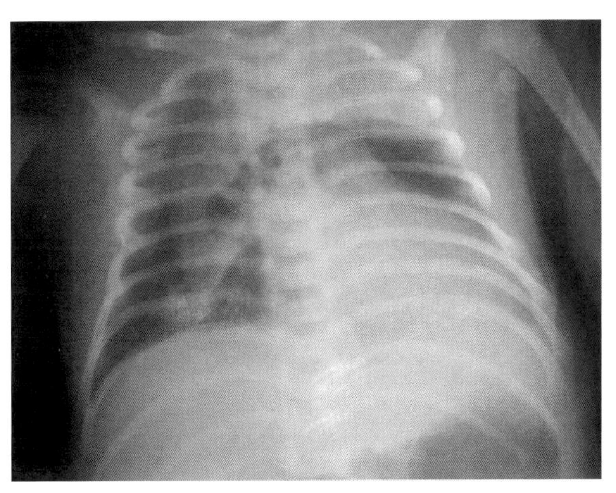

图 13-4-2 胎粪吸入综合征并发纵隔气肿
心脏和胸腺周围有高透亮边缘，积气位于中央，
将胸腺包围或抬高，形成大三角帆影像

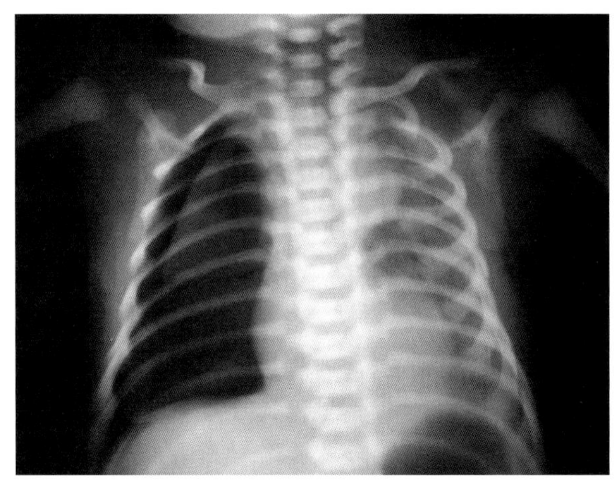

图 13-4-3 胎粪吸入综合征并发右侧气胸
右侧可见被压缩的肺，纵隔左移

诊断要点

1. 足月儿或过期产儿，有宫内窘迫或出生窒息史。
2. 有羊水胎粪污染的证据，轻者呈黄色或绿色，重者呈深绿色或墨绿色；新生儿娩出后指/趾甲、皮肤、脐带被胎粪浸泡而发黄，气管内吸出胎粪。
3. 生后早期出现呼吸困难、三凹征。
4. 有典型的X线胸片表现。

三、处理

(一) MAS 预防

1. **产前处理** 对产妇有胎盘功能不全、子痫前期、高血压、慢性心肺疾病和过期产等，应加强产程的监护，产前连续胎儿电子监测及脉氧定量监测提示可能存在的宫内缺氧和羊水胎粪污染，必要时进行胎儿头皮血 pH 监测。

2. **产时监测** 推荐用于监测胎儿早期缺氧征兆，胎儿头皮血 pH 监测以及胎儿脉氧测定能有助于判定分娩时间，可减少 MASF 及 MAS 的发生率。

3. **新生儿呼吸道清理** 对于 MSAF 环境出生的新生儿，传统处理方法是产时对新生儿采取吸口、鼻、咽部及产后气管插管，以清除呼吸道胎粪，减少新生儿 MAS 的发生。基于循证医学证据，国外一些指南对这些围产期处理措施进行优化。评估新生儿如“有活力”(包括心率 >100 次/min、有自主呼吸和肌张力正常)可进行观察而不推荐气管插管吸引；如“无活力”，不推荐常规行气管内吸引，建议对生后“无活力”新生儿首先应采取正压通气治疗；当高度怀疑新生儿呼吸道阻塞或胎粪阻塞时，气管插管和清理呼吸道措施被认为是一种合理的选择。但根据中国的国情及临床实践经验，国内指南仍推荐，对于“无活力”新生儿，建议在 20 秒内完成气管插管及采用胎粪吸引管吸引清除胎粪；对于不具备气管插管条件的医院，临床应快速清理新生儿口、鼻后，立即给予正压通气治疗。

4. **羊膜腔灌注术** 是指向羊膜腔内灌注等张液体，通过灌注液来稀释稠厚的大团胎粪，预防或缓解脐带受压。有研究发现只有在围产期检测设施有限的情况下，羊膜腔内灌注才能实质性改善围产期结局，而其在标准围产期检测的临床环境中并不能降低 MAS 风险。羊膜腔内灌注已知的并发症有绒毛膜羊膜炎、胎膜早破、胎盘早剥、早产、脐带出血、脐带脱垂、羊水栓塞和产妇死亡。因此，不推荐羊膜腔灌注术常规用于 MSAF 产妇。

(二) MAS 治疗

1. **一般监护及处理** 对 MAS 患儿应密切监护，减少不必要的刺激，观察呼吸系统症状和体征，行经皮血氧饱和度监测，及时处理低氧血症；密切监测血压，当有低血压、灌流不良或心搏出量不足等表现时，可使用生理盐水扩容，心功能不全者使用正性肌力药物；同时监测血气分析、电解质、血糖等，发现异常均应及时纠正；精确记录出入量，为防止脑水肿及肺水肿，应适当限制液体，生后第 1 天液体量为 60ml/kg，第 2~3 天根据尿量可增加至 60~80ml/kg；常规摄 X 线胸片，应注意有许多患儿无临床表现而 X 线胸片可见异常。

2. **氧疗** 当 $PaCO_2$<50mmHg(1mmHg=0.133kPa)或 $TcSO_2$<90% 时，应根据患儿缺氧程度选用鼻导管、头罩、面罩暖箱内给氧等吸氧方式，提供温湿化的氧，随时调整吸入氧浓度，使其血 PaO_2 维持在 50~80mmHg 或 $TcSO_2$ 在 90%~95% 为宜。胸部物理治疗和头罩或面罩给以温湿化用氧有助于

将气道胎粪排出。

3. **机械通气** 当 FiO_2>0.4 时可用持续气道正压(continuous positive airway pressure,CPAP)治疗。一般用 4~5cmH_2O(1cmH_2O=0.098kPa)压力能使部分萎陷的气道开放,使通气 / 血流失调得到部分纠正,但某些情况下 CPAP 可引起肺内气体滞留,尤其在临床及 X 线胸片提示肺过度充气时应特别注意,如有气胸则为 CPAP 禁忌证。此外,近年有研究显示生后 24 小时内使用 CPAP 相比 24 小时后使用可以减少 CPAP 使用的时间。FiO_2>0.6、PaO_2<50mmHg 且 $PaCO_2$>60mmHg,常是 MAS 机械通气指征。对于 MAS 常用相对较高的吸气峰压,如 30~35cmH_2O,足够的呼气时间,不建议呼吸末正压太高,如 2~4cmH_2O,以免气体进一步滞留。开始常用吸气时间为 0.4~0.5 秒,频率为 20~25 次 /min。当肺炎明显时,呼吸频率可调至 35~40 次 /min。呼吸机应用过程中如有烦躁需同时使用镇静剂,如苯巴比妥钠、咪达唑仑,减少人机对抗。MAS 患儿在机械通气时,应随时警惕气胸的发生。对于重症新生儿 MAS 常导致的新生儿漏气综合征、PPHN、严重 CO_2 潴留、严重呼吸衰竭,目前临床常直接选用高频振荡通气(high frequency oscillator ventilator,HFOV)治疗,而非待常频通气失败后再转为 HFOV 治疗,必要时可联合吸入一氧化碳治疗,改善患儿顽固性低氧血症。

4. **肺表面活性物质(PS)的应用** 采用较大剂量(150~200mg/kg),较长的给药时间(20 分钟),2~3 剂 PS 后临床症状显著改善。PS 应用后患儿气胸的发生及需体外膜氧合应用的机会减少。国内近年研究表明,使用 200mg/kg PS 后,较多病例 6 小时及 24 小时血氧合状态显著提高。MAS 也可将 PS 结合高频通气、吸入 NO 等联合应用,可取得较好疗效。最新研究,PS 联合抗 IL-8 抗体有望成为重症新生儿 MAS 的有效治疗方法,但尚需进一步研究和证实。

5. **抗生素应用** 胎粪有利于细菌生长,仅凭临床表现和 X 线片鉴别 MAS 及细菌感染性肺炎比较困难,故当 X 线胸片显示肺部有浸润变化时应选择广谱抗生素进行治疗,同时积极寻找病原菌,行痰培养检查,协助决定抗生素治疗疗程。近年研究显示,在 MAS 新生儿中,不论是否存在细菌感染,PCT 水平均升高,因此不能将 PCT 作为 MAS 感染的唯一标志,而较高 C 反应蛋白(C-reactive protein,CRP)和未成熟白细胞与白细胞总数比值(ratio of immature leukocytes to total leukocytes,I/T),以及较低白细胞总数和中性粒细胞绝对计数,均与 MAS 患儿细菌感染的严重程度密切相关。因此,联合血常规和 CRP 的监测有助于缩短细菌感染患儿不必要的住院时间,并为合理使用抗菌药物提供依据。

6. **NO 吸入** MAS 后炎症细胞因子增多,可直接对肺实质造成损伤,使血管出现渗漏,其表现形式类似 ARDS。小剂量 NO 吸入(如 5ppm)对肺组织中性粒细胞趋化有抑制作用,一方面减轻肺病理损伤,显示出潜在的抗感染作用;还能选择性扩张肺血管,降低肺血管阻力(5~20ppm)

7. **体外膜氧合(ECMO)** MAS 是新生儿疾病中需要应用 ECMO 治疗最常见的病种之一,并且治疗效果也是最好的,可使受损的肺得到休息,使胎粪逐渐吸收,肺动脉高压得以缓解。可采用静脉 - 动脉模式或静脉 - 静脉模式。ECMO 提供心肺支持功能,使 MAS 和 PPHN 患儿的生存率从 80% 提高到 94%。ECMO 的禁忌证主要包括:胎龄 <32 周,体重 <2kg,有出血倾向,颅内出血Ⅱ级以上,机械通气 >10~14 天,严重的先天畸形。

8. **其他治疗** 近年研究发现重组人超氧化物歧化酶、早期使用布地奈德雾化、蛋白酶抑制剂及血管紧张素转换酶 -2 介导的治疗都有望成为 MAS 治疗的可行选择方案,但都仍需进一步研究和证实。

9. **并发症的治疗**

(1) 气漏:并发气胸而又需要正压通气时应先做胸腔闭式引流;紧急状态下可行胸腔穿刺排气减压,能立即改善症状。并发严重纵隔气肿,可从胸骨旁第 2、3 肋间抽气做纵隔减压,如无改善可考虑胸骨上切开引流或剑突下闭式引流。

(2) PPHN:严重低氧血症患儿经上述处理不能改善低氧血症时,常并发 PPHN,死亡率高。需要早期应用高频振荡通气或 NO 吸入(5~20ppm,维持 2~6 天),或两者同时应用,可预防 PPHN 进一步发展,减少 ECMO 的应用。静脉应用碳酸氢钠碱化血液,口服磷酸二酯酶抑制剂(PDE)西地那非可选择性扩张肺血管，每次剂量 0.6~1mg/kg，每 6~12 小时可重复使用。一旦患儿好转后并处于相对稳定状态时，再逐项撤离心、肺支持，每一项撤离步骤均不能过快，必须密切观察患儿的心肺耐受情况及氧合状态。

处理要点

1. 产前及产时进行密切监护，可减少 MASF 及 MAS 的发生率。
2. 生后若发现 MASF，对“无活力”的新生儿建议在 20 秒内完成气管插管及采用胎粪吸引管吸引清除胎粪；对于不具备气管插管条件的医院，临床应快速清理新生儿口、鼻后，立即给予正压通气治疗。
3. 对 MAS 患儿应密切监护生命体征，动态行胸部 X 线检查，根据病情选择普通氧疗、CPAP 无创辅助通气、气管插管机械通气或高频振荡通气，重症患儿可联合应用 PS 气管内注入及 NO 吸入，给予抗生素防治感染，并维持内环境稳定。
4. 积极处理并发症，如气胸、PPHN，减少 MAS 死亡率。

四、预后

严重的 MAS 患儿普遍存在肺部疾病后遗症。生后前 6 个月患儿中近 50% 发展为相应气道疾病。6~8 岁时常出现轻微气道堵塞、运动诱发的哮喘等。MAS 患儿远期神经系统预后与是否存在宫内窘迫、缺氧缺血性脑病、PPHN 等有关。

本节关键点

1. 被胎粪污染的羊水和 / 或婴儿，生后很快出现呼吸困难，X 线胸片有阳性结果，气管内吸引到胎粪，MAS 诊断成立。
2. 产前、产时加强监护，正确选择分娩时机，生后对“无活力”新生儿行气管内胎粪吸引，可减少 MAS 发生。
3. MAS 治疗需要根据病情采取综合治疗措施。
4. 积极处理重症 MAS 并发症，如气漏、PPHN 等，对提高 MAS 患儿存活率至关重要。

（母得志　唐军）

参考文献

1. 邵肖梅，叶鸿瑁，丘小汕 . 实用新生儿学 . 5 版 . 北京：人民卫生出版社，2019.
2. 刘莉，唐军 . 新生儿胎粪吸入综合征的防治研究现状 . 中华妇幼临床医学杂志（电子版），2020，16（3）：259-256.
3. 中国新生儿复苏项目专家组 . 中国新生儿复苏指南（2016 年北京修订）. 中华围产医学杂志，2016，19（07）：481-486.
4. CHIRUVOLU A，MIKLIS KK，CHEN E，et al. Delivery room management of meconium-stained newborns and respiratory support. Pediatrics，2018，142（6）：e20181485
5. PANDITA A，MURKI S，OLETI TP，et al. Effect of nasal continuous positive airway pressure on infants with meconium aspiration syndrome：a randomized clinical trial. JAMA Pediatrics，2018，172（2）：161-165.
6. MANANDHAR SR. Outcome of respiratory distress in neonates with bubble CPAP at neonatal intensive care unit of a tertiary hospital. JNMA J Nepal Med Assoc，2019，57（216）：92-97.

第五节

新生儿缺氧缺血性脑病

导读

近年来，围产期胎儿监护虽然有了明显进步，但围产期新生儿窒息发生率仍高达3‰~5‰，由此引起的脑损伤包括新生儿缺氧缺血性脑病(hypoxic-ischemic encephalopathy, HIE)是导致儿童神经伤残的主要原因之一，占婴幼儿神经伤残的25%~28%。HIE的发病机制尚未完全清楚，诊断标准亦未形成统一认识，治疗上仍未取得突破性进展，临床上缺乏特异性治疗。但随着研究的不断深入和对该病认识的不断深化，诊疗水平也在不断提高，在一定程度上改善了预后。

一、概述

（一）定义

新生儿HIE是指由于围产期缺氧窒息导致的脑缺氧缺血性损害，包括特征性的神经病理及病理生理过程，并在临床上出现一系列脑病表现，部分小儿可留有不同程度的神经系统后遗症。

（二）病因

缺氧缺血是HIE发病的核心，可发生在围产期的各个阶段。出生前缺氧主要是胎儿窘迫，与孕母疾病如妊娠期高血压疾病、糖尿病、妊娠胆汁淤积综合征、贫血、心肺疾病等因素有关，也可能是胎盘、脐带等异常影响胎盘供血及胎儿、孕母间气体交换所致。难产、子宫收缩乏力等可导致产时胎儿缺氧。新生儿出生后的严重影响机体氧合状态的疾病，如胎粪吸入综合征、呼吸窘迫综合征、严重的溶血病、休克等，如不能及时给予治疗可导致HIE的发生。

（三）发病机制

缺氧后，一系列病理生理过程"瀑布"式发生，多种发病机制(图13-5-1)交互作用，逐渐导致不可逆的脑损伤。

1. 血流动力学改变 胎儿、新生儿严重缺氧后，很快出现全身血流重新分布，心、脑、肾上腺血流增加，肺、肾、胃肠道、皮肤血流减少；当严重缺氧持续存在时，代偿机制丧失，加之新生儿脑血管自主调节功能障碍，脑血流最终因心排血量减少和低血压的出现而锐减。

缺氧缺血后6~24小时，出现脑血流再灌注，持续数小时至数天，此时会继续出现线粒体氧化受损、神经元能量衰竭，称为"迟发性损伤"。

2. 细胞能量代谢衰竭 缺氧缺血后脑组织经历了两次能量衰竭过程：原发性能量衰竭发生在出生后不久，有氧代谢减弱，无氧代谢取而代之，ATP急剧减少；6~12小时后，随着"再灌注"出现，出现继发性能量衰竭，参与前述的"迟发性损伤"神经细胞坏死、凋亡，可持续数周。

3. 自由基损伤 缺氧缺血时，细胞生物氧化过程发生变化，过氧化生成超量自由基，使基本结构为脂质双层的许多生物膜损伤。

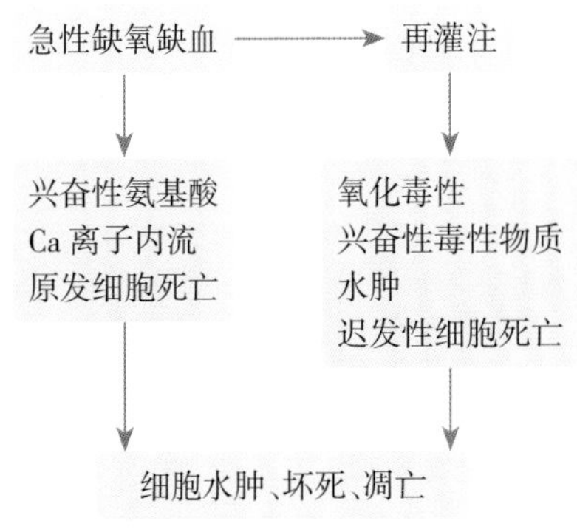

图13-5-1 HIE的发病机制

4. **细胞内钙超载** 缺氧缺血后，细胞能量代谢衰竭，Ca^{2+} 主动转运障碍，大量 Ca^{2+} 内流，细胞内 Ca^{2+} 超载，导致细胞死亡。

5. **兴奋性氨基酸的“兴奋毒”作用** 缺氧缺血后神经元突触前膜对兴奋性氨基酸（excitatory amino acid，EAA）的释放增加，使突触后神经元过度兴奋，使细胞水肿、变性、坏死。

6. **细胞凋亡** 缺氧后细胞凋亡过度发生，延续 3~4 周，与神经元坏死共存，缺氧缺血后迟发性细胞死亡主要是凋亡，其发生与自由基、NO、EAA、钙超载等因素均有关。

7. **其他** 缺氧缺血后 NO 大量生成，炎症细胞及细胞因子作用等均与上述过程一起共同参与脑细胞损伤。

（四）常见病理类型

1. **脑水肿** 是早期主要的病理改变，出现神经细胞肿胀、脑容积增大、灰白质界限不清，脑室受压；严重者脑水肿不可逆，进入神经元坏死阶段。

2. **神经元坏死** 大脑皮质、基底核、脑干、小脑等部位的神经元在严重缺氧后段时间内发生，又称为“急性坏死”。

3. **出血** HIE 伴发颅内出血以原发性蛛网膜下腔出血最多见，其次是脑室内出血和脑实质出血。

4. **脑梗死** 缺氧所致的脑梗死多发生在分支血管供血区，尤其是大脑前动脉与中动脉、中动脉与后动脉交界区，可以局灶和多灶形式存在，急性期以充血水肿为特征，严重者数周后软化形成囊腔。

二、诊断

（一）临床表现与分度

新生儿 HIE 临床表现和疾病演变过程与 HIE 的严重程度有关，HIE 分度对指导临床治疗和预后判定具有重要意义。我国 HIE 分度（表 13-5-1）是在 Sarnat 脑病分级系统的基础上修改形成的，更加简便，便于临床医师掌握和应用，但不利于对脑病临床表现的全面认识。

（二）辅助检查

1. **实验室检查** 脐动脉血气分析、新生儿血气分析了解宫内缺氧及酸中毒情况；血糖、电解质、心肌酶、肌红蛋白、肌钙蛋白、血生化、凝血功能、血 β_2 微球蛋白和尿 β_2 微球蛋白等了解代谢紊乱及多脏器损害情况；血常规、感染相关指标检测等。

2. **脑电图（EEG）** 生后 1 周内检查，表现为脑电活动延迟、异常放电、缺乏变异、背景活动异常等，有条件时可在生后早期行振幅整合脑电图

表 13-5-1 我国 HIE 临床分度

指标	轻度	中度	重度
意识	兴奋、抑制交替	嗜睡	昏迷
肌张力	正常或稍增高	减低	松软或间歇性增高
原始反射			
拥抱反射	活跃	减弱	消失
吸吮反射	正常	减弱	消失
惊厥	可有肌阵挛	常有	有，可呈持续状态
中枢性呼吸衰竭	无	有	明显
瞳孔改变	正常或扩大	常缩小	不对称或扩大，对光反射迟钝
EEG	正常	低电压，可痫样放电	暴发抑制，等电压
病程及预后	症状在 72 小时内消失，预后好	症状在 14 天内消失，可能有后遗症	症状可持续数周，病死率高，存活者多有后遗症

(aEEG)连续监测,与常规脑电图相比,具有经济、简便、有效和可连续监测等优点。可将连续性低电压、暴发抑制、癫痫持续状态及平台电位作为判断严重异常 aEEG 的标准,睡眠觉醒周期异常也为 aEEG 异常的标准。进行亚低温治疗的中至重度缺氧缺血性脑病患儿持续监测至生后 72~96 小时,对脑损伤恢复程度和预后评价,以及惊厥发作的检测都有较高的敏感度和特异度。建议有 HIE 的新生儿生后连续监测 96 小时。

3. **B 超** 可在 HIE 病程早期(72 小时内)开始检查,有助于了解脑水肿、脑室内出血、基底核和丘脑损伤,以及脑动脉梗死等。建议生后 1 天行头颅超声检查,排除外科原因或结构性脑部异常。使用彩色多普勒超声检查脑血流动力学变化(建议检测大脑前动脉或大脑中动脉),首次多普勒超声检查宜在生后 12 小时内进行,动态监测更有意义,可见脑血流速度减慢、舒张期无血流灌流等。

超声心动图可检查左心室收缩及舒张功能有无降低。多普勒组织成像显示窒息后 24 小时内二尖瓣收缩期峰值速度、舒张晚期峰值速度和室间隔峰值速度均降低。

多普勒超声肾血流检查在新生儿生后第 1 天观察左右肾动脉主干收缩期峰值血流情况,生后 1 周内动态监测肾动脉血流变化。

4. CT 一般在生后 4~7 天生命体征稳定后检查,有病变者 3~4 周宜复查。脑水肿时可见脑实质呈弥漫性低密度影伴脑室变窄(图 13-5-2);基底核和丘脑损伤时呈双侧对称高密度影;出血时表现为高密度影(图 13-5-3,图 13-5-4),脑梗死表现为相应供血区低密度影(图 13-5-5)。

5. MRI 对 HIE 病变性质与程度评价优于 CT。常规用 T_1WI,脑水肿时可见脑实质呈弥漫性高信号伴脑室变窄(图 13-5-6);基底核和丘脑损伤时呈双侧对称高信号(图 13-5-7),脑梗死表现为相应供血区低信号(图 13-5-8);矢状旁区损伤时皮质呈高信号,皮质下白质呈低信号。弥散加权成像(diffusion weighted imaging,DWI)所需时间短,对缺血脑组织诊断更敏感,病灶在生后第 1 天可显示为高信号(图 13-5-9)。建议在出生后 7 天(5~10 天)行 MRI 检查。MRI-DWI 检查的最佳时机是生后 2~4 天。研究表明,晚期的 T_2WI 改变对 HIE 预后评价意义更大。HIE 的 MRI 主要损伤类型有丘脑基底核 + 内囊后肢损伤、分水岭样损伤累及皮质和皮质下白质、局灶 - 多灶性微小性白质损伤,以及广泛全脑性损伤。

(三)诊断标准

对新生儿 HIE 的诊断,各国专家认识不统一,使用标准不完全一致。目前主要借鉴美国儿科学会(American Academy of Pediatrics,AAP)和美国妇产科医师学会(American College of Obstetricians and Gynecologists,ACOG)制定的分娩室息所致脑损伤的诊断标准(表 13-5-2)。2004 年中华医学会

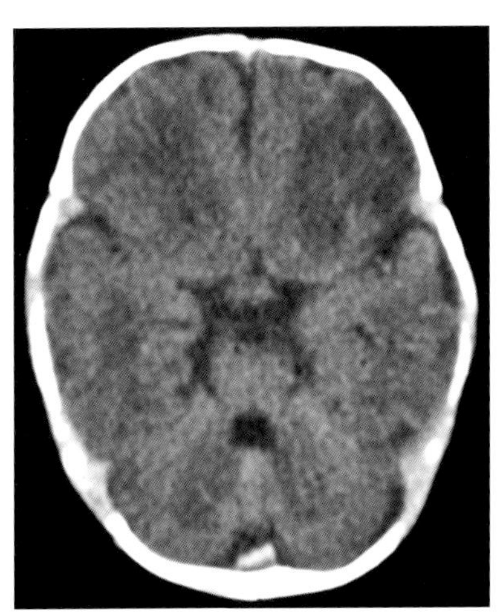

图 13-5-2 HIE 脑水肿改变,可见脑实质呈弥漫性低密度影伴脑室变窄

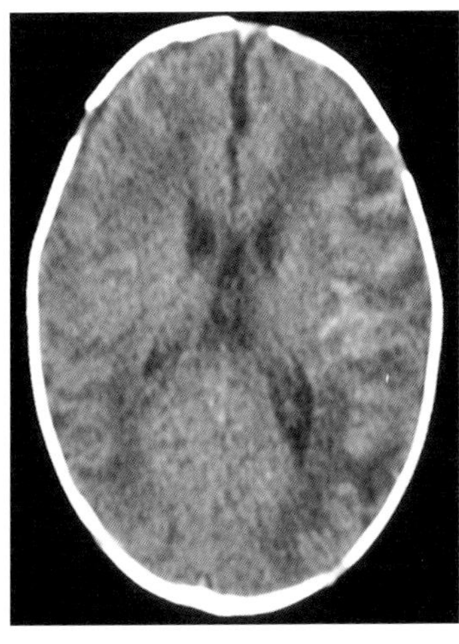

图 13-5-3 HIE 蛛网膜下腔出血,可见左侧沿脑沟回高密度影

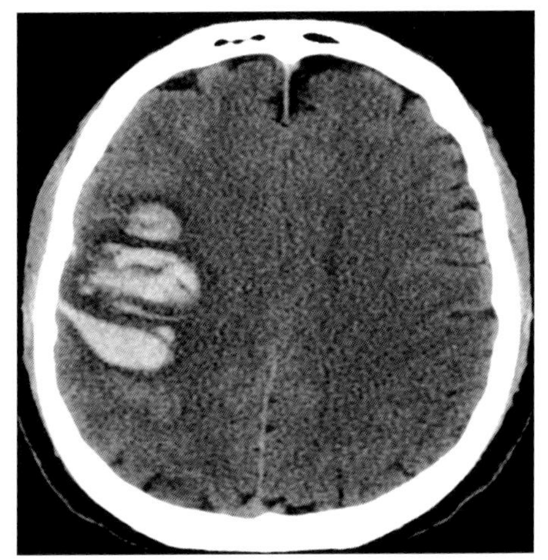

图 13-5-4 HIE 脑实质出血,可见右侧脑实质区内高密度影

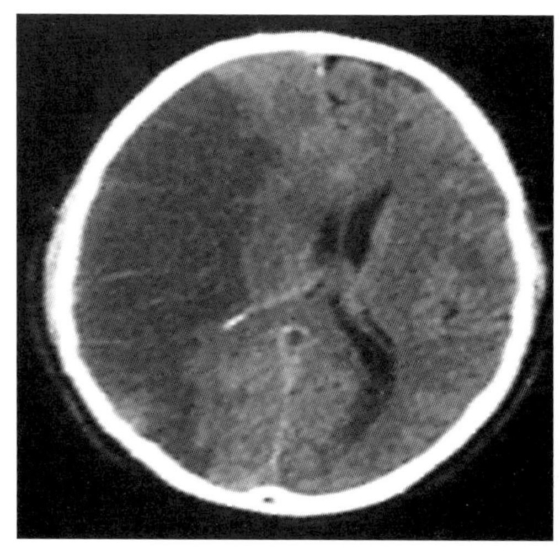

图 13-5-5 HIE 右侧脑梗死区呈低密度影

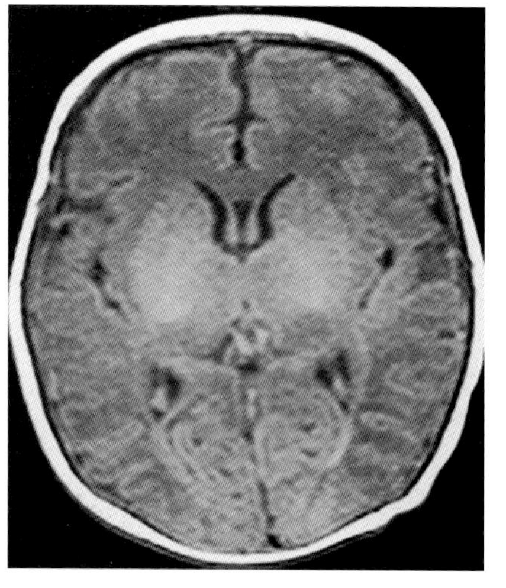

图 13-5-6 HIE（T_1WI），脑水肿时可见脑实质呈弥漫性高信号伴脑室变窄

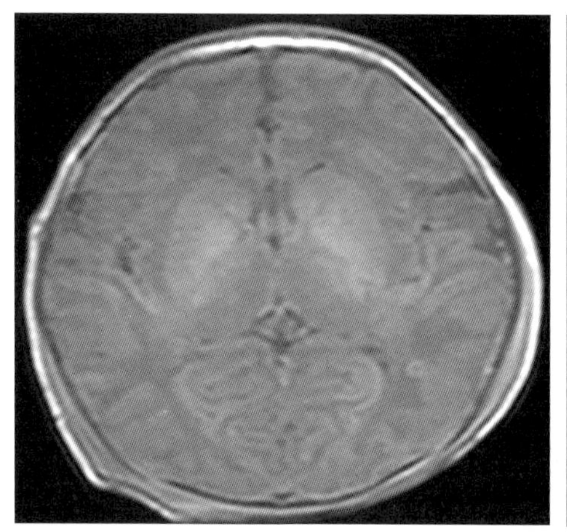

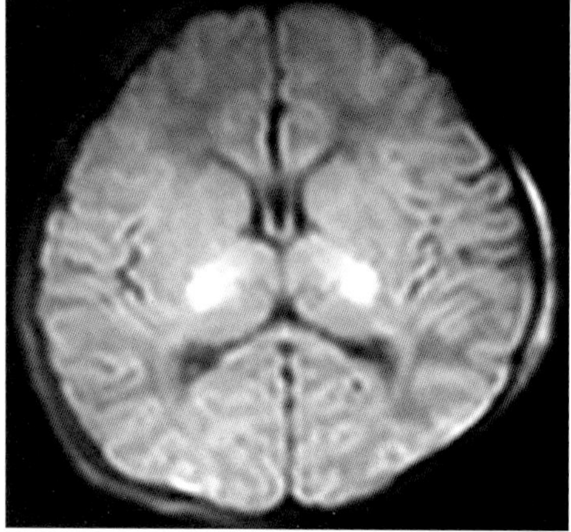

图 13-5-7 HIE 基底核损害（T_1WI 及 DWI）病灶区对称性高信号

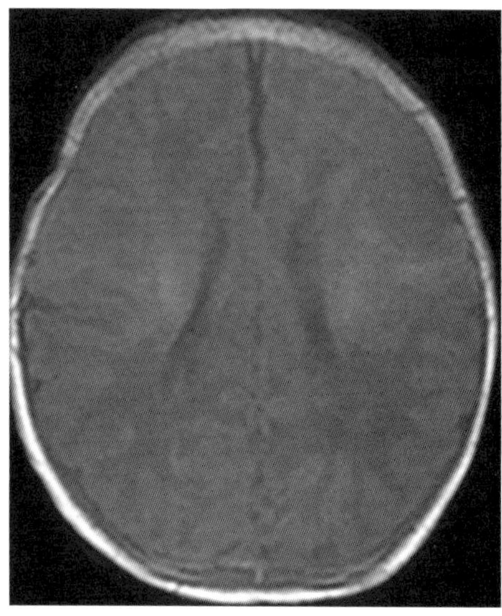

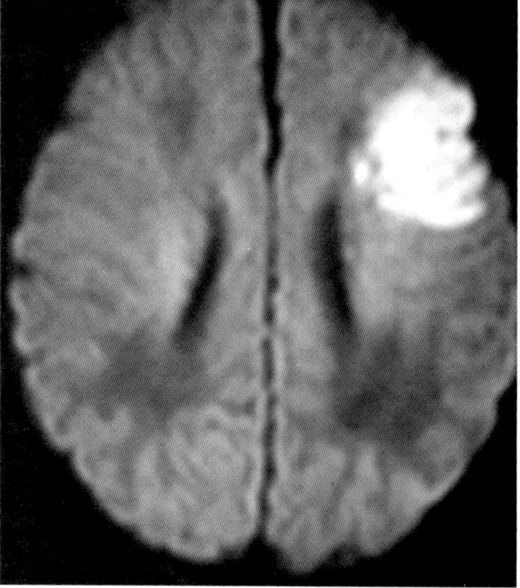

图 13-5-8 HIE 脑梗死（T_1WI）病灶区低信号，及（DWI）病灶区高信号

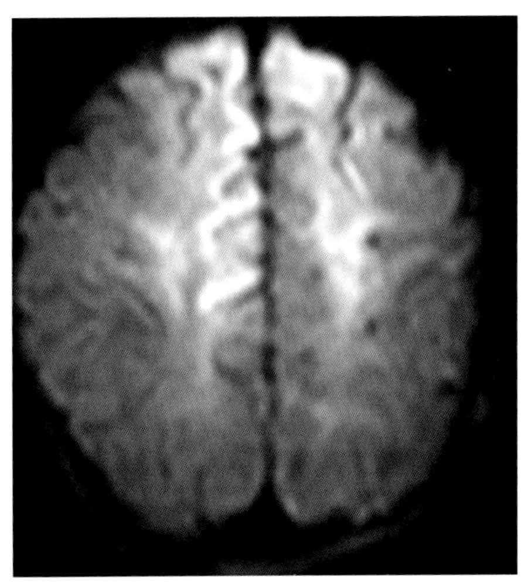

图 13-5-9 HIE(DWI),病灶显示为高信号

儿科学分会新生儿学组再次制定了适合我国足月新生儿的 HIE 诊断标准(表 13-5-3)。

(四)诊断要点

1. 有明确宫内窘迫史及出生时重度窒息及相关证据。

2. 出生后不久出现神经系统症状、体征或多系统受累表现。

3. 早期影像学证明有急性非局限性脑损伤。

4. 排除其他可引起脑损伤的因素。

三、处理

目前新生儿 HIE 尚缺乏特异的治疗方法,主要以对症支持治疗为主。1999 年我国 HIE 治疗协作组制定了《新生儿缺氧缺血性脑病治疗方案(试行稿)》,提高了我国新生儿 HIE 治疗水平。随着对新生儿 HIE 基础、临床及循证医学研究的不断深入,2011 年我国《足月儿缺氧缺血性脑病循证治疗指南(2011- 标准版)》对 HIE 的治疗提出了基于循证的建议。近年来,HIE 的治疗方案在不断优化中。

(一)维持正常体温

维持正常体温,避免医源性体温升高。研究发现,患儿体温高于 38℃,不良预后发病率明显增加;体温每升高 1℃,死亡和发生重度神经功能障碍的风险升高 3.6~4.0 倍。因此,认为体温升高不利于新生儿 HIE 的治疗。

表 13-5-2 2002 年 AAP/ACOG 分娩窒息所致脑损伤诊断标准

必备标准
1. 脐动脉具有代谢性酸中毒证据:pH<7.0,碱缺乏≥12.0mmol/L
2. 孕周≥34 周,出生后有新生儿脑病表现(Sarnat 脑病分级)
3. 排除其他原因导致的脑损伤,如创伤、凝血功能障碍、感染、遗传性疾病等
非特异性标准(包括分娩前 0~48 小时和分娩过程中)
1. 分娩前和分娩期间发生缺氧(子宫破裂、胎盘早剥,脐带脱垂、羊水栓塞等所致胎儿大出血或产妇出血)
2. 突发持续性胎心减慢或正常的胎心变异消失
3. Apgar 评分为 0~3 分,持续 5 分钟以上
4. 出生 72 小时内出现多系统受累
5. 早期影像学证明有急性非局限性脑损伤

表 13-5-3 2004 年我国足月新生儿 HIE 诊断标准

临床表现是诊断 HIE 主要依据(同时具备以下 4 条可确诊,第 4 条暂时不确定可拟诊)
1. 有明确的可导致胎儿窘迫的异常产科病史,以及严重的胎儿窘迫表现(胎心 <100 次 /min,持续 5 分钟以上;和 / 或羊水Ⅲ度污染),或在分娩过程中有明显窒息史。
2. 出生时有重度窒息,Apgar 评分≤3 分,持续 5 分钟时仍≤5 分,和 / 或出生时脐动脉血 PH≤7.0。
3. 出生后不久出现神经系统症状,并持续 24 小时以上,如意识改变(过度兴奋、嗜睡、昏迷),肌张力改变(增高或减弱),原始反射异常(吸吮、拥抱反射减弱或消失),病重时有惊厥、脑干征(呼吸节律改变、瞳孔改变、对光反射减弱或消失)和前囟张力增高。
4. 排除电解质紊乱、颅内出血和产伤引起的抽搐,以及宫内感染、遗传代谢性疾病和其他先天性疾病所引起的脑损伤。
辅助检查:可协助临床了解 HIE 时脑功能和结构的变化,明确 HIE 的神经病理类型,有助于对病情的判断,作为估计预后的参考。辅助检查包括 EEG、B 超、CT 和 MRI

（二）维持良好的通气、换气功能

除了维持良好的通气、换气功能，保持pH在正常范围，PaO_2>50~70mmHg（1mmHg=0.133kPa），$PaCO_2$<40mmHg以外，还应避免严重的高氧血症（PaO_2>200mmHg）和严重的低碳酸血症（$PaCO_2$<20mmHg），因研究发现，严重的高氧血症和低碳酸血症与HIE不良预后有明确相关性。生后6小时内严重的高氧血症是亚低温治疗的HIE患儿不良结局的危险因素。

（三）维持良好循环功能

维持周身和各脏器足够的血液灌注，使心率和血压保持在正常范围。建议足月儿平均动脉压保持在35~40mmHg。当心音低钝、心率<120次/min，或皮肤苍白、肢端发凉，毛细血管再充盈时间≥3秒时，选用多巴胺[5~10μg/(kg·min)]或多巴酚丁胺[2~10μg/(kg·min)]治疗。同时，可采用超声心动图、无创心功能检测和血乳酸指标增强评价的客观性和可操作性。

（四）维持血糖正常高值

维持血糖在4.2~5.6mmol/L。研究表明，脐血pH<7.0，血糖≤2.22mmol/L时，与近期脑损伤不良预后有关。避免低血糖加重脑损伤，避免高血糖导致脑出血等不良结局。

（五）维持电解质平衡

监测血钠、血钙和血镁等电解质变化，维持电解质在正常水平，在HIE治疗中十分重要。

（六）控制惊厥

首选苯巴比妥，负荷量为20mg/kg，静脉缓慢注射或侧管（输液器上的试管）滴入，12小时以后给予维持量5mg/(kg·d)，负荷量最大可达30mg/kg，若负荷量为30mg/kg，维持量应为3mg/(kg·d)静脉滴注或肌内注射，一般用到临床症状明显好转停药。新近研究表明，HIE患儿中66%的惊厥仅表现为EEG异常，而无临床症状。国外HIE治疗方案中，建议对临床症状性和EEG异常性惊厥均使用苯巴比妥治疗，且强调使用苯巴比妥时进行血药质量浓度检测的必要性，以达到个体化的治疗目标。不推荐苯巴比妥钠作为HIE惊厥的预防性用药。

（七）降低颅内压

在我国新生儿HIE治疗方案中，降低颅内压的主要措施有药物（呋塞米、甘露醇）和限制液量。但近年来许多研究认为，HIE并发的脑水肿和颅内压增高是缺氧缺血性损伤的结果及严重脑损伤的标志，而并非导致脑损伤的原因，无证据支持呋塞米可通过降低颅内压减轻HIE脑细胞损伤；在动物实验和临床实验的研究中，也发现甘露醇不能有效降低HIE脑水肿所致的颅内高压，不能降低HIE的病死率和神经伤残率。因此，建议甘露醇不宜在HIE中为降低颅内压而常规使用。

在我国降低颅内压的方案中，要求静脉输液量限制在60~80ml/(kg·d)，速度控制在3ml/(kg·h)；在国外HIE的治疗方案中，要求在限制静脉输液量的同时要监测尿量，并维持尿量>1ml/h，作为限量、限速后的具体监测指标。

（八）消除脑干症状

我国新生儿HIE治疗方案中，建议对出现脑干症状的患儿，应及早开始使用纳洛酮。但2004年及2008年McGuire等两次系统评价纳洛酮治疗围产期窒息的临床疗效，结果没有有效证据证明其临床疗效。因此，为消除脑干症状使用纳洛酮未纳入国外HIE治疗方案中。《足月儿缺氧缺血性脑病循证治疗指南（2011-标准版）》中亦不推荐纳洛酮治疗足月儿HIE。建议纳洛酮用于产妇在分娩前4小时内使用过麻醉剂，并且需要进行复苏的新生儿。

（九）亚低温治疗

目前，多中心随机对照临床实验已证明轻度亚低温（33~34℃）持续48~72小时治疗新生儿脑病能有效降低HIE的病死率和远期伤残率。其神经保护作用的机制是：①降低脑能量代谢，减轻细胞内酸中毒和乳酸堆积；②抑制兴奋性氨基酸的释放；③保护内源性抗氧化酶；④减少NO的合成；⑤预防脑水肿和血脑屏障的改变；⑥抑制凋亡；⑦减少Ca^{2+}内流，阻断其对神经元的毒性作用；⑧抑制参与即刻早期基因*c-fos*的表达等。亚低温治疗作为新生儿HIE的治疗措施，已纳入澳大利亚和英国新生儿脑病的治疗方案中。我国由复旦大学儿科医院牵头组织了全国多家医院的多中心随机对照研究，研究显示了亚低温治疗的安全性及有效性，并在2011年制定了《亚低温治疗新生儿缺氧缺血性脑病方案（2011）》（表13-5-4）。

表 13-5-4 2011 年我国亚低温治疗新生儿 HIE 的选择标准和排除标准

分类	标准
选择标准	胎龄≥36 周和出生体重≥2 500g，且同时存在以下情况： 1. 有胎儿窘迫的证据（至少包括以下 1 项）：急性围产期事件，如胎盘早剥或脐带脱垂或严重胎心异常变异或晚期减速；脐血 pH<7.0 或 BE>16mmol/L 2. 有新生儿窒息的证据（满足以下 3 项任意 1 项）：Apgar 评分 5 分钟 <5 分；脐带血或生后 1 小时内动脉血气分析 pH<7.0 或 BE>16mmol/L；需正压通气至少 10 分钟 3. 有新生儿 HIE 诊断依据或 aEEG 脑功能监测异常的证据（至少描记 20 分钟并存在以下任 1 项：严重异常：上边界电压≤10μV；中度异常：上边界电压 >10μV 和下边界电压 <5μV；惊厥）
不适合进行亚低温治疗的情况	1. 出生 12 小时以后 2. 初始 aEEG 监测正常 3. 存在严重先天畸形，特别是复杂青紫型先天性心脏病，复杂神经系统畸形，存在 21、13 或 18 三体等染色体异常 4. 颅脑创伤或中、重度颅脑出血 5. 全身性先天性梅毒或细菌感染 6. 临床有自发出血倾向或 PLT<50×10^{12}/L

目前，亚低温治疗降低脑部温度的方法有头部降温、全身降温、头部降温联合轻度全身降温等几种方法。但目前尚不能确定哪一种亚低温治疗方法更优越。

（十）高压氧治疗

高压氧（hyperbaric oxygen，HBO）是指在两个大气压下进行纯氧吸入，血液物理溶解和肺泡氧分压的氧量比在常压下吸入空气的氧量要高 10 倍以上，能显著改善组织供氧，防止氧自由基损伤脑细胞，防治脑水肿。动物实验证明疗效显著，可降低死亡率。但临床缺乏大样本多中心的随机对照研究资料，且远期安全性尚不确切，故我国《足月儿缺氧缺血性脑病循证治疗指南（2011- 标准版）》不建议用高压氧治疗足月儿 HIE。

（十一）其他治疗

维持电解质平衡，避免使用肾毒性药物，根据凝血功能需要考虑使用新鲜冰冻血浆、其他成分疗法或使用维生素 K。必要时抗感染治疗。

处理要点

1. 早诊断、早治疗。
2. 维持良好通气、换气功能；维持各脏器血流灌注；维持正常血糖水平。
3. 药物控制惊厥，监测血药浓度，达到个体化治疗。
4. 尽早进行亚低温治疗。

本节关键点

1. 围产期各个阶段缺氧缺血都可能导致新生儿发生 HIE。
2. HIE 发病机制尚未完全清楚，多种发病机制交替，逐渐出现脑细胞不可逆损伤。
3. HIE 的诊断标准尚未形成统一认识，临床诊断需结合病史、神经系统症状、体征及早期影像学等检查证据。
4. HIE 的治疗在于“早诊断、早治疗”，在维持血压、氧合、血糖稳定的基础上，药物联合亚低温疗法可取得较好治疗效果，降低病死率，减少远期神经系统后遗症发生率。

（母得志 唐军）

参考文献

1. 邵肖梅，叶鸿瑁，丘小汕．实用新生儿学．5 版．北京：人民卫生出版社，2019.

2. STEVENSON DK, BENITZ WE, SUNSHINE P, et al. Fetal and neonatal brain injury.3rd ed. New York: Cambridge University Press, 2009: 415.
3. RUTHERFORD M, RAMENGHI LA, EDWARDS AD, et al. Assessment of brain tissue injury after moderate hypothermia in neonates with hypoxic-ischaemic encephalopathy: a nested substudy of a randomised controlled trial. The Lancet Neurology, 2010, 9(1): 39-45.
4. 卫生部新生儿疾病重点实验室. 足月儿缺氧缺血性脑病循证治疗指南(2011-标准版). 中国循证儿科杂志, 2011, 06(5): 327-335.
5. 虞人杰, 王俊怡, 刘淑芳, 等. 新生儿窒息多器官损害的临床诊断标准. 中华围产医学杂志, 2016, 19(4): 241-242.
6. Queensland Health. Maternity and neonatal clinical guideline: hypoxic-ischaemic encephalopathy (HIE). Queensland: Queensland Health, 2017: 1-27.
7. 中华医学会儿科学分会围产专业委员会. 新生儿振幅整合脑电图临床应用专家共识. 中华新生儿科杂志(中英文), 2019, 34(1): 3-7.
8. 中国医师协会新生儿科医师分会神经专家委员会. 新生儿缺氧缺血性脑病超声诊断建议. 中华神经医学杂志, 2012, 11(4): 413-415.
9. 中国医师协会新生儿科医师分会. 新生儿缺氧缺血性脑病磁共振诊断与损伤类型的分类建议. 中国当代儿科杂志, 2017, 19(12): 1225-1233.
10. 中国研究型医院学会神经再生与修复专业委员会心脏重症脑保护学组. 亚低温脑保护中国专家共识. 中华危重病急救医学, 2020, 32(4): 385-391.

第六节

新生儿颅内出血

导读

颅内出血(intracranial hemorrhage, ICH)是指新生儿中枢神经系统发生的出血,包括硬膜下出血、蛛网膜下腔出血、脑室周围-脑室内出血、小脑出血和脑实质出血等。颅内出血是新生儿期常见的临床问题,严重病例常遗留后遗症。新生儿颅内出血总发生率为3.14%,其中早产儿颅内出血发生率为4.78%,极低体重儿为21.53%,超低体重儿为85.17%。随着产科技术的进步,分娩损伤所致的颅内出血明显减少,而早产儿缺氧所致的脑室周围-脑室内出血已成为新生儿颅内出血最常见的类型。

一、概述

新生儿颅内出血的病因较多,各种病因可以相互作用。缺氧、胎位异常、脐带绕颈、低体重儿是新生儿颅内出血的独立危险因素。

(一) 分娩损伤

多见于足月儿。产前、产时及产后各种损伤因素可致颅内出血,如胎位异常、胎头过大、头盆不称、急产、臀位产、产程延长、高位产钳、胎头吸引助产等,使胎儿头部受挤压或局部压力不均匀,导致颅内出血。分娩损伤性颅内出血主要有硬膜下出血、蛛网膜下腔出血、小脑出血。分娩损伤性颅内出血常伴有脑挫伤。

硬膜下出血主要是由于小脑幕或大脑镰撕裂所致,多数为小脑幕轻度撕裂所致的幕上或幕下出血,出血也可发生在小脑幕的游离缘,特别是小脑幕和大脑镰的连接处,向前可进一步延伸到蛛网膜下腔或脑室系统。单纯的大脑镰撕裂比小脑幕撕裂常见,出血来源于下矢状窦和胼胝体上方的大脑纵裂池,大脑表面的桥静脉破裂也可引起大脑表面的硬膜下血肿。

小脑出血的发病机制是多因素的，常见病因有分娩损伤、缺氧和早产。足月儿小脑出血发病机制与分娩损伤有关，臀位产患儿，可因枕骨分离伴小脑幕和枕窦撕裂而引起后颅凹大量出血和小脑撕裂。早产儿颅骨较软，外部压力压迫枕部也可导致顶骨下枕骨向前移位，扭曲窦汇和枕窦，从而引起小脑出血，这种情况常发生在臀位牵引、产钳分娩和应用面罩加压通气时。

分娩损伤也可导致蛛网膜下腔出血，新生儿蛛网膜下腔出血来源于软脑膜丛的小静脉或蛛网膜下腔的桥静脉。

（二）早产和缺氧

早产儿脑室周围室管膜下生发基质富含血管，这些血管在解剖学上为不成熟的毛细血管网，仅由一层内皮细胞组成，缺乏肌层和结缔组织支持，该区域对缺氧和高碳酸血症极为敏感，当缺氧致脑血流自我调节功能受损时，惊厥、气管吸引、扩容、静脉输注高渗溶液或一些不恰当的护理等均可致血压波动而促发血管破裂出血。超早产儿颅内出血发生率显著增加，脑血流波动是重要原因。

此外，生发基质的毛细血管网在引流入静脉系统时的血流方向呈独特的“U”形，当胎头娩出困难、颅骨过度受压时可使该处发生出血。在胎龄 36 周时生发基质几乎完全退化，因此主要发生在胎龄 <34 周的早产儿。在生发基质出血的病例中，80% 的患儿血液可进入侧脑室，血凝块可阻塞大脑导水管和蛛网膜绒毛，引起出血后脑积水和脑室周围出血性梗死。

早产儿也可发生蛛网膜下腔出血、脑实质出血、小脑出血，发病机制与脑室内出血相似。

（三）新生儿凝血功能障碍

母体患血小板减少性紫癜、母体孕期用药（如阿司匹林、咖啡因、苯妥英钠、利福平等）抑制凝血功能，可引起新生儿颅内出血。新生儿凝血因子不足、DIC、血友病可引起颅内出血。在新生儿颅内出血原因中，血友病占 3.4%~4.0%，患血友病的新生儿生后 1 周内出现颅内出血的概率为 41%，是血友病新生儿的第二大出血并发症。

（四）其他原因

快速输液、输注高渗液体、高血糖、机械通气、过多搬动、频繁气道吸引、气胸等可使血压急剧升高，脑血流突然变化，导致颅内出血。转运过程中颅内出血发生率可能增加。母乳喂养没有及时补充维生素 K 可引起颅内出血。先天性脑血管畸形也是颅内出血的病因。

二、临床表现

新生儿颅内出血的临床表现与出血部位、出血量、胎龄和出生体重有关，足月儿颅内出血临床表现比较典型（表 13-6-1），早产儿临床表现非常不典型。有报道，新生儿颅内出血的临床表现中，贫血发生率为 54%，惊厥发生率为 46%~70%，发绀发生率为 29%，呼吸暂停发生率为 21%。

有报道 180 例颅内出血新生儿病例对照研究，多因素分析用多元 Logistic 回归分析，出血部位发生率由高到低依次为脑室周围 - 脑室内出血（periventricular-intraventricular hemorrhage，PIVH）、蛛网膜下腔出血（subarachnoid hemorrhage,SAH）、脑实质出血、硬膜下出血（subdural hemorrhage）、小脑出血。

（一）脑硬膜下出血

1. 小脑幕撕裂伴后颅凹硬膜下出血 常见于难产性臀位牵引，临床表现可有三个阶段：①出生数小时内可无任何症状；②随着血肿逐渐增大，颅内压增高，后颅凹脑脊液循环通路受阻，出现前

表 13-6-1 新生儿颅内出血主要临床表现

表现类型	临床表现
意识改变	激惹、兴奋、淡漠、嗜睡、昏迷
颅内压增高表现	前囟隆起、惊厥、角弓反张、脑性尖叫
肌张力改变	增高、减弱、松软
眼部表现	凝视、斜视、震颤、眼球固定，瞳孔散大、不对称、对光反应迟钝或消失
呼吸改变	呼吸增快、减慢、不规则、抽泣样呼吸

囟饱满、激惹或嗜睡等症状；③随着病情进展，出现脑干受压的体征，如呼吸节律异常、眼动异常、斜视、面瘫和惊厥，严重者导致死亡。

2. 小脑幕撕裂伴大量幕下出血 出生时即可出现中脑及脑桥上部受压的症状，如木僵、斜视、瞳孔不等大和对光反射迟钝、颈项强直和角弓反张等。如血块增大，可在数分钟至数小时内出现脑干下部受压的体征，从木僵进入昏迷，瞳孔固定和散大，心动过缓和呼吸不规则，最终呼吸停止而死亡。

3. 大脑镰撕裂伴硬膜下出血 出生时即可出现双侧弥漫性脑损伤症状，如兴奋、激惹等，如血块伸展到小脑幕下时症状类似于小脑幕撕裂。

4. 大脑表面硬膜下出血 轻度出血可无明显的临床症状，或仅表现为兴奋、激惹。局灶性脑定位体征常开始于生后第2天或第3天，表现为局灶性惊厥、偏瘫、眼向对侧偏斜，发生小脑幕切迹疝时可有瞳孔散大、对光反应减弱或消失等脑神经受压的表现。少数病例在新生儿期无任何硬膜下出血的症状和体征，但在数月后发生硬膜下积液。

（二）脑室周围-脑室内出血

PIVH是早产儿最常见的缺氧性颅内出血类型，近年随着新生儿医疗护理水平的改善，极低体重儿成活率的提高，PIVH已成为NICU早产儿的重要问题。PIVH主要见于围产期窒息和胎龄较小的早产儿，50%的患儿出血开始于生后第1天，30%的出血发生在第2天，到生后72小时头颅超声可发现90%的PIVH。

临床表现有三种类型：急剧恶化型、断续进展型和临床寂静型。以临床寂静型最为常见，占PIVH病例的50%，无临床症状或体征，仅在超声或CT检查时发现。断续进展型其次，症状在数小时至数天内断续进展，神志异常或呆滞或激惹，肌张力低下，动作减少，呼吸不规则。急剧恶化型最为少见，但临床症状也最严重，病情可在数分钟至数小时内迅速恶化，出现意识障碍、呼吸困难或暂停、抽搐、瞳孔对光反射消失、四肢肌张力低下、前囟紧张，伴失血性贫血、血压下降、心动过缓。

足月儿IVH的起病随病因而异，伴分娩损伤或缺氧者常在生后第1~2天出现症状，而无明显诱因者起病较晚，甚至可晚至出生后2~4周。临床表现为激惹、木僵和惊厥，其他特征包括发热、颤动、呼吸暂停和颅内压增高。足月儿IVH预后比早产儿IVH差，常存在不同程度的神经系统后遗症。

（三）蛛网膜下腔出血

多见于早产儿，也可见于足月儿，前者主要与缺氧有关，后者则多由分娩损伤所致。轻度蛛网膜下腔出血可无症状或症状轻微。中度出血可引起惊厥，常开始于生后第2天，惊厥发作间期患儿情况良好。大量蛛网膜下腔出血可致患儿迅速恶化和死亡。

（四）小脑出血

原发性小脑出血在新生儿并不少见，在胎龄<32周和体重<1 500g的早产儿中发生率为15%~25%，在足月儿也可发生。小脑出血可表现为呼吸暂停、心动过缓和贫血，病情常急骤恶化。患儿通常有臀位难产史，临床症状大多开始于生后2天之内，以后很快出现脑干受压症状，如木僵、昏迷、脑神经异常、呼吸暂停、心动过缓或角弓反张等。

三、诊断

新生儿颅内出血的诊断主要依靠病史、临床表现及影像学检查。早产儿颅内出血的临床症状和体征较少，单凭临床表现很难诊断，影像学检查是主要诊断手段，要根据具体情况选择头颅超声、CT、MRI检查。

（一）超声检查

是诊断脑室周围-脑室内出血、脑实质出血的首选方法。床旁连续头颅超声可对早产儿PIVH的开始时间、出血部位及严重程度提供可靠的信息，而且价廉、方便。极低体重儿是易发生PIVH的高危人群，应常规进行头颅超声的筛查。在生后3天、1周、2周、1个月时各查1次。

头颅超声可将PIVH分为4级。Ⅰ级：出血限于室管膜下，不伴脑室内出血；Ⅱ级：不伴脑室扩张的PIVH；Ⅲ级：PIVH（>50%脑室区域）伴脑室扩大；Ⅳ级：脑室内出血合并脑实质出血或脑室周围出血性梗死。

（二）CT 检查

对硬膜下出血、后颅凹出血、蛛网膜下腔出血和某些脑实质的损害，CT 的诊断价值优于超声。CT 检查可确定出血的部位和程度（图 13-6-1，图 13-6-2），但 CT 不能在床旁进行，还有使患儿暴露于放射线的缺点，早产儿尽可能不做 CT 检查。

（三）MRI 检查

对后颅凹硬膜下出血和小脑出血，MRI 的诊断价值优于 CT。早产儿颅内出血的诊断尽可能做 MRI 检查。

为比较超声和 MRI 两种检查方法对新生儿颅内出血的诊断价值，同时行颅脑 MRI 与彩色多普勒超声检查，分析颅内出血患儿 MRI 和超声表现特点，结果显示 MRI 诊断颅内出血敏感性、特异性和准确性分别为 92%、100% 及 94%，超声检查分别为 79%、100% 和 84%。两者对颅内出血及 SAH 诊断差异均有统计学意义（P 均 <0.05），两者对 IVH 诊断差异无统计学意义（P>0.05）。MRI 和超声是诊断颅内出血的重要方法，MRI 诊断颅内出血整体优于超声检查，但对新生儿 SEH 超声优于 MRI，故对临床怀疑新生儿颅内出血，可先行超声检查，需进一步明确诊断时，再行 MRI 检查。

（四）脑脊液检查

IVH 的脑脊液表现为出血早期脑脊液红细胞数量和蛋白含量增高，部分病例白细胞增高，脑脊液黄变和葡萄糖降低。但是有些病例脑脊液不呈血性，因此不能将腰椎穿刺作为 IVH 的确诊手段。

血性脑脊液是提示蛛网膜下腔或脑室内出血的一个线索，但需与腰椎穿刺损伤鉴别。颅内出血的脑脊液特征为脑脊液黄变、红细胞数量增多和蛋白含量增高，脑脊液糖常降低（<30mg/dl），甚至可低达于 10mg/dl，并可持续数周甚至数月。

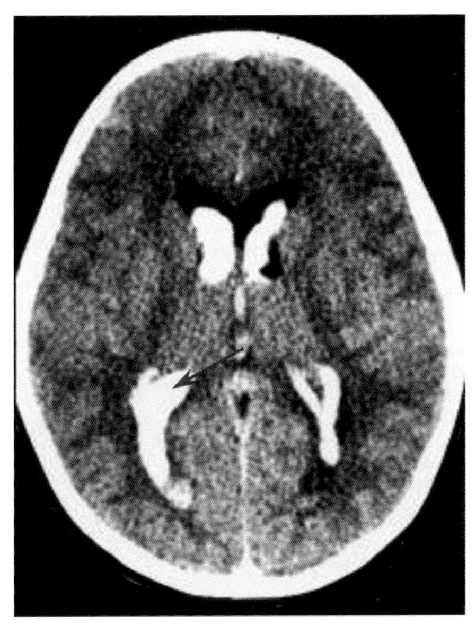

图 13-6-1 新生儿颅内出血 CT 表现（高密度）

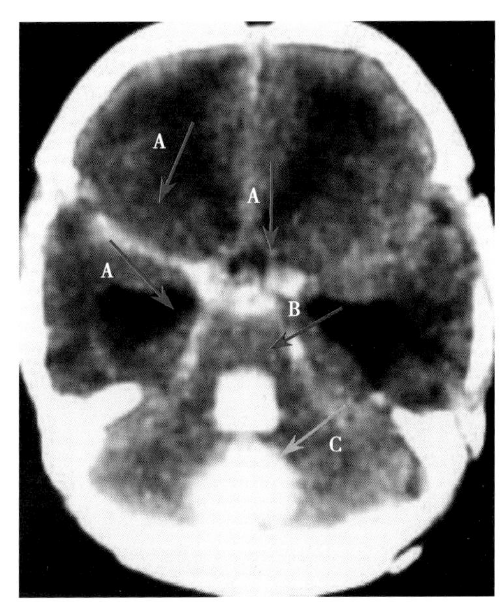

图 13-6-2 新生儿颅内出血 CT 表现
蓝箭头所指为鞍上池、右侧裂池、环池内出血；
红箭头所指为第四脑室出血；
黄箭头所指为枕大池出血

蛛网膜下腔出血的诊断常因其他原因腰椎穿刺发现均匀一致的血性脑脊液而提示，确诊需通过CT检查，头颅超声检查对蛛网膜下腔出血不敏感。

血性脑脊液是提示蛛网膜下腔或脑室内出血的一个线索，但需与腰椎穿刺损伤鉴别。脑脊液糖降低可能为出血损伤葡萄糖向脑脊液转运的机制。当脑脊液糖降低，伴淋巴细胞增多和蛋白含量增高时，很难与细菌性脑膜炎鉴别。

小脑出血的诊断主要靠临床医师高度警惕，确诊可通过CT或MRI检查，有时头颅超声检查也可证实小脑出血，但阴性结果不能排除本病。

硬膜下出血的诊断主要依靠临床症状的识别和影像学检查。CT检查可确定硬膜下出血的部位和程度，但对后颅凹硬膜下出血和小脑出血的诊断价值不及MRI检查。头颅超声检查只能检测到伴中线移位的大脑表面的硬膜下血肿，对幕上出血的诊断不及CT检查，对幕下出血的诊断不及MRI检查。枕骨分离和颅骨骨折可通过头颅X线摄片证实。腰椎穿刺对硬膜下出血诊断没有帮助，且有诱发脑疝的可能。

四、治疗

（一）支持疗法

维持正常的通气，维持水电解质平衡和酸碱平衡，维持体温和正常代谢等。

（二）维持正常脑灌注

大量IVH时，由于动脉压降低和颅内压增高，脑的灌流减少，因此必须维持血压在正常范围，避免血压明显波动和脑血流速度突然升高，没有必要的过分积极治疗反而会加重已经存在的脑损伤。

（三）降低颅内压

如颅内压高、瞳孔不等大、呼吸不规则，发生脑疝，可适当使用20%甘露醇，每次0.25~0.5g/kg，每天2~3次，静脉注射。

（四）对症治疗

出现惊厥者应及时止惊，可用地西泮或苯巴比妥。可使用维生素K_1等。

（五）外科治疗

急诊手术指征取决于出血病灶的大小、颅内压增高的体征和是否存在脑疝。大脑表面硬膜下出血伴中线移位，特别是临床症状恶化伴小脑幕切迹疝时，是急诊硬膜下穿刺或切开引流的指征。后颅凹大量硬膜下出血也可行外科手术。对无明显症状的硬膜下出血，外科手术并不能改善其远期预后。

（六）出血后脑积水的处理

急性期后应随访颅脑超声检查评估脑室大小，随访间隔时间根据病程而定，病情越重间隔时间越短，一般5~10天随访1次。根据超声检查脑室扩张的进展速率和严重程度进行相应处理，可行脑室穿刺引流、脑积水分流术等相应处理。

五、预防及预后

（一）预防

预防早产，预防宫内窘迫；出生时要预防分娩损伤，正确进行窒息复苏；避免使脑血流发生较大波动，避免快速过多补液，避免使用高渗液体。

（二）预后

关于新生儿颅内出血的预后较难确定，与出血的原因、出血类型、严重程度及部位有关，如出血仅限于生发基质或伴少量IVH者预后较好，很少发生脑室扩张。中度出血者病死率略增高，存活者中20%~30%可发生脑积水。严重出血病例病死率为20%~30%，存活者常发生脑积水。重度IVH伴脑室周围出血性梗死者，病死率和脑积水发生率均较高，分别为40%和70%。

轻度出血若能早期诊断和及时治疗，预后较好。严重小脑幕和大脑镰撕裂者病死率较高，存活者常发生脑积水和其他后遗症。严重小脑幕撕裂可以致死，特别是伴直窦或横窦撕裂时，血块可流到后颅凹迅速压迫脑干。

早产儿严重小脑出血预后极差，即使存活也都有明显的运动和认知障碍。足月儿的预后比早产儿好，但半数患儿可发生出血后脑积水。小脑出血的治疗取决于损害的大小和患儿的临床状态，若临床情况稳定，无颅内压增高的体征，以保守治疗为主，如有快速的神经系统恶化则需急诊手术。

本节关键点

1. 新生儿颅内出血是导致远期儿童神经系统后遗症的重要原因。
2. 对高危新生儿须及时进行颅脑影像学检查，及时发现颅内出血。
3. 防治颅内出血的关键是预防，尽可能避免损伤、缺氧，保持安静和稳定，减少颅内出血的发生率，避免发生重症颅内出血。
4. 颅内出血应及时治疗，对严重病例应及时请神经外科会诊，必要时需神经外科干预。

（陈超）

参考文献

1. 景晓琳，石清泉，陈大鹏，等.103 例足月新生儿颅内出血的临床特征及其与分娩方式的关系. 实用妇产科杂志，2019，35(7)：531-534.
2. HONG HS，LEE JY. Intracranial hemorrhage in term neonates. Child's Nervous System，2018，34(6)：1135-1143.
3. NG IHX，DA COSTA CS，ZEILER FA，et al. Burden of hypoxia and intraventricular haemorrhage in extremely preterm infants. Archives of Disease in Childhood Fetal and Neonatal Edition，2020，105(3)：242-247.
4. HOLLEBRANDSE NL，SPITTLE AJ，BURNETT AC，et al. School-age outcomes following intraventricular haemorrhage in infants born extremely preterm. Archives of Disease in Childhood Fetal and Neonatal Edition，2021，106(1)：4-8.
5. SHIPLEY L，GYORKOS T，DORLING J，et al. Risk of severe intraventricular hemorrhage in the first week of life in preterm infants transported before 72 hours of age. Pediatric Critical Care Medicine，2019，20(7)：638-644.
6. BOCK HC，FELDMANN J，LUDWIG HC. Early surgical management and long-term surgical outcome for intraventricular hemorrhage-related posthemorrhagic hydrocephalus in shunt-treated premature infants. Journal of Neurosurgery Pediatrics，2018，22(1)：61-67.

第七节

新生儿产伤

导读

产伤(birth injury)是指分娩过程中因机械性因素对胎儿或新生儿的任何部位、组织、器官所造成的损伤。胎儿、产妇或分娩相关的因素均可增加产伤的风险。近年来，由于产科技术的进步，孕期保健及产前诊断技术的提高，产伤发生率已有明显下降，但在边远山区及农村，产伤仍然是引起新生儿死亡和致残的主要原因。较常见的产伤有皮肤软组织损伤、头颅血肿、内脏损伤、产伤骨折、神经损伤等。新生儿产伤不仅给新生儿的健康造成了危害，给社会家庭带来负担，还可能成为医疗纠纷的原因。预防产伤需加强产时保健，及早发现产程异常及难产；及早发现胎儿缺氧，选择最佳分娩时机及方式；提高助产技术，忌用暴力；胎儿娩出后仔细体格检查，及时发现产伤，及早治疗。

一、头颅血肿

（一）病因

头颅血肿（cephalohematoma）是最常见的新生儿产伤性疾病，是由于产伤导致骨膜下血管破裂、血液积聚并局限于骨膜下所致。常由胎位不正、头盆不称、胎头吸引术或产钳助产术引起。

（二）临床表现

多发生于经阴道分娩的新生儿。血肿部位以头顶部多见，常为一侧，少数为双侧。血肿在生后数小时至数天逐渐增大，因颅缝处骨膜与骨粘连紧密，故血肿不超越骨缝，边界清楚，触之有波动感，表面皮肤颜色正常。如由产钳牵拉或胎头吸引所致，皮肤常有溃破或呈紫红色。约5%受累新生儿可合并颅骨骨折。

（三）诊断

根据生产史，生后出现头部边界清楚且有波动感的包块可诊断。诊断时应注意与下列疾病鉴别：

1. **先锋头** 先锋头（caput succedaneum）又称产瘤，是由于分娩时头皮血液循环受压，血管通透性改变及淋巴回流受阻引起的皮下水肿，多发生在头先露部位，出生时即可发现，肿块边界不清、不受骨缝限制，头皮红肿、柔软、压之凹陷、无波动感，出生2~3天即消失。有时与血肿并存，待头皮水肿消退后才显出血肿。

2. **帽状腱膜下出血** 帽状腱膜下出血（subgaleal hematoma）发生在头颅帽状腱膜与骨膜之间的疏松组织内，因无骨缝限制，故出血量多，易于扩散。典型病例为生后4小时内出现，之后12~72小时继续增大。轻者仅表现为头围较正常增大，头颅肿胀，有波动感，界限不清。重症者整个头部肿胀，随体位而改变肿胀部位，头皮下有波动感，有时出血范围可达前额和颈项部，前囟扪不清，眼睑水肿，面部皮肤颜色淤青。大量出血者除局部症状外，还有贫血、休克等表现。

（四）处理及预后

血肿小者不需治疗；若有贫血、高胆红素血症等，可给予对症处理；如有明显失血则以抗休克治疗为主。预后良好，3~4周后多能自行吸收。部分大血肿出现机化趋势时，可在生后3周左右在严格无菌操作下抽吸血肿，并加压包扎2~3天，头颅血肿偶尔可被感染形成脓肿，继发感染时头颅血肿迅速增大则需切开引流。

二、臂丛神经麻痹

（一）病因

臂丛神经由$C_{5\sim8}$及胸$T_{1\sim2}$脊神经组成。脊神经$C_{5\sim6}$称上束，C_7称中束，C_8及$T_{1\sim2}$称下束。分娩时由于过度伸展及外力拉压可造成臂丛神经或因周围组织出血或水肿而出现所支配的肌肉麻痹，称臂丛神经麻痹（brachial plexus palsy），是新生儿周围神经损伤中最常见的类型，发生率为1/1 000~1/500例足月儿。高危因素为巨大胎儿、第二产程延长、使用产钳、肩难产、初产、高龄产妇及多胎。

（二）临床表现

患儿常在出生后不久发现一侧上肢运动障碍。根据神经损伤部位及临床表现，臂丛神经麻痹共分3型：

1. **Ⅰ型（上臂型——Erb麻痹）** 此型临床最多见，发生率占全部病例的90%，包括C_5和C_6神经根损伤，偶尔损伤C_7神经根。受累肢体肩关节内收内旋，肘关节表现为前臂旋前、伸展，腕、指关节屈曲，呈现所谓"侍者索要小费"（waiter tip）姿势。肱二头肌肌腱反射消失，拥抱反射不对称，握持反射存在。上臂型——Erb瘫可伴有膈神经损伤。

2. **Ⅱ型（下臂型——Klumpke瘫）** 损伤下干的C_8和T_1神经根引起Klumpke麻痹，出现手瘫痪，腕部屈肌及手肌无力，肱二头肌肌腱反射能引出，握持反射消失，T_1交感神经纤维受损时可引起Horner综合征，出现眼睑下垂、眼裂变小等。这种形式损伤较Erb麻痹少，常与上束同时受损。

3. **Ⅲ型（全臂型——全上肢瘫）** 为所有臂丛神经根均受损伤，占臂丛神经损伤的10%。臂丛神经根全部受累引起双臂和双手瘫痪，反射消失，可同时存在胸锁乳突肌血肿、锁骨或肱骨骨折。

（三）诊断

依据病史中的肩难产与上肢被牵拉，出生后立即出现一侧上肢部分或完全弛缓性瘫痪的特殊体位可诊断。磁共振检查可确定病变部位,肌电图检查及神经传导试验有助于诊断。应对肩胛及上肢摄片以排除骨性损伤。存在呼吸窘迫提示伴有膈神经损伤,损害波及臂丛下部时注意同侧 Horner 综合征。

(四)处理及预后

确诊后立刻进行治疗。患肢处于肩外展旋位、肘关节屈曲位,使肌肉处于松弛状态,有利于受伤处水肿及出血吸收。病情稳定后尽早转入神经外科及康复科进行评估、营养神经和康复治疗。部分病人需要行外科神经探查及移植治疗,否则可出现永久性伤残。

三、面神经麻痹

(一)病因

面神经麻痹(facial nerve palsy)是仅次于臂丛神经麻痹较为常见的外周神经损伤,常因胎头在产道下降时产妇骶骨压迫或产钳助产时,压迫从茎突乳突孔穿出的面神经所致。产钳助产及第二产程延长为其高危因素。

(二)临床表现

分为周围性和中枢性面瘫。周围性面瘫表现为患侧鼻唇沟变浅、口角下垂、哭时面部不对称,口角偏向健侧伴眼睑不能闭合;中枢性面瘫表现为病灶对侧鼻唇沟变浅,口角偏斜,皱额、闭眼无障碍。

(三)处理与预后

治疗主要是注意保护角膜,可给予遮眼或用甲基纤维素滴眼液保护角膜,避免损伤。如外周神经末梢部分受压可在出生后数天内自行恢复,不需特殊治疗。中枢性面神经麻痹则可在数小时或数天后加重,伴有颅内症状,预后可能较差。双侧面神经麻痹应考虑先天性面肌发育不良。

四、脊柱和脊髓损伤

(一)病因

分娩时过度伸展脊柱即头位分娩时过度牵拉头颈部,臀位分娩时过度牵拉双下肢或躯干,特别是侧位牵引时使胎儿的脊髓沿长轴发生扭转和压缩,引起脊髓扭曲或撕裂,可有出血、水肿、坏死,甚至完全性横断,引起脊柱和/或脊髓损伤(spinal cord injury)。上颈段脊髓损伤较下颈段脊髓损伤多见。上颈段损伤多见于头位产,而颈胸段及以下损伤多见于臀位产。早产、肩难产、臀位后出头困难、面先露、额先露、宫内缺氧等为高危因素。

(二)临床表现

1. 如仅有脊柱损伤,可有脊柱后突角的改变。皮下可见受伤棘突向外突出,局部肿胀及触痛,脊旁肌紧张。

2. 如脊髓损伤,则因损伤部位不同而出现相应的神经症状及体征。如上颈段(C_4 以上)损伤可有呼吸暂停;颈胸段(C_4~T_4)损伤涉及膈神经和肋间肌支配神经,引起不同程度的呼吸困难;胸腰段(T_{11}~L_5)损伤一般无呼吸困难。脊髓损伤时开始几天可有脊髓休克征,患儿表现为无力、苍白、呼吸抑制、心动过缓,迅速死亡。神经系统体征表现在受损处远端神经支配的随意肌麻痹,缺乏自主运动,深部反射消失,感觉消失。

(三)诊断

诊断依赖于产伤史,详细的体格检查尤其是神经系统检查,受伤局部脊柱变形,椎间变窄,进行 X 线及磁共振检查可对脊髓损伤作出诊断。注意应与颅内损伤、神经肌肉疾病及先天性脊髓疾病相鉴别。

(四)处理及预后

在产房一旦怀疑有脊髓损伤时,应对头、颈及脊柱进行固定。并立即请专科会诊。预后取决于脊髓损伤的部位和程度,可因为低位脑干损伤引起死胎或早期新生儿死亡;呼吸衰竭导致死亡或永久性呼吸机依赖;长期存活者常发生瘫痪等永久性损害。

五、锁骨骨折

(一)病因

锁骨骨折(fracture of clavicle)是产伤性骨折中最常见的一种,与分娩方式、胎儿娩出方位和出生体重有关。难产、胎儿体位旋转幅度大者发生率高。常因娩肩机转不正确;胎头下降以前后径入骨盆中下段,胎肩横径处入口前后径方向,强烈宫缩使胎肩与骨盆之骨联合上缘碰撞；臀位后出头时，助产者压胎颈时过度用力压迫锁骨；娩肩困难，双肩剧烈向内挤压均可引起骨折。骨折多发生于中央或中外 1/3 处，骨折多为单侧性。多数骨折为青枝骨折，也可发生完全性骨折。锁骨下方有臂丛神经和锁骨下血管通过，当移位严重时可受累。5% 新生儿锁骨骨折合并臂丛神经受损。

（二）临床表现

青枝骨折可无临床表现，容易被忽视而漏诊，生后 2~3 周当骨痂形成时，出现局部肿块才被发现。完全性骨折可有成角畸形，局部肿胀、疼痛，活动患肢时哭闹。患侧上臂运动减少，拥抱反射减弱或消失。锁骨触诊可发现双侧锁骨不对称，患侧有增厚感，局部软组织肿胀，有压痛、骨摩擦音，甚至可扪及骨痂硬块，严重移位时注意有无臂丛神经及锁骨下血管损伤。

（三）诊断

根据锁骨触诊双侧对称，患侧有增厚感，有压痛、骨摩擦音，骨痂硬块等可诊断。X 线检查可确诊。注意检查是否合并臂丛神经麻痹。

（四）处理及预后

青枝骨折一般不需治疗，预后良好；完全性骨折患肢需制动，请骨科会诊，通常能完全恢复而没有后遗症。

六、颅骨骨折

（一）病因

使用产钳、胎头吸引器、骨盆狭窄或牵引用力不当导致颅骨不均匀受压可发生颅骨骨折。枕前位、枕横位在骶岬处受压可发生后顶骨骨折，枕后位则可发生枕骨骨折；枕前位在骨盆出口处受压发生额骨骨折，枕横位可发生颞骨骨折。手术助产如产钳位置不当可压迫局部颅骨，也可因压力造成颅窝底骨折。

（二）临床表现

新生儿颅骨骨折以顶骨线性骨折最常见，其次为凹陷性骨折。除有颅内出血或大量出血外，线性骨折多无症状。但颅骨底的线性骨折可损伤其下的血管系统发生出血，严重出血时可危及生命。如前颅骨窝底骨折，可见眼眶周围青紫、肿胀、瘀斑、球结膜下淤血、鼻腔或口腔流出血性脑脊液，并造成额叶底部脑损伤；中颅窝底骨折时，则可有颞肌下出血及压痛，且常合并面神经及听神经损伤；后颅窝底骨折时，则可有枕部或乳突部及胸锁乳突肌部位的瘀斑。脑脊液可外渗至胸锁乳突肌及乳突后皮下组织，可并发延脑损伤。新生儿颅骨凹陷性骨折常继发于产钳助产。凹陷性骨折如较浅，常不出现症状。较深者可出现相应症状，如额、顶部深凹陷性骨折可有前囟饱满、患侧瞳孔扩大或局部神经症状。

（三）诊断

临床有难产史，伴头颅软组织损伤表现，X 线及头颅 CT 检查可了解骨折程度及脑损伤情况。

（四）处理

颅骨骨折凹陷深度不超过 0.5cm 者，常因无临床症状可自行复位，不需特殊处理。凹陷性骨折面积大、凹陷深或损伤血管伴颅内血肿者，需神经外科手术治疗。单纯线性骨折不需要干预，有神经系统症状、颅内高压、颅底出血、脑脊液漏出、X 线检查提示脑内有碎骨者，需专科治疗。部分线状骨折可在 3 个月内并发软脑膜囊肿，需手术处理。

七、肱骨骨折

（一）病因

臀位分娩双上肢上举，助产者从腋部向上钩上肢时可造成骨折。头位肩难产时，用力牵引腋部可发生肱骨骨折。肱骨骨折可发生在肱骨近端、肱骨干和肱骨远端，可合并臂丛神经损伤、桡神经损伤等，血管损伤相对罕见。

（二）临床表现

娩出胎儿时听到骨断裂声。娩出后患臂不能活动，局部肿胀，骨折部缩短弯曲变形，被动运动出现疼痛及骨摩擦感。X 线检查常见骨折严重移位或成角畸形。可致桡神经损伤，出现患侧腕下垂及伸指障碍。

（三）诊断

根据难产史及临床表现，X 线、B 超、MRI 等辅助检查确诊。

（四）处理

骨科专科处理，根据病情选用复位、固定、牵引等。

八、股骨骨折

（一）病因

是产伤中最常见且较重的下肢骨折。新生儿股骨中段骨质薄脆，易发生骨折；在臀位产、横位内倒转，先用手钩出下肢时用力不当；或为娩出胎儿躯体上肢，握住双下肢极度扭曲旋转所致。股骨骨折相对罕见。

（二）临床表现

骨折多见于股骨中上段。局部有剧烈疼痛及肿胀，出现假性瘫痪，触痛，局部有骨摩擦感，患肢短缩。

（三）诊断

根据新生儿娩出情况、临床表现及X线检查，可明确诊断。

（四）处理

骨科专科处理，需进行固定。

九、胸锁乳突肌损伤

（一）病因

病因不详，可能是因产伤引起胸锁乳突肌出血，形成血肿后机化，继而挛缩所致；或由于胎位不正引起局部受压缺血、肌肉退行性变或纤维化所致。

（二）临床表现

出生时或出生后1~2周，在胸锁乳突肌中间部分可触及无痛肿块。若不治疗，胸锁乳突肌纤维性萎缩变短，产生斜颈，最终可引起颅骨变形。

（三）诊断

根据胸锁乳突肌触摸到肿块，B超检查可证实。

（四）处理

可给予被动拉伸受累肌肉进行矫正治疗。无效者需进行专科评估治疗。

本节关键点

1. 加强产时保健，及早发现产程异常及难产，选择最佳分娩时机及方式。
2. 提高助产技术，忌用暴力，按分娩时机转助产。
3. 生后仔细体格检查，及时发现产伤，及时诊断及治疗。

（韦红）

参考文献

1. 邵肖梅，叶鸿瑁，丘小汕．实用新生儿学．5版．北京：人民卫生出版社，2019.
2. 张婷婷，尚清，李靖婕，等．肌电反馈体感游戏联合运动疗法治疗分娩性臂丛神经麻痹患儿效果及对上肢功能的影响．中国医学工程，2019，27(3)：85-87.
3. 桂琳玲，鲁巍，邢福中，等．新生儿颅骨凹陷性骨折负压抽吸术治疗方法的研究．中华小儿外科杂志，2019，40(10)：893-898.
4. 刘敬，魏华莉，赵会荣，等．新生儿骨折的超声诊断．中华围产医学杂志，2020，23(4)：245-248.
5. 朱光辉，梅海波，刘昆，等．新生儿肱骨产伤性骨折12例诊疗分析．临床小儿外科杂志，2019，18(11)：959-963.

第八节

新生儿内脏出血

导读

新生儿内脏出血主要由产伤引起，与围产因素、胎位不正、巨大胎儿、早产、急产、窒息缺氧、感染、凝血机制障碍和母体疾病等有关。近年来，随着产前诊断技术和产科诊疗水平的显著提高，新生儿内脏损伤逐年减少。常见的内脏出血有肝、脾、肾上腺和肾脏等，出血严重者可引起失血性休克，危及生命，故对新生儿内脏出血应尽早明确诊。

一、概述

（一）病因

1. **肝脏破裂**（rupture of liver） 有报道新生儿及死胎尸解肝出血发病率为1.2%~5.6%，可因臀位产、巨大胎儿、急产、复苏时挤压胸腹部、宫内缺氧及凝血机制障碍等原因所致，也有顺产的新生儿因肝脏血管瘤、胚胎性肿瘤破裂引起出血。新生儿肝脏相对于体重的比例较成人大，在生产过程中易受挤压而发生出血，形成肝包膜下血肿；若发生包膜损伤、破裂则引起腹腔内出血。

2. **脾脏破裂**（rupture of spleen） 较为少见，病因同肝脏破裂，可单独发生或与肝脏破裂同时发生，尤其是胎儿伴有脾大。新生儿在发生严重的溶血病或感染时也可导致脾破裂。

3. **肾上腺出血**（adrenal hemorrhage） 发生率为1.7/1 000活产儿，可能与产伤、缺氧、休克、严重感染有关，特别是巨大胎儿、臀围产儿和糖尿病产妇的婴儿容易发生。目前关于新生儿肾上腺出血的机制尚不明确，可能主要归因于肾上腺的解剖因素：①新生儿肾上腺体积较大，毛细血管丰富，周围缺乏间质支持，容易受伤和出血。②肾上腺动脉血供丰富，而肾上腺静脉仅有一条，一旦肾上腺动脉血流增加或静脉压升高，极易导致肾上腺出血。③ 90%为单侧肾上腺出血，右侧比左侧更易损伤，也是因为右侧肾上腺位于肝脏和脊柱之间，易被挤压；同时左侧肾上腺静脉首先汇入左肾静脉再汇入下腔静脉，而右侧肾上腺静脉直接汇入下腔静脉，距离较短，一旦下腔静脉压升高则极易导致右侧肾上腺静脉淤血后出血。

4. **肾脏损伤** 臀位产时可引起肾破裂或肾蒂撕脱造成肾脏出血。

5. **其他出血** 肠系膜血管裂伤、盆腔脏器肿瘤及囊肿、肝脏血管瘤、神经母细胞瘤破裂等均可引起不同部位的出血。

（二）临床表现

产伤所致的内脏出血多发生于生后数小时至数天内，通常无特异性临床症状，如出现进行性苍白和腹胀，则是病情严重的信号。

1. **肝脏/脾脏破裂** 发生肝脏出血者中一半仅在肝包膜下出血，其余则穿破包膜出血至腹腔，脾脏破裂少见。早期表现常不明显，多在生后48小时内出现症状，表现为拒奶、不安、苍白、呼吸急促、心率增快、黄疸、肝脾大、腹部可扪及肿物等。待血肿增大或破裂，则出现急性失血性休克、腹胀，叩诊可出现移动性浊音，脐周可出现暗蓝色即Cullen征，鞘状突未闭时还可合并阴囊积血。若病情危急，可致死亡。

2. **肾上腺出血** 少量出血可无症状，数天后可有黄疸加重。大量出血时可出现皮肤湿冷、青紫、苍白、呼吸困难、发热或体温不升、黄疸、吸吮差、抽搐；腹部膨隆，肾区可触及肿块，局部皮肤着色。双侧肾上腺出血者可出现一过性肾上腺皮质功能不全的症状，如顽固性低血压、低钠血症、高钾血症、低血糖等。

3. **肾脏损伤**　生后不久出现血尿，腹部逐渐膨隆，有腹水并扪及可移动的肾肿物。出血量多时则有贫血及失血性休克等表现。

二、诊断

有巨大胎儿、胎位不正、早产、急产、窒息缺氧、感染、产妇糖尿病、凝血机制障碍等高危因素，尤其是有难产史的新生儿，生后出现进行性贫血、腹胀，腹部可触及肿块，应立即进行 B 超、CT（图 13-8-1~ 图 13-8-3）或 MRI 检查，必要时行试验性腹腔穿刺以明确诊断。肝脏 / 脾脏破裂者 X 线检查可见腹部游离液体，侧位腹腔穿刺有血性液体，但穿刺无血性液体者也不能排除内脏出血。肾上腺出血者 B 超检查可见肾上腺出血图像（图 13-8-4）。

三、处理

大多数患儿病情危重复杂、容易误诊，预后险恶，治疗不及时死亡率高，应分秒必争地抢救治疗。如出血量少，凝血机制正常，一般情况平稳，可用止血药；如出血量大、伴有凝血机制障碍、生后 24 小时内发病，保守治疗无效，应在积极扩容补充血容量、输血等抗休克治疗基础上行外科剖腹探查。肝裂伤时应进行缝合或用纤维块填充后缝合，在术中可对小的被膜下血肿进行引流。脾脏损伤时应尽力修补、缝合，不可避免的脾切除时也应行脾脏自体移植。手术探查应包括腹腔及腹膜后间隙，并警惕神经母细胞瘤。肾上腺出血造成急性肾上腺皮质功能不全者，加用肾上腺皮质激素[氢化可的松 5mg/（kg·d）]静脉滴注，根据病情变化调整剂量，大部分患儿可在 3~6 天内恢复，少数出现 Addison 病表现者则需长期使用激素替代治疗。

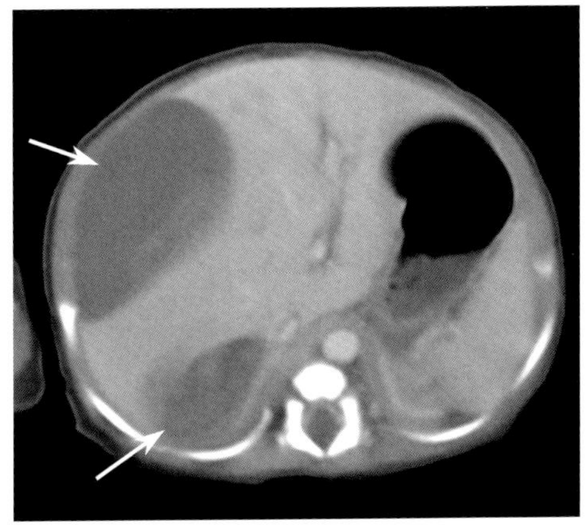

图 13-8-1　生后 4 天新生儿肝裂伤伴肝包膜下血肿（CT 平扫）

肝右叶前上缘及后上缘见类透镜形低密度影，边缘少许条状高密度区，其中肝后缘病灶边缘模糊，相应肝实质轮廓受压变平，提示为多发肝脏挫裂伤。最大包膜下血肿深度 >3cm

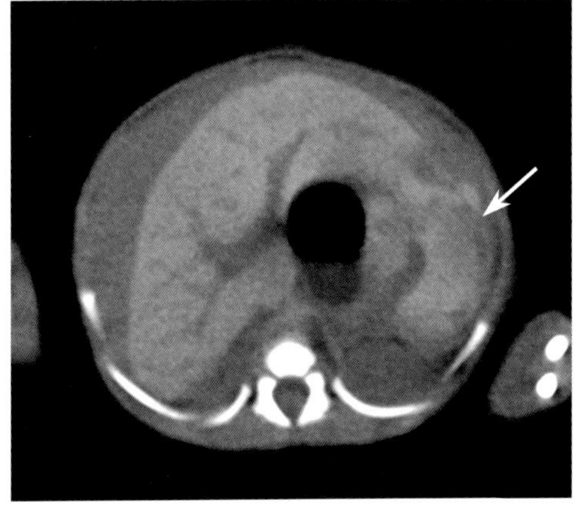

图 13-8-2　生后 3 天新生儿脾裂伤伴腹腔积血（CT 平扫）

脾脏轮廓模糊，可见不规则低密度带通过脾实质，同时伴大量腹腔积血

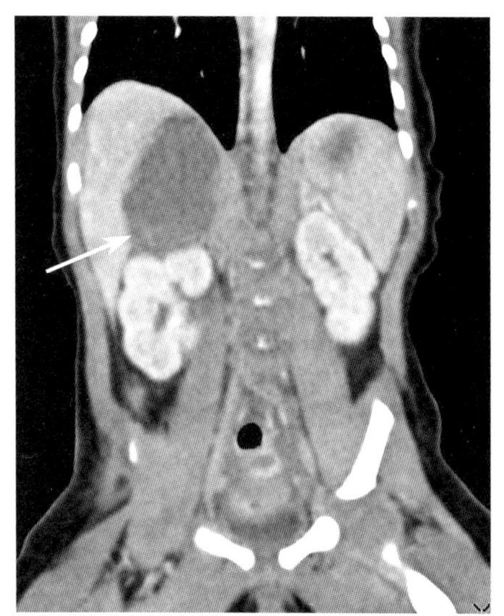

图 13-8-3 生后 4 天新生儿右肾上腺亚急性血肿(冠状位 CT 增强扫描)
右侧肾上腺区团块状病灶,有占位效应,大部分为低密度,后下缘见少许条形高密度区,增强后未见异常强化

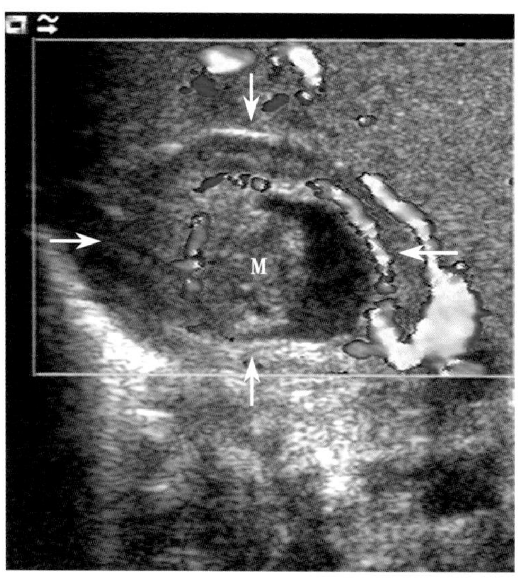

图 13-8-4 生后 1 天新生儿肾上腺出血
右侧肾上腺区囊实性混合性占位,边界清楚,内无血流,周边有环状血流(箭头:包块边界;M:囊实混合性包块)

本节关键点

1. 新生儿内脏出血主要由于产伤引起,多发生于巨大胎儿、胎位不正、早产、急产、凝血机制障碍、产妇有糖尿病等患儿。
2. 以肝、脾、肾上腺出血多见,生后出现进行性苍白、腹胀、贫血、腹部可触及肿块等表现。
3. 尽快行 B 超、CT、MRI 和试验性腹腔穿刺等检查,有助于明确诊断。
4. 病情多危重,在有效抗休克、补充血容量及输血治疗基础上行外科手术治疗。

(母得志 伍金林)

参考文献

1. 邵肖梅,叶鸿瑁,丘小汕. 实用新生儿学. 5 版. 北京:人民卫生出版社,2019.
2. 江载芳,申昆玲,沈颖. 诸福棠实用儿科学. 8 版. 北京:人民卫生出版社,2015.
3. GLENN DP, JESSICA D, AMANDA YB, et al. Oxorn-Foote Human Labor and Birth. 6th ed. New York: McGraw Hill Education, 2013.

第十四章

产褥期处理

……

第一节

产褥期生理学改变及处理

导读

分娩结束后，机体在妊娠期间的解剖、生理变化恢复至正常未孕状态所需的时间称产褥期。子宫复旧主要表现为子宫体肌纤维缩复、子宫内膜再生及宫颈复原等。乳腺在产后开始泌乳，吸吮和不断排空乳房是维持乳汁分泌的重要条件。母体在产褥期全身各系统都会发生变化，以生殖系统最为显著。正确对待产褥期的各种表现，及时处理异常情况尤为重要。

一、产褥期生理学改变

产褥期母体的变化包括全身各个系统，以生殖系统最为显著。

（一）生殖系统的变化

1. **子宫** 产褥期子宫变化最大。在胎盘娩出后子宫逐渐恢复至未孕状态的全过程，称为子宫复旧（involution of uterus），一般为6周，主要变化为子宫体肌纤维缩复和子宫内膜的再生，同时还有子宫血管变化、子宫下段和宫颈的复原等。

（1）子宫体肌纤维缩复：子宫复旧不是肌细胞数目减少，而是肌浆中的蛋白质被分解排出，使细胞质减少致肌细胞缩小。被分解的蛋白及其代谢产物通过肾脏排出体外。随着子宫体肌纤维不断缩复，子宫体积及重量均发生变化。胎盘娩出后，子宫体逐渐缩小，于产后1周子宫缩小至约妊娠12周大小，在耻骨联合上方可触及。于产后10日，子宫降至骨盆腔内，腹部检查触不到宫底。子宫于产后6周恢复到妊娠前大小。子宫重量也逐渐减少，分娩结束时约为1 000g，产后1周时约为500g，产后2周时约为300g，产后6周恢复至50~70g。

（2）子宫内膜再生：胎盘、胎膜从蜕膜海绵层分离并娩出后，遗留的蜕膜分为2层：表层发生变性、坏死、脱落，形成恶露的一部分自阴道排出；接近肌层的子宫内膜基底层逐渐再生新的功能层，内膜缓慢修复，约于产后第3周，除胎盘附着部位外，宫腔表面均由新生内膜覆盖，胎盘附着部位全部修复需至产后6周。

（3）子宫血管变化：胎盘娩出后，子宫收缩变小，胎盘附着面立即缩小，面积仅为原来的一半。子宫复旧导致开放的子宫螺旋动脉和静脉窦压缩变窄，数小时后血管内形成血栓，出血量逐渐减少，直至停止。若在新生内膜修复期间，胎盘附着面因复旧不良出现血栓脱落，可导致晚期产后出血。

（4）子宫下段及宫颈变化：产后子宫下段肌纤维缩复，逐渐恢复为非孕时的子宫峡部。胎盘娩出后的宫颈外口呈环状如袖口。于产后2~3日，宫口仍可容纳2指。产后1周后宫颈内口关闭，宫颈管复原。产后4周宫颈恢复至非孕时形态。分娩时宫颈外口3点钟及9点钟处常发生轻度裂伤，使初产妇的宫颈外口由产前圆形（未产型），变成产后“一”字形横裂（已产型）。

2. **阴道** 分娩后阴道腔扩大，阴道黏膜及周围组织水肿，阴道黏膜皱襞因过度伸展而减少，甚至消失，致使阴道壁松弛及肌张力低。阴道壁肌张力于产褥期结束时仍不能完全恢复至未孕时的紧张度。

3. **外阴** 分娩后外阴轻度水肿，于产后2~3日内逐渐消退。会阴部血液循环丰富，若有轻度撕裂或会阴后 - 侧切开缝合后，均能在产后3~4日内愈合。处女膜在分娩时撕裂，形成残缺的处女膜痕。

4. 盆底组织 在分娩过程中，由于胎儿先露部长时间的压迫，使盆底肌肉和筋膜过度伸展至弹性降低，且常伴有盆底肌纤维的部分撕裂，产褥期应避免过早进行较强的重体力劳动。若能于产褥期坚持做产后康复锻炼，盆底肌可能在产褥期内即恢复至接近未孕状态。若盆底肌及其筋膜发生严重撕裂造成盆底松弛，加之产褥期过早参加重体力劳动；或者分娩次数过多，且间隔时间短，盆底组织难以完全恢复正常，以上均是导致阴道壁脱垂的重要原因。

（二）乳房的变化

产后乳房的主要变化是泌乳。妊娠期孕妇体内雌激素、孕激素、胎盘催乳素升高，使乳腺发育及初乳形成。至妊娠末期，每侧乳房约重400g，血流量倍增，但无乳汁分泌。

当胎盘剥离娩出后，产妇血中雌激素、孕激素及胎盘催乳素水平急剧下降，抑制下丘脑分泌的催乳素抑制因子（prolactin inhibiting factor，PIF）释放，在催乳素作用下，乳汁开始分泌。婴儿每次吸吮乳头时，来自乳头的感觉信号经传入神经纤维到达下丘脑，通过抑制下丘脑分泌的多巴胺及其他催乳素抑制因子，使腺垂体催乳素呈脉冲式释放，促进乳汁分泌。吸吮乳头还能反射性地引起神经垂体释放缩宫素（oxytocin），缩宫素使乳腺腺泡周围的肌上皮收缩，使乳汁从腺泡、小导管进入输乳导管和乳窦而喷出乳汁，此过程又称为喷乳反射。吸吮是保持乳腺不断泌乳的关键环节。不断排空乳房也是维持乳汁分泌的重要条件。由于乳汁分泌量与产妇营养、睡眠、情绪和健康状况密切相关，保证产妇休息、足够睡眠和可口、营养丰富的饮食，并避免精神刺激至关重要。

产妇于胎盘娩出后，进入以自身乳汁哺育婴儿的哺乳期。母乳喂养对母儿均有益处。哺乳有利于产妇生殖器官及有关器官组织得以更快恢复。母乳中还含有矿物质、维生素和各种酶，对新生儿生长发育有重要作用。鉴于多数药物可经母血渗入乳汁中，故产妇于哺乳期间用药时，必须考虑该药物对新生儿有无不良影响。

（三）循环系统及血液的变化

胎儿娩出后，子宫胎盘血液循环终止，由于子宫缩复，大量血液从子宫涌入产妇体循环，加之妊娠期潴留的组织间液回吸收，产后72小时内，产妇循环血量增加15%~25%，心排血量较分娩前增加80%，而心率反射性减慢，有时可达40~50次/min，此阶段应尤其注意预防心衰的发生。循环血量于产后2~3周恢复至未孕状态。心脏病产妇在产褥早期特别容易发生心脏功能的失代偿。

产妇在孕期红细胞增加30%，分娩时丢失14%，产时急速失血可刺激骨髓造血功能，引起产褥早期网织红细胞增多，有时在外周血中可见到幼稚细胞，这些变化一般在产褥晚期恢复至未孕水平。血液中血红蛋白水平于产后1周左右回升，白细胞总数于产褥早期较高，可达$(15 \sim 30) \times 10^9$/L，一般恢复1~2周恢复正常，淋巴细胞稍减少，中性粒细胞增多，血小板增多。红细胞沉降率于产后3~4周降至正常。血纤维蛋白原、凝血酶、凝血酶原于产后2~4周内将至正常。产褥早期血液仍处于高凝状态，有利于胎盘剥离创面形成血栓，减少产后出血量。但分娩时被动体位、感染、损伤等因素可使凝血因子广泛激活，容易引起产后的血栓栓塞并发症。

（四）消化系统的变化

妊娠期胃肠蠕动及肌张力均减弱，胃液中盐酸分泌量减少，产后需1~2周逐渐恢复。产后1~2日内产妇常感口渴，喜进流食或半流食。产褥期活动减少，肠蠕动减弱，加之腹肌及盆底肌松弛，容易发生便秘。

（五）泌尿系统的变化

妊娠期内滞留的多量水分要经肾排出，故产后1周内尿量增多。妊娠期发生的肾盂及输尿管扩张，产后需2~8周恢复正常。在产褥期，尤其在产后24小时内，由于膀胱肌张力降低，对膀胱内压的敏感性降低，加之外阴切口疼痛、不习惯卧床排尿、器械助产、区域阻滞麻醉等原因，均可增加尿潴留的发生，乃至伴发尿路感染。

（六）内分泌系统的变化

产后胎盘激素水平急剧下降，雌激素及孕激素水平至产后1周时已降至未孕时的水平。胎盘催乳素于产后6小时已不能测出。垂体催乳素水平因是否哺乳而异，不哺乳的产妇的垂体催乳素于产后2周降至非妊娠时水平，哺乳产妇的垂体催乳素水平于产后开始下降，但仍高于非妊娠时水平，吸吮乳汁时催乳素水平明显增高；随着哺乳时间的延长，增高的幅度逐渐变小。每日哺乳1~3次者，于产后6个月恢复正常水平，每日哺乳6次以上者，于产后1年方能恢复。不论哺乳与否，垂体促性腺激素在产后10~12天内水平极低，以后逐渐上升，产后3周恢复至卵泡期水平。

月经复潮及排卵时间受哺乳影响。不哺乳产妇通常在产后6~10周月经复潮，哺乳产妇月经恢复的百分比随哺乳时间的延长而逐渐增高，至产后9个月可达70%。排卵恢复的时间差异很大，不哺乳的产妇产后6周内排卵的约占10%~15%，产后3个月内恢复排卵的有30%。哺乳产妇多于产后4~6个月恢复排卵。产后较晚月经复潮者，首次月经来潮前多有排卵，故哺乳产妇月经虽未复潮，却仍有受孕可能。采用延长哺乳期以节制生育并不可靠。

（七）腹壁的变化

妊娠期出现的下腹正中线色素沉着，在产褥期逐渐消退。初产妇腹壁紫红色妊娠纹变成银白色陈旧妊娠纹。腹壁皮肤受增大的妊娠子宫影响，部分弹力纤维断裂，腹直肌出现不同程度分离，产后腹壁明显松弛，腹壁紧张度需在产后6~8周恢复。

二、产褥期临床表现

产后24小时内体温略升高，1周内伴有褥汗，10日内子宫降入骨盆腔内，产后恶露的颜色及内容物随时间而变化，一般持续4~6周。产妇在产褥期的临床表现属于生理性变化。

（一）生命体征

产后体温多数在正常范围内。体温可在产后24小时内略升高，一般不超过38℃，可能与产程延长致过度疲劳有关。产后3~4日出现乳房血管、淋巴管极度充盈，乳房胀大，伴37.8~39.0℃发热，称为泌乳热（bresat fever），一般持续4~16小时，体温即下降，不属病态，但需排除其他原因尤其是感染引起的发热。产后脉搏在正常范围内，一般略慢，每分钟在60~70次。产后呼吸深慢，一般每分钟14~16次，是由于产后腹压降低，膈肌下降，由妊娠期的胸式呼吸变为胸腹式呼吸所致。产褥期血压维持在正常水平，变化不大。

（二）子宫复旧

胎盘娩出后，子宫圆而硬，宫底在脐下1指。产后第1日略上升至脐平，以后每日下降1~2cm，至产后10日子宫降入骨盆腔内。

（三）产后宫缩痛

在产褥期早期因子宫收缩引起下腹部阵发性剧烈疼痛，称为产后宫缩痛（after-pains）。于产后1~2日出现，持续2~3日自然消失，多见于经产妇。哺乳时反射性缩宫素分泌增多使疼痛加重，属正常现象，不需特殊用药。

（四）恶露

产后随着子宫蜕膜脱落，含有血液、坏死蜕膜等组织经阴道排出，称为恶露（lochia）。恶露有血腥味，但无臭味，持续4~6周，重量为250~500ml。因其颜色、内容物及时间不同，恶露分为：

1. **血性恶露**（lochia rubra） 因含大量血液得名，色鲜红，量多，有时有小血块。镜下见多量红细胞、坏死蜕膜及少量胎膜。血性恶露持续3~4日。出血逐渐减少，浆液增加，转变为浆液恶露。

2. **浆液恶露**（lochia serosa） 因含多量浆液得名，色淡红。镜下见较多坏死蜕膜组织，宫腔渗出液、宫颈黏液，少量红细胞及白细胞，且有细菌。浆液恶露持续10日左右，浆液逐渐减少，白细胞增多，变为白色恶露。

3. **白色恶露**（lochia alba） 因含大量白细胞，色泽较白而得名，质黏稠。镜下见大量白细胞、坏死蜕膜组织、表皮细胞及细菌等。白色恶露持续约3周干净。

若子宫复旧不全（uterus subinvolution）或宫腔内残留胎盘、多量胎膜或合并感染时，恶露增多，血腥恶露持续时间延长并有臭味。

（五）褥汗

产后1周内排泄功能旺盛，排出大量汗液，以夜间睡眠和初醒时更明显，不属于病态。

三、产褥期保健

孕妇死亡约2/3发生在产后24小时内，而产后2小时是产后严重并发症高发时期，应留在产房严密观察。产褥期保健包括饮食、起居、活动、避孕及产后检查,推荐母乳喂养,按需哺乳,产后注意房间空气流通,预防产褥中暑。

产褥期保健的目的是防止产后出血、感染等并发症发生,促进产后机体生理功能恢复。

（一）饮食起居

合理饮食,保持身体清洁,产妇居室应清洁通风,注意休息,至少3周以后才能进行全部家务劳动。

（二）适当运动及产后康复锻炼

产后尽早适当活动,经阴道自然分娩的产妇,产后6~12小时内即可起床轻微活动,于产后第2日可在室内随意走动。行会阴后-侧切或行剖宫产的产妇,也提倡尽早进行适当活动,以利于身体各项功能恢复。待拆线后伤口不感疼痛时,应做产后康复锻炼。产后康复锻炼有利于产后的恢复、排尿及排便,避免或减少静脉栓塞的发生,且能使盆底及腹肌张力恢复。产后康复锻炼的运动应循序渐进。

（三）生育调节指导

若已恢复性生活,应采取避孕措施,哺乳者以工具避孕为宜,不哺乳者可选用药物避孕。

（四）产后检查

包括产后访视和产后健康检查两部分。产妇出院后,由社区医疗保健人员在产妇出院后3日、产后14日和产后28日分别做3次产后访视,了解产妇及新生儿健康状况,内容包括:了解产妇饮食、睡眠等一般情况;检查乳房,了解哺乳情况;观察子宫复旧及恶露;观察会阴切口、剖宫产腹部切口;了解产妇心理状况。若发现异常应及时给予指导。产妇应于产后6周去医院常规随诊,包括全身检查及妇科检查。前者主要测血压、脉搏,查尿、血常规,了解哺乳情况,若有内科合并症或产科合并症,应做相应检查;后者主要观察盆腔内生殖器是否已恢复至非孕状态;同时应带婴儿在医院做一次全面检查。

四、产褥期处理

（一）产后2小时以内的处理

产后2小时内极易发生严重并发症,如产后出血、子痫、产后心力衰竭等,应在产房内严密监测产妇的生命体征、子宫收缩情况及阴道出血量,并注意宫底高度及膀胱是否充盈等。阴道出血量往往容易被低估,尤其是混有血块时,最好用盆器放置于孕妇臀下收集阴道流血,可比较准确地反映真实情况。若发现子宫收缩乏力,应按摩子宫并肌内注射促进子宫收缩药物(缩宫素、前列腺素类制剂或麦角新碱等)。阴道流血量虽不多,但子宫收缩不良、宫底上升者,提示宫腔内有积血,应挤压宫底排出积血,并给予子宫收缩剂,必要时可行床旁B超检查协助诊断。若产妇自觉肛门坠胀,提示有阴道后壁血肿的可能,应进行阴道或肛门指诊后及时处理。此期间还应协助产妇首次哺乳。若产后2小时一切正常,将产妇连同新生儿送回病房,仍需勤巡视。

（二）饮食

产后1小时可让孕妇进流食或清淡半流食,以后可进普通饮食。食物应富有营养、足够热量和水分。哺乳的产妇更应多进食富含蛋白质且热量丰富的食物,并适当补充维生素和铁剂,推荐补充铁剂3个月。

（三）排尿与排便

难产、滞产、产钳产的产妇容易发生尿潴留。产后4小时内应让产妇排尿。若排尿困难,除鼓励产妇坐起排尿、解除怕排尿引起疼痛的顾虑外,可选用以下方法:

(1) 用热水熏洗外阴,用温开水冲洗尿道外口周围诱导排尿。热敷下腹部,按摩膀胱,刺激膀胱收缩。

(2) 针刺关元、气海、三阴交、阴陵穴等穴位。

(3) 肌内注射甲硫新斯的明1mg,兴奋膀胱逼尿肌促进排尿。

产后4~6小时仍不能自解小便或排尿不畅,子宫收缩好但宫底上达脐部以上,或在宫底下方扪及囊性肿物时,均表明有尿潴留,应予以导尿,6小时1次。间歇性导尿引起的感染机会小于留置尿管持续导尿。当膀胱潴留尿超过1 000ml时,需留置导尿管1~2日,并给予抗生素预防感染。

产后因卧床休息、食物缺乏纤维素,加之肠蠕动减弱,产褥早期腹肌、盆腔肌张力降低,容易发生便秘,应鼓励产妇多吃蔬菜及早日下床活动。

若发生便秘,可口服乳果糖等药物协助排便。番泻叶、酚酞等药物可进入乳汁,哺乳妇女应慎用。有痔者更应预防便秘。

(四)观察子宫复旧及恶露

每日应于同一时间手测宫底高度,以了解子宫复旧情况。测量前应嘱咐产妇排尿。每日应观察恶露数量、颜色及气味。若子宫复旧不全,红色恶露增多且持续时间延长时,应及时给予子宫收缩剂。若合并感染,恶露有腐臭味且有子宫压痛,应给予广谱抗生素控制感染。

(五)会阴处理

用0.05%聚维酮碘液擦洗外阴,每日2~3次,平时应尽量保持会阴部清洁及干燥。会阴部有水肿者,可以50%硫酸镁液湿热敷,分娩24小时后可用红外线照射外阴。会阴部有缝线者,应每日检查切口有无红肿、硬结及分泌物。于产后3~5日拆线。若伤口感染,应提前拆线引流或行扩创处理,并定时换药。

(六)观察情绪变化

经历妊娠与分娩的紧张与激动后,精神突然放松、对哺乳新生儿的担心、产褥期的不适等,均可造成产妇情绪不稳定,尤其在产后3~10日,可表现为轻度抑郁。应帮助产妇减轻身体不适,并给予精神关怀、鼓励、安慰,使其恢复自信。抑郁严重者需专科治疗,必要时服用抗抑郁药物治疗。

(七)乳房护理

推荐母乳喂养,按需哺乳。母婴同室,做到早接触、早吸吮,于产后半小时开始哺乳,哺乳的时间和频率取决于新生儿的需要及乳母奶胀的情况。如乳房过度充盈或乳腺管阻塞可致乳胀,需频繁哺乳、排空乳房;如产妇因病不能哺乳,应尽早退奶。发生乳房皲裂时,轻者可继续哺乳,严重者应停止哺乳,可挤出或用吸乳器将乳汁吸出后喂给新生儿。

(八)预防产褥中暑

产褥期因高温环境使体内余热不能及时散发,引起中枢性体温调节功能障碍的急性热病,称为产褥中暑(puerperal heat stroke),表现为高热、水电解质紊乱、循环衰竭和神经系统功能损害等。本病虽不多见,但起病急骤,发展迅速,处理不当可遗留严重后遗症,甚至死亡。本病常见原因是旧风俗习惯怕产妇“受风”而要求关闭门窗,包头、盖被,使居室及身体小环境均处在高温、高湿状态,影响产妇出汗散热,导致体温调节中枢功能衰竭而出现高热、意识丧失和呼吸循环系统衰竭等中枢表现。详细内容可参考本章第三节。

产褥期母体各系统变化很大,虽属生理范畴,但仍需加强监测,若处理和保健不当可转变为病理情况。

本节关键点

1. 产褥期母体的变化包括全身各个系统,以生殖系统最为显著。子宫一般在6周内逐渐恢复至未孕状态的全过程,产后乳房即开始泌乳。
2. 分娩后月经复潮及排卵时间受哺乳影响,排卵恢复的时间差异很大,首次月经来潮前多有排卵,故哺乳产妇月经虽未复潮,却仍有受孕可能,哺乳期恢复性生活时仍应注意避孕。
3. 产褥期保健的目的是防止产后出血、感染等并发症发生,促进产后机体生理功能恢复。

(孙丽洲 瞿琳)

参考文献

1. 凌萝达,顾美礼.难产.2版.重庆:重庆出版社,2000.
2. 谢幸,孔北华,段涛.妇产科学.9版.北京:人民卫生出版社,2018.
3. CUNNINGHAM FG,LEVENO KJ,BLOOM SL,et al. Williams Obstetrics. 25th ed. New York:McGraw Hill Education,2018.

第二节

母乳喂养

导读

WHO 已将保护、促进和支持母乳喂养作为卫生工作的重要环节。母乳喂养对母婴健康均有益。

一、泌乳的机制

产后乳房的主要变化是泌乳。妊娠期孕妇体内雌激素、孕激素、胎盘催乳素升高,使乳腺发育及初乳形成。至妊娠末期,每侧乳房约重 400g,血流量倍增但无乳汁分泌。

泌乳的内分泌和神经机制较复杂,可分为 2 个时期:

(1) 乳腺生长发育:雌激素刺激乳腺管发育,孕激素刺激乳腺泡发育,垂体催乳素、生长激素、胰岛素、皮质醇和表皮生长因子促使腺干细胞分化为分泌细胞和肌上皮细胞。从妊娠中期开始,腺分泌细胞即已具有合成乳汁脂肪和蛋白质的功能,但并不泌乳。

(2) 乳汁生成:主要依靠催乳素。

二、母乳的益处

母乳是不断变化的液体,能够随着宝宝进入不同的生长发育阶段而发生成分的改变。产后 7 天内的乳汁称为初乳,因含 β- 胡萝卜素呈淡黄色,含较多有形物质而质稠。初乳中含有较多蛋白质、生长因子及丰富的抗体,尤其是分泌型 IgA (sIgA),脂肪和乳糖含量较成熟乳少,极易消化,是新生儿早期最理想的天然食物。初乳的量虽少,但对婴儿来说已经足够了;产后 7~14 天的乳汁,称为过渡乳,这时的母乳蛋白质含量逐渐减少,脂肪、乳糖含量逐渐增加;14 天以后的乳汁称为成熟乳,此时乳汁分泌量会增加,外观看上去比牛奶稀一些,这是正常的。初乳及成熟乳均含大量免疫抗体,有助于新生儿抵抗疾病的侵袭。母乳中还含有矿物质、维生素和各种酶,对新生儿生长发育有重要作用。

乳汁的成分在每次喂哺时也会发生变化。前奶是每次喂奶开始时的奶,含有丰富的蛋白质、乳糖、维生素、无机盐和水分,外观看起来稀一些。后奶是每次哺乳将近结束时的奶,因含脂肪较多,水分较少,外观也较黏稠。由于后奶的脂肪含量高,提供的能量多,应尽可能让宝宝吃到后面的那部分乳汁,宝宝才可以获得更多的营养。

(一) 对婴儿有益

1. 提供营养及促进发育 母乳中所含营养物质最适合婴儿的消化吸收,生物利用率高,其质与量随婴儿的生长和需要发生相应变化。

2. 提高免疫功能,抵御疾病 母乳喂养能明显降低婴儿腹泻、呼吸道和皮肤感染率。母乳中含有丰富的免疫蛋白和免疫细胞,前者如分泌型免疫球蛋白、乳铁蛋白、溶菌酶、纤维结合蛋白、双歧因子等,后者如巨噬细胞、淋巴细胞等。

3. 有利于牙齿的发育和保护 吸吮时的肌肉运动有助于面部正常发育,且可预防因奶瓶喂养引起的龋齿。

4. 促进母婴心理健康 母乳喂养时,婴儿与产妇皮肤频繁接触、母婴间情感联系对婴儿建立和谐、健康的心理有重要作用。

(二) 对产妇有益

1. 有助于防止产后出血 吸吮刺激使催乳素产生的同时,促进缩宫素的产生,缩宫素使子宫收缩,减少产后出血。

2. 哺乳期闭经 哺乳者的月经复潮及排卵

较不哺乳者延迟，母体内蛋白质、铁和其他营养物质通过产后闭经得以储存，有利于产后恢复，有利于延长生育间隔。

3. **其他** 降低产妇患乳腺癌、卵巢癌的危险性。

三、哺乳期乳房护理

哺乳期乳房的护理尤为重要。推荐母乳喂养，按需哺乳。母婴同室，做到早接触、早吸吮。重视心理护理的同时，指导正确哺乳方法。于产后半小时开始哺乳，此时乳房内乳量虽少，可通过新生儿吸吮动作刺激泌乳。哺乳的时间和频率取决于新生儿的需要及乳母奶胀的情况。

哺乳前，产妇应洗手并用温开水清洁乳房及乳头。哺乳时，产妇及新生儿均应选择最舒适的位置，一指放在乳房上方，余四指放在乳房下方，将乳头及大部分乳晕放在新生儿口中，用手扶托乳房，防止乳房堵住新生儿鼻孔。让新生儿吸空一侧乳房后，再吸吮另一侧乳房。哺乳后，再次清洁乳房，佩戴合适棉质哺乳文胸。每次哺乳后，应将新生儿抱起，轻拍背部 1~2 分钟，排出胃内空气以防吐奶。对于阳光照射有限的新生儿，美国儿科学会推荐最初 2 个月补充维生素 D 400U。哺乳期以 1 年为宜，并可根据产妇及婴儿的意愿持续更久。乳汁确实不足时，应及时补充配方奶。

哺乳开始后，遇下述情况分别处理：

1. **开乳胀** 多因乳房过度充盈及乳腺管阻塞所致。哺乳前湿热敷 2~3 分钟，并按摩、拍打-抖动乳房，频繁哺乳，排空乳房。

2. **按催乳** 若出现乳汁不足，鼓励乳母树立信心，指导哺乳方法，按需哺乳、夜间哺乳，适当调节饮食，喝营养丰富的肉汤。

3. **退奶** 产妇如因病不能哺乳，应尽早退奶。最简单的方法是停止哺乳，不排空乳房，少食汤汁，但有半数产妇会感到乳房胀痛。佩戴合适胸罩，口服镇痛药物，2~3 日后疼痛减轻。目前不推荐用雌激素或溴隐亭退奶。其他的退奶方法有：生麦芽 60~90g，水煎当茶饮，每日 1 剂，连服 3~5 日。若乳房胀痛明显，可使用芒硝湿敷减轻乳房胀痛，但芒硝不能减少乳汁分泌。芒硝使用方法：芒硝 250g，敲碎，分装两纱布袋内，敷于两乳房并包扎，湿硬时更换。

4. **换乳房皲裂** 轻者可继续哺乳。哺乳前湿热敷约 3~5 分钟，挤出少量乳汁，使乳晕变软，以利于新生儿含吮乳头及大部分乳晕。哺乳后挤少许乳汁涂在乳头及乳晕上，短暂暴露和干燥，也可涂抗生素软膏或 10% 复方苯甲酸酊。皲裂严重者应停止哺乳，可挤出或用吸乳器将乳汁吸出后喂给新生儿。

本节关键点

1. 母乳是新生儿早期最理想的天然食物，母乳喂养对母儿均有益。
2. 哺乳期乳房的护理尤为重要，推荐母乳喂养，按需哺乳。乳汁确实不足时，应及时补充配方奶。

（孙丽洲　瞿琳）

参考文献

1. 沈铿，马丁. 妇产科学. 3 版. 北京：人民卫生出版社，2015.
2. 谢幸，孔北华，段涛. 妇产科学. 9 版. 北京：人民卫生出版社，2018.
3. CUNNINGHAM FG，LEVENO KJ，BLOOM SL，et al. Williams Obstetrics. 25th ed. New York：McGraw Hill Education，2018.

第三节
发热

导读

产后发热(postpartum fever)可由多种原因引起。感染因素的发热主要包括产褥感染及产后尿路感染,以及乳汁淤积导致的乳腺炎和乳腺脓肿。非感染因素的发热主要包括术后吸收热及脱水热、血肿吸收热、产后中暑,以及免疫性疾病、血液疾病和栓塞性疾病。寻找发热原因非常重要,因不同的发热原因处理方式不同。需要结合病史、症状及体征,临床检验综合判断。

一、产褥期发热的常见病因

产褥病率(puerperal morbidity)是指未明确原因的产后发热,可为感染性的,也可为非感染性的。但产褥期发热绝大多数由产褥感染所致,发病率为1.0%~7.2%,是产妇死亡的主要原因之一。

(一)感染

感染性发热包括产褥感染、产后尿路感染、乳汁淤积导致的乳腺炎及乳腺脓肿等原因引起的发热。产后1周内的发热要注意是否有伤口部位的异常,常见的为会阴侧切伤口或剖宫产切口,少见的为严重会阴裂伤(Ⅲ度或Ⅳ度会阴裂伤)的伤口。

(二)非感染

非感染性发热常为以下原因:

1. **出汗** 产后1~2天出汗多,如果液体不足,产后24小时可出现脱水热(dehydration fever),皮肤、黏膜干燥,尿少,尿比重高。术后24~48小时的发热多为吸收热。脱水热和吸收热体温一般不超过38℃,查体可无异常,多在次日恢复正常。

2. **血肿** 已知或隐性的阴道、腹壁或盆腔血肿在消退的过程中可发生血肿吸收热(absorption fever)。血肿表浅者可触及包块,开始有波动感,后来变硬。超声可提示包块的存在,血肿清除后体温迅速下降。深部或隐性的血肿往往因血红蛋白下降明显、血肿局部疼痛,查体结合影像学检查发现并诊断。

3. **药物热** 药物热(drug fever)一般发生在用药7~10天,血常规检查和体检无异常,有时伴有皮疹,停药48~72小时热退。

4. **产褥中暑** 产褥中暑(puerperal heat stroke)是指产妇长期处于高温、高湿环境中,体内热量不能及时散发,产妇出现高热、脱水,甚至循环衰竭、神经系统功能损害等,处理不当可能引起严重后遗症,甚至死亡。

5. **其他产后发热** 还可由于少见疾病引起,如结缔组织病、血液病、伤寒、疟疾等。产后出血应用米索前列醇、子宫肌瘤产后红色变性,往往易被忽视。还应及时排除盆腔脓肿或盆腔血栓性静脉炎。

二、感染性发热

感染是产后发热的主要病因,可以为生殖系统感染或其他系统感染。诊断和鉴别诊断感染部位对开展针对性治疗至关重要。诊断和鉴别诊断的要点:①详细询问病史,通过全身及局部查体,确定引起产褥期发热的病因,包括产褥感染及伤口感染、泌尿系感染、呼吸道感染等。同时进行血、尿常规及其他实验室检查,C反应蛋白检查有助于早期诊断感染。②确定病原体:对产褥感染诊断与治疗非常重要,可通过对病原体的培养、分泌物涂片检查、病原体抗原和特异抗体检测等实现。③确定病变部位:通过全身检查、双合诊或三合诊，辅助检查如超声、CT、磁共振等，对感染形成的炎性包块、脓肿进行定位和定性诊断。

（一）生殖系统感染

产褥感染（puerperal infection）是分娩及产褥期生殖道受病原体感染引起局部或全身的炎症变化。病人多伴有子宫复旧不良，恶露多或有异味。大多数产褥感染发生在产后24小时内。

发病诱因多为产妇营养不良、卫生条件差，以及孕期贫血、胎膜早破、羊膜腔感染、慢性疾病、产科手术操作、产程延长、产前和产后出血过多、机体抵抗力下降等。近年来，随着生活质量的提高，营养不良、卫生条件差导致的产褥感染逐渐减少。剖宫产手术引起的感染随着近年剖宫产率的上升而逐渐上升，主要为子宫内膜炎和手术切口感染的感染。

根据感染部位及发展阶段，产褥感染分为：①急性外阴、阴道、宫颈炎；②急性盆腔结缔组织炎、急性输卵管炎；③急性盆腔腹膜炎及弥漫性腹膜炎。产褥感染严重阶段可出现全身中毒症状，如高热、恶心、呕吐、腹胀。

产褥感染的微生物学特点：①绝大多数为阴道内寄生的潜在病原菌所致的内源性感染；②为需氧菌和厌氧菌的多种菌所致的混合感染，且不同细菌间有协同致病的作用，例如需氧菌侵入创面并消耗氧后有助于厌氧菌的迅速繁殖和继续破坏机体深部组织；③术后阴道内细菌培养不能准确反映哪些为致病菌，只有从与阴道隔绝的局部感染灶或血液中分离出的细菌才具有临床诊断价值；④感染早期以需氧菌所致感染的表现为主，子宫内膜炎、盆腔结缔组织炎、菌血症常见病原菌为大肠埃希菌，若感染不进行恰当治疗可形成脓肿，容易发生血栓性静脉炎，此期主要病原菌是厌氧的脆弱类杆菌。

首先应给予支持治疗，加强营养，增强全身抵抗力，纠正水电解质失衡，病情严重或贫血者多次少量输血或血浆。抗生素的合理选用与及时的病原学诊断有很大关系，为寻找病原菌需做病灶分泌物细菌培养及药物敏感性试验。治疗往往需在得到细菌培养结果之前即开始，须根据临床症状及临床经验选用抗生素。产褥感染多为混合菌感染，应联合使用抗生素，用药剂量宜偏大且以静脉给药为主。一般以青霉素和氨基糖苷类抗生素合用作为首选，也可选用氨苄西林或青霉素与头孢菌素。

附1：产褥期脓毒血症

产褥期脓毒血症是一种罕见的并发症，表现为感染或全身感染；严重脓毒血症表现为脓毒血症合并感染诱发多器官功能障碍或组织低灌注。尽管诊断技术显著进步、医疗管理水平提高和抗生素使用，脓毒血症仍然是产褥期产妇死亡的重要原因。重症脓毒血症一旦合并急性器官功能障碍死亡率将由20%~40%上升到60%左右。2012年RCOG制定了“*Bacterial Sepsis following Pregnancy*”临床实践指南，明确孕产妇脓毒血症的高危因素包括肥胖；糖耐量受损或糖尿病；免疫功能受损或免疫抑制剂药物；贫血；阴道分泌物；盆腔感染史；羊膜腔穿刺等侵入性操作；宫颈环扎术；胎膜破裂时间过长；阴道创伤；剖宫产；伤口血肿；与其密切接触的家庭成员的A族β溶血性链球菌（GAS）感染。这些可为产褥期脓毒血症的管理提供参考。

与非妊娠人群比较妊娠期和产褥期脓毒血症的症状并不典型，甚至并且部分病例缺乏症状，但疾病进展可很快速。生殖道脓毒血症可出现严重的腹痛，常规镇痛剂不能缓解。在某些情况下，脓毒血症在产褥期感染的最初只有剧烈腹痛，无发热和心动过速。

脓毒血症的常见症状包括：发热，寒战（持续的尖峰温度显示脓肿）；使用解热镇痛药，体温正常；腹泻或呕吐－由外毒素引起（早期中毒性休克）；乳房肿胀、发红；皮疹（全身斑丘疹）；腹部或盆腔疼痛和压痛；伤口感染，蜂窝组织炎或排液；恶臭的阴道分泌物（臭——提示厌氧菌；浆液——提示链球菌感染）；咳嗽；泌尿系统相关症状；子宫复旧延迟，大量恶露；非特异性症状，如嗜睡、食欲缺乏。

脓毒血症优先治疗顺序是先治疗孕产妇，尤其是早期复苏过程，及时发现脓毒血症是最重要的，因为最初6小时内的充分体液复苏可以有效提高存活率。早期目标导向治疗包括体液复苏（晶体或胶体),实现中心静脉压在8~12mmHg。如果单独体液复苏不能充分恢复灌注压,则需加入血管活性物质(实现平均动脉压65~70mmHg)。在最初6小时的复苏时间里,如果中心静脉血氧饱和度不能>70%,则需要输入浓缩红细胞,使血细胞比容≥30%,或给予正性肌力药物以达到标准。

另外,在脓毒血症的治疗中控制感染(包括排出脓肿、坏死组织清创、切除感染灶)和早期抗生素的使用都很重要。普遍共识是首先使用广谱抗生素进行经验治疗。如果妊娠不是感染的来源,那么分娩不能控制病情。抗生素治疗要考虑院内感染的流行性和易感性,获得细菌培养及药敏结果后应重新评估和调整药物。妊娠期经验性使用抗生素要考虑到胎儿的安全问题,尤其是在胎儿主要器官形成的孕早期。妊娠期使用β内酰胺和氨基糖苷类药物是安全的,而D类抗生素,如四环素和氯霉素,应避免在孕期使用。

近三年讨论的热点是脓毒血症中肾上腺皮质功能不全的问题。然而,妊娠期使用皮质类固醇可能导致母体产生负面效果,包括增加感染风险、胎膜早破的孕产妇子宫内膜炎和绒毛膜羊膜炎患病率增加、血糖控制不佳、伤口延迟愈合。因此不建议使用大剂量皮质类固醇。

急性呼吸窘迫综合征也是严重脓毒血症的常见并发症。除非有禁忌证,机械通气时病人应取半卧位,以防止呼吸机相关性肺炎。此外,也可采用间断单次给予镇静药方案,而非持续给药,并减少每日强制通气时间。

深静脉血栓形成应使用低分子量肝素或低剂量肝素,当有低分子量肝素使用的禁忌时,建议使用机械间歇加压装置或压力袜。应激性溃疡推荐使用H_2受体拮抗剂或质子泵抑制剂。此外,严格控制血糖在4.4~6.1mmol/L范围内,以降低死亡率。

附2:链球菌中毒性休克综合征

链球菌中毒性休克综合征(streptococcal toxic shock syndrome,STSS)是一种系统性的危及生命的疾病,通常由软组织感染链球菌(A族链球菌)所致,是孕产妇败血症和死亡的主要原因。GAS菌株在产后主诉阴道分泌物异常的病历中的培养阳性率约为1%。

重症链球菌感染工作组给出的定义:①从正常无菌部位(血液、脑脊液、胸腔或腹腔液、组织活检、手术创伤等)或非无菌部位(如咽喉、痰、阴道、皮肤浅表病变等)分离出A族链球菌;②严重的临床症状(舒张压≤90mmHg);③两个或两个以上的下列情况:肾功能损害、凝血功能障碍、肝受累、成人呼吸窘迫综合征、全身红斑性斑疹、软组织坏死。甲型溶血性链球菌阴道携带不常见,定植率为0.03%~1.00%。

临床表现差异很大,所以对病情的认识和及时治疗至关重要。

治疗应尽快开始,最好在怀疑败血症的第一个小时("黄金时段")内开始,推迟使用抗生素1小时孕产妇死亡率可增加8%。重症GAS感染辅助免疫球蛋白G(IVIG)、液体复苏、血栓栓塞预防、分娩时机的选择均是非常重要的关乎预后的环节。GAS感染发生坏死性筋膜炎可危及生命,尽管有先进的手术技术、抗生素、IVIG和高压氧治疗,但与感染相关的死亡率仍然很高。坏死性筋膜炎是一种严重的少见的感染并发症,有报道首次剖宫产术后发生率为1/2 500,尤其当合并1型糖尿病、恶性肿瘤或免疫缺陷时易发生。可由多种细菌感染所致,常见GAS及厌氧菌感染。治疗上最重要的是手术清创,彻底清除坏死组织,同时积极应用覆盖所有需氧菌及厌氧菌的广谱抗生素,维持血容量稳定,纠正电解质紊乱。

(二)尿路感染

尿路感染(urinary tract infection,UTI)是最常见的围产期感染,是指病原体在尿路中生长繁殖,并侵犯泌尿道黏膜或组织而引起的炎症,是细菌感染中最常见的一种感染。尿路感染是产褥感染的第二大原因,也是围产期最常见的内科合并症,发生率约占产妇中的2%~4%,多发病于产后的第1~2天。剖宫产和阴道分娩的尿管留置、产程中的多次阴道操作、产后出血是产后UTI的主要原因,剖宫产病人的发病概率要高于阴道分娩者。尿路感染分为上尿路感染和下尿路感染,可以表现为有症状和无症状尿路感染。

上尿路感染指肾盂肾炎，1%~4% 的妊娠并发肾盂肾炎，急性肾盂肾炎的发病率是 0.5%，在无症状菌尿中发病率高达 40%，大部分病例（53%）发生在妊娠中期，肾盂肾炎是肾实质和肾盂的炎症，在泌尿道中通过上行感染。诊断要点：①肋腰点压痛、肾区叩击痛。②尿常规检查，尿中白细胞增多、脓尿。③尿沉渣涂片染色，找到细菌。④尿细菌培养找到细菌。⑤尿菌落计数 $>10^5$/ml；有尿频等症状者，$>10^2$/ml 也有意义；球菌 10^3~10^4/ml 也有诊断意义。⑥1 小时尿沉渣计数白细胞 $>20\times10^4$。⑦血常规示白细胞升高，中性粒细胞核左移。⑧血沉增快。抗生素治疗原则：使用肾脏排泄型抗生素，如 β- 内酰胺类和喹诺酮类；治疗开始的前 3 天是经验性治疗；根据细菌培养结果作为最终治疗；症状缓解后约 24 小时改用口服抗生素药物。持续时间为 14 天；轻度或中度急性单纯性肾盂肾炎选择口服药剂；发现肾积水、脓肿形成和气体产生等特殊情况时，必须准确快速诊断，并行泌尿外科手术以保持肾功能。

下尿路感染包括尿道炎和膀胱炎，多伴有尿急、尿痛。最常见病原体（约 75%）为大肠埃希菌，其次为葡萄球菌，偶为粪肠球菌、肺炎克雷伯菌和奇异变形杆菌。诊断主要是做尿液检测，尿沉渣显微镜检查能准确性区分球菌和大肠埃希菌。治疗前应行尿培养，菌落数 $\geqslant10^3$CFU/ml 结合尿道炎和膀胱炎的症状可以诊断。治疗主要是卧床休息，多饮水，短期抗菌治疗，青霉素和头孢菌素是主要选择的抗生素。

（三）乳腺炎

产褥期乳腺炎（mammitis）可表现为：①淤积性乳腺炎，发生于产褥初期，常在产后 1 周左右。由于初产妇缺乏哺乳婴儿的经验易致乳汁淤积，未按时排乳房空所致。查体乳房胀满，表面微红充血，有压痛，乳汁排出后症状多能消失，如不及时处理易致感染。②化脓性乳腺炎，多由葡萄球菌或链球菌通过破裂的乳头感染所致。细菌侵入乳腺管后，可形成各种类型的化脓性乳腺炎：炎症扩散至表浅淋巴管，导致丹毒样淋巴管炎，病人突发高热，常伴有寒战、乳房触痛，局部皮肤出现红点或红线为此型特征；炎症局限于乳晕部结缔组织，形成乳晕下脓肿；感染沿着淋巴管扩散到乳腺间质内，可自表面至基底横贯乳房组织。由于结缔组织化脓而形成间质部脓肿，感染迅速扩散，深达位于乳房基底部与胸大肌之间的乳房后疏松结缔组织，形成乳房后脓肿。

乳腺炎已形成脓肿者宜在麻醉下切开引流。停止哺乳可能加重乳汁淤积，不应列为乳腺炎处理常规。

（四）手术切口感染

常在手术后 24 小时内出现，病人表现为高热及心动过速，炎症范围可迅速扩大，发展成典型的蜂窝组织炎。大多数情况下，病人合并有子宫感染时体温可持续升高，出现伤口疼痛，局部组织红肿、压痛，严重感染时可出现局部组织坏死或腹部伤口全层裂开。芽孢杆菌坏死感染的潜伏期常为 2~3 天，也有在感染 6 小时内出现症状者，最早出现的症状为进行性加重的疼痛。感染早期为局部水肿及压痛，伤口局部存有气体，在水肿部位出现捻发音，感染初期伤口邻近皮肤色泽正常，但伴随伤口肿胀，伤口邻近的皮肤变为黄色。可出现体温升高，在休克时病人可表现为体温不升。

腹部伤口脓肿形成时应拆除伤口缝线，充分引流，彻底清创，否则可致感染扩散。除应行支持治疗外，抗生素的合理应用对感染的控制至关重要。

三、产褥中暑

产褥中暑是产褥期发热的病因之一，指产褥期在高温、高湿、通风不良的环境中，体内余热不能及时散发，引起中枢性体温调节功能障碍的急性热病，表现为高热、水电解质紊乱、循环衰竭和神经系统功能损害等。本病起病急骤，发展迅速，处理不当会遗留严重的后遗症，甚至死亡。

产褥早期需要将孕期体内潴留的水分排出体外，除尿量明显增多外，产妇皮肤排泄功能旺盛，出汗是产妇散热的一种重要方式。旧风俗习惯产妇怕“受风”而关门闭窗，深居室内，包头盖被，穿长袖衣、裤，使居室和身体小环境处在高温、高湿状态，严重影响产妇出汗散热，当人体处于超过散热机制能力的极度热负荷时，因体内热积蓄过度而引起高热，发生中暑，甚至导致体温调节中枢功能衰竭而出现高热、意识丧失和呼吸循环功能衰竭。

产褥中暑可分为几个阶段：

（1）中暑先兆：发病较急，出现口渴、多汗、心悸、恶心、胸闷、四肢无力。

（2）轻度中暑：体温开始升高，随后出现面色潮红、胸闷、出汗停止、皮肤干热、脉搏增快、呼吸急促、口渴、湿疹布满全身。

（3）重度中暑：体温可高达 41~42℃，持续不降呈稽留热型，可出现神志不清、谵妄、抽搐、昏迷等中枢神经系统症状，心率更快，脉搏细数，呼吸更急促，常伴有呕吐、腹泻、腹痛，皮肤灼热干燥、常有出血斑点，面色苍白，呼吸急促，血压下降，瞳孔缩小，瞳孔对光反射消失，膝腱反射减弱或消失。若不积极抢救，病人常在数小时内因呼吸循环衰竭而死亡。

治疗原则：立即改变高温不通气环境，迅速降温，及时纠正水电解质紊乱及酸中毒，迅速降低体温是抢救成功的关键。首先应将病人置于阴凉、通风处，脱去产妇过多衣着。对确诊为中暑先兆的产妇，鼓励多饮用含有食盐的冷开水，同时服用避暑药（仁丹、十滴水等），如有呕吐、腹泻，可给予藿香正气丸等。对确诊为轻度中暑的产妇，可用冷水、酒精等擦洗。在头、颈、腋下、腹股沟浅表大血管分布区放置冰袋，快速物理降温，按摩四肢，促进肢体血液循环，已发生循环衰竭者慎用物理降温，以避免血管收缩加重循环衰竭。同时静脉补充复方氯化钠液 1 500~2 000ml，重视治疗脑水肿，可用 20% 甘露醇或 25% 山梨醇 250ml 快速静脉滴注。对确诊为重度中暑的产妇，同时采用药物降温，充分补充液体。当体温降至 38℃时停止降温，在降温的同时应积极纠正水电解质紊乱和酸中毒。高热昏迷抽搐的危重病人或物理降温后体温复升者可用冬眠疗法，使用药物降温时需监测血压、心率、呼吸等生命体征，加强护理，注意体温监测，给予抗生素预防感染。出现心、脑、肾合并症时，应积极对症处理。

本节关键点

1. 明确产后发热的原因非常重要，有效的治疗是在针对病因治疗的基础上。
2. 感染性发热要注意生殖道、泌尿道和乳腺感染。
3. 在除外感染的基础上，注意非感染发热因素，逐一考虑以诊断或排除。
4. 产褥期脓毒血症和链球菌毒性休克综合征是少见或罕见感染，但是导致孕产妇死亡的重要原因之一。及时发现和有效治疗可预防母胎并发症，降低产妇死亡的整体风险。
5. 产后中暑导致的发热病例已很少见，但不要忽视。

（蔺莉）

参考文献

1. CUNNINGHAM FG，LEVENO KJ，BLOOM SL，et al. Williams Obstetrics. 25th ed. New York：McGraw Hill Education，2018.
2. 曹泽毅. 中华妇产科学. 3 版. 北京：人民卫生出版社，2014.
3. SINGER M，DEUTSCHMAN CS，SEYMOUR CW，et al. The third international consensus definitions for sepsis and septic shock（sepsis-3）. JAMA，2016，315（8）：801-810.
4. KAWAGUCHI K，MORI N，EJIMA T，et al. Streptococcal toxic shock syndrome following group A streptococcal vulvovaginitis in a breastfeeding woman. Journal of Infection and Chemotherapy，2019，25（12）：1037-1039.
5. CHOE HS，LEE SJ，YANG SS，et al. Summary of the UAA-AAUS guidelines for urinary tract infections. International Journal of Urology，2018，25（3）：175-185.

第四节

子宫内膜炎

导读

子宫内膜炎(endometritis)在正常阴道分娩后不常发生。子宫内膜炎的主要危险因素为阴道助产手术、剖宫产、破膜时间延长和产程延长。子宫内膜炎是产后最常见的发热来源,可以发展为子宫肌炎、盆腔脓肿和脓毒性血栓性静脉炎。有产后发热、子宫局部症状伴炎症标志物升高即可诊断。早期诊断至关重要。预防性应用抗生素可在很大程度上减少剖宫产术后的子宫内膜炎。对于高危剖宫产术,应在脐带钳夹后即预防性应用抗生素。

一、定义

产后病原体经胎盘剥离面侵入扩散到蜕膜后,称为子宫内膜炎。感染的来源可以为:①自身感染:正常孕妇寄生于生殖道或其他部位的病原体,出现诱因时会发病;②外源性感染:由被污染的衣物、刀具、手术器械等接触后形成子宫内膜炎。子宫内膜炎是持续产后发热最常见的原因,是一种临床诊断,影像学表现往往是非特异性的。剖宫产后子宫内膜炎是阴道分娩的30倍。

二、高危因素

1. **产前** ①社会经济地位差;②缺乏良好的孕前保健;③贫血,营养不良(包括低蛋白血症);④产妇糖尿病;⑤肥胖;⑥下生殖道的细菌感染(如乙型溶血性链球菌)。

2. **产时** ①破膜时间延长(>24小时);②产程过长(>12小时);③过度阴道检查;④产时绒毛膜羊膜炎;⑤宫内胎儿监测;⑥产后出血宫腔球囊填塞。

3. **分娩后** ①剖宫产分娩;②急诊手术;③全身麻醉;④手剥胎盘;⑤阴道手术助产;⑥产后出血;⑦会阴切开或裂伤后的组织坏死。

三、病理

病原体由胎盘剥离面侵入扩散到整个子宫蜕膜层,引起子宫内膜炎,炎症往往累及紧邻的表浅肌层,并向深部肌层乃至浆膜层扩散。因此,子宫内膜炎多伴有子宫肌炎(myometritis)。临床表现因入侵病原体的毒力和产妇的抵抗力不同,可表现为轻型和重型。轻型炎症主要局限于子宫内膜层,表现为内膜充血、水肿、白细胞浸润、内膜坏死、脓性分泌物。重型内膜炎症反应轻,但迅速向宫旁组织、腹膜扩散,甚至出现菌血症。感染菌群多为厌氧菌与需氧菌混合感染或厌氧菌感染。在微生物培养和药敏结果获得之前,需要选择广谱抗生素治疗。

四、临床表现

1. **发热** 轻型产妇一般于产后3~4天出现低热,体温多不超过38.5℃,脉搏稍快;重症病人突然出现寒战、高热、脉速。发热的病因需排除其他常见原因:外科手术部位感染(剖宫产、会阴侧切、会阴撕裂)、乳腺脓肿、泌尿道感染、吸入性肺炎、深静脉血栓和肺栓塞。

2. **疼痛** 下腹痛或下肢痛,伴行走不便、肛门坠痛。

3. **恶露** 轻型病人恶露量多、浑浊而有臭味,有时呈泡沫状;重型病人恶露不一定很多,臭味也不一致,由于缺乏典型的局部体征容易误诊。

4. **子宫表现** 宫底有压痛、复旧不良,可能导致淋漓出血。

五、诊断与鉴别诊断

1. **鉴别产后发热是否为感染引起** 发热是首先引起注意的临床症状,然而正常产妇在产后24小时可有轻度体温增高,一般不超过38℃,产后3~4天又可因乳胀发热,维持数小时至10余小时后恢复正常,如果产后24小时内体温超过38℃或持续不恢复正常,多为感染引起。应结合详细询问病史和全面体格检查作出诊断。另外,可测定C反应蛋白(C-reactive protein,CRP)作为诊断炎症的依据,CRP是人体急性炎症时敏感的标志物之一,正常人体血清中含量极微,一般为<8mg/L,急性炎症期含量可迅速上升。

2. **确定感染病灶的部位** 生殖系统有明显炎症症状和体征时不难确定,如果症状和体征不典型,应通过尿急、尿痛等泌尿系感染的症状和取中段尿液细菌培养除外尿路感染;乳腺局部炎症和体温持续增高时,应除外乳腺炎;呼吸道感染时应有呼吸系统的症状和体征,结合胸部X线检查不难确诊。炎症局限于子宫内膜时往往子宫局部有压痛,子宫复旧延缓。如炎症能及时控制,坏死内膜在数天内剥脱后修复,症状可消失。如为重症内膜炎症反应轻,很少见到坏死组织,迅速向宫旁组织和腹膜扩散,甚至出现菌血症。

3. **确定病原体** 用于确定诊断和为选用抗生素提供依据。如发热,体温超过38℃应做血培养。宫腔分泌物培养,要注意避免宫颈菌丛的污染。也可经后穹窿穿刺得到分泌物培养。如产前有高危因素,剖宫产时可直接取宫腔血培养。各种培养均应加药敏试验,并尽量做厌氧菌培养。当抗生素治疗失败时,要考虑单纯疱疹病毒和巨细胞病毒引起产后子宫内膜炎的可能性。

4. **盆腔超声检查** 主要用于鉴别诊断和判断病情的严重程度。如是否有分娩时发生但未发现的血肿、炎症是否已扩散至盆腔形成脓肿、宫腔是否有胎盘残留。如有不明原因的发热,超声检查作为无创、简便、易行的常用手段,也常采用。

5. **CT检查** 盆腔超声是产后子宫内膜炎诊断的首选检查。在难以诊断的情况下,CT检查可能有助于迅速诊断和确定并发症的存在及严重程度。子宫内膜炎的CT特征是子宫内膜腔内有液体或气体;在增强型CT中表现为子宫内膜壁增强。盆腔脓肿在增强型CT中表现为中心区域较低的衰减,并伴有边缘增强。如果脓肿内的空气量大,则应怀疑肠穿孔或瘘管形成。增强CT能确切定位脓肿的范围并识别肠穿孔或瘘管。产后行静脉碘化造影剂CT的争议在于产妇处于哺乳期,乳腺组织对电离辐射射线的高吸收和对增殖的乳腺上皮的致癌作用。应仔细评估CT检查的必要性,并调整CT检查的参数(调节管电流和电压、减小扫描体积、增加螺距、拓宽光束准直和迭代重建技术等)以降低辐射风险。

六、预防

1. **加强孕期保健** 积极纠正贫血,治疗各种孕期并发症。加强对孕妇的卫生宣教,合理营养,临产前2个月内避免盆浴和性生活。

2. **严格无菌操作** 产房、手术室、接产用具、手术器械和物品应严格消毒隔离。接产和手术人员更应严格遵守无菌操作。不轻易做阴道检查,认真观察产程,避免产程延长和产后出血。认真检查和处理胎盘、胎膜和软产道损伤。产褥期应保持外阴清洁,鼓励早期活动,加强消毒隔离,避免交叉感染。

3. **剖宫产预防性使用抗生素** 剖宫产术后预防性使用抗菌药物能大大减少发生子宫内膜炎、切口感染和尿路感染的概率。剖宫产手术主要感染病原菌:切口表面以革兰氏阳性球菌(葡萄球菌)为主,深部以革兰氏阴性杆菌(如大肠埃希菌)、肠球菌及厌氧菌为主。择期剖宫产手术首选第一代头孢菌素作为预防用药。若存在感染高危因素时,如胎膜早破或产前出血(如前置胎盘)等妊娠并发症、临产后的剖宫产手术、产前多次阴道检查,以及存在易发生感染的妊娠合并症;术中如手术时间较长且进行宫腔纱条填塞的剖宫产手术；产后出血等，可选择第一代或第二代头孢菌素加用甲硝唑或单用头孢西丁。对β-内酰胺类过敏者，可选用克林霉素预防葡萄球菌感染、氨曲南预防革兰氏阴性杆菌感染。预防用药时机，一般应在钳夹脐带后立即静脉应用抗菌药物。预防用药应静脉滴注，溶剂体积不超过100ml，一般应30分钟滴完以达到有效浓度。抗菌药物的有效覆盖时间应包括手术过程和术后数小时，若手术持续时间超过3小时或失血量超过1 500ml，应补充一个剂量。一般应短程预防用药，手术结束后不必再用。若有感染高危因素者，术后24小时内可再用1~3次，特殊情况可延长至术后48小时。超过48小时仍需继续使用者，必须要有明确的病程分析记录；术后超过5天仍需使用者，必须有明确的感染证据并在病程上具体分析记录。

七、治疗

1. **一般处理** 观察生命体征，适当物理降温，必要时半卧位，有利于恶露排出及将炎症局限于盆腔内。严重感染者行心电监护，重症病人注意补充热量及水分。

2. **抗感染治疗** 治疗子宫内膜炎宜选择广谱抗生素。致病菌常为需氧菌与厌氧菌的混合感染，建议联合用药。经验治疗首选青霉素类或头孢类药物，同时加用甲硝唑。根据培养和药敏结果调整抗菌药物，一般疗程在10天内。青霉素类和头孢类药物过敏病人，可选用大环内酯类抗菌药物，必要时选用喹诺酮或氨基糖苷类抗菌药物。哺乳期病人接受抗菌药物后，药物可自乳汁分泌，通常母乳中药物含量不高，不超过哺乳期病人每天用药量的1%，甲硝唑乳汁中分泌量较高，青霉素类、头孢菌素类等β-内酰胺类和氨基糖苷类等在乳汁中含量低。不论乳汁中药物浓度如何，均存在对婴儿的潜在影响，并可能出现不良反应。因此，哺乳期病人应用任何抗菌药物时，均宜暂停哺乳。

本节关键点

1. 重视产后出现的发热、子宫压痛和复旧不良。
2. 通过临床表现、腹部检查、辅助检查等及时确诊子宫内膜炎。
3. 积极治疗子宫内膜炎，避免延误病情导致严重感染。

（蔺莉）

参考文献

1. 徐从剑，华克勤．实用妇产科学．4版．北京：人民卫生出版社，2017.
2. CUNNINGHAM FG，LEVENO KJ，BLOOM SL，et al. Williams Obstetrics. 25th ed. New York：McGraw Hill Education，2018.
3. 曹泽毅．中华妇产科学．3版．北京：人民卫生出版社，2014.
4. GUI B，CORVINO M，GRIMALDI PP，et al. Multidetector CT appearance of the pelvis after vaginal delivery：normal appearances and abnormal acute findings. Diagnostic and Interventional Radiology，2019，25(3)：210-218.

第五节

伤口感染

导读

产后伤口感染(wound infection)虽然时有发生,但已不常见,国内外报道的发病率为0.63%~1.60%。剖宫产腹部伤口感染率明显高于阴道分娩者会阴切口。由于预防性抗生素的普遍使用,剖宫产伤口感染发生率明显降低,为1%~4%,会阴侧切伤口感染发生率则为0.3%。产后腹部伤口感染多发生在产后4~5天,临床特点为术后发热后体温持续不降或体温恢复正常后1~2天再次升高;伴随局部伤口疼痛、肿胀、渗出。处理要点为在使用抗生素的同时,及早敞开切口引流。会阴侧切伤口感染率很低。临床表现为局部疼痛、排尿困难,有时伴有尿潴留。伤口可为坏死、裂开或留有无效腔,分泌浆液性或脓性液。基本处理要点为及时拆除伤口缝线,引流通畅,尽早坐浴,应用广谱抗生素及局部清创术,必要时可行二期分层缝合。

一、剖宫产术后腹部伤口感染

剖宫产术后发展为手术部位感染(surgical site infection,SSI)对产妇健康有很大的影响,并对医疗系统资源提出了巨大的要求。除了产妇的感染负担外,保健系统的费用也是巨大的,因为剖宫产的费用是阴道分娩的两倍。据报道,剖宫产术后感染发病率比阴道分娩高8倍。目前报道SSI率为3%~15%。

(一)感染诱因

与剖宫产术后腹部切口感染有关的因素包括:肥胖,糖尿病,营养不良,缝线过密,贫血,破膜时间长(>24小时),产程延长(>12小时),羊膜腔感染,胎儿监护(>8小时),应用糖皮质激素、免疫抑制剂等。此外,急诊剖宫产术后腹部伤口感染率高于择期剖宫产术者。择期剖宫产伤口感染率(17‰)显著高于择期阴道分娩(7‰),其中孕妇的BMI和新生儿出生体重是伤口感染的高危因素。剖宫产子宫下段双层缝合技术和单层缝合技术与伤口愈合及肌层厚度有关,与母体感染发病率和伤口感染无关。但孕妇肥胖是伤口感染的高危因素,近年来肥胖孕妇增加,伤口感染的患病率明显增加。爱尔兰发表了2005—2016年间剖宫产分娩219 859例SSI的发生情况,是迄今为止最大的队列研究,其中发生SSI 1 396例,SSI率为0.93%。高龄(>35岁)、急诊剖宫产、妊娠期高血压疾病、肥胖、糖尿病、妊娠期泌尿生殖系统感染、胎膜早破、产后出血、剖宫产伤口血肿SSI的发病风险显著增高,其中以切口部位血肿风险最高,其次为生殖道感染和孕前糖尿病。在随后的3 948例剖宫产的病例对照研究中发现,高血压疾病、胎膜早破、肥胖、急诊剖宫产和多次阴道检查是剖宫产后SSI的独立高危因素。

羊膜腔感染剖宫产术后并发腹部切口感染的发生率为3%~15%,平均发生率为6%。预防性应用抗生素后,切口感染发生率低于2%,经常在使用了抗生素的情况下在术后的4~5天内仍表现为持续的发热,提示伤口感染,表现为局部红肿、压痛,切口渗液。

(二)微生物学

引起腹部伤口感染的细菌可来自局部皮肤或产妇的下生殖道。细菌的种类常与剖宫产术中从羊水中培养出的细菌相似,主要包括金黄色葡萄球菌、粪链球菌和大肠埃希菌。与蜂窝织炎有关的细菌有A族溶血性链球菌。在气性坏疽中，梭状芽孢杆菌感染占80%。在坏死性感染中，主要有金黄色葡萄球菌、表皮葡萄球菌、链球菌、假单胞菌属、大肠埃希菌、枸橼酸杆菌属等。

（三）病理

1. **腹部伤口蜂窝织炎** 常由A族溶血性链球菌感染所致，临床上不出现局部积脓。

2. **腹部伤口脓肿** 常由A族溶血性链球菌以外的细菌感染所致，腹部伤口发生坏死性感染，是最严重的腹部伤口感染类型。感染可限于皮下组织或累及浅层筋膜，称蜂窝织炎（cellulitis）；感染累及筋膜时，称坏死性筋膜炎（necrotizing fasciitis）；如果感染累及深层组织、筋膜和肌肉，称坏死性肌炎（myonecrosis）。病原体又分为梭状芽孢杆菌感染和非梭状芽孢杆菌感染。梭状芽孢杆菌感染常因手术污染引起，可产生大量外毒素，导致正常组织，特别是肌肉发生坏死。这些外毒素有肾毒性和神经毒性，引起肾小管坏死、溶血性血红蛋白尿、谵妄和昏迷。

（四）临床表现和诊断

腹部伤口蜂窝织炎在手术后24小时出现，病人表现为高热及心动过速，炎症迅速扩大，发展成典型的蜂窝织炎。腹部伤口脓肿形成常于术后第4天出现发热，体温可持续升高，局部伤口疼痛、红肿、压痛，严重时局部组织坏死，伤口裂开。梭状芽孢杆菌坏死性感染的潜伏期通常为2~3天，也可在感染后6小时出现症状。早期症状为进行性加重的局部伤口疼痛，引流物污浊，有臭味，伤口局部因存有气体而出现捻发音。感染初期伤口皮肤色泽正常，伴随伤口肿胀色泽变为黄色或青铜色。体温一般不超过38.3℃。严重时发生休克。感染初期很难鉴别坏死性蜂窝织炎、坏死性筋膜炎和坏死性肌炎。随着医疗技术的进步和抗生素的使用，腹部伤口坏死性感染已很罕见。

（五）预防

糖尿病与SSI的风险密切相关，特别是孕前糖尿病，SSI风险增加两倍。但在控制血糖和BMI、合理选择剖宫产手术时间后，SSI的风险并未增加，提示预防的重要性。皮下血肿类似于伤口部位的物理屏障阻止了血管再生和愈合。当存在皮下血肿时，缝合皮下脂肪层SSI发生风险低于未缝合者。多项随机对照试验显示，剖宫产术前用聚维酮碘或氯己定溶液清洁阴道降低了术后子宫内膜炎、伤口感染和术后发热的风险，并且无任何不良事件，是一种简单、廉价的干预措施。在2005—2016年爱尔兰关于剖宫产SSI的研究中发现，25%的剖宫产病例存在一种SSI的高危因素，但只有40%的SSI病例来自这25%，其余60%的SSI的病例并无我们认为对感染预测有用的高危因素，表明预防SSI不仅限于上述的高危因素，应严守预防感染的所有规章和程序。

（六）处理

1. 在开始抗生素治疗前，先对感染伤口进行需氧菌和厌氧菌的培养。

2. 腹部伤口脓肿 拆除伤口缝线，避免感染扩散。清创引流，每天换药2~3次，新的肉芽组织形成后再次闭合切口。保持筋膜层的完整很重要，选择广谱抗生素。

3. 蜂窝织炎 无须打开伤口及引流，关键是诊断和抗生素选择。尽管蜂窝织炎多为单一细菌感染，临床上仍需选择广谱抗生素，以保证对革兰氏阳性菌和革兰氏阴性菌均有效。

4. 坏死性感染 梭状芽孢杆菌感染首选青霉素类。如怀疑为非梭状芽孢杆菌感染，则加用林可霉素和氨基糖苷类抗生素。同时应尽早清创，切除被感染的肌肉，根据病情可能需要多次清创，必要时辅以高压氧治疗。

5. 如剖宫产伤口出现窦道，须扩张伤口，引流出化脓性和血清样物质。进行伤口处细菌培养，给予必要的广谱抗生素。细致地进行伤口清创非常必要。如果筋膜层裂开，须行筋膜修补术。

6. 感染伤口换药，不主张局部应用抗生素。

二、会阴侧切伤口感染

90%以上的初产妇在阴道分娩时都会对阴唇、阴道或会阴部造成伤害。虽然会阴局部极易被细菌感染，但会阴部位感染的发生率很低。会阴伤口感染的总体发生率为0.3%~11.0%，发生Ⅲ度裂伤后的伤口感染率可达24%。会阴侧切伤口感染是会阴部最常见的感染。

（一）感染诱因

年轻（≤25 岁）是Ⅲ/Ⅳ度裂伤的保护因素；助产和胎儿高出生体重是感染的高危因素，BMI>35kg/m^2 者伤口感染的风险增加 7 倍；会阴切开术伤口感染的风险增加 3 倍，会阴侧切伤口越大，产道裂伤越严重，则伤口感染的概率越大，Ⅳ度裂伤易有严重感染发生。分娩和产后使用抗生素可显著降低感染的风险。

常见引起会阴伤口感染的因素包括：

（1）手术助产：包括产钳术、胎头吸引术及臀位助产术等。

（2）会阴伤口缝合缺陷：包括血肿形成及异物等。

（3）其他与感染有关的因素：包括贫血、出血性疾病、阴道感染和糖尿病等。

（二）微生物学

正常育龄期妇女下生殖道内寄生有大量微生物，包括一些条件致病菌，如芽孢杆菌属、棒状杆菌属、类白喉杆菌、乳酸杆菌属及未分组链球菌。致病菌包括：金黄色葡萄球菌、表皮葡萄球菌、B 族链球菌、粪肠球菌、大肠埃希菌、产气肠杆菌、阴沟肠杆菌、阴道加德纳菌、肺炎克雷伯菌等。此外，还可能有念珠菌、沙眼衣原体和支原体等。会阴侧切伤口感染多系需氧和厌氧菌所致的混合感染。葡萄球菌和大肠埃希菌是引起会阴、阴道及子宫颈感染最常见的细菌。

（三）会阴侧切伤口感染分度

1. **单纯性感染** 感染限于会阴侧切伤口切缘部位皮肤及浅筋膜，不包括皮肤坏死及全身症状，局部不形成水疱。

2. **浅筋膜感染** 感染达到浅层筋膜，可出现全层皮肤充血和水肿，不包括皮肤坏死及严重全身症状，局部不形成水疱。

3. **坏死性筋膜炎** 多见于 A 族溶血性链球菌、革兰氏阴性需氧菌和各种厌氧菌感染，在严重病例，营养局部的血管阻塞，局部形成水疱、溃疡、局部发紫及显著的皮下坏死，可出现捻发音。

4. **坏死性肌炎** 浅层筋膜至深部肌肉出现坏死，多见于梭状芽孢杆菌感染，但在感染部位也可发现合并其他细菌感染。

（四）临床表现和诊断

1. 疼痛 会阴部伤口周围疼痛，影响产妇活动，常不能取坐位。

2. 低热。

3. 伤口局部充血、水肿；缝线拆除后伤口裂开，并有脓性分泌物流出；压痛明显。如未及时拆除缝线，则感染向深部蔓延。

（五）处理

1. 会阴局部极易被细菌污染，所以，局部培养对临床指导意义不大。深部组织直接涂片革兰氏染色镜检有助于病人处理。

2. 伤口感染处理要点

（1）引流通畅：及时拆除伤口缝线。

（2）尽早坐浴：每天 1∶5 000 高锰酸钾溶液或淡碘伏溶液坐浴 2 次，便后冲洗伤口。

（3）应用广谱抗生素：所选抗生素应同时对链球菌、粪肠球菌、坏死梭杆菌及类杆菌有效。一般于抗生素治疗 24~48 小时后好转。

（4）及时行局部清创术，去除所有会阴切口的坏死组织，促进肉芽组织形成。

（5）清创术 5~7 天后，伤口内覆盖有粉红色肉芽组织时，可行二期分层缝合。

（6）局部理疗可有效促进愈合。

（7）治疗期间应低渣饮食，保持软便，避免外阴和直肠的刺激直至切口愈合。

（8）伤口疼痛明显者可用止痛药。

本节关键点

1. 产后伤口感染一般包括剖宫产腹部伤口感染和会阴侧切伤口感染，重视感染诱因，及早采取预防措施，可以减少伤口感染的发生。
2. 伤口感染的处理应包括全身支持治疗和伤口局部处理，尤以局部处理更为重要，应掌握伤口局部处理要点。

（蔺莉）

参考文献

1. 曹泽毅. 中华妇产科学. 3版. 北京:人民卫生出版社,2014.
2. OTKJAER AM, JøRGENSEN HL, CLAUSEN TD, et al. Maternal short-term complications after planned cesarean delivery without medical indication: a registry-based study. Acta Obstet Gynecol Scand, 2019, 98(7): 905-912.
3. SAEED KB, GREENE RA, CORCORAN P, et al. Incidence of surgical site infection following caesarean section: a systematic review and meta-analysis protocol. BMJ open, 2017, 7(1): e013037.
4. HANACEK J, VOJTECH J, URBANKOVA I, et al. Ultrasound cesarean scar assessment one year postpartum in relation to one-or two-layer uterine suture closure. Acta Obstet Gynecol Scand, 2020, 99(1): 69-78.
5. SAEED KB, CORCORAN P, GREENE RA. Incisional surgical site infection following cesarean section: A national retrospective cohort study. Eur J Obstet Gynecol Reprod Biol, 2019, 240: 256-260.
6. SAEED KB, CORCORAN P, O'RIORDAN M, et al. Risk factors for surgical site infection after cesarean delivery: a case-control study. American Journal of Infection Control, 2019, 47(2): 164-169.
7. HAAS DM, MORGAN S, CONTRERAS K, et al. Vaginal preparation with antiseptic solution before cesarean section for preventing postoperative infections. Cochrane Database of Systematic Reviews, 2020, 4(4): CD007892.

第六节

尿路感染和尿潴留

导读

尿路感染(urinary tract infection, UTI)分为上尿路感染(肾盂肾炎)和下尿路感染(尿道炎和膀胱炎)。可以表现为有症状UTI和无症状UTI,是最常见的围产期感染,是产褥期感染的第二大原因,产褥期发病率为2%~4%。剖宫产和阴道分娩的尿管留置、产程中的多次阴道操作、产后出血是产后UTI的主要原因,剖宫产病人的发病概率高于阴道分娩者。产后尿潴留是产科常见并发症之一,可诱发尿路感染。膀胱过度充盈会影响子宫收缩,往往是产后出血的诱因。

一、尿路感染

妊娠期泌尿系统的生理、解剖结构变化,肾脏体积变化约为非孕期的1.3倍,长度较非孕期增加1~1.5cm。肾功能也发生了变化,肾血浆流量(renal plasma flow, RPF)和肾小球滤过率(glomerular filtration rate, GFR)孕早期开始增加。妊娠期生理性尿糖易引起细菌的滋生和繁殖,导致UTI。肾盂、肾盏、输尿管扩张,膀胱、尿管的肌肉增厚,肌肉蠕动减弱,导致管道扩张;右旋子宫压迫可致肾盂积水,易导致急性肾盂肾炎,以右肾多见。激素对泌尿系统的影响使得泌尿系统平滑肌张力降低、输尿管增粗及蠕动减弱,尿流缓慢,肾盂及输尿管自妊娠中期轻度扩张。

尿路感染是产褥期感染的第二大原因。发生率约占产妇中的2%~4%,多发病于产后的第1~2天。剖宫产病人的发病概率要高于阴道分娩者。1%~4%的妊娠并发肾盂肾炎,急性肾盂肾炎的发病率是0.5%,在无症状细菌尿(asymptomatic bacteriuria, ASB)中发病率高达40%,大部分病例(53%)发生在妊娠中期,肾盂肾炎是肾实质和肾盂的炎症,在泌尿道中通过上行感染。

（一）分类

尿路感染（urinary tract infection，UTI）是指病原体在尿路中生长繁殖，并侵犯泌尿道黏膜或组织而引起的炎症，是细菌感染中最常见的一种感染。尿路感染分为上尿路感染和下尿路感染，上尿路感染指的是肾盂肾炎，下尿路感染包括尿道炎和膀胱炎。根据临床有无症状可分为有症状 UTI 和无症状 UTI；根据有无尿路异常（如梗阻、结石、畸形、膀胱输尿管反流等）又分为复杂性 UTI 和非复杂性 UTI。

（二）与妊娠有关的尿路感染

1. 妊娠期无症状细菌尿 怀孕期间经尿液检查发现泌尿道内存在细菌，而孕妇本人并没有明显症状，称为妊娠期无症状细菌尿（asymptomatic bacteriuria，ASB）。它也是一种尿路感染，如果不及时治疗，在某些条件下可发生有症状的尿路感染，甚至发生急性肾盂肾炎。妊娠期妇女无症状性菌尿发病率为 2%~13%，但 20%~40% 的 ASB 可发展为急性肾盂肾炎，妊娠期尿路感染的住院率为 2.9%，产褥期达到 13%。ACOG 建议初次产检时所有孕妇均需进行 ASB 的常规筛查。妊娠期未治疗的 ASB 比非妊娠妇女更容易进展为肾盂肾炎（高达 40%）。初次产检尿培养阴性的孕妇，急性膀胱炎的发生率低于 1%，若未治疗，高达 40% 的孕妇发展为有症状的尿路感染，诊断并治疗会降低 70% 的 UTI，肾盂肾炎发病率从 20%~35% 降低至 1%~4%，早产从 59‰ 降低到 14‰，并且可以降低了低体重儿（<2 500g）发生率。2017 年《中国女性尿路感染诊疗专家共识》建议妊娠期妇女应在妊娠后的前 3 个月进行筛查，行尿常规检查，并于首次就诊时常规行中段尿培养；对于标本污染、既往有反复感染病史及尿路结构异常的病人进行再次筛查。

2. 产后尿路感染 是常见产后并发症之一，发病率为 2%~4%。女性因其与肛门及阴道解剖学上的邻近使细菌易进入泌尿道引起感染。麻醉显著增加菌尿的发生，手术助产、会阴阻滞麻醉及频繁的阴道检查也与尿路感染关系密切。剖宫产后泌尿道感染的发生率高于阴道分娩者，这与手术后常规保留导尿管增加感染机会有关。孕妇保胎治疗、肾脏疾病、胎盘早剥和住院时间延长也是导致孕产妇获得尿路感染的风险因素。

（三）因发病机制及病原体

除远端尿道外，泌尿道通常是无菌的，其定植的细菌常来自皮肤、阴道及肛周，并逆行向上进入膀胱导致：①产妇在怀孕时体内的高水平的黄体激素会抑制膀胱逼尿肌收缩以及肾盂输尿管平滑肌松弛，输尿管、肾盂及肾盏扩张，造成尿液滞留，甚至严重到膀胱输尿管反流；②膀胱输尿管反流发生率增高，反流可使膀胱内细菌随尿上行；③妊娠期尿液中的碳水化合物含量增加，成为细菌的良好培养基，有助于细菌的生长；④妊娠晚期胎头压迫膀胱及输尿管下端，导致排尿不畅，产后疲劳及产时的压迫作用使膀胱和泌尿系缺血导致下段张力下降，使其抵抗力减弱。再加上经历分娩后尿道有可能损伤分娩过程中多次插导尿管、容易发生感染。最常见病原体（约 75%）大肠埃希菌，其次为葡萄球菌，偶尔为粪肠球菌，肺炎克雷伯菌和奇异变形杆菌，临床上常为混合感染。

产褥期膀胱炎的临床表现与一般非妊娠期膀胱炎基本相同，有尿频、尿痛、尿急，可有发热。其尿痛症状较明显，尿急症状较轻，这可能与产后膀胱张力低、敏感度差有关。大部分尿路感染限制在膀胱，表现为尿频和尿痛，很少有发热。

急性肾盂肾炎起病急骤，表现为产后出现寒战、高热，体温可达 39℃以上；全身不适、头痛、乏力；食欲减退、恶心、呕吐，有时可出现反射性的呕吐；腰痛，以右侧多见。疼痛沿输尿管方向向膀胱部位放射，病人有时主诉下腹痛；有的有膀胱刺激症状，如尿频、尿急、尿痛等，肾区有压痛或叩击痛。实验室检查可发现大量菌尿。与膀胱炎不同的是，肾盂肾炎必须使用大剂量的静脉抗生素，例如氨苄西林 8~12g/d 或头孢唑林 3~8 天。当病人有脓毒血症时，应加用氨基糖苷类药物，疗效显著表现为迅速退热，静脉滴注或口服抗生素必须持续 10 天，其间做尿培养指导抗生素的选择。

（四）诊断要点

1. 肋腰点压痛、肾区叩击痛。
2. 尿常规检查，尿中白细胞增多、脓尿。
3. 尿沉渣涂片染色，找到细菌。
4. 尿细菌培养找到细菌。
5. 尿菌落计数 $>10^5$/ml；有尿频等症状者，

$>10^2$/ml 也有意义；球菌 10^3~10^4/ml 也有诊断意义。

6. 1 小时尿沉渣计数白细胞 >20 个 /μl。

7. 血常规示白细胞升高，中性粒细胞核左移。

8. 血沉增快。

9. ASB 的诊断　无临床症状但清洁中段尿培养病原菌菌数≥10^5CFU/ ml。

（五）并发症

急性肾盂肾炎可发生危及生命的并发症，出现多脏器系统的功能失调，包括：

1. **内毒素血症及感染性休克**　临床出现体温过度下降（低于 35℃）等不良预兆，常常是内毒素血症及感染性休克先兆低血压的前驱。

2. **贫血及血小板减少**　大肠埃希菌内毒素含有脂多糖，破坏红细胞而引起贫血。

3. **肾功能损害**　肾小球滤过率下降，肌酐清除功能下降。

4. **肺损害**　内毒素损伤肺泡而致肺水肿（程度不等的呼吸功能不全乃至 ARDS）。

（六）治疗

1. **卧床休息、多饮水**　对肾盂肾炎病人，尤其强调要向健侧卧位休息，以利于患侧尿液引流。多饮水可增加尿液引流量，同时也对膀胱起冲洗作用，可降低或减慢肾实质的损害。

2. **抗生素治疗的原则**　使用肾脏排泄型抗生素，如 β- 内酰胺类和喹诺酮类；治疗开始的前 3 天是经验性治疗；根据细菌培养结果作为最终治疗；症状缓解后约 24 小时改用口服抗生素药物，持续时间为 14 天。对于膀胱炎，大肠埃希菌是最常见的致病菌，持续或重复感染的女性，变形杆菌、假单胞菌属、肠杆菌和克雷伯菌也是常见的致病菌。所以，膀胱炎的治疗抗生素应选用磺胺类、呋喃妥因、头孢菌素及氨苄西林类等。对于急性肾盂肾炎，应根据尿细菌培养结果，选择敏感的抗生素肌内注射或静脉用药治疗，如肠球菌、变形杆菌可选用青霉素、羧苄西林、氨苄西林等。铜绿假单胞菌、大肠埃希菌感染者，可选用羧苄西林、哌拉西林或第三代头孢类的药物；肾功能正常者还可选用氨基糖苷类抗生素如阿米卡星或妥布霉素。如致病菌为真菌，应选用酮康唑或氟胞嘧啶。

3. **用药疗程**　一般为 14 天，停药后每周复查尿常规和尿培养。治愈标准为症状体征消失，尿常规正常，尿细菌培养连续 3 次阴性，并需经过 6 个月随访，无复发征象者方可认为痊愈。

4. **妊娠期无症状性菌尿**　应给予抗生素根治，体外药敏试验不是治疗的唯一依据，选择尿中药物能达到有效浓度的抗菌药物，否则即使体外药敏试验敏感，但尿中药物浓度不足，效果欠佳。推荐阿莫西林 500mg，1 次 /8h，口服 3~5 天；阿莫西林 / 克拉维酸 500mg，1 次 /12h，口服 3~5 天；头孢氨苄 500mg，1 次 /8h，口服 3~5 天。

二、尿潴留

（一）病因

1. 产后会阴侧切或会阴创伤性疼痛，导致产妇精神紧张，不敢用力排尿，或者担心伤口发生感染，在有尿意的情况下仍不愿排尿，膀胱内尿液充盈，张力和感觉明显减退，引起尿道括约肌痉挛，增加排尿阻力。

2. 在分娩过程中，胎先露压迫膀胱，导致膀胱黏膜水肿，充血及肌张力降低。

3. 硬膜外麻醉者，术后使用止痛泵者。

4. 妊娠期高血压病人大量使用地西泮、硫酸镁等镇静和解痉药物，使病人的膀胱敏感性降低，不能够进行自行排尿。

5. 手术助产损伤支配排尿的副交感神经。

6. 腹壁由于妊娠期长期持久扩张后腹压下降，诱发尿潴留（uroschesis）。

（二）临床表现与处理

1. **临床表现**　为有尿意但排尿困难；膀胱过度充盈，耻骨联合上方胀痛或持续腹痛；耻骨上方的下腹部膨隆，可及膀胱底部。导尿或超声测残余尿 >100ml。

2. **处理**　产后 5 天内为多尿期，故产后应鼓励产妇尽早小便，如果出现尿潴留，可采取以下措施：

(1) 听流水声：利用条件反射缓和排尿抑制，或交替在杯中倒水，使病人产生条件反射，增加尿意。

(2) 经常用温水清洗会阴部。

(3) 按摩法或指压法：将手置于腹部膨隆处，向左右按摩 10~20 次，也可腹部按摩后再用温水冲洗尿道口。

(4) 热水熏外阴法：病人取蹲位，将盛有开水的水盆置于阴部下方，利用水蒸气热力刺激尿道周围神经感受器促使排尿。

(5) 针灸、理疗的应用：采用针灸刺穴的方法治疗能够促进病人排尿，主要的穴位有关元、中极、曲骨、三阴交等。

(6) 新斯的明：肌内注射 1mg，以兴奋膀胱逼尿肌促进排尿。

(7) 上述方法无效时，可行无菌导尿术。治疗时要注意第一次放尿不超过 1 000ml，以免大量排尿导致腹压突降，引起病人血压下降，发生虚脱。此外，膀胱在短时间内减压会引起膀胱黏膜充血，引起血尿。固定好导尿管，定期开放。保持导尿管的畅通和清洁，保持病人的会阴部清洁，严密观察病人的体征变化，并适当地给予抗生素抗感染治疗。

本节关键点

1. 一般情况，下尿路感染以局部症状为主，上尿路感染以全身症状比较突出。下尿路感染一般不需要住院治疗，上尿路感染出现全身症状的病人必须入院治疗。
2. 重视妊娠期无症状细菌尿的筛查和治疗。
3. 药物治疗应该持续到热退后 24 小时，急性肾盂肾炎者需继续口服 14 天抗生素，以防止病情反复和细菌隐匿。
4. 抗生素治疗的同时要补充大量的液体。以补充丢失的液体，并起着尿道冲洗的作用。
5. 尿潴留可发生于产程过程中或产后和术后，鼓励病人及时排尿非常重要，一旦发生尿潴留应果断给予无菌导尿，防止严重膀胱麻痹。

（蔺莉）

参考文献

1. 曹泽毅．中华妇产科学．3 版．北京：人民卫生出版社，2014.
2. 张为远．中华围产医学．北京：人民卫生出版社，2012.
3. CHOE HS, LEE SJ, YANG SS, et al. Summary of the UAA-AAUS guidelines for urinary tract infections. International Journal of Urology, 2018, 25(3): 175-185.
4. NICOLLE LE, GUPTA K, BRADLEY SF, et al. Clinical practice guideline for the management of asymptomatic bacteriuria: 2019 update by the infectious diseases society of America. Clinical Infectious Diseases, 2019, 68(10): 83-110.
5. 中国女医师协会肾脏病与血液净化专委会．中国女性尿路感染诊疗专家共识．中华医学杂志.2017, 97(36): 2827-2832.

第七节

静脉血栓栓塞性疾病

导读

静脉血栓栓塞（venous thromboembolism, VTE）是静脉血管内血液异常凝结形成血栓，使血管完全或部分阻塞而引起血液循环障碍的疾病。多种免疫性疾病可不同程度地增加 VTE 的发生风险，妊娠期及产褥期的女性由于自身生理变化，较非孕期健康女性相比发生 VTE 的风险明显升高，可高达 5 倍。尽管 VTE 的绝对风险较低，但与妊娠相关的 VTE 是导致孕产妇发病和死亡的主要原因之一。世界范围内孕产妇 VTE 的发生率为 0.04%~0.48%，经济不发达地区发病率稍高。2017 年，统计分析我国孕产妇死亡原因发现，城市人口中孕产妇因肺血栓栓塞症导致的死亡占总体死亡原因的 9.1%。

一、概述

（一）定义

深静脉血栓（deep venous thrombosis，DVT）形成和肺血栓栓塞（pulmonary thromboembolism，PTE）症是 VTE 的主要类型。深静脉血栓形成是指一般发生于下肢的深静脉中的血凝块形成，影响血液正常流动所导致的静脉阻塞性疾病。发生部位常见于股静脉、腘静脉、股深静脉及髂外静脉等。肺血栓栓塞症是指来自静脉系统或右心的血栓阻塞肺动脉或其分支所致的疾病，病情危重，主要临床表现为肺循环和呼吸功能障碍。肺血栓栓塞症占肺栓塞性疾病的大部分，其他肺栓塞性疾病还包括如羊水栓塞、空气栓塞及肿瘤栓子栓塞等。PTE 占急性肺栓塞的绝大多数，其起病急骤，致死率高，通常所称的急性肺栓塞即 PTE。DVT 和 PTE 是同一疾病在不同部位的表现，是同一疾病的不同阶段。VTE 中的其他类型，如颅内静脉窦血栓形成与卵巢静脉血栓形成等临床少见。

（二）风险因素

最经典的 VTE 风险模型是血栓形成过程中的 Virchow 三联症，即血液高凝、血管损伤和血液淤滞，上述三个因素单纯或合并存在均可能导致 VTE 的发生。孕产妇是 VTE 的高发人群，是由于在妊娠期和产褥期孕产妇身体发生了特殊的生理及病理变化。这些变化不仅使孕产妇 Virchow 三联症的三个因素同时存在，还可能因各种妊娠合并症及并发症的叠加作用，导致 VTE 的发生风险增加。

1. **血液高凝** 妊娠后雌激素水平升高可影响肝脏内凝血因子合成过程。多个凝血因子均合成增加而其抗凝系统活性降低。妊娠期女性的纤溶系统活性也在一定程度上受到抑制，导致孕妇体内凝血系统和纤溶系统失衡，使血液处于高凝状态。孕晚期孕妇的纤溶系统活性受抑制作用更为显著。此外，妊娠剧吐和辅助生殖技术中的卵巢过度刺激综合征均可能导致孕妇脱水、血液浓缩，使血液处于高凝状态，增加 VTE 发生风险。

2. **血管损伤** 特别是血管内皮组织损伤，可激活内源性凝血过程。分娩过程中的手术创伤可造成血液的高凝状态，引起静脉壁损伤，血液有形物质在血液中积聚、停滞，最后沉积于血管壁形成血栓。在产前或产后阶段，需要接受保胎或治疗妊娠及分娩并发症的女性需要接受多种刺激性药物的治疗，如地西泮、硫酸镁、甘露醇等，这些药物均能不同程度地刺激静脉内膜，导致静脉血栓形成。

3. **血液淤滞** 随着妊娠期子宫体积逐渐增大，对下腔静脉及髂静脉等的压迫作用逐渐增加，导致下肢静脉和髂静脉血液回流不畅，使下肢静脉血栓形成风险增加。妊娠期孕妇由于行动不便而缺乏锻炼及活动，特别是高危孕妇，可能因各种原因需保胎治疗而卧床休息。产后阶段的孕妇受过度保护，缺乏应有的活动及锻炼。以上这些因素均可导致下肢静脉回流受阻。血液淤积在静脉内，可有大量白细胞积聚，在移向内皮细胞和基底膜间的过程中对内膜造成损害，激活凝血过程，上述病理改变也是 VTE 形成的高危因素。

除上述因素外，VTE 的风险因素还包括急诊或择期剖宫产、多胎妊娠、妊娠期糖尿病、妊娠期高血压及产后出血等，既往的 VTE 病史、孕妇年龄及生活习惯相关因素等也是 VTE 风险因素。其中剖宫产术是最重要的危险因素，此外，高龄、制动、肥胖、早产及辅助生殖技术等风险因素也较多见。这些因素直接或间接作用于前述的三个关键环节，增加了 VTE 风险。

（三）VTE 的风险评估量表

1. 英国皇家妇产科医师学会（Royal College of Obstetricians and Gynecologists，RCOG）在 1995 年发布了妊娠及产褥期 VTE 指南。该指南发布后，2006—2008 年英国孕产妇因 VTE 导致的死亡率由 10 年前的 2/10 万迅速下降至 0.79/10 万，有效降低了 VTE 导致的孕产妇死亡率。经不断修订和改良，2015 年版 RCOG 量表是较为经典的可用于妊娠及产褥期妇女的 VTE 风险评估量表（表 14-7-1）。该量表将 VTE 的风险因素分为孕前风险因素、产科风险因素及孕期新发或一过性风险因素。

2. 2020 年澳大利亚昆士兰卫生组织发布了妊娠期和产褥期 VTE 预防指南，针对妊娠期和产褥期 VTE 的预防提供指导建议。与 RCOG 风险评估表不同的是，昆士兰指南将风险因素分为一

表 14-7-1 2015 年版 RCOG 妊娠相关 VTE 评分表

危险因素	分数
孕前危险因素	
VTE 病史(与手术相关的 VTE 病史除外)	4
与手术相关 VTE 病史	3
已知的高危易栓症[a]	3
内科合并症,如癌症、心力衰竭、活动性系统性红斑狼疮、炎症性多关节病或炎症性肠病、肾病综合征、1 型糖尿病合并肾病、镰状细胞贫血、静脉吸毒	3
无明显诱因的 VTE 家族史,或一级亲属患与雌激素相关的 VTE	1
已知的低危易栓症[b](无 VTE 病史)	1
孕产妇年龄(>35 岁)	1
肥胖[c]($BMI \geq 30kg/m^2$,$BMI \geq 40kg/m^2$)	1 或 2
产次≥3 次	1
吸烟史	1
静脉曲张	1
产科危险因素	
本次妊娠发生子痫前期	1
接受 ART-IVF(仅限于产前阶段)	1
多胎妊娠	1
实施急诊剖宫产术	2
择期剖宫产术	1
接受内旋转或外倒转术	1
产程延长(>24 小时)	1
产后出血(>1 000ml 或需要输血治疗)	1
本次妊娠早产(孕龄 <37 周)	1
本次妊娠胎死宫内	1
孕期新发或一过性危险因素	
孕期或产褥期手术(除外急性会阴修复术),如阑尾切除术、绝育术等	3
妊娠剧吐	3
OHSS(仅限于孕早期)	4
当前系统性感染(需要静脉抗感染治疗或住院治疗),如肺炎、伤口感染等	1
制动、脱水	1

注:[a] 高危易栓症:抗凝血酶缺乏,凝血因子 V 基因 G1691A 及凝血酶原 G20210A 双杂合突变,或其中之一为纯合突变。[b] 低危易栓症:凝血因子 V 基因 G1691A 或凝血酶原 G20210A 杂合突变、蛋白质 C 或蛋白 S 缺乏。[c] 若 $BMI \geq 30kg/m^2$,则 VTE 危险因素评分为 1 分;$BMI \geq 40kg/m^2$,则为 2 分

般的风险因素和高风险因素。高风险因素包括高危易栓症、既往无先兆症状或有症状的 VTE 病史(≥2 次)、活动期的免疫性疾病、孕早期的卵巢过度刺激综合征及严重的脱水等情况。值得注意的事,此高危因素包括了很多 RCOG 量表中的高分值因素,而昆士兰指南直接推荐将有高危因素的孕产妇纳入 LMWH 的标准预防或治疗疗程中。而且昆士兰妊娠相关 VTE 评分表(表 14-7-2)中新增了一些项目,如首次将围产期子宫切除列为风险因素并赋值 3 分、将孕前糖尿病作为风险因素并赋值 1 分。此外,昆士兰量表中的一般风险因素与 RCOG 量表也有不同,如昆士兰量表中计算的孕产妇体重指数为当前而 RCOG 量表为孕前体重指数,昆士兰量表将阴道试产中转剖宫产术赋值 3 分而 RCOG 量表中仅赋值 2 分等。以上这些不同点表明两个量表在孕产期 VTE 管理中侧重点有所不同。

3. 我国目前尚无妊娠相关 VTE 的指南及评估量表。《上海市产科静脉血栓栓塞症防治的专家共识》是建立在 2015 版 RCOG 量表及 2020 版昆士兰量表的基础上,结合中国人自身的特点进行评估,将风险因素分为产前因素、产后因素和临时因素三个类别。产前阶段的风险评分依据产前因素和临时因素,产后阶段的风险评分则依据产前、产后及临时因素累加。该指南也将孕前糖尿病、产科子宫切除及严重的肥胖纳入为 VTE 的危险因素。

美国国家孕产妇安全合作组织(National Partnership for Maternal Safety,NPMS)工作组为孕产妇人群制定了改良 Caprini 血栓评估表和 Pauda 风险评估表。法国 Dargaud 等于 2005 年制定了 Lyon 评估表,对 VTE 风险增加的孕产妇进行分级,并建议个体化管理。Sultan 等使用了来自英格兰 1997—2014 年的 433 353 例孕产妇数据来开发产后 VTE 风险预测模型,并使用瑞典 2005—2011 年的 662 387 例孕产妇数据进行外部验证,最终在 2016 年开发了一种妊娠及产褥期的全新的风险预测模型。与前述风险评估量表不同,该模型可以量化产后静脉血栓栓塞的绝对风险,对每一个孕产妇个体给出精准的风险值数据,从而使 VTE 的风险评估更加精细化个体化。

表 14-7-2　2020 年昆士兰妊娠相关 VTE 评分表

高危因素		
1	孕前治疗性抗凝（任何原因） 任何既往 VTE 加上高危易栓症 * 无明显诱因的 VTE 复发（2 次或以上） 当前怀孕期存在 VTE（寻求专家意见）	
2	既往任何 VTE 均非由手术引起 有明显诱因的 VTE 复发（2 次或以上） 活动性自身免疫性或炎症性疾病 内科并发症（如肿瘤、肾病综合征、心力衰竭、镰状细胞贫血、1 型糖尿病肾病）	
3	高 / 低危易栓症（无 VTE 个人史）	
4	产前住院 卵巢过度刺激综合征（仅限孕早期） 任何手术（妊娠期或产后） 严重呕吐或脱水，需要静脉输液	
	所有因素适用于每次评估（产前或产后）	分数
	无明显诱因或雌激素相关的 VTE 家族史（一级亲属）	1
	与手术相关的单次 VTE	3
	年龄 >35 岁	1
	产次≥3 次	1
	吸烟	1
	大静脉曲张	1
	BMI　30~39kg/m^2	1
	BMI　≥40kg/m^2	2
	IVF/ART	1
	多胎妊娠	1
	本次妊娠发生子痫前期	1
	制动	1
	当前系统性感染	1
	先前存在的糖尿病	1
	分娩中转剖宫产	3
	择期剖宫产	1
	产程延长（>24 小时）	1
	阴道分娩	1
	早产（<37 周）	1
	产后出血 >1L 或需输血	1
	本次妊娠死产	1
	剖宫产术伴子宫全切术	3

目前 VTE 评估量表较多，以上妊娠及产褥期的 VTE 风险评估量表的不同反映出各个国家的人口学特点及卫生经济差异。我国目前尚无相应指南颁布，现阶段对于妊娠及产褥期妇女各个地区采用的评估量表并不完全一致。但不论使用哪种量表，务必要做到量表评分的准确性。评估者需要对每项危险因素及其赋分值有清楚的认识，评估过程应由双人核对，以保障评分的准确性。尤其对于中高危孕产妇，VTE 风险的分值直接关系到分层管理的模式。

二、临床表现

DVT 的常见症状包括下肢麻木、疼痛、皮温升高及肿胀等，约一半以上的深静脉血栓发生于小腿部。由于妊娠本身的生理病理改变，常规的下肢 DVT 评分并不适用于孕产妇。怀孕期间，由于血容量增加及活动耐量下降，正常孕妇也可能出现疑似 PTE 的临床表现，如胸闷气短、心动过速等。因此，妊娠合并 PTE 的诊断较非孕时更加困难。呼吸困难仍是大部分 PTE 病人的首发症状，早期症状包括呼吸困难、气促、胸痛及氧饱和度下降等。当病人出现咯血及休克等症状，则往往提示病情危急。表 14-7-3 列出了 PTE 常见的临床表现。

三、辅助检查

（一）非放射性检查

1. D- 二聚体　正常妊娠期可伴随血清 D- 二聚体水平升高，D- 二聚体随着孕周的增加而呈现上升趋势，目前尚无妊娠期女性 D- 二聚体的确切范围。我国急性血栓性疾病急诊专家共识推荐 D- 二聚体的正常值为：在非孕期应 <0.5mg/L，孕 13 周前≤0.64mg/L，孕 14~27 周≤2.3mg/L，孕 28 周后≤3.14mg/L[2]，但此范围仍需要验证。早孕及孕中期间 D- 二聚体的阴性预测值较高，而阳性预测值的特异性较差。D- 二聚体需结合临床表现、加压超声，甚至 CT 肺动脉造影（computed tomography pulmonary angiogram，CTPA）检查结果综合判断其意义。

2. 下肢加压超声　疑诊 VTE 的孕妇均可行

下肢加压超声（compression venous ultrasonography，CUS）。该检查对有症状的近端深静脉血栓的敏感度和特异度较高，但对腓静脉和髂静脉血栓的诊断准确性不足。

3. **其他** 非放射性检查临床普及且方便快捷，对于PTE的诊断不具有特异性，临床应用时应考虑其局限性。表14-7-4列出了各种非放射性检查的利弊。

表14-7-3 急性肺血栓栓塞症的临床表现

症状	体征
呼吸困难及气促（80%~90%） 胸膜炎性胸痛（40%~70%） 晕厥（11%~20%） 烦躁不安、惊恐，甚至濒死感（15%~55%） 咳嗽（20%~56%） 咯血（11%~30%） 心悸（10%~32%） 低血压和/或休克（1%~5%） 猝死（<1%）	呼吸急促（52%） 哮鸣音（5%~9%）；细湿啰音（18%~51%）；血管杂音 发绀（11%~35%） 发热（24%~43%），多为低热，少数病人可有中度以上的发热（11%） 颈静脉充盈或搏动（12%~20%） 心动过速（28%~40%） 血压变化，血压下降，甚至休克 胸腔积液体征（24%~30%） 肺动脉瓣区第二心音亢进（$P_2>A_2$）或分裂（23%~42%） 三尖瓣区收缩期杂音

表14-7-4 诊断肺栓塞的非放射性检查对比

项目	优势	局限性	表现
D-二聚体	具有较高阴性预测价值	正常妊娠期持续升高，暂无统一孕周特异性参考值；不同检测方法的敏感性差异较大	D-二聚体阴性可排除PTE
动脉血气	快速	不具有特异性，部分可正常	低氧血症、低碳酸血症、肺泡-动脉血氧分压差等大
血浆肌钙蛋白	快速；可以评估心肌损伤严重程度，提示预后	无特异性	PTE并发右心功能不全时升高
心脏型脂肪酸结合蛋白（H-FABP）	快速，可评估心肌损伤严重程度，提示预后	无特异性	H-FABP浓度≥6ng/ml与PTE短期不良结局和全因死亡率有关
血浆钠肽	反映右心功能障碍和血流动力学损害程度，能提示预后	无特异性	NT-proBNP截止值≥600pg/ml可作为不良预后的评估指标
心电图	心电图改变可马上出现，呈动态变化，床旁可进行，有鉴别诊断价值	无特异性	V_1~V_4的T波改变和ST段异常，$S_ⅠQ_ⅢT_Ⅲ$征，完全或不完全右束支传导阻滞；肺型p波；电轴右偏
超声心动图	提示PTE的诊断，有鉴别价值，用于PTE危险分层；可床旁进行	无特异性	可发现右心室后负荷过重征象：右心室扩大、右室壁游离运动减弱，室间隔平直、三尖瓣反流速度增快等
下肢加压超声（CUS）	对DVT诊断的敏感性和特异性高，疑似PTE病人，一旦确诊DVT，可立即抗凝，避免进一步影像学检查	下肢CUS阴性，需进一步检查；孕产期对PTE诊断的敏感性降低	静脉不能被压陷或静脉腔内无血流信号

表 14-7-5 诊断 PTE 时的放射性检查对比

项目	优势	缺点局限性	辐射问题
CTPA	• 在大多数中心随时可做 • 准确度高 • 在前瞻性研究中得到很强的验证 • 不确定率低（3%~5%） • 可以提供排除 PTE 诊断的依据 • 数据采集时间短	• 有辐射 • 碘过敏和甲亢病人受限 • 孕妇和产褥期妇女存在风险 • 严重肾衰者禁用 • 由于容易获得，存在过度使用的倾向 • CTPA 诊断亚段 PTE 的临床意义尚不清楚	• 辐射量 3~10mSv • 辐射剂量对于女性乳腺组织有潜在影响
平面 V/Q 扫描	• 几乎没有禁忌证 • 相对便宜 • 有前瞻性研究证实其的有效性	• 并不是所有中心都有 • 解读者之间有差异 • 结果报告为诊断为 PTE 的概率 • 50% 的病例不确定 • 不能提供 PTE 之外的其他诊断信息	• 辐射较 CTPA 低，有效当量 <2mSv
V/Q SPECT	• 几乎没有禁忌证 • 非诊断性检查的最低比率 <3% • 根据现有数据，准确度高	• 技术的可变性 • 诊断标准的可变性 • 如果排除 PTE，无法提供可替代的诊断	• 辐射较 CTPA 低，有效当量 <2mSv
肺动脉造影	• 金标准	• 有创性检查 • 并非所有中心都能开展	• 辐射量最高，10~20mSv

注：PTE，肺栓塞；CTPA，计算机断层摄影术血管造影；V/Q，肺通气 / 灌注显像；SPECT，单光子发射计算机断层摄影术；Gy（戈瑞），物理电离辐射能量吸收剂量的标准单位，用于衡量由电离辐射导致的能量吸收剂量，描述单位质量物体吸收电离辐射能量的大小；mSv（毫西弗），物理量剂量当量单位，用于衡量辐射对生物组织的影响程度

（二）放射性检查

主要包括肺通气 / 灌注显像（ventilation-perfusion scanning，V/Q）和肺动脉 CT 血管造影（CT pulmonary angiography，CTPA）。专科医师和孕妇在接受放射性检查时可能存在顾虑。在胚胎发育早期，胎儿接受大剂量（>1Gy）的辐射暴露可导致严重后果。胎儿接受的辐射剂量 <50mGy 时，尚未发现流产、畸形及胎儿生长受限的报道。一般的胸部 X 线检查中胎儿接受的辐射剂量为 0.000 5~0.01mGy，CT 或 CTPA 的胎儿辐射剂量最高为 0.66mGy。肺血管 V/Q 灌注显像过程中需要使用锝 -99m 标记的白蛋白，最高胎儿辐射剂量为 0.6mGy。由此可见，上述放射性检查中，胎儿接受的辐射剂量均远低于胎儿辐射阈值，不会造成胎儿放射性损伤，对胎儿较为安全。由于 CTPA 的放射量对孕妇的乳腺组织有潜在影响，使用含碘的造影剂还会增加胎儿甲状腺功能异常的可能性。V/Q 的辐射量较 CTPA 更低，且不须使用造影剂，因而在诊断 PTE 时，推荐使用 V/Q。表 14-7-5 列出了肺血管造影、V/Q 及 SPECT 等检查在诊断 PTE 时的应用对比。

四、诊断与鉴别诊断

VTE 的诊断需依据临床表现及辅助检查。对于有呼吸困难、心悸 / 心动过速、胸痛、咯血、低血氧饱和度、疑似 PTE 的孕产妇，以及有单侧腿部疼痛、四肢肿胀、小腿围增大、浅静脉突出、凹陷性水肿疑似 DVT 的孕产妇，需要进一步检查。D- 二聚体、下肢加压超声及放射性检查都是可以使用的检查方法。影像学检查联合 D- 二聚体检查可提高 VTE 的诊断效率。图 14-7-1 列出了妊娠

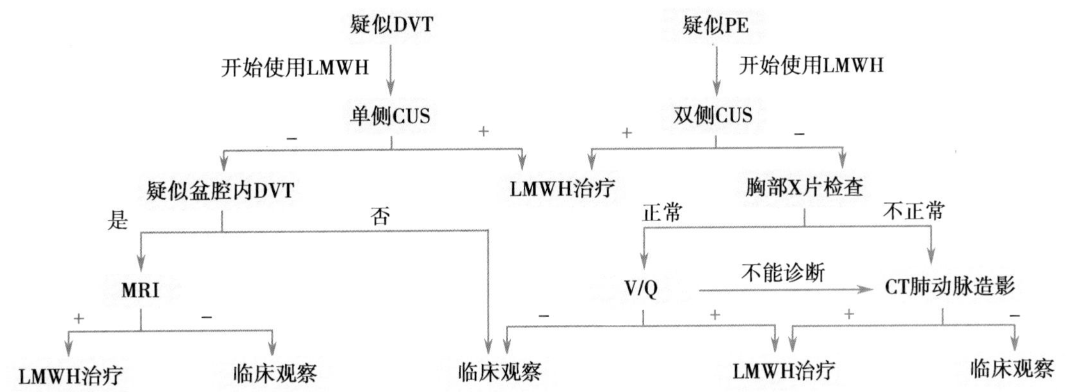

图 14-7-1 妊娠及产褥期孕产妇 DVT/PTE 诊断流程

CUS：加压超声成像；MRI：磁共振成像；V/Q：肺通气 / 灌注扫描；LMWH：低分子量肝素

及产褥期孕产妇 DVT/PTE 诊断流程。

孕产妇对于放射性检查仍存在较多顾虑，因此，如何在疑似病人中进行有效的筛查并减少不必要的辐射暴露是医师需要面对的问题。近期一项高质量大型前瞻性研究采用了 YEARS 算法，提供了一个较为可行的均衡方案。该项研究首先评估孕产妇是否存在 YEARS 三个最可能的诊断症状，即深静脉血栓、咯血、怀疑肺栓塞，并同时对孕产妇进行 D- 二聚体检测。若没有任何症状且 D- 二聚体 <1 000ng/ml，或者有 1~3 个症状且 D- 二聚体 <500ng/ml 都可以排除 PTE，无须进一步的放射性检查；若有 1~3 个症状且 D- 二聚体 >500ng/ml，则建议行 CTPA 检查排除肺栓塞；若孕产妇全无 YEARS 的三个症状且 D- 二聚体 >1 000ng/ml，则需要进行 CTPA 筛查。研究结果显示，使用此种算法后未发现 PTE 漏诊，避免了孕产妇不必要的放射性检查。

由于妊娠期 DVT 和 PTE 的表现并不典型，因此需要与其他疾病进行鉴别诊断。DVT 在妊娠女性中则更需要与正常妊娠变化及妊娠期高血压疾病导致的水肿相鉴别。PTE 的主要鉴别诊断包括肺炎、心肌缺血或梗死、心力衰竭、心包炎、气胸、肌肉骨骼疼痛和慢性肺疾病急性加重等。应注意的是，妊娠期 VTE 的临床表现与很多正常妊娠期表现相似，因此，诊断更需要结合孕产妇症状和辅助检查作出准确判断。

五、预防及治疗

妊娠期及产褥期 VTE 发病率低，导致的后果严重，VTE 管理重在预防。目前各个国家指南对于不同风险的孕产妇管理模式稍有不同，均建议根据孕产妇的危险因素评分量表进行分层管理。低危孕产妇应注意平时活动锻炼，避免脱水。中高危孕产妇除一般治疗和非药物治疗外，需要使用一定疗程的抗凝治疗。主要的预防及治疗措施如下：

1. **一般预防措施** 主要包括孕期控制体重、保持健康的生活方式、戒烟、酒及加强锻炼身体等。妊娠合并糖尿病和妊娠期高血压疾病的孕妇需要控制血糖及血压。先兆早产或前置胎盘等情况需要卧床休息时，在卧床期间建议勤翻身、多饮水、抬高双下肢。产后则鼓励产妇尽早下床活动。产前和产后妇女均应该了解生活方式干预是预防 VTE 的重要措施之一。不仅需要孕产妇自身引起重视，家属也应通过孕妇课堂等的学习知晓预防 VTE 的重要性，配合并督促孕产妇通过积极的生活方式改变达到预防 VTE 的目的。

2. **非药物预防及治疗措施** VTE 非药物治疗方式主要为机械性治疗。根据《静脉血栓栓塞症机械预防中国专家共识（2020 版）》，常用的机械治疗方法包括逐级加压弹力袜（graduated compression stockings，GCS）、间歇充气加压装置（intermittent pneumatic compression，IPC）和足底加压泵(venous foot pumps,VFPs)。逐级加压弹力袜的原理为对双侧下肢的梯度压迫以形成向上逐渐递减的压力,利于改善静脉回流,避免双下肢静脉逆流及血液淤滞。逐级加压弹力袜对于非住院孕产妇较为实用,简便易行,是一种有效的院外干预防治 VTE 的措施。间歇充气加压装置原理为通过充气压力使肢体受压迫从而增加静脉回流,适用于孕产妇住院卧床期间使用。

相对于抗凝药物,机械预防出血风险较小,操作简便,容易接受。但需注意的是,对于 VTE 中高危风险者,若无药物抗凝的禁忌证,药物治疗仍作为首选措施。机械预防的禁忌证包括:下肢局部情况异常,如皮炎、感染、坏疽、近期接受皮肤移植手术等;外周动脉旁路移植术;新发的 DVT、血栓性静脉炎;下肢血管严重动脉硬化或其他缺血性血管病、下肢严重畸形等。若病人有严重的下肢水肿也应慎用,应该查明病因后权衡利弊应用。

3. **药物预防及治疗措施** 根据各个指南推荐,VTE 的药物治疗往往针对风险评分中的中高危孕产妇进行。2015 版 RCOG 推荐对于产前风险评分≥4 分者在孕早期立即开始血栓预防;对于产前评分≥3 分者孕 28 周开始血栓预防;对于高危孕产妇,尤其是既往有 VTE 病史或合并有抗磷脂抗体综合征的病人,则应进行至少产后 6 周的 LMWH 预防治疗。其他指南推荐使用抗凝治疗的指征也大体相同。

VTE 治疗的抗凝药物有低分子量肝素(low molecular weight heparin,LMWH)、普通肝素(unfractionated heparin,UFH)、维生素 K 拮抗剂、直接Ⅱa 因子抑制剂、Xa 因子抑制剂等药物。LMWH 相对分子质量在 3 000~8 000U,不透过胎盘,具有生物利用度高、人体半衰期长及出血事件少等特点,妊娠期 PTE 抗凝首先推荐使用 LMWH。LMWH 进入人体后,通过抗Xa 因子减少血管通透性,发挥强效抗凝作用。临床试验证实,不论产前还是产后使用 LMWH 都不增加出血风险。对于不同风险人群,LMWH 可以使用的预防剂量及治疗剂量见表 14-7-6 和表 14-7-7。

对孕产妇需要行区域麻醉前,预防剂量的 LMWH 需停药至少 12 小时,治疗剂量的 LMWH 需停药至少 24 小时。术后 12 小时内不继续 LMWH 治疗,但如果麻醉过程中阻滞或置管较困难,且若术中出血较多,则术后 24 小时不使用 LMWH。

2020 年,美国母胎医学会(Society for Maternal-Fetal Medicine,SMFM)颁布了剖宫产术后预防 VTE 的建议。该建议指出,对于所有剖宫产的孕产妇,术前即可开始接受梯度加压治疗直至术后其恢复自主活动能力。有 VTE 既往史和易栓症病史的孕产妇,需在接受物理治疗的同时使用 LMWH 至产后 6 周。该建议推荐在严重肥胖者中使用依诺肝素,可在剖宫产术后 12 小时后开始使用依诺肝素 40mg 皮下注射,每 12 小时 1 次,无须根据体重计算用量。

此外,常用的抗凝药物还包括普通肝素和华法林。普通肝素(UFH)半衰期短且起效迅速,为急性期 VTE 的主要抗凝药物。由于 UFH 治疗剂量个体差异大,且有引起肝素依赖性血小板减少症(heparin induced thrombocytopenia,HIT)的风险,使用时必须监测凝血功能。维生素 K 拮抗剂(如华法林),口服方便,价格低廉,是产后抗凝的常用药物。但由于其在使用过程中需要动态监测凝血功能和国际标准化比值(international normalized ratio,INR),且治疗窗范围较窄,已逐渐不作为产后抗凝的首选药物。

在抗凝剂使用过程中,产科医师需要评估抗凝与出血风险。LMWH 使用禁忌主要包括:产前或产后的活动性出血(至少需要输注 2U 血或血液制品予以纠正,或产后出血大于 1 000ml);48 小时内存在突发性或慢性但持续性的出血;有大出血风险的孕妇(如前置胎盘);获得性或遗传性出血疾病(如急性肝衰竭、血管性血友病);近期有中枢神经系统出血;颅内或脊柱损伤;血小板减少症(血小板计数 $<75\times10^9$/L);严重的血小板功能障碍(如巨血小板综合征、血小板无力症)或已经在使用抗血小板药物;活动性消化性溃疡或溃疡性胃肠病;梗阻性黄疸或胆汁淤积;近期需进行出血风险高的重大手术;同时使用可能影响凝血过程的药物;短期内需接受分娩时硬膜外麻醉,或因其他手术需进行脊髓或硬膜外麻醉或诊断性腰椎穿刺。根据目前国外的研究结果,虽然

表 14-7-6 妊娠期及产褥期静脉血栓栓塞症肝素的预防剂量

	当前体重 /kg	依诺肝素(LMWH)	达肝素(LMWH)	肝素钠(UFH)
标准预防剂量	<50	20mg/d	2 500U/d	考虑减少剂量
	50~90	40mg/d	5 000U/d	5 000U,每天 2 次
	91~130	60mg/d*	7 500U/d	
	131~170	80mg/d*	10 000U/d	7500U,每天 2 次
	>170	0.5mg/(kg·d)*	75U/(kg·d)	
高预防剂量	<50#	40mg/d	2 500U,每天 2 次	考虑减少剂量(5 000U,每天 2 次)
	50~130	80mg/d	5 000U,每天 2 次	7 500U,每天 2 次
	≥131#	60mg,每天 2 次	7 500U,每天 2 次	7 500U,每天 3 次

注:* 可分次服用;# 如体重不足 50kg 或超过 130kg,使用剂量应咨询专家意见

表 14-7-7 妊娠期及产褥期静脉血栓栓塞症 LMWH 的治疗剂量

药物	治疗剂量
依诺肝素	产前:1mg/kg 皮下注射,每天 2 次 产后:1.5mg/kg 皮下注射,每天 1 次
达肝素	100U/kg,每天 2 次
普通肝素(UFH)	负荷剂量 80U/kg,随后维持剂量 18U/(kg·h),并根据 APTT 调节剂量
华法林	除非另有说明,否则应以 INR 2~3 为目标调整口服剂量

LMWH 使用过程中,并不增加孕产妇的出血风险,但长时间使用 LMWH 可增加产后出血的风险。因此,临床上使用抗凝剂时,需要严格把握指征。对于血流动力学不稳定、血凝块大或有母体合并症的孕妇应住院进行抗凝治疗。普通肝素可用于 PTE 病人的初始治疗、分娩、手术或溶栓治疗,待病人血流动力学稳定后可改用 LMWH 进行替代治疗。

4. **紧急情况下的治疗** 产科医师需要对急性高危性肺栓塞引起重视。急性高危性肺栓塞主要是指血流动力学不稳定的急性肺栓塞,病情危重,发展迅速,孕产妇死亡率高。临床表现包括:梗阻性休克;收缩血压 <90mmHg 或足够充盈状态下仍需要血管收缩药物作用才能达到血压 ≥90mmHg;出现末梢器官的低灌注(精神状态改变、发冷、皮肤湿冷、少尿或无尿、血清乳酸增高);持续性低血压;没有新发生的心律失常、低血容量或败血症的情况下,收缩压仍 <90mmHg 或下降 ≥40mmHg,持续时间超过 15 分钟。产科医师应熟知这些临床表现,敏锐识别高危 PTE。诊断应迅速,尤其对于血流动力学不稳定者,因随时可能发生心搏骤停,需要立即进行心肺复苏。在判断病人稳定的情况下,有条件时可直接行 CTPA;无条件时先行心脏超声评估是否存在右心负荷过重,如存在要立即请专科医师评估是否需要马上进行溶栓治疗。病人的预后可以用肺栓塞严重程度指数(pulmonary embolism severity index,PESI)进行早期预测。简化版 PESI(sPESI)被证实能够可靠识别 30 天死亡率低的病人,对于产科病人,sPESI 关注的主要症状包括:是否病人脉搏

≥110 次 /min、收缩压 <100mmHg、动脉血氧饱和度 <90%，以及是否合并慢性心功能不全。当病人存在上述危险因素时，高危 sPESI 评分往往提示病人 30 天内死亡风险增加。

孕产期 PTE 的临床诊治困难且复杂，有条件的医院可建立肺栓塞快速反应团队（pulmonary embolism response team，PERT），提高对 PTE 的诊断及治疗质量。PERT 主要包括产科、呼吸内科、心内科、ICU、血管外科、放射科和介入科等。具有丰富 PTE 专业知识的临床医师组成多学科团队可以快速处理 PTE，改善病人预后。PERT 可以通过网络多学科会议等方式迅速对病人进行评估，将协商一致的诊疗方案迅速提交给临床医师，在紧急情况下迅速实施有效的抢救。另外，PERT 还可以为 PTE 病人制订产前、产时和产后的专业管理计划。

溶栓是紧急情况下可以选择的治疗措施之一。妊娠与分娩本身就是溶栓治疗的相对禁忌证，孕产期溶栓治疗存在出血、流产、早产、胎盘早剥、胎死宫内等风险，故溶栓前应充分权衡利弊，仅当出现危及生命的急性 PTE 时才考虑溶栓治疗。因溶栓可能导致严重产后出血，不推荐在分娩前溶栓，短期内阴道分娩或接受了剖宫产的病人中也需慎重使用。高危或严重血流动力学障碍的孕产期 PTE 病人紧急情况下推荐在抗凝基础上行溶栓治疗。常用的溶栓药物包括链激酶、尿激酶、重组组织型纤溶酶原激活剂（recombinant tissue plasminogen activator，rt-PA），三种药物均不通过胎盘。rt-PA 对血栓溶解作用更快，是妊娠期全身溶栓治疗的最佳选择，国内研究显示 50mg rt-PA 静脉滴注 2 小时方案较好。导管内溶栓对于孕产妇 PTE 具有优势，有孕期 PTE 使用链激酶或 rt-PA 进行导管内溶栓的报道，但数量极少，具体使用仍需进一步研究。总之，孕产期 PTE 的溶栓治疗需要由经验丰富的多学科团队充分评估后制订个体化方案。

六、疾病管理及预后

由于妊娠及产褥期的 VTE 危害极大，管理重点在于预防。对于已经发生的 VTE，在尚未引起严重心脑血管事件时，经过积极的溶栓及抗凝治疗后一般预后较好。但需警惕的是，既往病史是 VTE 再发的重要高危因素，因此，对于高危孕产妇的管理需要院内及院外社区医师的共同参与。合理控制体重及保持健康的生活方式对孕产期 VTE 的预防具有重大意义。

经验分享

1. 妊娠期及产褥期的女性由于自身生理变化，血栓形成过程中的 Virchow 三联症：血液高凝、血管损伤和血液淤滞在妊娠期及产褥期的女性中均存在。因此，与非孕期健康妇女相比，孕产期发生 VTE 的风险明显升高。
2. 对孕产期 VTE 的管理重在预防，需根据孕产妇的危险因素级别进行分层管理。目前关于妊娠期及产褥期的 VTE 评估量表较多，各国尚无统一标准。无论选择用哪种量表，务必要做到量表评分准确，对孕产妇的分层管理及治疗预后均有直接的影响。
3. 由于妊娠及产褥期的生理改变，DVT 的临床表现往往不够典型，常见症状包括下肢麻木、疼痛、皮温升高及肿胀等，可选择下肢加压超声检查。
4. PTE 的早期症状包括呼吸困难、气促、胸痛及氧饱和度下降等不典型症状。当病人出现咯血及休克等症状时，往往提示病情危急。对于中高危病人，应更多关注 PTE 可疑症状，防止肺栓塞的发生。
5. VTE 病人早期表现可能有 D- 二聚体升高，D- 二聚体需结合临床表现、加压超声，甚至 CTPA 检查结果综合判断其意义。阴性预测值可以排除 VTE。
6. V/Q 或 CTPA 均是可以用于诊断 PTE 的方法，V/Q 的辐射量较 CTPA 更低，且不需要使用造影剂。因此，在诊断 PTE 时，更推荐使用 V/Q。
7. 因不透过胎盘且不增加胎儿出血及致畸风险，LMWH 是孕产期 VTE 首选抗凝药物，使用 LMWH 需要权衡出血及抗凝的利弊关系。
8. 建立院内肺栓塞快速反应团队，多学科联合对肺栓塞病人作出及时诊断和处理，有利于降低孕产妇死亡率，改善预后。

本节关键点

1. 妊娠期及产褥期的女性为 VTE 的高发人群，可依据病人孕前、孕期及一些临时因素进行 VTE 评分后分层管理，预防是重点。
2. 孕产期 DVT 及 PTE 均表现不典型，对有症状的高危病人需要警惕 VTE 的可能。D-二聚体、下肢加压超声及 V/Q 或 CTPA 是可以选择的筛查手段。
3. 因在孕产妇中使用放射性检查仍存在较多顾虑，在可疑病人中，可以采用 YEARS 算法流程，结合临床症状、D- 二聚体综合判定是否需要进一步行放射性检查。
4. VTE 治疗中首选的抗凝剂为 LMWH，对母胎具有较高的安全性，使用 LMWH 需要权衡出血及抗凝的利弊关系。
5. PTE 发病迅速病情危重，一旦怀疑病人为 PTE，则需多学科联合及时诊断和处理，有利于降低孕产妇死亡率，改善预后。

（胡雅毅　单丹）

参考文献

1. 中华医学会外科学分会血管外科学组．深静脉血栓形成的诊断和治疗指南(第 3 版)．中国血管外科杂志(电子版)，2017，9(04)：250-257.
2. KINDINGER LM，POON LC，CACCIATORE S，et al. The effect of gestational age and cervical length measurements in the prediction of spontaneous preterm birth in twin pregnancies：an individual patient level meta-analysis. BJOG，2016，123(6)：877-884.
3. American College of Obstetricians and Gynecologists. ACOG practice bulletin no. 196：thromboembolism in pregnancy. Obstetrics and gynecology，2018，132(1)：1-17.
4. RAFAT M L，HOSEINIAN AE，MIRI HH，et al. Pulmonary embolism in pregnant patients：assessing organ dose to pregnant phantom and its fetus during lung imaging. Medical Physics，2017，44(11)：6038-6046.
5. American College of Obstetricians and Gynecologists. Committee opinion no. 723：guidelines for diagnostic imaging during pregnancy and lactation. Obstetrics and Gynecology，2017，130(4)：210-216.
6. VANDERPOL LM，TROMEUR C，BISTERVELS IM，et al. Pregnancy-adapted YEARS algorithm for diagnosis of suspected pulmonary embolism. The New England Journal of Medicine，2019，380(12)：1139-1149.
7. URATO AC，ABI-JAOUDE E，ABRAMSON J，et al. National partnership for maternal safety：consensus bundle on venous thromboembolism. Obstetrics and Gynecology，2019，134(5)：1115-1117.
8. 中国健康促进基金会血栓与血管专项基金专家委员会．静脉血栓栓塞症机械预防中国专家共识．中华医学杂志，2020(07)：484-492.
9. PACHECO LD，SAADE G，METZ TD. Society for Maternal-Fetal Medicine consult series no.51：thromboembolism prophylaxis for cesarean delivery. Am J Obstet Gynecol，2020，223(2)：11-17.

第八节

脓毒症

导读

过去一直沿用败血症表示微生物侵入血液引起的全身性感染。由于临床上不一定存在血培养阳性和局部感染灶，自1991年后美国胸科医师学会（The American College of Chest Physicians，ACCP）和美国重症医学会（Society of Critical Care Medicine，SCCM）联席会将其更改为脓毒症（sepsis），特指感染引起的全身性炎症反应。脓毒症的定义也一直在不断更新。

在全球范围，大约11%的孕产妇死亡是由感染引起。在美国，妊娠期及产褥期脓毒症占（4~10）/万；在中国，入住ICU的产科病人占12.6%，其中5.3%为脓毒症。发生在妊娠和产褥期的脓毒症发病人数占总分娩人次的0.3%~0.6%，发展为脓毒症休克的比例约为0.002%~0.010%；其中21.8%发生在妊娠26周前，21.8%发生在妊娠26周后，10.3%发生在分娩过程中，46.2%发生在产后。虽然妊娠及产褥期脓毒症发病率不高，但其发病具有隐匿性，疾病进展快，易发展为脓毒症休克和多器官功能衰竭，危及孕产妇和胎婴儿生命。孕妇脓毒症的病死率约为1.0%~4.6%。孕妇脓毒症通常对胎婴儿的影响较大，爱尔兰一项关于孕产妇脓毒症的系列研究显示，早产发生率为16.8%，几乎是对照组的3倍。分娩前菌血症流产及早产发生率为69%；分娩前子宫来源的菌血症，均在发病后24小时内分娩，分娩前非盆腔菌血症，流产率为12%，33%在发病后不久分娩，其余在发病后1周到7个月分娩。强调对孕产妇脓毒症的早期诊断、原发病灶的定位及有效的抗菌诊疗三个关键环节，以期获得比较好的临床结局。

一、概述

（一）定义

1. **脓毒症**　脓毒症（sepsis）指宿主对感染反应失调导致危及生命的器官功能障碍。2016年美国重症医学会与欧洲重症医学会联合发布脓毒症3.0定义及诊断标准，根据序贯器官功能衰竭评分（sequential organ failure assessment，SOFA）≥2分即可诊断脓毒症。

2. **脓毒症休克**　脓毒症休克（sepsis shock）指伴有足以引起死亡率增加的持续循环和/或细胞代谢紊乱的脓毒症，表现为经过充分液体复苏治疗后仍需要升压药维持平均动脉压（mean arterial pressure，MAP）≥65mmHg和血清乳酸水平>2mmol/L。

（二）高危因素或诱因

孕妇和产褥期妇女因妊娠及分娩的影响，在解剖、生理和机体免疫状态等方面发生了改变，产科因素和非产科因素均可诱发脓毒症的发生，甚至发展为脓毒症休克或MDOS。产科因素在产前主要来自感染性流产和绒毛膜羊膜炎，在产后主要来自子宫内膜炎和伤口感染，其他产科常见因素还有胎盘滞留、前置胎盘反复阴道流血、胎膜早破、死胎、产后出血及手术分娩等。非产科因素在产前主要来自泌尿系感染、肺炎和阑尾炎，在产后主要来自泌尿系感染、肺炎和胃肠道感染。非产科因素中常见的还有胆囊炎、胰腺炎、皮肤软组织感染等。妊娠和产褥期发生脓毒症的高危因素详见表14-8-1。引起脓毒症的微生物在多数孕产妇

表 14-8-1 孕产妇严重脓毒症和脓毒症休克发生的高危因素

分类	因素
妊娠直接因素	• 妊娠物残留：感染性流产、胎盘植入或穿透的保守性治疗 • 识别或处理不当的坏死性筋膜炎：腹部切口、会阴切口及会阴裂伤
非妊娠直接因素	• 急性肾盂肾炎 • 肺炎：细菌感染（葡萄球菌、肺炎球菌）；病毒感染（COVID-19、流行性感冒）、支原体、衣原体 • 腹腔内病变：阑尾穿孔或急性阑尾炎、肠梗阻、急性胆囊炎、坏死性胰腺炎

脓毒症研究中缺乏报道，最常见的致病菌为大肠埃希菌和 A、B 族溶血性链球菌等，且存在多种微生物混合感染的情况。美国和以色列 7 个医疗中心对孕产妇脓毒症的回顾研究表明，脓毒症在产前占 17.1%，产时占 39%，产后占 36%。脓毒症最常见的病因是绒毛膜羊膜炎（24.4%）、子宫内膜炎（23.2%）、肺炎（11.0%）、伤口感染（8.5%）、泌尿生殖系统感染（6.1%）、心内膜炎（3.7%）、肾盂肾炎（3.7%）、脑膜炎（2.4%）、与中心血流有关（2.4%）、其他（20.7%）、不明原因（7.3%）。

二、临床表现

产科脓毒症根据发病的诱因，分为产科因素和非产科因素诱发的脓毒症两种类型，二者在临床表现及临床处理中均存在较大的差异。

（一）产科因素诱发的脓毒症

1. **明确的诱因** 多数病人有反复阴道流血、较长时间的胎膜早破、胎盘胎膜残留、软产道的裂伤、手术分娩或助产、产程较长等明确的诱发因素。

2. **局部症状和体征** 阴道分泌物或流血增多，流出物污浊，严重时呈脓性、有异味或臭味；下腹坠痛，腹部压痛；严重者可伴反跳痛及腹肌紧张；产前可出现胎心过速，持续在 160 次 /min；甚至胎死宫内；产后可表现为子宫及双附件区的压痛，以病灶处最明显；局部脓肿形成者出现压迫症状。

3. **全身症状和体征** 病人体温骤然上升至 39℃ 以上或骤然下降至 36℃ 以下，多伴有畏寒、精神萎靡、食欲缺乏等中毒症状；重者出现全身器官损害表现，如心肺功能受损、肝肾功能异常、凝血功能障碍，甚至休克、多器官衰竭等表现。

（二）非产科因素诱发的脓毒症

1. **诱因的确定** 有些非产科因素诱发的脓毒症病人有明确的诱因，如泌尿系统结石、胆道和胰腺感染、肺部感染和软组织感染；有部分病人难以确定感染的来源和诱因。

2. **局部症状和体征** 诱因明确的病人多可发现局部病灶的症状和体征，如泌尿系统结石诱发的感染有膀胱刺激症状和患侧肾区的叩痛等；难以确定感染的来源和诱因的病人可能原发灶隐匿，或本身原发灶微小无症状或是身体的自然腔道（消化道、呼吸道等）来源的感染，局部症状和体征不明显。产前病人因全身毒素等影响，可出现不规则的宫缩、子宫张力增大、胎心过速或过慢（>160 次 /min 或 <110 次 /min），甚至胎死宫内。

3. **全身症状和体征** 病人体温持续在 39~40℃或下降至 36℃以下，多伴有畏寒、精神萎靡、食欲缺乏、心率或及呼吸增快等中毒症状；因病灶诱因不同可出现多种类型不典型的全身表现，如隐匿的尿路、胆管、呼吸道或局部感染原发灶表现不明显，或原有疾病或其他原因不能解释的发热、低体温、低血压或少尿、凝血功能障碍、多器官损害等表现；原发病灶不明确但以迁徙病灶为表现，如化脓性关节炎、骨髓炎、软组织脓肿、深部脓肿，抗菌治疗效果不佳为主的表现等。

4. **妊娠期脓毒症的辅助检查及相关检查指标** 参考 2016 年美国重症医学会（Society of Critical Care Medicine，SCCM）与欧洲重症医学会（The European Society of Intensive Care Medicine，ESICM）联合发布的《国际脓毒血症和感染性休克治疗指南（2016）》（*Surviving Sepsis Campaign：International Guidelines for Management of Sepsis and Septic Shock：2016*）和 2019 年美国母胎医学会（Society for Maternal-Fetal Medicine，SMFM）发布专家共识《SMFM 咨询系列：妊娠和产褥期脓毒症》（*SMFM Consult Series：Sepsis during Pregnancy and*

the Puerperium),将妊娠期脓毒症的辅助检查及相关检查指标按下列进行分类:

(1)感染有关的生化检查及指标:包括白细胞计数、C反应蛋白、血清降钙素原、IL-6和血清淀粉样蛋白A(serum amyloid A,SAA)以及肝素结合蛋白1(heparin-binding protein,HBP)等。

(2)感染有关的影像学检查

1)超声检查:彩色多普勒B超检查可以显示盆腹腔器官的变化,有无感染灶及脓肿的形成;胎儿及其附属物的情况,有无宫内缺氧等。

2)CT、MRI、X线检查有助于明确全身各脏器感染灶的情况。

(3)感染有关的病原学检查

1)血培养或感染灶组织、分泌物的培养:培养阳性是确诊的主要依据,必要时重复培养。

2)感染灶分泌物或冲洗液的涂片:可快速确定感染病原体的类别。

3)抗原或抗体检查:针对特异病原体抗原或抗体等的检测,有助于协助诊断。

4)侵袭性真菌感染诊断的参考指标:1,3β-D葡聚糖(G试验)、甘露聚糖和抗甘露聚糖抗体可作为侵袭性真菌感染诊断的参考指标。

5)核酸检测:运用PCR技术检测病毒等病原体的核酸可以极大提升病原体的检出效率。目前二代测序技术不断成熟并用于临床,可覆盖上千种病原体,最大限度地避免了漏检,已成为病原学诊断的有力手段。

三、诊断

根据《国际脓毒血症和感染性休克治疗指南(2016)》脓毒症的诊断标准,感染基础上SOFA评分较基线上升≥2分即可诊断脓毒症(表14-8-2)。

由于SOFA评分操作起来比较复杂,临床上也可以使用床旁快速SOFA(qSOFA)标准识别重症病人。目前相关指南关于脓毒症的定义均未考虑正常妊娠的生理变化。当使用非妊娠标准时,脓毒症可能出现过度诊断或诊断不足。澳大利亚和新西兰产科医学协会(Society of Obstetric Medicine Australia and New Zealand,SOMANZ)提出一种基于产科改良的qSOFA评估标准,包括收缩压<90mmHg、呼吸频率≥25次/min和精神状态改变3项指标。若达到2项或2项以上的指标时,应进一步评估病人是否存在脏器功能障碍。SOMANZ指南还针对妊娠期对SOFA评分中的一些实验室指标的标准进行了校正,见表14-8-3。

四、鉴别诊断

脓毒症临床表现多种多样,应与成人Still病、

表14-8-2 SOFA评分

器官及系统	变量	0分	1分	2分	3分	4分
呼吸系统	PaO_2/FiO_2/mmHg	≥400	<400	<300	<200	<100
血液系统	PLT/($\times 10^9$/L)	≥150	<150	<100	<50	<20
肝脏	胆红素/($mg \cdot dl^{-1}$)	<1.2	1.2~1.9	2.0~3.4	3.5~4.9	≥5.0
中枢神经系统	Glasgow评分	15	13~14	10~12	6~9	<6
肾脏	肌酐/($mg \cdot dl^{-1}$)	<1.2	1.2~1.9	2.0~3.4	3.5~4.9	≥5.0
	尿量/(ml·d)	—	—	—	<500	<200
心血管系统	平均动脉压	MAP≥70mmHg	MAP<70mmHg	多巴胺<5或多巴酚丁胺(任何剂量)*	多巴胺5.1~15或肾上腺素<0.1或去甲肾上腺素>0.1*	多巴胺>15或肾上腺素>0.1或去甲肾上腺素>0.1*

注:*儿茶酚胺类药物给药剂量单位为μg/(kg·min),给药至少1小时

表 14-8-3 产科改良序贯器官衰竭评分

参数	0 分	1 分	2 分
氧合指数 /mmHg	>400	300~400	<300
血小板计数 /($\times 10^9$/L)	>150	100~150	<100
总胆红素 /(μmol·L^{-1})	<20	20~32	>32
平均动脉压 /mmHg	≥70	< 70	需使用血管升压药
中枢神经系统	清醒状态	对声音有反应	对疼痛有反应
肌酐 /(μmol·L^{-1})	<90	90~120	>120

伤寒、播散型结核病、系统性红斑狼疮等结缔组织疾病,以及淋巴瘤等疾病鉴别。

诊断要点:

1. 孕产妇脓毒症的发病率不高,但发病隐匿,病情进展快,易发展为脓毒症休克和多器官衰竭,危及母婴生命。

2. 孕产妇脓毒症诊断中施行感染指标、感染的生化指标和器官功能障碍指标的条目化管理,可尽早识别脓毒症,减少漏诊。

3. 原发病灶的查找是脓毒症诊断中不可忽视的重要环节,其中非产科因素的诱因中以泌尿系统感染、胆道感染、胰腺感染和深部脓肿等比较隐匿,必要时可结合 CT 或 MRI 检查,协助病因的查找。

4. 母胎情况的评价是孕期脓毒症诊断的重要内容,尤其是产科因素诱因的脓毒症发生流产、胎儿宫内死亡的比例较高;且感染的妊娠物包括胚胎和胎儿,排出后可帮助感染的控制,因此孕期脓毒症在区分原发诱因的同时,对宫内情况的监测不可忽视,特别是妊娠晚期有生存能力的胎儿。

五、处理

在产科相关性脓毒症的处理中,尽早诊断、控制感染和原发病灶的处理是关键,而妊娠是否终止取决于诱发脓毒症的病因是否为产科因素、孕龄及母胎情况。

(一) 控制感染

获取生物学证据:尽可能在使用抗生素之前留取生物学标本进行培养,标本包括血液、脑脊液、尿液、伤口及呼吸道分泌物等,培养结果有助于进行针对性的药物治疗。如果能及时采样,则先采集标本进行培养;如果不能马上获得标本,尽快启动抗生素治疗,不能因为采样耽误抗生素的使用。

1. **抗菌药物** 大部分脓毒症为细菌感染所致,怀疑脓毒症后推荐在 1 小时内根据经验选用抗生素。美国和以色列 7 个学术医疗中心回顾性研究显示,82 例脓毒症孕产妇中死亡 10 例(12.2%),确诊后 1 小时内接受抗生素治疗的病死率为 8.3%,超过 1 小时使用抗生素者死亡率为 20%。经验性抗生素治疗可根据感染的来源、可能的致病微生物、细菌耐药性等特点进行选择,对脓毒症休克早期推荐经验性联合使用抗生素;应覆盖厌氧、需氧的革兰氏阳性及阴性菌。一旦获得培养结果,应根据培养结果及临床改善情况尽快降阶梯治疗,使用窄谱抗生素。抗菌药物疗程一般为 7~10 天,少数病人需要根据具体情况延长疗程。2019 版美国母胎医学会《SMFM 咨询系列:妊娠和产褥期脓毒症》推荐的抗菌药物选择,见表 14-8-4。

2. **去除感染原** 在脓毒症治疗的同时,应积极寻找引起感染原,通常需要进行影像学检查明确诊断。有手术指征者应积极手术干预,包括对残存妊娠物进行清除,手术切口发生坏死性软组织感染时,需要广泛的清创,发生脓肿时应充分引流、肾盂肾炎伴梗阻的解除。对妊娠期腹盆腔感染,如阑尾炎、胆囊炎、肠管穿孔及腹盆腔脓肿,均可应用微创技术进行诊断、采集标本和治疗。应在初始复苏后尽快控制感染灶,一般诊断后不超

表 14-8-4 妊娠和产褥期脓毒症广谱抗生素的选择

感染来源	推荐抗生素
社区获得性肺炎	头孢噻肟、头孢曲松、厄他培南或氨苄西林加阿奇霉素、克拉霉素或红霉素
医院获得性肺炎	低危病人可用哌拉西林钠他唑巴坦钠、美罗培南、亚胺培南或头孢吡肟。死亡率高的病人可能需要双倍的假单胞菌（β 内酰胺类 + 氨基糖苷或喹诺酮）、覆盖耐甲氧西林金黄色葡萄球菌（MRSA）的万古霉素或利奈唑胺
绒毛膜羊膜炎	氨苄西林加庆大霉素，如需剖宫产，可增加克林霉素或甲硝唑覆盖厌氧菌
子宫内膜炎	氨苄西林、庆大霉素、甲硝唑（或克林霉素） 头孢噻肟或头孢曲松加甲硝唑
尿路感染	庆大霉素与氨苄西林 碳青霉烯或哌拉西林钠他唑巴坦钠单药治疗
腹腔感染	头孢曲松、头孢噻肟、头孢他啶或头孢吡肟加甲硝唑，复杂的病例可采用碳青霉烯或哌拉西林钠他唑巴坦钠单药治疗
皮肤或软组织感染（坏死性）	万古霉素加哌拉西林钠他唑巴坦钠，如有 A 族溶血性链球菌或产气荚膜梭菌，可使用青霉素 G 加克林霉素

过 6~12 小时。应采用造成生理紊乱可能性最小的干预措施，如经皮引流优于广泛的手术。当植入装置为疑似感染原时，需要拔除植入物。

（二）产科处理

1. **产科因素诱发的脓毒症** 产前反复流血、胎膜早破等保胎的病人，应立即放弃保胎治疗；孕早期、孕中期和产后胎盘滞留的病人可行钳夹或排出感染的胚胎及其附属物，等感染控制后再行清宫术；对孕晚期、胎儿有存活能力的病人，尽早实施引产，产时应严密观察胎儿情况，避免死胎和死产的发生。无产科指征、产道病原体检测阴性者，尽量争取经阴道分娩，保留子宫的完整性。凡产道病原体检测阳性，经产前积极治疗无明显好转者，可根据产科情况放宽剖宫产指征，减少对新生儿的感染。对已经出现脓毒症休克的病人，不论妊娠期别，均以抢救产妇为优先，在母体生命体征稳定的情况下综合决定产科的处理。

2. **非产科因素诱发的脓毒症** 病灶明确的病人，如泌尿道、胆道和肠道等感染，可在积极控制感染的同时进行原发病的手术干预，多不需要终止妊娠。病灶不明的病人，只要排除原发病灶在子宫、胎儿及附属物等可能，均非终止妊娠的指征。但在治疗过程中需要监测胚胎、胎儿情况，一旦出现流产、早产迹象，对轻症病人可予保胎治疗，对重症病人不宜保胎，但应预防不全流产导致的严重出血，必要时可行钳夹或清宫术。晚期妊娠病人因胎儿和腹压增加可影响原发病灶的判断和治疗效果，对于孕龄 34 周以上或胎儿出现宫内窘迫的先兆时，及时果断终止妊娠是保护母婴的有效手段，必要时可提前终止妊娠，协助原发病的诊断和治疗。

3. **严重脓毒症病人产科终止妊娠的指征和时机** 严重脓毒症病人终止妊娠的指征尚有争议，但多数临床专家认为重症脓毒症已出现心、肺等多器官功能受损的表现，继续妊娠对母胎不利，尤其是妊娠晚期病人，尽早终止妊娠有利于母体的康复。若宫颈条件不成熟，短时间内不能阴道分娩，建议选择剖宫产；若宫颈条件成熟，有阴道分娩条件者，第二产程最好缩短屏气用力，以免增加心、肺负担和氧耗。严重脓毒症和脓毒症休克终止妊娠的指征可参考表 14-8-5。

（三）严重脓毒症的其他治疗

1. **早期液体复苏** 对脓毒症导致的低灌注，液体复苏应尽早进行。首选液体是晶体液（生理盐水或林格液），如效果不好可考虑使用白蛋白等胶体液。针对脓毒症休克推荐初始 3 小时内至少输注 30ml/kg，对于需要更多液体量的病人，应根据血流动力学评估结果以指导进一步液体治疗。

表 14-8-5　妊娠和围产期严重脓毒症及脓毒症休克终止妊娠的指征

对象	内容
妊娠妇女	宫内感染
	进展性的弥散性血管内凝血
	肝或肾衰竭
	子宫大小或及腹压损害心肺功能： 筋膜室综合征或腹腔间室综合征 羊水过多 多胎妊娠 严重成人呼吸窘迫综合征或气压性创伤
胎儿	心跳呼吸骤停
	胎儿已死亡
	孕龄已到达新生儿较低的发病率和死亡率

但在妊娠期可能过于激进，因为此时胶体渗透压较低，肺水肿的风险增高。

2. **应用血管活性药物**　如果低血压病人对液体复苏无效，或不能进一步液体复苏（如肺水肿）时，应使用血管活性药物。对于需使用血管活性药物的脓毒症休克病人，推荐以 MAP 65mmHg 作为初始复苏目标；对于血乳酸水平升高的病人，建议以乳酸指导复苏，将乳酸恢复至正常水平。推荐将去甲肾上腺素作为纠正脓毒症休克的首选药物。只有当病人心律失常发生风险比较低且心排血量低时，才考虑使用多巴胺。与多巴胺相比，去甲肾上腺素可降低心率、减少心血管不良事件的发生。去甲肾上腺素疗效不佳时，可酌情考虑使用多巴酚丁胺、血管升压素、肾上腺素等药物以维持血流动力学的稳定。

3. **糖皮质激素治疗**　脓毒症休克病人，若经充分液体复苏和血管活性药物治疗后血流动力学仍不稳定者，可静脉给予氢化可的松（200mg/d）。

4. **机械通气辅助通气**　严重脓毒症患出现急性呼吸窘迫综合征（acute respiratory distress syndrome，ARDS）时，应及时进行机械通气治疗以缓解组织缺氧状态，并推荐设定潮气量为 6ml/kg，设定平台压上限为 30cmH_2O。对脓毒症导致的中重度 ARDS（$PaO_2/FiO_2 \leq 200mmHg$）病人，建议使用较高的 PEEP。

5. **血糖控制**　脓毒症病人存在胰岛素抵抗时，应把血糖控制在合理的水平（<10mmol/L），同时应注意防止病人发生低血糖，应加强血糖的程序化管理。

6. **肾脏替代治疗**　对于脓毒症合并急性肾损伤的病人，如需行 RRT，则 CRRT 和间歇性 RRT 均可。对于血流动力学不稳定的脓毒症病人，建议使用 CRRT。

7. **其他对症支持治疗**　可给予适当镇静，纠正贫血和低蛋白血症，加强肝脏等脏器功能的支持，防止出现应激性溃疡、深静脉血栓、DIC 等并发症。

（四）并发症及预后判断

1. **脓毒症病人母儿并发症**　严重脓毒症及脓毒症休克孕产妇入住 ICU 发生肺水肿、成人呼吸窘迫综合征、急性肾衰竭、弥散性血管内凝血，甚至死亡的概率较高；围产儿可发生早产、新生儿脓毒症、围产期缺氧或酸中毒、胎儿或新生儿死亡等严重并发症。

2. **脓毒症病人预后的判断**　脓毒症休克病人预后不良的指标包括延迟诊断、存在基础疾病、对静脉液体复苏反应不良、高乳酸血症（>4mmol/L）和多器官功能障碍综合征。具有上述预后不良指标，尤其是治疗后反应不佳者，母胎死亡率极高，适时终止妊娠可能有利于母体病情。

处理要点

1. 孕产妇脓毒症的处理中，尽早控制感染、处理原发病灶及正确地对病情评估是三个关键环节。
2. 严重脓毒症和脓毒症休克的首次抗生素的使用应在考虑脓毒症诊断后 1 小时内进行，早期考虑联合用药，病原明确后再按降阶梯的原则调整抗生素的使用。
3. 孕产妇脓毒症的处理中产科终止妊娠的时间需要根据孕龄、母胎情况、发病诱因及治疗的效果综合评定；一般原则是非产科因素、母体病因去除后恢复良好、胎儿不成熟可继续妊娠；如母体治疗效果不佳或妊娠会加重或无法纠正母体原发疾病时，不论胎儿是否存活，为配合治疗可考虑终止妊娠；对产科因素诱发的脓毒症可在积极治疗的同时，尽早终止妊娠。

4. 严重脓毒症和脓毒症休克的处理中需要多学科的合作，其中快速液体复苏、血流动力学的管理建议在中心静脉和动脉置管下完成，有条件的医院建议病人入住ICU，无条件的医院创造条件转诊或建立多学科合作团队。

六、对高危因素采取相应的预防措施

（一）预防医源性感染

加强医护人员对院内感染的防控意识，规范医护人员的技术操作，严格病房管理，落实消毒隔离管理制度，改善病房环境，对于产程长、手术分娩等高危病人，术后6小时应鼓励病人及早翻身拍背，以促进咳嗽排痰，必要时雾化吸入以稀释痰液，可有效降低呼吸道感染。

（二）预防产褥感染和泌尿道感染

孕妇在怀孕前就应开展预防感染工作，积极治疗感染，防止怀孕后垂直感染，注意孕期的清洁卫生，减少阴道炎的发生；对出现反复阴道流血、胎膜早破、产后出血、产道损伤等的病人，定期监测感染指标，及时采取抗感染措施；对于剖宫产手术创伤大、腹腔粘连严重的病人，术中应止血彻底避免血肿形成，必要时可留置盆腔引流管；术后尽早促进肠道功能的恢复，降低内源性细菌移位发生的感染；尽量缩短外源性导管留置时间，减少导管相关性感染。

（三）其他

积极完善孕前检查，定期产检，增强抵抗力，纠正贫血、低蛋白血症，防治妊娠并发症和合并症，治疗原发病。

经验分享

1. 孕产妇脓毒症的诊断较容易，重点是对产科和非产科脓毒症的鉴别。对产科和非产科脓毒症鉴别的关键在于首发症状是否为与产科相关的表现，且产科脓毒症较早出现宫内胚胎或胎儿受累征象；而非产科脓毒症可能以全身表现为主，只有在母体全身炎症反应或中毒症状较重的情况下才出现宫内胚胎或胎儿受累征象。
2. 孕产妇严重脓毒症大部分为细菌感染所致，宜选择广谱抗菌药物，兼顾需氧、厌氧革兰氏阳性菌及阴性菌。同时，对原发病灶的处理直接影响治疗效果，对产科脓毒症在积极抗炎的同时尽早终止妊娠，去除诱因与感染灶，而对有脓肿形成或局部病灶明确者，应积极进行穿刺、切开引流或解除梗阻等处理。非产科脓毒症在胎儿有较强的生存能力时，可配合治疗终止妊娠，减少母体的氧耗和营养物质消耗，减少对胎儿的影响。严重脓毒症和脓毒症休克的处理中液体复苏、应用血管活性药物等，建议在中心静脉和动脉置管监护下完成，应纳入ICU和多学科合作团队的管理。

本节关键点

1. 重视妊娠期和产褥期脓毒症感染高危人群的监测，尽早发现感染征象，解除诱因，避免发展为严重脓毒症和脓毒症休克。
2. 孕产妇脓毒症发病隐匿，且病情进展快，易发展为脓毒症休克和多器官衰竭，危及母婴生命，因此，早期识别、原发病灶的查找、有效的抗生素治疗及病情评估是管理的关键环节。
3. 严重脓毒症和脓毒症休克初始复苏阶段的启动时间直接影响病人的预后，抗生素的选择可按升阶梯到降阶梯的原则进行。
4. 孕产妇脓毒症的处理中产科终止妊娠的时间需要根据母胎情况综合评定，对产科因素诱发的脓毒症可在积极治疗的同时尽早终止妊娠，对非产科因素则视母体原发病控制情况，必要时配合治疗终止妊娠。
5. 严重脓毒症和脓毒症休克的管理中需要多学科的合作，进行液体复苏、血流动力学的管理、脏器功能的监测和维持等。有条件的医院建议病人入住ICU，无条件的医院建议转诊或建立多学科合作团队。

（全俊　张卫社）

参考文献

1. ACOSTA CD, HARRISON DA, ROWAN K, et al. Maternal morbidity and mortality from severe sepsis: a national cohort study. BMJ open, 2016, 6(8): e012323.
2. MOHAMED-AHMED O, NAIR M, ACOSTA C, et al. Progression from severe sepsis in pregnancy to death: a UK population-based case-control analysis. BJOG, 2015, 122(11): 1506-1515.
3. PLANTE LA, PACHECO LD, LOUIS JM. SMFM consult series no.47: sepsis during pregnancy and the puerperium. Am J Obstet Gynecol, 2019, 220(4): 2-10.
4. YUQI L, TAN G, CHENGMING S, et al. The ICU is becoming a main battlefield for severe maternal rescue in China: an 8-year single-center clinical experience. Critical Care Medicine, 2017, 45(11): 1106-1110.
5. BOWYER L, ROBINSON HL, BARRETT H, et al. SOMANZ guidelines for the investigation and management sepsis in pregnancy. The Australian and New Zealand Journal of Obstetrics and Gynaecology, 2017, 57(5): 540-551.
6. NEAL S, MAHENDRA S, BOSE K, et al. The causes of maternal mortality in adolescents in low and middle income countries: a systematic review of the literature. BMC Pregnancy and Childbirth, 2016, 16(1): 352.

第九节

产后抑郁症

导读

产后抑郁症是产褥期最常见的精神障碍，多发生在产后6周内，临床上主要表现为情绪低落、兴趣减退，可伴有焦虑、睡眠障碍和食欲下降等情况。患有抑郁症的产妇会为养育孩子或自己无能等过度担忧，对婴儿健康过分关心或因无法应对而自责，为婴儿安全感到恐怖性焦虑等，甚至有自残、自杀、伤婴、杀婴等倾向。近年来频频出现孕产妇抑郁自杀甚至扩大性自杀的事件，给家庭带来毁灭性打击。早期识别和预防产后抑郁症可以避免其发展为重症抑郁，是减少母婴伤害的关键环节。

一、概述

产后抑郁症（postpartum depression，PPD）是产褥期最常见的精神障碍，约50%~75%的产妇出现轻度抑郁症状，10%~15%罹患PPD。产后4周抑郁发病率是未分娩女性的3倍。除分娩后血液激素剧烈变化外，心理社会因素也与产后抑郁症的发生密切相关。早年不良家庭关系、婚姻问题、负性生活事件、缺少家庭支持等均为产后抑郁症发生的危险因素，既往抑郁障碍史或有阳性家族史也是重要的危险因素。

PPD的临床表现以情绪低落为主，伴有兴趣减退、快感缺失、注意力下降、焦虑、烦躁易怒、自罪自责、社会功能受损等表现，严重者甚至出现自残、自杀或伤婴、杀婴倾向。多数病人于3~6个月内恢复，少数病人持续1~2年以上，再次妊娠抑郁复发率约为20%。PPD不仅严重影响产妇的身心健康，还可能对下一代的生长发育造成不良影响，是后代罹患情感障碍、行为障碍等精神疾病的高风险因素。由于非精神科医师对抑郁症的识别率较低，加之治疗方法不正确，许多病人未能得到及时有效的治疗。因此，早期识别PPD，必要时及时予以干预是避免其继续发展，减少母婴伤害的关键。

二、临床表现

产妇产后6周内出现以下症状，且持续2周以上，须引起医护人员的重视。

1. **抑郁(depression)** 病人长时间感觉心情压抑、悲伤，莫名哭泣，不愿见人或不愿与人交流，无法体验到愉快的感觉，常感到失望或绝望。

2. **兴趣减退** 病人无法从日常生活及活动中获得乐趣，不再参加以前喜欢的活动，不愿意亲近照顾孩子，缺乏母爱感。

3. **疲惫、失眠** 病人做事力不从心，坚持不下去，对工作感到困难，常不能完成任务。休息或睡眠并不能有效地恢复精力。有时累到极限却难以入睡，易醒、早醒，出现睡眠障碍。

4. **思维及言语迟钝** 病人反应慢半拍、不言不语，对一些简单的事都难以下决定，注意力、记忆力降低。

5. **焦虑** 为自己或孩子过度焦虑，担心无法妥善照顾孩子。病人常担心、紧张、坐立不安，可出现呼吸急促、心悸，甚至惊恐发作。

6. **食欲改变、性欲下降** 进食欲望降低，短期内体重减轻。也有少数人从进食中得到慰藉，过后又因为肥胖而不开心。病人对性生活失去兴趣，对性生活无要求及快感缺乏。

7. **内疚、自杀** 因无法照顾好孩子或应对周围环境自责，病人常以负面角度看问题，自我评价、自信程度降低。严重者脑子里反复想着与死亡有关的念头，甚至安排了自杀的时间、地点、方式等。

8. **躯体症状** 病人可感觉到头痛、肌肉酸痛、恶心、呕吐、咽喉肿胀、口干、便秘、胃部烧灼感、消化不良、胃肠胀气、视物模糊及排尿疼痛等躯体情况。部分病人以躯体症状为主诉，可能导致抑郁症被忽视。

三、临床诊断

根据2013年出版的《美国精神障碍诊断与统计手册》第五版(DSM-5)中抑郁障碍诊断标准，需至少满足(1)和(2)条中的其中一条症状标准，以及其余7个症状条目中的至少4条(1+4)，并且症状持续2周以上，可考虑诊断抑郁症。

(1) 几乎每天大部分时间都心境抑郁，这或者是主观的体验(例如，感到悲伤或空虚)，或者是他人的观察(例如，看到产妇在流泪)。

(2) 几乎每天大部分时间对于所有(或几乎所有)活动的兴趣都显著减低。

(3) 显著的体重减轻(未节食)或体重增加(1个月内体重变化超过原体重的5%)，或几乎每天食欲减退或增加。

(4) 几乎每天失眠或嗜睡。

(5) 几乎每天精神运动性激越或迟缓(由他人观察到的情况，不仅是主观体验到坐立不安或迟缓)。

(6) 几乎每天疲倦乏力或缺乏精力。

(7) 几乎每天感到生活没有价值，或过分的不合适的自责自罪(可以是妄想性的程度，不仅限于责备自己患了病)。

(8) 几乎天天感到思考或集中思想的能力减退，或者犹豫不决(或为自我体验，或为他人观察)。

(9) 反复想到死亡(不只是怕死)，想到没有特殊计划的自杀意念，或者想到某种自杀企图或一种特殊计划以期施行自杀。

抑郁症诊断需排除原先存在的其他精神疾病，如精神分裂症、心境障碍和物质滥用等。目前尚无针对抑郁症的特异性检查项目，对疑似患有抑郁症的产妇除了全面的躯体检查及神经系统检查外，还要注意辅助检查和实验室检测，如甲状腺激素、血糖、雌激素及孕激素、心电图、脑MRI检查等，以排除相关器质性疾病。

四、临床筛查和评估工具

1. **爱丁堡产后抑郁量表(Edinburgh postpartum depression scale，EPDS)** EPDS是目前临床上使用最广泛的PPD筛查工具之一，共有10个自评条目，每个条目分为4个等级(0~3分)，9分以上为高危人群，评分超过13分提示可能患有抑郁症(表14-9-1)。

2. **产后抑郁筛查量表(postpartum depression screening scale，PDSS)** PDSS共有7个因子，每个因子由5个条目组成，将每个条目分为5个等级(0~4分)，总分相加≥60分作为筛查PPD病人

表 14-9-1 爱丁堡产后抑郁量表

指导语：您在过去的 1 周内，对下列问题的反应是？

1. 我能看到事物有趣的方面，并能笑得开心	同以前一样	没有以前那么多	肯定比以前少	完全不能
2. 我欣然期待未来的一切内容	同以前一样	没有以前那么多	肯定比以前少	完全不能
3. 当事情出错时，我会不必要地责备自己	从未	不经常	有时候	大部分时候
4. 我无缘无故感到焦虑及担心	从未	极少	有时候	经常
5. 我无缘无故感到害怕或恐慌	从未	不经常	有时候	相当多时候
6. 我很不愉快，难以入睡	从未	不经常	有时候	大部分时候
7. 我感到悲伤和痛苦	从未	不经常	相当多时候	大部分时候
8. 很多事情冲着我而来，使我透不过气	我一直像平时那样应付得很好	大部分时候我都能像平时那样应付得好	有时候我不能像平时那样应付得好	大多数时候我都不能应付
9. 我很不愉快，想哭泣	从未	不经常	有时候	大部分时候
10. 我想过要伤害自己（自杀）	从未	很少	有时候	相当多时候

的临界值，总分≥80 分作为筛查重度 PPD 病人的临界值（表 14-9-2）。

PHQ 共有 9 个条目，是抑郁症通用的筛查工具。该问卷主要根据《DSM》诊断条目编制，是临床上筛查抑郁症的常用工具之一。0~4 分提示没有抑郁症，5~9 分提示可能有轻度抑郁症，10~14 分提示可能有中度抑郁症，15~19 分提示可能有中重度抑郁症，20~27 分提示可能有重度抑郁症（表 14-9-3）。

以上量表非诊断工具，仅能衡量抑郁症的严重程度，不能根据量表结果诊断抑郁症。

五、治疗

PPD 的治疗原则与一般抑郁症相同，主要包括心理治疗及药物治疗。有自杀或伤婴念头的严重抑郁症病人，需 24 小时陪护，建议入院治疗。

1. **心理治疗** 心理治疗适用于轻中度的抑郁症病人。通过支持性心理咨询，以解除致病的心理因素（如婚姻关系、对孩子性别过分关注、分娩中的创伤、周围环境和人事关系的不协调等）。人际心理治疗和认知行为治疗对 PPD 的治疗有效。心理治疗的关键是增强病人的自信心，提高病人的自我价值意识；根据病人的个性特征、心理状态、发病因素给予个体化的心理疏导；尽量给病人提供无微不至的照顾和关心，帮助其适应产褥期生理和精神角色的转变。

2. **药物治疗** 药物治疗适用于中重度抑郁症及对心理治疗无效的病人，可与心理治疗联合应用。服用抗抑郁药应遵循精神科专科医师指导，治疗原则与其他抑郁症相同，最好单药治疗、足量足疗程、剂量逐步递增、不宜频繁换药，需个体化合理用药。

目前临床上应用最广泛的抗抑郁药是 5- 羟色胺选择性重摄取抑制剂（serotonin-selective reuptake inhibitor，SSRI）。SSRI 类药物是治疗 PPD 的一线用药，如氟西汀、帕罗西汀、舍曲林、西酞普兰等。虽然此类药物的哺乳安全性评级为“较安全”，但哺乳期妇女仍须慎用。所有抗抑郁药物均能透过血乳屏障分泌到乳汁当中，最好建议产妇暂停母乳喂养。若必须在哺乳的同时使用抗抑郁药，必须评估风险和获益，包括疾病的严重程度、

表 14-9-2 产后抑郁筛查量表

指导语:下面的问题是想了解一下您在过去 2 周内的心身状况,请仔细阅读每一个条目,然后选出最符合您实际情况的选项。每个条目只能选一个答案,请在您认为的最佳答案内画"√"。

内容	强烈不同意	不同意	不同意也不反对	同意	非常同意
1. 即使孩子睡着了,我也很难入睡					
2. 只要与我小孩有关,即使再小的事情,我也很担心					
3. 我觉得我的情绪起伏不定					
4. 我觉得我精神错乱了					
5. 我担心我再也不是原来的我了					
6. 我觉得我没有成为理想中的母亲					
7. 我曾经想过死亡或许是逃离目前这种噩梦般生活的唯一出路					
8. 我没有食欲					
9. 我真的觉得压力很大					
10. 我害怕以后都不会再开心了					
11. 我对任何事情都不能集中精力					
12. 我觉得我好像已经变成了一个连自己都不认识的陌生人					
13. 我觉得很多母亲都比我优秀					
14. 我开始觉得自己死了会更好					
15. 我会在半夜自然醒来,然后很难再入睡					
16. 我觉得自己坐立不安					
17. 我经常无缘无故地哭泣					
18. 我觉得我快要疯掉了					
19. 我不再认识自己了					
20. 我觉得很愧疚,因为感觉不到我很爱自己的孩子					
21. 我想伤害自己					
22. 我夜间辗转反侧难以入睡					
23. 我感到很孤独					
24. 我很易怒					
25. 即使做一个很简单的决定我都感觉很困难					
26. 我觉得自己不正常					
27. 我觉得我不得不隐藏对孩子的想法或感觉					
28. 我觉得孩子没有我会更好					
29. 我知道应该吃些东西,但我吃不下					
30. 我觉得我必须不停地走动或踱步					
31. 我觉得满腔的怒火就要爆发了					
32. 我很难集中精力做一件事情					
33. 我感觉不真实					
34. 我觉得自己作为一个母亲很失败					
35. 我只想离开这个世界					

表 14-9-3 病人健康问卷

过去两个星期,有多少时候您被以下任何问题所困扰?(请用√勾选您的答案)

内容	完全不会	几天	一半以上的天数	几乎每天
1. 做事提不起劲或没有兴趣	0	1	2	3
2. 感到心情低落、沮丧或绝望	0	1	2	3
3. 入睡困难、睡眠不安稳或睡眠过多	0	1	2	3
4. 感觉疲倦或没有活力	0	1	2	3
5. 食欲缺乏或吃太多	0	1	2	3
6. 觉得自己很糟糕或很失败,让自己或家人失望	0	1	2	3
7. 对事情专注有困难,例如阅读报纸或看电视时不能集中注意力	0	1	2	3
8. 动作或说话速度缓慢到别人已经察觉,或正好相反,烦躁或坐立不安、动来动去的情况更胜于平常	0	1	2	3
9. 有不如死掉或用某种方式伤害自己的念头	0	1	2	3
总分				

如果您有勾选以上任何问题,这些问题会对您的工作、处理家事或与别人相处中造成多大的困难?

□没有困难 □ 有些困难 □非常困难 □极度困难

药物对婴儿的影响、病人对药物的反应等。

抑郁的全程治疗分为急性期治疗、巩固期治疗和维持期治疗。急性期治疗推荐 6~8 周,一般抗抑郁药物治疗 2~4 周开始起效,此期治疗目的是控制症状,尽早改善症状;巩固期治疗 4~6 个月,维持急性期的治疗剂量以巩固治疗效果;首次抑郁发作的维持治疗期为 6~8 个月;对复发 2 次以上,特别是近 5 年有 2 次发作者应维持治疗至少 2~3 年,多次复发者主张长期维持治疗。一般以急性期治疗剂量作为维持治疗的剂量,能有效防止复发。维持治疗结束后,经专业评估后才可缓慢(数周)减药直至终止治疗。停药后应密切监测复发的早期征象,一旦发现有复发的早期征象,应迅速恢复原治疗。

3. **物理治疗** 电休克可用于重度抑郁症、精神病性抑郁障碍及自杀风险高的抑郁障碍。

经验分享

1. 产后抑郁症的诊断需要排除器质性疾病,可采用量表进行临床诊断或自我筛查;但各种诊断量表均有较强主观性,注意过度诊断带来的不良影响。
2. 产后抑郁症的治疗以心理治疗为主,必要时辅助药物治疗。
3. 心理治疗中强调根据病人的个性特征、心理状态、发病因素给予个体化的心理疏导,以家庭亲人为核心的心理安慰和调节为主要方式,以提高病人的自我价值意识和自信心为主要目的。
4. 对心理治疗效果不好或病情严重病人,可选用抗抑郁药物。
5. 产褥期应用抗抑郁药应兼顾母婴情况,根据病情注意药物剂量调整和副作用观察。

本节关键点

1. 产后抑郁症的典型表现为产后 6 周内出现情绪改变、自我评价过低、生活态度消沉、精神神志改变等。
2. 产后抑郁症的诊断基于各种量表的评价,主观性均较强,应避免过度诊断,同时注意排除器质性疾病。

3. 产后抑郁症的治疗以心理疏导为主，以亲人参与、针对发病诱因的心理治疗为主要治疗手段，严重病人可辅以药物治疗和心理医师协助疏导。

（张燕 张卫社）

参考文献

1. 沈铿，马丁．妇产科学．3版．北京：人民卫生出版社，2015.
2. 谢幸，孔北华，段涛．妇产科学．9版．北京：人民卫生出版社，2018:223-225.
3. 中华医学会精神病学分会．抑郁障碍防治新指南导读．继续医学教育，2007，21(16):35-42.
4. 李凌江，马辛．中国抑郁障碍防治指南．2版．北京：中华医学电子音像出版社，2015.
5. COUTO TC，BRANCAGLION MY，ALVIM-SOARES A，et al. Postpartum depression：a systematic review of the genetics involved. World Journal of Psychiatry，2015，5(1)：103-111.
6. MCDONAGH MS，MATTHEWS A，PHILLIPI C，et al. Depression drug treatment outcomes in pregnancy and the postpartum period：a systematic review and meta-analysis. Obstetrics and Gynecology，2014，124(3)：526-534.
7. MINIATI M，CALLARI A，CALUGI S，et al. Interpersonal psychotherapy for postpartum depression：a systematic review. Arch Womens Ment Health，2014，17(4)：257-268.
8. THOMBS BD，ARTHURS E，CORONADO-MONTOYA S，et al. Depression screening and patient outcomes in pregnancy or postpartum：a systematic review. J Psychosom Res，2014，76(6)：433-446.
9. TRIVEDI D. Cochrane review summary：psychosocial and psychological interventions for preventing postpartum depression. Prim Health Care Res Dev，2014，15(3)：231-233.
10. KIM DR，EPPERSON CN，WEISS AR，et al. Pharmacotherapy of postpartum depression：an update. Expert Opin Pharmacother，2014，15(9)：1223-1234.

第十节

产后盆底康复

导读

女性的盆底组织包括盆底肌纤维群、筋膜和韧带，承托和支持着膀胱、子宫、直肠等盆腔脏器，使这些盆腔脏器除维持正常的解剖位置之外，同时还参与控制排尿、控制排便、维持阴道的紧缩度、增加性快感等多项生理活动。妊娠期孕激素、重力作用及子宫压迫增加均会造成盆底肌纤维肌力受损，同时阴道分娩过程中还会损伤筋膜、韧带、肛提肌等，从而出现盆底功能障碍。

如何使产后妇女最好地恢复到产前状态，减少因怀孕和生产过程对身体造成的不良后果，提高产后生活质量，成为现代保健的重要内容。产后盆底康复（pelvic floor rehabilitation，PFR）是指综合运用相关康复治疗技术，恢复、改善或重建女性在妊娠和分娩过程中受损盆底的有关功能，预防和治疗盆底功能障碍相关疾病。产后6周是骨盆康复过程中最重要的时期。在发达国家和地区，已经普及了对产后42天的妇女常规进行盆底肌肉评估或进行盆底肌肉训练，并针对性地进行生物反馈训练和电刺激治疗，不仅大大减少了盆腔器官脱垂及尿失禁等盆底功能障碍性疾病的发生，还可以唤醒盆底的神经肌肉，改善远期盆底状况，使阴道更好地恢复到紧缩状态，提高性生活质量。

一、概述

（一）定义

女性盆底功能障碍（pelvic floor dysfunction，PFD）表现为盆腔器官脱垂（pelvic organ prolapse，POP）和压力性尿失禁（stress urinary incontinence，SUI）等一系列盆底损伤与缺陷。妊娠和分娩是PFD的独立危险因素。

（二）病因

1. 妊娠期随着子宫增大，重力作用对盆底的慢性牵拉造成不同程度的软组织损伤。

2. 妊娠期激素水平变化改变了盆底结缔组织的胶原代谢，导致盆底支持结构减弱。

3. 分娩时盆底受胎头挤压，盆底拉伸延长，肌肉高度扩张，使盆底发生去神经改变，结缔组织间连接发生分离等变化。

4. 难产、器械助产等易引起盆底及尿道周围组织的损伤、膀胱颈位置及活动度改变、尿道闭合压下降。

5. 妊娠及分娩过程中肛提肌及阴部神经机械性损伤，在PFD发生过程中起重要作用。

（三）并发症

女性的盆底肌肉承托和支持着膀胱、子宫、直肠等盆腔脏器，维持盆腔脏器处于正常的解剖位置，还参与控制排尿、排便、维持阴道的紧缩度等多项生理活动。盆底肌肉受损会产生阴道松弛、性生活不满意或小腹坠胀感、尿频、便秘等症状，影响生活质量。

二、诊断

在产后6周左右进行病史询问、常规检查及盆底肌肉功能评估。

（一）临床表现

1. **病史** PFD妇女常合并慢性便秘、慢性咳嗽等高危因素，或者伴有胎儿偏大、产程偏长等妊娠分娩史。

2. **初期表现** 为阴道松弛、性生活不满意或小腹坠胀感、尿频、便秘等症状，如果盆底肌肉功能没有及时康复，将逐渐发展为压力性尿失禁、子宫脱垂、膀胱脱垂、直肠脱垂等疾病。

3. **妇科检查** 了解阴道口能否闭合、会阴骶神经分布区域的痛、温觉，了解子宫位置及复旧情况。

（二）产后盆底肌肉检查及评估

在产后6周左右进行病史询问、常规检查及盆底肌肉功能评估。要仔细询问病史，包括有无合并慢性便秘、慢性咳嗽、糖尿病等容易导致PFD的高危因素。常规检查主要包括会阴情况和一般妇科检查。会阴检查主要检查会阴有无伤口，伤口愈合情况，有无红肿、硬结、触痛或压痛，会阴体弹性，阴道口能否闭合，最大屏气向下用力时会阴平面下移度及同坐骨结节平面的关系，检查会阴骶神经分布区域的痛、温觉，了解有无神经损伤。妇科检查主要了解子宫位置及复旧情况。

盆底肌肉功能评估主要包括盆底肌力和阴道收缩压。盆底肌力主要评估肌肉收缩强度、能否有对抗阻力，肌肉收缩持续时间及疲劳度、对称性，重复收缩能力及快速收缩次数。直肠检查用于评价在休息状态及自主收缩状态下的肛门括约肌有无受损。阴道收缩压表示阴道浅深肌层的综合肌力水平。

（三）盆腔器官脱垂定量分度法

如发生盆腔器官脱垂，则需行盆腔器官脱垂定量分度法（pelvic organ prolapse quantitation，POP-Q）（表14-10-1，表14-10-2）。此法是利用阴道前壁、阴道顶端、阴道后壁各2个解剖指示点与处女膜的关系来界定盆腔器官的脱垂程度。与处女膜平行以0表示，位于处女膜以上用负数表示，处女膜以下用正数表示。阴道前壁的2个点为Aa和Ba点，阴道顶端的2个点为C和D，阴道后壁的2个点Ap和Bp，分别对应POP-Q分度Aa和Ba。评估应在向下用力屏气时脱垂最大限度时进行。

三、处理

产后盆底肌肉康复的主要目标和基本原则是提高盆底肌肉收缩能力、预防和治疗盆底功能障碍、改善性生活质量。可首选Kegal训练法以加强盆底肌肉的力量，并在此基础上辅以生物反馈技术、电刺激等技术。如盆底肌训练结合生物反

表 14-10-1 盆腔器官脱垂分度指示点（POP-Q）

指示点	内容描述	范围
Aa	阴道前壁中线距处女膜 3cm 处	-3~+3 之间
Ba	阴道顶端或前穹窿到 Aa 点之间阴道前壁上段中的最远点	在无阴道脱垂时，此点位于 -3，在子宫全切术后阴道完全外翻时，此点将为 +TVL
C	宫颈或子宫切除后阴道顶端所处的最远端	-TVL~+TVL 之间
D	有宫颈时的后穹窿的位置	-TVL~+TVL 之间或空缺（子宫切除后）
Ap	阴道后壁中线距处女膜 3cm 处，Ap 与 Aa 点相对应	-3~+3 之间
Bp	阴道顶端或后穹窿到 Ap 点之间阴道后壁上段中最远点，Bp 与 Ap 点相对应	在无阴道脱垂时，此点位于 -3，在子宫全切术后阴道完全外翻时，此点将为 +TVL

注：TVL 为总阴道长度

表 14-10-2 盆腔器官脱垂分度（POP-Q）

分度	内容
0	无脱垂，Aa、Ap、Ba、Bp 均在 -3 处，C、D 两点在阴道总长度和阴道总长度 -2cm 之间，即 C 或 D 点量化值 <（TVL-2cm）
Ⅰ	脱垂最远端在处女膜平面上 >1cm，即量化值 <-1cm
Ⅱ	脱垂最远端在处女膜平面上 >1cm，即量化值 >-1cm，但 <+1cm
Ⅲ	脱垂最远端超过处女膜平面上 >1cm，但小于阴道总长度 -2cm，即量化值 >+1cm，但 <（TVL-2cm）
Ⅳ	下生殖道呈全长外翻，脱垂最远端即宫颈或阴道残端脱垂超过阴道总长度 -2cm，即量化值 >（TVL-2cm）

馈电刺激可明显提高盆底康复治疗的效果。

（一）适应证

所有产后妇女均适宜行盆底肌肉康复训练。对于有下述情况者，更应及早进行盆底肌肉康复：①盆底肌力减弱，如无法对抗阻力、收缩持续时间≤3 秒（检测盆底肌力评级≤3 级）或阴道收缩压≤30cmH_2O 者；②产后出现或持续存在尿失禁；③产后出现盆腔脏器脱垂，如 POP-Q 系统评分Ⅰ度或以上，尤其是伴阴道前后壁膨出；④会阴伤口瘢痕疼痛；⑤产后性生活质量下降；⑥产后排便异常；⑦产后尿潴留。

（二）禁忌证

包括：①阴道出血（如晚期产后出血、月经期等）；②泌尿生殖系统的急性炎症；③合并恶性盆腔脏器肿瘤。

（三）盆底肌肉康复治疗

包括盆底功能障碍的治疗分为非手术治疗和手术治疗。

1. 传统盆底肌锻炼法 1948 年，Arnold Kegel 首次提出有意识地盆底肌肉自主性收缩锻炼的方法，又称凯格尔锻炼（Kegel 锻炼），即指导病人自主地反复进行收缩肛门及阴道的动作，每次收紧不少于 3 秒，连续 15~30 分钟为 1 单元，每天进行 2~3 个单元，4~6 周为 1 个疗程。凯格尔锻炼可增强盆底肌肉力量，改善尿道、肛门括约肌功能，是产后传统盆底康复疗法之一。

2. 盆底生物反馈治疗 生物反馈治疗是通过电子生物反馈治疗仪，将其探头置入阴道或直肠内，以检测盆底肌肉电信号活动，并将模拟的声音或视觉信号反馈给病人和治疗者，使病人根据这些信号训练，学会自主控制盆底肌的收缩和舒张，并形成条件反射，而治疗者可通过反馈的信息找到正确的锻炼方法。通过生物反馈治疗可发现和纠正病人不正确的凯格尔锻炼方法，指导病人进行正确、自主的盆底肌肉训练，并形成条件反射。

3. **盆底肌肉电刺激** 电刺激技术是应用生物反馈治疗仪进行生物电兴奋的治疗。电刺激能提高神经肌肉的兴奋性，唤醒部分因受压而功能暂停的神经细胞，促进神经细胞功能的恢复。电刺激是通过刺激尿道外括约肌收缩，通过神经回路进一步增强括约肌收缩，加强对尿液的控制能力。电刺激神经和肌肉，兴奋交感通路并抑制交感通路，抑制膀胱收缩能力，降低逼尿肌代谢水平，增加膀胱容量，加强储尿能力。临床应用的电极有肛门或阴道探头电极、可植入的袖状或线性电极、皮肤表面电极等。

4. **手术治疗** 对于保守治疗失败、盆腔脏器脱垂超出处女膜且有症状（POP-Q 分度法Ⅱ度以上者）或要求手术治疗者，可选用手术治疗。手术治疗的方法有盆底重建术、耻骨后经阴道膀胱颈悬吊术式和腹腔镜下子宫韧带悬吊术等。

5. **康复宣教与心理护理** 产后盆底功能障碍女性易产生自卑、焦虑、抑郁等消极情绪，影响治疗效果。在治疗过程中，给予正确的心理宣教与心理护理，可以帮助病人树立信心，解除心理负担，提高疗效。

本节关键点

1. 对产后6周的子宫已恢复、伤口无感染的产妇都可进行盆底肌肉的检测，明确损伤程度，并根据盆底肌损伤情况在医师指导下进行有针对性的盆底肌训练。训练方法可借助仪器掌握正确的盆底肌肉收缩方法，学习收缩 - 放松盆底肌肉，避免使用腹肌收缩，遵循循序渐进、适时适量的原则，并持之以恒。对存在尿失禁、盆腔脏器脱垂的女性则需要借助电刺激和生物反馈疗法，并适当延长疗程。
2. 由于每个产妇的盆底损伤情况不同，而且不同的产妇学习能力是有差异的，因此产后盆底肌肉康复是无法统一治疗标准和固定训练模式的，治疗必须遵循个体化原则，制订个体化的训练模式和方案，并根据康复过程中的效果及时调整，尽可能达到理想的治疗效果。

（程蔚蔚　陈焱）

参考文献

1. NAVARRO B B, TORRES L M, DE LAVILLA P, et al. The evaluation of pelvic floor muscle strength in women with pelvic floor dysfunction: a reliability and correlation study. Neurourology and Urodynamics, 2018, 37(1): 269-277.
2. 马乐，刘娟，李环，等 . 产后盆底康复流程第一部分——产后盆底康复意义及基本原则 . 中国实用妇科与产科杂志，2015，31(04)：314-321.
3. WALLACE SL, MILLER LD, MISHRA K. Pelvic floor physical therapy in the treatment of pelvic floor dysfunction in women. Current Opinion in Obstetrics and Gynecology, 2019, 31(6): 485-493.
4. CAVKAYTAR S, KOKANALI MK, TOPCU HO, et al. Effect of home-based Kegel exercises on quality of life in women with stress and mixed urinary incontinence. Journal of Obstetrics and Gynaecology, 2015, 35(4): 407-410.

第十五章

现代产房建设

……

导读

现代产房是在保障母婴安全前提下改变以往传统的产科服务模式，使产妇、家属、助产士均感到方便且舒适，而且能够体现“以人为本”。产房的建设应以孕产妇及其家庭为中心，以安全与质量为底线，以分工合作的多学科团队为核心。与传统产房相比，现代化的产房不仅要求有温馨的家庭化环境，更重要的是要具备随时应对紧急情况的能力，同时要高度体现医学人文关怀精神。

一、产房布局

（一）产房三通道

产房应设三个通道，即产妇通道、工作人员通道、污物通道，以便洁污分流。产妇通道宜靠近待产室；工作人员通道应靠近更衣室；分娩室设污物通道，使污物直接从外走廊运出。

产房入室门应为内外双控式自动感应门，配有可视化门禁系统。

（二）产房三区域

1. 非限制区 设在产房最外侧，包括换鞋更衣及平车入室区、产妇急诊入院处置室、更衣区、卫生间、谈话间、值班休息室、宣教实操室和污物间等。

（1）更衣换鞋区：非产房医护人员进入产房前更换产房专用衣、帽、鞋、戴口罩的区域。

（2）产妇急诊入院处置室：可与谈话间共用。设医护工作平台（能完成电子病历的书写及电子医嘱的下达及执行），配备检查床、血压计、听诊器、叩诊锤、体温计、体重秤、调温设备、软尺、多普勒胎心听诊仪、胎心监护仪、骨盆测量器、会阴冲洗消毒液及冲洗用具、手套、消毒臀垫等。产妇卫生间（1 间，$5m^2$），以装有扶手的坐便器为宜，感应式马桶坐垫自动更换设备，厕内有紧急呼叫按钮、输液挂钩及洗手池。

（3）更衣区、卫生间、值班休息室：工作人员更衣区（男 / 女）、卫生间及值班休息室可独立分开，也可合为一室。医师卫生间（1 间）、护士卫生间（2 间）、工作人员卫生间（2 间，每间 $5m^2$），以蹲便器为宜，浴室（男 / 女）（2 间，每间 $6m^2$），配生活垃圾桶。

（4）宣教实操室：面积至少 $30m^2$。应有影像设备、模具、挂图、孕产期及生殖保健宣教资料。主要用于对产妇进行产时、产后相关知识宣教，以及产房医护人员对常见危急重症急救实操演练。

（5）OCT 室：有条件的医院可设置 OCT 室，内设医护工作平台、胎心监护中央工作站、多参数多功能监护仪、氧源及吸氧装置、计时器及卫生间。配医疗及生活垃圾桶。

（6）污物间：用于污物处置，应有专门污物通道。

2. 半限制区 设在中间，包括办公室、待产室、治疗室、杂物室、被服储备室、敷料准备室、器械洗涤间、库房等。

（1）办公室：可医护共用。设医护工作平台、病历柜、投影设备、胎心监护系统终端、孕产妇呼叫系统终端、门禁系统终端、医院中心监控室紧急呼叫设备、通讯设备及饮水设备等。

（2）待产室：要求环境安静，卫生整洁，采光、通风良好。若产妇已进入第一产程，应及时送入待产室。待产室应靠近分娩室与医护办公室，且与分娩室相连，宜设专用厕所。设有待产床，每床净使用面积不少于 $6m^2$。有调温设备及饮水设备、血压计、听诊器、软尺、骨盆测量器、多普勒胎心听诊仪、胎心监护中央工作站、导尿包、器械台、消毒缸、手套、计时器、洗手设施、医疗废物处置桶及污物桶等。应设隔离待产室或隔离待产床，室内设备简单，除上述必要条件外，其布局和设备应便于消毒隔离。

（3）治疗室：设无菌器械柜、药品柜、抢救药品柜。有启瓶器、一次性注射器、输液输血器、输液固定带、消毒棉签、砂轮、胶布。备用手电筒、剪刀、扳手、眼罩、耳塞、沙袋、压舌板、舌钳、开口器、应急照明灯、可移动的多用电源插座等。配有输液泵、冰箱、保暖降温装置，以及常规抢救盘（输氧用盘、输液用盘、采血用盘）、特殊抢救盘（产后出血抢救盘、子痫抢救盘、羊水栓塞抢救盘、新生儿窒息抢救盘）。

（4）敷料准备室：应设工作台、推车、器械物品架或柜。此室用于器械擦拭、敷料、器械打包，等待送消毒、灭菌的准备工作。可存放B超机、心电图机、心脏除颤器、成人复苏气囊及新生儿转运车、血气分析仪等。

（5）观察室：要求环境安静、卫生，采光、通风良好。设观察床，最好为简单、实用、便于移动的床，多功能心电监护仪、氧源及吸氧装置、计时器及卫生间。提供饮用水加热设备，配医疗及生活垃圾桶。

3. **限制区** 设在产房最内侧，包括分娩室［分为普通分娩室、单间分娩室（labor-delivery-recovery，LDR）、隔离分娩室］、麻醉准备间及备用手术间、中孕引产室、刷手间及无菌物品存放室等。

（1）普通分娩室：环境安静，光线充足。若分娩室为单人单间，每间使用面积≥25m²，若设置为多张产床的分娩室，每张产床使用面积≥20m²，床间有隔帘。有照明电路及布局合理的电源插座和应急电源等。室内应有温度及湿度调控设备。室温保持在24~26℃，相对湿度为55%~65%。地面平整、防滑、耐磨、易清洗、不易起尘。墙面瓷砖到顶，天花板应便于清洁和消毒，门窗须宽大，应装双轴弹簧门或自动控制门，纱窗、纱门严密整洁，并能通风、换气。设有多功能产床、无菌器械柜、无菌敷料柜、药品柜、新生儿抢救台、器械台、手术照明灯或移动式无影灯、新生儿磅秤、氧源及吸氧装置、中心吸引装置、多普勒胎心听诊仪、胎心监护仪、多功能心电监护仪、新生儿喉镜及气管插管、给氧面罩、手腕标记带、胸牌等。配医疗垃圾桶、紫外线灯、冰箱、计时器等。

（2）单间分娩室即家庭化产房：面积相对普通分娩室大，基本配置同普通分娩室，还应设家属休息区，包括有沙发、茶几等，饮水设备、通信设备、影音设备等。家庭化产房应增设家属卫生通道，并与其他区域适当分隔。家庭化产房的病床宜采用可转换为产床的病床。

（3）隔离分娩室：设备简单。除上述必要条件外，其布局和设备应便于消毒隔离。宜设在产房区的末端位置并装有纱门，有条件的设层流负压室。入室处备有专用的口罩、帽子、隔离衣、鞋套及免洗手消毒液等，且应设有缓冲区，内有洗手设施。隔离分娩室应有专用污物通道。

（4）备用手术间：面积宜至少5.4m×4.8m。设有麻醉呼吸机、产科手术及新生儿复苏的基本设施和设备、镇痛分娩设备、电脑。可用于开展脐带脱垂等紧急剖宫产手术及作为无痛分娩的麻醉处置室使用。

（5）中孕引产室：面积较普通分娩室小，基本配置同分娩室，可不设新生儿抢救复苏台及设备，但应备有低压吸引器设施。主要用于中期妊娠引产的留观处置及水囊引产、产后清宫等。

（6）刷手间：设在分娩室之间，应能容纳2~3人同时洗手。有脚踏或感应式的洗手设备。洗手池、刷手设备同手术室。洗手池位置必须方便医护人员在洗手时能同时观察到产妇。

（7）无菌物品存放室：设有物品架和贮藏柜，存放已灭菌的产包及各种器械与敷料。有抽湿设备。无菌物品包括有：各种无菌敷料包（手术衣、孔巾、治疗巾、纱布、手套、针线、棉签等）、导尿包、人工破膜包、消毒接产包、聚血盆、清宫包、宫颈检查缝合包、阴道检查包、宫腔填塞纱条包、各式产钳、各号胎头吸引器、头皮钳、穿颅器、贮槽、静脉切开包、一次性输液输血、注射用器具（包括留置针）。吸痰器、吸痰管、脐静脉插管包等。

二、产房管理

（一）人员管理

1. **助产士配置** 床位设置及人员配置：产科床位与分娩床之比为（15~20）：1（不包括隔离分娩床）；分娩床与待产床之比为1：（2~3）。分娩床与助产士之比为1：3；待产床与助产士之比为1：0.5。

2. **助产士技术技能要求**

（1）产程监护基本技术：①妊娠风险筛查及高危孕产妇识别；②头盆评分及头位分娩评分；③正确使用产程图观察及处理产程；④早期识别

难产;⑤胎心电子监护技术;⑥局部浸润麻醉、输氧、输液、输血技术。

(2) 产程处理基本技术:①消毒接生与无菌操作技术;②收集并统计出血量,产科失血性休克的初步处理技术;③正确使用宫缩剂及按摩子宫;④人工破膜术;⑤人工剥离胎盘及胎盘残留清宫术;⑥会阴切开及Ⅰ、Ⅱ度会阴裂伤修补术;⑦电子胎心监护仪的使用;⑧新生儿处理及新生儿早期基本保健技术;⑨新生儿复苏技术;⑩产科急救药品的正确配备及具有母乳喂养相关知识与技能。

(3) 难产处理技术:①头位难产识别及早期处理技术;②肩难产处理;③横位外内倒转技术;④臀位助产及牵引术;⑤胎头吸引助产术;⑥正确掌握转诊时机和转诊途中的处理技术。

(4) 产科基本急救技术:①产科出血及失血性休克抢救技术;②羊水栓塞抢救技术;③子痫抢救技术;④心衰抢救技术;⑤心、肺、脑复苏技术;⑥新生儿复苏技术。

3. **助产士培训**

(1) 基本要求:产房作为产科危急重症高发的科室,要求所有助产士除了应加强"三基三严(三基——基础理论、基本知识、基本技能;三严——严格要求、严密组织、严谨态度)"的规范化培训外,还应按照助产士技术技能要求分级进行产房基本操作技能、急救技术的专科培训,培训形式包括理论授课、手术示教、模型操作训练等。定期进行产科适宜新技术培训及针对不同并发症的急救模拟演练,不断提高助产士的紧急救治水平和团队协作能力。同时应建立助产士业务技术培训及考核档案,并与绩效挂钩。

(2) 助产士培训内容

1) 初级助产士(毕业5年内)培训内容:①熟悉产房各项规章制度、流程,严格执行消毒隔离,做到规范化操作;②熟悉产程观察处理流程,护理记录及时规范,毕业3~5年的助产士应具备识别及初步处理异常产程的能力;③熟练掌握一般及专科常规护理技术,掌握产程监护及产程处理技术;④明确产房常用药物的作用、给药途径、不良反应及配伍禁忌,熟悉急救设备药品的使用和放置,毕业3~5年的助产士应有识别、报告突发事件及配合抢救的能力;⑤掌握母婴保健相关知识及新生儿急救护理知识。

2) 中级助产士(护师级):①在初级技能基础上,能够判断异常产程,具备妊娠合并症及并发症的产程观察处理能力,掌握难产处理技术;②能够处理紧急分娩和突发事件;③做到个体化宣教,具备带教能力,能够指导初级助产士工作,评估并消除安全隐患,提出合理化建议。

3) 高级助产士(主管级):掌握高危孕妇的产程管理,指导对疑难病人的护理工作,对潜在并发症有估计和预先的准备,及时发现难产征象;在中级技能基础上,掌握产科基本急救技术,对产科危急重症能够反应迅速并有效处理,配合医师指挥抢救,合理调配人员;督导无菌操作及消毒隔离制度的落实情况,能够对产房护理工作进行可持续改进;定期组织业务学习,授课及考核,开展一定的科研活动。

4. **产科快速反应团队建设** 产科快速反应团队(rapid respond team,RRT)理念始于1952年丹麦哥本哈根成立的全球第一家重症监护病房(ICU)病人的应急管理团队模式,其核心内容是普通病房借鉴ICU的病人管理模式,在病人病情出现变化初期就进行有效救治。RRT在2014年已成为美国妇产科医师学会(American College of Obstetricians and Gynecologists,ACOG)推荐的产科高危病人管理模式。

(1) RRT的人员组成:发展至今,RRT一般由下列四种成员组成:

1) 发起者,主要是尽早发现病人病情变化,如护士或助产士等。

2) 反应人员,主要是医师或助产士。

3) 管理人员,也称组织者,主要是指挥抢救的人员。

4) 质控人员,对每一例病人救治过程进行质量控制者。

(2) 产科RRT的建立:①制定启动RRT的预警标准、建立预警评分系统(early warning score,EWS)及运行机制;②根据产科常见危急重症配备相关人员及准备完善的设备;③对RRT的运行情况定期进行回顾、总结并持续改进;④对RRT成员不断进行模拟演练,最大限度缩短发现到救治的时间。

(3) 培训项目:针对产房发生率或病死率较高的危急重症,如产后出血、羊水栓塞、肩难产、胎儿窘迫、新生儿窒息等制订详细的抢救预案、明确的 RRT 启动标准(根据医疗机构或产房的救治能力)和处理措施。

(4) 培训要求:RRT 成员有明确分工,人人熟知工作内容,成员之间的病情交流建议采用"现状 - 背景 - 评估 - 建议"(situation-background-assessment-recommendation,SBAR)的标准化沟通方式,以清楚简洁的方式交流信息,确保产妇得到迅速的救治。

(5) 培训方式:模拟演练过程应全程录像,通过录像回放,团队成员认真回顾快速反应团队在发起、反应和结果方面的表现,精准发现并纠正紧急情况下常见的临床错误,应用 PDSA 循环,即"计划 - 执行 - 学习 - 反应"(plan-do-study-act,PDSA)循环,对 RRT 整个实施过程进行探讨,发扬成功的经验,发现具体问题,提出改进措施,逐步提高团队协作能力,不断提升和改进产科医疗质量,最大限度保障母婴安全。

大量研究证实,情景模拟培训可以提升受训者的自信、产房工作技能、团队合作能力,可培训团队成员如何表达自己的意见或者坚持自己的意见,更清楚地说明病人目前的状况,表达重点关注内容等,如:产科医务人员在请儿科医师到产房协助抢救时,应告诉儿科医师需要他们的理由、产妇的孕周和高危因素(没有高危因素也需说明);当儿科医师到达产房时,除了告诉儿科医师上述内容,还要主动告知产妇所用药物、新生儿出生的时间;当新生儿情况稳定后,应互相交流新生儿复苏效果、目前情况、Apgar 评分、是否需要转到儿科等。

在加拿大做访问学者期间,笔者亲眼看见了一起产房快速处理脐带脱垂的全部过程。医师发现待产妇脐带脱垂,立即按响房间内墙壁上的紧急按钮。警报声一响,有人以最快的速度将产房的过道瞬间变为绿色通道,有人立即冲向手术室准备剖宫产手术用物,有人开始洗手准备手术,平时难得露面的高级别产科医师和两个新生儿科医师出现在手术室,麻醉科医师以最快的速度准备好吸入麻醉。紧张而有序的抢救工作迅速展开,从警报声响起到取出胎儿的时间约 7 分钟。胎儿取出后,两个新生儿科医师非常从容地进行新生儿复苏。整个剖宫产手术及新生儿复苏进行得有条不紊,手术室内安静如常,所有人像早已安排好一样各司其职,没有一个多余的人,也没有人大声指挥。这样的团队是真正的产科快速反应团队,之所以能做到如此从容而冷静,是因为他们都经过严格的培训和演练。

(二) 急救药品管理

1. 基本要求 专人管理,原盒包装,安全存放,随时可得,建议抢救药品编号并顺序存放,抢救流程中用药应注明药品在急救柜中的编号,冰箱存放的药品应特别标明,以便于抢救时及时取得。

2. 基本急救药品

(1) 宫缩剂:缩宫素、麦角新碱、卡前列素氨丁三醇、卡前列甲酯栓或米索前列醇。

(2) 心血管系统药物:去乙酰毛花苷、罂粟碱、肾上腺素、阿托品、山莨菪碱。

(3) 解痉降压药:硫酸镁、拉贝洛尔、硝苯地平、酚妥拉明、硝普钠。

(4) 升压药:多巴胺、多巴酚丁胺、重酒石酸间羟胺。

(5) 利尿剂:呋塞米。

(6) 镇静药:地西泮、哌替啶、异丙嗪、吗啡、苯巴比妥钠。

(7) 止血剂:凝血酶原复合物、凝血酶、氨甲环酸、氨甲苯酸、维生素 K_1。

(8) 扩容剂:0.9% 氯化钠注射液、复方醋酸钠注射液、5% 和 10% 葡萄糖注射液、复方氯化钠注射液、羟乙基淀粉。

(9) 纠酸药:5% 碳酸氢钠。

(10) 麻醉药:普鲁卡因、利多卡因、丁卡因。

(11) 其他:氨茶碱、纳洛酮、地塞米松、氢化可的松、甘露醇、肝素、10% 葡萄糖酸钙、10% 氯化钠注射液。

3. 产科常见危重症抢救用药盒

(1) 子痫急救盒备用药品:见表 15-0-1。

(2) 心衰急救盒备用药品:见表 15-0-2。

(3) 失血性休克急救盒备用药品:见表 15-0-3。

表 15-0-1 子痫急救盒备用药品

药品名称	规格	数量
地西泮注射液	10mg/ 支	3 支
25% 硫酸镁注射液	10ml/ 支	2 支
酚妥拉明注射液	10mg/ 支	2 支
盐酸哌替啶注射液	50mg/ 支	2 支
盐酸异丙嗪注射液	25mg/ 支	1 支
盐酸氯丙嗪注射液	50mg/ 支	1 支
东莨菪碱注射液	0.3mg/ 支	2 支
硝苯地平片	10mg/ 片	2 片
盐酸拉贝洛尔注射液	50mg/ 支	2 支
盐酸肾上腺素注射液	1mg/ 支	1 支
呋塞米注射液	20mg/ 支	1 支
20% 甘露醇注射液	250ml/ 瓶	1 瓶
10% 葡萄糖酸钙注射液	10ml/ 支	3 支
去乙酰毛花苷	0.4mg/ 支	1 支

表 15-0-2 心衰急救盒备用药品

药品名称	规格	数量
50% 葡萄糖注射液	20ml/ 支	5 支
去乙酰毛花苷	0.4mg/ 支	2 支
呋塞米注射液	20mg/ 支	6 支
地塞米松注射液	5mg/ 支	6 支
5% 碳酸氢钠注射液	10ml/ 支	10 支
注射用三磷酸腺苷辅酶胰岛素	20mg/ 支	2 支
酚妥拉明注射液	10mg/ 支	2 支
盐酸哌替啶注射液	50mg/ 支	2 支
氨茶碱注射液	250mg/ 支	2 支

表 15-0-3 失血性休克急救盒备用药品

药品名称	规格	数量
缩宫素注射液	10μg/ 支	10 支
米索前列醇片	200μg/ 片	3 片
卡前列甲酯栓	0.5mg/ 粒	2 粒
卡前列素氨丁三醇注射液	250μg/ 支	2 支
马来酸麦角新碱注射液	0.2mg/ 支	3 支
氨甲环酸注射液	0.5g/ 支	2 支
盐酸肾上腺素注射液	1mg/ 支	1 支
地塞米松注射液	5mg/ 支	6 支
50% 葡萄糖注射液	20ml/ 支	5 支
呋塞米注射液	20mg/ 支	2 支
去甲肾上腺素注射液	10mg/ 支	1 支
盐酸多巴胺注射液	20mg/ 支	3 支
去乙酰毛花苷注射液	0.4mg/ 支	2 支
注射用凝血酶	1kU/ 支	2 支
冻干人凝血酶原复合物	300U/ 瓶	2 瓶
冻干人纤维蛋白原	0.5g/ 瓶	6 瓶
羟乙基淀粉 130/0.4 氯化钠注射液	500ml/ 瓶	2 瓶

(4) 羊水栓塞急救盒备用药品：见表 15-0-4。

(三) 产房服务模式

1. **导乐分娩** 由一名助产士专门为一名产妇(即一对一)提供全产程全方位的服务，包括观察产程、提供生理及心理支持、产时宣教、接生、新生儿处理、产后 2 小时观察等，以保障母婴健康。

2. **家庭式分娩(LDR)** 是从入院待产、分娩及产后休养于同一房间的一站式服务的家庭式分娩模式。设备包括除剖宫产以外的全部待产和分娩过程需求，使产妇在享受温馨的家庭气氛的同时有助产士专人陪伴服务。对缩短产程，减少难产、产时出血，促进自然分娩，提高纯母乳喂养率均有积极作用。

近年来，我国产房硬件设施条件得到显著改善，很多医院的产房硬件条件已与发达国家无异，

表 15-0-4 羊水栓塞急救盒备用药品

药品名称	规格	数量
氢化可的松注射液	100mg/ 支	6 支
地塞米松注射液	5mg/ 支	6 支
罂粟碱注射液	30mg/ 支	3 支
阿托品注射液	0.5mg/ 支	6 支
氨茶碱注射液	250mg/ 支	2 支
酚妥拉明注射液	10mg/ 支	2 支
盐酸多巴胺注射液	20mg/ 支	3 支
间羟胺注射液	10mg/ 支	4 支
5% 碳酸氢钠注射液	10ml/ 支	10 支
去甲肾上腺素注射液	2mg/ 支	2 支
盐酸多巴酚丁胺注射液	20mg/ 支	1 支
米力农注射液	5mg/ 支	1 支
前列环素(注射用依前列醇钠)	500β8(附甘氨酸缓冲液 50ml)/ 支	1 支
曲前列尼尔注射液	20mg/ 支	1 支
西地那非片	50mg/ 片	2 片

温馨的家庭化 LDR 已较普遍。LDR 可减少或避免在转运过程中发生的母婴不安全因素，以及孕产妇不断接触陌生环境带来的焦虑和恐惧。每个房间内设施齐全，尽量让医务人员不出房间就能完成治疗和护理；房间的装饰似家庭，让孕产妇与家属有居家的感觉。促进自然分娩的各种非药物镇痛设施，如分娩球、分娩车、各种各样的按摩工具等，可供产妇根据自身情况选用。

3. 开展新生儿早期基本保健技术(early essential newborn care，EENC)

(1) 新生儿出生后应尽快彻底擦干：立即把新生儿抱给产妇，进行第一次拥抱即母婴皮肤接触至少持续 90 分钟。产妇通过不可或缺的肌肤接触，将爱、温暖、保护性细菌传递给新生儿。第一次拥抱可以增进母子感情，促进母乳喂养，提高新生儿抵抗力，降低远期慢性病的发生率及出现过敏性疾病的风险。

(2) 不常规吸痰：只有呼吸道被羊水或分泌物阻塞无法呼吸时才考虑吸痰。

(3) 延迟脐带结扎 1~3 分钟：晚断脐可以增加新生儿回心血量，预防贫血和心脏损伤。对足月儿和早产儿均有益处。也有研究表明晚断脐有助于预防早产儿脑室出血和坏死性小肠结肠炎，可以使没有建立呼吸的新生儿有脐带血氧的供应，从而降低新生儿窒息率。

(4) "干燥清洁法(dry and clean)"护理脐带：新生儿出生后严格无菌断脐，等待脐带自然干燥脱落。脐带用脐带夹结扎，不消毒，不包扎，直接暴露在空气中自然风干，有利于早期脱落，且不增加感染。

(5) 做好产妇及家属的宣教：家属应注意观察新生儿呼吸、肤色，防止乳房堵住鼻孔导致窒息，助产士每 15 分钟巡视 1 次，协助保护新生儿的安全。产妇有严重并发症、合并症时需要紧急救治。

(6) 新生儿完成第一次母乳喂养，即出生 90 分钟后应常规进行全身查体，将新生儿双足和产妇大拇指印于新生儿记录上，抱给产妇辨认性别，在新生儿手腕系标明新生儿性别、体重、出生时间、产妇姓名及床号的手腕带，认真进行核对后并用标明同样内容的包被包裹。

(7) 胎儿娩出后无活力或考虑新生儿窒息者不宜进行 EENC。

4. 人文关怀 分娩不仅仅是身体的疼痛，很多妇女对分娩的记忆是痛苦的、负面的。孕妇面对陌生的环境、陌生的医务人员，她们可能缺乏安全感。因此，孕妇进入分娩室后，不能让其独处一室，陪伴分娩和心理支持非常重要，一个眼神、一次握手、一个拍背、一句鼓励或赞扬的话都可能让孕妇改变对分娩的认知而使分娩经历成为美好的回忆。

国外的产房(有的医院在高危产科病房)有一个标识为静室(quiet room)的房间是国内没有的，这个房间专门用于处理因畸形引产的胎儿。这个房间装饰庄重肃穆，死胎的处理流程与正常出生的新生儿相似。他会被擦拭干净、量身长、称体重、开出生证明，然后穿上由志愿者做的漂亮衣服，外裹漂亮包被，然后放在一个有鲜花或玩具的篮子里面，拎到妈妈床旁，妈妈及其他家庭成员点上蜡烛在牧师的主持下进行命名仪式（name ceremony）。医院有专门的部门为这些失去孩子的父母服务，病房备有专业的资料帮助这些父母尽快从悲伤和痛苦中解脱出来。“quiet room”房间的设置及处理畸形胎儿的过程是医学人文关怀精神的极致体现，值得国内各级医院学习。

（四）产房工作制度要点

1. 严格执行床头交接班制度，实行助产士24小时值班制，值班期间不得擅自离开产房。

2. 严格执行消毒隔离制度，强化无菌观念。注意保持产房整洁，工作人员进入产房必须穿戴产房专用的工作服及口罩、帽子、鞋。产妇也应更换衣、裤、鞋，方可进入产房。每天空气净化消毒一次；每周对室内全部物品、家具彻底消毒一次；每月环境空气、物体表面、医护人员手细菌培养一次，确保菌落总数合格并做好记录。

3. 接产或手术时严格执行无菌技术操作及助产操作规程。高危产妇施行床旁监护，分娩前应通知新生儿科医师到场。

4. 严格药品和急救设备管理　要求做到：①专人保管、定期检查维护、及时补充和更换。科室急救药品设专人管理，定期检查，防止药品变性、失效。②剧、毒、麻、贵重药品实行“五专”管理，即专人负责、专柜加锁、专用账册、专用处方、专册登记。内服药和外用药标签清楚，分别放置，以免误用。③抢救器材做到“四定”（定物品种类、定位放置、定量保存、定人管理）和“三及时”（及时检查、及时维修、及时补充），抢救器械做好应急准备，一般不准外借。抢救器材及用物每周检查，保持性能良好，严防损坏和遗失。

5. 严格执行标准预防　①对传染病、疑似传染病的孕产妇应在隔离待产室或隔离分娩室待产分娩；②产程处理中增加额外预防措施，如接触隔离、空气隔离、飞沫隔离；③产后对房间按照消毒规范进行终末消毒；④产房用过的巾单和污物应经由污染路线或装袋封口运出；⑤传染病或疑似传染病产妇的胎盘应按照病理性废物处理。

6. 严禁产房工作人员出售胎盘。对分娩过程中产生的死胎、死婴，必须填写《死胎、死婴处理知情同意书》，按《殡葬管理条例》处理。交接环节的记录必须完整，并由当事各方签字确认。

7. 严禁产科工作人员接收弃婴。无主弃婴应联系公安、民政等部门，按有关规定妥善处理。

8. 落实不良事件报告制度，加强医疗安全管理，消除质量安全隐患。

本节关键点

1. 现代产房建设对产房的布局、设施、设备、药品等有较高要求，需要建立一套完善的制度进行严格管理。
2. 产房团队中跨专业成员间的默契配合是实现安全、高效助产及抢救工作的重要基础和保障。
3. 现代产房建设不仅需要硬件设施的现代化，更离不开充分的医学人文关怀。

附 1 产房分娩安全核查表（确定临产后使用）

姓名：	年龄：	孕周：	住院号：

临产时间： 年 月 日 时 分 □单胎 □多胎 □初产妇 □经产妇

确定临产

一、产妇相关病史

1. 急产史

□否 □是

2. 产后出血史

□否 □是

3. 子宫瘢痕

□否 □是

4. 妊娠合并症及并发症

□否

□是________________

5. 其他特殊情况（主诉、病史、化验、胎儿）

□无 □有________________

6. 是否有特殊用药

□否 □是________________

7. 是否有药物过敏史

□否 □是________________

8. 临产方式

□自然 □球囊 □药物__________

二、产妇所需治疗

1. 是否已使用糖皮质激素促胎肺成熟

□不需使用 □否 □是

2. 是否需要抗菌药物

□否 □是

3. 是否需要提前备血

□否 □是

4. 是否需要硫酸镁及降压治疗

□否

□是，给予硫酸镁

□是，给予降压药物

三、胎心监护结果

□Ⅰ类 □Ⅱ类 □Ⅲ类

四、已告知产妇及家属出现任何不适，应及时呼叫医务人员

□是 □否

助产士：________________

医 师：________________

核查时间：________________

准备接产

一、对于产妇

1. 产妇及胎儿异常征象

□否 □是，呼叫帮助

2. 开放静脉

□是 □否

3. 缩宫素 10U 抽吸入注射器

□是 □否

4. 是否需要备用其他宫缩剂

□是 □否

5. 心电监护

□是 □否

6. 胎心监护

□是 □否

7. 是否需要导尿

□否 □是

二、对于新生儿

1. 是否需要新生儿科医师

□否 □是，已联系

2. 以下物品已检查功能状态

□复苏球囊面罩 □是 □否

□负压吸引器 □是 □否

□辐射台功能状态良好

□是 □否

3. 新生儿采血气针

□是 □否

4. 新生儿脉氧饱和仪

□是 □否

三、台下医护人员已到位

□是 □否

四、分娩结束物品清点

1. 清点物品无误

□是 □否

2. 操作者 / 清点人已双签字

□是 □否

助产士：________________

医 师：________________

核查时间：________________

分娩后 2 小时

一、产妇是否需要

1. 心电监护

□是 □否

2. 产妇异常生命体征

□否 □是，呼叫帮助

3. 评估产妇膀胱是否充盈

□否 □是

4. 按压子宫是否有异常出血

□否 □是

5. 是否需要抗菌药物

□否

□是，给予抗菌药物

6. 是否需要硫酸镁及降压治疗

□否

□是，给予硫酸镁

□是，给予降压药物

二、新生儿是否需要

1. 转新生儿科

□否 □是

2. 在产科进行特殊护理和监测

□否 □是，已准备好

3. 是否已开始母乳喂养及母婴皮肤接触（如果产妇及新生儿状况良好）

□是 □否

三、助产士进行交接之外，有无特殊情况需要医师进行交接

□否 □是

备注：

助产士：________________

医 师：________________

核查时间：________________

附 2 产房分娩安全核查表知识要点

确定临产	准备接产	分娩后 2 小时
1. 产程观察及监测 • 孕妇心率、血压及体温；每 4~6 小时 1 次 • 宫缩：定时观察并记录 • 胎心率：潜伏期 1~2 小时 1 次，活跃期 15~30 分钟 1 次，第二产程 5~10 分钟 1 次 2. 考虑应用抗菌药物的指征 • 孕妇体温≥38℃，且不能排除感染 • 足月胎膜早破 >12 小时 • 早产胎膜早破 • GBS 阳性合并胎膜已破或已临产 • 其他指征需要使用抗生素者 3. 子痫前期临产后酌情给予硫酸镁，重度子痫前期或子痫发作后必须使用，同时注意硫酸镁中毒反应 4. 降压治疗 • 当血压≥160/110mmHg 必须使用降压药物 5. Ⅲ类胎心监护 • 基线变异消失合并以下情况：①反复晚期减速；②反复变异减速；③胎儿心动过缓 • 正弦波图形 以上情况需立即终止妊娠 6. 告知孕妇需寻求帮助的特殊征象 • 出血 • 阴道排液 • 持续性或剧烈腹痛 • 头晕、头痛、视物模糊 • 排尿困难 • 向下用力的感觉 • 呼吸困难 • 发热或寒战 • 心慌、胸痛、持续性背痛	1. 需要寻求帮助的异常征象 • 产妇：脸色苍白、精神差、烦躁、呛咳、心慌、胸闷、憋气、胸痛、呼吸急促、头晕、头痛、抽搐，阴道异常出血，行心电监护、给予吸氧、行氧饱和度监测，呼叫上级医师，必要时同时呼叫麻醉科医师 /ICU 医师 • 胎心监护异常（Ⅱ类胎心监护短时间不能分娩或Ⅲ类胎心监护），做好紧急剖宫产或者阴道助产的准备 • 羊水异常（血性、Ⅱ度以上污染）警惕胎盘早剥、胎儿窘迫 • 强直性宫缩、病理性缩复环、血尿，警惕子宫破裂 2. 使用前列腺素和麦角新碱等类药物前，需了解过敏史、哮喘、青光眼以及心脏病、高血压等病史 3. 分娩后针对产妇采取的处理措施 • 确认单胎分娩或多胎均分娩后： • 胎儿前肩娩出或胎儿娩出后立即给予缩宫素 • 观察胎盘剥离征象 • 控制性牵拉脐带 • 了解子宫收缩情况 4. 无特殊情况时，在新生儿出生后实施延迟结扎脐带，生后 30~60 秒或等待脐带搏动停止后结扎脐带 5. 分娩后新生儿初步复苏措施 • 保温和维持正常体温 • 摆正体位，清理气道（必要时） • 擦干和刺激 • 呼吸暂停或喘息样呼吸或心率 <100 次 /min：①复苏球囊面罩正压通气；②必要时矫正通气；③呼叫帮助	1. 需要呼叫上级医师的异常征象 • 出血量≥400ml • 活动性出血或迅猛出血 • 心率≥110 次 /min，血压 <90/60mmHg • 经皮血氧饱和度 <95% • 烦躁、淡漠、口渴、口唇苍白发绀、抽搐 • 剧烈腹痛，严重头痛或视力障碍，呼吸困难，发热、畏寒或排尿困难 • 肛门坠胀感，警惕软产道血肿 2. 异常阴道出血的初步处理 • 按摩子宫，观察是否有凝血块 • 联合使用宫缩剂 • 前列腺素及麦角新碱等类药物使用前询问禁忌证 • 开放静脉，心电监护，吸氧，留置尿管，保暖 • 完善辅助检查，检测凝血功能和血常规，根据出血量等酌情配血 • 处理病因：子宫收缩乏力，胎盘、胎膜残留，软产道裂伤，子宫破裂，胎盘早剥，羊水栓塞及凝血功能障碍 3. 产后使用抗菌药物指征 • 产程中孕妇体温≥38℃，且不能排除感染 • 宫腔操作者酌情使用 • Ⅲ度或Ⅳ度会阴裂伤 • 产后出血者酌情使用 4. 产后给予硫酸镁的指征 • 重度子痫前期 • 子痫发作 • 产后新发高血压伴视物模糊或持续头痛 5. 产后使用降压药指征 • 血压持续≥150/100mmHg 时建议降压治疗 6. 新生儿存在以下情况时建议转新生儿科 • 呼吸 >60 次 /min 或 <30 次 /min，呻吟、三凹征或抽搐 • 刺激时活动欠佳 • 体温 <35℃（保暖后不上升）或 >38℃ • 不能纠正的新生儿低血糖（血糖 <2.6mmol/L） • 皮肤苍白 / 发绀 • 孕周 <34 周 7. 新生儿可在产科加强监测，必要时转新生儿科 • 早产，>34 周或出生体重 <2 500g • 出生时经过初步复苏，复苏后监测 • 其他高危儿情况

（罗碧如　曹引丽　贺同强）

参考文献

1. 刘兴会，贺晶，漆洪波．助产．北京：人民卫生出版社，2018.
2. 中华医学会妇产科学分会产科学组．羊水栓塞临床诊断与处理专家共识(2018). 中华妇产科杂志，2018，53(12)：831-835.
3. 徐捷，刘金玲，沈勤．产妇对新生儿早期基本保健体验的质性研究．中华护理杂志，2019，54(12)：1830-1834.
4. 干爱萍，陶洁静，曹晓丹，等．新生儿早期基础保健对新生儿及其母亲的影响．中国妇幼健康研究，2019，30(5)：550-553.
5. 冯瑜，池桂红，赵丽萍，等．新生儿早期基础保健项目实施对正常分娩足月儿患病的影响．中国妇幼健康研究，2017，28(11)：1433-1435.
6. 刘铭，段涛．产房规范化管理新要求．中国实用妇科与产科杂志，2019，35(09)：963-965.
7. 王晓怡，陈晴晴，陈敦金．产科快速反应团队的建立和演练．中国实用妇科与产科杂志，2019，35(09)：996-999.
8. PEVEN K，BICK D，PURSSELL E，et al. Evaluating implementation strategies for essential newborn care interventions in low-and low middle-income countries：a systematic review. Health Policy and Planning，2020，35(2)：47-65.
9. GAVIN NR，SATIN AJ. Simulation training in obstetrics. Clinical Obstetrics and Gynecology，2017，60(4)：802-810.
10. CROZIER TM，GALT P，WILSON SJ，et al. Rapid response team calls to obstetric patients in a busy quaternary maternity hospital. The Australian and New Zealand Journal of Obstetrics and Gynaecology，2018，58(1)：47-53.
11. DALBY PL，GOSMAN G. Crisis teams for obstetric patients. Critical Care Clinics，2018，34(2)：221-238.

第十六章

产房人性化服务

……

第一节

水中分娩

导读

水中分娩作为一种新的产时服务模式，是指产妇在分娩启动后浸入特制的分娩池中，在水中待产及分娩，可有效减轻疼痛，降低由于疼痛和焦虑导致的难产率和剖宫产率。但也必须认识到水中分娩的风险，严格把控其适应证和禁忌证，并充分准备，对水中分娩过程中发生的异常情况要有处理预案，并逐步摸索经验，切不可盲目实施及推广。

一、水中分娩的作用

1. 水的浮力、静水压使产妇在水中有失重的感觉，有助于产妇镇静放松、消除紧张和疲劳，采用更舒适的体位，并减少地球引力，放松盆底肌肉，使得胎头以最小径线通过产道，达到自然分娩。

2. 温水作用下，体内儿茶酚胺释放减少，缩宫素分泌增加，改善子宫灌注，促进节律性宫缩，有利于宫颈扩张，缩短产程。

3. 温水使皮肤局部血管扩张，局部组织的代谢、神经传导速度及肌肉松弛度增加，进一步促进宫颈扩张。

4. 产妇会阴弹性增强，并逐渐膨隆变薄，降低产道阻力，进一步缩短产程，减少产道裂伤。

二、水中分娩的优越性

（一）分娩镇痛及镇静

水中待产分娩可使疼痛级别明显降低，减少对镇痛药物的需求。分娩过程中各种疼痛信号沿慢纤维传到脊髓至大脑，在水中分娩时，温水刺激皮肤产生的信号沿快纤维传导，可以阻断或减少疼痛信号向大脑传递，使大脑的痛感下降。此外，温水可以使产妇精神放松及镇静，改善由于疼痛和焦虑引发的应激反应，减少应激激素释放，改善子宫灌流，促进节律性收缩，缓解产妇宫缩疼痛。

（二）加速产程进展

由于水的浮力支撑，产妇可以在水中采取舒适的姿势，使产妇身体放松，温水有助于消除紧张和疲劳，使体内儿茶酚胺分泌下降，焦虑程度降低，子宫血流灌注增加，有利于宫颈扩张，加速产程进展。

（三）减轻会阴损伤

水中分娩能有效降低会阴侧切率，且会阴裂伤程度多为Ⅰ、Ⅱ度。一方面，产妇浸泡在温水中，由于水的浮力作用于会阴体，使阴道内外的压力差变小，会阴部组织软化并逐渐扩张，增加了会阴弹性及伸展性，当胎儿娩出时水向上的压力减少了胎儿对会阴的压迫，可降低产后早期盆底功能障碍等并发症发生；另一方面，水中分娩时产妇多采用直立位，而非传统的截石位，而且产妇会自动采取保护性的动作，使会阴在无保护的情况下裂伤率及裂伤程度不增加。

（四）减少人为干预

1. 水中分娩可以减少镇痛药使用，促进宫颈扩张。

2. 可以减少由于产程进展缓慢而采用的各种临床干预，包括人工破膜、使用缩宫素等，进而减少母胎因麻醉和催产而导致的并发症。

3. 水中分娩增加了会阴弹性及伸展性，可降低会阴切开率，减轻会阴裂伤程度。

4. 由于水中分娩具有镇痛、镇静作用，可提高产妇自然分娩的信心，降低由于惧怕分娩疼痛而增加的剖宫产率。

三、水中分娩的风险

（一）产妇的风险

1. **感染**　目前尚无确切证据表明水中分娩可增加感染机会，但有报道称水中分娩后母体存在继发感染的可能，包括感染风疹、乙肝、丙肝及艾滋病等。

2. **产后出血**　水中分娩对产后出血的风险主要在于难以确切估计出血量。

（二）胎儿及新生儿的风险

1. **胎儿心动过速**　研究报道在一些水中分娩的病例中，胎儿的心率增加了10~20次/min。

2. **脐带断裂**　水中分娩新生儿因娩出后被快速牵拉出水面造成脐带断裂。

3. **感染**　研究表明，水中分娩并不增加新生儿感染的风险。

4. **水吸入、溺水**　有报道称个别新生儿水中分娩后出现肺水肿、低钠血症、酸中毒及呼吸窘迫综合征等表现。

四、水中分娩的适应证及禁忌证

（一）适应证

产妇经过严格的产前检查，无难产倾向，确认为低风险者，所有经阴道分娩的适应证都适用于水中分娩，包括：

1. 产妇志愿水中分娩，单胎，胎龄>37周。

2. 胎心监护为Ⅰ类图形。

3. 母胎的生命体征可以间歇性地监测。

4. 如果胎膜破裂，羊水必须清亮，且距破膜时间<12小时。

5. 产妇无相关禁忌证。

（二）禁忌证

1. **母体因素**

(1) 传染性疾病，如疱疹、乙肝或丙肝、HIV、皮肤感染。

(2) 有肩难产史或肩难产风险者，如BMI>24.9kg/m^2、胎儿>3 500g、胎儿腹径与双顶径差值≥2.6cm及耻骨弓低。

(3) 体温>37.5℃或可疑母体感染者。

(4) 前置胎盘、胎盘早剥、子痫前期、糖尿病及心脏病。

(5) 产程中活动性阴道出血。

(6) 4小时内使用麻醉药物或硬膜外麻醉。

(7) 头盆不称。

(8) 瘢痕子宫。

(9) 会阴严重水肿或曾有严重会阴裂伤。

(10) 产妇依从性差。

2. **胎儿因素**

(1) 早产。

(2) 多胎妊娠。

(3) 胎心监护为Ⅱ、Ⅲ类图形，胎儿窘迫。

(4) 胎位异常，如臀位、横位、枕后位、面先露等。

(5) 脐带绕颈2周或以上。

(6) 分娩过程中需连续胎心监护者，如妊娠期肝内胆汁淤积症、羊水过少、羊水Ⅱ度污染、胎儿生长受限等。

(7) 巨大胎儿。

五、水中分娩的环境准备

（一）产房环境

温馨、家庭化，内设有音响设备及空调，播放舒缓的轻音乐和柔和优美的电视画面，丈夫或其他亲属陪伴以减轻产妇的紧张心理。

（二）分娩室

水中分娩室（30~35m^{2}分娩房及3~5m^{2}设备用房）、分娩池、净水设备（附带淋浴设施）及升降转移架。分娩池应采用高密度聚氨酯塑料、瓷、纤维玻璃或金属制成。水中分娩池容量为500L，长200cm、深65cm，可控制升降水位、循环出入，水池要保持清洁，整个分娩过程中需要换水2~3次。

（三）温度的监测

1. 室温宜介于22~28℃，不宜太高以免脱水。

2. 入水前测量孕妇体温，每小时测量1次，一旦体温超过37.5℃可考虑出水。

3. 水温宜介于34~37℃，第二产程可适当降低到32~33℃，以产妇感到舒适为宜。应低于

37℃,因胎儿的体温比产妇高 1℃,若水温 >37℃会引起产妇体内温度升高,胎儿体温随之升高,加之产妇散热困难,导致胎儿代谢率和氧需要量增加,胎儿心动过速,对胎儿存在安全隐患,与胎儿窘迫易混淆,导致不必要的干预。

(四) 分娩池和池水的消毒

1. 通常应用含氯消毒剂来抑制微生物的生长。浴盆应采用高效消毒剂喷洒,或将浴盆中放满热水,再加入两杯漂白粉,然后将水放掉,并再次用干净水冲洗。

2. 每例产妇分娩后,助产士对分娩池进行彻底清洗后使用消毒液浸泡消毒;消毒完毕用清洁大单遮盖分娩池以备下次使用。

3. 分娩房间使用空气消毒机进行消毒,使用过的产床、新生儿暖床、婴儿秤等物品用 500mg/L 含氯消毒液擦拭。每周由专人对水中分娩房间内的空气、物品及分娩池进行细菌标本采样,监测消毒灭菌效果,确保符合医院感染控制要求。

六、水中分娩的程序及处理

(一) 水中分娩的程序

1. 签署《水中分娩志愿书》,向产妇和家属充分告知水中分娩过程和可能出现的风险。每名孕妇要有两名助产士接生。

2. 为减少粪便污染分娩池,在宫口开 >3cm 前给予开塞露 40ml 置入肛门,及时排便及淋浴。

3. 把握入水时机:宫口开大 5cm 排除相关禁忌证后可进水,入水前行阴道检查,掌握胎位、胎心率变化、羊水情况。如为镇痛需求可于临产后任何时间入水,并记录入水时间。

4. 产妇进入分娩池全身裸露,坐位时分娩池的水位不超过产妇剑突,半卧位时淹没产妇腹部。

5. 产妇可选择合适舒适的体位,如仰卧、半卧、蹲位、站立、侧位等,宫缩时用 34~38℃的水喷洒腹部,以减轻疼痛。

6. 一般入水 1~1.5 小时,指导产妇出水活动 15 分钟左右,回产床做阴道检查。整个产程产妇水中浸泡时间控制在 3~6 小时。

(二) 第一产程的处理

1. 不限制水的摄入　入水后鼓励产妇多饮低温果汁,加强营养、补充水分,至少 1 小时饮用 1L。

2. 监测项目　①每小时监测 1 次水温、体温及室温,并根据产妇需要调整水温;②每 15 分钟监测 1 次胎心;③必要时可于水中行阴道检查。

3. 产程中产妇出水休息调整时,助产士帮助擦干其身上的水后,披上浴巾,产妇可在房间内自由活动、上卫生间或进食、饮水。必要时可使用缩宫素调整宫缩。

4. 产程中应及时清除水池中分泌物及排泄物,如不能清除干净就换水。

5. 出现并发症时必须出水并及时对症处理。

6. 产程中应加强心理疏导和陪伴,有助于增加产妇的自控感、满意度,有利于水中分娩的成功实施。

(三) 第二产程的处理

1. 指导产妇正确使用腹压,如果产妇没有强烈的愿望不鼓励产妇用力屏气,尽量保证产妇呼吸舒缓平衡,持续不断的屏气可能会影响新生儿 Apgar 评分和脐动脉 pH。

2. 每次宫缩后 1 分钟或每间隔 5 分钟监测 1 次胎心。

3. 会阴保护　助产士身高在 162cm 以上者,一般采用传统分娩保护会阴法,易着力,接生时助产士弯下腰,手臂上臂与下臂呈约 90°,每当宫缩时应向上内方托压,保护阴道口与肛门之间的软组织。对于身高 155cm 以下接生者,适合选用托肛手法保护会阴,使用力度的方法都是向上托起,利用托起肛门以上软组织,使会阴部的肌肉松弛,当胎头通过阴道口时扩张充分,降低会阴的撕裂程度。水中分娩是否需要保护以及如何保护还有待进一步探讨。

4. 如果脐带缠绕过紧需要剪断时,产妇须配合站立在分娩池外,并保持该姿势娩出胎儿身体部分。

5. 新生儿处理

(1) 新生儿必须完全在水下娩出,待身体全部娩出后逐步且温柔地将新生儿抱出水面,使其趴在孕妇胸腹部,清理呼吸道并断脐。

(2) 禁止在水下钳夹脐带、断脐,否则会刺激新生儿水下自主呼吸。

(3) 新生儿头部露出水面时避免不适当牵拉脐带，以免脐带断裂。

(4) 新生儿头部露出水面后禁止再次将新生儿头部浸没在水中。

(5) 为了避免体温过低可以考虑将新生儿的头部先托出水面而躯体仍在水中。

(四) 第三产程的处理

1. 由于水中分娩难以准确判断出血量，第三产程禁止在水下进行。

2. 胎儿娩出后协助产妇离开分娩池转移至产床，记录出水时间，常规消毒、注射缩宫素，待胎盘娩出后检查软产道，如有裂伤，常规缝合。

七、水中分娩异常情况的处理

1. 母婴监测发现任何异常(包括羊水粪染、胎儿心动过速或过缓、宫口开全超过1小时无进展、阴道大出血、产妇血压异常变化及发生肩难产等)，必须要求产妇离开分娩池，并通知医师。

2. 当产妇失去意识时须立即启动紧急预案，必须将产妇转移离开分娩池。

3. 如果产程进展缓慢，可建议产妇出水补充食物和水，查找原因并记录出水时间及计划出水观察的时间。

4. 脐带断裂时应立即分别钳夹新生儿端及母体端脐带，减少新生儿失血。

总之，水中分娩作为一种产科分娩新模式，在很大程度上可减轻产妇疼痛、加速产程、减少产后出血。但在产妇产道裂伤率、母婴感染发生率、新生儿产伤等安全性方面仍存在质疑。故必须在具备相应技术条件的医院开展，做到充分的知情选择，最大程度地避免和减少母胎并发症的发生。

本节关键点

1. 水中分娩必须在有良好硬件设施，经过规范的专科培训掌握一定的经验，可在开展水疗镇痛的基础上，具备高危产妇救治及新生儿复苏技术的医院开展。
2. 医务人员、产妇及家属都应充分知晓水中分娩的优点和相应的风险，做好知情选择。
3. 严格把控水中分娩的适应证及禁忌证，做好水中分娩前的宣教，加强产程中的监护和心理支持，保障母婴安全。

(曹引丽　贺同强)

参考文献

1. 汤斐，赵云．水中分娩的现状及对盆底功能影响的研究进展．中国妇幼保健，2017，32(14)：3389-3391.
2. 查锦芬，宋华梅，毛巧玲．水中分娩对低风险产妇围产期妊娠结局的影响．中国妇产科临床杂志，2019，20(3)：249-250.
3. LATHROP A，BONSACK CF，HAAS DM. Women's experiences with water birth：A matched groups prospective study. Birth，2018，45(4)：416-423.
4. JACOBY S，BECKER G，CRAWFORD S，et al. Water birth maternal and neonatal outcomes among midwifery clients in alberta，Canada，from 2014 to 2017：a retrospective study. J Obstet Gynaecol Can，2019，41(6)：805-812.
5. VANDERLAAN J，HALL PJ，LEWITT M. Neonatal outcomes with water birth：a systematic review and meta-analysis. Midwifery，2018，59：27-38.
6. CLEWS C，CHURCH S，EKBERG M. Women and waterbirth：a systematic meta-synthesis of qualitative studies. Women and Birth，2020，33(6)：566-573.
7. CLUETT ER，BURNS E，CUTHBERT A. Immersion in water during labour and birth. Cochrane Database of Systematic Reviews，2018，5(5)：CD000111.

第二节
自由体位分娩

导读

自由体位分娩是指由专业助产士或产科医师指导，在保证母胎安全的情况下，产妇根据自身情况、待产室环境和设备等，自愿选择除仰卧位以外，能让自己感到舒适并有效促进分娩的体位，如站立位、坐位、蹲位、跪位、侧卧位等。这一概念首先由 Engelmann 提出，她在研究中发现，原始社会中女性分娩时多采用感觉舒适的体位，从而提出产妇使用自由体位进行分娩。

1996 年 WHO 发布的《正常分娩临床实用指南》中指出，分娩过程中适当增加运动和改变体位更符合人体的生理形态，能使胎儿更好地顺应产道，有效促进产程进展，同时也能减轻分娩疼痛，增加舒适度，提高产妇自然分娩的信心。《新产程标准及处理的专家共识(2014)》指出，在保障母儿安全的前提下，适时选用合理的舒适体位，对促进胎儿娩出，减少母婴并发症均有积极的作用。中华医学会妇产科学分会产科学组 2020 年发布的《正常分娩指南》也建议，根据孕妇意愿选择其舒适的体位。

一、自由体位分娩的类型

(一) 屈腿半卧位分娩

屈腿半卧位是指产妇进入产房后，将床头抬高约 45°，产妇用双手抱大腿腘窝或膝盖，宫缩时配合用力(图 16-2-1)。这是目前应用最广泛的自由体位。屈腿半卧体位可缩短第二产程时间，减少产妇平卧位的不适感，利于助产士更好地保护会阴，在降低产妇产后出血率、尿潴留发生率、会阴侧切率、新生儿窒息发生率方面均优于传统仰卧位分娩产妇。但该体位在一定程度上增加了产妇对下腔静脉及腹主动脉的压迫，可能减少胎盘供血。

(二) 屈腿侧卧位分娩

屈腿侧卧位是指产妇侧卧于产床上，臀部和膝盖放松，产妇可以自己抱住上侧大腿，也可将上侧腿放在脚架上(图 16-2-2)。屈腿侧卧位分娩可以降低会阴侧切率，进而减少宫颈裂伤、会阴水肿发生率，减少产后 2 小时的出血量。同时便于胎心的观察，降低新生儿窒息发生率。相较于屈腿半卧位，侧卧位分娩降低了子宫对下腔静脉和腹主动脉的压迫，避免产妇发生仰卧位低血压，降低胎儿窘迫和新生儿窒息的发生概率。

(三) 手膝位分娩

手膝位又称四肢着床位或趴位，是指产妇双膝着床，身体向前倾屈，双手掌或双拳支撑身体，使胎儿重心前移，增加胎头对宫颈的压迫，加快胎头下降的速度(图 16-2-3)。这种体位在国外应用较为广泛，但在国内相关报道相对较少。手膝支持俯卧位时，骨盆出口径线和坐骨棘径线长于仰卧位，骨盆出口增宽，有利于胎儿下降和内旋转。另外，手膝位可增加胎儿在子宫内的活动空间，有助于减轻宫缩时产妇腰骶部的疼痛感，并方便助产士进行引导检查，同时有利于胎儿由枕后位向枕前位旋转。

(四) 坐位分娩

坐位分娩是指产妇在助产士或产科医师的指导下，在产床或特制的产凳上取坐位，调整体位使产妇感觉舒适并完成分娩(图 16-2-4)。坐位分娩可减轻子宫负荷，加强母体肺部气体交换功能，降

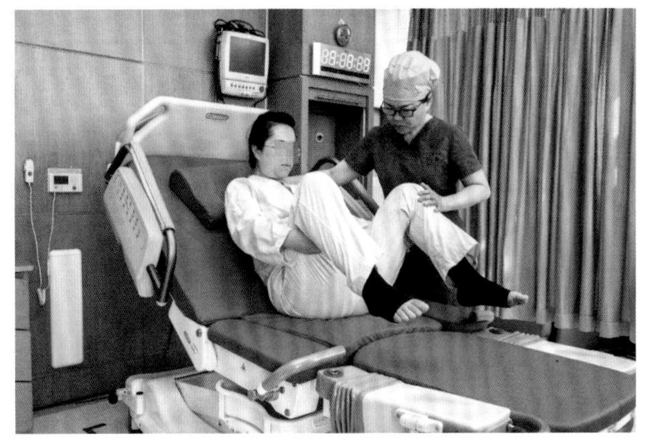

图 16-2-1　屈腿半卧位

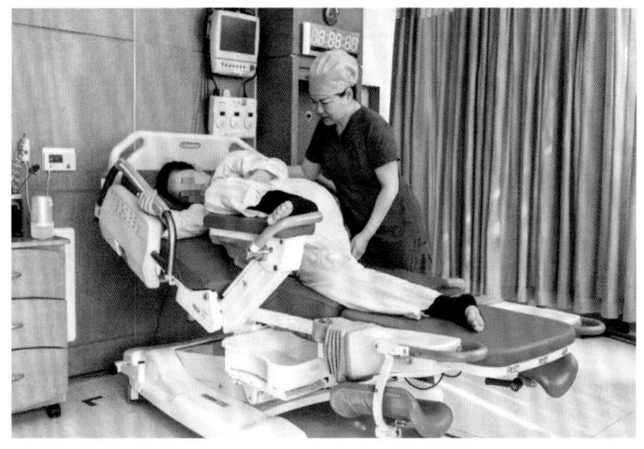

图 16-2-2　屈腿侧卧位

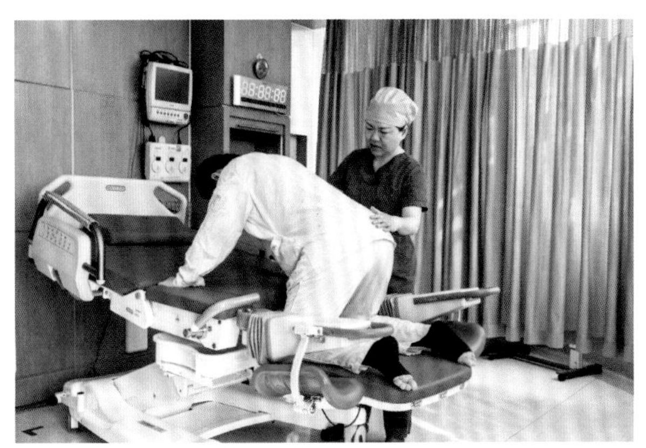

图 16-2-3　手膝位

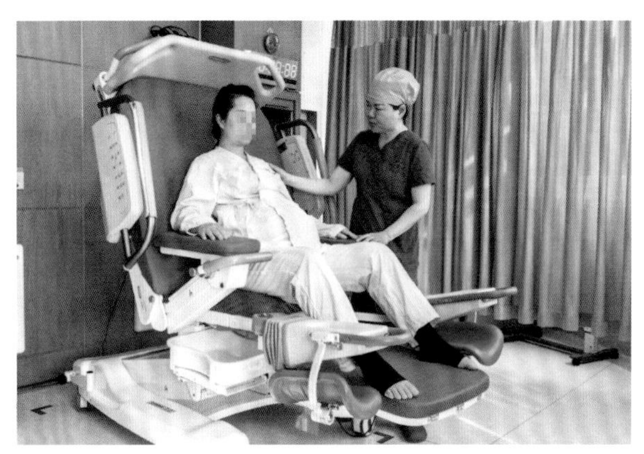

图 16-2-4　坐位分娩

低胎儿窘迫发生率和产妇产时出血的发生率。但该体位在宫缩间歇期也会增加宫腔内的压力，容易导致宫颈和外阴水肿，坐位分娩时胎头对会阴的压力增大，容易造成较为严重的撕裂伤，对助产士要求较高。

（五）蹲位分娩

蹲位分娩是指产妇双脚平放在地板或分娩床上，在栏杆等的协助下维持身体平衡，完成分娩（图 16-2-5）。蹲位与平时排便体位一致，有助于产妇更好地应用腹压，加快胎先露的下降，缩短产程；可减轻胎儿对产妇腹主动脉的压迫，增加下腔静脉回流，改善子宫 - 胎盘血供，降低胎儿窘迫和新生儿窒息的发生率。但蹲位分娩可加重分娩时会阴负担，容易造成较重的会阴撕裂伤。

（六）站立位分娩

站立位是指产妇站在床边，双手扶住护栏，双腿张开，第一产程宫缩时可以左右晃动臀部（图 16-2-6）。第二产程站立位分娩可以充分利用重力作用，加大胎头对宫颈的压迫，加快胎头下降速度，从而缩短第二产程。另外产妇根据自身意愿选择站立位时，能够更加放松，胎头压迫能够帮助盆底肌肉得到更好的拉伸，有利于降低侧切率。同时，站立位分娩的新生儿经过产道的挤压，呼吸道内的羊水能够更好地被挤出，降低了新生儿湿肺和吸入性肺炎的发生概率。但站立位分娩不利于助产士观察胎头拨露和保护会阴，因此应用相对较少。

自由选择的体位不存在最好的体位，只存在最合适的体位。应根据产妇个体差异，考虑其舒适和产程中的观察及会阴保护，选择当时情况下最合适的分娩体位。

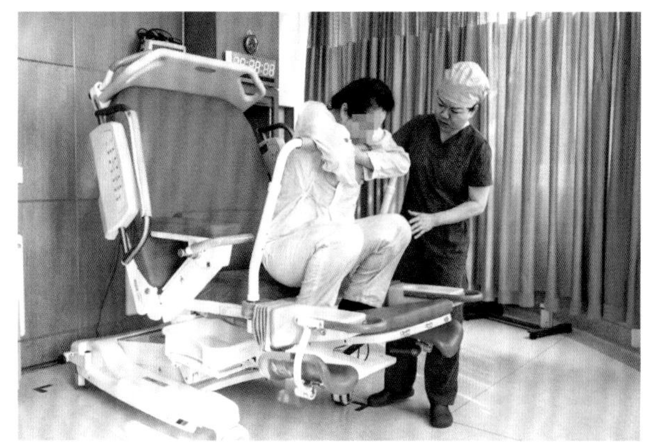

图 16-2-5 蹲位分娩

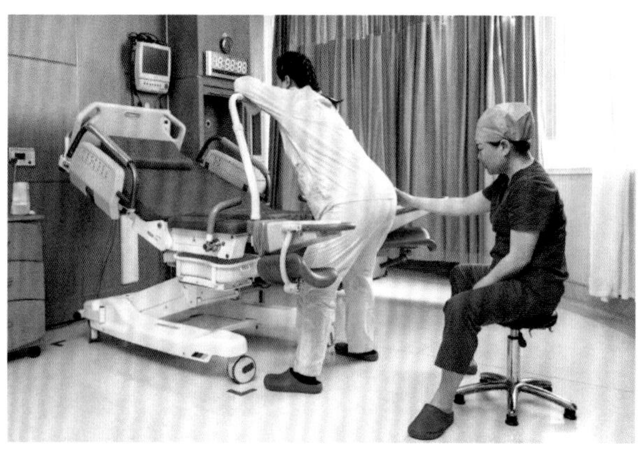

图 16-2-6 站位分娩

二、自由体位对分娩的影响

（一）纠正异常胎方位

由于母体骨产道的形状不规则，为适应骨盆各个平面的不同形态及骨盆轴的走向，在分娩过程中，胎儿通过衔接、下降、俯屈、内旋转、仰伸、复位及外旋转一系列被动的适应性转动，以最小径线通过产道。妊娠晚期激素发生改变，使得骶髂关节和耻骨联合的纤维软骨及韧带松弛，可导致骨盆形状及大小发生轻微变化。分娩过程中利用自由体位加上产妇的适当运动，可以利用重力作用增大骨盆径线，以帮助胎儿完成一系列的旋转动作，有助于纠正异常胎方位，避免产程延长、难产、滞产等，保证胎儿顺利娩出。

（二）改善胎盘血供，避免胎儿窘迫

待产与接产时，长时间仰卧截石位会使子宫和胎儿压迫腹主动脉及下腔静脉，导致产妇的回心血量减少，易造成仰卧位低血压综合征，引起出汗、眩晕等不适，同时会影响子宫和胎盘的血流供应，出现胎儿缺氧，严重时危及胎儿的生命安全。在产程中产妇合理运用自由体位可减轻子宫对腹主动脉及下腔静脉的压迫，增加胎盘的供血量，避免胎儿窘迫。此外，当胎心出现异常时，可通过体位的改变确定是否由于长时间固定体位所致的脐带受压造成的，以便及时发现胎儿窘迫，并对原因做出准确判断。

（三）减少会阴损伤，降低无指征会阴侧切率

第二产程使用站立位分娩，可以充分利用重力作用，加大胎头对宫颈的压迫力度，加快胎头下降速度，缩短第二产程，当产妇根据自身意愿选择站立位时，身体能够更加放松，胎头的压迫能够使盆底肌肉得到更好的拉伸，有利于减少会阴损伤，避免不必要的会阴侧切。研究表明，采用侧卧位分娩的产妇会阴Ⅱ度裂伤的发生率远低于传统分娩体位，侧卧位分娩的会阴侧切率比截石位分娩更低。侧卧位对会阴有更好的保护作用，能够有效降低会阴侧切率，同时便于胎心的观察，可以减少新生儿产后窒息的概率。

（四）缓解宫颈水肿

宫颈水肿最常见的原因是胎方位异常，如持续性枕后位、枕横位等相对头盆不称可导致产程延长或滞产，或宫口未开全而过早使用腹压，致使宫颈嵌顿于耻骨联合及胎先露之间，宫颈受力不均，血液回流受阻，导致宫颈水肿，影响宫颈扩张。更换体位可重新分配作用于宫颈的压力或者解除部分压力，有助于缓解宫颈水肿，促进宫颈扩张，加快产程进展。

（五）缩短总产程时间

自由体位分娩可增强盆底肌、腹肌和四肢肌群的收缩力，如直立位可增强胎先露对宫颈及阴道的压迫和牵拉，提高内源性催产素的释放，刺激子宫持续性收缩，增强产力；体位的改变能影响宫缩间歇期的宫内压力，当产妇由平卧到站立或坐位时，引起子宫静止期压力的增加，较高宫缩间歇期的宫内压作用于宫颈，加速分娩过程；可以增大子宫脊柱（骨盆）的倾斜角——骨盆驱动角，有

利于胎儿入盆，对骨产道进行适时调整，进而加快产程；可使异常胎方位旋转至对分娩最有利的枕前位，帮助胎儿下降。因此在分娩过程中采用自由体位可充分发挥产力、产道、胎儿及产妇精神因素的合力优势，促进产程进展，缩短总产程时间。

（六）改善产妇精神心理状态

产妇分娩时的不良情绪及心理状态，会使其大脑皮质处于抑制状态，抑制去甲肾上腺素的分泌，从而影响产妇自然分娩的顺利进行。自由体位可提高产妇对分娩的控制感，改善产妇的负面情绪，预防由精神心理因素所导致的难产问题。

三、自由体位分娩的应用原则

1. 在产程中使用自由体位，原则上仅限于低危产妇，高危产妇需要在助产士或产科医师的专业指导下选择相应的舒适体位。

2. 自由体位分娩的过程中，需严密监测胎心及产妇的情况。出现胎心异常、产程异常需及时指导产妇更换体位，以确保母胎安全。

3. 动态评估产程的进展、胎方位、产妇体力及舒适度等情况，鼓励产妇尝试及变换不同的体位，从而选择相对最合适的体位进行分娩。

4. 在进行自由体位分娩时，必须做好安全防范，保持同一体位最好不超过 30 分钟。

四、常用自由体位分娩的应用注意事项

（一）侧卧位分娩

1. 应用时机

(1) 产程进展过快，需要减慢胎儿的下降速度时。

(2) 使用硬膜外麻醉分娩镇痛的产妇可以使用，不会影响麻醉管的正常位置。

(3) 产妇体力不支，不能使用站立位、蹲位等进行异常胎方位纠正时。

(4) 耻骨联合分离疼痛，不能配合屈腿的产妇可采取该体位。

(5) 产妇如有痔疮，仰卧位造成压迫疼痛可以更换为侧卧位。

(6) 患有妊娠合并高血压的产妇可以使用。

2. 应用禁忌

(1) 产妇第二产程进展缓慢，需要重力作用促进胎头下降时。

(2) 侧卧位超过 1 个小时产程仍然无进展者。

3. 侧卧位的注意事项

(1) 助产士接产时，需要根据产妇的配合效果及宫缩时的用力效果指导产妇的用力时机。

(2) 左侧卧位与右侧卧位会对胎儿产生不同的影响，使用侧卧位分娩前，助产士必须准确判断胎方位选择侧卧的方向，才能促进胎头的旋转，找到最合适的径线通过产道。

(3) 侧卧位分娩可以减缓产程进展速度，使用侧卧位时助产士应该及时判断产程的进展效果，指导产妇更换体位。

（二）手膝位分娩

1. 应用时机

(1) 高直后位、枕后位或枕横位需要转向枕前位时。

(2) 第一产程、第二产程及接产体位。

2. 应用禁忌 已经行分娩镇痛的产妇不建议采用该体位。

3. 手膝位分娩注意事项

(1) 注意负重，保护双膝、双手。

(2) 长时间的手膝位会使产妇上臂酸痛，可使用软垫或护膝。

(3) 一般持续时间 15~30 分钟。

（三）坐位分娩

1. 应用时机

(1) 产程进展缓慢或停滞，体力消耗较大的产妇可采取坐位分娩。

(2) 产妇腰骶部疼痛剧烈，需通过坐位进行缓解。

2. 应用禁忌

(1) 产妇使用分娩镇痛，放置硬膜外麻醉管，躯干无法完成坐位。

(2) 子宫收缩过强，胎儿估重较小的产妇不能使用。

(3) 妊娠合并高血压者。

(4) 产妇会阴部水肿严重者。

(5) 胎心出现异常者。

3. **坐位分娩的注意事项**

(1) 时间以坐上分娩椅 1 小时内完成分娩最好，坐位时间过长压迫外阴，不仅会造成会阴水肿，还可能由于会阴水肿阻碍胎儿下降，导致产程延长，甚至难产。

(2) 坐位对会阴损伤较大，助产士进行坐位接产时，必须重点评估产妇的会阴条件，判断坐位分娩是否适合产妇。

(3) 助产士需要严格控制胎头娩出的速度，避免会阴的严重撕裂伤。

(四) 蹲位分娩

1. **应用时机**

(1) 产妇的产程进展缓慢或停滞，需要借助重力作用来促进产程时。

(2) 子宫收缩乏力，需要通过胎头压迫宫颈刺激产生宫缩时。

(3) 胎方位异常，如枕后位或枕横位，需要纠正胎头方向时。

(4) 胎头估计较大，需要增大骨盆内腔时。

(5) 当产妇出现腰骶部疼痛时，条件允许的情况下可进行该体位的尝试。

2. **应用禁忌**

(1) 屏气用力过大，蹲位时间过长，且会阴条件较差的产妇。

(2) 胎儿较，且有急产倾向的产妇。

(3) 使用硬膜外分娩镇痛影响下肢活动能力的产妇。

(4) 体力消耗过大，下肢无力或有下肢关节损伤等情况的产妇。

3. **蹲位分娩的注意事项**

(1) 蹲位分娩时，经历 1~2 次宫缩后，助产士需指导产妇在宫缩间歇期站立或坐下休息，避免发生下肢神经性麻木。

(2) 胎头位置较高，还未达到坐骨棘水平时，蹲位不利用胎头的转动。

(3) 蹲位时躯体对骨盆的压力较大，胎头对会阴的压迫也很大，容易造成会阴严重撕裂伤，因此需要重点评估产妇的会阴条件及胎儿大小。

(4) 采取蹲位分娩时，全程需要有专业人员陪护。

(5) 胎儿娩出后，如果产妇体力尚可，可继续等待胎盘娩出；若产妇体力不支，助产士需要协助产妇上产床平卧，应注意安全。

(五) 跪位分娩

1. **应用时机**

(1) 胎头位置较高或胎方位异常时可以促进胎头的下降和旋转。

(2) 由于脐带受压出现胎心异常时。

(3) 胎儿估计较大，为了预防出现肩难产时可以采用。

(4) 产妇腰骶部疼痛剧烈，需要进行背部、腰骶部按摩时。

2. **应用禁忌**

(1) 发生胎儿窘迫，产程没有进展时。

(2) 产妇疲劳，体力不支时。

(3) 产妇膝盖疼痛，无法承受压力时。

(4) 采用硬膜外麻醉镇痛的产妇。

3. **跪位分娩的注意事项**

(1) 跪位分娩时可以在产妇的膝盖下垫软垫或戴护膝，减轻膝盖的压力。

(2) 助产士接产时，需要根据产妇的配合效果及宫缩时的用力效果指导产妇的用力时机。

(3) 胎头娩出后，助产士需要根据胎儿的面色决定是否需要协助娩肩。

(4) 分娩过程中，助产士需要注意保护胎头，避免新生儿坠落受伤。

(5) 跪位分娩体力消耗较大，助产士需要随时评估产妇的体力，及时指导产妇休息或更换舒适体位。

(6) 加强胎心监护，及时发现胎儿的异常情况。

(7) 胎儿娩出后，若产妇体力尚可，可继续等待胎盘娩出；若产妇体力不支，助产士需要协助产妇上产床平卧，应注意安全。

(六) 站立位分娩

1. **应用时机**

(1) 产妇的产程进展缓慢或停滞，需要借助重力作用来促进产程时。

(2) 子宫收缩乏力需要通过胎头压迫宫颈刺激产生宫缩时。

(3) 胎方位异常，需要促进胎头内旋转时。

(4) 当产妇出现腰骶部疼痛，条件允许的情况下可进行该体位的尝试。

2. **应用禁忌**

(1) 患有高血压、疝气的产妇：站立位分娩向下屏气用力时，可导致血压升高、腹压升高。

(2) 采取硬膜外麻醉等镇痛的产妇：采用麻醉镇痛产妇运动受影响、无法自行站立，不宜使用该体位。

(3) 产程进展过快或经产妇。

3. **站立位分娩的注意事项**

(1) 站立位分娩时，胎儿娩出速度较快，助产士需要提前做好接生准备，可在地面放置水垫或较厚的软垫，防止新生儿坠地受伤。

(2) 站立位分娩的冲击力较大，容易造成严重的会阴裂伤，助产士保护会阴、控制胎头娩出的速度难度较大。如果评估到产妇会阴条件较差，且胎儿估重较大，建议使用仰卧位或侧卧位接产，避免软产道损伤。

(3) 产妇采取站立位分娩时，全程必须有人陪同。

(4) 产妇感觉不适或疲劳时，应该及时协助产妇更换体位休息。

自由体位分娩相关视频见视频 11（a、b）。

视频 11a
站立位分娩

视频 11b
侧卧位分娩

视频 11　自由体位分娩

五、自由体位分娩在难产中的应用

（一）头位难产

头位难产是指分娩过程中胎儿头部未朝向正确位置的难产，通常因产妇盆骨倾斜或产力异常所致。头位难产是众多难产形式中最常见的一种，发生率为 81.63%，持续性枕后位、枕横位等头位异常是造成难产的主要原因，占头位难产的 70%~80%。发生头位难产的产妇在进行分娩的过程中，若头位难产得不到及时纠正或未实施有效干预，可能导致胎儿发生窒息、颅内出血，甚至死亡。传统分娩体位会抑制枕后位或枕横位转换成枕前位，且容易压迫腹主动脉和下腔静脉，造成胎儿窘迫，新生儿窒息发生率高。自由体位是利用胎儿自身重力及产力帮助胎体旋转的原理，减小产道阻力，是解决头位难产的有效措施。

站立位有利于胎头俯屈，可促进枕横位及枕后位胎头的内旋转；坐位、蹲位也可以促进胎头发生内旋转，纠正胎位，促进胎头衔接，加快产程进展；蹲位可增大骨盆入口，纠正枕后位胎儿的胎头方向；仰卧位分娩可以解除嵌顿的胎肩，能够较好地纠正枕后位。

常见的几种自由体位均可以在头位难产中起到一定的纠正胎方位的作用，但实际临床工作中需要根据对产妇的情况进行充分评估后再选择最合适的体位促进分娩。

（二）肩难产

肩难产是指胎头娩出后，胎儿前肩被嵌顿于耻骨联合上方，用常规娩肩手法不能娩出胎儿双肩。肩难产的发生率不高，但是若产科医师或助产士处理不当可以造成新生儿臂丛神经损伤，发生率为 8%~23%，还可能造成新生儿骨折、胎儿窘迫、新生儿窒息等并发症，严重时导致颅内出血，甚至死亡。产妇手膝位时双手和双膝着地，可以改变骨盆径线，再借助重力作用解除胎肩嵌塞状态。

六、自由体位分娩辅助工具

（一）多功能产床

自由体位多功能产床能满足站立位、坐位、蹲位、跪位、侧卧位、半坐位、膝胸卧位等多种体位的分娩需求，方便产妇轻松调整自己的姿势，真正实现自由体位，减少分娩前和分娩时的疼痛，能更舒适地完成自然分娩。

多功能产床可以自由调节高度，在产妇进行站立位分娩时，手扶拉杆时手肘与床呈 90°。如果选择在地上进行蹲位分娩，也要能满足产妇所需高度。床头床尾可以随意角度的抬高或降低。床板下方可拆卸形成置脚板，满足坐位分娩。腿部支架更可以多方位、多角度自由调节,不论身材高大还是娇小的产妇都能找到合适的支撑点。扶手杆可以各种角度任意调节,握持舒适,使产妇能更好地掌握用力点,配合屏气用力。

（二）分娩椅

分娩椅主要用于坐位分娩,也可用以站立位、蹲位分娩产妇休息时使用。使用分娩椅可以减轻子宫及胎儿对骶尾部的压迫,减轻分娩疼痛,提高产妇的舒适度。宫缩时,产妇可以手扶两边把手屏气向下用力,宫缩间歇期可以在分娩椅上休息。分娩椅需要有“U”形开口,方便助产士观察胎头拨露的情况,加强会阴的保护。

（任建华　王国玉）

参考文献

1. 刘兴会,贺晶,漆洪波．助产．北京:人民卫生出版社,2018.
2. 中华医学会妇产科学分会产科学组．正常分娩指南．中华围产医学杂志,2020,23(06):361-370.
3. 周倩云,李巧秀,杨晓宇．自由体位对分娩的影响研究进展．中国临床护理,2020,12(01):81-83.
4. 曹晓丹,陶洁静,林央央,等．自由体位分娩纠正胎方位异常的应用效果．中国妇幼健康研究,2019,30(09):1152-1156.
5. 江紫妍,黄美凌,夏华安．自由体位分娩在临床中的应用进展．中国实用护理杂志,2016,32(22):1756-1760.
6. ZHANG H,HUANG S,GUO X,et al. A randomised controlled trial in comparing maternal and neonatal outcomes between hands-and-knees delivery position and supine position in China. Midwifery,2017,50:117-124.

第三节

LDR 分娩

导读

LDR 分娩是指待产、分娩及产后恢复(labor-delivery-recovery,LDR)在同一房间的一站式服务的家庭式分娩模式。单人产房设计适用于除剖宫产和需全身麻醉分娩以外的从待产到产后,以及新生儿监护的分娩全过程,并能处理大部分并发症。在 LDR 产房内,整个待产、分娩及恢复期间,由产科医师、麻醉师、新生儿医师、助产师和护士组成的医疗团队随时为产妇及家庭提供各种帮助,直到分娩顺利结束。LDR 产房内各类生活设施一应俱全,家人可在内居住,随时陪伴左右,让产妇有在家分娩的温馨感受。LDR 分娩对缩短产程,减少难产、产后出血,促进母乳喂养和提高产科诊治质量均有积极作用。

一、LDR 的主要理念

源自美国的“以家庭为中心的产科监护(family-centered maternity care,FCMC)”新模式,用“待产 - 分娩 - 产后恢复”的一体化代替产妇多次转移的传统模式。分娩应视为一种生理过程,而不是疾病,迎接新生命的到来是家庭生活的一个重要历程,是家庭成员共同生活的新起点。医疗服务重在维护待产、分娩、产后休养和新生儿监护的正常生命活动,涉及情感、社交和身体的动态变化。这种分娩模式根据每个产妇及其家庭在心理、教育、生理、精神和文化上的不同需求,提供个体化的医疗服务。整体的围产期教育计划,使产妇及家庭为积极参与孕前、妊娠、分娩和养育的整个进程做好准备。医院的医疗组帮助产妇家庭对住院分娩期间的医疗服务做好选择，提供他们需要的经验，为产妇家庭在同一房间提供待产、分娩、产后恢复、新生儿护理的医疗服务，除非必须做剖宫产。产妇是首选的婴儿监护人，产妇照顾其婴儿时，护士的作用就从直接进行婴儿护理，变成帮助产妇或家庭进行婴儿护理，在开展母婴护理时，由同一个人护理一个家庭单元的一对母婴。在LDR产房待产和分娩时，以家庭化的温馨淡化医院的氛围，这个过程中可以充分体现出“以产妇及家庭为中心”的护理“七维度”理念。

1. **尊重产妇及家庭的价值观、喜好和需求**　通过产房的布置设计、细致的产后护理，最大程度满足产妇及其家庭对生活品质的需求、居住的舒适度和人性化身心健康的美好感受。

2. **医学治疗的协调和整合**　经验丰富的医疗团队成员有清晰的责任分配，相互间能有效沟通，取得医院行政管理的有力支持，能够赢得产妇及家庭高度信任。

3. **治疗的变化和延续**　帮助产妇及家庭理解治疗的计划、产程中的变化及调整预案，提供出院时产妇康复的注意事项和婴儿护理及接种疫苗等必要的资讯。

4. **家人、朋友的参与、支持、鼓励、认可**　家人在产妇分娩时扮演重要角色。分娩是女性一生中重要的人生经历之一，这个时期家人的参与、陪伴和情感支持能舒缓产妇的焦虑、紧张情绪，缩短产程，减少产后出血，使母婴结局更良好。

5. **身体舒适度**　分娩过程中充分考虑到产妇的镇痛需求，力争全程无痛分娩，提高产妇对自然分娩的参与度与愉悦感受；产程中可以采取多种自由体位；分娩和产后运用按摩、康复治疗、香薰疗法及音乐引导等多种手段，达到舒缓疼痛、放松心情，增加分娩对产妇家庭带来的美好体验。

6. **信息、沟通和教育**　对产妇及家庭进行医疗常识宣教，使产妇理解自己的医疗状态、医疗预后、医疗的步骤和自我康复护理的选择。

7. **情感支持、减缓焦虑和害怕情绪**　产妇及家庭对分娩存在着期盼、焦虑、紧张、恐惧等复杂的心理状态，家庭共同面对新生命的来临意义重大。这期间医务人员的一个抚摸、一句鼓励都可以成为产妇家庭的支持和心灵安慰。

以家庭为中心的分娩模式将妊娠、分娩、产后恢复和婴儿监护整合在一个连续的家庭生活周期中，作为一个正常的、健康的生命活动，所提供的服务是个体化的，重视家庭的支持、参与和选择的重要性。真正实现以人为本、以产妇及家庭为中心的先进医学模式，是产科病房的必然发展趋势。

二、LDR的优点

1. **增加临床安全**　LDR房间无须转移产妇。待产过程中遇到紧急情况可迅速处理，而无须将产妇转移到另一个房间。该模式使护理工作的沟通和连续性得到改善，避免传统模式使产妇在接触产科不同的房间和工作人员时可能带来的损伤和感染，避免了中断产程的搬动，生命体征和胎儿的监护可以连续进行，护士不再需要为何时将产妇搬入待产室、产房作出决定，有充分的时间为就地分娩做好准备，增加了产妇家庭和医务人员的安全性。

2. **满足社会需求**　LDR使得产妇家庭待在一个自然、舒适的环境中迎接新生命变成可能。护士经过有针对性的培训，提供连续的护理。由于产妇不需在几个房间之间搬动、在几个不同的护理人员之间转移，家人有更多时间与产妇在一起，在护士指导下参与护理产妇。

3. **提高成本效益**　缩短产妇住院日，促进母乳喂养，减少医院用工，减少物品消耗需求，增加房间利用率。

LDR可提供更安全、满意和成本效益更高的产科服务模式。这种新模式正在逐渐被大家所接受，因为它给产妇家庭提供了与自然分娩有关的隐私和尊严，给医务人员提供了确保安全的工作环境。越来越多的医院正在建设LDR，以确保儿童优先、产妇安全。

三、场地布置、设备及人员

LDR家庭化产房（图16-3-1）（不含水下分娩

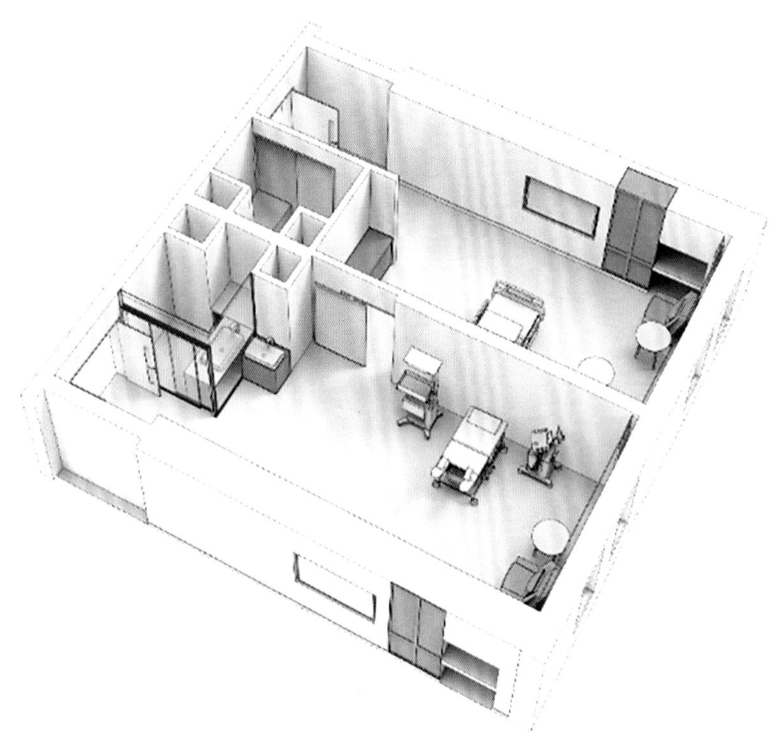

图 16-3-1 LDR 家庭化产房模拟布局图

设施)：场地面积不少于 $34m^2$($3m^2$ 用于设备存放)。LDR 房间必须有空间以容纳产科检查和准备分娩，以及休息和睡眠、探亲、等待和婴儿护理。

（一）LDR 产房设计的要素

实体环境是影响产妇分娩体验及心理健康的重要因素。舒适私密的环境能够放松产妇焦虑的心情，缓解心理压力。

为上述空间活动提供便利，需要考虑以下设计元素：

1. 房间要足够大，可以同时容纳产妇、家属和医师、护理人员。

2. 指定储存空间，存放必要的医疗设备。

3. 指定区域存放产妇的物品、礼物等。

4. 婴儿出生后要有充足的空间评估新生儿，这个区域最好离母体有适度的距离。

5. 墙壁要用隔音材料，以防止房间之间的噪声传递，确保病人及家属的隐私。

6. 清晰的指示牌提供容易识别的房间及功能区。

7. 空间的整体设计和装饰应该是有助于平静和放松的。

分娩时所需要的全套医疗设备被巧妙隐藏。产房内各类生活设施一应俱全，有专用会客室、电视、冰箱，以及洗手间、沐浴间等各类设施，家人可在内居住，随时陪伴左右，营造出在家分娩的气氛，让产妇消除心理上的焦虑感和恐惧感。待产、分娩和产后恢复全部在 LDR 产房内完成。LDR 产房能够满足整个分娩过程的所有需求，例如：孕妇始终可以在家人陪伴下完成分娩前的准备及放松、分娩麻醉、分娩过程、新生儿照护、产后恢复及观察。

（二）LDR 产房的主要配置

1. **特殊需求** 分娩室内置手术洗手池。产房需要配备收纳及取用方便的临床用品和医用麻醉气体。房间需保持负压以便于清除麻醉气体的残留。

2. **人员** 产妇 1 位，1~2 位陪护家属，约 4~5 位医护人员。在 LDR 产房内，整个待产、分娩及恢复期间，由产科医师（主治医师以上）、麻醉师、新生儿医师、有经验的助产师（中级护师以上）和护士组成的医疗团队实时陪伴左右，随时提供全方位呵护，直到产妇分娩顺利结束。要求医疗团队定期培训模拟演练，在产妇出现异常情况时能立即组织成快速反应团队有效救治。

3. **设备** 一体化智能产床、模块式设备带、数据管理车、器械台、无线胎儿监护仪、新生儿辐射保暖台、新生儿磅秤、婴儿沐浴抚触台、分娩照明无影灯、空气净化消毒机等。还有支持产妇在分娩过程中自由活动和变换体位的设备，如分娩球、助走车、抱枕、镇痛仪等。

现在人们又将产后康复内容增加到LDR分娩，设计成LDRP家庭化产房，将待产、分娩、恢复和产后康复过程综合到一个房间内，形成以家庭为中心的母婴保健系统。住院的医疗配套服务多样化、细致化，例如在分娩过程中更注重产妇家庭的生理和心理需要，力争全程无痛分娩，让产妇在安全的医疗保障下享受舒适的分娩体验；通过父母断脐等方式增加家庭迎接新生命的仪式感；提供美味可口的营养配餐，让产妇家庭更好体验分娩给家庭带来的快乐；有效运用精神心理评估方法把握产妇的心理状态，有侧重地进行干预对顺利分娩有积极意义。应用先进的AI和大数据赋能现代LDRP产房，通过智能空气质量管理系统、智能灯光控制系统、智能视听控制系统、智能温湿度控制系统、智能卫浴控制系统、全屋智能模块系统等智能控制系统，为产妇家庭和医护人员提供智能化交互服务和专科化的护理信息系统，结合多种智能终端，利用移动互联网、物联网等技术，为整个分娩及产后康复过程提供更人性化、全流程的医疗和配套服务，将智慧分娩与细致入微的人文关怀相结合，努力营造父母与孩子共同生活的美好开端。

（孙强）

参考文献

1. NIELSEN JH, OVERGAARD C. Healing architecture and snoezelen in delivery room design: a qualitative study of women's birth experiences and patient-centeredness of care. BMC Pregnancy and Childbirth, 2020, 20(1): 283.
2. ALI E, NORRIS JM, HALL M, et al. Single-room maternity care: systematic review and narrative synthesis. Nursing open, 2020, 7(6): 1661-1670.
3. JANSSEN PA, KLEIN MC, HARRIS SJ, et al. Single room maternity care and client satisfaction. Birth, 2000, 27(4): 235-243.

第四节
导乐及陪伴分娩

导读

妊娠、分娩是女性人生的一段重要的旅程，是正常的生理过程，也应该是女性人生中最幸福的时刻。但是，许多产妇尤其是初产妇在这个过程中会感到孤独、焦虑和恐惧，再加上产痛会引发机体内分泌的改变导致产程异常。导乐和陪伴分娩可以使产妇在分娩期间得到持续的生理、心理和感情上的支持，有助于顺利完成分娩。

一、概述

"导乐"是希腊文"Doula"的音译,原意是由一位有经验的妇女照顾另一位妇女。导乐及陪伴分娩最初是由美国的M.Klans医师提出,他依据爱尔兰都柏林医院实施产程中一对一护理的经验,将助产士改由受过训练的非医务人员的妇女即"导乐"来陪伴和支持产妇分娩。其在产前、产中、产后陪伴产妇的同时,持续地给予产妇经验上的交流,情感上的支持,心理上的安慰,生理上的帮助,帮助产妇实现一个舒适的分娩过程;在胎儿分娩时帮助胎儿旋转和下降,营造一个舒适的分娩记忆,使产妇顺利愉快地度过分娩期。导乐及陪伴分娩是国际产科界积极提倡的一种回归自然的绿色分娩方式,是以产妇为中心的促进自然分娩的全新产时服务模式。

二、我国导乐及陪伴分娩的现状

目前我国导乐及陪伴分娩大多是由具有护理背景或助产经验的女性在接受医院提供的相关导乐护理培训后,开始实践为产妇提供导乐,并与产妇指定的家属来共同完成陪伴分娩。之所以由认证护士或助产士来扮演导乐师:一方面是因为公立医院通常不允许非产科工作人员进入产房;另一方面是因为能为非医学背景的女性提供导乐培训和认证的机构非常少。我国以助产士为主的陪伴分娩没有照搬西方导乐师协会传承下来的结构,因为助产士除了要为产妇提供情感上的支持,还需要为阴道分娩的常规医疗实践做准备。我国以助产士为主导的陪伴分娩与西方的相比优点在于,助产士对分娩的理论及实践有更广泛和更深入的了解,可以为产妇提供贴心的安慰,同时还可以提供更专业的建议和帮助。缺点在于:①助产士主导陪伴分娩会加重助产士的工作负担,在原本助产士严重不足的情况下可能会影响导乐及陪伴分娩的开展。②近半数的医院是利用助产士下班时间来开展导乐陪伴。下班时间虽然不影响正常工作,但可能会使助产士感到疲倦而影响陪伴分娩的效果。

三、导乐及陪伴分娩的基本流程

导乐师的作用有五个方面:

(1) 通过与产妇交谈和眼神交流给予产妇鼓励、提供持续的情感支持。

(2) 在分娩过程中向产妇汇报产程进展情况。

(3) 协助产妇在分娩过程中采取生理体位(如自由体位)。

(4) 通过语言和非语言的方式不断与产妇沟通,不让产妇感到孤单。

(5) 产后及时协助产妇和婴儿皮肤接触,促进乳汁分泌和母乳喂养。

具体的流程如下:

1. **产前宣传** 从建立孕产妇保健手册起,即开始对孕产妇及家属实施导乐及陪伴分娩知识宣教,使产妇及家属认识并接受这一分娩方式。组织学习或发放健康宣传教育手册使其对分娩的生理过程、情绪变化对分娩过程的影响有所了解,使产妇及家属对正常分娩树立信心。

2. **第一产程** 临产后由其丈夫或1名有生育经验、深得产妇信赖的妇女入待产室陪伴。助产士热情接待产妇及陪伴家属,主动介绍自己并陪伴其熟悉陪产环境。第一产程潜伏期,了解准父母对分娩知识的掌握程度,并给予补充。解释说明疼痛的生理基础及减轻疼痛的方法和疼痛时产程变化情况,指导饮食、排尿。温习或示教肌肉松弛及呼吸技巧,不断给产妇表扬及鼓励。第一产程活跃期,尽量运用有帮助的非语言交流技巧,帮助产妇树立信心;多变换体位,鼓励并协助产妇站、蹲、走或者使用导乐分娩球;根据产妇的需要,握着产妇的手或按摩背部,向产妇传授分娩减痛的技巧;指导产妇做深呼吸,使产妇平静和放松;随时告知产妇及家属产程的进展及胎儿的状况。

3. **第二产程** 采取孕妇自觉最舒适的体位,产妇无屏气感时,鼓励产妇做深呼吸,身心放松,引导产妇及家属共同想象宫口在逐渐扩大,胎儿在下降,将注意力集中在想象上,多在身边称赞与鼓励,使其增强信心;指导产妇在阵痛宫缩时如何深呼吸,随时用目光、语言和抚摸来帮助产妇,或为其按摩腰骶部等;对产妇点滴的进步及时给予肯定和鼓励，随时满足产妇的生理、心理需求。分娩后和产妇及家属分享快乐并向夫妇表示衷心的祝贺。

4. **第三产程** 共同分享产妇的喜悦，尽早进行早接触、早吸吮，从而刺激子宫收缩，减少产后出血，并巩固吸吮反射，促进乳汁分泌。与夫妇共同回忆分娩经过，共同分享分娩感受。嘱咐产妇尽早下床解小便，并帮助其按摩宫底，密切观察产后出血及有无血肿产生。

四、导乐及陪伴分娩的意义

目前我国广大产妇对导乐及陪伴分娩的需求在不断增长：一方面由于她们在分娩的过程中通常没有得到持续的照顾和情感支持；另一方面导乐及陪伴分娩在促进自然分娩、提高产科诊治质量方面有不可替代的作用。

1. **导乐及陪伴分娩可以降低无指征剖宫产率** 我国的剖宫产率高达54.47%，明显高于WHO提出的理想指标，而剖宫产指征中居于首位的是无指征剖宫产。这是由于产妇对分娩存在恐惧心理，对分娩过程缺乏认知，对阴道分娩缺乏信心。如果在产前对产妇及家属进行健康宣教，增强产妇对分娩的认识，增强其对自然分娩的信心，建立一对一的导乐及陪伴分娩，消除其对自然分娩的恐惧和无助感，会降低社会因素的剖宫产率。

2. **导乐及陪伴分娩可以降低难产发生率，促进积极的分娩结果** 产妇精神心理因素是影响分娩的重要因素。产妇不良的紧张、焦虑情绪会使机体产生一系列的变化，如心率加快、呼吸急促、肺内气体交换不足，致使子宫缺氧收缩乏力，宫口扩张延迟，随后出现产程延长、难产等情况。同时产妇的精神内分泌发生变化，交感神经兴奋，释放儿茶酚胺使血压升高，导致胎儿缺血、缺氧，出现胎儿窘迫，甚至新生儿窒息。全程陪伴式导乐分娩对孕产妇进行“一对一”的陪伴至其分娩，在此过程中导乐师对孕产妇从生理、心理、情感等多方面予以综合全面的支持和干预，可以增加产妇的安全感和自然分娩的信心，能够帮助产妇在分娩过程中控制焦虑和恐惧心理。一项对150例初产妇分娩时焦虑和疼痛的评分研究显示：有导乐及陪伴分娩时产妇焦虑评分[(48.04 ± 9.61) *vs.* (57.76 ± 9.57)]和疼痛评分明显低于无导乐及陪伴分娩的孕妇。研究结果表明导乐及陪伴分娩对减轻分娩疼痛和焦虑有积极显著的影响。此外，导乐及陪伴分娩可以降低孕妇体内儿茶酚胺类激素的分泌，增加缩宫素的分泌，从而促进自然分娩、降低不良妊娠结局的发生。在导乐及陪伴分娩的过程中，能积极调动产妇的主观能动性，使其主动参与分娩过程，放松精神，避免不必要的手术和药物镇痛引起的低血压、低胎盘灌注等不良反应。大量研究显示，导乐及陪伴分娩为产妇提供持续的分娩支持，有利于缩短产程，减少分娩干预，明显提高自然分娩率，明显降低剖宫产率、阴道助产率及分娩镇痛率。

3. **导乐及陪伴分娩可以促进乳汁分泌，降低产后抑郁发生率** 研究显示，产妇在分娩过程中的压力可以延迟哺乳的开始，干扰母乳喂养。持续的导乐及陪伴分娩已被证明可以减少产妇的压力，导乐师在产后可以帮助产妇及时进行早接触、早吸吮，也可以进一步促进乳汁的分泌。产后抑郁症是一种严重的健康问题，在产妇中发生率在10%~15%。过度的负面情绪是导致产后抑郁症的主要原因。导乐及陪伴分娩可在整个分娩过程中持续地给予产妇生理、心理、感情上的支持，最大限度地帮助产妇解除不必要的紧张、焦虑情绪，从而有效减少产后抑郁症的发病率。

随着生态医学模式的逐步深入人心，以循证医学为指导的导乐及陪伴分娩已被越来越多的产妇和医务工作者接受和采用。它改变了旧的产科服务模式，实现了“以人为本、以产妇为中心”的服务模式，使产妇从被动转为主动，既可以提高产科诊治质量，最大限度地实现自然分娩，又可以降低阴道助产、难产、产科抑郁症等不良妊娠结局的发生，保障了母婴安全，值得广泛推广。

本节关键点

1. 导乐及陪伴分娩是以产妇为中心的促进自然分娩的产时服务模式。
2. 我国的导乐及陪伴分娩大多是以有助产经验的女性为主导，与西方的相比各有利弊。

3. 导乐及陪伴分娩在降低无指征剖宫产率，减少不必要的产时干预，降低难产发生率，以及降低产后抑郁发生率方面有积极的作用。

（范玲 申南）

参考文献

1. DAI Z. Chinese news media discourse of Doulas and Doula care. The Journal of Perinatal Education, 2018, 27(4):243-252.
2. LANNING RK, KLAMAN SL. Evaluation of an innovative, hospital-based volunteer Doula program. Journal of Obstetric, Gynecologic, and Neonatal Nursing, 2019, 48(6):654-663.
3. NEEL K, GOLDMAN R, MARTE D, et al. Hospital-based maternity care practitioners' perceptions of Doulas. Birth, 2019, 46(2):355-361.
4. 庞汝彦，张宏玉．导乐分娩．北京：中国社会出版社，2017.
5. 李小林，黄海香，颜露春．助产士与准父亲导乐陪产共建模式在初产妇分娩中的应用研究．全科护理，2021, 19(01):77-79.

第五节

非药物镇痛

导读

分娩是一个正常的生理过程。疼痛是生理、生物和社会文化因素相互作用的结果，是一种主观的复杂的生理心理活动。分娩疼痛通常被认为是由于子宫收缩时子宫肌缺血缺氧和胎头对盆底、阴道及会阴的压迫引起的，是不可避免的分娩的副作用，而不是异常的。已知影响产妇在产程中疼痛感知的因素有心理准备、期望、过去的痛苦经历、对分娩的恐惧，以及产程中情感支持的相互作用。药物性镇痛主要是通过消除产妇疼痛时的身体感觉来达到镇痛的目的，而非药物性镇痛不仅是通过各种技术缓解疼痛的身体感觉，还可通过在产时持续照护时增强与产妇间的情感交流达到减轻疼痛和预防痛苦的目的。研究表明，疼痛本身、疼痛是否得到缓解和产时的医疗干预措施对产妇的满意度并没有直接影响，因此，在非药物性镇痛的实施过程中，医务人员的重点并非是让产妇痛苦完全消失，而是帮助妇女应对痛苦，建立自信，并保持一种自控感和幸福感。

一、概述

分娩疼痛是分娩过程中对感官刺激的一种复杂、主观、多维的反应，有感觉和情感成分。产妇在分娩过程中体验到的疼痛包括内脏疼痛、深部躯体及浅表躯体疼痛。与其他疼痛不同的是分娩疼痛与病理无关。为什么分娩这一生理过程会引起疼痛，有一种的生物学解释：分娩可能会造成伤害，疼痛是分娩的提前预警，警示准妈妈去一个安全的地方生产，以便得到他人的帮助。

根据查普曼模型，在宫颈扩张期（第一产程），内脏疼痛占主导地位，疼痛（痛觉）刺激由子宫下段的机械性牵拉和宫颈扩张引起，神经冲动传入脊髓 T_{10}~L_1 节段，通过上行纤维上传到大脑产生疼痛感觉，进行性涉及腹壁、腰骶、髂嵴、臀部和大腿区域。在这一时期，一些女性会有非常广泛和弥漫性的疼痛感觉，而另一些则会在特定的明确的区域感到局部疼痛。随着分娩的推进，胎头不断下降，疼痛（痛觉）刺激转变为主要来自于胎头对阴道穹窿周围的盆腔结构及盆底和会阴的扩张及牵引。这些刺激是尖锐的，通常定位良好，通过阴部神经经 $S_{2\sim4}$ 脊神经的前支传递。产妇对分娩疼痛部位的感知因人而异，但通常发生在下腹部和腰部。几乎所有的产妇都会有下腹痛，大约73% 的产妇会有与宫缩相关的腰痛，大约 33% 的产妇会有持续的腰痛。

分娩过程对每一个产妇来讲都是独一无二的。它是一个深刻的生理、心理和精神事件。有人把分娩经历看成是迎接新生命的挑战，是母爱伟大的表现，疼痛则只是这个复杂过程中的一个部分。研究表明，疼痛本身、疼痛是否得到缓解和产时对疼痛的医疗干预措施对产妇的满意度并没有直接影响。

虽然分娩疼痛不是病理性的，人类发展的历史也证明绝大多数女性对分娩疼痛是耐受的，但我们也看到剧烈疼痛会增加产妇产时消耗，特别是在长时间的分娩中导致疲倦、虚弱，增加产时并发症的风险，严重的产程疼痛和创伤性分娩也与以后慢性疼痛和创伤后应激综合征的发生有关。对疼痛的管理是产程管理的重点之一。应根据产妇的个性化需求给出多元化的镇痛方法。

尽管疼痛非常复杂难以量化，但分娩疼痛是不同文化、种族和年龄的分娩经验的共同组成部分，在感官和情感方面都有很大的变化。分娩疼痛所造成的痛苦程度也是高度可变的，可以通过妇女的身体特征及其劳动、妇女的心理特征、文化信仰和习俗、分娩环境，以及分娩参与者提供的护理来调节。例如过度焦虑会导致儿茶酚胺分泌增加，放大对分娩疼痛的感知，通过减轻焦虑可能减轻分娩疼痛。已知的影响产妇在产程中疼痛感知的因素有心理准备、期望、过去的痛苦经历、对分娩的恐惧及产程中情感支持的相互作用。当个人确信自己能够熟练地应对挑战时，在应对威胁时可能会经历兴奋而不是痛苦。相反，当个人资源不足，无法应付时，就会经历无助和痛苦。药物性镇痛主要通过消除产妇疼痛时的身体感觉来达到镇痛的目的，而非药物性镇痛不仅通过各种技术缓解疼痛的身体感觉，还通过在产时持续照护时增强和产妇间的情感交流来降低产妇的无助感，达到减轻疼痛和预防痛苦的目的。

二、方法

（一）运动类

1. 呼吸和放松训练 呼吸和放松训练常指导产妇在产前进行并掌握技术，在产时使用，达到转移注意力、放松肌肉、减少紧张和恐惧、提高产妇的自我控制感，从而有效减轻分娩疼痛的作用。可采用的呼吸和放松技术，包括瑜伽呼吸放松法、腹式呼吸放松法、拉玛泽呼吸法、三线放松法等。2011—2012 年 48% 在美国分娩女性使用了呼吸技术，多数女性认为呼吸技术非常有帮助。但2017 年一项纳入 140 例产妇的随机对照试验报道，使用呼吸技巧产妇的焦虑、疼痛、疲劳和满意度方面和未使用产妇没有差异。因此还需要更大样本的试验来阐明呼吸技术对分娩疼痛的影响。

2. 自由体位 1996 年，WHO 根据各国对产时适宜技术的研究结果提出自由体位是在产程管理中应鼓励使用的措施。自由体位分为被动体位和主动体位。被动体位是产妇在助产士的指导下进行体位的改变，常用于异常胎方位的旋转。主动体位（active position）是产妇在产程中根据自身的需求，自己主动采用的最舒适的体位。可达到镇痛效果的自由体位主要是指主动体位，包括站、坐、卧、走、跪、趴、蹲、慢舞、上马位等姿势。

（1）站：产妇用双手抱住陪伴人员的脖子或腰部，并靠在其身上，臀部左右摇摆。

（2）坐：可正坐也可反坐在椅子上。

（3）卧：可仰卧、左侧卧、右侧卧、半卧等。

（4）走：下床在待产室或病区走动。

（5）跪：双脚分开跪在矮床软垫上，臀部翘高或臀部左右摇摆。

（6）趴：双手抱花棉被趴在软垫上。

（7）蹲：双手扶床沿或椅子，两脚分开蹲在地上。

（8）上马位：一脚向上抬高放在椅子上。

(9) 慢舞:产妇与陪伴人员一起跳交谊舞,拥抱彼此。

对照试验中,所有产妇均认为传统的仰卧位与站立位、坐位比较,站立位时感到疼痛最轻,其次是坐位。其中一项对35名非孕期育龄期妇女使用磁共振成像的研究表明,骨盆尺寸随母体体位变化而变化,蹲位前倾、跪位前倾分别增加骨盆中部和骨盆出口横径87mm及67mm。通过各种自由体位的运动,有利于胎头旋转或下降,反过来也可以减轻由于异常胎位或产程时间过长而带来的相关疼痛。

3. **分娩球** 分娩球(birth ball)是一种直径在55~100cm柔软且富有弹性的球,最早于20世纪80年代在德国使用,主要依赖球体对皮肤的弹性接触缓解产妇局部的疼痛。为确保产妇坐在球上时膝盖与髋关节垂直,保持身体平衡和舒适,应建议不同身高的产妇使用不同直径的分娩球:身高<160cm者,建议使用直径55~65cm的分娩球;身高160~170cm者,建议使用65~75cm的分娩球;身高>170cm者,建议使用75~85cm的分娩球。分娩球使用的禁忌证包括:高血压、癫痫症、心脏病、前置胎盘、胎盘早剥、胎心异常、羊水污染、使用哌替啶及地西泮等。使用分娩球前,应检查球表面有无漏气破损,移走危害物件,使用防滑软垫,切勿在粗糙表面上使用,并注意可承受的重量。

分娩球常配合自由体位使用,利用分娩球缓解疼痛的姿势有:

(1) 坐:产妇双腿分开骑坐在球上,宫缩间隙摇动臀部反复画一个个圆圈,通过这样的运动促进盆底放松,对会阴施加无痛性压力,从而缓解会阴及腰骶部的疼痛。

(2) 跪:双膝跪在地上,上半身前倾趴在分娩球上,做腹部和骨盆运动,缓解腰酸和背痛。

(3) 蹲:背靠分娩球,做上下蹲运动,增加骨盆力量,缓解腰部不适。

(4) 躺:将分娩球放置在侧卧产妇的大腿下方,促进躯干放松,提供舒适支撑,缓解疼痛。

(5) 站:将分娩球放置于床上,身体站立前倾趴在球上,来回摇摆骨盆,是按摩背部最佳体位,可缓解背痛。

目前对分娩球使用的时机尚无统一规定,为能达到更好的效果,建议在孕晚期对产妇进行指导,掌握分娩球使用要领。

(二) 身体干预技术类

1. 热疗和冷疗

(1) 热疗(heat therapy):是通过各种热源介质将热传递到机体疼痛部位,刺激皮肤神经末梢的热感受器,阻止身体的痛觉传递器向大脑发送痛觉信号来镇痛。分娩镇痛时常用的热源包括热水瓶、加热的米袋、加热的黄豆袋、热敷布(将毛巾浸入热水中再拧干)等。热敷的部位通常是产妇的背部、下腹部、腹股沟或会阴部,避免在产妇感觉受损的区域(如镇痛或麻醉区)进行,使用时注意观察局部情况避免皮肤灼伤。热疗时加以局部按摩效果更佳,产妇发热是热疗的禁忌证。

(2) 冷疗(cold therapy):可使神经兴奋性下降,传导速度减慢,还可以通过引起麻木、减少肌肉紧张和分散注意力来减少疼痛。分娩操作时常用包括冰袋、装有冰的外科手套、冷冻的凝胶袋等冷源放置在产妇的背部、胸部或面部,避免放置在产妇感觉受损的区域,交替进行以防止皮肤受损,时间以产妇自我感觉舒适为宜。在产后间歇使用冷疗还可以减轻产后会阴的疼痛和肿胀。

热疗和/或冷疗使用方便,价格低廉,不需要事先实践,副作用小,在产妇中很受欢迎。

2. **抚触和按摩** 抚触(touch)包括牵手、轻拍、触摸。按摩(massage)是有意识和系统地操作身体软组织的手法。抚触和按摩的镇痛机制可能是增加内源性内啡肽和催产素的释放。抚触和按摩常针对产妇手、脚、头、肩膀或背部等特定部位进行。宫缩时用手或按压器具在产妇骶髂部中心稳定的施加反向作用力,宫缩间期时逐渐撤出,是常用的帮助产妇缓解背部疼痛的有效方法。一篇纳入6个RCT共计225例产妇的荟萃分析显示,产时按摩会促使产妇第一产程疼痛程度减轻。应注意的是,受种族、文化和个人喜好的影响,这项操作只在产妇接受并喜欢此类身体接触时才会有效。

3. **中医针灸/穴位按压** 针灸(acupuncture)是中国特有的中医治疗方法,在20世纪70年代传入西方医学界后现已成一种辅助疗法,用于治疗各种与疼痛有关的疾病和神经系统疾病。针灸被认为能刺激身体产生内源性内啡肽,增加对疼痛管理的满意度,降低疼痛强度。分娩镇痛时常用的针刺穴位包括合谷、三阴交和足三里等。现有研究结果一致显示产时使用针灸或穴位按压能减少产妇产时疼痛,但针灸只能由有资质的医师进行,因此临床应用受限。穴位按压是针灸的替代方法,操作不需要相关资质,产科医务人员经培训后可实施。

4. **经皮电神经刺激**　经皮电神经刺激(transcutaneous electrical nerve stimulation,TENS)是一种镇痛类型的低频电疗技术,通常用于肌肉骨骼病理学中,也被用作分娩期间止痛的替代疗法。TENS缓解疼痛的机制主要考虑以下原因:根据疼痛的门控理论机制,认为通过电刺激较粗的传入神经而激活脊髓背角或中枢下行性的抑制系统,激发了人体内源性镇痛物质内啡肽的产生,提高机体痛阈,减少焦虑,增强控制感和分散注意力,抑制儿茶酚胺的释放,从而减轻分娩的痛苦。使用时,将电极片贴到分娩疼痛信号进入脊髓神经通路的位置(第一产程在脊柱 T_{10}~L_1,旁开3cm;第二产程在脊柱 S_2~S_4,旁开3cm),设置TENS仪发出低压脉冲,此时产妇常感受到针刺感和振动感,其强度和频率可由产妇控制,以孕妇的最大耐受强度为限。现还没高质量的研究证明TENS对缓解产程疼痛有效性,但从1977年瑞典医师将其运用到分娩镇痛后一直在医院中广泛使用,操作简单方便,无创伤性,易被病人接受,使用后能增加产妇对分娩的控制感,减轻分娩疼痛,减少镇痛药物的使用量和使用时间,同时不影响对产妇或婴儿的其他结局。

5. **皮内注水法**　皮内注水法又称为水针(aqun acupuncture),是根据门控理论,通过引起特定区域的皮肤刺激来缓解达到该脊髓区域的身体疼痛的方法。该方法治疗的主要目标是减轻产妇分娩时的腰部疼痛,具体操作为:协助孕妇取坐位、跪位或站位前倾位,充分暴露腰部,分别在髂后上棘两侧及其下2~3cm,向内1~2cm共4点处皮内注射无菌注射用水(不能用生理盐水替代)各0.1~0.5ml直至出现1cm大小的皮丘。注射时可能会有强烈的刺痛感,2分钟后疼痛缓解,高质量的试验及分析研究证实,85%~90%的产妇注射后背部疼痛程度减少约60%,并能持续2~3小时。如疼痛缓解不明显,常见原因是注射部位不准确或注射位置太深,可在原皮丘周围重新定位后再次注射以达满意效果。此项操作可重复进行,但建议不超过3次。

6. **水疗**　现代分娩主要应用的水疗技术包括淋浴及浴缸温水浸泡进行产时镇痛,后者以水中分娩(water birth)或水中待产来实现。进行水疗时,温水可以松弛肌肉和缓解痉挛,使产妇感觉身心放松,激活内源性抗痛系统,提高痛阈值,达到精神性镇痛效果;同时温水能更好地刺激皮肤神经,使皮肤产生的信号经过纤维传导,减少疼痛物质的传递,使痛感下降,产生物理性镇痛的效果。淋浴方法同产妇日常习惯,水温宜控制在38~41℃间,产妇可以坐位或站位,或交替进行,宫缩间歇时正常淋浴,宫缩时用花洒对准腰背部、腹部等疼痛部位喷水,时间控制在30分钟内。在淋浴过程中应实时关注产妇情况,当产妇出现疼痛难忍、无法站立或坐位、便意感、不可抑制的自发用力或阴道出血等情况时因立即查看产程进展情况;当产妇出现面色苍白、头晕、乏力等情况,产妇感觉胎动持续不间断或产妇要求结束淋浴时应立即结束淋浴。淋浴完毕后,要评估胎心音、生命体征、疼痛评估,记录淋浴前后感受。

(三)分娩氛围营造

1. **音乐疗法**　在过去的二十年里,音乐在疼痛控制中的应用在医学界变得很流行。根据门控理论,音乐促使听觉刺激发出的冲动会覆盖较小神经纤维携带的疼痛信号,同时刺激垂体释放内啡肽以减轻疼痛。在分娩过程中,舒缓的音乐可降低儿茶酚胺水平,从而降低产妇痛苦和焦虑时引起的血压升高和心理增加。用于分娩镇痛的音乐类型包括古典音乐、轻音乐、流行音乐、儿童音乐、宗教音乐、白噪声等。设备和音乐类型的选择可根据个人的喜好、生产的进度来选择。音乐创造了一种良好的分娩氛围,一些小型研究也证实产时使用音乐对镇痛有益。但在分娩应激中,特别是在活跃期,女性较少关注周围环境,而更多关注自己身体,音乐镇痛的效果非常有限。对这些研究的考克兰图书馆系统分析也表明,产时音乐镇痛的有效性证据不足。

2. **芳香疗法**　芳香疗法(aromatherapy)是一

种实用或补充性健康疗法，通过使用从植物中提取的挥发性浓缩物（精油）来改善身体、心理和情感的健康。分娩时使用的精油包括罗马甘菊（疼痛）、鼠尾草（增加收缩）、柠檬（情绪升高）、柑橘、依兰（放松）和玫瑰（焦虑）等，主要通过按摩、沐浴或吸入的方法摄入，促使体内神经递质内啡肽的释放，激发幸福感达到放松止痛的作用。一项循证研究证据表明对 8 058 名妇女使用精油进行的审查发现，有 1% 的人对精油（包括玫瑰、茉莉）有轻微的不适反应，但尚无研究或已发表的证据表明精油对产妇或胎儿有害。目前对芳香疗法在减轻产程疼痛方面的有效性的研究所显示的结果是不一致的，需要进一步的研究加以证实。如想将此方法在临床上实践，需在此之前进行系统培训，掌握与精油相关的生理学、化学及药理学知识以保障使用过程中的安全。

（四）心理干预

1. **分娩教育** 分娩教育（childbirth education）是指孕妇在产前接受的和分娩相关的系统培训，旨在了解分娩相关知识，消除对分娩过程的恐惧和焦虑，增加自然分娩的信心，掌握母乳喂养和育儿技巧等。产程疼痛的严重程度与分娩恐惧有关，而恐惧的本质就是无知。分娩教育开展的重点就是在产前对孕妇进行分娩知识的培训，建立起分娩及应对的模型以便于和事实分娩时匹配，从而消除分娩恐惧，减少生理紧张，预防产时强烈的疼痛。诸多研究肯定了分娩教育在有效减少产妇对分娩的焦虑和恐惧，增强她们对处理分娩和分娩痛苦能力的信心等方面上的作用。建议所有孕妇都应接受分娩教育，且应夫妻双方共同接受，个性化进行。

2. **正念疗法** 正念最早来源于佛教，是指有目的有意识的关注、察觉当下的一切，却不做任何评判。在 20 世纪 70 年代被介绍到西方，发展成了一种系统的心理疗法，即正念疗法（mindfulness），就是以“正念”为基础的心理疗法。神经影像学结果显示，在正念疗法之后，大脑前扣带回皮层和前岛小皮层激活增加，丘脑激活降低。正念疗法产生后，在亚洲地区，特别是东南亚被广泛传播，作为分娩镇痛替代治疗。有研究显示，正念冥想能中等程度地改善焦虑情况，改善孕妇心理健康和压力，使其积极应对分娩。基于正念的分娩教育应从孕期开始，提升产妇的分娩自我效能和正念身体意识，通过大脑的自我调节增强产妇对疼痛刺激的应对，减轻疼痛症状并改善心理适应性。

3. **催眠术** 催眠（hypnosis）是一种心理干预措施，由催眠师进行。产时催眠主要针对产妇潜意识，通过与催眠师口头或非语言的交流，让产妇处于注意力集中的自觉状态，降低对外部刺激的意识，从而得到高度放松，对催眠师给予的暗示作出反应，减少疼痛和不愉快的感觉。产时催眠术曾被广泛应用，随着麻醉药的发展使用范围逐渐变小。具体操作方法各有不同，一般催眠师会先通过与孕妇关于分娩恐惧、焦虑的讨论，建立与孕妇的信任合作关系，并建立其对成功分娩的期望，再使用诱导方法使其渐进式放松，进入不同深度的催眠状态。接着针对问题给予分娩积极暗示，例如增加其分娩信心，应对能力，要求孕妇专注于呼吸，达到止痛和放松目的。最后进行催眠唤醒。催眠分娩被多项研究证明易于实施，能有效抗焦虑，降低产后抑郁的发生，在一定程度上起到改善分娩体验和镇痛的作用，但催眠术禁忌用于有精神病史或严重心理异常的妇女。

本节关键点

1. 分娩中非药物性镇痛方法较多，各有优缺点，可根据产妇个体特点及喜好选择多种方法联合使用，帮助产妇缓解疼痛，享受分娩。
2. 非药物性镇痛的过程不仅是一个单纯的医疗操作过程，还是一个充满对产妇的个人关注和爱心照护的过程，方便让大多数产妇从中受益。
3. 在非药物性镇痛的实施过程中，医务人员的重点并非是让产妇的痛苦完全消失，而是帮助妇女应对痛苦，建立自信，并保持一种自控感和幸福感。
4. 保障母婴安全是产程管理的核心，产妇有选择镇痛方式的权利，但应在做好密切观察的基础上进行。

（杨晓畅）

参考文献

1. 刘兴会,贺晶,漆洪波. 助产. 北京:人民卫生出版社,2018.
2. SMITH CA,COLLINS CT,LEVETT KM,et al. Acupuncture or acupressure for pain management during labour. Cochrane Database of Systematic Reviews,2020,2(2):CD009232.
3. BáEZ-SUáREZ A,MARTíN-CASTILLO E,GARCíA-ANDúJAR J,et al. Evaluation of different doses of transcutaneous nerve stimulation for pain relief during labour:a randomized controlled trial. Trials,2018,19(1):652.
4. CHEN L,FERREIRA ML,BECKENKAMP PR,et al. Comparative efficacy and safety of conservative care for pregnancy-related low back pain:a systematic review and network meta-analysis. Physical Therapy,2019,27:456-457.
5. NJOGU A,QIN S,CHEN Y,et al. The effects of transcutaneous electrical nerve stimulation during the first stage of labor:a randomized controlled trial. BMC Pregnancy and Childbirth,2021,21(1):164.
6. HASSANZADEH R,ABBAS-ALIZADEH F,MEEDYA S,et al. Fear of childbirth,anxiety and depression in three groups of primiparous pregnant women not attending,irregularly attending and regularly attending childbirth preparation classes. BMC Women's Health,2020,20(1):180.
7. RASOULI M,ATASHSOKHAN G,KERAMAT A,et al. The impact of motivational interviewing on participation in childbirth preparation classes and having a natural delivery:a randomized trial. BJOG,2017,124(4):631-639.
8. DUNCAN LG,COHN MA,CHAO MT,et al. Benefits of preparing for childbirth with mindfulness training:a randomized controlled trial with active comparison. BMC Pregnancy and Childbirth,2017,17(1):140.

中英文名词对照索引

D

E

F

G

H

J

K

L

M

N

O

P

Q

R

S

T

W

X

Y

Z